Interpersonal Relationships:
Professional Communication Skills for Nurses
(Seventh Edition)

护士职业沟通技巧
（第七版）

【美】Elizabeth C. Arnold，
Kathleen Underman Boggs　著

绳　宇　刘华平　陈京立　刘建芬　李　扬　等　译

中国轻工业出版社

图书在版编目（CIP）数据

护士职业沟通技巧：第七版／（美）伊丽莎白·C.
阿诺德（Elizabeth C. Arnold），（美）凯瑟琳·昂德
门·博格（Kathleen Underman Boggs）著；绳宇等译.
—北京：中国轻工业出版社，2018.8
　ISBN 978-7-5184-1259-4

　Ⅰ.①护…　Ⅱ.①伊…②凯…③绳…
　Ⅲ.①护士－公共关系学－教材　Ⅳ.①R192.6

中国版本图书馆CIP数据核字（2016）第322614号

总　策　划：石　铁
策划编辑：孙蔚雯　　　　　　　　责任终审：杜文勇
责任编辑：孙蔚雯　李丹妮　　　　责任监印：刘志颖

出版发行：中国轻工业出版社（北京东长安街6号，邮编：100740）
印　　刷：三河市鑫金马印装有限公司
经　　销：各地新华书店
版　　次：2018年8月第1版第1次印刷
开　　本：850×1092　1/16　印张：32.50
字　　数：556千字
书　　号：ISBN 978-7-5184-1259-4　　定价：98.00元
著作权合同登记 图字：01-2016-3863
读者服务部邮购热线电话：010-65125990，65262933　传真：010-65181109
发行电话：010-85119832　传真：010-85113293
网　　址：http://www.wqedu.com
电子信箱：1012305542@qq.com
如发现图书残缺请直接与我社读者服务部（邮购）联系调换
160369Y2X101ZYW

本 书 译 者

于明明　马伟光　马振玲　王庆妍　王乾贝　刘华平

刘建芬　刘　悦　安思兰　李　扬　李　真　杨　依

邹海欧　应巧燕　张　欢　张　欣　张　慧　罗　丹

姚秀钰　徐晓华　绳　宇　蔡梦歆

译者序

随着社会的发展和医疗的进步，医疗机构带给人们的已不仅仅是治疗疾病、挽救生命。在为健康服务对象解决问题的同时，与患者建立良好的沟通，明确并解决患者的真实需求，向患者传递爱与关怀，已成为各大医疗机构所关注的焦点。护士作为医疗机构中与服务对象交往最为密切的群体，自然要担负与服务对象实现良好沟通的责任。然而，良好的护患沟通绝不局限于维持人与人之间的和睦，护患之间的关系是治疗性的人际关系，护患沟通最重要的目的在于帮助患者解决健康问题、促进身心健康。

医患沟通涉及人际沟通理论、沟通知识和技巧。在与不同类型的人群——如患者（儿童、老人、临终患者、失语患者等）、同行（医生、营养师、检验工作者等）——沟通时，在内容和方式上对护士的沟通能力提出了很大的挑战。那么，该如何培养医护人员的沟通交流能力，提高沟通理论知识和交流技巧，改善临床医疗护理质量，提高患者的满意度呢？对此，迫切需要系统化、专业化、能够指导护士在职业情境下进行沟通的教材或书籍。国内图书市场不乏以医患、护患为角度的职业关系人际沟通专著，但是高质量的、能够把理论与实践融合的、既能够作为课堂教材也能够供专业人员学习的沟通交流的书籍较少。而本书恰恰将人际沟通理论、沟通技巧与实践非常好地结合与呈现，是一部理论知识丰富、可较好指导实践的"经典"之作，既可作为医学生学习人际沟通的教材，也可以作为护理人员临床实践的"口袋书"。

本书共分六大部分，共二十六章，从人际沟通的相关理论、技巧、治疗性沟通的要点、与特殊患者的沟通、团队合作的沟通等方面做了详尽的介绍。本书译者受中国轻工业出版社"万千心理"的邀请，对第七版进行翻译，以求及时与国际护理职业化沟通的最新知识接轨。当然，我们最希望的是护理同行们可以在这本书的指导下更新自身职业化沟通的观念，了解职业化沟通中的技巧，并将其应用于实践，进而将这一提升作为我国护理行业整体发展的一部分，推动护理中的人际沟通在未来临床、教学、科研层面的持续进步。

本书各部分的翻译分工情况是：前言、第一章、第二章，刘华平、杨依、刘悦、罗丹、应巧燕；第三章、第二十六章，陈京立、安思兰；第四章、第二十章，马伟光；第五章、第八章，张慧；第六章、第七章，刘建芬；第九章、第十章，马振玲；第十一章、第二十二章，张欢；第十二章、第十三章，于明明；第十四章、第十五章，张欣；第十六章、第十九章，邹海欧；第十七章、第二十三章，姚秀钰；第十八章、第二十四章，李扬；第二十一章、第二十五章，绳宇、徐晓华 王乾贝 蔡梦歆 王庆妍。并由绳宇与姚秀钰进行了审校。

尽管译者们进行了认真努力的翻译，力保对原著的忠实及语义的贴近，但是，由于时间限制与中国文化差异，译文翻译中难免存在不足之处，欢迎读者不吝指正。

绳宇

认识到与患者及其家属保持治疗性沟通和职业型关系的重要性，是医疗护理中实现治疗目标的重要前提，这一认识也是本书的主题。作为护理系学生和职业护士学习沟通的主要资源，本书第七版为了迎接挑战而进行了彻底的修订、改写和更新。

鉴于目前在医疗保健过程中出现的历史性转型的需要，在保持原有版本整体性的同时，第七版在沟通上引入了更广泛的多职业的观点。它以胜任力为基础并汲取了很多不同的资源来拓宽内容：联合委员会（the Joint Commission, TJC）标准、美国医学研究所（Institute of Medicine, IOM）报告、护理质量和安全教育（Quality and Safety Education of Nurses, QSEN）、沟通理论、本科教育基础、系统性思维、多职业团队的沟通。正如医疗保健研究与质量局（Agency for Healtheare Research and Quality, AHRQ）的"提高团队效能和患者安全的团队策略和工具（Team Strategies and Tools to Enharce Performance and Patient Sapety, Team STEPPS）"项目倡导的，这些内容、练习和案例是为了支持学生发展在现代的医疗保健环境中所需要的人际关系和技术性沟通技巧而特意整合的，它们为学生们提供了把新的研究和新的技术应用于实践的机会。

这部教材中的内容和以前的各版本一样，可以作为个人的教学模版、作为基础教材或者作为整合在整个教学课程中的沟通方面的资料。关于跨学科团队的沟通和护士领导力的新主题反映了在现代所有临床环境下提供保健服务沟通的最新应用。另外，这一版扩充了关于精神性、健康知识宣传、跨学科思维以及宣传社会责任的知识和技能。这些主题都与医疗保健中的跨专业关系和以患者为中心的关系息息相关。

第七版分为六个部分，采用了与以往的版本一样的体例，章节的组织安排根据审稿人的建议进行了大幅度修订。第一部分是人际关系和职业沟通技巧的概念基础，提供了护理实践中的治疗性关系和沟通的理论基础，确定了指导职业行为的职业、司法和道德标准，描述了批判性思维与临床推理的相关性以及在医疗保健中沟通的清晰度与患者的安全的重要联系。

第二部分是基础的沟通技巧，主要培养和发展治疗性沟通技巧，阐述了沟通方式的变化和跨文化沟通的多样性以及团队沟通策略。

第三部分是治疗性人际关系的技巧。首先谈到了自我概念的作用和可测量的个体特征——在治疗性关系中进行沟通的重要影响因素。有关治疗性沟通的一章呈现了护士在医疗保健体系中进行有效沟通所需要的能力技巧。在有关以患者为中心和以家庭为中心的关系章节中探究了治疗性沟通的基本概念和护士在与个人和家庭成员相处的过程中可以用到的策略。有关治疗性关系发展及维持的纽带和障碍的内容强调了在与患者及其家属的职业交往中关键的关系性因素。本部分的最后一章阐述了护患矛盾的解决策略。

第四部分是在沟通中培养不同人群的健康素养，提升防病、保健意识。这部分为学生提供了必要的背景和沟通方法以有效处理所有临床环境中患者或其家属在医疗保健需求上的独特复杂性，包括文化和语言的差异。这一部分也强调了提升健康素养、拓宽健康教育的内涵和范围以及促进在压力环境下与患者的沟通方法的相关策略。

第五部分是为有特殊沟通需求的患者提供帮助。这部分给学生提供对有特殊沟通需求的患者的基本理解。一些章涉及护士和其他医务工作者有效回应孩子和老年人群时可以使用的沟通策略。在第五部分的最后提到了在危急情境下以及临终关怀护理中的沟通。

当代的护士生活并工作于迅猛变革的、强调多学科合作的医疗保健环境下，这要求护士们发挥积极的领导作用。医疗保健的职业前景大体上仍然未知并等待着解答。

第六部分是协作沟通与专业沟通，旨在让学生发展成为职业护士所需的胜任力和自信。行为因素、习惯性思维和感情被认为是在护士职业群体和来自其他学科的跨学科团队成员之间培养具有生产力的工作关系的主要因素。本部分讨论了角色关系并提及了护士领导力的重要性和合作团队的沟通策略。本部分对延续性护理、电子病历、电子健康信息技术的使用和在护理中技术整合应用等多方面对沟通的重要性均有阐述。

本书通过展现基本概念、临床实践应用、引入最新的参考文献和深入的案例来阐释理论与实践的结合。在"发展循证实践"专栏中提供了一篇研究文章的各章节的主题摘要，目的在于激发读者对研究和实践之间联系的思考。"伦理困境"专栏给读者提供了对在日常医疗护理关系中出现的普通伦理情境进行反思的机会。在第七版中加入的新内容是在每一章的最后的"问题讨论"环节。参考文献均根据每一章的内容进行挑选并经过适当的更新。

体验式训练给读者提供了在学习情境下进行实践、观察和批判性评估其职业沟通技巧的机会。训练目的在于鼓励自我反思——个人的实践如何适应现代的护理、健康实践模式和跨学科团队的沟通的大背景。通过运用以关系为基础的沟通原则进行积极的体验式参与，读者能够培养自信和在以团队合作为基础的医疗情境下以患者为中心的沟通技巧。其他读者的评论和反思为阐述沟通在临床实践中的更广泛影响提出了独特而丰富的见解。

沟通被视为在以后的医疗系统中促进医疗质量发展的主要环节。本书提出了沟通的核心价值是帮助患者、家庭和社区来认识相关的健康问题和发展有效应对途径。我们的目标是成为护士在传统的和非传统的医疗保健情境下用以提高沟通和关系技巧的参考资料。在医疗保健中不平等的人与人之间的关系中，作为患者的医疗保健服务者，护士为提供职业化的、真诚的、共情的和能提供丰富信息的沟通承担着极其重要的责任。身为护士，我们要对我们的患者、我们的职业和我们自己负责，要以治疗的方式与患者进行沟通，并且在更大的社会政治领域里倡导改进医疗卫生和健康保健服务。我们邀请你以学生、职业护士和教职员的身份与这本书中的资料进行互动，从书的内容和体验式训练中学习，同时作为医疗保健职业的服务人员寻求自己对这个问题的理解和真理。

教师资源可以在本书的 Evolve 网站找到。新的演示文稿报告包括对读者的提问回答、教学提示和讲课思路、课堂练习和案例分析以及新修订的试题库。教师可联系 Elsevier 销售商获得这些有价值的教学工具。

Elizabeth C. Arnold
Kathleen Underman Boggs

目 录

第一部分

人际关系和职业沟通技巧的概念基础

理论观点及其当代发展

Elizabeth C. Arnold

目　标

阅读本章后，读者能够：

1. 确认护理学科的基本特征。
2. 描述护理的艺术和科学。
3. 讨论护理的元范式中的核心结构。
4. 对比和比较不同的沟通模式。
5. 确认在护理关系中相关的理论框架。

6. 解释在现代医疗保健中系统思维的作用。
7. 确认与医疗护理改革相关的事件。
8. 使用IOM的建议作为在护理实践中研究关系和沟通技巧的理论框架。
9. 讨论对未来的护理的影响。

第一章确定了在现代医疗护理系统中以患者为中心的沟通和职业关系研究的概念框架。关于医疗体制改革的社会经济因素和在医学研究所（Institute of Medicine，Iom）的报告中列出的医疗保健系统转变过程中需要做出改变的驱动因素。

基本概念

护理就像人类一样历史悠久。原始的护理是在宗教范畴内以照顾病患为目的的非正式的实践活动，后来发展为在家庭里由未接受过正式教育的女性照顾者提供的服务（Egenes, 2009）。护理作为独特的职业一直没有得到认可，直到1854年在克里米亚战争中，弗洛伦斯·南丁格尔（Florence Nightingale）在《护士笔记》（*Notes on Nursing*, 1860, 2010）里将职业护士的功能性作用和进行正式教育的必要（D'Antonio, 2010）介绍给了全世界。她使用统计数据来说明洗手对预防感染的必要性，使她成为专业护理研究的第一人。作为优质护理服务的早期倡导者，南丁格尔认为护理既是艺术又是科学（Alligood, 2014）。

在接下来的150年里，护理演变成为被认可的受到高度尊重的职业。这一学科的独特的知识构成和理论观点精确地解释了护理学科，并强调了护理在当前有效应对全球健康危机中的作用（Smith and McCarthy, 2010）。这一职业的下一步发展就是在更大的医疗护理合作团队模式中，落实具有关键作用的职业化护理实践的位置。

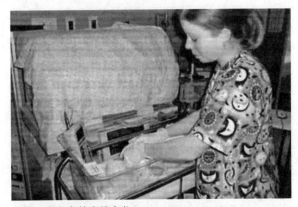

护士观察患者的病情变化。

护理学科

Litchfield 和 Jonsdottir（2008）认为，我们的"学科是与实践息息相关的、具有创新性的学科"（p.79）。专业化护理是一个"实践性"学科，是为了满足患者及其家属和社区的医疗保健的需求而形成的专业知识、技能与成熟的临床评估能力的完美结合。Donaldson 和 Crowley（1978）主张护理学科的特征是具有专业的视角：

- 有关生命过程、健康和人类（生病或健康时的）最佳功能的原理和规律；
- 在重要的生活情境下，人类与环境互动的行为模式；
- 对健康状况的积极变化的影响过程。（p.113.）

由于护理学科的发展演变，师徒形式的训练被高校层面提供的更高水平的护理教育所代替。今天，高校出现了专业护理教育，日益增多的护士选择护理学研究生教育来支持高级实践和科研，具有更多知识储备的护士将发挥执业护士、临床护理专家、管理者和护士教育的作用。今天，护士在美国是医疗保健专业群体里最大的团队（IOM，2010；Pelletier and Stichler，2013）。专业护理实践的范畴在以指数倍扩大，并且在支持多学科合作的医疗体系背景下，护理实践也在日益增多。

护理科学

护理理论代表了护理科学的基础。理论的发展是维持任何学科真理的基础（Reed and Shearer，2007）。护理理论在 20 世纪四五十年代以严谨的研究形式出现，旨在确认与护理学科相关的独特的专业知识体系，其目的是检验护理专业的现象，以系统的方法澄清其独特的知识体系，凸显其领域本质，了解临床实践，形成关于实践领域的研究基础。

护理理论和模型直到 20 世纪 50 年代才被确定，用来描述、解释、预测和限定护理现象以适用于护理实践、教育和研究（Alligood，2014）。今天，护理学框架作为实践和研究的情境背景，使护士和普通大众对专业护理领域有了清晰的理解。护理理论架构强调了学科的焦点，并为护理研究提出假设提供了依据。为了在医疗保健系统转变过程中发挥关键作用，拥有专业地位的护理理论进行着由发展理论向发展理论的实用性和可用性的巨大转变（Alligood，2010）。

在 21 世纪对专业护理实践的展望是与合作团队的服务进行整合，而不是学科间各自为政（Ritter-Teitel，2002）。为了患者及其家属的利益，我们期待护士以团队合作为基础将其专业技能与其他医疗服务提供者的工作巧妙合作。

护理的元范式

虽然每一个护理理论对护理现象的诠释都有所不同，但是其核心架构——人、环境、健康和护理——在任何理论和模型中都可以找到（Karnick，2013；Marrs，Lowry，2006）。它们被称为护理的元范式。这四个架构也是关于护理实践重点的元语言。

"人"的概念

人。被定义为护理的接受者，有独特的生理、心理、社会及精神维度。除了之前被认为是一种特殊的保健问题，人的概念取代健康诊断。人的因素"包括不属于健康状况或健康状态的个人的特征"（World Health Organization，2001，p.17）。性别、生活方式、应对方式、习惯等被认为是人的特征。这个词语用于个体、家庭单元、社区以及目标人群如老年人群或者精神疾患人群——任何需要护理的人群。在本书中，在医疗保健情境下，人可能被认为是"患者"。"人"的复杂性是个整体概念。以患者为中心的护理应该"尊重患者的喜好、需求和价值观；应用生物、心理、社会的观点……努力构建患者与临床人员之间强有力的合作关系"（Greene et al., 2012, p.49）。

"患者为独立的人"的观念是医疗服务的出发点，是患者得到安全的、优质的护理的基础（Zolnierek, 2013）。以患者为中心的护理考虑到疾病或者创伤对于人的影响不仅仅是生理上的，还有精神上的、心理上的和社会上的。患者的喜好、观念、信仰和价值观以及临床表现与护士的自我感知能力（个人的认知方式）联合在一起，共同形成了对每个个体独特的临床情况的基础理解。保护患者的基本整体性和健康权利是护士对患者应有的道德责任，无论患者是对社会有贡献的人、病情危重的新生儿、昏迷者还是有严重的精神疾患的人（Shaller, 2007）。

环境的概念

环境是指患者所处的内部和外部情境，因为它形成和影响着患者的健康状况。人与环境互相影响，没有考虑环境因素是在阻碍还是促进康复而把人作为健康保健中的独立变量是不现实的（WHO, 2001）。我们是不可能在不考虑环境因素的情况下成功地治愈患者，这是南丁格尔的护理理论框架和玛莎·罗杰（Martha Roger）的整体人类科学中的中心论点。

环境在促进健康、预防疾病和护理社区内慢性病患者的过程中起到了非常重要的作用。环境这一概念反映了影响患者对健康的看法和相关行为的多种因素，如文化的、成长的和社会决定因素。环境因素的例子包括贫困程度、教育水平、宗教(灵性)信仰、社区种类（农村或者城市）、家庭的优势和劣势、资源可获得性和社会支持水平，这些都是患者的环境背景，就连气候、空间、污染和食物的选择也是环境的重要范畴，都是护士在选择合适的护理干预时需要考虑的。

健康的概念

"健康"起源于"完整"一词。健康是一个多范畴的概念，有生理的、心理的、社会文化的、成长的和精神方面的特征。WHO（1946）定义健康是"生理、心理和社会的完整状态，而不仅仅指没有疾病或者虚弱"（p.3），这个定义沿用至今。

Nordsrom 和他的同事描述健康的人为能够"实现其重要目标而非一般目标的人"（p.361）。例如，一位积极的 80 岁妇女可能认为自己很健康，尽管她有骨质疏松和需要控制的心脏问题。**身心健康**是健康的一方面，一个人对生活质量的满意度和幸福感可以证明这一点。健康是一个价值取向的概念，包括这个人的一般状况和客观医疗指标。文化和生活经历影响着人们如何看待健康、健壮、疾病和治疗的意义。健康是一个社会问题，特别是那些不能自己控制健康或者不能控制促进健康状况所必要的资源的人群。现代的健康概念包括疾病预防、慢性病的自我管理、促进健康的生活方式等，例如，护士要能够预见和应对那些会引起不良的健康状况的最大危险。

在 20 世纪以疾病为中心的医疗模式的基础上，专业护理大部分是在急危的医疗情境下进行。聚焦今天的社区，由于大部分慢性病在社区接受治疗，慢性医疗占据了今天的大部分护理资源（Henley et al., 2011）。随着医疗保健成为全球事业，环境和健康生态学的概念互相影响。事实上，获得健康护理被认为是健康的社会生态方面的决定因素（McGibbon et al., 2008）。

《全民健康 2020》(*Healthy People 2020*, DHHS, 2010）认为生活质量是疾病预防、健康促进和维持运动的结果。**生活质量**被定义为幸福的主观感受和对生活的一般满意感，包括但不限于生理健康。护士在评估健康行为和判断生活方式的改变以期个人和家庭达到和维持健康生活方式中发挥主要作用。练习 1.1 提供了探究健康的多范畴意义的机会。

护理的概念

Kim（2010）在护理**元范式**里定义护理的结构为护理实践的范围。护理活动的总体目标是授权患者，并通过提供其所需要的支持来使其达到最佳的健康状态。护理行为通过持续的服务帮助患者达到可识别的健康目标，服务范围包括健康促进、健康教育、直接护理、康复护理和研究评价。

国际护士协会是这样定义护理的：

护理包括自主性的和协作性的照护，这种照护包括所有年龄、家庭、团队和社区的患病或者健康的所有情境下的个体。护理包括健康促进、疾病预防和对病人、残障人员和临终人员的照护。宣传和改善安全的环境、研究和参与医疗政策的制定以及对患者和医疗体系的管理和教育都是护理的重要工作（ICN, 2014）。

新的专业化的、高级的实践角色，如医院和诊所的执业护士、护理实践博士、临床护理领导者等更增添了护理学科的复杂性。护士越来越多地参与到了社区宣传中，积极地塑造着公共卫生政策和承担着在实践、科研和教育上的角色。Mallock（2014）的练习 1.2 可以帮助你了解你的护理理念。

Finkelman 和 Kenner（2009）在区分护理科学与护理艺术时认为，**知识**代表护理科学，**照护**代表护理艺术（p.54）。两者都必不可少。护理科学提供专业护理的基础知识，但是护理艺术会考虑患者的独特性和生活经历，而这些恰恰影响着患者对医疗保健的选择。

护理的艺术

护理艺术描绘了一个无缝交互的过程，即护士将其知识、技能、科学思维与为满足每个具有独特个性的患者的身体的、感知的、情绪的、精神上的需求而具备的个体化知识相融合的过程。个体化知识是由每个"护士的存在模式、认知和反应"和每个患者独特的护理需求集合而成。护士使用传统的认知模式在科学与从以患者为中心的需求过渡到以个体化患者为中心的护理的人际空间之间

练习1.1	健康作为一个护理概念的意义

目的：帮助学生以护理的概念理解健康的意义。

步骤

1. 想到一个你认为健康的人，用 1～2 段的简短报告确认这个人的特征。
2. 3～4 人组成团体，互读各自的故事。在听别人的故事的同时记录故事的主题。
3. 比较各主题，注意其相似点和不同点，并且从故事得出关于健康概念的团体结论。
4. 在更大的组里分享你们关于健康的定义和健康的人的特征。

讨论

1. 你们对自己关于健康的各种想法感到吃惊吗？
2. 你的同事或同学对健康的定义相似吗？
3. 根据提炼的主题，如何定义健康？
4. 疾病是健康的对立状态吗？
5. 在哪些方面，你发现了健康与文化和性别有某种关联？
6. 身为医疗人员，你在哪些特殊的方面可以为来访者的健康提供支持？

练习1.2	什么是专业护理？

目的：帮助学生理解专业护理。

步骤

1. 访谈一位已经工作 12 个月以上的专业护士。询问其是怎么看待当今的专业护士的？护士在哪些方面可以产生影响（作用）？对在未来的 10 年内护士的作用可能会转变有何感受？

2. 以 3～5 名学生组成团体，讨论并得出专业护理的团体概念。

讨论

1. 护理对你意味着什么？
2. 你对护理的理解不同于你访谈的那些护士吗？
3. 作为一名新护士，你想怎么展现自己？

架起桥梁。

认知模式

知识不能用简单直接的方式来理解。在包含很多动力学关系的临床实践中，必须具备广泛的知识。在开创性工作中，Carper（1978）主张护士应该使用多种认知方式来指导实践，她描绘了护理实践涉及的四种认知模式：经验主义的、个人主义的、审美的和伦理的。这些模式被描绘为个体的原型，Carper强调在护理实践中，它们还被看作护理的整体形式。Holtslander（2008）指出"这种综合的、具有包容性和折中的方法反映了护理的目标，这些目标包括提供有效的、高效的和富有同情心的护理，并且考虑了患者的个性特征、环境及其复杂性（p.25）。认知的四种模式（方式）如下：

- **经验主义**的认知模式认为知识是客观存在和可观察到的。经验主义知识从科学中得到了可验证的数据。经验主义认知的过程包括逻辑推理和问题解决。护士们可使用经验主义认知方式了解在选择适宜的护理干预措施时给出科学原理。
- **个人主义**的认知模式被描绘为"主观的、具体的、存在主义的"（Carper, 1978, p.251）。个人主义认知方式属于一种关于自我和他人的关系型的认知方式，常常发生在护士们考虑到患者的体验时。当护士能直观地理解患者是一个独立个体联系，并在这样的基础上与其相处时他们的个人主义认知就发展了。护士可能无法明确地说出为什么他们直觉地相信某些事情是正确的，但他们相信这些知识。他们有对自己反应的经验性知识，再加上有关面临相似情境的其他患者的专业知识。自我意识为护士们提供了不同的权威视角意味着什么。
- **审美**的认知模式有时被认为是"护理的艺术"，因为这种知识将护理的人文成分同其科学应用联系起来，对全人或整体情境有着更深层次的欣赏，作为整体的一部分可以超越表面地看待

这些经历。审美的认知方式使护士能够在经验层面认识到一位患者的愤怒反应背后的恐惧，一个处于癌症四期的患者将其痛苦呈现在同学面前的勇气，一个父亲切断其毒品成瘾的儿子的经济来源时的痛苦。审美的认知方式能够使认知通过讲故事的方式得以提升，即护士通过患者个体的患病历程寻求对患者体验的理解（Leight, 2002）。

- **伦理**的认知模式涉及护理的道德层面（Altman, 2007; Porter et al., 2011）。在医疗的过程中，这种认知方式帮助护士在面临道德问题时为患者提供原则性的照护。伦理的认知方式包括对什么是正确与错误的认知，注意道德选择的标准和规范，对其行为负责以及保护患者的自主性和权利。

练习1.3是一种临床实践的认知模式，在临床实践中通过使用认知模式或方法来进行练习。

Chinn和Kramer（2011）介绍了第五种认知模式——解放的认知模式，包括护士对于影响为患者和居民提供医疗服务的社会问题和社会公平议题的认识。解放的认知的概念扩大了护士在更大的医疗保健领域的实践作用。通过识别和作用于有关健康和福利的社会的、政治的以及经济的决定因素，护士在医疗保健中能更好地充当倡导者以帮助识别和减少不平等（Chinn and Kramer, 2011）。

照护

照护的概念是所有有关照顾的职业的特征。在护理实践中，照护被认为是护理实践重要的功能结构和核心价值（Wagner和Whaite, 2010; Watson, 2005）。照护强化了以患者为中心的知识，加强了护士在临床情境中的护理能力。共情被作为连接医疗服务提供者和患者之间的照护桥梁。Clark（2010）称对共情的理解包括对健康提供者对于患者是什么样的综合主观体验、患者目前正在经历的对人际关系的理解，以及与对一个参考标准框架以外的患者

练习1.3　　**临床实践中的认知模式**

目的：帮助学生理解如何将认知模式有效地应用于临床实践中。

程序

1. 让学生三四人一个小组，确定每组的记录者。
2. 使用下面的案例，决定如何以经验、个人、道德以及审美的认知模式在接下来的 48 小时里解决杰克逊夫人的整体护理需求。

案例学习

杰克逊夫人是一位 86 岁的遗孀，曾因髋骨骨折而就医，由于患有黄斑病变，她视力很差，经常靠使用滴眼液来改善视力。她丈夫 5 年前去世了，之后她搬到公助住房小区。由于视力问题，她不得不放弃开车，并在 5 个月前把车卖给了另一户居民。尽管她女儿就住在这个地区，杰克逊夫人却很少跟她联系，正如杰克逊夫人描述的，跟女儿近距离生活已经 8 年了，这让她很苦恼。只有在新环境中她才觉得安全，但又总抱怨感到孤单，也没有兴趣参加活动。她现在在小区里有个男性朋友，但是此人最近表示想结束这段关系。她的手术治疗定在明天，但她还没签字确认。她目前没有进一步的表示。

讨论

1. 在一个大组里，让每个学生分享其发现。
2. 对于每种认知模式，在黑板上写出建议。
3. 比较并对比每个小组的不同发现。
4. 在这个案例中，讨论怎样将认知模式添加到对患者的理解中。

情况的广泛理解有关的客观共情。

Crowe（2000）建议"照护不应该包含具体的任务，相反它应该包含同他人建立一个持久的关系"（p.966）。照护是医疗实践中最容易被患者和护士记住的一个元素。在一项质性研究中，毕业的护士在临床实践中描述专业护理的特征为：(1) 给予自我；(2) 包含存在；(3) 直觉认知和共情；(4) 支持患者的完整性；(5) 专业能力（Arnold, 1997）。

美国护士协会（ANA, 2010）肯定了"护理的本质是照护"（p.45）。当专科护士在医疗保健中承担更为广泛的领导角色时，照护应该作为护患关系的可见组成部分体现于医疗保健团队的所有成员身上。

沟通理论

同患者及其家属、同事以及其他医疗保健专业人士等共同参与对患者的照护的人进行有效沟通是有效的医疗保健的重要基础。Hargie（2011）声称，"沟通代表人类社会的本质"（p.2）。有目的的交流能帮助患者及其家庭理解他们的健康需求，协助他们学会自我管理慢性疾病以及为制定决策提供治疗性支持。

沟通发生在人自身（与自己）或者人与人之间（同他人）。**自我沟通**以个人的内心思想和信念的形式出现，带有影响行为的感情色彩。它是沟通过程中的隐藏部分，与护士和患者的过去经验和当前讨论的事情有关。理解自我沟通的意义需要自我意识和反应，因为它通常不是用语言表述出来的信息。此外，还需经常从信息接收者那里寻求验证，包括获得患者反馈以改善护患合作及对信息和这一过程本身的进一步理解。

人际沟通被定义为互惠的、相互作用的、动态的过程，具有价值的、文化的、感情的以及认识变量，能够影响其传输和接收。人际沟通理论包括信息的传输和人是如何创造意义的。通过语言、接触、聆听和反应，人们构建要表达的意思并同他人分享。大多数人认为，人际沟通是自然而然的，直到我们不能参与这个过程或者它不再是我们生活的一部分。人类的人际沟通是独一无二的，因为只有人类拥有庞大的词汇量，并且能够学习语言并以此作为交流思想和感情的手段。人际沟通可以表达个人想法并对他人产生影响，其内容涉及语言、手势、动作、眼神和个人或文化符号。人们将语言和非语言符号组合起来表达想法、交流感情、分享宝贵的人生经验。

沟通有内容和关系两个维度（Watzlawick et al., 1967）。沟通的**内容维度**（文字部分）指的是分享言语的、书面的或者数字化信息。关系维度（通过元信息交流手段表达的非语言信息）帮助信息接收者解码。人们倾向于将注意力放在非言语沟通上，而不是书面沟通上，特别是当它们不能协调一致时。关于沟通理论的假设详见"百宝箱1.1"。

沟通渠道是个术语，即指定一个或多个连接器，通过它，一个人可接收信息。人类沟通的基本渠道包括五种感觉：视觉、听觉、味觉、触觉以及嗅觉。技术的发展使得多媒体信息成为了一种辅助的信息传播途径。

在专业环境中，沟通的渠道有不同的内涵，是指人们在和同事及权威人士交流时应遵循的人际交流的层次。人们应该回应上级，同时也应该和下级沟通。

百宝箱1.1　沟通理论的基础假设

- 人们所有的行为都是在沟通，不沟通是不可能的。
- 每一次沟通都涉及内容和关系（元信息传递）两方面。
- 通过沟通，我们仅了解自己和他人的情况。
- 错误的沟通导致不佳的感觉和无效的行动。
- 反馈是确定感知有效的唯一手段。
- 沉默是一种沟通方式。
- 沟通系统的所有组成部分是相互关联和彼此影响的。
- 人们通过文字（数字化沟通）和非言语行为及类言语的形式进行沟通；这两种形式可以恰当地解释信息的内涵。

Adapted from Bateson G, 1979 *Mind and nature* Dutton: New York; Walzlawick P, Beavin-Bavelas J, Jackson D(1967)Some tentative axioms of communication.In *Pragmatics of Human Communication—A Study of Interactional Patterns, Pathologies and Paradoxes*, pp.29-52.New York, W.W.Norton.

线性模型

线性模型是最简单的沟通模型，包括发送者、信息、接收者以及环境。线性模型适用于只关注信息的发出和接收过程的情况，而不太需要把沟通视作能够促使交流者共创意义。

- **发送者**是来源，或者说是信息的发出者。发送者编码信息（例如，将信息转化为接收者能够理解的言语的或者非言语符号）。要编码一条适宜的信息，需要对接收者的心理参照标准（例如，感知、个人日程、过去的经历等）有一个清楚的了解。治疗性沟通需要信息发送者进行有治疗目的的沟通。

- **信息**由言语及非言语的思想及感情表达组成。有效的信息是相关的、可靠的，并且可以用可理解的语言表达。

- **接收者**是信息的接收人。接收者需要倾听发送者在说什么。（一旦接收了，接收者会解码这些信息，对其进行自我解释并理解信息的意思。）开放倾听的态度和不急于做判断增加了准确解码发送者的信息的可能性。

相互作用的**环境**指的是影响信息传递过程的所有因素，最为关键的变量是**噪声**的存在，噪声被定义为能够干扰有效传递、接收或者信息理解的任何事情。"噪声"是在线性模型和交互模型中的一个概念。线性模型仅考虑外部现象，物理性噪声以环境干扰物的形式存在，如人们大声谈话、婴儿啼哭、孩子跑来跑去、音乐或者电视节目的声音、房间温度过高、破旧的座椅以及缺少隐私空间。在交互模型中，噪声还包括内部干扰因素。生理性噪声包括内部因素，如感到疲倦、焦虑、愤怒、担忧或者重病以至不能解读信息。心理性噪声指的是对于讲话者或聆听者的偏见，不同的角色地位、种族或文化差异能够影响信息的传递以及接收的方式。语义噪声指的是使用不常见的抽象词汇，并且不易被沟通者中的任何一个所理解。一个"噪声"因素甚至能折损成功的人际沟通。

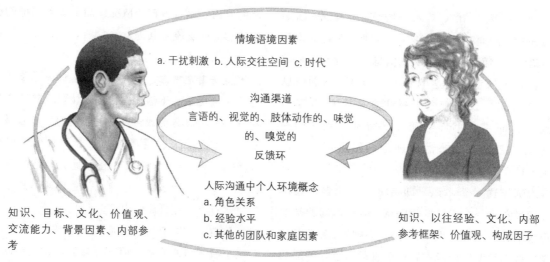

图 1.1   交互沟通模型

交互沟通模型

交互模型扩展了线性模型的本质，包括在沟通环境中的内部形式、反馈环以及验证过程。这些模式使用系统的概念，应用在以下环节中：人的系统（患者）从环境（输入）接收信息，内部加工所收到的信息并解释其意思（输出）。反馈环（从接收者或者环境）验证信息或允许人的系统去纠正原始的信息。在这种情况下，交互模型将注意力放在有目的的沟通上，并形成属性。图 1.1 展示了交互模型的组成。

交互模型将人际沟通定义为当发送者和接收者的信息不能协调一致时，影响彼此的双向互动。每

个人建构一张关于他人的心理图片，包括其他人的态度和对信息可能产生的反应。个人的直觉影响了信息的传递和对每个人的意义或者对两个沟通者的意义。因为发送者和接收者在同一个时间沟通，会话就变成一个更丰富多彩的过程和以上各部分的总和。

在言语和非言语交流中，交互模型抓住了人际交往的重要性。交互模型反映了协同意义的发展，协同是由交流者们基于交流符号的变化共同建立起来的。交流者间的角色关系会影响交流的效果。人际关系往往没有完全发挥其全部的作用，这是由于人们没能考虑到人际关系的本质和它对于成功地沟通的意义。缺乏对这些方面的意识会影响重要信息的表达。练习 1.4 提供一个对比线性模型和交互模

练习1.4　　**比较沟通的线性模型和交互模型**

目的： 帮助学生区分沟通的线性模型和交互模型。

过程
1. 对发生在临床的线性模型场景进行角色扮演，线性模型包括：信息发出者、信息和信息接收者。
2. 用交互模型对相同的场景进行角色扮演，然后识别背景信息及其对信息接收者的潜在影响，并进行反馈。

讨论
1. 你们的舒适水平有无不同？如果有不同，体现在哪些方面？
2. 你们所获得的作为交流结果的信息量有什么不同吗？如果有不同，体现在哪些方面？
3. 这个练习对你将来的护理实践有什么意义？

型功效的机会。

人们在交流中发挥着对称或互补的作用。**对称的角色关系**是平等的，而**互补的角色关系**则通常是其中一个人操控整个交流过程。护理人员是临床医生的互补角色，为患者提供信息和回答问题，以达到双方共同确定的健康目标。护理人员是患者的对称角色，双方共同制订目标以及实现目标的手段。

治疗性沟通

治疗性沟通是由 Ruesch（1961）创造的专有名词，是一种目标导向式的沟通形式，用于实现医疗保健的目标——提升患者健康。Doheny 及其同事（2007）发现，"当将某些技术用于促进护士和患者以目标为导向的沟通时，治疗性沟通过程就产生了。治疗性沟通的核心是共情、尊重、真诚和切实的帮助，将在第五、六和十章探讨。

治疗性关系的框架

用于专业护理关系的常用理论框架有埃里克·埃里克森（Erik Erikson）的心理社会发展理论、马斯洛（Abraham Maslow）的人类基本需要层次论、佩普劳（Peplan）的心理社会关系护理理论、一般系统论和交流模型等。

发展理论

埃里克森的心理社会发展理论被认为是一个理解人类个人发展的重要概念框架（Erikson, 1950）。埃里克森的理论模型是可代表人类整个生命过程中的心理社会发展的最有价值的理论之一。

护士利用这一理论框架去评估患者的需要，同时制订适合其年龄的护理干预措施。

根据埃里克森的理论，人类发展是按照具有普适性的连续的成熟阶段发生的。每个阶段都建立在前一个阶段的基础上，并且要达到更高的心理社会能力。每个人在每个阶段都会经历特定的心理危机。正视并且成功掌控每个阶段的心理危机所带来

的压力，可以帮助人开发自身的潜力。心理上的不成熟会导致优柔寡断或情绪异常。埃里克森认为自我同一性的前四个发展阶段作为自我同一性的建构基石，这四个阶段是他认为的心理社会发展的重点。后四个发展阶段帮助改进生命周期中成人阶段的自我认同。

生活环境、文化和时代能够影响与年龄相关的心理社会自我的发展，比如，影响进步的快慢，或反映了不同的社会心理能力的行为。

佩普劳的人际关系模型

赫得嘉·佩普劳（Hildegard Peplau，1952，1997）提出了在医疗保健背景下研究人际关系的护理模型。她的模型描绘了护患关系如何使治疗性目标便于确定和达成，以促进患者及其家庭幸福（见第十章）。在同时代的护理理论中，佩普劳的框架更适用于指导如今在康复中心、长期照护和居家护理中形成的长期关系。尽管急救医疗中形成的关系短促，但作为在人际关系中的参与型观察者，护士与患者建立和谐融洽的关系、发展合作伙伴关系以及终止这段关系时仍可使用这一模型。

基本需要理论

国际护士理事会宣称，"人类需要引领护理工作"（ICN, 2010）。亚伯拉罕·马斯洛的层次需要理论（1970）能指导护士将患者的需求按照优先顺序排列并制订相应的护理措施（见第二章和第十章）。在马斯洛的模型认为只有在满足了基本的生存需要后，人们才会寻求更高层次需要的满足。当必要的需求被满足后，人们会朝着更高层次的社会心理的发展迈进。马斯洛定义基本的（匮乏性）需要是维持人类生存所必需的。第一层次的基本生理需要包括饥饿、口渴、性欲以及感官刺激。马斯洛定义的第二个层次是对安全的需要，包括身体安全和情感安全，如财产安全、免于受伤、安全的社区以及免于物质滥用。

患者的基本需要得到满足后，其注意力会转移到更高层次的需要上，即马斯洛定义的爱与归属的

需要，之后是自尊的需要。爱与归属的需要与作为家庭或社区中一员的感情经历相关。自尊的需要指的是一个人被认同和欣赏的需要。有尊严感、受人尊重和有人赞同是成功地满足自尊需要的标志。

马斯洛提出的最高层次的需求是自我实现的需求，指的是一个人对发挥其最大潜力的需求。自我实现的个人不是超人；他们遭受过所有个体都经历过的不安全感，他们承认并接受这些不安全感是人固有的弱点。并不是所有人都能达到马斯洛所提出的自我实现的层次。

图 1.2 展示了金字塔形状的马斯洛模型，该模型展示了从基本生存需要到自我实现需要（即从低向高的需求）的排序。护士可依据马斯洛的需要层次论对护理措施进行排序。练习 1.5 展示了如何在临床实践中使用马斯洛理论。

应 用

一般系统论

系统的观点是美国当代护理学的基本理论。系统论认为"人的整体功能大于并不同于各组成部分的总和"（Chinn and Kramer, 2011，p.47），它为理解人的沟通交流活动和团体动力学的本质提供了坚

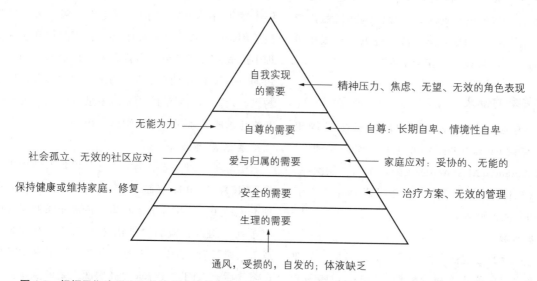

图 1.2　根据马斯洛需要层次论划分的护理诊断分类

练习1.5　马斯洛的需要层次论

目的： 帮助学生理解马斯洛的需要层次论在临床实践中的应用。

步骤

1. 将全班分为若干小组，每组讨论马斯洛需要层次论中的一层需要。通过头脑风暴，举出临床中可能属于该层需要的例子。
2. 指出护士为满足患者各层需要所做的应对措施。

3. 与全班分享这些例子，对马斯洛的需要层次论中各层需要之间的关系进行讨论。

讨论

1. 马斯洛的需要层次论是如何帮助护士判断患者的各种需要的先后顺序的？
2. 这个理论有何不足之处？

实的基础。从系统的角度出发，医疗保健系统内的每个组成部分都是相互联系、相互依赖的（Porter O'Grady and Malloch, 2014）。用系统的观点可以很好地解释团队与协作关系、家庭关系、持续性照护的意义以及最近被重新定义的教育、服务和研究之间的联系。世界卫生组织将医疗保健系统定义为"旨在促进、恢复或保持健康的所有机构、个人和行动的总和"（WHO, 2007，p.2）。

　　一般系统论（general system theory，GST）最初由路·贝塔朗菲（Ludwig von Bertalanffy）提出，主要解释了事物整体及其各组成部分间的联系。随着时间流逝，系统的观点已经发展成为"可以用于很多领域的元语言"（Checkland, 1999）。就连我们的身体机能也依赖于身体系统间的相互联系。

　　适应性系统模型帮助医疗专业人员理解不同系统间的相互关系是如何在宏观和微观层面上影响人的整体机能的。目前引入护理课程中的新的技能和胜任力要求都是基于系统的观点和方法的，可帮助护理人员更好地与其他专业人员合作以达到共同的目标。Frenk 等人（2010）指出"任何一个医疗保健系统都应以需要医疗服务的人群和提供医疗服务的人群的互动为核心"（p.7）。患者是医疗保健系统的核心，见图 1.3。

　　一般系统论强调系统的各组成部分的相互依赖，共同构成一个稳定有序的功能整体。Berkes 等人（2003）指出，一般系统理论"强调联系、环境和反馈，这个关键概念指的是可帮助加强（正性反馈）或修正（负性反馈）之后行为的结果"（p.5）。

　　在图 1.3 中，最外环是关于监管机构的。这就关系到由受政府及联合委员会监督管理的综合性医疗机构所提供的医疗服务。医疗保健系统是一个综合的整体，它的功能不是一个单独的病房就可以实现的（Porter O'Grady and Malloch, 2014）。各组成部分相互作用，共同达到最终目标。只有站在全局的视角上才能看到各部分是如何共同实现整体功能的。在系统的观点下，医疗服务提供者之间如何运用合

作和沟通技巧来完成临床任务成为了胜任力的测量指标之一。在组织系统内，强调的是相互关系和行为模式。Porter O'Grady 和 Malloch 认识到，系统越是能保持平衡、和谐，组织的生命力就越是旺盛（p.15）。

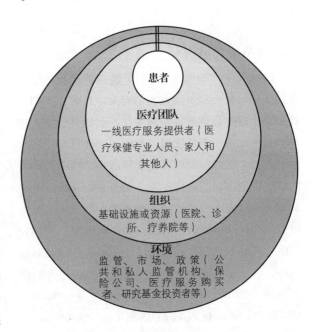

图 1.3　以患者为核心的卫生保健系统四层关系概念图

（*Reid PP, Compton WD, Grossman JH, et al., editors, for the Committee on Engineering and the Health Care System, National Academy of Engineering, Institute of Medicine. Building a better delivery system：a new engineering/health care partnership. Washington, DC, 2005, National Academies Press, p.20.* 见网站 http://www.nap.edu/catalog/11378.html.）

　　系统的边界使系统能够和周围环境分开，从而区分什么是属于系统内的、什么是在系统外的。环境由一切可以影响系统功能的物质组成，然而它并不是系统的一部分。每个系统都有边界，控制着系统与环境间信息、物质和能量的输入与输出。一个灵活的系统边界有利于新信息的输入与输出，而一个严格的边界正好相反。一个闭合系统通常具有严格的边界，不会有太多的物质和信息交换。"结果"

通常用"输出"来表示。系统内的任何变化都会影响结果或输出。反馈回路（环境中的其他组成部分对过程的评价）可以让系统意识到需要改变的输入，从而达到更好的结果。比如，患者对治疗的反应为治疗方案提供了反馈，便于我们决定是修改用药方案还是保持原有方案。

医疗改革相关事项

　　Creasia 和 Frieberg（2011）发现护理及护理教育的变化与社会经济因素密切相关。目前，护理正处于一个医疗保健环境快速变化、健康科学重大进步和技术空前变革的发展环境中。一些社会经济因素，例如，医疗保健服务的多样选择、社会人口学因素、医生短缺、医疗保健金融事务以及关注医疗保健服务质量和安全性的一些文件，都成为了促进目前医疗保健体系改革的动力和影响因素。大部分的医疗保健服务都是基于社区的初级医疗保健而提供的，并主要强调疾病的预防以及慢性病患者的自我管理。2000 年，《皮尤卫生行业报告》（The Health Professions Report）指出了应对新世纪护理需具备的 21 项胜任力（Bellack and O'Neil, 2000），详见"百宝箱 1.2"。

　　护士被期许应该掌握各种类型的范式并具备将它们应用于实际临床情境的能力。患者的角色已经从被动地接受医疗服务转为积极主动地参与其中。共同决策的极限以及通过延伸护理将医疗保健服务延伸到社区等多视角的医疗保健管理已经成为新的标准。

百宝箱1.2	皮尤委员会的建议：21世纪护理士所需具备的21项胜任力

1. 拥有社会责任感和服务理念
2. 在所有专业活动中遵守伦理道德
3. 提供基于循证的、在临床上胜任的照护
4. 在临床护理情境中考虑影响健康的多种因素
5. 应用新的科学知识
6. 展示批判性思维、反思及解决问题的技巧
7. 理解基础护理的重要性
8. 严格实践预防性卫生保健
9. 把以人群为基础的护理和服务融入实践
10. 针对未被满足的健康需要，提高医疗保健的可及性
11. 与个体和家庭开展以关系为中心的护理
12. 在多元社会中提供文化敏感性护理
13. 与社区合作做出健康决策
14. 有效并恰当地使用沟通和交流技巧
15. 在跨学科团队中工作
16. 提供使个体需要、专业需要、系统需要和社会需要保持平衡的护理
17. 领导力
18. 为照护的质量和健康结局负责
19. 为医疗保健系统的持续性改进做贡献
20. 倡议制定有利于提高公众健康的政策
21. 不断学习并帮助他人学习

From Bellack J, O'Neil E：Recreating nursing practice for a new century：recommendations and implications of the Pew Health Professions Commission's final report, *Nurs Health Care Perspect* 21(1)：20, 2000.

　　2010 年,《患者保护与平价医疗法案》（The Patient Protection and Affordable Care Act, PPACA）被写入美国联邦法律。这个法案引领了自 1965 年推出医疗保险以来美国医疗保健系统的最大变革（Kaiser Permanente, 2013）。从此，美国公民和合法移民者都需要有最基本的医疗保险。

　　执业护士（nurse practitioners，NPs）、医生及医生助理将继续成为美国初级医疗保健服务的主要提供者，同时，通过团队协作来实现照护服务的延续性将会变得越来越重要。为了迅速提升大家对高质量卫生保健服务的期望、对护士角色的关注，尤其是对高级注册护士（advanced practice registered nurses，APRNs）的关注，显得非常重要。

　　管理式医疗、作为最优医疗服务提供者的跨学科专业角色的出现、公众对临床治疗结局的报道以及患者的生活质量和对医疗服务的满意度都是临床关注的结果指标。表 1.1 给出了使护士成为新型医

疗服务体系中的关键角色的七个条件及其遵循的相关进化法则。

Porter O'Grady 和 Malloch（2014）指出，现在的卫生保健系统受到新的非线性和社会转型的现实的彻底影响。护理与卫生保健领域其他人员的专业性人际关系包括：护士与临床医生、卫生保健决策者和其他政策制定者之间的关系。卫生保健决策者

以患者为主体。下一小节即将提到的 IOM 推荐做法号召营造一个以系统为基础的团队协作的临床氛围，将学科间的团队协作作为缩小健康差异及提高安全和优质护理的最佳途径。良好的沟通交流技巧及以协作团队为基础的专业性人际关系将会成为将上述胜任力整合融入卫生保健服务体系的关键因素。

表1.1　护理专业持续发展的标准及其遵循的进化法则

标准或条件	进化法则
护理要有相关性	在自然界中，生物只有在合适的状态下才能存活，即需要在环境中发挥特定的作用。
护理需计算成本	在任何环境下，资源都是有限的。能更有效地利用可得资源的生物更容易被自然选择出来得以保留。
在多学科环境下，护理需要保持独特性	自然界中，生物只有具备独特性才能存活下来。一旦失去了独特性，它在环境中的角色和作用就会岌岌可危。换言之，如果有其他物种能比它略微胜任它的角色或与它足够相似，该种生物就可能会被淘汰，或者可能与那种相似的生物繁殖后代从而完全失去了自我。同时，成功的生物也需要学会与其他不同的物种共存，从而达到功能互补。
护理需要"被看见"	自然界中，生物经常会捍卫它们的生态地位，它们会对外宣示自己的领地，从而让相似的物种知道它们的存在和领地所有权。通过"被看见"，相似的物种间可以避免直接冲突。同时，这对同一物种成员之间的互认也是非常重要的，因为这可以使它们在合作和尊重的基础上形成家庭或社会单元。
护理需要有全球影响力	在自然界中，如果某一物种存活着，它不仅需要让周遭的物种感受到它的存在，也需要让环境中的所有物种感受到它的存在。通常情况下，物种会采取一种独特的方式来证明其存在，可能是颜色、气味或声音。
护理需要创新者	在变革中，存活下来的生物通常具有创新能力，它们可以想出新的、不同的解决办法，从而灵活应对快速变化的环境。
护理需要变得更有能力、更加优秀	在变革中，当出现了新的生态位时，是不可能让多于一种的生物同时占据这个生态位的，只有最能适应、最有能力的物种才能存活下来，而其他物种，只要稍有逊色，就会被淘汰。

From Bell (1997) as cited in Gottlieb L, Gottlieb B：Evolutionary principles can guide nursing's future development, *J Adv Nurs* 28 (5)：1099, 1998.

美国医学研究所发布的报告的影响

美国医学研究所（Institute of Medicine, IOM）的一系列报告是驱动和影响全美及全球医疗服务体系改革的主要动力。这些改革的中心目标主要与以下内容有关：

1. 改善患者的看病体验
2. 提高个体和人群的健康水平
3. 降低个体的平均医疗保健费用

在过去的几十年里，随着 IOM 关于美国医疗保健服务安全和质量问题以及号召医疗保健体系彻底改革的两份详细报告的出台，一些令人鼓舞的范式转变出现了。图 1.4 描述了国家行动层面的四个优先发展方向。

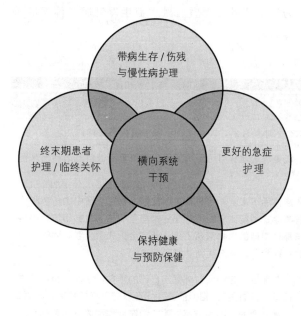

图 1.4　国家行动层面的优先发展方向。四个环形描述了四种人生阶段或健康状态，以时间和医疗保健的协调联系在一起。 (*From Adams K, Corrigan JM, editors, for the Committee on Identifying Areas for Quality Improvement, Board on Health Care Service, Institute of Medicine.* Priority areas for national action：transforming health care quality. *Washington, DC, 2003, National Academics Press.*)

IOM 最初的报告《人皆有过》(*To Err Is Human*, 2000) 指出了医疗保健服务的安全和质量问题，第二份报告《跨越质量鸿沟》(*Cross the Quality Chasm*) 则提出向以循证为基础、以患者为中心、以系统为导向的创新型医疗保健系统转型。它指出希望医疗服务质量达到的目标为：有效、及时、以患者为中心、高效率和公平 (IOM, 2001)。这些目标将患者放在了医疗保健服务团队的中心。IOM 之后的报告提出了将跨学科合作的、共同分担责任的团队作为最佳的医疗服务方

式。与护理和医疗系统改革有关的报告都在表 1.2 中呈现。

IOM 的这些推荐已经得到了美国护理学院协会（American Association of Colleges of Nursing，AACN）、美国国家护理委员会（national state board of nursing, NSBN）和美国护士协会（American Nurses Association，ANA）的支持。这些报告文件成为了将个体的专业环境与专业教育结合在一起的动态基础（Interprofessional Education Collaborative Expert Panel, 2011）。

扩充课程内容对医疗体系改革具有重要意义。Frenk 等人（2010）指出要用"放眼全球、多专业视角和系统的方法"来达到多学科教育的目的（p.5）。

IOM 的报告《卫生专业教育：保障质量的桥梁》(*Health Professions Education*：*A Bridge to Quality*, 2003) 指出，应调整临床教育来应对 21 世纪的医疗改革目标——尽可能提供最高质量和最安全的医疗服务。这份报告明确提出了提高医疗质量所需的五个核心胜任力：

- 提供以患者为中心的照护
- 成为多学科团队的一分子
- 实践循证医学
- 关注质量改进
- 运用信息技术（IOM, 2003）

本章中提到的 IOM 所要求的胜任力是护理实践中沟通交流和专业性人际关系的概念性基础，这一点在全书中均有体现。后面的章节会继续对此进行讨论，现在只进行简单介绍。

提供以患者为中心的照护

鉴于以患者为中心的照护已经被作为当代医疗保健服务的重要特征，它也是护理一直强调的。**IOM 将以患者为中心的照护**定义为：尊重并满足个体患者的喜好、需要及价值观（2001）。以患者为

IOM的报告	报告中明确的目标
2000：《人皆有过：建立更安全的医疗保健系统》	● 加强全民对（医疗）安全的认知 ● 建立公众报告系统，从差错中学习 ● 实施安全体系，在医疗服务提供层面保证安全的医疗实践 ● 提升操作标准，进行安全改进
2003：《医疗专业教育：保障质量的桥梁》	应具备以下胜任力： ● 提供以患者为中心的照护 ● 成为多学科团队的一分子 ● 实践循证医学 ● 关注质量改进 ● 运用信息技术
2009：《重新设计医疗保健专业的继续教育》	● 将医疗专业内不同学科的人员放在一个事先设定好的学习情境里 ● 用新的专业发展的视角替换目前继续教育的文化设定 ● 建立一个全国性的跨专业继续教育的协会来促进继续教育的改进
2010：《护理的未来：领导变革，提升健康》	● 将教育和培训所学尽可能地应用于临床 ● 追求更高的教育水平，改进教育系统，使教育无缝衔接 ● 与医生及其他专业的卫生保健人员全力合作，重新设计美国的医疗保健系统 ● 更好地收集资料，加强关于人力规划和政策制定的信息基础设施 ● 移除实践障碍
2010：《全民健康2020》（www.healthypeople.gov）。	1. 达到更高质量、更长的寿命，并且没有可预防的疾病、残疾、伤害及过早死亡的困扰 2. 达到健康公平，消除健康差异，提升全民的健康水平 3. 营造良好的社会及物理环境，促进全民健康 4. 提高生命各阶段的生活质量，促进健康发展及健康行为

表1.2　与医疗系统改革中护理角色有关的IOM报告及其明确的目标

Data from Institute of Medicine（IOM）：*To err is human: building a safer health system,* Washington, DC, 2000, National Academies Press；IOM：*Health professions education: a bridge to quality,* Washington, DC, 2003, National Academies Press；IOM：*Redesigning continuing education in the health professions,* Washington, DC, 2009, National Academies Press；IOM：*The future of nursing: leading change, advanced health,* Washington, DC, 2010, National Academies Press；IOM：The future of nursing：accomplishments a year after the landmark report（editorial），*J Nur Scholarsh* 44（1）：1, 2012.

中心的照护是将患者视为主要的影响力来源和医疗决策的主要制定者。护士要理解和参与满足患者的需求，而不是仅仅停留在提供医疗保健的环境的层面上。

卡尔·罗杰斯（Carl Rogers）的**以来访者为中心的关系模型**（1946）为学习"以患者为中心"的照护提供了概念基础。罗杰斯认为，在一个共情的、可接受的人际关系中，为患者提供保持个体完整性和对自我负责的支持，可以使患者学会自我指导和学习新技能。他指出，要将患者视为知识的重要来源以及治愈的主要力量。他将患者-医疗服务提供者关系定义为一种平等的合作关系。罗杰斯认为，要相信个体的建设性力量，并且越是依赖这种建设性力量，他们就越容易得到释然（Rogers, 1946，p.418）。了解与患者健康有关的价值观念、喜好和感知是目前以患者为中心的人际关系中重要的一环（见第十章）。

以患者为中心的照护需要使科学的指导方针和以价值观为基础的护理知识保持平衡。Frist（2005）

指出，21 世纪医疗保健服务体系的重点是：不论患者收入的多少、居住在哪里、病情有多严重，也不论他们是何种肤色的人群，都要保证他得到最安全、高质量的卫生服务（p.468）。

成为多学科团队的一分子

医疗改革号召医疗专业人员组成协作性的多学科团队，而不是单枪匹马地照顾患者（Batalden et al., 2006；IOM, 2003）。协作的概念是基于没有一个单一的医疗保健学科可以满足患者多样化的健康和社会需求的这个前提而提出的。

跨医疗照护团队由高水平的专业人员组成，成员们为了提高患者的健康水平这一共同目标而努力。团队各学科成员间相互尊重、共享权责，达到专业间的互补。协作团队体现了一个非等级制的体系。对照护与各学科间人员的交流与联系的协调被视为团队协作中最重要的组成部分（Craig et al., 2011）。

IOM 的报告《医疗专业教育：保障质量的桥梁》（*Health Profession Edueation:A Bridge to Quality*, 2003）引导建立护理质量与安全教育项目（Quality and Safety Education for Nurses，QSEN），将在第二章中进行讨论，并且贯穿全书。QSEN 要求达到的胜任力为各层次的专业护理教育和临床实践提供了坚实的概念性框架。

布朗斯坦（Bronstein）的模型是学习跨学科协作最常用到的概念框架（Kilgore and Langford, 2010）。每个团队应集体设定治疗目标，计划为达到目标所需完成的专业活动并对过程进行反馈性交流。个性与团队的专业构成、团队的结构特征和多学科协作的熟练程度影响着团队协作的效果（Bronstein, 2003）。在多层次的结构中，始终将"患者"视为独特个体和核心以及医疗团队的决策者之一。

跨学科的协作需要护士掌握一定的沟通技巧和人际关系技巧，而这些技巧只能通过不止一个学科的人员参与的跨学科课程来获得（Bjorke and Haavie, 2006）。跨学科协作的应用包括理想化的始于学生专业教育早期的社会化过程。学生们要发展更全面的提问技巧，对于与其他学科的合作也有了更深的认识。他们可通过课程直接学习在一个资源逐渐减少的时代里，合作对于为患者实施诊断和治疗的价值。

实践循证护理

当代护理实践的范围和护理工作的本质一定是多维度的、多重关系的以及高度复杂的。实践循证护理是每一个护士的职责。这就意味着护士需要认真持续地关注能指导他们护理实践的最新的研究和指南（Rycroft-Malone et al., 2004）。保持医院的磁性状态（见第二十二章）需要以循证为基础的护理实践。循证护理实践的好处在于它可以将成熟的临床研究和专业性判断融入扩大范围的护理实践中。循证护理实践提供了护理基础知识，也提升了新护士在跨学科团队中发挥有效作用所需的自信心（Pfaff, et al., 2013）。循证护理实践的集体智慧通过对护理的经验认识而与护理理论动态相关。循证护理实践的概念由以下四个元素构成：

1. 由临床专家和研究者不断发展而来的最好的实践。
2. 从已发表的科研结果中得到的证据。
3. 护士的临床专业知识，包括病理生理学、药学和心理学知识。
4. 患者及其家庭成员的喜好和价值观（Sigma Theta Tau International, 2003）。

Stans S., Stevens A., Bellrskens J.. Interprofessional practice in primary care: development of a tailored process model. *J Multi Health Care.* 6: 139-147, 2013.

背景： 在初级医疗保健领域，这项关于跨专业实践的质性研究就是以慢性病护理模式作为理论框架的。干预措施由三部分组成，目的是改善病重患儿的身体状况、识别阻碍和促进跨专业实践发展的因素以及构造特异性的跨专业过程模型。

方法：本研究为质性研究，研究者与患儿家长及相关医护人员进行了 13 次半结构访谈。数据应用直接分析法进行分析。通过绘制流程图，促进了跨专业流程项目的形成及发展。

结果：在不明确护理程序架构及跨专业实践内容的情况下，实现跨专业实践很困难。研究者通过面对面的交流传达了对结构化沟通和临床电子信息系统的需求。

临床实践应用：举行多学科例会，进行结构化沟通，设置一个分配任务的系统——"谁做了什么""何时做的"——是团队成功合作的重要决定因素。

聚焦质量改进

护理质量改进起源于南丁格尔在克里米亚战争时期为了改善照护质量而进行的发病率和病死率统计（Sousa and Corning-Davis, 2013）。Batalden 和 Davidoff（2007）将**质量改进**定义为：在医疗人员、患者及其家属、研究者、纳税人、管理者、教育者的共同努力下，达到改善患者疗效和医疗系统的运作模式进而更好地促进专业发展的目的（p.2）。质量改进是医疗系统内包括患者在内每个人的责任。质量改进的过程为保证达到照护的目标提供了量化的系统评价方法：

- 合理性：患者和照护要求。
- 充分性：满足临床工作人员和患者的需求，包括对不同医疗资源以及临床技能的需求。
- 有效性：照护达到或超出了所要求的标准。
- 高效性：时间和金钱。

虽然质量改进的目的是为了更好地促进健康，但是挖掘可利用资源同样重要，它能保证人人享有平等的照护资源（WHO, 2000）。质量改进的过程要求每个组织体系和所有利益相关方达成一致的理念以满足组织的需求。能力层级作为弹性的实践准则同样适用于其他专业（Interprofessional Expert Panel, 2011）。

信息的应用

从人际交往的角度来看，与 10 年前相比，世界发生了巨大的改变——变得更小了，更便于人们通过科技相互联系。Smith 和 Wilson（2010）曾提到"人际关系可以通过媒体完全或部分地被建立、升华、维持和解除"（p.14）。数字通信虽然极大地扩展了人际交往和专业间的沟通，但仍需要谨慎对待。收件人不能通过短信、照片和电子邮件看到发件人的表情，不能听到对方的声音或轻松地理解一段富有感情的话语。清晰和简明是必不可少的，然而所有的信息都受到《健康保险携带与责任法案》（*Health Insurance Portability and Accountability Act,* HIPAA）的约束。

远程医疗正在迅速融入医疗保健系统当中，早期它作为一种现场互动的方式被广泛使用（特别是在缺乏医护人员的偏远地区），同时也被用来追踪临床数据。实施远程医疗最终可达到两个目的：降低医疗成本和获得照护的机会（Peck, 2005; Cipriano and Murphy, 2011）。

下面的案例从加拿大护士护理一位来自偏远地区的患者时的视角出发，呈现了一个利用科技来实现虚拟沟通的场景。在该案例中用到的视频系统能够监测左右两侧，并具有语音激活的功能。这种个性化的连接实现了患者与护理人员之间的远程交流。

案 例

社区护士瑞秋·穆罕默德登录了护理系统，询问一位同时也是网络专家的英格兰研究伙伴关于眼部生物芯片神经系统副作用的试验结果。瑞秋作为 61 名员工中的一员，正在研究 6 名佩戴芯片的患者，而且这件事很快会成为当地关注的焦点。瑞秋给一名患者发了一封关于空气污染综合征的邮件（这位患者的儿子属于易感人群）并告知其费城有一个相关的支持治疗团体。瑞秋联系了一位气功专家教授男孩呼吸功能锻炼，并与一位环境护理专家约好进行面谈。瑞秋上车设定好 2 千米以外的目的地。她的患者陈先生在地铁事故中失去了双腿，因此需要进行仿生双腿移植。他们一起评估了患者的需求并组建了一个医疗小团队，包括外科医生、物理治疗师、针灸治疗师和护工。瑞秋向陈先生介绍了移植手术。他们连接到陈先生的虚拟计算机上，与另一位和陈先生接受相同手术的患者进行视频通话。临走之前，陈先生握住瑞秋的手，感谢她对自己的帮助。瑞秋抱了抱他，并嘱咐他如有任何问题可以给她发邮件 [Sibbald, 1995, p33（quoted in Clark, 2000 ）]。

先进的科技让护士们具备了在不同护理环境下传输数据的新技能。电子记录和通信技术彻底改变了医疗信息的处理方式（Cipriano and Murphy, 2011 ）。几乎所有的医疗保健系统均已转变成电子医疗记录（electronic medical record, EMR）形式，并通过扫描条形码进行给药或确认患者身份。门户网站和其他的技术支持——这些在 10 年前几乎不可想象的事物——如今能够帮助患者适应日益复杂的医疗保健系统。技术以一种强有力的方式提升了医疗信息的获取和协调水平。提升患者和医护人员之间的信息可用性能够改善患者（医生）的协作和决策制定。利用先进的技术可以方便患者进行自我管理，改善健康结局（Wagner et al., 2010）。相反，技术对于非人格化护理的发展也起到一定作用。当控制技术的使用和数据质量的管理者有一定能力时，技术才能体现其价值。患者不应是医疗信息的载体，而应是护理服务的主体。

人们经常利用计算机技术和设备了解与健康有关的信息。医护人员利用网络进行科研合作，寻求有关医疗管理、转介和共享健康信息方面的咨询。那些符合《健康保险携带与责任法案》要求的门户网站通过个性化的设计特定满足特定群体的信息需求（Moody, 2005 ）。科技提升了全球医疗保健的水平。全球的医疗保健专家可以共享信息，并能及时得出一致的医疗保健结论。

在护理教育中，科技已被广泛使用。在一个安全、逼真的环境中使用高仿真模拟"患者"可帮助护理教育者和学生形成批判性思维和协作管理技能。学生们还可以收到来自模拟"患者"的反馈。模拟教学让各医学相关专业的学生在不同临床情境下分享推理的方法、感受到的情感、话语和采取的措施。当学生们交流做出临床决策的思维时，他们之间就慢慢形成了一种相互分享的意识，这样得出的结果要比单独关注一个学科时更为全面。

护理的未来

如今，护士所面临的挑战与机遇是前所未有的。目前，专业护士极为短缺。随着需要医疗保健的人数逐渐增多，护理实践的范围与复杂性在过去 10 年内也成倍地扩大了。

根据美国医学研究所 2001 年提出的"追求卓越绩效，构建以患者为中心的医疗体系"的愿景，作为一个重要的专业构成，护理专业需要对目前的医疗保健系统进行改善。医疗保健系统的变化为护士创造了一个能够体现护理专业性的机会，以及在合作的、跨专业的以患者为中心的医疗保健系统中重新定义专业职能的机会。美国医学研究所（IOM, 2014）指出：如今的专业化支持多专业共同协作的团队，其中各专业拥有自己的职责，同时肩负提升临床结局的使命。

护理不再被人们视为"隐形的职业"，护士开始在医疗保健系统的转变当中扮演关键的角色。2010 年，美国医学研究所和罗伯特·伍德·约翰逊基金会（Robert Wood Johnson Foundution）针对护理的未来发布了一则报告，题为《护理的未来：领导变革，促进健康》（ *The Future of Nursing: Leading Change, Advancing Health* ）。其中的四项建议强调了护理在转变医疗保健系统过程中的领导作用。

1. 护士应该充分将其所受教育和培训的成果应用于临

床实践。

2. 通过改善教育系统，护士应该接受更高水平的教育与培训，以促进无缝衔接的学术进展。

3. 在重构美国的卫生保健系统时，护士应该是医生和其他医疗专家的全程合作伙伴。

4. 有效的人力资源规划和政策制定需要更好的数据收集和更完备的基础设施信息（Litwack, 2013: IOM, 2010）。

护理教育的改变是实现以上目标的关键。更多的护士需要接受研究生水平的教育；护士具备护理学士学位将成为必要的条件（Aiken, 2011）。

总 结

第一章确定了多个以理论为基础的概念，这些概念对于理解护理专业和医疗保健服务中的护患关系都是至关重要的。护理范式的概念是基于所有护理模式（包括人，环境，健康和护理）而形成的。认知方式帮助护士搭建与患者和其家庭的互动框架，它是以不同情境下患者的需求为基础的。这些模型将护理实践程序化，并为认知护理研究提供了理论依据。通过对沟通过程的分析，加上护士应用的沟通理论，能够帮助其以个性化的方式整体地、科学地理解患者。

赫得嘉·佩普劳的人际关系理论为在护患关系中理解护士的角色奠定了理论基础。其发展的心理学理论概念拓宽了护士的视角，加深了其对患者行为的理解。护士应用埃里克森的心理社会发展模型提供护理，并与患者的发展需求和马斯洛的需要层次理论相一致。卡尔·罗杰斯提出了一种以患者为中心的方法，它通过提高洞察力和自我认识来改变一个人的个性（Anderson, 2001）。他就有效的人际沟通的特点提出了一些基本概念。治疗性沟通作为一种基本的达到治疗目的的方式被应用于护患关系中。

医疗保健服务系统的转变要求护士具备新的核心能力，使其适应科学技术和医疗保健的发展以及多样化的服务人群。技能娴熟的护士需要在多学科合作的医疗保健系统中发挥领导者的作用，并提供相对复杂的照护。美国医学研究所和医疗保健专家共同制定了一个规范，旨在帮助本科护理学生和高级执业护士处理复杂的护理问题。护患之间的沟通为护士群体取得骄人的成就提供了宝贵的机会，同时也为将来的护理实践奠定了基础。

伦理困境 你会怎么做？

克雷格·蒙特格是一位很难护理的患者。作为他的护士，你会发现他是一个固执、不讲卫生、消极对待家人的患者。就连为他提供最基本的照护都非常困难，所有护士都想尽快逃离他的房间。你如何采用以患者为中心的方法去理解克雷格？在这种情境下都涉及哪些伦理问题？你在为他提供护理的过程中会如何处理这些问题？

问题讨论

1. 护理是以哪种方式呼应或驳斥 Donaldson 和 Crowley 提出的三个主题的？

2. 你认为未来的护理实践的本质是什么？

3. 你认为护理专业的属性是什么？

参考文献

Aiken L: Nurses for the future, *N Engl J Med* (364):196–198, 2011.

Alligood M: *Nursing Theory: Utilization and Application*, ed 4, Maryland Heights, MO, 2010, Mosby Elsevier.

Alligood M: *Nursing Theorists and Their Work 8*[th], St. Louis MO, 2014, Mosby Elsevier.

Altmann T: An evaluation of the seminal work of Patricia Benner: theory or philosophy? *Contemp Nurs* 25:114–123, 2007.

American Nurses Association: *Scope and Standards of Nursing*, 2nd ed., Silver Spring, MD, 2010, American Nurses Association.

Anderson H: Postmodern collaborative and person-centered therapies: what would Carl Rogers say? *J Fam Ther* 23:339–360, 2001.

Andrist L, Nicholas P, Wolf K: *A history of nursing ideas*, Boston, 2006, Jones and Bartlett Publishers.

Arnold E: Caring from the graduate student perspective, *Int J Hum Caring* 1(3):32–42, 1997.

Batalden P, Ogrinc G, Batalden M: From one to many, *J Interprof Care* 20(5):549–551, 2006.

Baltaden P, Davidoff F: What is "quality improvement" and how can it transform health care, *Qual Saf Health Care* 16(1):2–3, 2007.

Bateson G: *Mind and nature*, New York, 1979, Dutton.

Bellack J, O'Neil E: Recreating nursing practice for a new century: recommendations and implications of the Pew Health Professions Commission's final report, *Nurs Health Care Perspect* 21(1):14–21, 2000.

Berkes F, Colding J, Folke C: *Navigating social-ecological systems: Building resilience for complexity and change*, New York, 2003, Cambridge University Press.

Bertalanffy LV: *General system theory: Foundations, development, applications*, New York, 1968, George Braziller.

Best A, Moor G, Holmes B, Clark PI, Bruce T, Leischow S, et al.: Health promotion dissemination and systems thinking: towards an integrative model, *Am. J. Health Behav.* 27(Suppl 3):S206–S216, 2003.

Bjorke G, Haavie N: Crossing boundaries: Implementing an interprofessional module into uniprofessional bachelor programmes, *J Interprof Care* 20(6):641–653, 2006.

Bronstein LR: A model for interdisciplinary collaboration, *Soc Work* 48:297–306, 2003.

Carper B: Fundamental patterns of knowing in nursing, *ANS Adv Nurs Sci* 1:13–23, 1978.

Chinn P, Kramer M: *Integrated theory and knowledge: Development in nursing*, 8th ed., St. Louis, MO, 2011, Mosby, Inc.

Checkland P: In Currie WL, Galliers. B, editors: Systems thinking in: *Rethinking management information systems*, Oxford NY, 1999, Oxford University Press, p 48.

Cipriano PF, Murphy J: Nursing informatics. The future of nursing and health IT: the quality elixir, *Nurs Econ* 29(5), 2011 286–282.

Clark DJ: Old wine in new bottles: delivering nursing in the 21st century, *J Nurs Scholarsh* 32(1):11–15, 2000.

Clark A: Empathy: An integral model in the counseling program, *J. Couns Dev.* 88(3):348–356, 2010.

Creasia J, Friberg E: *Conceptual Foundations: The Bridge to Professional Nursing Practice*, St. Louis, Missouri, 2011, Elsevier Mosby.

Cronenwett L, Sherwood G, Barnsteiner J, Disch J, Johnson J, Mitchell P, Warren J: Quality and safety education for nurses, *Nurs Outlook* 55:122–131, 2007.

Craig C, Eby D, Whittington J: Care coordination model: Better care at lower cost for people with multiple health and social needs. IHI innovation series white paper, Cambridge Massachusetts, *Institute for Healthcare Improvement*, 2011. Available on www.IHI.org.

Crowe M: The nurse-client relationship: a consideration of its discursive content, *J Adv Nurs* 31(4):962–967, 2000.

D'Antonio P: *American nursing: A history of knowledge*, Baltimore MD, 2010, Johns Hopkins University Press.

Doheny M, Cook C, Stopper M: *The discipline of nursing*, Stamford, CT, 2007, Appleton & Lange.

Donaldson SK, Crowley DM: The discipline of nursing, *Nurs Outlook* 26:113–120, 1978.

Egenes K: History of nursing. In Roux G, Halstead J, editors: *Issues and Trends in Nursing: Essential Knowledge for Today and Tomorrow*, Sudbury, MA, 2009, Jones and Bartlett.

Erikson E: *Childhood and society*, New York, 1950, WW Norton.

Finkelman AW, Kenner C: *Teaching the IOM: implications of the IOM reports for nursing education*, Silver Spring, MD, 2009, American Nurses Association.

Frenk J, Chen L, Bhuta Z, et al.: Health professionals for a new century: Transforming education to strengthen health care systems, *Lancet* 376:1923–1958, 2010.

Frist W: Health care in the 21st century, *N Engl J Med* 352:267–272, 2005.

Gottlieb L, Gottlieb B: Evolutionary principles can guide nursing's future development, *J Adv Nurs* 28(5):1099, 1998.

Gramling K: A narrative study of nursing art in critical care, *J Holist Nurs* 22(4):379–398, 2004.

Greene S, Tuzzio l, Cherkin D: A framework for making patient-centered care front and center, *Perm. J* 16(3):49–53, 2012.

Hargie O: *Skilled Interpersonal Communication: Research, Theory and Practice*, 5th ed., New York: NY, 2011, Routledge.

Henly S, Wyman J, Findorff M: Health and illness over time: The trajectory perspective in nursing science, *Nurs Res* 60(3 suppl):S5–14, 2011.

Holtslander L: Patterns of knowing hope: Carper's fundamental patterns as a guide for hope research with bereaved palliative care givers, *Nurs Outlook* 56(4):25–30, 2008.

Institute of Medicine (IOM): *Crossing the quality chasm: a new health system for the 21st century*, Washington, D.C, 2001, National Academies Press.

Institute of Medicine (IOM): *To err is human: building a safer health system*, Washington, DC, 2000, National Academies Press.

Institute of Medicine (IOM): *Health professions education: a bridge to quality*, Washington, DC, 2003, National Academies Press.

Institute of Medicine (IOM): *Redesigning continuing education in the health professions*, Washington, DC, 2009, National Academies Press.

Institute of Medicine (IOM): *The future of Nursing: Leading change, advancing health*, Washington, DC, 2010, National Academies Press.

Institute of Medicine (IOM): The future of nursing: accomplishments a year after the landmark report (Editorial), *J Nurs Scholar* 44(1):1, 2012.

Institute of Medicine (IOM): *Establishing transdisciplinary professionalism for improving health outcomes: Workshop summary*, Washington DC, 2014, The National Academies Press.

International Council of Nurses (ICN): *Definition of nursing*. Retrieved from http://www.icn.ch/about-icn/icn-definition-of-nursing/, 2014. retrieved June 30, 2014.

Interprofessional Education Collaborative Expert Panel: *Core competencies for interprofessional collaborative practice: Report of an expert panel*, Washington, D.C, 2011, Interprofessional Education Collaborative.

Jarrin O: The integrality of situated caring, *Adv Nurs Sci* 35(1):14–24, 2012.

Karnick P: The importance of defining theory in nursing: Is there a common denominator? *Nurs Science Quarterly* 26(1):29–30, 2013.

Kaiser Permanente: Understanding the affordable care act, *Affordable Care Act: Obamacare and health reform facts*, 2013. Accessed June 5, 2013 http://healthreform.kaiserpermanente.org.

Kilgore R, Langford R: Defragmenting care: Testing an intervention to increase the effectiveness of interdisciplinary health care teams, *Crit Care Nurs Clin North Am* 22:271–278, 2010.

Kim I: *The Nature of Theoretical Thinking in Nursing*, 3rd ed., New York, NY, 2010, Springer Publishing Co LLC.

Leight S: Starry night: using story to inform aesthetic knowing in women's health nursing, *J Adv Nurs* 37(1):108–114, 2002.

Litchfield M, Jonsdottir H: A practice discipline that is here and now, *Adv Nurs Sci.* 31(1):79–91, 2008.

Litwack K: The future of nursing: You can't have knowledge you don't have, *J Perianesth Nurs* 28(3):192–193, 2013.

Malloch K: Beyond transformational leadership to greater engagement: Inspiring innovation in complex organizations, *Nurs Leader* 12(2):60–63, 2014.

Marrs J, Lowry L: Nursing theory and practice: connecting the dots, *Nurs Sci Q* 19(1):44–50, 2006.

Maslow A: *Motivation and personality*, ed 2, New York, 1970, Harper & Row.

McGibbon E, Etowa A, McPherson C: Health access as a social determinant of health, *Can Nurs* 104(7):23–27, 2008.

Moody L: E-health web portals: Delivering holistic healthcare and making home the point of care, *Holist Nurs Pract* 19(4):156–160, 2005.

Nordstrom K, Coff C, Jonson H, et al.: Food and health: Individual, cultural, or scientific, *Genes Nutr* 8:857–863, 2013.

Peck A: Changing the face of standard nursing practice through telehealth and telenursing, *Nurs Adm Q* 29(4):339–343, 2005.

Nightingale F: In Skretkowicz. Victor, editor: *Commemorative edition Notes on Nursing, with historical commentary*, New York, 2010, Springer Publishing Company.

Pelletier L, Stichler J: Action brief: Client engagement and activation: A health reform imperative and improvement opportunity for nursing, *Nurs Outlook* 51–54, 2013.

Peplau H: *Interpersonal relations in nursing*, New York, 1952, Putnam.

Peplau H: Peplau's theory of interpersonal relations, *Nurs Sci Q* 10(4):162–167, 1997.

Pfaff K, Baxter P, Jack S, Ploeg J: An integrative review of the factors influencing new graduate nurse engagement in interprofessional collaboration, *J Adv Nurs* 7(1):4–20, 2013.

Porter S, O'Halloran P, Morrow E: Bringing values back into evidenced based nursing: Role of clients in resisting empiricism, *Nurs Sci Q* 34(2):106–118, 2011.

Porter-O'Grady T, Malloch K: *Q Quantum Leadership Building Better Partnerships for Sustainable Health*, 4th ed., Burlington MA, 2014, Jones & Bartlett Learning.

Reed P, Shearer N, 2007 Perspectives on nursing theory Lippincott: Philadelphia

Ritter-Teitel J: The impact of restructuring on professional nursing practice, *J Nurs Admin* 31(1):31–41, 2002.

Rogers C: Significant aspects of patient-centered therapy, *Am Psychol* 1:415–422, 1946.

Ruesch J: *Therapeutic communication*, New York, 1961, Norton.

Rycroft-Malone J, Seers K, Titchen A, McCormack B: What counts as evidence in evidence-based practice, *J Adv Nurs* 47(1):81–90, 2004.

Shaller D, 2007 October, *Patient-centered care: what does it take?* The Commonwealth Fund. Available online http://www.commonwealth fund.org/publications/fund-reports/2007/oct/patient-centered-care-what-does-it-take. Accessed December 18, 2009.

Sibbald B: 2020-Vision of the Future, *Can Nurse, March* 91:33–36, 1995.

Sigma Theta Tau International: *position statement on evidence-based nursing* 2003. Available online http://www.nursingsociety.org.

Smith M, McCarthy MP: Disciplinary knowledge in nursing education: Going beyond the blueprints, *Nurs Outlook* 58:44–51, 2010.

Smith S, Wilson S: *New directions in interpersonal communication*, Thousand Oaks, CA, 2010, Sage Publications.

Sousa M, Corning-Davis B: Management and leadership: Quality improvement: friend or foe, *Journal of Radiology Nursing* 32(3):141–143, 2013.

U.S. Department of Health and Human Services (DHHS): *Healthy people* 2020. Accessed March 15, 2013 www.healthypeople.gov

Wagner DJ, Whaite B: An exploration of the nature of caring relationships in the writings of Florence Nightingale, *J Holist Nurs* 4:225–234, 2010.

Watzlawick P, Beavin-Bavelas J, Jackson D: Some tentative axioms of communication. *Pragmatics of Human Communication—A Study of Interactional Patterns, Pathologies and Paradoxes*, New York, W. W, 1967, Norton, pp 29–52.

Watson J: *Caring Science as Sacred Science*, Philadelphia, PA, 2005, FA Davis Company.

World Health Organization (WHO), 2001 International classification of functioning, disability and health WHO: Geneva

World Health Organization (WHO). Preamble to the Constitution of the World Health Organization as adopted by the International Health Conference, New York, 19–22 June, 1946 www.who.int/abou t/definition/en/print.html. Accessed, Aug. 2, 2013.

World Health Organization (WHO): *World Health Report 2000*, Geneva, 2000, World Health Organization.

Zander P: Ways of knowing in nursing: the historical evolution of a concept, *J Theor Construct Test* 11(1):7–11, 2007.

Zolnierek C: An integrative review of knowing the patient, *J Nurs Scholarsh* 46(1):3–10, 2014.

护理沟通的专业指导

Katbleen Underman Boggs

目　标

1. 描述影响标准护理沟通的因素以及影响照护和指导沟通的因素。
2. 根据QSEN项目和其他组织，讨论新护士应具备的能力以及那些影响沟通的能力。
3. 讨论与沟通相关的护理实践的合法性与伦理标准。
4. 根据HIPAA讨论患者的隐私问题。

本章为学生介绍了一些直接或间接影响沟通的原则或指导方针，包括简短的护理程序概述。

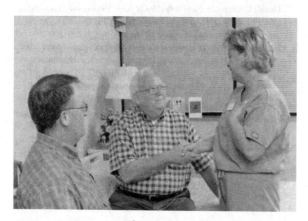

在任何职业关系和工作背景中的护士都应该带着热情和尊重对待每一个具有内在尊严、个人价值的独一无二的个体。

基本概念

临床护理沟通的原则

作为护士，我们的行为受到各种标准、政策、道德准则和法律的约束。护理专业以外的一些因素，比如技术创新、研究报告和政府条例，也在推动护士沟通方式的改变。正如第一章所述，美国的法律，譬如《患者保护与平价医疗法案》（PDACA，2010），以及来自专业团体的指南，会对护理实践和沟通造成影响。

在一个理想的工作环境中，护士通过提供循证后安全、高质量的护理服务来体现其专业性。在一个理想的工作环境中，我们能够很好地与患者及其家属进行沟通；医疗团队的所有成员之间能够有效地沟通，同时保持信息的保密性（Amer，2013）。护士正在通过实现清晰、完整地沟通来达到这些目的。这对于提高工作效率以及提供高质量的、安全的护理服务至关重要。一些国际、国家级别的专业机构已经出台了一系列影响护士沟通方式的标准、指南和建议。

有效沟通

有效沟通是指医患或护患之间双向的信息交流，这种交流可确保双方理解对方的期望及职责，对于沟通双方而言都是一个积极的过程。双向沟通能够得到反馈，使双方相互理解，是及时的、准确的、可用的。信息被所有部门加工，直到所有人都理解并转变成为一种照护的行为（TJC, 2011）。有效的、正确的沟通是清晰的、简洁的、具体的、完整的、相互尊敬的。

当系统、信息传递过程和接收过程中的某个或多个环节出现漏洞时，**沟通问题**就会显而易见。当必要的沟通缺失或者无效时，**系统缺陷**就会显现。当信息未能传送或者未清晰地传达时，**传递缺陷**就会显现。当必要的信息被发送但被接收者误解时，**接收缺陷**就会显现。

护士为何对使用沟通标准来调整、澄清自己的想法如此感兴趣？因为她们工作的初衷就是为患者提供最好、最安全的照护。不遵守既定的护理常规与职业标准会使护士给患者留下负面印象。下面是一个刚毕业的新护士所经历的真实案例。

案例：新护士凯的故事

作为一名注册护士，大学刚毕业的凯在一所小型综合医院的外科工作。在不适应工作的情况下，她被安排和一名注册护士、两名助手上夜班。在她上班的第二周，那位注册护士因病休假，她被护士长安排为责任护士，同时，一名机动护士也被派来帮忙分担工作任务。一位外科医生来到科室下了口头医嘱，要求在第二天开颅手术的术前准备中留皮的范围仅限于切口部位。作为学生，凯从来没和医生说过话。医生写下一条医嘱"根据护士长的指令给患者备皮"，并让凯给手术室打电话传达该医嘱，但是没有说明备皮的部位。当白班护士接班时，凯的电话留言未被传达。结果患者的头发被全部剃光，大家面临着被诉讼的危险。

1. 在这个案例中，都违反了哪些沟通原则？
2. 你认为整个工作环境有何不妥？
3. 在这样的情境下你会做何改变？

组织机构发布的医疗保健沟通指南

世界卫生组织（Word Health Organization, WHO）作为联合国下属的机构正在积极寻求改善患者安全的方法，这也影响了人们对良好护患沟通的渴求。2005 年，世界卫生组织指定国际联合委员会作为改善患者安全的合作中心。2007 年，世界卫生组织公布了九项增强医疗保健安全的措施。排名第二的是"正确识别患者"，而排名第三的是"患者移交过程中的良好沟通"（从一个护士手中移交至另一个护士手中）。

国际护士理事会（International Council of Nurses, ICN）道德规范描述了护士在与他人、临床实践、职业和同事的关系中所从事的活动（ICN, 2012），比如，护士要遵守"保密原则"。这些描述为良好的沟通奠定了基础。

正如**美国医学研究所**（Institute of Medical, IOM）的报告所强调的"跨越质量鸿沟"，医护人员应该重新审视以患者为中心的照护，并将其作为改善医疗保健系统的核心理念。自从 IOM 认为 70% 的医疗差错都与不良的沟通这一致命因素有关，其他的组织也都出台了一些影响护士沟通方式的标准和准则。为改善患者的安全照护结局，IOM 制订了八个目标，其中一个是"准确，完整地沟通"。IOM 提倡使用标准化的沟通工具。沟通的标准形式与工具详见第四章。标准沟通的一个例子是情境－背景－评估－建议模式。

- 情境（患者怎么了？）
- 背景（关键的信息或背景是什么？）
- 评估（我认为问题是什么？）
- 建议（我想如何处理？）

当医疗团队中的每位成员都使用这种标准的沟通方式以后，成员就更容易相互理解了。

美国卫生与公众服务部中的**医疗保健研究和质量局**（Agency for Healthcare Research and Quality, AHRQ）已在美国的医疗保健中占有主导地位。经美国国会受权，AHRQ 的作用就是杜绝医疗差错、改善患者的安全。他们为研究提供资助，收集证据，编制、出台基于循证的"最佳实践"照护议案。互联网上有很多可利用资源（例如，www.ahrq.gov/）。

专业护理机构发布的医疗沟通指南

专业护理机构为临床照护建立了标准，其中对沟通的要求是明确具体而全面的。在跨专业医疗团队当中，护士在给予患者有效的照顾和保障患者安全的过程中，应该展现出沟通技巧（AACN, 2008）。在全球范围内，例如，在加拿大，护士通过借鉴加拿大安大略省护理学院制订的指南，明确了以目标为导向的沟通流程，与患者、家属和同事分享所获得的信息（www.cno.org/Global/docs/prac/41070_refusing.pdf）。其他国家（例如，英国）也强调了护理中有效沟通的必要性。

美国护士协会（American Nurses Association, ANA）是为注册护士服务的全国性专业组织，制订过一些评定临床表现的标准，例如，《ANA 的护理实践范围与标准》（*Scope and Standards of Nursing Practice*）。这些有助于保证护士的专业技能与安全、合乎伦理的临床实践。制订专业的实践标准有两个目的：评价照护质量、让患者更好地理解护理工作。这样，护士才能以专业的形象与患者沟通。为了推行 IOM 和罗伯特·伍德·约翰逊基金会提出的指导意见，ANA 鼓励护士在改善卫生保健系统的过程中全程投入，尤其是积极参与收集和分享信息。

美国护理学院协会（American Association of Colleges of Nursing, AACN）为护理课程设置提出了一些指导意见。例如，他们建议护理学学生学会应用循证后得到认可的临床实践。有关沟通的指导意见是，

在把一位患者交给其他人时，学生要学会标准的交接沟通方式。另外，掌握开放式交流和跨专业合作的技能也非常重要，尤其是在医疗团队中工作时（AACN, 2006）。

护理质量与安全教育

10 年以前，护理管理者建立了**护理质量与安全的教育课程**（Quality and Safety Education for Nurses, QSEN），该课程基于 IOM 的建议挖掘护士的潜力，以转变护理教育（Cronenwett, et al., 2007）。QSEN 包括六大护理能力以及与每个能力相关的知识、技能和态度。这些是所有护士都需要具备的 (Barnsteiner et al., 2013; Disch, 2012)。在罗伯特·伍德·约翰逊基金会的资助下，美国咨询委员会通过提供培训、资源，将 QSEN 的护理能力转换为教学策略以帮助教育机构达成关于质量和安全的教育目标。QSEN 中涉及的每个能力都以知识、技能和态度为学习目标（见表 2.1）。

以患者为中心的护理是第一个能力。以患者为中心的护理是指授权给患者或其家庭，使其作为合作伙伴全面参与富有同情心的、协调的护理服务中。在知识方面，需要整合护理中包括沟通在内的多个维度，以促使患者和其家庭参与。在技能方面，需要在初次会面和判定护理计划的过程中探知患者的价值观和喜好，并和其他医疗团队成员对此进行沟通。在态度方面，需要重视患者价值观的表达以及有关其健康状况的专业知识。在提供以患者为中心的护理以达到 QSEN 所要求掌握的能力时，你与患者及其家庭成员沟通并使他们参与制订护理计划了吗？

团队协作是另一个护士应具备的能力。期待护士能够在护理团队内部和跨专业团队中有效地发挥作用，以促进开放式沟通，相互尊重，并共同决策以实现优质护理服务。例如，在知识方面应了解团队成员的各种角色和实践的范围，并且能够分析患者、家庭和其他医疗团队成员的沟通偏好。在技

能方面，护士应能够调整自己的沟通方式，并能采取行动解决冲突。在态度上，护士的行为应表明其对团队合作和不同的沟通方式的重视程度 (www. QSEN.org/)。作为学生，你有过和医生直接沟通的经验吗？

　　正如在表 2.1 中看到的，沟通是这六种能力中最重要的组成部分。通过 QSEN 网站能够访问关于 Lewis Blackman 的案例研究。他是一个健康、活泼的 15 岁青少年，在择期手术后发生了不必要的死亡 (www.qsen.org/videos/the-lewis-blackman-story)。这个案例详细介绍了护士和医生等工作人员间的一系列的沟通不畅及缺乏相应干预的问题。除了护士不作为，这还和医疗保健系统的不完善及医生和护士的权力等级的障碍有关。若医疗团队的成员没有被授权发表意见和参与其中，就会产生威胁患者安全的重大隐患。如果家属不能参与进来，也存在这个风险 (Acquaviva, 2013)。Blackman 的母亲 Helen Haskell 坚信，"如果换成一位知识丰富而果断的护

表2.1　QSEN的六个护理能力、定义及挑选的沟通案例

能力	定义	部分例子： K代表知识；S代表技能；A代表态度
1. 以患者为中心的护理（在本书的每一章都讨论过）	注重与患者充分合作，在结合其价值观和喜好的基础上，给予患者安全的、关爱的、富有同情心的有效护理。 这样做需要与其他医疗团队成员沟通患者的喜好。	（K）整合对护理艺术和科学（包括沟通）的理解，以应用到护理过程中。 （S）进行临床访谈时运用沟通技巧询问患者的喜好，从而制订护理计划，并就此与他人进行沟通。运用沟通工具 （A）重视患者的专业知识和投入。
2. 团队协作 （在第二、四、六、二十二、二十三和二十四章讨论过）	对于团队协作，需要相互的尊重、开放式的沟通以及所有团队成员参与共同决策。	（K）认知范围。分析不同的沟通方式的区别。 （S）调整自己的方式以适应当前形势下团队的需求。开放地沟通，在决策中相互分享，解决潜在的冲突。 （A）尊重每位团队成员的贡献。
3. 循证实践（在第一、二、四和二十三章讨论过，且每章都有例子和实践运用）	将基于最新证据的最佳实践与临床专业知识相结合，提供最佳的照护。	（K）辨别循证实践（EBP）的来源。区分证据的质量。 （S）分析研究成果及与患者的诊断相关的医疗计划后，运用循证实践；就此与他人沟通分享。 （A）重视研究及寻求循证实践相关信息的必要性。
4. 质量改进 （在第四章和第二十五章讨论过）	收集医疗的普通结局数据，将其与普遍接受的结局数据进行比较（标准）	（K）辨别我们的医疗机构的做法同最佳实践的区别。 （S）运用沟通工具以明确对患者的照护。 （A）重视自身及他人的贡献。
5. 患者安全 （在第四章和第二十五章进行重点讨论以全面整合）	将伤害的风险降至最低，分析错误的根源，从责备文化转为公正文化，应促进沟通，预防今后的问题，最终结果是为了更安全的照护。	（K）分析自身工作场所的安全程序。 （S）主动说出（潜在的安全违规行为）并上报接近失误的事件。 （A）注意当前方案可能演变出的风险。
6. 信息学 （在第四、二十五和二十六章讨论过）	运用信息技术进行有效沟通并管理对患者的照护……进行决策及获得以证据为基础的治疗信息。	（K）对比不同沟通技术的优点和局限性。 （S）使用电子技术访问可用的数据库，设计有效的、循证照护计划。 （A）为患者的信息保密。

士，就不至于发生这场悲剧。"要想有效地开展工作，医疗团队需要开放地沟通，相互尊重，并与患者及其家庭的共同决策。

上述提及的和其他与沟通有关的 QSEN 能力将在本书其他部分进行讨论。欲了解更多与各能力相关的知识、技能和态度的信息及描述，请访问 www.QSEN.com。其他描述护士应具备的核心能力模型的资源也可在该网站获得。这些都强调良好的沟通、协调和协作能力。例如，Lenburg 的胜任结果绩效评估模型（Competency Outcomes Performance Assessment Model, COPA）包括口语技能、写作技能以及电子技能（Amer, 2013）。

其他专业组织和认证机构颁发的护理相关沟通指南

联合委员会（the Joint Commission, TJC）是美国管理医院的组织。医疗保健机构若想获得保险报销，必须通过 TJC 认证。TJC 认为，超过 60% 的警讯事件（sentinelevent）源于沟通失误，因此，他们专门有一些条例致力于改善沟通，例如，要求使用清单。TJC 规定医院在提供服务时能够有效地与患者沟通，识别患者口头的和书面的交流需要，以促进医疗过程中信息的交换（TJC, *R3 Report*, n.d., PC.02.01.21）。TJC 的医院认证手册指出，工作人员必须了解相关政策以满足患者的沟通需求（TJC, 2011a）。

TJC 认为**有效的沟通**必须是及时的、准确的、完整的和明确的，且能够被接收者理解。其安全目标的第二点旨在构建和完善沟通，增强医护人员之间的沟通效果（TJC, 2011b）。目标的 2E 部分特别强调在交接沟通中需要沟通指南做指导。当患者被移交给其他照护者或者其他护理单元时，TJC 鼓励工作人员遵循规范的沟通计划。这些规范化的沟通工具在第四章中有详细的描述。

TJC 还规定，所有的护理单元都必须有书面的护理政策，涉及照护的具体标准。TJC 有 15 个基于标准的绩效领域。实践的专业标准定义了提供优质的专业护理实践所需的最低限度的能力，它体现为原则性的声明，清楚地指出护士胜任地、安全地完成实践所需要的知识和临床技能。

伦理标准及相关问题

护士在其职业角色中需承担很多伦理和法律义务（McGowan, 2012）。在日常护理服务中，除了法律责任之外，护士对所服务的患者还有伦理义务，特别是关于与门诊患者护患关系、患者参与研究的权利、对未成年人的照护、患者教育、死亡的权利、老年患者转为长期照护以及远程护理等方面的伦理问题。实施伦理决策的过程将在第三章加以说明。

伦理守则

所有合法的职业都有行为准则。每一个国家的护士都有书面的职业伦理守则指导其工作。国际护士伦理守则是 1953 年由 ICN 提出并在 2012 年修订的。该守则明确了四个基本的护理职责：促进健康、预防疾病、恢复健康和减轻痛苦。此外，该守则指出，每名护士都有促进符合伦理行为的临床实践的责任，同时应维持与同事协作、相互尊重的关系。守则多次强调，我们所需要的沟通状态是确保每位患者都能及时接收准确而充分的沟通，并保持沟通的保密性。

无论环境如何，职业护士都应该在实践中遵守伦理指南。它为护士提供了伦理指导及对专业人员的伦理操守教育，旨在保护患者权益。其他大多数国家也建立了护士伦理守则，例如《加拿大护士协会注册护士伦理守则》（*Canadian Nurses Association Code of Ethics for Registered Nurses*, 1997）。

护士伦理守则提供了一个广泛的概念框架，概括了对专业护士为个人、家庭和社区提供医疗保健时的原则性行为和价值信念的期望。行为的伦理标准要求护士对伦理困境有多角度的清晰认识，包括使每一个情境与众不同的、无形的人为因素（例如，个人和文化价值或资源）。

当某个伦理困境无法通过人际协商来解决时，一个由生物医学专家组成的伦理委员会将审查这个案例并给出建议。对护患关系尤其重要的是与护士的主要承诺相关的伦理指导：

- 患者的利益
- 尊重患者的自主权
- 认识到每个个体都是独特的、值得被尊重的和有其主张的
- 告知真相

练习 2.1 提供了一个机会以考虑护理伦理困境中的诸多因素。

练习2.1　在专业和临床情境中运用护士伦理守则

目的：帮助学生明确护士伦理守则的应用。

步骤：学生分为四人或五人小组，思考以下临床情境：

1. 芭芭拉·库恩是一位 75 岁的女性，与儿子和儿媳生活。她向你透露，当她想出去的时候，她的儿媳因为不希望她惹上麻烦而将她锁在房间内。她希望你不要说什么，因为那样只会让她陷入困境。
2. 护理管理者要你到另一个护理单元，在那里工作需要某些别的技能，而你觉得你不具备相关的知识或技能。当你向她诉说这个难题的时候，她告诉你这些她都明白，但该护理单元人手不足，她真的需要你的帮助。
3. 比尔·杰克森是一位年长的病人，他因为中风而无法进行交流。他的预后并不好。医疗团队考虑根据他妻子的意愿为他安插喂食管。他妻子也认为他可能无法存活，但为防止医生判断失误才决定如此。
4. 霍列医生在患者及患者家属面前批评了一位护士。

与小组成员讨论每一个伦理困境，并在情境中使用护士伦理守则，共同提出一个团体成员都赞同的解决方案。

讨论

1. 你所在的小组在解析不同情境时遇到了什么困难？
2. 哪种类型的情境是最具伦理挑战性的？
3. 伦理守则是否在某些问题中没有帮助？
4. 在护理实践中，你会如何运用你在本练习中学习到的内容？

法律标准

正如 IOM 的报告中所强调的，护理人员必须对自身的贡献负责，以提供高品质的照护（2010）。作为职业护士，我们对提供给患者和其家庭的护理的各个方面都负有法律责任，包括文档和转诊患者，特别是与护患间沟通相关的职业义务、知情同意和保密性。

护患关系中的法律责任

在护患关系中，护士有责任遵守职业守则。在护患关系中违反职业守则的行为的例子包括：

- 泄露患者的隐私
- 在口头或身体上虐待患者
- 因准备不足而承担护理责任
- 委托无执照的人员进行照顾，可能会导致患者损伤
- 执行可能会导致患者损伤的医嘱
- 未评估、报告或记录患者健康状况的变化
- 伪造记录
- 未获得患者的知情同意
- 当医生医嘱不明确时未进行质疑
- 未按规定提供健康教育
- 未能保障患者安全（例如对于中风患者未拉起床栏）

避免或减少因对患者造成伤害而导致法律责任的最好方法之一是与患者或其他照护者进行有效、频繁地沟通。

护理记录作为法律记录

正如在第二十五章中所述，护士有责任准确及时地记录护理评估、已采取的护理措施及患者的反应。该记录是患者医疗保健经历的永久性的记录。在法律的层面，若以上内容未以书面形式进行记录，则认为护士未采取相应措施。

应 用

如图 2.1 所示，在依照护理程序提供照护的过程中，沟通标准和技能是知识、经验和技能以及态度中必不可少的一部分。专业守则和指南规定了护士行为的标准，包括沟通的清晰度和完整性。护士在成为工作人员前需要机会练习有效的沟通。本书重在强调通过专业标准和循证实践来指导护理实践。案例讨论学习及课后练习提供了锻炼沟通技巧的机会。

循证实践

如第一章所讨论的，**循证实践**（evidence-based practice, EBP）是指遵从当前所能获得的最佳证据及临床医生的专业知识的临床实践行为。IOM 关于"护理的未来"的报告指出，护理教育为培养学生运用循证实践、团结协作、提供安全的以患者为中心的照护的能力提供机会（IOM, 2010）。循证实践也是 QSEN 能力之一。我们期望每位护士都能整合临床专业知识、患者和家庭喜好及价值观，以提供最佳的护理（Barnsteiner et al., 2013）。在培养这个技能时，你要学会判断哪些资料是科学有效的，并能够指导你的实践。通过参照循证实践指南，你为患者做具体的临床专业决策的能力将得到提升，你将能为患者提供最优质的护理。如果你有临床方面的问题，你可以找到很多的资源，例如来自 AHRQ 或

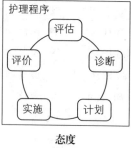

知识
潜在的疾病过程
正常生长和发展
正常的生理和心理
正常的评估结果
健康促进
评估技巧
沟通技巧

护理程序
评估
评价　　诊断
实施　　计划

经历
既往的患者护理经历
评估结果的确认
评估技巧的观察

标准
ANA 护理实践范围和标准
实践的专业标准
测量的知识标准

态度
坚持不懈
公平
正直
自信
有创造力

图 2.1　护理程序中的沟通。（Modified from Potter PA, Perry PA, Stockert PA, et al. *fundamentals of nursiny*, ed8, St, Louis, 2013, mosby.）

专业护理组织等机构的指导方针 (www.guideline.gov/index.aspx)。

大部分的护理和医疗措施还没有证据支持。当没有相关指南时，你可以通过使用数据库，如护理学数据库（Cumulative Indexto Nursing and Allied Health Literature, CINAHL），来获得特定期刊的文章。当接受某研究结果时需要有批判性思维。如 Disch（2012，b）提出，即使我们现在有最好的证据，我们有时却没有运用它。她举的例子是，即使大量的证据表明口腔护理可以减少呼吸机相关性肺炎，但实际上常常并不进行口腔护理。使用本书中提供的循证实践的例子可以促进讨论，并寻求可以运用于临床实践的内容。

标　准

专业沟通标准的实施需要批判性思维和在医疗各领域的问题解决技能（见第三章）。沟通的清晰度是至关重要的。前面提到的许多组织推荐使用标准化的沟通方式，如果不遵守公认的规范和行为准则，可能会对患者造成潜在的伤害，导致从业者被解雇或受到相关处分或诉讼。

在护患关系中应用护理程序

护士的主要职责是为患者提供适当的、安全的、一致的与符合伦理的护理。护理程序主要包括收集、组织和分析患者的信息。护理程序旨在诊断和治疗人类现存的或潜在的健康问题（ANA, 2010）。由于护理过程是一个人际间的、以患者为中心的过程，并涉及许多团队成员，因此沟通是一个重要组成部分。评估资料、护理诊断、治疗目标被系统地记录下来，并由护理人员和其他医疗人员共享。图 2.1 显示了护理程序在我们对患者的照护过程中处于中枢地位。投入知识、技能或经验、态度有助于运用护理程序，正如我们在本章讨论的标准。虽然标准包括护理实践标准和循证实践标准指导方针，但我们在这里要着重讨论沟通标准。

Moore Z, Cowan S, Conroy RM. A randomized controlled clinical trial of repositioning, using the 30-degree tilt for the prevention of pressure ulcers. J Clin Nurs 20(17/18): 2633.2644, 2011.

这是一个前瞻性的随机对照试验，在 213 名老年患者中比较了两种体位对预防压疮的作用。试验组的患者在夜间每 2 小时改变为倾斜体位；对照组的患者则按照标准的卧位更换程序，在夜间每 6 小时更换体位。

结果：对照组中有 13 名患者发生了压疮，而试验组中只有 3 名患者发生了压疮。作者总结说，更为频繁的体位更换，尤其是采用 30 度倾斜的体位在预防压疮中更为有效。

临床实践应用：Mosby 循证实践网站回顾了其他一些研究并将这些数据进行了汇总，从而对护理提出了基于循证的建议。他们列出了以下护理操作：

- 护士在患者入院时以及以后，应至少每天观察患者的皮肤状况并评估压疮的风险。
- 护士在夜间应该至少每 2 小时改变活动受限患者的体位，并采用 30 度倾斜角度。
- 对于那些在轮椅上不能自行更换体位的患者，护士应每小时帮助患者更换体位。
- 护士应使患者的皮肤保持干净、干燥，避免骨头突出处的皮肤遭受剧烈摩擦。

这个网站也提供了出院计划以及评估的相关信息，并列出了护理结局和护理干预的类型和编码。

使用这个网站也可以寻找其他具体的循证实践指南，还可以娱乐为目的，从 AHRQ 的官网以及 YouTube 上查找您所需的视频，用于教育年轻的患者（www.youtube.com/user/AHRQHealth TV/）。

点击"预防是健康生活的关键"或其他话题即可。

护理程序包括五个渐进的阶段：评估、识别问题和诊断、结局确定和计划、实施以及评价。作为一个动态的、系统的临床管理工具，它是用于指导护理流程、计划、实施以及评价从而达到某项健康目标的重要方法。持续和及时的沟通是护理程序每一阶段的组成部分。沟通在其中所起的具体作用为：

- 建立并维持治疗性的关系
- 帮助患者促进、保持，恢复健康，或平和地死亡
- 通过沟通使患者能够管理那些棘手的医疗保健问题

● 提供安全、有效且高质量的护理服务

　　护理程序与在对患者的整体治疗中达到专业护理标准密切相关。表 2.2 展示了二者的关系。

　　护理程序起始于你与患者及其家庭的第一次接触，终于患者出院或转诊。尽管有一个有序的护理流程，但护理程序的每一个阶段都是灵活的，各阶段可以依次展开，也可能相互重叠。例如，当实施一项指定的护理干预时，你可能发现患者产生了一个更为复杂的需求，而这个需求在最初的评估中并没有出现，这就需要对护理诊断、结局确定、干预

或是转诊的需求进行一定的调整。

评估

　　在实施以患者为中心的评估的起始阶段就需要沟通技巧。系统地收集有关患者寻求服务的数据，评估过程始于护理人员与患者及其家属的第一次见面，进行自我介绍以及解释评估的目的能够帮助患者放松。

　　下一步是实施评估，即获取有关患者疾病史的信息。运用你的言语访谈技巧以及对患者的非言语线索的观察，用开放式的、有针对性的问题来收集

表2.2　在护患关系中，护理程序与专业的护理标准之间的关系	
护理程序	**相关的护理标准**
评估	
从以下几个方面收集数据或信息： ● 患者的病史或访谈 ● 自我观察；体检 ● 家属 ● 过去的记录或检验结果 ● 医疗团队中的其他人	护士通过护理程序收集有关患者自身优（劣）势、可获得的资源以及患者健康状况改变的数据
分析数据	护士基于主观和客观的患者数据，以及自身经验和科学的护理知识，对行为进行整合并得出结论
确认数据	护士与患者一起对数据进行确认，以保证其准确性和有效性
诊断	
识别医疗保健需求或问题，并明确阐述其生物心理社会状况	护士发展一个能够全面展示患者健康需求或问题本质的生物心理社会陈述（见百宝箱 2.1，Gordon 的功能性健康模式） 护士与患者及其家属一起确保陈述的正确性；这个陈述是护理诊断的基础
建立护理诊断 护士运用 NANDA 支持的诊断和编码	护士发展相关的护理诊断。根据患者目前健康状况最急切的需求确定优先次序（见表 2.3，基于马斯洛的需要层次论确定护理问题）
结局确认和计划	
确定预期的结局（针对每一项 NANDA 诊断，都有数个 NOC 建议的结局）	护士与患者基于患者的需求、优势和资源及实际情况共同制订预期的结局
实施	
采用合理的护理干预措施 护理干预改变患者的状况或症状	护士在实施双方均同意的护理过程中，通过整合的、治疗性的护理干预以及沟通策略来鼓励、支持以及确保患者达到目标及预期结局
评价	
评价是否达成了目标 陈述预期的结局，护士能够快速识别患者目前的状况	护士和患者共同评价是否达到预期结局，并且审视护理程序的每一个步骤的合理性、有效性、充分性及及时性 如果评价结果显示没有达到预期结局，则应对计划进行修改

NANDA= 北美护理诊断协会（North American Nursing Diagnosis Association）；NOC= 护理结局分类（Nursing Outcome Classification）。

以下信息：

- 患者希望解决的现存问题
- 患者对自身健康状况的感知
- 存在的其他健康风险以及保护性因素
- 相关的社交、职业以及家族史
- 患者在医疗及精神疾病方面的历史（如之前的住院经历、家族史、医疗史或精神疾病方面的治疗、用药）
- 患者的应对模式
- 患者的支持系统的水平及可及性

　　评估患者的需求应该考虑患者患病的整体经历，而不是仅仅关注与诊断相关的临床数据。除了交谈外，评估还包括从现存的记录、过去的诊断性检验、家属、先前的医疗保健人员、学校或其他转诊机构中获取的信息。当出现新的信息时，要对原始评估信息进行更新和完善。

　　在评估性交谈中需要收集两类数据：主观数据和客观数据。**主观数据**是指患者对数据的感知以及患者或其家属对于数据的看法（例如，"我胸部非常疼痛"）。与另类治疗方案、用药以及之前使用过的医疗系统有关的患者数据也是信息的一部分。**客观数据**是指那些能够直接观察到的、通过生理检查或其他检验能够确认的数据（例如，一份不正常的心电图）。综合起来，这些数据将呈现有关患者健康问题完整画面。

　　观察患者的外观以及非语言行为能够帮助你做出推断。在评估阶段，你还需要对从患者及其他重要人士处获取的信息进行确认，确保这些数据是完整和准确的。在评估性访谈中，要定期询问患者以确保你的感知以及分析的正确性，并且在最后总结你的整体感觉。

护理诊断

　　一旦完成评估并获取了基础数据，下一步就是分析信息并识别数据收集或内容中的不足。一种途径是将患者的个人数据与正常的健康标准、行为模式以及发展规律进行比较。Gordon 的功能性健康模式（见百宝箱 2.1）提供了一个关于评估数据以及指导护理诊断选择的有用结构。一个模式是功能正常的还是功能失常的取决于已有的有关年龄和社会文化标准的规范（Gordon, 2007）。

百宝箱2.1　Gordon的功能性健康模式

1. 健康感知 – 健康管理模式
2. 营养 – 代谢模式
3. 排泄模式
4. 活动 – 运动模式
5. 睡眠 – 休息模式
6. 认知 – 感知模式
7. 自我感知 – 自我概念模式
8. 角色 – 关系模式
9. 性 – 生殖模式
10. 应对 – 压力耐受模式
11. 价值 – 信念模式

　　护理诊断描述患者对健康问题以及医疗诊断的反应，为独立的和非独立的护理措施提供了平台，其与真正的医疗诊断的关系是补充性的而非竞争性的。

　　护理诊断包括三个部分——问题、原因和证据（NANDA, 2011）。

- **问题**：是对健康问题或患者健康状况改变的陈述。使用最新的 NANDA 诊断列表，你能从中查找出一个最适合确认现存或潜在问题的护理诊断。
- **原因**：是一个关于导致现存问题或健康问题的原因或风险因素的陈述。问题的原因可以是心理的、社会的、生理的、情境的、文化的或者自然环境的。"与……有关"这个短语用来连接问题与原因陈述。例如，"语言沟通受损与脑血管意外有关"。
- **证据**：是一个识别临床证据（行为、症状）来支持诊断的陈述。护理诊断陈述的一个例子是，"语言沟通受损与脑血管意外有关，表现为不完整的句子以及含混不清的词语"。

优先级。传统的护士往往使用马斯洛的需要层次论（见第一章）来确认优先的目标。与马斯洛的需要层次论中每一个层次相关的护理问题示例见表2.3。应该优先考虑那些最急需处理的、危及生命的问题。使用沟通技巧与你的患者和医疗团队来确认这些应优先考虑问题。尝试练习2.2，练习在对不同类型的患者使用护理程序时考虑与文化、年龄和性别相关的主题。

表2.3	识别与马斯洛的需要层次论相关的护理问题
生理的需求	代谢，食物，吸收和排泄，身体舒适度，休息
安全的需求	家庭暴力，恐惧，焦虑，自然灾害，住房
爱与归属感的需求	缺少社会支持，失去重要的人或宠物，悲伤
尊重的需求	失去工作，不能正常活动，职位或期望的改变
自我实现的需求	无法达到个人目标

确认结局。结局应该是以患者为中心的（例如，"该患者将……"）以及用具体的、可测量的术语进行描述。一个针对术后患者的合适的治疗结局应该是："该患者将不会表现出感染的征象，表现为伤口愈合良好、没有红肿、体温正常、白细胞计数在正常范围内（3/21/14）。"护理结局应该是：

- 基于诊断的
- 以可测量的术语进行记录
- 通过与患者及其他医疗人员合作而发展出的
- 实事求是并且是可实现的

治疗结局要详细描述一旦患者的健康问题得到了解决，其应表现出的行动或行为，这应作为长期或短期的治疗目标。使用可测量的行为动词来描述患者将要做什么来达到短期目标是有效识别治疗结局的关键，例如，"该患者将遵医嘱服药"是可测量的，就看他是否服用了药物。另外一些可测量的动词包括"表现"、"识别"、"讨论"以及"展示"。用途广泛的动词，如"理解"、"知道"以及"学习"是不容易被测量的，因此不应该使用这些词语。注意获取结局的条件或情境，临床结局记录还应包括

练习2.2   在临床情境中使用护理程序作为框架

目的：帮助学生在评估每位患者的健康状况时考虑其文化、年龄、性别角色等问题，并发展出相应的护理诊断。

程序

1. 三四个学生为一个小组，讨论在护理以下患者时，应如何评估以及整合患者或其家庭在价值观、知识、信念以及文化背景上的差异。陈述你做出完整的评估所需的其他类型的信息。

2. 识别并确定对每一位患者的护理诊断及优先级，从而提供以患者为中心的照护。

   - 迈克·斯滕斯在滑雪中发生意外。他遭受了复杂的内伤，包括头部损伤。已经通知了他的父母，他们正乘飞机赶过来。

- 陈露是一名年轻的中国女性，入院实施腹部手术。她在这个国家只待了8周，只能说很少的英语。
- 玛丽斯是一名17岁的未婚女性，入院分娩第一个孩子。她没有接受过产前检查。
- 斯特拉·沃特金斯是一名85岁的妇女，在经历了髋部损伤后住进了疗养院。

讨论

1. 根据每位患者的年龄、性别角色或者文化背景，讨论他们所需的照护可能存在哪些差异？你如何解释这些差异？

2. 每个团体在做出完整的护理评估时，在所需的信息类型方面有没有相同的主题？

3. 你如何将在练习中学到的知识应用到临床实践中？

患者的反应。

计划

使用沟通技巧与健康团队成员、患者及其家属共同合作来确定预期的护理结局。基于数据评估，你将与患者合作来发展一个双方均同意的照护计划和预期的结局。制订照护计划是为了给实施安全、高质量的照护提供结构框架。它的目的是提供持续性的照护并为干预和记录患者的健康进展情况提供依据。每项照护计划应该有针对性地反映患者的价值观、临床需求及其偏好。

实施

在实施阶段，你和他人制订干预措施并评价患者的反应，包括生理方面的直接照护以及运用沟通技巧实施的非直接照护。你也要运用沟通技巧给患者及其家属提供支持，提供他们所需的健康教育并记录进展情况。

评价

在评价阶段，护士和患者共同检查患者的健康进展情况或达到治疗结局所缺失的进程。使用你的沟通技巧从患者处获得反馈，并将真实的进展与预期结局进行比较。分析那些可能影响目标达成的因素，并与团队成员沟通，来调整所需的干预措施。

应用伦理和法律准则

道德困境

道德困境出现于当一个机构试图要求你采取违背自身价值观的行动，或者你在某种程度上认为这在伦理上不合适（American Association of Critical Care Nurses, 2008）。有关道德决策的程序将在第三章进行讨论。ANA（2013）描述他们的伦理准则是"不可谈判的、贯穿整个护理活动以及可能取代机构的某些特定政策"。如果你不能提供照护，

那么你有义务确保患者从其他有资质的护士处获得照护。

ANA 支持患者自我决定的权利。作为一名护士，你有伦理方面的义务来支持患者做出自己的选择。

保护患者的隐私

ANA 支持患者保留隐私的权利，即患者能够掌控个人可被识别的健康信息，而保密性是指你有义务不泄露在护患关系中所提及的任何事情。医疗机构的政策以及联邦法规为此提供了具体的准则，所有的医疗保健人员都必须遵守。联邦法规支持和维护患者对自己的个人信息进行掌控的权利。ANA 的伦理准则（2001）明确提出了护士在保护患者隐私权中的责任。

《健康保险携带和责任法案》

1996 年美国产生了名为《健康保险携带和责任法案》（HIPAA）的联邦法律，并在 2003 年起用以保护患者隐私。

HIPAA 的目的是确保个人信息被保护，同时允许这些信息进行必要的流通以满足医疗保健的需求。护士有义务保密，除非有法律要求其对这些信息进行公开。医疗人员必须给患者提供一份书面说明，告知其隐私保护的做法及程序，同时对机构是否遵守规定进行审查。HIPAA 中隐私法规的关键要素见百宝箱 2.2。

百宝箱2.2 HIPAA关于保护患者隐私指导概述

- HIPAA 法规适用于所有的医疗记录和其他任何形式的个人可识别健康信息，包括电子的、书面的或口头的
- 医疗人员和医疗计划必须给患者提供清晰的书面解释，告知其健康信息可能会被如何使用和公开
- 患者有权查阅自己的医疗记录或者获取其复印件以及要求对记录进行改正
- 医疗人员在分享患者信息以用于治疗、支付和医疗操作前，需要获取患者的知情同意。患者有权限制他人使用和公开其信息

- 患者有权就医疗人员、医疗计划或美国卫生及公共服务部违反 HIPAA 法案的行为提出正式诉讼
- 健康信息在没有明确得到授权时，不应该用于与医疗无关的目的（例如，向雇主透露信息以做出人事决策）
- 对信息的公开应遵循最小化原则
- 每一个人在使用被保护的信息时，都应遵照书面的隐私程序使用信息
- 就如何使用 HIPAA 隐私程序对员工进行培训
- 凡是违反这些规定的医疗计划、医疗人员以及结算中心均要承担民事责任，故意违反患者隐私权来获取个人利益的则要承担刑事责任
- 为了治疗、支付、医疗操作、通知、公众健康、预防或控制疾病以减轻迫切威胁或防止暴力，政府可授权允许使用和公开患者信息

来源于 HIPAA 准则：www.hss.gov/ocr/privacy.

HIPAA 的隐私规则管理有关个人可识别健康信息的使用和流通，并且赋予个体权利来决定和限制他人对其健康信息的获取。患者有权获取自己的医疗记录，有权要求复制并修改记录中的健康信息。在 1997 年开展的《公平健康信息实践法案》（*The Fair Health Information Practices Act*）明确规定：不允许患者对自己的医疗记录进行评论的做法是违法的，将会受到处罚。2010 年的《平价医疗法案》（*Affordable Care Act*）进一步加强了有关隐私权的规定。

HIPAA 法案保护了所有电子信息在建立、获取或者传递中的保密性、准确性以及可及性，它要求将手写的记录严格保存在受保护的、私密的环境中。其他有关隐私的潜在问题还包括移动电话、照相、使用手持设备和传真机、网络使用者的用户名和密码以及电子监控设备的使用等（Kerr, 2009）。

医疗人员在公开或分享任何患者的私人医疗信息前，必须从患者处获取书面授权。但在涉及公众健康、犯罪、违法事件、质量控制以及供认审核时，患者的书面授权并不是必需的。信息同样可以在医疗人员之间共享。民权办公室负责执行 HIPAA 法规。医疗机构和医疗人员将因自己的违

规行为面临严重处罚，同时也会由于泄露医疗信息而被罚款并承担法律责任。你要学习所在机构的政策，了解向谁或在什么情况下能够展示患者的私人健康信息。更多的信息可查询网站（www.cms.gov/Regulations-and-Guidance/HIPPA）。

联合委员会隐私法规

联合委员会（TJC）要求机构有相关的书面隐私政策，并引导员工遵守，同时展示员工对隐私政策的认知（TJC, 2011a）。

在临床环境中保护患者隐私的伦理责任

除了对信息隐私法律方面的规定，在临床环境中保护患者对他人获取自身信息的否决权也是一个伦理责任。患者及其家属通常将保护其在临床环境中的隐私视为对他们的尊重。护士可以运用一些简单的策略来保护患者在临床环境中的隐私：

- 当一些存在疑惑的事情需要被讨论时，应保护患者及其家庭的隐私
- 在执行前向患者解释程序
- 当进入另一名患者的私人空间时应给予提示（如敲门或叫患者的名字），甚至是得到患者的允许后才能进入
- 提供一个私人空间供患者放置自己的随身物品

保密原则

保护患者的个人信息与保密原则是相关的，但二者又是相互独立的概念。**保密原则**是指，只给为患者提供直接医疗护理服务的其他健康专家提供患者的必要信息。患者就诊时就告知其与为患者提供直接医疗服务的其他健康专业人员共享信息的必要性。除了这些个体，若要分享患者的信息，护士需要获得患者的书面同意书，除非这些信息会对患者或其他人产生危害或者可能存在虐待。未经患者或其法定代理人签署同意书，不能向其家庭成员或对其感兴趣的其他人员透漏患者的保密信息。非医疗需要不可交流或在病历中记录患者所分享的

保密信息。

在护患关系的保密原则中，护士有义务防止侵犯患者的如下信息：

- 向未经授权的人泄露患者的信息
- 住院期间多余的访视
- 在公共场所或与患者的直接医疗服务无关的人员谈论患者的信息
- 未经允许拍摄或使用患者的图片
- 未经允许对患者进行 HIV 病毒化验
- 未经允许出版任何可辨识患者身份的数据信息

专业共享机密信息　可在护理记录和跨专业团队会议中讨论患者或其家人提供的与健康有关的信息。其他可讨论这些信息的情况包括交班报告，和其他健康专家一对一地交流患者特殊的医疗护理问题，以及得到患者许可后向其家人咨询情况。关于患者情况的讨论应该在私密空间进行，且要把门关上。只能分享涉及患者的评估或者治疗的信息。未经患者允许，在食堂、社交媒体或和其他健康专家随意讨论患者的私人信息是对患者隐私的侵犯。在患者离开医疗机构后依然为其保守隐私是伦理责任。

法定报告

发布患者的信息的行为应该被限制（ANA, 2001），但在某些情况下，是需要公布患者的个人健康信息的，例如，当存在某种传染疾病或性病、虐待儿童或者老人或有可能对其他人造成严重伤害的情况时，是可以公布的。在不同的地方，强制发布信息的法律要求可能略有不同。总之，护士被要求向相应的部门或机构报告所有需要申报的传染病和虐待行为。这一报告的职责高于患者的隐私权或与健康服务提供者交流的特权。护士提供的信息只能是公布信息所需的最少量信息，而且应该让患者了解哪些信息会被报告、报告给谁以及报告的原因。

知情同意

患者的权利，例如自主权及伦理原则（如受益原则）是**知情同意**的基本内容。知情同意权是指以患者为中心的，包括得到患者默许或患者出于自愿。患者要充分了解治疗护理的目的、风险和可能的获益（Philipsen, 2013）。在要求患者或其医疗保健人员签署知情同意书前，知情同意沟通的焦点是提供有关程序或治疗的信息，提供充分选择的机会、提出疑问并表达关切。循证实践提出医疗工作者用多种方法告诉患者这个过程（Mahjoub and Rutledge, 2011）。除非是危及生命的紧急情况，在其他所有情境中，患者均有权决定是否同意。国际护士协会道德准则要求护士通过与文化相适应的合适的方式确保个体及时获得基于知情同意的与护理、治疗相关的信息以及有关选择或拒绝治疗的权利的准确信息。百宝箱 2.3 列举了法律规定知情同意必须包含的部分内容。

百宝箱2.3　合法有效的知情同意书的要素
- 基于患者的决定
- 自愿签署，没有强迫
- 患者充分了解医疗的目的、风险和受益
- 护士确认患者具备签署知情同意书的能力
- 患者了解可能的变化过程
- 患者知道自己具有拒绝或终止医疗护理的权利
- 除非在紧急情况下，否则如果涉及风险，就需要签署知情同意书

在患者未完全理解知情同意内容的情况下签署的知情同意书是无效的。结束对话，在开始签署知情同意书前，应该提出这样的问题："你认为还有什么内容可以帮助你做决定吗？"这类问题让患者有机会提出问题或者质询护士在解释知情同意书时未给出的内容。

护士有责任判断患者是否有能力签署知情同意书。只有具有法律行为能力的成年人才可以签署知情同意书，有智力发展障碍、发育性残疾及认知能力受损的成年人不能签署知情同意书。胜任能力评

估需依据个人情况（例如，不再受父母监护的青少年、脑部疾病患者、早期痴呆患者）来确定患者是否理解正在签署的内容。

所有国家在法律中都规定，当成年人缺乏签署知情同意书能力时，可以由其法定监护人或个人的医疗代理人签署。在大多数情况下，法定监护人或父母需要代替年龄在18周岁以下的未成年子女签署知情同意书。但除了法律认可的脱离父母监护独立生活的未成年人，在紧急情况下，未成年人也可以为自己签署知情同意书。脱离父母监护独立生活的未成年人是指年龄低于18周岁、精神独立、法律认为具备成年人行为能力的青少年。也就是说，这些青少年不与父母一起生活，并能完全为自己负责，其他标准包括已婚、生育子女或在服兵役。

知情同意没有限定的时间，除非在文件里有规定，这样一份知情同意书可以重复使用；但是在患者情况变化时，需要签署一份新的知情同意书（Woods, 2012）。许多机构要求在知情同意书上签字。

伦理困境　你会怎么做？

作为一位护士生，你看到另一位护士生犯了一个医疗错误。她是你的好朋友，并对自己犯的错心烦不已。她怕如果报告指导老师，就不能在临床实习上拿到好成绩，这样会拉低她的平均分，导致她拿不到学位。患者倒并没有因为她的失误出现严重问题，而且你的朋友似乎充分地悔悟了，让你确信她不会再犯相同的错误了。在这种情况下，你会怎么做？

总　结

这一章阐明了目前影响护士沟通的主要因素。不同机构和组织制订的标准指导着护士与成年患者的沟通。这些标准提供了评价基准点，可以评价护士应用循证实践或临床指导的能力。本章还介绍了护士沟通的伦理和法律方面的要求，特别是HIPAA隐私权法规的要求。国际护士协会的护士准则为护士在护患沟通的选择方面提供了重要的指导。护理服务过程是一个临床管理框架。沟通存在于评估、计划、诊断、计划、实施及评价效果各个阶段。每一阶段都以患者为中心，患者是积极的参与者和抉策者。

问题讨论

1. 指出与患者的医疗团队里的每一个成员进行有效沟通的三种方式。
2. 你能讲出护士选择不按明文规定的沟通规范行事的例子吗？他们为什么要这样做？

参考文献

Acquaviva K: Human cognition and the dynamics of failure to rescue: The Lewis Blackman Case, *J Prof Nurs* 29(2):95–101, 2013.

Agency for Healthcare and Quality (AHRQ).

Amer KS: *Quality and Safety for Transformational Nursing: Core Competencies*, Boston, 2013, Pearson Inc.

American Nurses Association (ANA)
- ANA. 2001. Code of ethics for nurses with interpretive statements. Author: Washington, DC. www.nursingworld.org/MainMenuCategories/ThePracticeofProfessionalNursing/EthicsStandards/CodeofEthics.aspx. Accessed 10/20/13.
- ANA. 2010. Nursing: scope and standards of practice Author: Washington, DC.
- ANA. 2013. The nonnegotiable nature of ANA Code for Nurses with Interpretive Statements. 2013. www.nursingworld.org/MainMenuCategories/Policy-Advocacy/Positions-and-Resolutions/[choose Positionstatements/

American Association of Colleges of Nursing (AACN).
- AACN. 2008. Essentials of Baccalaureate Education for Professional Nursing Practice. 2008. Author. www.aacn.org/. Accessed 10/15/13.
- AACN. 2006. Hallmarks of quality and safety: Recommended baccalaureate competencies and curricular guidelines to ensure high-quality and safe patient care. *J Prof Nurs* 22(6), 329-330.

American Association of Critical Care Nurses (AACCN): Public policy statement: Moral Distress, http://www.aacn.org/wd/practice/docs/moral_distress.pdf, 2008.

Barnsteiner J, Disch J, Johnson J, McGuinn K, et al.: Diffusing QSEN competencies across Schools of Nursing: The AACN/RWJF faculty development institutes, *J Prof Nurs* 29(2):1–8, 2013.

Canadian Nurses Association: *The code of ethics for registered nurses*. Available online Canada, 1997, Author: Alberta. [search code of ethics] http://www.cna-aiic.ca/en.

College of Nurses, Ontario. Entry into Practice: Competencies for Ontario Registered Nurses. www.cno.org/Global/docs/prac/41070_refusing.pdf (practice guidelines: communication).

Cronenwett L, Sherwood G, Barnsteiner J, et al.: Quality and Safety education for nurses, *Nurs Outlook* 55(6):122–131, 2007.

Disch J: Are we evidence-based when we like the evidence? *Nurs Outlook* 60(1):1–3, 2012a.

Disch J: QSEN? What is QSEN? *Nurs Outlook* 60(2):58–59, 2012b.

Disch J, Barnsteiner J: Second Generation QSEN, *Nurs Clin North Am* 47(3):323–416, 2012.

Gordon M: *Manual of nursing diagnoses*, Sudbury, MA, 2007, Ed 11 Jones and Bartlett Publishers.

Health Insurance Portability and Accountability Act (HIPAA): U.S. Department of Health and Human Services (DHHS), *Summary of the HIPAA privacy rule*, 1996. Accessed 10/17/13. http://www.hhs.gov/ocr/privacy/.

International Council of Nurses (ICN): *The ICN Code of Ethics for Nurses, revised.* Author, 2012. Accessed 10/4/13. www.ICN.ch/about-ICN/code-of-ethics-for-nurses/.

Institute of Medicine (IOM)
- IOM. 2010. The Future of Nursing: Leading change, advancing health. Institute of Medicine. Author.
- IOM. 2001. Crossing the quality chasm: A new health system for the 21st century. Washington, DC: National Academy Press.

Joint Commission, The (TJC)
- TJC. 2011a. Comprehensive Accreditation Manual for Hospitals Author: Chicago.
- TJC. 2011b. National Patient Safety Goals www.patientsafety.gov/
- TJC. R3 Report. www.jointcommssion.org/ [search r3 report].

Kerr P: Protecting patient education in an electronic age: A sacred trust, *Urol Nurs* 29(5):315–319, 2009.

Quality and Safety Education for Nurses (QSEN) Institute. *Lewis Blackman Story.* www.qsen.org/videos/the-lewis-blackman-story/. Accessed 11/1/13.

Mahjoub R, Rutledge DN: Perceptions of informed consent for care practices: Hospitalized patients and nurses, *Appl Nurs Res* 24(4):1–6, 2011.

McGowan C: Patients' confidentiality, *Crit Care Nurse* 32(5):61–64, 2012.

NANDA: *Nursing diagnoses: definitions & classification 2012-2014*, Philadelphia, 2011, NANDA International.

Philipsen N, Murray T, Wood C, Bell-Hawkins A, et al.: Surrogate decision-making: How to promote best outcomes in difficult times, *J Nurs Pract* 9(9):1–7, 2013.

Quality and Safety Education for Nurses (QSEN). www.qsen.org/

World Health Organization, Woods KD: Reply to question on Informed Consent for repeated procedures, *AORN J* 96(6):1–7, 2012. Clinical issues-December 2012. www.WHO.int.

第三章

临床判断和伦理决策

Kathleen Underman Boggs

目 标

阅读本章后，读者能够：

1. 解释与思维、伦理推理、批判性思维相关的以患者为中心的照护沟通术语。
2. 找出并讨论生物伦理推理潜在的三大伦理原则。
3. 描述批判性思维的十个步骤。
4. 讨论伦理学在护患关系中的应用。
5. 在进行与患者相关的临床决策的过程中，分析并应用

批判性思维。

6. 具备分析、综合、评价复杂病例的能力，并能够做出临床决策。
7. 在探讨从研究性学习到临床实践里发现的问题的过程中发展循证实践能力。

本章介绍并分析了伦理决策制订和批判性思考过程的原则。这两部分内容是制定有效的临床护理决策的重要基础。批判性思维、伦理推理、沟通这三种能力是护士综合能力的决定性因素。具备上述能力有助于顺利通过注册护士执照考试（Chang et al., 2011）。伦理责任是护理的一个很重要的方面，它是比法律责任更广泛的概念，因为伦理责任不仅涉及护士照护的患者，还牵涉其所在社区（Tschudin, 2013）。在做出伦理决策前，需要先理解这一过程。本书的关注点为当前西方社会中倡导的生物伦理学观点。除了本章呈现的基本内容，之后的各章会提及伦理困境以帮助护士运用推理过程。

批判性思维这一学习技能可帮助护士利用系统过程进行临床决策。这一技能是过去经验丰富的护士通过结合工作经验反复尝试总结而来的，也可通过在学校的不断实践和认真贯彻实施获得。本章的应用部分将专门介绍推理过程在批判性思维

十个步骤中的应用。

基本概念

思维类型

思维的方式有很多种（图 3.1）。学生经常采取完整回忆的方式来记住一些事实（比如，利用**记忆术**来记忆脑神经）。其他时候，我们靠不断重复以促成习惯的养成，比如心肺复苏法的实施。更结构化的思维方法，比如**探究**，是随着与护理有关的学科而不断发展的。比如你所熟知的那些**科学方法**，其在科研中的应用是系统获取新信息的一种逻辑的、线性的方法，常用于设计实验验证观点。护理程序归结为以下步骤：护理评估、护理计划、护理措施、护理评价。

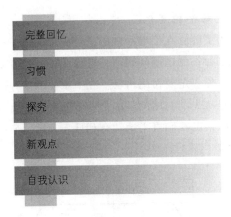

图 3.1　记忆是有用的工具

本章将重点阐述重要概念以促成临床决策能力的培养。

伦理推理

作为护士，我们通常会面临很多伦理困境，感受道义性苦恼（Pavlish et al., 2011）。大多数护士表示，每周都会在日常工作中遇到伦理困境。最常面临的问题包括患者的选择、生活质量和临终抉择。护士不得不频繁地参与受主观情绪掌控的情境中，比如你的患者有流产或者不接受抢救的要求时。你的决定会影响患者的权利和其生活质量。请记住，你的意愿要与伦理和专业标准保持一致，这样才能彰显护士职业的专业性。

很多专业人员难以将伦理原则应用到临床照护的实际情况中。Fero（2010）的研究显示，护理学专业的学生甚至很难识别这一问题。能够正确应对伦理困境问题的专业人员（包括医生、护士在内）甚至不到一半。我们能接受这个现状吗？学生参与的伦理原则的应用实践很重要。尽管多数医疗机构有自己的伦理委员会来处理各种伦理困境，但是护士也会被号召做伦理决策。

护士应该对护理专业所涉及的伦理问题有一个清晰的理解。护理机构有正式公布的伦理守则，其中，美国护士协会的伦理守则在第二章提及。

案　例

在一次流感大流行时期，注册护士艾达·凯利被分配到一间集中了肺部疾病患者的重症监护室。那里的患者患有严重的且具有传染性的呼吸系统并发症，需要接受机械通气治疗。让她担忧的是，如果她拒绝照顾这些流感患者，她可能会失去工作甚至被吊销执照；但同样令人担忧的是，她可能将携带的流感病毒传染给两个学龄前的孩子。

这一案例强调了责任的冲突性：雇用者／患者对个人／家庭。美国护士协会规定，护士有义务照顾任何患者。但在存在威胁个体的危险时，对于其义务，护士可以有所保留。如果患者面临重大的生命危险而护士可以阻止危险的发生，那么护理这位患者就是护士的道德义务。除非还有其他的医疗资源可供选择（例如，有其他护士），则照顾这位患者才能变成这位护士的道德选择。

伦理理论和决策模式

伦理理论是我们做出决策的理论基石。任何一种伦理困境都没有标准答案：决策因参与人员支持的理论的不同而不同。以下部分将简单介绍目前在生物伦理学中最常用的模式。这些模式大部分代表着西方犹太教－基督教的观点。随着社会文化的多元化发展，其他同样可行的观点也被渐渐同化。讨论部分将集中阐述三种决策模式：以目标为本位、以义务为本位和以权利为本位。

以目标为本位模式认为行为的"正当性"与"不正当性"都是结果的一部分。正当性是指在一定程度上，行为的执行或缺失都可能给患者带来益处。这里的益处是指最大程度的健康与快乐。患者的权利与护士的责任以最大限度的健康受益来判定。如果结果有所冲突，则采取给大部分人带来益处的处理方式。在以目标为本位模式中，会强制对结核病患者用药以保护其他人。患者的住院治疗在最大程度上平衡了利弊。因此，结果决定制订措施的方向原则。

以义务为本位模式是以人为中心的。这种模式融合了 Immanuel Kant 的义务论哲学，主张行为的正当性同样由影响结果的其他因素决定。尊重每个人的内在尊严是一大考虑因素。举一个很简单的例子，医生或护士可能永远不该对患者说谎，你是否同意如此？基于以义务为本位的模式做出的决策需要有宗教社会基础。不论个人或者所处环境如何，正当性是由道德价值决定的。在做出决策或者执行决策时，护士不能违背基本的义务或者患者的权利。为患者做出的最优决策需要各个部门达成一致。正如医学准则所言的无害性，护士的责任是救死扶伤。

以权利为本位的模式是以患者权利为基础的。医疗服务提供者的义务源于患者的基本权利。例如，患者有拒绝接受照护的权利。当患者的关切与医疗服务提供者的义务不一致时，冲突便产生了。患者有生存权，护士有救死扶伤的义务，但是如果不能够保证患者的生活质量，治疗无效时又该如何抉择？比如，护士在照顾新生的无脑畸形儿（出生时大脑内没有脑组织）时，即便是创伤最小的侵入性操作都会带来巨大的痛苦且根本无从保障其生活质量。

伦理困境出现在现实情境与伦理原则、义务或者权利所涉及的内容存在现有的或潜在的冲突时。当然，很多伦理或者道德观念已被西方社会改写成法律。地区之间的法律存在不同，但其基本的道德原则是一致的。道德原则是大部分医护人员的专业价值取向。当护士的个人价值观与其所在州的法律要求不一致时，冲突便产生了。冲突也同样产生于个人的价值观与职业价值观不一致时。安乐死便是一个典型的例子。在 21 世纪初，在俄勒冈州安乐死是合法的，然而在密歇根州安乐死则是不合法的。专业上，美国护士协会伦理准则规定了无害性原则。就个人而言，你对安乐死的态度可能与上述内容存在差别。

生物伦理原则

为了能够在伦理准则中进行护理实践，护士需要识别存在的**道德问题**。一旦你照护的患者处于危险中，你一定要付诸行动。三个重要的指导性伦理原则是从先前引用的理论中发展而来的。这三个原则可以帮助我们自主地、有利且无害地、公正地做出决策（图 3.2）。

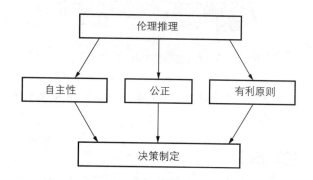

图 3.2　有助于决策的指导性伦理原则

自主权与医疗家长主义　自主是患者自我决定权利的表现。在医学领域，尊重患者自主权是最基本的伦理原则。患者的自主权是知情同意的基础，意味着患者可在知情同意不受威胁的条件下做出决定。过去，医护人员通常为患者做出他们所认为的对患者最好的决定。这种家长主义做法通常会让患者或者其家人的意愿大打折扣。患者的自主权伦理观点在西方国家已根深蒂固，对患者参与涉及个人照护的医疗决策的权利已经立法。

像自主权这样的道德原则意味着每一个患者都有权决定自己的医疗服务。被赋予决定权的患者往往能更好地配合接受治疗。疼痛这样的内在因素可影响患者选择的能力，诸如来自于医疗服务提供者的威胁这样的外部因素同样可影响患者选择的能力。作为护士，你和你所在的医院在给予患者治疗前需要做到合法地征求患者的同意。1991 年，在美国患者自决法案实施时，来自所有机构的接受医疗补助基金的患者都会收到关于他们医疗决意的书面信息。医护人员必须向患者提供所有与治疗相关的准确信息。美国护士协会指出，护士有责任帮助患者做出相关决定，这部分内容在第二章中已介绍过（见知情同意部分）。

很多护理理论包含了患者的自主权和帮助患者自我护理的内容，因此很容易接受这是护士角色中的一部分内容。然而，倘若患者的自主权威胁到别人的时候，此时应该优先考虑谁的权利呢？

自主的概念同样应用于护士的实践方式中，但是我们职业的自主性存在一定的局限性。例如，美国医学会医学伦理准则中指出，医生可以自主选择为谁看病，急诊除外；然而对护理实践的要求稍有不同。美国护士协会伦理委员会指出，护士有义务照顾寻求照护的患者。例如，你不可以拒绝照护患有获得性免疫缺陷综合征（艾滋病）的患者。

护士在照护患者时有一定的自主权，但是这种权利范围是十分有限的，因为法律规定护士必须严格遵循医嘱且受医生的支配。在医护人员的建议超越患者自主权之前，他们必须给出强有力的证据来证明其出发点是有利和公平原则。

自主权案例

多萝西·纽特女士，72岁，在被诊断为阿尔兹海默症后拒绝医生协助自杀[①]，她也拒绝进入长期疗养机构，相反她决定让她年迈并身患残疾的老伴全权负责对她的照护。作为她家的护士，你发现她的老伴并不能提供她所需的照护。在这种情形下，护士往往会建议医生将她转送到延续护理机构。

有利且无害

有利原则是指为给患者提供最好的照顾或带来

---

① 医生协助自杀（physician-assisted suicide），简称医助自杀，指在某种情形下医生提供知识和手段协助患者结束生命。——译者注

最少的伤害而做出的决策。它基于希波克拉底宣言及其无害性观点。避免给其他人带来不好后果的行为被称为无害的。

在医疗服务中，有利原则是美国护士协会提出的伦理规范，照顾好患者是护士的首要职责。护理理论家已经将这一准则融入护士的角色这一概念中，因此对护士而言，这一点是很容易接受的。帮助别人可能是你选择护士职业的初心。在护理领域，护士不仅有义务做到不伤害患者，同时还需尽可能为患者谋得最大利益。

有利原则在很多临床情境中面临着挑战（例如，在有流产或者安乐死的需求时）。目前，最难处理的伦理困境中的一部分就源于关于不给予治疗的临床决策问题。决策的制定就是为了揭示那些打着仁慈死亡的旗号而违背有利原则的行为。

有利原则受到的另外一些挑战是在究竟怎么样做对患者最好这一点上存在很多争议。例如，一个中风后昏迷的老年患者在不得不持续依赖呼吸机等治疗手段的情况下，患者家属往往会尽一切努力维持患者生命，然而从医护人员的角度考虑看，这样的维持治疗不会给患者带来任何好处。最初采取的方式为召集患者家属商讨，听取患者家属的意见，并且询问家属患者之前是否有口头或书面上的遗愿。维持一个信任、开放、互相尊重的交流氛围有助于避免对立状况的形成。

有利原则案例

哈珀先生，62岁，因器官衰竭入院。患者期望医护人员能够评估他的疼痛并且给予相应的治疗。你会在他的肝脏不能代谢这些药物的情况下给予他止痛药吗？据估计，约有50%的患者在生命的最后一周承受着剧烈的疼痛。谁能帮助他们呢？

公正

公正实际上是一个法律术语；在伦理中，它是

指公平或不偏不倚。一个相关的概念是平等(例如，涉及物资或资源的分配时，通常称之为社会公正或分配公正)。在医疗领域内，分配公正这一概念可能适用于稀缺的医疗资源。新且昂贵的医疗技术可以延长患者的寿命，谁又能拥有这一权利呢？谁应该为这些技术买单？如果资源稀缺，我们如何决定谁有优先权？有限的资源会平等地分配给每一个人吗？还是说应根据谁能从中获益最多来决定将其分配给谁？

不必要的治疗　基于公正原则的决策应该考虑不必要的治疗这一概念。所有的手术都是必要的吗？明知道抗生素不能杀死病毒，为什么一些患者仍使用抗生素抵抗病毒感染？一些不必要的诊断检查仅仅是为了证明患者没有某种疾病，这样的行为是为了逃脱失职的诉讼吗？

社会价值　在做出决策时需要考虑的另一公正概念是它的社会价值。所有的人生而平等吗？还是对于一些人而言他们理应获得更多？如果昂贵的药物可能挽救一个7岁而非77岁的患者的生命，这些因素会影响医生给予他的治疗吗？如果仅有一个肝脏可供移植，而有两个需要接受肝脏移植者：拉里，54岁，酗酒毁了他的肝脏；凯，32岁，在海外执行拯救生命的任务中患上肝炎——在这种情况下，谁应该获得移植的机会？

诚信　诚实是信任的基石。在护患关系中，信任是一个重要的组成部分。谎言不仅是道德上禁止的，它还可以摧毁任何专业关系。一般来说，护士们都认为不应该对患者说谎。在对患者的信息保留方面存在一定的争议。我们需要实话实说。在有些情况下，在对患者透露信息时需要有一定的判断力。我们有义务保护一些脆弱的患者以免真相给他们带来精神痛苦。尽管谎言是被禁止的，但护士仍然应该避免做出这样的回答："你需要询问医生。"你可以给出另外一种回答吗？

公正案例

莱维，18岁，因胸外伤被送到急诊。他的血压持续下降，随时都会发生休克。托马斯、苏和玛丽是在莱维之前挂号的，但是不存在威胁生命的主诉。急诊的分诊策略是优先为病情最不稳定的患者诊治。这样的情形是急诊资源的公正分配吗？

伦理抉择的步骤

道德推理和伦理抉择的过程已被分解成若干步骤。这些步骤仅仅是批判性思维的一个较大模型中的一部分。如果你是制定决策的道德代理人，你必须熟练地做到以道德上正确的方式处理问题。

在决定怎样利用有限的时间与患者相处时，你的决定依赖于你能为患者带来多大的收益吗？在公正分配的情况下，如果患者的需要之间有所冲突，会发生什么呢？决策制定需要基于有利原则和患者受益最大化原则，但这也是一个非常主观的判断。其中的某个患者会从护理照顾中获益更多吗？

在实践伦理抉择过程中，护士必须能够容忍模棱两可和不确定性。对于新护士而言，最难处理的情况之一是根本就没有标准的答案：二是基于人或情境，通常有几种方式可供选择。

伦理抉择案例

在你的护理单元中，你要负责四个重症患者：雷夫人，83岁，处于昏迷濒死状态，需要每10分钟给予一次负压吸引；琼斯先生，47岁，因严重的血便入院；赫尔先生，52岁，刚被诊断为糖尿病，正接受胰岛素静脉滴注治疗，需要每15分钟监测一次生命体征；马丁先生，35岁，因被告知患有不能手术治疗的癌症，今天欲行自杀。

批判性思维

批判性思维是进行探究的一种工具 (Facione, 2007)。批判性思维过程是一个分析性过程，在这个过程中，你可以有目的性地利用一些特殊的思维技巧，做出复杂的临床决策。为了能够改善患者的结局，需要不断反思你的思维过程，进而做出临床决策（Ryan and Tatum, 2013）。尽管在护理领域对批判性思维的定义尚未达成一致，但一般认为批判性思维是有目的地利用特定的认知结构判断和分析问题的过程。批判性思维有助于我们识别患者的紧急情况，做出明确、客观的临床决策，并给予患者适当的干预以提供安全、有效的照护。这一护理过程包括若干步骤，但是与我们通常认识的护理过程相比，它更像一个循环过程。基于患者对于护理措施的反馈，通过批判性思维，我们可以修改为患者制订的护理计划。

批判性思维不仅是一个容纳多个步骤的认知过程，还包含一些感情成分——致力于自我反省探究过程的意愿。随着不断学习变成一个批判性思考者，在不断提高和明确自己的思维过程后，你就可以更加准确地利用可用的证据来解决问题了。尽管认知思维技能可以通过授课获得，但是同样需要个人有意识地应用这一过程。

批判性思考者的特点

批判性思考者可熟练应用探究的方法。在做出临床决策时，批判性思考者利用系统的、有条理的、目标导向性的方式去处理问题。批判性思考者不断利用过去所学的知识、沟通技能、新的信息和观察来做出临床判断。对批判性思考者的特点的总结，见表3.1。

表3.1　批判性思考者的特点

态度	● 好问的，渴望寻求真理 ● 发展分析思维能力 ● 维持好问的思维模式，系统地寻求解决问题的方式 ● 展现灵活、开放的思维过程

续 表

思维过程	● 在面对复杂情境时，思考问题时井然有序并利用逻辑推理 ● 不断反思并能预期结果 ● 将现有知识及标准与新信息有机地结合起来（转化） ● 具体化的批判性思维 ● 不断追寻相关信息 ● 舍弃不相关的信息（识别） ● 考虑其他的解决方式
行动	● 识别在哪个阶段存在信息丢失进而重新输入 ● 根据新的信息不断修正行为 ● 评价解决方案和结果

经验丰富的护士能够识别出不断变化的需优先处理的问题，这一过程需要不断评估患者和改变干预措施。对经验丰富的护士做出临床决策的过程进行总结分析发现，经验丰富的护士在进行临床判断时都使用了批判性思维所包含的步骤，甚至有些步骤存在于他们的思维过程中但不能口头表达。经验丰富的护士能够将每次输入的患者信息进行重组，并且能够迅速分辨哪些是相关信息、哪些是非相关信息。他们还能够根据问题的形式对每一个新的论据进行分类，获得补充数据，做出判断和选择干预方式。通常，他们会对新信息和先前掌握的知识进行比较评价，有时候会从学术领域获取灵感，但大多还是在从其他护士处获得的信息中找出最佳实践策略。他们不断搜寻新信息，不断评估患者的病情变化。这一过程并不是线性的。新的信息输入总是在不断累积的。这种方式与新护士的线性思维方式是相反的，新护士会收集很多信息，但是不能将这些信息有机组合，进而不能将信息与原有知识进行关联。新护士的评估更笼统，不够聚焦，其思维过程跳跃，并且往往在不能意识到需要获取更多信息的情况下即做出判断。

因为护士做出的决策在很大程度上会影响对患者的照护，所以护士对此负有很大责任。另外，护士在防止危害方面是重要的信息传递者，因而雇用机构应周期性测验护士的能力。这一评价过程最初是测试或评定护士的技能的，比如心肺复苏术；如今很多机构会常规地增加其他方面的能力测试，包括关于批判性思维和临床决策技能的评价。

批判性思维和伦理推理的障碍

态度和习惯

削弱护士批判性思维的障碍包括在态度方面"自认为个人的方式更好"，这样会影响我们授权患者自己做出决策的能力。我们的思维定式同样可能阻碍与患者或者家属关于制定复杂生物伦理抉择的沟通，比如习惯于承认仅有一个正确答案或是做出一种选择。行为也充当着障碍因素，包括对挑战、抵制变化、渴望与期望一致而做出的本能的防御反应。认知障碍因素包括思维方式固化，同样会妨碍我们将患者视为一个个体的能力。

认知失调

认知失调是指当与自身观点不符的新信息与旧的信念相互冲突而产生的一种心理不适感。在本书中，这一术语是指同时持有两个或更多的相互冲突的观点。

个人价值观与职业价值观

在生命的历程中，我们都会不断发展个人价值观，个人价值观的形成在很大程度上受到家庭、宗教信仰和生活经历的影响。个人价值观会随着我们的批判性思考与逻辑思考能力的成熟而发展变化。强烈的价值观会成为自我概念的一部分。护士所受的教育有助于我们形成职业价值观系统。在护理学院，随着临床经验的丰富，你会逐渐形成一些护理职业的价值观（见百宝箱3.1）。在学习成为一名护士时会获得这些价值观。第二十二章将讨论角色社会化这一过程。例如，保护患者隐私这一职业价值观，既是法律要求，同时也是道德上的约束。我们在进行照护时要对患者一视同仁，不能排斥与我们持有不同价值观的患者。

百宝箱3.1　护理专业的五个核心价值观

美国护理学院协会（AACN）认证通过了护理专业的五大核心价值观：

- 人格尊严
- 完整性
- 自主性
- 利他主义
- 社会正义

价值澄清和护理程序

护理程序提供了很多契机将价值澄清融入照护过程中。在评估阶段，你可以获得基于健康体系的患者的价值观。例如，在你第一次评估一个患者时了解到他有慢性阻塞性肺疾病，并有呼吸困难的症状，但他仍要抽烟。这种情况下进行干预合适吗？在这个案例中，你很清楚抽烟对患者自己和你的健康都有害，作为护士，你会发现患者抽烟的价值观与健康的价值观相冲突。同时，理解患者的价值观也很重要。在你们的价值的观不一致时，你也要在现有的情况下努力照顾患者。你的患者拥有自己决策并且不完全听从于医护人员的意见的权利。

在确定特殊护理诊断时，你的诊断不能有偏倚。相关价值观冲突的例子有：精神信仰与所给予的治疗方法有冲突而引发的精神困扰；因探视时间所限而引发的家庭应对无效。在计划阶段，识别和理解患者的价值观体系非常重要，它是为患者制订合理干预的基础。护理计划是帮助患者顺利实现价值观的保障。护理措施是将价值澄清作为照护的指导原则。护士要帮助患者检查是否还有别的方案。在评价阶段，在遵循患者价值观体系的原则下，评价护理措施是否能实现患者的目标。

总之，为了防止（个人伦理信念的）冲突，护士在患者受到生命威胁时应该将个人的道德信念搁置起来以提供必要的救助（Sasso et al., 2008）。在日渐复杂的医疗环境下，伦理推理和批判性思维技能是进行临床判断的必备能力。为将批判性思维应用到临床决策过程中，我们在制订干预措施时需要以现有的最佳证据为依据。这些技能可以通过参与个案的情境模拟学习获得提升。获得这些技能可以为提供更高水平的护理服务提供保障 (Fero et al., 2009)。

Lancaster R. 的方案分析。该研究论文发表于 2013 年 5 月 30—31 日在乔治亚州亚特兰大市召开的 QSEN 论坛上。

正读大四护理本科生利用 QSEN 中的应急预案任务（www.qsen.org）来描述他们在为期一年的临床实践中观察到的护理代教老师参与应急方案的情况。（应急预案是指对兴反应，即在现有工作规范下的训练。）该研究为定量研究，对内容数据进行分析以区分主题。

结果：以下因素可能会影响护士应急措施的制订情况：工作负荷、患者需要、设备或技术、护理常识以及判断。

实践应用：Lancaster 建议，当学生们观察到的危险行为的发生情况与他们的所学相反时，需要强调可能会发生的认知失调。请思考以下问题：

1. 在没有新的止痛药方的情况下，护士拿一个患者的止痛药直接给另一个不舒服的患者止痛，此时护士使用的是什么推理（伦理原则）？如果护士误用了药物剂量，会给患者的安全带来什么风险？
2. 护士在执行静脉穿刺（抽血）时扯下橡胶手套触诊患者的脉搏，此时护士使用的是什么推理？在这种情况对护士自己或其他患者存在危害吗？
3. 什么样的工作量因素可以让护士在配药室一次性对患者条码进行扫描而非到患者的病床旁逐个扫码？

应　用

护理课程的认证机构要求将批判性思维课程纳入其中。评估批判性思维的常规教学模式包括个案学习、提问、反省报告、患者角色模拟、作品选集、概念图和基于问题的学习。护士在基于患者的情况做出临床决策时，需要整合大量的信息。通常，必须考虑至少一种契机并据此立即做出决定。为了提供安全的照护，护士必须将批判性思维过程应用到临床情境中。

参与临床研究

你或者你的患者可能会随时被召唤参与临床研究。本书的焦点为在护理实践过程中面临的伦理困境，其中不包括在研究调查中涉及的伦理问题。对临床研究的伦理审查还需查阅护理科研方面的书籍。

解决护理中的伦理困境

护理人员表示，他们需要获得更多关于伦理困境方面的信息，然而大多数人表示他们较少获得相关信息。练习 3.1（自主性）、练习 3.2（有利原则）、练习 3.3（公正）会提供这样的机会。

当今的护士面临的伦理问题可被归纳为三个基本范畴：道德不确定性、道德或伦理困境和道德困扰。道德不确定性发生在当护士不确定在特定情境下该采用哪个道德规则（价值观、信念或者伦理原则）时。例如，是否应该给一个断断续续处于昏迷状态不吃不喝的晚期患者静脉治疗以维持水化作用？静脉治疗是否是在给予患者额外的措施来延长生命？对于临终的患者而言，维持较高的水化程度是舒适的还是不舒适的？当某一问题没有明确定义时，道德的不确定性不断出现，因为护士不能就这个道德问题进行区分或者以此界定他们所用的道德规则。解决道德不确定性的有效策略为：使用价值澄清法、发展护理哲学和获取与伦理原则相关的知识。

当两个或多个问题发生冲突时，伦理或者道德困境随之产生。伦理困境是指一个问题有两个或多个解决方案，但是各个方案之间是相互冲突的。从重度脑损伤新生儿身体里摘取活体器官便是一个伦理困境的例子。从一个新生儿身体里摘掉一些器官可以拯救若干新生儿。然而，即便这个脑损伤的孩子确实是要死亡，难道在其死亡之前移走他的器官就是正确的吗？在很多伦理困境中，护士要理解各种情境，通常没有单一的合理解决方案。一些决策看上去会更合理，但是在通常情况下，一个护士做

练习3.1　自主性

目的： 鼓励大家课堂讨论自主性的道德原则。

步骤

　　在各自的团体中，阅读43—44页的三个案例并且讨

论患者是否有拒绝接受治疗的自主权利，即便这会影响另外一个人的性命。

讨论

　　为你的课堂讨论做准备。

练习3.2　有利原则

目的： 加强有利性道德原则的讨论。

步骤

　　阅读以下案例，准备进行讨论。

　　护士唐恩接到史密斯医生的电话及一个口头医嘱：帕顿女士因心律失常入院，史密斯医生让唐恩给她静脉给药80毫克呋塞米（速尿），立即执行。这是很大的剂量，唐恩需要向药房申请。

　　正如上文讨论的，在不损害患者利益的情况下，护士有

义务执行医生的医嘱。护理人员质疑医嘱的概率有多大？如果一个护士经常质疑医嘱，又会发生什么？在有关这个案例的相关研究中，护理人员有95%的概率会执行这样一个致命的错误医嘱——但通常会被研究者及时制止。

讨论

1. 案例中涉及的原则包括哪些？
2. 如果你是这个护士，你该如何去做？

练习3.3　公　正

目的： 鼓励大家对公正概念的讨论。

步骤

　　7年前的俄勒冈州试图对医疗补助制度的支付范围进行限定。一个小男孩因儿童白血病需要接受骨髓移植治疗，后因他所在的州拒绝支付他的治疗费用而不幸死亡。

　　阅读以下案例并且回答讨论中的问题：

　　74岁的迪亚兹先生是他妻子和残疾女儿的唯一依靠。他

用政府的医疗补助金来支付医疗费用。医生认为有一种昂贵的新药可能对他的癌症有效，但是这和药物不在他的医疗保险报销范围内。

讨论

1. 每个人都有医疗服务的基本权利吗，就如同有生命和自由的权利一样？
2. 保险公司有权利限制医疗吗？

出的决定与其他护士的决定会相差甚远。

　　当今护理领域的第三种常见的伦理问题为道德困扰。护士明知道什么是正确的，却因为有法律或机构的约束不得不做其他决定，这种情形易造成道德困扰。正如对于一个没有"不复苏"遗嘱的终末期患者而言，复苏仍是必须的，此时护士的内心容易产生混乱。

　　护理人员表示他们常见的三个伦理问题为：是否为生前遗嘱不明确、缺少代码的垂危患者复苏；患者和家属想采取更积极的治疗；遇到对患者进行不当讨论的同事。

　　因为价值观是制定伦理决策的基础，护士必须在做出伦理决策前全面搞清楚自己的价值观。要避免一时情感冲动做出不理智的行为（这通常发生在人们面对伦理困境时），护士可以利用价值观澄清法做出理性回应。弄清楚某个人的情况、某个情境、相关的法律和道德约束并迅速做出伦理决策是不容易的，对经验丰富的护士也不例外。腾出时间来审视这个情境可以帮助你提高在护理领域处理伦理困境的能力，本书中的练习部分可提供一次实践的机会。书中的每一章都会包括至少一个伦理困境供大家讨论。

护士应该维护患者的最大利益。在维护患者利益的过程中，要避免家长作风想当然地认为我们是为患者着想，而应尽可能地多听取患者的意见，并与医疗团队协作制订以患者为中心的符合伦理的医疗计划 (Pavlish et al., 2011)。最常出现的强制性伦理决策常发生在生命的初始和终末阶段。

最后，要反思自己的伦理实践。这一过程可帮助你不断提升，让患者总是能够依赖你。以下内容为患者的日记内容：

> 我寻求信息，分享我的需要，却始终没得到回应。你来来回回……
>
> "你能帮我检查吗？""好的，稍后我会给您检查。"但是检查从未进行……
>
> 我能够相信谁呢？我本认为你是专门来照顾我的……
>
> 但你不是，我该何去何从？
>
> 空气中弥漫着出卖……

职业价值观的获得

职业价值观或职业道德是指某职业人群共有的价值观。职业价值观是职业守则的正式表述形式。美国护士协会为护士制订的道德规范就是一个例子。通常，职业价值观是从课堂和临床经验中获取的。经验丰富的护士可以树立榜样，同时在学习成为一名护士的过程中，职业价值观将作为角色社会化的一部分而被吸收。职业价值观的获取应该是护理专业学生的有意识选择的结果。这一过程是价值观获取的第一步。你会将这一步应用到你的生命中吗？另外，这一过程还有助于你理解患者的价值观体系。

从多个选择中做出抉择，其中价值观在该过程中起决定性作用。在以下情形中护士职业是否持有一定的价值观：倘若你观察到一个护士给患者发放药物后图示已执行，你会假装不知道吗？你的职业价值观需要怎样引导你的反应？

将批判性思维应用于临床决策制定中

这一部分探讨了形成临床思维技能用以解决临床问题的过程。不同的案例说明了使用几个准则进行推理的过程，每个准则都有其内容。表3.2展示了我们将要探讨的常见概念，同时也对比了教育学、护理学和哲学中概念的差别以具体说明有助于形成批判性思维的十个步骤。例如，护士实施的"临床评估"，在教育学中的用词是"收集信息"，在哲学中被称作"确认需求"。

批判性思维是系统的、有组织的、目标导向的过程。护士作为批判性思维者，能够探索某一复杂的临床情境中的各个方面。这也是一个学习的过程。本书包含了大多数有助于形成批判性思维能力的教学技巧：反思日记、概念图、角色扮演、组织小组讨论和个案研究讨论。其后会呈现一个全面的个案应用。在学习过程中，批判性思维技巧可分为十个具体的步骤，每一步都包含了在临床案例中的应用讨论。

为了帮助你理解应用批判性思维的步骤，请阅读接下来的案例并思考每一步是如何用于临床决策的。该案例的各个部分都用以说明这些步骤并在批判思维过程中引发讨论，提出更多见解。你从一开始就应明白，尽管列出了这些步骤，但是在现实生活中这一过程并不是死板的、线性的。最好的方式是把它看作循环的模式，并能不断地发现新的数据并补充这一过程。

案例

入院第一天，瓦洛斯夫人，一个72岁独居教师，入住了你所在的科室。她的女儿莎拉的住所距离母亲家有2小时车程，她母亲住院后她很快到了。据莎拉说，母亲在入院前的生活方式积极健康，一直居住在一所老年公寓里，自己照顾自己。莎拉注意到近3周以来，她跟母亲打电话时，她母亲常常听不懂她的话或者很难集中精力，尽管莎拉说得很清楚。医

表3.2   推理过程

一般推理过程	护理过程中的诊断推理	伦理推理	批判性思维技能
收集、理解信息	健康评估的 Gordon 的功能性模式	识别伦理问题（当事方、需求、依据）	1. 厘清概念 2. 鉴别自己的、患者的和专业的价值观和区别
识别问题	护理诊断陈述	考虑伦理困境： ·陈述问题 ·收集附加信息 ·形成分析的备选选项	3. 整合数据，识别缺失数据 4. 收集新数据 5. 识别问题 6 怀疑性审查 7. 应用标准 8. 查看备选项 9. 检查环境变化
制订解决问题的计划	问题或干预的优先次序	优先诉求	10. 做出决策，选择最佳的行动计划并实施
实施计划	护理行动	采取道德行动	
评价	评价结果	对结果的道德评价，反思过程	评价结果，对过程进行反思

院诊断瓦洛斯为脱水和老年痴呆症（一种器质性脑病变以及抑郁），排除阿尔兹海默症，并给予静脉注射 1000 毫升糖盐水，50 滴/小时。瓦洛斯夫人除了近期体重减轻了 5 千克外，无其他明显异常，没有过敏，会定期服用对乙酰氨基酚来缓解轻微疼痛。

入院第二天——莎拉去母亲的住所拿了一些洗漱用品，并发现冰箱和餐盘都已经空了。邻居说瓦洛斯夫人两天前总是漫无目的地在楼道里闲逛，不记得她是否吃饭了。作为瓦洛斯夫人的护士，你发现今天她对时间和人物的定位准确了。你为她安排了软食，她的尿液排出量在正常范围内。

入院第五天——在早交班时，夜班护士交代：瓦洛斯夫人昨晚产生了幻觉，已给她实施了治疗。因为反复呕吐，为她放置了胃管进行胃内容物的抽吸。格林医生告诉莎拉和她弟弟托多斯，对他们母亲的诊断还是不明确的，她患有严重的全身感染，处于半昏迷状态，禁食，因此需要应用抗生素并给予高营养。莎拉提示医生，她的母亲已经签订了生前遗嘱，拒绝接受除了静脉输液外的任何治疗方式来维持生命。托多斯很失望，向莎拉怒吼，希望医生能尽全力来救治母亲。

步骤 1：厘清概念

做出临床诊断的第一步是确定问题是不是真的存在。不是特别出色的诊断者经常跳过这一步。为了搞清楚是不是存在问题，你需要想想要去观察什么、收集什么等基本信息。如果这个问题是一个伦理困境，你不仅要认清是不是存在道德上的问题，而且要确定所有在诊断中有意见权重的相关利益方。明确地搞清楚问题和情况是什么可能不像听起来的那么容易。

寻找线索

是不是有话语中未被说明的隐藏的含义？有没有非言语的线索？

明确假设

正在做出什么样的假设？

案例讨论

方案的设计是为了引出生理学和伦理学上的困境。在明晰问题的过程中，同时呈现对这两个方面的讨论：

- 生理学方面的担忧：基于诊断，最初的治疗目标是为了恢复内环境的稳定。在第五天，瓦洛斯夫人的状态是不是明显可逆转的呢？
- 伦理学方面的担忧：何时做出展开治疗或者因遵守指令和尊重患者不进行治疗的决定？
- 家庭的意愿是什么？家庭没有达成统一意见时会发生什么？
- 假设：诊断是正确的吗？患者是否痴呆？她的意识混乱是由脱水或者陌生的医院环境引起的吗？

步骤2：价值观澄清

价值观澄清可以帮助你厘清自己的价值观，并对你的价值观体系进行排序。这也是帮助患者确定他们所持有的重要价值观的基础。除非你能确定患者的价值并且可以评估这些价值观的有效性，否则你要承担把自己的价值观强加给患者的风险。你和患者的价值观没有必要完全吻合，这只是一个不切实际的奢望。然而如果有可能，在护理的各个方面，患者的价值观都应该被考虑。在这一节中对瓦洛斯夫人的案例的讨论有助于你的澄清过程。

完成前面给出的练习可以帮助你理解你的个人价值观和护理专业的价值观。现在应用这一信息到这个案例中。

案例讨论
明确所有人的价值观：

- 家庭：瓦洛斯夫人签了生前遗嘱。莎拉希望坚持执行该指令；托多斯希望该指令被忽略。为什么？（缺失的信息：有没有宗教的信仰在里面？有没有不清楚的交流在里面？在家庭关系里面有没有因为前面的问题导致的内疚在里面？）
- 个人价值：你们的价值观是什么？
- 专业价值观：美国护士协会规定，护士是患者的支持者；有益原则意味着不伤害，但是自主性意味着患者有权利拒绝治疗。关于健康代理人的政策是什么？哪些是合法的理由？可以通过本章的价值观练习来提炼你在专业价值观方面的收获。

总的来说，你需要明确在情境中涉及了哪些价值观，以及为了支持涉事个体的所有主张，可以引用哪些道德原则。

步骤3：整合数据和明确缺失的数据

想想在前面的课程里和从临床护理经验里得到的知识。尝试在不同的目标领域和临床护理实践中建立联系。

- 确定需要哪些数据。获取所有可获取的信息，收集事实或者证据（评估数据是不是正确、重要和充分的）。情境通常都是复杂的。厘清哪些信息对于情境很关键。用从当前情境中获取的相似信息合成先验信息。信息间的冲突可能说明有必要再去寻找更多的信息。
- 用过去的知识比较现存的信息。患者有没有抱怨思考时的困难？她有没有痴呆的病史？
- 寻找信息之中的断层。有效识别是不是有缺失的信息？瓦洛斯夫人之前有没有为了抗抑郁症而服用过药物？对于护士而言，这是非常重要的批判性思维的一部分。
- 系统地收集信息。使用组织过的架构去获取信息。护士通过提问来获取患者的历史信息。可以系统地针对一些基础需求发问。
- 管理你的信息。集中信息并且分类是有益的。例如，将关于患者呼吸的所有资料聚集起来能够使你的注意力集中到该患者是否有呼吸系统问题这点上。在你的评估中，你会注意呼吸的频率和呼吸的特点、指甲和嘴唇的颜色、呼吸肌的使用、呼噜声。同时，你会排除与呼吸状态不直接相关的肠鸣音或者腱反射。将信息进行分类还有助于发现缺失的数据。寻找其中的模式是帮助你组织信息的第二种策略。这种方式可帮助有经验的护士根据直觉发现与临床情境相关的重复出现的信息。

案例讨论

依据先前所学的知识和积累的临床经验，将获得数据汇总。瓦洛斯夫人住院之前的状态怎样？住院时的状态怎样？什么信息缺失了？你还需要哪些数据？

- 生理数据：思考低血容量和电解质紊乱对大脑、肾脏、心血管系统的病理生理影响。她的体温如何？实验室检查结果如何？24 小时的出入量如何？机体仍然处于缺水状态吗？
- 心理数据或认知数据：住院会给老年人带来什么影响？住院限制会怎样影响他们？
- 社会数据或经济数据：体重减轻是因机体缺水导致的吗？为什么没有吃饭？没吃饭是经济原因或者精神问题引起的吗？
- 法律数据：瓦洛斯夫人的生前遗嘱是由什么构成的？在她所在的地区，生前遗愿是否具有法律效力？法律要求具有医疗知识的律师来处理吗？这些文件在医院是否有备案？

步骤 4：获取新数据

批判性思维不是一个线性的思考过程。有经验的护士通常能够根据对事情的反应或者患者生理状态的变化来调整护理措施 (Feroet al., 2009)。你要不断思考是否需要更多的信息；并保持不断探究的态度，以获取更多有用的信息。提问；搜寻证据；查阅参考书籍、杂志、网上的或者书面的伦理资源以及专业的或者机构的协定。

评估冲突的信息可能会存在时间上的限制。如果一个患者被怀疑有呼吸系统问题，此时有必要有

一定的优先考虑，获取最有用或者是容易获得的信息。了解血氧水平很重要，但是你可能没有时间去做实验室检查，不过在患者所在的房间或治疗间可能有些装备可帮助你测得患者的血氧波动情况。

有时，可改变策略来改善获取信息的能力。例如，护士长在照顾瓦洛斯夫人时使用命令式的语气来让其儿女提供更多关于用药剂量的信息，瓦洛斯夫人的儿女未做出反应；而当护士长改变方式，进行共情时，其女儿可能会自愿地讲出她的母亲忘记吃了些什么药。

案例讨论

列出你能从哪些来源获取丢失的信息。生理数据（如体温或者实验室检查结果）可以很快获取，而与伦理相关的信息可能需要很长时间来思考。

步骤 5：识别重要的问题

- 分析已知信息：检查所知的一切信息。识别所有可能的问题。
- 推论：将会发生什么？可能的诊断是什么？建立有效的诊断。
- 确定优先级：患者的哪个问题是迫切需要干预的？最适宜的干预是什么？

案例讨论

无论患者现存的脓毒症是医源性（医院获得性）感染还是由不移动或者身体虚弱所导致的，脓毒症都是患者的一个重要生理学问题。家庭成员和患者（如她所表达的生存意愿）的冲突是一个重要的伦理问题。精神关切在多大程度上优先于恶化的生理关切呢？

步骤 6：带着怀疑进行检查

对情境的考虑需要涵盖积极因素与消极因素，同时还需区分基于非客观事实的与存在偏见的观点。

- 保持开放性思维。
- 挑战自己的假设。
- 考虑一下，你的假设是不是没有根据的。可用的证据真的支持你的假设吗？
- 区分事实和推论。你的推论需要符合逻辑并有以事实为基础的可信性。
- 有没有你没有考虑到的问题？

尝试评估一种情境并下意识地提出问题已经成为批判性思维的一个重要组成部分。有时，对同一问题会有不同的解释或者多个等价的原因。现在的挑战是检查自己和别人的观点中是否有重要的想法、复杂的因素、值得借鉴的阐述以及一些新的视角。有些护士认为，带着怀疑进行检查是批判性思维过程中的每一步骤的组成部分，而不单单是其中的步骤之一。

步骤7：标准的应用

在评估一种情况时，应该考虑适当的反应。

- 获取与患者情况相关的"最佳实践"的标准。
- 法律：可能会有指导实践和决策的法律。例如，根据法律规定，某些疾病必须向国家报告。如果怀疑存在身体虐待，同样有州法规定，专业人员要向社会服务部门报告。
- 法律先例：在法庭上可能处理过类似的案件或情况。法律决定指导医疗实践。关于结束生命的决定，当没有具有一定法律约束力的医疗委托书时，常用的优先级先是配偶，然后是成年子女，最后是父母。
- 协议：在特定的情况下可能会有标准的协议来管理。如果瓦洛斯夫人的病情发展为呼吸窘迫，比如需要给予5升/分钟的面罩吸氧，在这样的情况下，医疗机构或许可提供照护瓦洛斯夫人的委托书。

案例讨论

许多标准可以用来检查这个病例，包括在一定管辖地区的护士实践标准、道德或者有益原则和自主权的道德原则、专业组织、医院的书面协议和政策、关于生前遗嘱的国家法律规定与高级法院的相关决定。需要注意的是，只有在患者不能表达自己的意愿时，遗嘱才能生效。

步骤8：生成选项，注重选择

- 评估主要的可供选择的观点。
- 做出决策时可以找经验丰富的同事来帮忙。
- 用别人的线索来帮助你"把信息碎片拼起来"。
- 你能识别所有正面和反面的争论来解释这种情况吗？在几乎所有的情况下都会有强烈的反驳或竞争性假设。

案例讨论

重要的是，无论是医生还是护士都不应单独处理这个问题，而应要求其他相关人员参与（例如，医院生物伦理委员会、监察专员、家庭精神顾问以及其他的医学专家，如老年病学专家、心理学家和临床护理专家等）。

步骤9：考虑因环境变化而导致的影响因素变化

要考虑到如果环境发生变化，你的决策是否会有所不同。例如，患者的年龄改变，情境地点的改变或者患者文化背景的改变都有可能影响你的决策。一个合格的护士可以在最相关的情况因素方面掌握优先权，并可以根据患者的反应改变自己的行为。一个称职的护士甚至可以预期由此产生的影响。

病例讨论

如果你从一开始就知道结果，你的决定还会是这样的吗？如果你知道瓦洛斯夫人已经是癌症晚期了呢？如果瓦洛斯夫人还住在她的高级住宅中并且你是她的保健护士呢？如果瓦洛斯夫人在住院期间持续保持警觉状态并且拒绝静脉注射、静脉输入营养液或者放置鼻胃管等操作呢？如果瓦洛斯夫人和她的家人同意不进行治疗呢？如果她年仅 7 岁，或是一个 5 岁孩子的年轻妈妈，你会进行更果断的干预措施吗？

步骤 10：评估并制订干预措施

通过系统地分析信息，你需要做出判断或者决策。你的决策的一个重要组成部分是你条理清晰地把信息传达给别人的能力，并且可以通过患者的反馈结果来反思自己的决策。

- 证明你的结论。
- 评估结果。
- 通过实施适当的行动测试你的决定或结论。

作为一个批判性思维者，要有能够接受同等效果的不同解决方案的能力。在其他情况下，即使资料不完整，也可能需要你做出决策。要能够用你的理由或者其他的论点支持你做出的决策和干预措施。

必要时修改干预措施。实施干预措施后，及时检查患者的反应。你的评估正确吗？你获得了足够的信息了吗？对于患者和他的家庭，干预带来的益处是否多于将会造成的损害？你正确预见了各种可能性及并发症了吗？这种自我反思可以促进自我修正。而这种自我反思的思维过程正是批判性思维者的一个标志。

使用案例研究和临床模拟的方法

本章提供了大量的技术来帮助你掌握文中介绍的能力。在面临实际临床危机之前，需分析和应用这些制定临床决策的新方法。除了使用本章提及的和同事一起讨论的方法外，还可以使用录像或者对真实现场进行模拟，或者用计算机生成动画教学系统（animated pedagogical agents, APAs），这些都给实践提供了机会（Fero, 2010）

总结批判性思维学习的过程

学习批判性思维过程最有效的方法是将它们反复应用于临床实践。一个新毕业的护士至少能够识别重要的临床数据，知道何时开始干预以及需要立即干预和延缓干预的问题的不同之处。在应用批判性思维的过程中，不断实践可以帮助刚毕业护士更快地达到雇主的期望。

可以看出，批判性思维可以在课堂上学到，也可以通过临床经验学到。有效的学习过程可以发生在结构化的学习机会中，这种结构化的学习机会允许针对患者情况对批判性思维进行反复的课堂应用，包括和经验丰富的护士一同进行真人访视，这有助于你分析制定决策的过程。练习 3.4 描述了如何用一个 10 分钟的记录来对一位护理专家批判性思维进行访谈和分析。

你也可以通过讨论以下病例来提高自己的批判性思维和临床解决问题的能力。需要提起注意的是，就如前面的章节所提及的，最常见的需要进行临床决策的情况不应涉及伦理问题。

案 例

冈萨雷斯先生已处于癌症晚期。他的家人同意主治医生的积极抢救治疗决策。临终关怀护士在患者是否需要自我表达方面比较擅长，她提倡保守的支持性护理计划。这是一个需要站在不同的立场进行思考的案例。

总 结

在制定临床决策的过程中，伦理推理和批判性思维是一种系统的、全面的辅助手段。在讨论伦理难题时，一个重要的观点是，答案并不是唯一的。要接受针对同一问题，每个人根据不同的观点可能

练习3.4 分析专家的批判性思维能力：访谈临床护理专家

目的：培养在临床判断过程中的批判性思维。

计划

在你们社区找一个经验丰富的护士，记录他（她）描述一个真实病例的过程。你可以采用一些有录音、录像功能的计算机或手机来记录这次至少 10 分钟的访谈。在访谈过程中，专家描述的真实患者的健康状态是否有明显的变化？这种情况是否涉及专家描述的干预和思维过程？问清哪些护理知识、实验数据或者经验有助于他（她）做出决策。你可以

与别人协作，但要通过省略名字和其他身份识别的方式保护患者的隐私。

讨论

用批判性思维的十个步骤分析记录。讨论的过程首先应包括访视录音中引用的每一步的例子，然后是广泛应用的原则，还要讨论专家可能错过但颇具启发的步骤，但讨论的过程应注意避免对专家的评判。

会同时得出几个正确答案的情况。

批判性思考并不是一个线性过程。对护理专家的批判性思维分析显示他们不断检查新数据并同时将这些步骤应用于临床决策中。他们会监测干预措施对达到预期效果的有效性。一个护士的伦理推理和批判性思维能力对于给予患者的照护质量有深远的影响，甚至会影响患者的死亡概率。主管护士要了解相关的医疗护理知识和"最佳实践"指导方针，积累临床经验，以及进行批判性思考的能力。

几乎每天我们都会面对一些需要专业知识进行临床决策的伦理难题和一些复杂的临床状况。本章介绍的批判性思维的十个步骤可帮助我们对这些情况做出回应。培养批判性思维的能力是一个不断学习的过程，需要反复的应用实践。

伦理困境 你会怎么做？

莫耶斯家有身患绝症的盖尔·米基的住院委托书，盖尔·米基现年 42 岁。他们持续守护在她的床边并且拒绝你或者其他护士根据 M 医生的医嘱进行给药止痛，因为他们害怕用药过量导致盖尔·米基死亡。而盖尔·米基经常痛苦地呻吟、哭泣，并祈求给她止痛。莫耶斯家威胁说如果盖尔·米基在使用了任何药物后死亡，他们就会起诉医院。你会怎么做？（基于 Pavlish et al., 2011, p. 390 的案例报道。护士在该案例中从各个角度考虑了可能发生的冲突，对假设的责任采取主动行动，并呼吁护理团队和伦理咨询团队的帮助。）

问题讨论

1. 反思表 3.1 列出的批判性思维者的特点。在进入护理行业之前，你需要培养什么能力？这种能力是与生俱来的吗？还是在什么时候后天获得的？

2. 考虑到 QSEN 以患者为中心和自主性的概念：患者何时有权利拒绝治疗？

3. 作为护士，你设想过你对所负责的患者有一定的道德义务吗？何时会有例外？

参考文献

American Association of Colleges of Nursing (AACN): Moral distress statement. www.aacn.org/WD/practice/DOCS/moral_distress.pdf 2008.

Chang MJ, Chang Y, Kuo S, Yang Y, Chou F: Relationship between CT and nursing competence in clinical nurses, *J Clin Nurs* 20:3224–3232, 2011.

Facione PA: *Critical thinking: what is it and why it counts*, Milbrae, CA, 2007, California Academic Press.

Fero LJ: Critical thinking skills in nursing students: Comparison of simulation-based performance with metrics, *J Adv Nurs* 66(10):2182–2193, 2010.

Fero LJ, Witsberger CM, Wesmiller SW, et al.: Critical thinking ability of new graduate and experienced nurses, *J Adv Nurs* 65(1):139–148, 2009.

Milton C: Ethical implications for acting faithfully in nurse-person relationships, *Nurs Sci Q* 15:21–24, 2002.

Pavlish C, Brown-Sullivan K, Herish M, Shirk M, Rounkle A: Nursing priorities, actions, and regrets for ethical situations in clinical practice, *J Nurs Scholarsh* 43(4):385–395, 2011.

Quality and Safety Education for Nurses (QSEN) Competencies. (n.d.) www.qsen.org/competencies.

Romeo EM: Quantitative research on CT and predicting nursing students' NCLEX-RN performance, *J Nurs Educ* 49(7):378–386, 2010.

Ryan C, Tatum K: Customizing orientation to improve the CT ability of newly hired pediatric nurses, *J Nurs Admin* 43(4):208–214, 2013.

Sasso L, Stievano A, Jurado MG, et al.: Code of ethics and conduct for European nursing, *Nurs Ethics* 15(6):821–836, 2008.

Tschudin V: Two decades of nursing ethics: Some thoughts on changes, *Nurs Ethics* 20(2):123–125, 2013.

第四章

沟通中的清晰度与安全问题

Katbleen Underman Boggs

目 标

阅读本章后，读者能够：

1. 确定患者沟通安全目标。
2. 明确在"安全文化"中沟通的作用。
3. 描述为什么患者安全既是一个复杂的系统问题，也是个体的责任。
4. 描述开放性沟通及组织性错误上报系统如何对安全文化发挥作用。
5. 讨论作为团队成员如何倡导安全、优质的医疗服务。
6. 使用情境模拟来展示通过应用标准化工具进行清晰沟通对患者照护所造成的影响，如使用情境—背景—评估— 建议技术（SBAR）与医生进行模拟对话。

本章主要讨论沟通中的概念，以帮助护士及医疗团队中的其他医务工作者为患者创建一个安全的医疗环境。医疗法律、法规以及所有健康相关专业的实践标准都强调安全。患者的安全一直是护理中的首要问题，因为我们的使命之一就是提供最优质的照护。QSEN 认为，提供安全、有效的照护是护士的一项基本能力（QSEN, www.qsen. org/ ）。

清晰、准确的沟通是安全照护的基石。清晰、准确的沟通和最佳实践是高质量照护的指标，有助于维持安全的照护环境（AHRQ, 2009）。在照护体系中，安全威胁可能发生于多个层面上，例如，手术部位错误、设备故障、样本的标签错误以及给药错误等，但沟通不良是发生有害错误的最主要原因。联合委员会（TJC）的数据显示，60%~70% 的上报事件是由沟通不良导致的（TJC, 2008）。

目标

目前，国际通行的举措是通过改善与以患者为中心的不同医疗服务提供者之间的沟通，努力将安全目标置于优先位置，以达到降低死亡率、减少医疗差错、提升医疗团队有效性的目的。这些目标需要由医疗机构和健康团队中的成员在互相尊重的氛围中确立，以确保最大的透明度。

大量机构和专业组织正在倡导制订指南以提升沟通水平，预防错误和不良结局的出现。其目标是通过在不同层面的医疗保健中营造一种安全文化来提升照护质量和患者的安全。因为护理人员在保护患者的安全中发挥着至关重要的作用，让所有的护士树立安全第一的观念就是其中一步（Brickell and McLeane, 2011）。本章将讨论着眼于提升安全环境的沟通策略，着重讨论清晰沟通的常用**标准化**工具。

基本概念

安全的定义

多个医疗机构已经对安全的定义进行过讨论。美国医学研究所将安全定义为免于意外伤害（IOM，2000）。护理专业一直将安全实践作为主要目标，这一点已经写入美国护士协会（ANA）的护士的道德准则中。美国患者安全基金会对安全进行了更为明确的界定："避免、预防和改进由医疗照护程序本身所引起的不良结局或伤害"（NPSF，在线版）。

QSEN 和美国护理学院协会（AACN，2006，b）提出了一个更广义的定义：安全是"通过提升系统有效性和个人行为使对患者和照顾者的风险降到最低"（Cronenwett et al.，2007）。

安全事件发生率

美国有 1/4 住院患者遭受过不同程度的伤害。医患沟通满意度评分较高的医院较少出现安全事件（Hospital Safety Score，2013）。并且有很多错误更常发生于医生办公室。当被问及哪个专业对患者的安全负责时，90%~96% 的被调查的回答是护士（Abrahamson et al.，2012）。

案 例

注册护士阿黛尔·凯利博士是加利福尼亚医院和护理之家导管相关感染结果综述性研究的主要调查者。在分析 2013 年的数据时，她发现医护沟通不良的机构比沟通良好的机构发生导管相关感染的概率多 56%。

不安全事件发生的相关原理

沟通不良

自 1999 年 IOM 的研究里程碑性地发现美国每年有 98000 起死亡事件由可预防的医疗错误所引起后，医疗实践已经大为改观。第一章中所描述的 IOM 的一系列报告激起了全美患者安全问题优先化的浪潮。然而住院患者仍在继续遭受伤害。没有进行沟通或沟通不准确导致医疗人员没有发现和纠正的错误（Hospital Safety Score，2013）。

多项研究已经证实，沟通不良是很多非必要死亡和严重伤害等警讯事件的主要原因。国际联合委员会的数据显示，沟通不良是几乎 70% 的被上报的警讯事件发生的根本原因。

专业壁垒

在过去的几十年中，各医疗专业在各自的领域单独进行教育，每个专业都有自己的专业术语，这就导致了沟通不良和误解或是对其他专业的观点缺乏认同感。

案 例

实习护士玛丽（对注册护士说）："我今天的任务是给药。"但是，她的意思是给口服药，不包括静脉给药，因为她的指导老师就是这么告诉她的。幸运的是她的指导老师当时就在旁边，并及时澄清了信息。当要求上报近似差错和错误时，你所在的机构会对学生引发的近似差错进行追踪吗？

错误经常是系统问题

尽管在传统的观念中错误一直被看作由个人表现不佳导致的问题，系统理论却告诉我们：不良事件往往是由于系统漏洞而对更多、更小的错误麻痹大意的累积结果。这种比较新的方法被称为"医疗错误的瑞士奶酪模式"，当你把一片片的奶酪排成一条线的时候会出现很多洞。提升安全的措施主要是关注引起安全瓦解的一系列过程（PSNet，系统方法，PrimerID=21），通常都是沟通错误。这个问题是非常复杂的，因此解决措施也相应地比较复杂。

大多数错误是可预防的

据估计，70% 的上报错误是可以被预防的。"可以预防"的意思是错误是由采取某一项医疗措施引起的，而不是由患者的疾病本身导致的。疲乏是错误发生的常见原因。错误的最常见原因是在"交接班"将照护患者的职责移交给另外一个照护者、其他病房或者医疗机构时，沟通不充分。据估计，每个患者一天最多可能经历 8 次交接班。错误除了会导致人力成本增加外，每年仅在美国造成的财政损失就高达 290 亿美元［AHRQ, n.d.(b)］。

医疗机构安全沟通的一般原则

　　患者的安全一直是首要问题。第二章中已经对医疗机构所提出的沟通的一般原则进行了讨论，包括为促进安全沟通而制订的具体指南。与英国等国家不同的是，在美国并没有一个全国性报告不安全事件的数据库，这就导致难以获得相关数据。医疗保险和医疗救助服务中心（Center for Medicare Services, CMS）确实要求上报有医疗保险的患者，其他美国政府机构（如 AHRQ、IOM）和专业护理团体（如 AACN、ANA、QSEN）也提出了指导其他护理或医疗团队成员清晰沟通的推荐策略，以为患者提供更安全的照护。AACN 推荐使用以基于研究和证据的安全沟通策略作为临床实践的基础（2006a）。

医疗系统中安全有效沟通的障碍

分化

　　医疗机构是复杂的系统，这种复杂性是大量前期非附属的机构和实践领域合并的结果。这些五花八门的机构会妨碍沟通的进行。分化是安全沟通的障碍。以循证为基础的实践必须在整个系统水平上被强化和实施。尽管大多数医院和机构有一些差错汇报的表格，却缺少对整个系统的安全信息进行整合处理的部门。在这里，Kaiser Permanente 的模型可供参考，这个模型曾在 2000 年被做成了一份全美患者安全计划。

交接班或者患者照护的转移

　　沟通不良所引起的错误最常发生在交接班的过程中，一个工作人员把照护责任移交给另外一个工作人员的时候。上报的大约 80% 的严重沟通不良发生在患者被转移或交接班的过程中，即当之前的照护者在下班前介绍的患者状况或交接照护责任时（Hendind and Sinnett, 2008）。

　　对患者的照护经常被转交给下一班护士，或者转移到另外一个病房。交接班时间是沟通不充分的高发时期，这可以归因为经常被打扰、缺乏统一的汇报格式以及关键信息的遗漏等（Cornell and Gervis, 2013）。一些机构已经采用了标准化的交班沟通工具，包括那些在手持设备上使用的工具（Yee et al., 2013）。

在惩罚性的氛围中错误的少报

　　医疗人员关注上报错误之后的负性后果，比如医疗事故诉讼、声誉受损、工作不保以及自尊受损等个人感受。这些都会导致严重的少报现象。根据 IOM 的报告，在美国仅有极小比例的不安全事件被上报了（IOM, 2000）。有人估计超过 90% 的错误是没有被上报的（Haw and Cahill, 2013）。足够数量的差错和近似差错对于设计更好、更安全的体系是十分必要的。不能重发或追踪错误及近似差错会增加其他错误发生的可能性（Barnsteiner and Disch, 2012）。如果想营造安全文化，就需要对其进行重新设计。安全文化以强有力的非惩罚性上报系统的建立、在负性事件发生后对医疗人员提供支持、并以确立告知和补偿受害者的方法为特征。医疗行业正在借鉴如航空或者核电等有着优秀安全记录的其他领域的行业模式，其中航空系统的人力资源管理实践模式已经被作为模板加以应用。其中必须要走的一步就是上报近似差错，以便产生新的、更安全的记录形式。另一个步骤就是要建立数据库，以便对错误和近似差错进行分析，从而设计更安全的体系。Elder 及其同事（2008）的一项研究结果显示：护士对于向其同事和临床医生公开自己的错误仍然非常抵触。在这项研究中，只有不足一半的目睹了近似差错的重症加强护理病房的护士愿意上报。营造安全氛围需要对护士进行错误报告方面的再培训，以防止今后此类错误的再次发生。同时，照护者还要与上报错误的现存体系进行抗争。我们需要建立一种非惩罚性的氛围，在其中所有的机构、政策以及员工对负性事件都会保持警觉，并以积极主动的态度来应对。要意识到，当错误发生的时候，每个人的关注点应该在如何纠正系统缺陷以防止未来负性事件的再次发生上面，而不是要找到犯错误的那个人去大肆指责。

疲 乏

一项由 Scott 及其助手完成的研究（PSNet，医疗差错，PrimerID=23）结果显示，当护士连续工作超过 12 小时的时候，发生错误的风险几乎翻倍。医学研究生教育指南要求住院医师每周工作的

时数为 80 小时或者少于原定的每周 100 小时，尽管这一措施对患者安全的影响尚不清楚。

促进安全的革新措施

沟通问题的解决策略及用于营造安全文化的最佳沟通实践见表 4.1。除了在个人层面要对为患者营造更安全的氛围做出改变外，还需要呼吁组织层面的改变。领导力需要与促进更安全临床实践的三个方面（以下简称为 3C）相结合：

1. 沟通澄清
2. 协同
3. 合作

表4.1　安全沟通：问题与推荐的最佳实践

沟通问题	最佳实践沟通解决方法
医疗体系的复杂性	机构将安全放在优先位置。 机构建立规章制度，提升透明度和责任感。
因不愿沟通而导致的等级地位的差异	团队训练，如团队 STEPPS。 澄清每个团队成员的职责。
注意力不集中或心不在焉	使你免于被打扰的策略（向他人发出禁止打扰的信号，如给药时穿上防护衣）。 团队成员保持安全第一的意识。 控制周围噪声或警报所引起的高水平的疲乏。 建立相关制度防止在关键时期被打扰。
高负荷工作	以循证实践为基础设置工作量。 管理部门与同事的支持。 团队成员分享每人都视为责任的共同安全目标。
由于时间不足而导致的走捷径现象与不良沟通所引起的应激与实践压力	遵从安全记录，特别是在给药的时候。 团队碰头，开会，床旁交班。
员工不善于表达自己的意图；不能说出安全事宜（缺少安全意识）	全体员工着眼于安全提升的继续教育项目。 利用休息时间。
不相信实践指南使用价值的态度	增加循证实践指南，特别与是相关的循证实践指南。 重视电子决策支持应用程序。 参加团队会议、电话会议及其他分享成功经验的场合。
各个专业都有自己的专业术语和臆断的教育漏洞	使用标准化沟通工具。 团队训练。 鼓励每一位团队成员投入其中。

沟通问题	最佳实践沟通解决方法
文化不同或语言问题	文化敏感性教育，特别是与沟通策略相关的文化教育。
沟通不良	对收到的信息进行沟通与求证。 采用标准化沟通。 参与重要事件的情境模拟训练，促进清晰有效的沟通。 立即重复及对口头医嘱录音。 对患者采用回示或者演示的策略。 征求问题。
避免与有矛盾的人对峙和沟通	使用冲突解决技巧。 采用开放性沟通。 在问题面前观点明确。
信息获取、编程或理解困难 缺少培训	用持续教育模块（Continuing Education Units，CEUs）进行有效沟通技巧的持续教育。 避免疲乏等影响决策的因素。 寻求在职 CEUs 的机会。
遭遇患者或家属不遵从安全有效照护的阻力	团队能意识到安全结局需要付出努力并就安全需要与患者和家属进行沟通。 床旁交班、总结并让患者参与每天的照顾计划目标设定。

Team STEPPS, Team Strategies and Tools to Enhance Performance and Patient Safety.

建立安全文化

很多机构都在提升安全文化方面进行了多种尝试（PSNet，安全文化，PrimerID=5）。其焦点在于提升**沟通的清晰度**，主要的方法是使用标准化沟通工具和团队训练。其有效性已经被 6000 多篇近期的文献证实，评估和干预的工具可以在医疗保健研究与质量局的 PSNet 中获取（http://psnet.ahrq.gov/）。

领导对于建立公平的文化模式至关重要，在这种安全文化中，要达到个人和组织机构责任的平衡（Ring and Fairchild, 2013）。建立组织中的安全文化需要我们认识到医疗系统的复杂性。强有力的领导可以将关注点转移到安全实践上并将安全实践作为一个共同的价值观。营造安全文化需要我们进行开放性沟通，保持警惕，愿意发言，愿意担当。

建立协同与合作的团队文化

团队文化包括共同的行为准则、价值观、信念和员工期望。创建有效的医疗团队就意味着要让所有的团队成员意识到团队合作比个人自主权更重要。团队协同与合作策略包括分担保持开放性沟通的责任、在解决问题和制定决策时互相帮助以及照护活动的协调。对患者造成了伤害的错误有 2/3 都与团队的失败（包括沟通不畅和医生监管失败）有关（Singh et al., 2007）。营造安全环境需要全体团队成员进行开诚布公的沟通、保持警觉、承担责任，并表达对不安全情境的关注和警觉。

营造非惩罚性的文化

建立一个**公正的文化**体系就需要营造一个员工可以直言不讳、提醒团队成员对不安全的情境保持注意和警觉的工作环境。公正的文化不是要消除个人的责任，而是更强调对系统中导致负性事件发生的问题进行分析（Rideout, 2013）。

　　建立对错误的开放性沟通是公正文化的重要方面。美国很多州的护理委员会要求由同事举报不安全事件，但大多数护士对于举报同事有一种复杂的情感，特别是向国家机关报告时。医师对于举报问题同样持保留态度（Zbar et al., 2009）。上报的障碍包括害怕、对自尊的威胁、对专业形象的损害以及缺少及时的反馈和支持。伦理方面的诱因包括对患者和职业的保护（Hartnell et al., 2012）。

　　团队培训的一个重点可以是营造一种机构内的代理制度文化，让团队成员置身其中谈论安全问题的时候能感觉舒适，非惩罚性的上报环境鼓励员工上报错误、过失和近似差错，他们在这种氛围中上报错误时感觉很轻松。在安全宣传资料中，收集包括导致伤害发生的近似差错在内的数据对于预防今后再次发生错误至关重要。完善的错误上报程序应该包括对上报人的及时反馈。管理者应该假定错误可能会发生而反复演练应对负性事件的程序，并预先准备纠正错误的计划。

最佳实践：清晰沟通，提高照护质量

　　AHRQ 和医疗、护理组织以及医疗照护机构已经采取了以循证为基础的照护记录，旨在促进安全照护的**最佳实践**。通过增加以循证为基础的"最佳实践"来对抗"惯常的实践"。AHRQ 资助研究项目去识别促进医疗团队成员和机构进行清晰沟通的最有效方法以及最有效的处理措施。这一信息被用来发展和传播最佳实践的草案，包括标准化沟通技巧的形式。我们还需要更多的干预性研究去改善医护之间的沟通。

　　发展循证为基础的最佳实践需要弥合最佳实践和现存实践中所使用的沟通方式之间的差距（见图 4.1）。应用以循证为基础的最佳实践的数据库进行安全实践、发展实践指南、制订草案和清单等并不是轻而易举的事情，解决措施包括收集更多的可以用于指导实践的证据。什么时候证据足以保证照护沟通标准化工具的可靠性？在很多免费网站 [如 AHRQ（www.ahrq.gov）]、专有网站

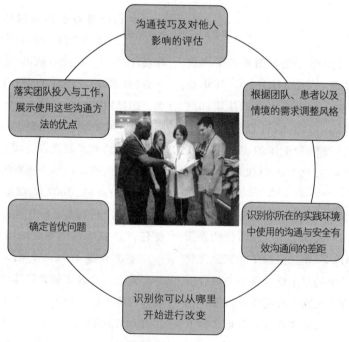

图 4.1   营造更安全的医疗的沟通能力

（如 Mosby 护士咨询）或在一些书中 [如《患者的安全与医疗质量：护士循证手册》（*Patient Safety and Quality:An Evidence-Based Handbook for Nurses*, Hughes, 2008 ）] 里面都可以找到很多最佳实践工具。

计算机化医嘱入口　计算机化医嘱入口（computerized order provider entry, COPE）与电子医疗记录（electronic health records, EHRs）正在代替手写纸质版医嘱。这将大大提高安全性，例如，它可以消除由于字迹不清而造成的困惑。但更重要的是 COPE 系统还有很多其他功能，例如，提醒药物的配方禁忌、提醒患者过敏史等。本书第二十五章将对 COPE 予以介绍。

EHRs 也能改善医疗的安全性，让医疗人员有能力提供更优质的照护，同时增强预防保健的责任感和对标准化记录的使用依从性。EHRs 可以帮助制定决策，例如，为医生提供有多少患者需要进行乳腺 X 光检查的数据（Parsons, 2013）。对此将在第二十五章讨论。

标准化沟通作为更安全的医疗的举措

我们正在对医疗体系进行完善，以提高患者的安全性。而患者的安全性有赖于沟通的改善，人们对这一点早已形成共识。好的医护合作性沟通能有效降低患者不良结局的发生概率，提高满意度。对改善患者安全问题的再重视使得很多医疗实践活动都需要标准化。**标准化沟通**是避免信息不完整和误导的有效工具。标准化需要在整个层面上制订标准，并持续在全员范围内实施。对患者问题进行的沟通必须清晰、无歧义、及时、准确、完整、开放，并能被信息的接收者理解，以减少错误的发生。

患者的安全结局

使用标准化工具进行清晰沟通的证据已经揭示了使用这类工具可以防止对患者的伤害，标准化成为最佳实践。管理部门已经开始责令在某些实践领域必须使用标准化沟通。

护理革新

护士通常是错误的最后一道防线。作为护理人员，我们要预防、纠正错误。为了预防错误，我们需要与医疗团队中的其他成员进行清晰的沟通。清晰的沟通能够预防安全风险，如给药错误、患者跌倒损伤、由于患者不遵从治疗计划而导致的临床结局以及再入院率等。沟通不良时，患者的安全会受损。下面的护士凯的案例可能就是这样的。

案　例

注册护士凯小姐是外科病房新入职的护士，负责对 8 个患者的护理。她给住院医师打电话，想给患者加用止疼药。安德鲁医生是第一年的住院医师，正在胸外科进行为期 3 个月的轮岗。这个周末他接电话的时候要管理 80 多个患者，并且大多数患者他都没见过。在电话中，凯小姐用护理诊断的形式来描述患者的情况，当安德鲁医生不熟悉患者的情况或者不明白她的意思时，她就非常生气。

干扰会影响护士完成任务的安全性，而且干扰还会持续不断地发生，这与错误发生率的增加密切相关（PSNet，护理与患者安全，PrimerID=22）。建议采取非语言策略，如在准备药物和给药时穿上橙色的背心或向他人发出信号，从而减少分散注意力的沟通发生。

给药过程　在整个给药过程，从开药到给药，都要对减少错误给予特别关注。负性药物事件是指患者由于接触某种药物而受到伤害，这类事件在所有住院患者中发生的概率至少为 5%（PSNet，换岗，PrimerID=9）。我们把这个定义扩展为包含近似差错，如某个护士正在按医嘱准备药物，却发现所开具的药物剂量远远大于安全阈值。尽管一些给药错误是由于缺乏关于药物及其副作用、配方禁忌以及混合用药有关的知识，但大多数给药错误其实是由于给药过程的忽视造成的。TJC（2007）指出，在沟通不清或者护士未能遵循正确的药物、正确的患者、正确的剂量、正确的时间等原则时，给药错误就会发生。

Abrahamson KA, Fox RL, Doebbeling BN: Facilitators and barriers to clinical practice guldelines use among nurses, Am J Nurs112（7），26.35，2012. 在134家退伍军人附属医院工作的护士接受了一项关于其感知的使用临床实践指南的促进与阻碍因素的调查。临床实践指南通过将研究证据应用于临床实际来促进循证实践。研究中所使用的为开放式调查问卷。

结果： 575名注册护士接受调查并指出了系统的问题和社会方面的一些因素，如组织所给予他们的支持是他们选择使用临床实践指南的关键因素。有趣的是，很多参与者在下面给研究者写了一些文字，提供了一些额外的信息，表明他们对此项研究非常感兴趣。阻碍因素包括工作负荷（44%）以及沟通困难（22%）。94%的人提到了护士个人不可控的外部因素，归纳起来包括：缺少培训、人员不足、工作负担问题、不知道存在针对具体患者的异性诊断的指南以及缺少管理支持。

实践应用： 临床实践指南的使用基于你的知识、态度、动机以及获得指南的难易程度。指南可以帮助你为今天的患者做出有针对性的照护决策。如何增加关于特异性指南的知识呢？哪些网站上可以找到相关的指南呢？

应　用

可以改善安全沟通的措施见表4.1。这些都是最佳实践，例如，当信息存在冲突或安全隐患的时候，护士可以采用"两个挑战原则"。护士将其关注点陈述两遍，这一措施在理论上足以支持停下行动以进行再评估的做法。

应用部分的讨论主要集中在用于促进学科间和护理领域的沟通**标准化工具**上。护理领导者已经制订了主要强调安全问题的规范以提升护士的护理质量与安全教育能力（QSEN, 2013, online）。安全沟通的箴言就是"简洁、清晰和精确"（Fkeischmann, 2008）。

态度

IOM已经呼吁医疗机构营造安全第一的环境。

为努力树立安全永远第一的态度，我们的主要目标是改善医疗人员之间对患者病情的沟通。当我们自行假定其他人已经强调过某个问题了时，错误就发生了。

患者的安全结局

一旦护士理解了临床指南和循证实践程序并对获取这些信息感到非常适应时，他们就可以为患者提供更高质量的照护、提升决策技巧、避免错误，从而为患者提供更安全的护理。他们所上报的意外差错会减少，患者跌倒、药物错用、治疗延迟、伤口感染等都会减少（Saintsing et al., 2011）。

更安全照护的工具

利用临床实践模拟的机会

临床情境模拟可以提供锻炼沟通和实践技能的机会。理想的情境模拟应该是学科间的模拟。虚拟的护患情境模拟，不管是高科技技术支持下的高级模型，还是生动的学习场景，如本书中的案例学习，都可以在真实的照护环境中进行实践而不必担心会对患者的安全产生有害的影响。模拟情境可以在网上找到（甚至是You Tube等网站）。在护理教育项目中可以使用"活模型"来模拟患者。演员经过训练可以扮演患有某种疾病的患者，护士可以与他们沟通以收集病史，也可以练习体格检查等实践技能。医院的继续教育部门也应鼓励不同专业的工作人员进行持续的进修学习。

模拟用来增强认知决策制定技巧、提升专业熟练程度以及团队合作，包括促进高校学生的沟通技巧等。

患者的安全结局

护理沟通的情境模拟对患者的实际安全照护所产生的影响需要进一步的研究。当然，已经有强有力的证据显示，情境模拟能提高技术（如心肺复苏的抢救）的熟练程度。

标准化沟通工具介绍，包括 SBAR 和机组人力资源管理

护士的临床判断仍然是沟通中的一个有效的、基本的方面，其他安全沟通的改进方法包括使用标准化语言和电子通信工具、参与团队沟通训练研讨会、采用以科技为导向的工具以及让患者参与安全照护。促进患者安全的沟通需要对重要信息进行简洁准确的沟通，也需要积极的倾听。护士教育项目对沟通的要求与对医学学生、药剂师以及其他医疗团队成员的要求是完全不同的。护士所接受的教育是要以非常详尽的叙述的形式进行沟通，在与医生讨论患者病情时描述出大致的画面。医生所接受的教育是要用简洁的语言辅助诊断和总结。正如 Leonard 和 Bonacum 所说，"医生需要正中靶心"，或者说要提纲挈领。每个团队对沟通内容的要求都略有不同，还可能有不同的专业术语。

护士希望自己的观察或评估能得到慎重对待。解决的方法包括团队训练以及使用标准的沟通工具。尽管目前还没有一个通用的程序，但借鉴其他学科的形式也能促进有效沟通，改善患者的安全。

使用检查清单

检查清单是指一系列以证据为依据、可用于特定临床场景的特定行为所形成的目录（PSNet，检查清单，PrimerID=14）。使用者的目标是不遗漏任何步骤。遵照检查清单，可以保证关键步骤不被遗漏，重要的信息不会由于疲乏、压力、注意力不集中或其他因素而被忽略。他们可以作为准确完成任务或全面收集信息的认知导向。如果清单上的每个步骤都完成了，则沟通不良或导致错误发生的疏漏就会大大减少。这样的例子包括世界卫生组织（WHO）外科手术检查清单，该清单于 2008 年引入，使用后几乎已经使外科标准化照护的依从性翻倍。另外一个例子是手术期注册护士协会（Association of Perioperative Registered Nurses，APRN）能力检查清单（Denholm，2013）。这个清单把 WHO 的建议

和 TJC 的指南相结合，形成了一个彩色编码表。

手术室和急诊科是使用超时清单的科室，这让人无法求证信息的正确性。员工按照清单的字面意思完成任务以避免患者、程序或手术以及部位上出现错误。TJC 有其通用的表格，它只要求使用某一种清单而并未指定某种特异性的清单。2012 年，当 CMS 要求使用清单时，APRN 已经呼吁使用术前检查清单多年了。

病房检查清单在一些情况下也会使用，如病房护士在将患者送到手术室前要使用术前检查清单来检查是否每项措施都已完成，到手术室开始手术前，还要用这个清单对患者的情况进行核对。以这种系统的烦琐性来防止错误的发生，但存在使用受限且缺乏特异性的缺陷，也并未强调潜在的沟通问题。目前尚无标准化清单形成，但推荐在建立专家团体并进行多次预实验的基础上制订。很多机构在术前使用检查清单，在完成某些标准化的项目后会在清单上进行标记以便在病例或表格里面查到，例如，实验室检查结果记录了关于血型、凝血时间等信息。使用明确的清单使团队中的任何成员都可以在发现缺失信息时报告问题。

患者的安全结局

有证据显示，使用检查清单可以改善沟通以及患者的安全，特别是在瞬息变化的管理环节中，如在术前、急诊室、麻醉科等。根据 Amer（2013）的研究，使用简单的检查清单在新近 18 个月的试验期内挽救了超过 1500 个生命。一项由 Semel 及其同事（2010）所做的研究发现，如果一个医院的术后并发症概率超过 3%，使用检查清单只要减少 5 个主要并发症就可以降低成本。一些外科护士总抱怨清单太烦琐、花费的时间太多，或者并不是所有的外科医生都在使用。

使用 SBAR 技术

情境—背景—评估—建议（situation, background, assessment, recommendation, SBAR）技术使用标准化

的语言沟通工具，用结构化的形式在医护之间以及护士与其他医疗团队之间建立一种通用语言，尤其用于在患者病情急剧变化或交接班时的紧急情况下进行简洁、清晰的沟通过程中。SBAR 的形式见表 4.2。

SBAR 消除了多余的语言，仅传递最重要的信息。它摒弃了权威的部分，将传统的医护之间的垂直结构扁平化，让员工能够表达其对事情进展的考虑，从而改善沟通，促进合作。这种简洁的形式已经在美国和英国得到了广泛的应用（Fleishman and Rabatin, 2008；Leonard and Bonacum, 2008；

Schroeder, 2011）。

SBAR 是对情境的总结，所以整个团队都是利益的共同体（Bonacum, 2009）。它在各种机构、团队甚至电子邮件中都得到了广泛的应用。SBAR 简化了医护之间的语言沟通，沟通的内容是使用预期的形式呈现的。一些医院在电话旁边放上塑封的 SBAR 指示牌，供护士在给医生打电话汇报患者病情变化或者需要开具新的医嘱时使用。记录新的医嘱是 SBAR 记录的唯一部分。百宝箱 4.1 中的例子可供参考，再使用 SBAR 的形式完成练习 4.1 至练习 4.3。

表4.2	SBAR结构化沟通形式	
S	情境	介绍自己、患者和问题。在 10 秒钟内说出发生了什么事。包括患者的出生日期、住院号、确认是否签署了知情同意书等。
B	背景	陈述相关背景和简要病史。可能的话先看看记录再开口说话或者再给医生打电话。讲述患者的背景资料，包括诊断、问题清单、过敏史以及相关的生命体征、用药史、实验室检查结果等。
A	评估	说出你的结论，你认为发生了什么问题。列出你对于患者现状的意见。例如，患者的疼痛水平、用药并发症、意识水平、出入量的问题或对失血量的估计等。
R	建议或要求	陈述你对于患者进一步治疗的建议。提出行动建议。你需要什么？完成这些事需要多少时间？还应该包括提问的机会。一些资料还建议对任何新的医嘱都需要进行重复以反馈其清晰度。如果没有接到医生的反馈，则重申你的请求。

Adapted from personal interview: Bonacum D:CSP, CPHQ, CPHRM, Vice President, Safety Mangement, Kaiser Foundation Health Plan, Inc., February 25, 2009;Fleischmann JA:Medical Vice President of Franciscan Skemp, Mayo HealthCare System, LaCrosse, WS, May, 29, 2008.

练习4.1   使用标准化沟通工具

目的： 练习使用 SBAR 技术。

案例学习

罗宾女士，1950 年 1 月 5 日出生，是胡医生的术前患者。她计划于上午 9 点进行开腹子宫切除术，从昨晚开始禁食。她对青霉素过敏。夜班护士报告说她晚上基本没睡，而且她在手术医生和麻醉师给她入院检查后就特别焦虑。在术前用药中，阿斯匹林用药时间医嘱是 8:30，但实际用药时间

是 8:40。腹部皮肤用碘酒擦洗，左前臂从早晨 7 点开始静脉滴注 0.45 的盐水 1 升。她有慢性阻塞性肺疾病病史，一直用沙丁胺醇吸入剂控制，但自从昨天入院后便停止使用。

说明

三个人一组，将上述信息组织成 SBAR 的形式，第一个学生做汇报；第二个学生扮演接受报告的护士；第三个学生作为观察者评估报告的准确性。

练习4.2　电话模拟：医护之间关于重症患者的对话

目的： 提升使用结构化表格进行电话沟通的技巧。

程序

　　阅读案例，然后模拟给医生打电话的情境。提示：现在是半夜。

案例

　　芭布斯·珀恩特尔小姐，1942年1月14日出生，膝关节

重建术后6小时，主诉疼痛和口渴。她的腿围增加了4厘米，小腿有明显瘀斑且范围迅速增大。体温37.2℃，呼吸20次/分，并且足背动脉波动消失。

讨论或书面作业

　　记录你们的对话以进行事后分析。在分析中写下在这次沟通中使用SBAR技术的准确性、有效性和清晰度。

练习4.3　使用SBAR技术模拟交接班

目的： 练习使用SBAR。

程序

　　在后期会议中，让A护士作为白班护士向夜班护士B做交班报告。练习对他们分管的患者或者模拟的4~5个术后

患者的病情进行交接。使用SBAR技术。

讨论

　　全组同学讨论使用这种沟通方式的优缺点。

百宝箱4.1　SBAR举例

　　与患者主管医生使用SBAR形式进行沟通的临床实例

　　情境："普勒斯顿医生，我是圣西门医院的夜班护士温蒂·奥比，打电话是想告诉您雷克伍德先生的病情，他现在呼吸困难。"

　　背景："凯尔·雷克伍德，DOB7/1/60，53岁老年男性，因慢性肺病病情加剧于12月25日入院。现在他的症状突然加重：生命体征是心率92次/分，呼吸40次/分，并伴有喘息，血压134/94毫米汞柱，氧饱和度已经降到了72%。"

　　评估："我在右肺没有听到任何呼吸音。我想他可能是气胸。"

　　建议："我希望您能立刻来看看，他可能需要安插胸管。"

患者的安全结局

　　循证报告显示，使用SBAR技术降低了患者负性事件的发生，包括降低非预期死亡数（De Meester等，2013）。护士练习使用标准化沟通工具可以提升其与医生有效沟通患者病情的能力（Krautscheid, 2008）并帮助护士快速做出决策并在头脑中制订计划（Vardaman et al., 2012）。这个形式使医疗团队成员知道哪些内容应该沟通（见图4.1）。

　　TJC、医疗改进委员会以及AACN都支持将

SBAR技术作为沟通的结构化形式使用（TJC还要求医院制订标准化交接班表格）。因此，我们认为SBAR技术是最佳实践工具。除了在患者的病情发生变化时使用外，在护士换班或者医护换班、转院以及患者从一个病房转到另外一个病房时也都可以使用，有些人还建议医疗机构每年进行使用SBAR技术的能力考核。

　　在医护实践中运用SBAR技术或者其他标准化沟通工具的明显优势在于它可以减少不同专业之间沟通模式上存在的差异。由Compton及其同事（2012）所进行的研究指出，78%的被调查医生认为他们拥有足够的信息以供临床决策。

　　护士除了要与同事定期地或者在患者病情发生变化时进行沟通外，还要对患者病情变化所代表的含义进行口头补充。他们要对患者所接受的照护进行监督并对医生不清楚或有争议的医嘱提出质疑。

　　一些学者推测使用SBAR技术会使员工形成认知图式。使用这种结构化的表格能让经验不足的护士像有经验的护士一样做出详细合理的报告。

　　患者转到另外一个病房或者交接班的报告均

须使用电子化的 SBAR 表格以改善信息所传递的数量、一致性和广泛性，所花费的时间却并不比传统的交接班报告时间长（Cornell 和 Gervis, 2013；Wentworth et al., 2012）。

机组人力资源管理为基础的工具

机组人力资源管理（Crew Resource Managencent-based Tools, CRM）是从航空系统引入的与 SBAR 技术相似的另外一种沟通工具。它提供了实施沟通的原则，特别是在交接班时应该遵从的原则。在进行诸如手术等工作之前，全部团队成员都要停下来一起对现状进行总结。每个团队成员都有义务指出安全问题。

情况介绍会　在诸如手术室等团队情境中，团队可以使用另外一种标准化形式——情况介绍会。领导者（在案例中是外科医生）向团队成员简要介绍接下来可能要完成的程序，分配任务和责任，对非预期的情况做出计划，增强每个成员对情况的警觉。领导者请每个发现潜在问题的人把问题说出来，鼓励每个团队成员发表见解，甚至包括患者本人，因为除非你特别要求患者来参加，否则患者是不会说的。总结经常是由领导者以外的某个人来完成的，一般在最后进行，主要对哪些做得好，哪些还需要改进进行描述或总结（Bonacum, 2009）。这有点像护士给患者做了健康教育后让患者做的反馈，以证实患者确实理解了内容。

总结反馈　总结反馈发生在手术后或者紧急事件之后。它是一种回顾或重申，目的在于让每个团队成员有机会说出所发生的问题，以识别哪些进展顺利，并对需要做出改变之处提出建议。

患者的安全结局

在外科使用这种工具后，死亡率大大降低。员工可以通过总结反馈环节所提供的沟通信息来识别或避免负性事件的发生（Bagian, 2010）。使用结构化交接班工具可以增加对沟通的感知（Jukkala et al., 2012）。

团队训练模式

团队合作在第二十四章从持续医护沟通的角度进行了描述。

大多数被上报的错误是由于团队合作不佳或沟通不良导致的（McCaffery et al., 2012）。一个有效的团队进行的沟通应该是清晰、准确并能被所有人理解的，这样所有的团队成员才能一起努力保障患者的安全。为了促进学科间的合作与沟通，建议医生和护士共同参加沟通培训和团队建设，以树立"我们"而不是"他们"的工作理念。当问题发生时，需根据情况制订不同的方案。具体的冲突解决策略详见第二十三章。

诚然，医疗团队要向患者提供更多的资源、允许更灵活多样的形式、促进"互相学习"的氛围，最终提供更多可选择的、创造性的解决问题的方法。这要求我们运用标准化沟通技巧，通过共有的沟通交流的期望来培养合作性实践。妨碍团队合作有效运行的因素包括：缺少实践与自主文化、工作负荷大、专业术语以及沟通风格的不同等。想花最少的时间解决尽可能多的错误是很难的。

TEAM STEPPS 模式

提升绩效和患者安全的团队策略和工具（Team Strategies and Tools to Enhance Performance and Patient Safery, TeamSTEPPS）是一个非常好的模式。这个项目强调通过提升循证沟通技巧来达到预期的结局，沟通技巧包括：能说明大致情况并能总结反馈，在交流中相互尊重，明确团队中的领导者，相互监督，对监督情况及时进行反馈，主张每个人都投入的氛围，以及使用标准化的沟通形式，例如 SBAR 技术和以病房为基础的全面安全项目（CompYehensive Unit-based Safety Program, CUSP；AHRQ, CUSP, 2008）等内容。营造团队文化意味着每个成员要做到以下几点：

- 开放性沟通，经常进行及时的反馈
- 避免他人工作负担过重
- 寻求并提供帮助

　　AHRQ 的 CUSP 可以被用来实施团队合作和沟通。它主张医疗人员通过使用沟通工具来帮助形成安全文化的多方面策略。CUSP 将团队培训与循证实践有机结合了起来（Weaver et al, 2013）。

　　TeamSTEPPS 与"传递接力棒"　考虑到交接班，其中 AHRQ 的 TeamSTEPPS 项目（2008b）推荐所有成员在患者转院时使用"传递接力棒（I PASS the BATON）"理念，表 4.3 将详细说明了这一沟通方案。

▌表4.3		"传递接力棒（I PASS the BATON）"
I	介绍	介绍你自己和你的角色
P	患者	陈述患者的姓名、住院编码、年龄、性别和住所
A	评估	患者的主诉、生命体征、症状和诊断
S	情境	现状、确定程度、新近变化、对治疗的反应
S	安全事宜	重要的实验室报告、过敏史、注意事项（如跌倒）
the		
B	背景	并发症、之前的发作、现在的用药、家族史
A	行为	陈述已采取的措施及其原因
T	时机	紧急程度，阐明时机和优先顺序
O	负责人	陈述谁是责任人
N	下一步	陈述计划：接下来要做什么以及所有潜在的变化

美国国防部监制：国防部患者安全项目——改善转院的医疗沟通工具包。Falls Church, VA：TRICARE Management Activity, 2005.

　　退伍军人管理临床团队训练项目　退伍军人事务管理部门为发展团队协同发展了多学科项目。基于航空机组人力资源管理的基本原则，它将技术与标准化照护策略相结合，旨在改善开放性沟通的状况。其中一个例子就是关于"坚定地询问"，以航空机组人力资源管理为模板等方面，在这种模式中任何机组人员如果发现任何安全方面的问题都有权说出来。

团队训练项目的患者安全结局

　　多项研究均表明，团队沟通策略实施后，护士的满意度有所增加。在一项对多个研究结果的综述中，Weaver 发现 CUSP 可以提供适当的改善患者安全结局的技术支持。

护理团队合作

　　由一个护士给另外一个护士的传统患者报告应该准确、具体、清晰，并且能够留出足够的时间提问，以改善患者安全结局。团队训练是增强医护合作的工具。团队概念的提出在医疗护理领域已有数年的历史。例如，医疗中采用查房的形式在医生之间完成信息共享。护士在将责任交给下一班护士时需要进行交班报告。使用 SBAR 技术或其他任何标准化沟通形式来报告，特别是床边报告，可以提升患者照护环境的安全性，如将患者作为团队的积极参与者，而不会增加报告时间（Woods et al., 2008）。

学科间查房与团队会议

　　当代医疗团队使用"学科间查房"来增强整个团队中医生、药剂师、治疗师、护士以及营养师之间的沟通。这一策略可以增强沟通并能对患者结局产生积极影响。例如，学科间查房就与平均住院日的减少有关。

　　多学科"团队"会议可以每天或每周召开，探索共同的目标、关注点以及选择偏好，在问题转变成冲突之前就把它解决掉；提供支持，做规模稍小一点的临床教学查房，并且每周一次请医生来指导护士，其目的是鼓励医生与护理人员进行沟通。

碰头会可以让团队快速地收集信息，决定行动方案。碰头会强调的是现有的照护计划或告知团队成员计划中有哪些变化。团队中的任何成员都可以要求召开碰头会。

出声回顾或暂停技术可以让团队成员停下来一起回顾当前境况。正如前文所述，TJC 要求外科工作人员有一个休息时间让所有团队成员回顾手术中的细节，防止患者、手术部位等方面的错误。

标准化交接班工具

很多形式（包括电子化交接班核对清单）都能促进完整性和有组织性的信息传递。除了前面描述的核对清单，TJC 还发布了 SHARE 程序作为有针对性的解决问题工具。

S（standardize crucial content）= 标准化的重要内容：患者的病史和现在的关键数据

H（hardwire your system）= 硬件系统化：发展或使用标准化工具，核对清单

A（allow opportunities for question）= 允许提问：使用批判性思维，与整个团队分享数据

R（reinforce）= 再强化：共同的目标和成员的责任

E（educate）= 教育：借助真实反馈，采用标准化交接班的团队训练

患者的安全结局

所有这些用来改善学科间沟通问题的策略打破了护患间的屏障，增强了人员的满意度（Rosenthal, 2013），更减少了呼叫夜班住院医师的次数，还能改善照护质量。

用以科技为导向的方法营造患者安全文化

医疗信息技术（health information technologies,

HITs）是提高安全性的主要工具，也是降低医疗费用、提高照顾质量的方法（Parsons, 2013）。HITs、文本信息以及精密的智能电话等技术革新作为临床决策的支持系统，以及电子临床路径和照护计划、计算机化注册或用于监测治疗的全国数据库等都将在第二十五、二十六章中进行讨论。

医嘱的电子传输技术包括直接为社区中的患者开具医嘱，能减少由于手写字迹不清而导致的错误。

音频识别（radiofrequency identification, RFID）是指把一个计算机芯片放进识别卡或者植入人体，这是一项新兴技术，能够让你定位某个护士、识别某个患者，甚至是某个药物。该技术还能将此整合到护士的手持计算机中。

防止患者识别错误是最常见的差错预防策略。给药前，护士需要核实患者的过敏史，请另外一个护士帮助核实药物的准确性，并再次核对患者身份的准确性。TJC 的最佳实践建议核对患者的姓名腕带，再让患者说出他或她的姓名，或其他标识（如生日）。

使用姓名腕带条码等技术可以防止错误识别［AHRQ，n.d. (c)］。有些腕带条码上还有患者的照片、姓名、生日以及识别条码。

白板很长时间以来都被用在中心护士站发布公告与分配人员；在运输部用来公示劳动状态；在外科用来追踪程序和人员。现在我们使用的是电子化白板，这使患者也可以添加自己的信息。

患者安全结局

很多机构，包括退伍军人医疗管理系统，已经使用条码多年。当医生开具一种新的药物时，医嘱上面会有与患者姓名腕带一样的条码。护士给药时必须先用扫描器对两个条码进行核对，就像超市收银员进行商品扫码一样。在退伍军人管理所，给药错误率已经因此下降了 24%（Wright and Katz, 2005）。同样，实验室标本上也通过粘贴条码以防止混淆。

其他具体的护理措施

遵守安全制度

实施以病房为基础的安全项目（如 CUSP）和遵守制度能减少差错、提升照护效能，以增加你与患者的沟通时间。相反的例子包括给药或实施某些操作时需要两个标识或使用两个挑战原则。

应急预案是捷径。护士在紧张的时间压力下有时会走一些捷径，通常称为"应急预案"。采用这种方法可以预估一个人的工作量，例如，把你负责的所有患者中要在上午 10 点给药的人单打一套条码，然后立刻进行扫描而不是到他们的病房逐个扫描腕带上的条码。

患者的安全结局

背离安全规程会产生风险。尽管在短期内可以节省时间，但从长期来看，每年所犯的错误会造成巨大的经济损失，甚至伤害患者，同时也会把你自己置于因治疗不当而被起诉的危险中。

床边转化照护

床边转化照护（Transforming Care At the Bedside, TCAB，读为 tee-cab）始于 2003 年，是由罗伯特·伍德·约翰逊基金会资助的医疗照护改进项目，目的是通过授权给护士来改善患者的安全以及病床前的照护质量，来促进相关体系变革（Robert Wood Johnson Foundation, 2008；Stefancyk, 2009）。

这个项目通过四个核心概念以提升照护质量：

1. 确保安全、有效的护理。使用一些方法，如头脑风暴、培训护理人员来进行更好的实践，形成更好的沟通理念。一个例子就是在交接早班时护士向医生报告患者的情况；另外一个策略是授权护士进行决策。
2. 建立以病房为基础的重要团队。多学科的支持性团队能增强床边照护护士的专业认同感，这与医生之间的沟通改善相结合可以对患者的安全结局产生积极影响。
3. 实施以患者为中心的护理，保证照护的连续性，在照护中尊重患者及其家庭的选择。
4. 提供增值照护。这一措施可以通过诸如增加在每个患者的病房抽屉中使用频率高的物品来消除护理的低效性。

患者的安全结局

对 60 多家医院的项目评估显示，这种方法使病房死亡率下降了 25%，并且显著减少了医源性感染。医护合作与交流得到了改善，医生和护士的满意度也得以提高。护士认为这种方法从总体上让他们感受到了自主权（Stefancyk, 2008a；2008b）。

患者与照护者合作

与患者进行沟通是使他们参与照护计划的需求。这是 2009 年 TJC 提出的目标。其中第 13 条目标指出，"要将鼓励患者积极参与自己的照护工作作为安全策略"，其中包括了请患者及其家属报告安全事件。患者及其家属应该成为照护过程的有机组成部分；另外一个策略是提供更多沟通交流的机会。

向患者强调他们是医疗团队中非常有价值的一员

让你的患者明白对他们的照护工作需要他们自己的积极参与。自我照护是患者和照护者的共同目标。让患者在照护中成为合作者可以防止差错的发生。强调照护者与患者的合作伙伴关系，通过床旁查房增进开放性交流，如通过在病床边交接患者的变化让患者看到自己的医疗记录——这是 Fleischman 和 Rabatin（2008）所描述的沟通交流模式的第二步。在建立关系的过程中，要想建立友好的关系，各参与者都要遵循 PEARLS 的原则（P= 合作关系；E= 同情；A= 道歉，如"很抱歉让您久等了"；R= 尊重；L= 认可患者的感觉或言论，如"很多人都有类似的担心"；S= 支持）。

每天进行患者病情的简单回顾

医生已经习惯在查房的时候与患者进行简短的对话了。一些主管护士也开始进行尝试，特别是在交接班的时候。这就让患者能参与到信息交换的过程中。通过第二十六章所介绍的快速发展的高科技，床边查房可以变得更有效率。有计算机覆盖的病房使用计算机化的运输囊可以避免在病房里推着沉重的手推车。新兴的电子化趋势（如电子化临床路径）正在作为患者的照护计划得以应用，也让患者能了解到当天的照护目标。

使用手写的宣传材料

在一个医疗系统中，可以在患者入院时就分发宣传手册，指导患者在接受护理的过程中与医护人员成为合作伙伴。护士会在每天的某个时间走进患者病房，坐下来，与患者进行目光接触。然后，护士和患者一起制订当天的目标清单，并将其抄写在患者房间的白板上（Runy, 2008）。作为安全与沟通的一部分，可以通过在表格、房间或病床上做一些标注来提示每一个进入房间的人，以避免语言的障碍。用患者的语言做出解释或者提供信息材料也能减少风险。

评估患者的健康素养

如上所述，语言和书写的信息越简单越好，这是非常重要的。作为护士，你需要评估每位患者的健康素养，并保护他们的隐私以避免尴尬。通过患者的反馈来考量患者对所教授知识的理解程度：简洁，清晰，核实！

患者的安全结局

患者的参与对安全的影响仍有待进一步的数据证实。但现有证据确实已经表明，床边报告模式确实使得患者的满意度得到了提高（Radtke, 2013）。AHRQ 建议患者，如果存在问题或者顾虑，一定要说出来，要询问检查结果而不能主观地认为"没有消息就是好消息"。对于一些已经被上报的高危患者，可以在其房间里放置一些诸如防跌倒警示等，以减少患者伤害。

总　结

医疗体系正在进行持续的变革。全体成员的努力可以使得错误最小化和患者安全最大化。由于沟通不良已经被证实是错误发生的主要原因，本章主要讨论的是相应的解决方法，并介绍了一些个人和系统方面的解决措施。

> **伦理困境　你会怎么做？**
>
> 你是安宁医院的一名新护士，为 34 岁的脊柱癌复发患者温蒂女士提供居家护理。在两个月前的一次多学科照护计划会上，肿瘤学家迟医生和家庭医生、安宁护士以及温蒂女士都同意在她病情恶化到需要呼吸机辅助通气时把她收入医院。但是今天，当你到她家的时候，她表达了想放弃进一步入院治疗的想法。她的家庭医生是她的朋友，同意增加大吗啡的用量来应对她的疼痛加剧，即使你觉得这么大的剂量可能会进一步使她的呼吸状况恶化。
>
> 1. 本案例中可能存在什么沟通不良的问题？
> 2. 你会采取何种策略让整个团队同心协力？

问题讨论

1. 检查表 4.1 并列举每一项最佳沟通实践的案例。
2. 使用给出的 SBAR 技术进行练习。哪部分是最容易的？哪个又是最难的？很多学校确实有让护士生打电话以及进行角色扮演的脚本，你的学校有吗？

参考文献

Abrahamson KA, Fox RL, Doebbeling BN: Facilitators and barriers to clinical practice guidelines use among nurses, *Am J Nurs* 112(7): 26–35, 2012.

Agency for Healthcare Research and Quality (AHRQ):
- AHRQ [a]. National healthcare quality report.2005. www.ahrq.gov/qual/nhqr05/nhqr05.htm Author. Accessed 7/1/14.
- AHRQ [b]. Medical errors: the scope of the problem: an epidemic of errors. Author. www.ahrq.gov/research/findings/factsheets/errors-

safety/improving-quality/index.html. Accessed 7/1/14.

- AHRQ. 2009. Patient safety initiative: building foundations, reducing risk. Patient Safety Goals Available online: www.ahrq.gov/qual/pscongrpt/psinisum.htm. Accessed February 28, 2009.

- AHRQ [c]. Mistaken identity www.ahrq.gov/ [search 'mistaken identity']Author.

- AHRQ. Comprehensive unit-based safety program (CUSP). 2008. Using a comprehensive unit-based safety program to prevent healthcare-associated infections tool.

- http://www.ahrq.gov/professionals/quality-patient-safety/cusp/index.htm. Accessed 1/7/14.

- AHRQ. 2008. Patient safety and quality: an evidence-based handbook for nurses. Hughes, RG [ed]. Agency for Healthcare Research and Quality: Rockville, MD [AHRQ pub no. 08-0043]

- AHRQ. 2008. Publication No. 06-0020-3. TeamSTEPPS [trademark], pocket guide Author: Rockville, MD. http://teamstepps.ahrq.gov/: Agency for Healthcare Research and Quality's Patient Safety Network : PSNet (http://PSNet.ahrq.gov/collection.aspx) [search by name]

- PSNet:Checklists. http://psnet.ahrq.gov/primer.aspx?primerID=14. Accessed 7//1/14. PSNet: Error Disclosure. http://psnet.ahrq.gov/Primer.aspx?primerID=2. Accessed 7/1/14.

- PSNet: Handoffs and Signouts. http://psnet.ahrq.gov/primer.aspx?primerID=9. Accessed 7/1/14.

- PSNet: Medication Errors. http://psnet.ahrq.gov/primer.aspx?primerID=23. Accessed 7/1/14.

- PSNet: Nursing and Patient Safety. http://psnet.ahrq.gov/primer.aspx?primerID=22. Accessed 7/1/14.

- PSNet: Physician Work Hours and Patient Safety. http://psnet.ahrq.gov/primer.aspx?primerID=19. Accessed 7/1/14.

- PSNet: Root Cause Analysis. http://psnet.ahrq.gov/primer.aspx?primerID=10. Accessed 7/1/14.

- PSNet: Safety Culture. http://psnet.ahrq.gov/primer.aspx?primerID=5. Accessed 7/1/14.

- PSNet: Systems Approach. http://psnet.ahrq.gov/primer.aspx?primerID=21. Accessed 7/1/14.

Amer KS: *Quality and Safety for Transformational Nursing: Care Competencies*, Boston, 2013, Pearson Publishing.

American Association of Colleges of Nursing (AACN):

- AACN. 2006a. Hallmarks of quality and patient safety: recommended baccalaureate competencies and curricular guidelines to ensure high-quality and safe patient care. *J Prof Nurs* 22 (6), 329–330.Available online: www.aacn.org or http://qsen.org/competencydomains/safety Accessed.

- AACN. 2006b. Safety. http://www.aacn.nche.edu/publications/white-papers/hallmarks-quality-safety Accessed 7/1/14.Bagian JP. 2010. Medical team communication training before, during and after surgery improves patient outcomes, *JAMA* 304(5), 1693-1700.

Barnsteiner J, Disch J: A just culture for nurses and nursing students, p. 407–416. In Disch J, Barnsteiner J, editors: *Second Generation QSEN: An Issue of Nursing Clinics*, Philadelphia, 2012, Saunders/Elsevier.

Bonacum D: CSP, CPHQ, CPHRM, Vice President, Safety Management, *Kaiser Foundation Health Plan, Inc*, 2009 [Kaiser Permanente]: Personal interview February 25.

Brickell TA, McLean C: Emerging issues & challenges for improving patient safety in mental health: A qualitative analysis of expert peer perspective, *Patient Saf* 7(1):39–44, 2011.

Compton J, Copeland K, Flanders S, Cassity C, et al.: Implementing SBAR across a large multihospital health system, *Jt Comm J Qual Patient Saf* 38(6):261–268, 2012.

Cornell P, Gervis MT: Improving shift report focus and consistency with the Situation, Background, Assessment, Recommendation protocol, *J Nurs Admin* 43(7/8):422–428, 2012.

Cronenwett L, G. Sherwood J, Barnsteiner, et al.: Quality and safety education for nurses, *Nurs Outlook* 55(3):122–131, 2007.

De Meester K, Verspuy M, Monsieurs KG, Van Bogaert P: SBAR improves nurse-physician communication and reduces unexpected death: A pre and post intervention study, *Resuscitation 2013 Sep* 84(9):1192–1196, 2013. Epub 2013 Mar 26 http://dx.doi.org/10.1016/j.resuscitation.2013.03.016.

Denham CR: SSBAR for patients, *J Patient Saf* 4(1):38–48, 2008.

Denholm B: Time-out checklist, *AORN* 98(1):87–90, 2013.

Elder NC, Brungs SM, Nagy M, et al.: Nurses' perceptions of error communication and reporting in the intensive care unit, *J Patient Saf* 4:162–168, 2008.

Fleischman A, Rabatin J. 2008. Provider-Patient Communication. Conference materials supplied by Mayo Health Care System Medical Continuing Education Department MN: Rochester, obtained May 27

Fleischmann JA: *Medical Vice President of Franciscan Skemp, Mayo HealthCare System*, LaCrosse, WS, 2008, Personal interview May 29.

Hartnell N, MacKinnon N, Sketris I, Fleming M: Identifying, understanding and overcoming barriers to medication error reporting in hospitals: A focus group study, *BMJ Qual Saf* 21(5):361–368, 2012.

Haw C, Cahill C: A computerized system for reporting medication events in psychiatry: The first two years of operation, *J Psychiatr Mental Health Nurs* 18:308–315, 2011.

Henkind JR, Sinnett JC: Patient care, square-rigger sailing, and safety, *JAMA* 300(14):1691–1693, 2008.

Hospital Safety Score: *Latest Hospital Safety Scores Show Incremental Progress in Patient Safety* U.S. State Rankings, 2013, New Letter Grades Shift. Accessed 7/17/13 www.hospitalsafetyscore.org/latest-hospital-safety-scores-show-incremental-progress.

Hughes RG, 2008. Editor. Patient safety and quality: an evidence-based handbook for nurses vols. 1–3 2008 Agency for Healthcare Research and Quality: Rockville, MD April [AHRQ Publication No. 08–0043]

The Joint Commission (TJC)

- TJC. 2008. Behaviors that undermine culture of safety. Sentinel Event Alert Issue 40. Available online: http://www.jointcommission.org/sentinelevent_alert_issue_40_behaviors_that_undermine_a_culture_of_safety/. Accessed 7/1/14

- TJC. 2007. Preventing medication errors. In RA Porche' [ed]. Front Line of Defense: The Role of Nurses in Preventing Sentinel Events. [2nd ed]. Oakbrook Terrace, Il.

- TJC Safety Goals. www.jcipatientsafety.org/

- TJC. 2006. Root causes of sentinel events Author: www.jointcommission.org/SentinelEvants/Statistics/

- TJC. Sentinel event statistics. www.jointcommission.org/sentinel_event_statistics_quarterly/

The Joint Commission International with Robert Wood Johnson Foundation. 2010. The Future of Nursing. Author. www.nap.edu/catalog.php?record_id=12956/ 7/1/14.The Joint Commission International, WHO Solutions. ww.jointcommissioninternational.org/24839/ Accessed Sept. 1, 2013.

Jukkala AM, James D, Autrey P, Azuero A, et al.: Developing a standardized tool to improve nurse communication during shift report, *J Nurs Care Qual* 27(3):240–246, 2012.

Kaboli PJ: Medication reconciliation, *Arch Intern Med* 172(19):1069–1070, 2012.

Institute of Medicine (IOM): *To Err Is Human: Building a Safer Health System*, Washington, DC, 2000, The National Academies Press.

Krautscheid LC: Improving communication among healthcare providers: preparing student nurses for practice, *Int J Nurs Educ Sch* 5(1), 2008 article 40.

Leonard M, Bonacum D: *SBAR application and critical success factors of implementation. Kaiser Permanente Health Care System presentation.* Rochester, MN, 2008, Pulmonary and Critical Care Medicine, Mayo Healthcare System May 2008, by Dr. Rabatin Jeff, Consultant.

McCaffery R, Hayes RM, Cassell A, Miller-Reyes S, et al.: The effect of an educational program on attitudes of nurses and medical residents towards the benefits of positive communication and collaboration, *J Adv Nurs* 68(2):293–301, 2012.

National Patient Safety Foundation (NPSF, nd). www.npsf.org/category/updates-news-press/research-news/for-patients-consumers/patients-andconsumers-key-facts-about-patient-safety

Parsons A. 2013. Webinar on translating electronic data. AHRQ webinar event #998 908 862. Accessed August, 29.

Quality and Safety Education for Nurses (QSEN, 2013): www.qsen.org/

Radtke K: Improving patient satisfaction with nursing communication using bedside shift report, *Clin Nurse Spec* 27(1):19–25, 2013.

Rideout D: "Just Culture" encourages error reporting, improves patient safety, *OR Manger* 29(7):1, 2013.

Ring L, Fairchild RM: Leadership and patient safety: A review of the literature, *J Nurs Reg* 4(1):52–56, 2013.

Rosenthal L: Enhancing communication between nightshift RNs and hospitalists, *J Nurs Admin* 43(2):59–61, 2013.

Runy LA: The nurse and patient safety, *Hosp Health Netw. 2008 Nov* 82(11):5, 2008 . p following 42, 1. Accessed January 6, 2009.

Saintsing D, Gibson LM, Pennington AW: The novice nurse and clinical decision-making: How to avoid errors, *J Nurs Manag* 19:354–359, 2011.

Schroeder MJ: Looking to improve your bedside report? Try SBAR, *Nursing Made Incredibly Easy* 9(5):53–54, 2011.

Singh H, Thomas E, Peterson L, et al.: Medical errors involving trainees, *Arch Intern Med* 167(19):2030–2036, 2007.

Semel ME, Resch S, Haynes AB, Funk LM, et al.: Adopting a surgical safety checklist could save money and improve the quality of care in U.S. hospitals, *Health Aff (Millwood)* 29:1593–1599, 2010.

Stefancyk AL: Transforming care at the bedside: transforming care at Mass General, *Am J Nurs* 108(9):71–72, 2008a.

Stefancyk AL: Transforming care at the bedside: nurses participate in presenting patients in morning rounds, *Am J Nurs* 108(11):70–72, 2008b.

Stefancyk AL: Transforming care at the bedside: high-use supplies at the bedside, *Am J Nurs* 109(2):33–35, 2009.

Robert Wood Johnson Foundation. 2008. The Transforming Care At the Bedside (TCAB) Toolkit. http://www.rwjf.org/en/research-publications/find-rwjf-research/2008/06/the-transforming-care-at-the-bedside-tcab-toolkit.html.

World Health Organization (WHO): WHO Collaborating Centre on Patient Safety Solutions. http://www.who.int/patientsafety/solutions/patientsafety/collaborating_centre/en/.

Vardaman JM, Cornell P, Gondo MB, Amis JM, et al.: Beyond communication: The role of standardized protocols in a changing health care environment, *Health Care Manage Rev* 37(1):88–97, 2012.

Weaver SJ, Lubomksi LH, Wilson RF, Pfoh ER, et al.: Promoting a Culture of Safety as a patient safety strategy: A systematic review, *Ann Intern Med* 158(5 Part 2):369–374, 2013.

Wentworth L, Diggins J, Bartel D, Johnson, et al.: SBAR: Electronic hand-off tool for noncomplicated procedural patients, *J Nurs Care Qual* 27(2):125–131, 2012.

Woods DM, Holl JL, Angst D, et al.: Improving clinical communication and patient safety: clinician-recommended solutions, *J Healthcare Qual* 30(5):4354, 2008.

Wright AA, Katz IT: Bar coding and patient safety, *N Eng J Med* 353(4):329–331, 2005.

Yee KC, Wong MC, Turner P: Understanding how clinical judgement and communicative practices interact with the use of an electronic clinical handover system, *Stud Health Technol Inform* 188:168–173, 2013.

Zbar RI, Taylor LD, Canady JW, et al.: The disruptive physician: righteous Maverick or dangerous Pariah? *Plast Reconstr Surg* 123(1):409–415, 2009.

第二部分

主要的沟通技巧

培养治疗性沟通的技巧

Elizabeth C. Arnold

目 标

阅读本章后，读者能够：

1. 描述治疗性沟通的概念。
2. 描述用于治疗性沟通的理论框架。
3. 社交性沟通和治疗性沟通的不同特征。
4. 应用以患者为中心沟通的概念。

5. 讨论积极倾听式回应在治疗性沟通中的应用。
6. 描述言语回答作为沟通策略的应用。
7. 描述在健康联盟中其他的沟通风格。

第五章专注于沟通的原则、技巧和策略，护士可借此支持和教育患者有效应对与健康有关的问题。本章回顾了以患者为中心的有效沟通的构成和目标。在应用部分描述了共情的主动倾听反应，以及用于建立护患关系的常见沟通策略。

治疗性沟通的主要方法是由医疗保健团体、患者和家庭共同思考照护方案，计划治疗方法，对治疗达成共识，从而实施治疗以及评估临床结局。治疗性沟通发生在当下的医疗环境中，能够通过讨论获得相关临床结果，这对患者未来的健康状况将产生深远的影响。为达到在临床实践过程中能够以患者为中心同时实现团队合作的目标，有效的沟通是必须的，并且它也是实现"护士质量与安全教育（QSEN）"的护理能力所必备的（Cronenwett et al., 2007）。高质量护理中有效沟通的重要性已经体现在联合委员会标准（TJC，2010）和医学研究所（IOM）的报告中。医疗保健在很大程度上依赖于沟通，并且这和患者的安全有十分密切的联系。运用计划好的治疗性沟通技巧是一门需要学习的技术，它需要学习和实践能力，并且需要专业上的自信。

基本概念

治疗性沟通的概念

定义

治疗性沟通被定义为一个由言语和动作组成的动态互动的过程，由参与的临床医生和患者一起实现与患者健康有关的目标。最早的治疗性沟通的概念是由 Jurgen Ruesch 定义的，沟通技巧是发展治疗性关系、与患者和家属进行跨学科交谈所必备的。沟通的基本组成形式包括言语和书面语言，以及非言语沟通行为。

现在的观念认为言语和非语言的沟通都应该是沟通的一部分（Stewart, 2011；Knappy and Colleagues, 2014）。在面对面的交流过程中，护士应该对患者反馈的言语和行为有广泛的关注。识别患者言语和非言语的表达能够让护士理解并获得更全面、多维度的信息。

言语沟通

言语沟通是指通过语言来交流，词语是最常使用的交流媒介。Wachtel 说："词语是关系的媒介。"词语是语言的标志，它让人们能够创造、思考和解释现实。每一个词语都代表了一个想法、一个具体的现象或者一个事物（West and Turner, 2009）。在获取医疗团队和人类临床问题的资料、向患者解释诊断和对不同选择进行探索的过程中，语言都是最基本的工具。

词语是如何组成的，又是如何在交谈中传达信息的？词语的意义不在于谁使用它们，也不在于词语本身。当临床医生和患者之间的语言和词语的内涵产生分歧时，它们的意义就变了。虽然词语能够被解释和修改，但是它们不能被抹去。言语的表达应该是清楚的、完整的、具体的和易于理解的，这时候词语的选择变得很重要。词语不应该过分夸张或轻描淡写当时的具体情况，明确的信息才是可靠的。当你密切关注患者的言语表达时，你就会对他们通过言语表达的内容有更好的识别。

词语并不只有一种意思。Nadzam 写道："沟通不仅仅是他人说了什么，还有他怎么说的。"护士应该对患者表达出来的语言之外的信息保持敏感度。患者的语调（烦躁的、生气的或是惊讶的）、表达时含糊不清、语速过快或过慢等都是沟通的不同方面，还有患者的语气可能会很强烈、很虚弱或者注意力十分不集中，这些都是隐藏在言语之外的信息。

非言语（行为的）沟通

Schmid（2001）写道："语言还有一种由身体表达的非言语形式。"非言语的沟通指的是身体的非言语的表达行为。它主要分为以下四类：人体动作学（动作、身体姿态和张力）、人体距离学（临床医生和患者之间的空间）、副语言（音调、速度与音量）和自主生理反应（脸红、出汗）。超过 50% 的人际沟通是非言语的（Burgoon et al., 2009）。

非言语行为可帮助临床医护人员捕捉患者所表达的情感。护士运用身体语言如身体前倾、频繁的眼神接触、微妙的面部表情来引起患者的注意。人们在每天的交谈中都会用到非言语的沟通，同时伴有一些话语的表达，而且这样的表达并不是独立存在的（Stewart, 2011）。在交流过程中，人们对非言语的身体动作的观察和描述有着不同的文化意义。具体例子将会呈现在应用部分。

元信息传递学指的是如何让非言语的表达加强或减弱话语的意义。除了观察患者的行为，还应关注患者对衣物的选择、个人和宗教的信仰、发型以及个人卫生，再包括自主的手势表达加上完整的语言表达。动作的沟通很容易被生活环境和文化所影响，所以它很容易被误解，需要得到确认。

以患者为中心的沟通的目的

照护的复杂性和对团队合作的重视创造了新的沟通机遇和挑战。以患者为中心的沟通的首要目标就是在最短的时间、花最少的钱来提高个体化的健康质量。为了达到这个目标，你应该知道患者对疾病的看法。一个简单的表达——例如，你能不能告诉我，对你来说疾病意味着什么——能够为患者接下来讲述的故事提供一个开头。

医护人员依靠沟通来支持患者学习新的自我管理技能，减轻患者的焦虑，为家属和患者带去安慰（Street et al., 2009）。沟通影响着诊断的完整性和治疗的依从性。医护人员和患者之间的对话是影响患者对护理满意程度的最主要因素。从患者的角度来说，一次"好"的交谈意味着他可以在交谈中体会到自己的价值得到了尊重，医护人员的人道主义也在对话中体现得十分明显。在一次"消极"的交谈中，患者经历的是脱节的沟通，这会影响患者对医护人员的信任。一次不好的沟通会导致临床错误的发生。

理论观点

沟通这个单词起源于拉丁文，意思是分享。Hargie（2011）定义**人际沟通**是"一个过程，它是有目的的、多面的、不可逆的以及不可避免的"。基本的理论观点的组成包括发言者、接受者、信息和一些适用于治疗性沟通的话题。

沟通的交易模型及其循环社会系统沟通结构很适合强调以患者为中心的沟通。交易模型假设沟通受限于背景。沟通者在整个交谈过程中会持续地彼此影响。在一场交易中，两个或更多的人会通过一起表达或接受信息来分享其中的意义，并且讨论它们的意义。不管是发言者还是聆听者，都对他们的谈话负有责任（West and Turner, 2011）。在目前强调共同制订诊疗计划和分享决策的医疗保健中，交易模型提供了一个标准的框架，它让许多的沟通者能够分享事实。图 5.1 展现了交易性沟通的技巧，护士可以将它运用于以患者为中心的沟通中。

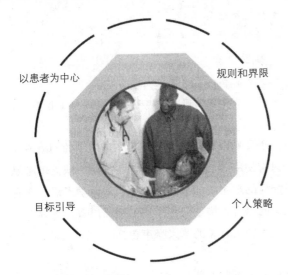

以患者为中心　　规则和界限

目标引导　　个人策略

图 5.1　治疗性沟通的特征

以患者为中心的沟通

以患者为中心的护理、联合的团队工作和合作都被认为是 QSEN 护理能力（Cronenwett et al.,

2007）。这些能力要求更娴熟的沟通。以患者为中心的沟通不仅仅是发现和解决患者的健康问题，它的目的是明白和理解患者的世界观、价值观和人生观，并将之作为评估患者的标准之一以及制订健康措施的基础。个人与他人的联系、身体和情感的状况、目前的生活事件、文化以及发生在生活当中的一些独特因素都应该在沟通中被考虑。联合委员会的《医院的路线图》（*The Road Map for Hospitals*, 2010）的附录 E 记录了适用于特殊人群的沟通技巧。

以患者和家属为中心的照护原则就是，以患者为中心的沟通和各学科合作团队都应与患者在健康照护中所呈现出来的主要变化相联系。在当代的医疗保健中，患者被赋予了新的角色，他们是利益相关者，是关键人物，是积极的合作者，他们希望自己的声音能够被听到、能够参与对自己的护理工作以及最终决定自己的治疗方案。患者在对健康的自我管理中必须承担积极的角色以参与护理的决策当中。

在医患沟通的满意度和医疗保险赔付中，以患者为中心的沟通已经成为一个关键因素。调查问题直接与医患沟通有关，包含以下几个问题：

● 护士用礼貌和尊敬的态度对待你的频率如何？
● 护士聆听你的表达的频率如何？
● 护士用你能理解的话语解释事物的频率如何？

疾病或者受伤是患者和家属生活当中的重要事件。以患者为中心的护理要求护士对患者表达他们健康问题的时候能够更耐心地倾听并有更好的理解。倾听患者表达疾病是如何发生的、它对自己和他人所带来的不好的影响，这些都需要投入。在互相尊重的护患对话中，护士必须将患者作为"人"来看待。在以患者为中心的沟通中，对在这个情况中患有该疾病的患者的看法应该是变化的（McGilton et al., 2012）。每个患者和家属都有自己的价值观、行为习惯和喜好，这些都应

练习5.1 | 以患者为中心的初次沟通

目的： 帮助同学们掌握以患者为中心的交谈的策略。

步骤
1. 在班级面前分享一个你熟悉的患者的案例。
2. 两个学生为一组，一个扮演患者，另一个扮演护士。
3. 用其中一组的案例组织一个以患者为中心的5分钟的评估，这个案例的分享者扮演护士，另一个扮演患者。问题必须包括价值观、信仰和喜好。
4. 交换角色，对第二个同学的案例进行评估。

讨论
1. 在这次角色扮演中用到了哪些以患者为中心的沟通策略？
2. 当你扮演护士角色的时候，在对患者的喜好、价值观等表示怀疑的时候，你会很尴尬吗？
3. 当你扮演患者的时候，这次交谈中的哪一部分对你来说是最有价值的？
4. 如果你未来对患者做评估，你会怎样修正？
5. 在未来的医护交谈中，你会如何运用在这次锻炼中所学到的东西？

该在沟通过程中被考虑。练习5.1介绍了以患者为中心的沟通的过程。

Epstein 和 Street（2007）列出了六个要点，包括为了达到良好的健康所需要的以患者为中心的沟通要素：

- 建立关系
- 交换信息
- 对情感做出回应
- 管理不确定因素
- 决策
- 教会患者自我管理

不论你是站着还是坐着，你的姿势都应该放松，让上半身稍稍倾向患者。

让患者和家属与一个受过训练的健康专家或者一个团队工作中的核心人物讨论复杂的健康问题，大家分享信息。希望在专业信息的指导下，患者和家属能够积极参与到决策当中。专业的建议能够帮助患者确定优先项和做出决策，并最终为了健康付诸行动。

以患者为中心的沟通的影响因素

语境因素

沟通发生在社会环境当中。人和环境因素在治疗性沟通当中被认为是"噪声"因素。噪声因素能够干扰人们对谈话全心全意的投入（Weiten et al., 2009）。注意力的分散可能来源于环境、护士以及患者的内心或两者都有。当患者身上发生了以下事件的时候，沟通会发生障碍：

- 疼痛、身体不适、焦虑或者与个人信仰矛盾
- 不能理解护士所用的语言或者医学术语
- 有情绪困扰
- 感觉不安全
- 对复杂的信息（比如太多的问题和评论）感到困惑
- 丧失隐私，尤其涉及敏感的话题
- 感觉或知觉的丧失使其不能获得准确的信息

语义噪声是指患者或医护人员使用的词语或句子只有使用者熟悉，倾听者却不理解。缺乏理解是不配合的最主要的因素，例如，对医学术语、含有歧义的语言、描述药物滥用的街头语言，等等。

和护士有关的语义噪声包括：

- 专注于完成个人日程
- 急于完成身体护理
- 猜测患者的动机
- 文化刻板印象和偏差
- 对于帮助患者有防御或不安全感
- 提前想到下一个问题

- 对患者的行为或个人特点做出过分情绪化的反应

环境的干扰包括外界所有的因素，例如，电视机和手机的声音、他人交谈的声音、其他患者咳嗽或打嗝的声音、大厅里的噪声、微弱的灯光、静脉注射提示音、障碍物和烟味或者浓重的香水味等刺激性气味。每一个因素都能干扰护士或者患者对谈话的全心投入。

人际空间和时间问题

隐私、空间和时间是其他应该被考虑的因素。在重要的谈话中，患者需要隐私的、免于干扰的合适空间。Hall（1959）认为时间和人与人之间的空间是"沉默的语言"。治疗性沟通常需要双方保持一定的社交距离（1 米左右是比较合适的）。文化、个人喜好和话题会影响患者对个人空间的需要。高度紧张的患者可能需要更远的身体距离；当患者经历了突然的身体伤害或者持续的疼痛时，需要护士更加亲近；坐在卧床患者旁边，眼神角度保持水平可以加强彼此的联系。

时间会影响沟通的有效性。当患者的体力和精力都足以参与的时候，计划中的时间是有效率的，当然也要尊重患者的需求。有些人早上表现好，有些人下午表现好。患者的身体状况、药物治疗、代谢的变化和精力水平，都影响着患者参与对话的能力。一些非言语的动作可以帮助护士知道患者是否能继续参与谈话。

专业的反思

反思对有效的沟通来说是必备的。在谈话过程中，护士留意患者的行为和价值观，能够发现对他们的语言和行为所造成的一些无意识的影响，如文化的差异、性取向、酗酒、青少年怀孕等都会影响沟通。护士可能会对那些拥有更高的社会地位、学历或者影响力的人感到害怕。照护那些拒绝或放弃治疗的患者时，沟通是一个挑战。应意识到这些患者的价值观，对他们保持耐心、中立和指导，在治疗性沟通中尽量满足患者的需要。

护士用专业和负责任的态度去解决患者的问题，这会潜在地影响以患者为中心的沟通。

积极聆听

积极聆听是沟通的观念，是善解人意的倾听方式，能够理解交谈的内容。这是一个承诺，承诺自己会完全投入与患者聊的话题。这意味着当你倾听的时候要暂停自己的回应。积极的聆听会减少误解的发生，获得更多有利的信息，更利于关系的发展。除了倾听一方对问题的描述之外，对话的过程还会呈现出一些新的事物——一些不同的选择。在患者诉说故事的时候，积极的聆听可以向对方证明自己的存在（Kagan，2008）。

真诚的凝视和简单明了的倾听是护患交谈的基础。通过欣赏个人的文化、灵性信仰和教育水平能够集中患者的注意力。而对于不能理解医疗保健的人来说，沟通中没有目光交流或者患者和家属投入不足显得不那么重要。

社交沟通与以患者为中心的治疗性沟通

以患者为中心的治疗性沟通可能不需要特殊的学习，这只是简单的与健康有关的对话——这样的想法是错误的。治疗性沟通是在交换想法和感受，是有目的的、专注的、有范围的沟通，这和社会性交际不同。以患者为中心的沟通的目的是促进患者的发展和改善健康结局。

不同于社交交流，治疗性沟通是有限制的，比如对时间、话题和临床医护人员的自我暴露。在社交交流中，人们常会用自己的经历来回应他人的故事，临床医护人员则需要减少自我暴露，暴露时要谨慎，除非它能促进达成临床谈话的目标。而在社交交流中，可以自由地给出建议和保证。医护人员应避免在临床谈话中给出建议，而应在患者需要的时候给出尽可能详细的信息，始终记住患者对他们的健康有自我管理责任。

社交交流对隐私负有道德责任，但没有法律约束。相比之下，联邦隐私法规和专业标准管理都对治疗性沟通制定了相应的法规，还有 HIPAA 法规保障患者的隐私。它们控制着那些有权获得私人信息的人，只把它们交给那些有获知权限的人（Bylund et al., 2012）。

患者有效表达自己的感受、喜好和关注点的能力是不同的（Epstein and Street, 2017）。有经验的沟通者能区分患者沟通模式的不同，他们表达同一观点时会用不同的方式、改变沟通时的行为和信息的传递方法，因此需要考虑患者的沟通需求、喜好和价值观以及在巩固关系时的不同。

Svavarsdottir E, Sigurdardottir A. Benefits of a brief therapeutic conversation intervention for families of Children and adolescents in active cancer treatment, *OncolNurs Forum*, 40（5）: E346.E357,2013.

目的： 本研究测试两次到三次简短的治疗性对话的效力，这与感受家庭支持和表达家庭功能有关。

研究设计和方法： 这是一个包括一组前、后测的准实验。样本是 19 位正在看护癌症患儿的父母。完成基线数据的调查问卷之后，参加者进行了两次家庭治疗性谈话，每次谈话分别间隔 4 周和 8 周。根据需要还有一些人在一星期之后进行了第三次谈话。

结果： 家庭照护者更加关注家庭支持和家庭功能的发挥了，并在谈话之后有了更多的情感沟通。

临床实践应用： 该研究证明了与患有癌症的儿童或青少年的照护者进行简单的治疗性谈话是有益的。

应用

应用以患者为中心的沟通的概念

医疗保健被认为是一种共同的合作关系，在其中，患者是平等的受益者。以患者为中心的沟通是其中关键的组成部分，它通过语言和行为来创造和维持一种共同的合作关系。护士在为患者提供一个安全的环境和让患者与医护团队合作中起到了重要的作用。

一个有准备的沟通者会使沟通变得更有效。有能力的沟通者在知识和经验的基础上拥有丰富的技能（Adler et al., 2010）。方法的灵活性应用取决于对患者表现的预见性。去见患者之前，可回顾一遍表格信息和标准临床资料的相关知识，如果有必要，向医疗团队成员进行咨询。这样的准备可以让你捕捉到患者微妙的变化，这个资料可能是患者没有发现却与其临床情况密切相关的。回答患者的问题时，大部分可能是基于可靠的临床调查结果，但还应该考虑患者个人资料。一个知识丰富的临床医护人员会激发患者的自信，还会让患者加入医疗团队。

建立密切关系

通过沟通建立密切的关系是一门艺术，它起源于对患者真诚的了解。这个方法鼓励你和患者进行健康经验的分享，以作为交流的基础。练习 5.2 可让你反思能促进密切关系建立的沟通。

没有一种单一的沟通策略能兼顾所有患者的需求。即使是最有经验、最有表达技巧的沟通者也不能做到。一些患者会跟那些热情的人相处得更融洽，而另一些人可能更习惯于沉默的相处方式（Egan, 2013）。不是所有的患者都能轻松地将注意力集中于言语上，一些患者缺乏警觉性，另一些患者不管对护士还是对病友都有很强烈的情绪反应，这些都会让交谈变得更加困难。尊重各种各样的沟通风格，让患者做自己，抱着这样的心态去发展关系。当患者觉得自己有价值和被接受的时候，他们会更好地表达自己的想法。

在以患者为中心的沟通过程中，第一印象很重要。首先应该让患者看到你开心、热情的样子，听到你怀着尊重的声音，感受到直接的眼神接触，然后描述你的兴趣和目的，同时要表现得诚恳和投入，轻松地、尊敬地、热情地靠近患者会减轻患者的焦虑。打招呼时要称呼患者的名字："早上好，杰克先生，你今天觉得怎么样啊？"接下来就是介绍你自己，"我是霍金斯，注册护士，今天由我来照顾你。为了给你提供更好的帮助，接下来我将问你几个问题，你觉得可以吗？"

第一次评估时要快速了解患者的基本信息，这样就可以在第一次沟通中避免尴尬。询问病史的对话应该要比平时的对话更有逻辑性。为了尽可能地收集到患者的病史，O'Gara 和 Fairhurst（2004）制订了五步策略。包括：

1. 询问开放式问题。
2. 倾听和关注非言语行为。
3. 共情地沟通。
4. 发现和解除担忧。
5. 对计划表示赞同。

提问

以患者为中心的沟通以鼓励患者说出自己的病史开始（Platt and Gaspar, 2001）。这样可以帮助护士将人与医学结合起来。在聊天过程中关注患者当前的健康问题，会使患者开始担心自己的健康，这是让患者说出自己的病史的最好方法。同时，护士也更容易了解患者沟通的方式和他们目前对自己疾病最关注的地方。除了应用"立刻"的方法，避免一次问很多问题，还应该给患者足够的时间来回答。举个简单的例子，提问也有不同的方式：开放式的、聚焦式的、封闭式的。

开放式提问

开放式提问可以让患者用自己的语言表达其健康问题和需求。当护士收集患者信息的时候，开放式问题更有利于关系的建立。提问的时候，如果允许他们说出自己的故事，你会自然而然地知道患者的价值观、喜好和对疾病的看法。应分享疾病对患者个人的意义，而不是一个确定的诊断或者症状的罗列。分享可以让护士和患者将疾病和症状联系起来，从而得到更完整的信息。

一个开放式的提问就像试卷上的作文题目。这对沟通来说是十分开放的，而且不能用是、不是或者其他单个的词语来回答。开放式提问让患者思考目前的情况，与自己的人生经历联系起来，不被其他因素所影响（如人际关系、疾病对自己和他人的危害、环境障碍、潜在的资源等）。开放式问题可以引出患者不被其他因素所影响的观点和看法，它更关注的是"什么"和"如何"。这里有几个例子：

"你能告诉我你今天为什么到医院吗？"
"你能不能谈谈你自己？"
"你今天会从哪里开始？"
"我能帮助你做什么？"

先从简单的问题开始，在密切的关系建立之后，再问一些复杂的问题。开放式问题能有很多不同的回答，从中可以知道患者的喜好和担忧。

询问患者一些灵性的或者哲学的信仰以及价值观，关于患者支持系统的问题包括支持和能力的水平，当涉及患者的健康时，环境、经济和法律因素都应该被考虑进去。在沟通的最后，你可以提供一

个简短的总结，例如，"你还想再说些什么吗？"这最后一个问题能够发现那些可能被忽视的信息。练习 5.3 是使用开放式问题的练习。

练习5.3　提出开放式问题

目的： 通过练习开放式提问促进信息的分享。

步骤

1. 学生们各自分成小组针对模拟（临床）情景进行角色扮演，一位学生扮演引导者（询问者），另一位学生扮演信息分享者。
2. 每一组任意选择一个话题，引导者开始针对信息分享者进行一系列开放式提问。
3. 针对该话题，每组有 5 分钟的对话时间。
4. 每组成员相互讨论对于刚才对话的看法，哪些问题让人感觉很舒服并且属于开放式的。引导者在询问一系列问题的

基础和经验上仔细考虑哪种形式的提问最令人感到舒服，而信息分享者要考虑到底什么样的回答能够具有推进对话朝着引导者的目标前进的作用。

讨论

作为班级成员，每组学生都需要举出几个能够促进信息分享的例子（采用开放式提问）并把它们编辑成文字写在黑板上，用简单的话语总结到底什么是开放式提问以及该怎么运用它们，讨论一下开放式提问是怎么被运用于一些敏感的（令人不舒服的）话题当中的。

焦点式提问

　　焦点式提问需要回答者针对被问及的内容做出一个简短的回应，而不是用简单的"是"或"不是"来回答，它比开放式提问更加详细、更加专注于获取患者疾病的细节特征，如症状是从什么时候开始的？除此之外，现在还有什么症状表现？疼痛的程度？已经采取了哪些措施来解决该健康问题？焦点式提问用于针对某一细节展开详细的描述。

　　焦点式提问能够帮助患者了解亟待解决的首要问题，例如"针对你刚才所谈论的，你认为哪些对于你来说是最困难的？"焦点式提问能够将那些执着于某些无关紧要的细节的患者的注意力转移到当前急需解决的健康问题上，例如，"我对你的详细记录很感兴趣，你能不能跟我多讲一些关于……方面的事"。循环式提问是焦点式提问的一种形式，它专注于了解当疾病发生时患者与他人沟通交际的内容与方式，有助于解疾病对于患者处理家庭和社会关系的影响。那些有言语障碍的患者有时对焦点式提问的反应更好，因为他们不需要你进行较多的解释说明。以下是一些焦点式问题的例子：

"你能再说说你胳膊疼痛的情况吗？"

"你能举一个再详细一点的例子吗？"

封闭式提问

　　封闭式提问仅需要患者回答"是"、"不是"或者很简单的一个词，它一般用于一些紧急情况，目的是快速获取相关信息内容，患者的情感反馈对于一些突发情况也具有很重要的影响。以下是一些封闭式提问的例子：

"你的左肩和左胳膊有牵涉疼痛吗？"

"你上顿饭是什么时候吃的？"

共情式倾听

　　治疗性沟通需要一种共情的积极倾听方式，目的是分享对健康护理的积极理解。积极有效的倾听包含感知患者的内心感受和外在沟通。Myers（2000）提出，"任何对话都包含内心主观体验这一元素"（p·151）。当一个人边听边说边回答，了解其个体化的回答和理解时，对其内心深处的探寻也就开始了。百宝箱 5.1 可帮助大家了解在以患者为中心的对话中，护士需要注意倾听些什么。

- 内容主题
- 沟通风格
- 对话中矛盾的内容、肢体语言、声音
- 情感，表现在患者的声音、肢体运动、面部表情上
- 说出的内容与未说出的内容
- 患者偏爱的表征系统（视觉、听觉、触觉）
- 护士自己的内心感受与回应

主　题

主题式倾听要求倾听者悉心观察，了解患者没有说的以及无意间透露的内容。情感客观性在理解患者要表达什么主题和内容上必不可缺，这里的"客观性"指的是思考这样的经历对于他人有什么意义，是否可以和其他的经历联系在一起，它由什么引起，它为什么会存在，而不是评判这种经历是否合适。这只涉及人们在当前的环境中表达自己的态度、信念、信仰和价值观，并不是表示他们就是或者想成为这样的人。

在治疗性对话的过程中，了解患者的潜台词能够大大地缓解患者的焦虑，并且能够为个性化护理干预提供指导。例如，患者可能会对护士这样说，"我很担心我明天的手术。"这就是问题的一种呈现方式，如果患者这么说，"不知道明天手术时我能不能挺过去。"那么从这句话中能了解到患者的担心更加集中自己能不能继续活下去。如果患者说："我想知道明天手术的时候丈夫能不能陪着我，我怕手术时间太长他会担心。"这句话的主题是患者十分在意她的丈夫（夫妻关系很和睦）。在每段对话中，根据患者表述的内容，我们都会发现不同的主题，重点是我们需要针对不同的内容给予回应。练习 5.4 是找出对话主题的练习。

推理和暗示信息

推理和暗示信息是了解患者信息的另外一种重要资源。**推理**是通过观察患者行为和言语进行有根据的猜想，为了保证推理的准确性，我们需要向患者求证。例如，患者如果沉默寡言或注意力不集中，护士会"总结"患者内心存在情感问题，为了证实这个推断，护士可以问患者："你看起来很沉默寡言，是不是有什么烦心事？说出来会好一点。"在练习 5.5 中可通过非语言暗示练习推断技能。

线索数据是数据中的一小部分，单独来看难以传达完整的信息，但若将它们置于一个整体评估的环境中，它们就是反映患者认知行为的重要线索。例如，患者在谈话过程中针对某一话题表现出迟疑、愤怒、紧张或急于转移话题，就是一个线索暗示，说明患者还有更多的信息可供挖掘，就像那些

目的： 帮助学生辨别信息中的潜在主题。

步骤
1. 每 3~5 个学生组成一组。
2. 学生们轮流简短地分享关于自己成长过程的故事，可以是生命中对你影响较大的人或事件，亦或是你取得的一些成就（如第一次找到工作的经历）。
3. 当一个学生叙述自己的故事时，其他学生将故事中重要的主题记录下来，把它们写在纸上以防被别的同学的想法影响，注意同学叙述时的非言语行为，思考一下它们是否与所表述的言语一致。
4. 当一个学生叙述完毕之后，其他小组成员分享自己观察到的东西。
5. 当所有学生都分享完自己的故事后，向分享者验证自己的观察感受是否准确。

讨论
1. 学生们记录的潜在主题是否与分享者表述的一致？
2. 当其他同学陈述他们记录下来的重要信息时，你是否会改变最初的想法？
3. 大家对于相关信息的解释是相似还是完全不同？
4. 如果所记录的和分享者表述的不一致，你认为这在临床护理中对于护患关系有什么影响？
5. 从这些练习中你学到了什么？

练习5.5　　观察非语言线索

目的：训练学生观察非语言线索的能力。

步骤
1. 组织观看一部约10分钟的电影片段，不开声音。
2. 当你在观看电影的同时，写下你认为主角展现的一些与情感相关的非语言行为，以及对对方行为回应的解读。

讨论
　　小组内讨论你在电影中观察到的非语言行为线索，讨论的重点是对非语言行为的解读。讨论护士能够运用哪些方法解读患者的非语言行为，时间允许的话可以将电影再放一遍，这次是有声音的，对比两次的区别。

声称自己完全不担心手术的人看似很淡定，但你若摸摸他们的肌肉可能就会发现是紧绷的。同样，环境线索也能反映患者的情绪（如焦虑），例如，患者只吃了一半的饭、对治疗不服从等。准确辨别患者不一致、不协调的言行有助于护士发现患者无法表达或潜藏的感受。

观察非语言行为

　　非语言线索，例如，眼神交流的增加和减少，发生在谈话过程中（Knapp Hall, 2014）。积极的聆听方式要求密切观察患者各种形式的非语言行为。百宝箱5.2是关于积极聆听的技巧的。

　　当护士观察到患者的行为反应和透露出来的非语言信息不一致时，需要进一步探讨和研究。患者的一些异常行为包括：

- 面临大手术一点都不紧张
- 比预期的更加愤怒或者情感淡漠
- 不配合治疗
- 口头答应却不行动
- 自我保护的警惕性过强

　　相反，如果一味受到患者正负面情绪影响而忽视审视客观环境，护士观察了解到的结果可能不太真实客观，患者可能过于以自我为中心来寻求关注。

百宝箱5.2　功能性非语言行为

象征：一些特定的姿势和肢体动作有公认的含义，例如，握手、挥手、手语、点头。

说明：行为和语言的结合用于突出强调对话内容中的特定部分（例如，边说边一拳打在桌子上）。

情感展示：面部表情是情感的反映，与说明类似，表达者在呈现过程中更有主动权，例如，责备的表情、警觉的表情、微笑、咧嘴大笑、嘲笑。情感展示范围很广，所表达的含义有时和行为一致，有时不一致，有时最普通的表情却代表着特殊的意思。

适应：患者在谈话过程中的适应性非语言行为反映了谈话内容对其的影响，如点头、摆手、反复看表等。

应答：特定的、重复的非语言行为能让护士了解患者对于复杂情感的一般应答方式，例如，抽搐、跺脚、脸红、拨弄头发。

生理特点：非语言信息还可以通过患者的外表被传达出来，如肤色、身高、体重、身形、头发是否干净、胡子有没有刮、牙齿是否干净。

观察沟通风格

　　观察患者的沟通风格能够获取不同形式的信息，有些患者表述得很详细；有些患者遗漏了很多特征性细节；有些患者语言夸大，善举例子；有些患者只有在不断追问下才会蹦出一两句话；对患者沟通风格的评估包含其家庭交流方式、教育文化背景、文化和习惯等会深深影响其与他人沟通交流的方式，护士必须尊重患者的沟通风格，彼此才能建立信任合作的关系。

案　例

AJ 是一个患有慢性精神疾病的患者，她经常打断别人说话、爱高谈阔论，这是她的沟通交流方式，为了更好地与 AJ 沟通交流，你需要先接受她，逐渐引导她不要钻牛角尖陷入自己认定的某种观念中。

运用积极倾听式回应技巧

在以患者为中心的护理中最关键的一点是，临床医务人员要用患者喜欢接受的方式来沟通（McGilton et al.，2012）。共情式倾听使护士和患者能够进一步了解彼此的内心，护士尽可能了解患者想表达的情感并能解答各方面的疑惑。倾听式反应关注患者各方面的健康内容，并且考虑患者的价值观、喜好、与治疗目标有关的期望以及对治疗建议的态度，要包含开放式提问，例如："现在什么对你来说最重要？""你预期的治疗结果是什么？"移情式倾听代表护士帮助患者解决问题的承诺，微小的暗示、澄清、复述、改述、反映、总结、沉默、触摸可以用来指导治疗性干预，详见表 5.1。

表5.1　倾听式回应

倾听式回应	示例
微小暗示	肢体反应：微笑、点头、身体前倾 语言：嗯、哦、真的吗、继续
澄清	你能描述发生了什么吗？ 我可能没理解你说的是什么，你能给我举个例子吗？
复述	你是说……你的意思是……
改述	患者：我不想再吃药了，这个药比肿瘤还要可怕，我就静静等死好了。 护士：难道不吃药会更好吗？
总结	我们先来总结一下你刚才所说的内容再继续好吗？
沉默	短暂的停顿
触摸	当患者感觉痛苦时可以轻轻触摸患者的胳膊

微小暗示

微小暗示指那些简洁的、具有鼓励性的语言或非语言行为，护士在对话过程中不打断患者，让其尽可能地发泄，可以在最大程度上令患者在分享信息时感到舒适放松。"继续""然后呢""还能针对这个问题再多说一些吗"，这些话对于患者有很好的鼓励促进作用。护士微小的身体暗示——向患者前倾、点头、微笑——可以被当作与患者有声和无声的交流。练习 5.6 是非语言暗示的例子。

练习5.6　微小暗示和引导

目的：练习微小暗示引导的技巧，评估其有效性。

步骤
1. 在课堂以外的环境找个对象交流，和他谈谈你熟悉的一些事情，大概 10 分钟。
2. 记录对方在你说话时的一些微小暗示，包括：鼓励、打断等。
3. 与另外一个人交流同样的内容，同样记录他的暗示行为和语言。

讨论

在班上和同学分享你参与的感受和观察到的内容，把对方不同的暗示和回应写在黑板上；讨论不同暗示的作用，说一说哪些具有促进鼓励作用，哪些有阻止打断的意味。

扩展

这个练习可以用于临床情景模拟解决临床问题，针对同一情景，一位同学扮演医护人员，一位同学扮演患者，在情境中分别使用和不使用这种微小暗示和鼓励，比较两种情况的不同结果，对话比想象中的更加生动活跃吗？当你运用这种技巧与他人对话时有什么感觉？

澄清

澄清是对患者谈话内容的一种回应技巧，能够询问出患者更多的信息或是就某一点内容做更深的探究。当某个患者高谈阔论、说的话难以理解的时候，这种技巧最为适用。如果运用这种方法仍然问不出有关患者具体详细的内容，说明护士的澄清不完全或不准确，这个时候护士可以问患者："你看我说的是不是你要表达的意思，你看我是否理解了你的意思？"

护士针对谈话内容进行澄清后可进一步重述或改述，比如护士可以这样问患者："你先前提到了你很关心自己的血压问题，还有什么健康问题是你特别关心的吗？"护士的澄清内容需要中立，不能带有指责或要求。

复述

复述是一种用于开拓患者思路的积极倾听式回应方式，也可用来针对某一特定话题挖掘更加深入的内容，针对谈话内容中患者不合理的、过分的要求，可以用提问来考察患者的责任意识。当患者针对某一问题太过笼统地概括或似乎陷入了某种思维定式时，复述技巧尤其有效，而直接向患者求证谈话内容的真实性往往达不到预期效果。若以复述的方式向患者提问可以大大减少患者的防卫心理，得到你想要的结果。例如："如果我处于你这种情况的话，我会……"（Coulehan et al., 2001）。

改述

改述是一种针对对话信息中认知部分的回应方式，护士运用它来判断患者表述内容是否合理，这种技巧可以将患者的表述归纳概括为简单特定的形式而意思不变，它的重点在于针对患者表述内容的核心问题。例如："换句话说，你的意思是？""如果我没理解错的话，你是说……"

练习5.7　　运用澄清

目的：练习运用澄清的技巧。

步骤

1. 写一段你的个人经历。
2. 将所有同学的故事经历整合在一起，挑选一段你感兴趣的别人的经历。
3. 思考一下针对这个故事的经历，可以提出什么样的澄清性问题。

讨论

与同学们分享针对你选择的经历你想问的澄清性问题，讨论一下这些问题是怎样有效地澄清信息内容的，其他同学可以补充。

练习5.8　　练习改述技巧，感受改述的影响

目的：练习运用改述和反映的倾听技巧。

步骤

1. 每三个学生为一组，一个学生扮演患者，一个学生扮演护士，剩下的一个学生扮演观察者。
2. 患者与护士分享他近期遇到的一个健康问题，详细地描述细节和情感体验，护士运用改述和反映的技巧来回应，进行至少5分钟。
3. 观察者记录护士的回应，患者在对话结束时写下其对于护士回应内容的一些感受和想法，护士可根据自己的回应表现写一个关于倾听式回应的总结。

讨论

1. 与组员分享自己的感受，比较护士、患者及观察者运用该技巧的不同点。
2. 讨论该技巧是如何影响对话的节奏、内容的，是怎样帮助患者感到被倾听、关注和理解的。
3. 找出对话中可以改进的问题。
4. 你是如何运用这样的练习来了解患者关心的问题的？
5. 你对于他人的总结感到惊讶吗？

案 例

> 患者：我服用的这种药有什么作用啊？我之前都没吃过，现在却要一天服用两次。
>
> 护士：你是说你还不知道服用这种药之后你的身体会康复到什么程度，是吗？

反映

反映是护士针对患者的谈话内容，在无意中透露出的一些对感受的倾听式回应。这种倾听式回应帮助患者在面对特殊环境、事件时感受到内心真实的情感和体验，下面举了一些例子：

- "对语气的反映——我能从你的描述中感受到你的愤怒和沮丧。"
- "将内容和感情联系起来——听起来你因为……而感到……"
- "将内容和先前的经历联系起来——听你之前的叙述，感觉你对我们的照护和治疗还是不太了解。"
- "对可能结果的反映——你能再说说你希望我们提供怎样的照护吗？"

反映式回应允许患者表达自己的情感，帮助他们认清自己内心的真实想法，你会发现，当你设身处地为患者着想时，护士和患者的情感体验是一致的。练习5.9关于总结式倾听的运用。

总结

总结是将患者在与护士的互动中表现出来的情感和信息整合起来的一种聆听方式。它的焦点在于患者与护士的交流，亦可以作为转向另一个话题做进一步探究的桥梁。总结式回应一般跟在求证的话语后，例如："你看我说得对不对……"练习5.10关于总结式聆听技巧的运用。

练习5.9 练习总结

目的：训练总结式回应技巧。

步骤
1. 两人一组；
2. 花5分钟讨论一个医疗伦理问题，如：安乐死、堕胎等。
3. 5分钟后，等两位学生相互总结评论了各自的回应后，讨论结束。

讨论

两位学生都完成总结后，讨论总结的过程，回答以下问题。
1. 是否需要为了评论对方的观点内容而听得更加认真呢？
2. 这种总结方式是否能帮助我们澄清任何讨论议题？有没有找到什么一致的观点或不一致之处？
3. 这种联系是否能帮助你理解他人的观点？
4. 你怎样确定总结的重点？

练习5.10 积极倾听

目的：练习积极倾听的技巧。

步骤
1. 学生分成几对，每对成员轮流回忆并描述一件对自己很重要的事件和经历，描述要详细，包含细节、情感和结果。在倾听的过程中，倾听者需要运用澄清、改述、反映和聚焦等技巧，同时要注意暗示、眼神交流和肢体语言。
2. 当描述者叙述完自己的经历后，倾听者用自己的话来讲一讲对描述者分享的内容的理解，总结一下描述者的内心感受并向描述者求证是否准确。如果描述者认为倾听者分析得合理，就证明了倾听者正确运用了这一技巧。

讨论

在大组中，大家都分享了各自对于积极倾听方式的理解，讨论一下护士可以在哪些方面运用这些技巧来促进与患者的沟通。

沉默

　　沉默，有目的地使用这一技巧时，它也可以成为一种强有力的倾听式回应。适当的停顿能留出时间给患者思考。当一个患者沉默时，可能包含了很多含义，比如：什么东西触动了患者、患者此时感到很愤怒或者不知如何回答、患者在思考。在患者说完一个重要的信息后或开始转向另一个新话题前，可以简短地停顿一下，这有利于患者关注一些重要的信息。用语言来直接求证也有帮助，短暂的停顿给护士提供了思考提问的时间，沉默强调了你希望患者最关注的内容。然而并不是所有的倾听式回应都是有帮助的，护士需要辨别什么时候回应与主题相关，什么会导致对话提前终止。表5.2提供了一些消极的倾听式回应的例子。

语言性回应

　　积极倾听和语言回应相辅相成，因为护士与患者沟通交流的时间有限，语言回应在患者与护士的治疗性沟通中起着关键的作用。大多数患者并不是要护士回答很深奥的问题，他们更希望护士对他们的倾诉有反馈，表示共情和理解。

　　不管与什么样的患者沟通，患者的期望都是一样的，他们希望有人能够"倾听我""抚慰我""回应我""感受我的快乐和痛苦"，这些都是语言性回应的最基本要素。当患者感到愤怒的时候，他们通常会试着表达自己的痛苦。了解这一点有助于护士更好地给予患者共情和理解（Rosenberg Gallosilver，2011）。护士是患者重要的依赖者，对于患者来说，当他们知道自己并不是一个人，仍然有人愿意花时间倾听、了解、帮助他们时，他们的心理负担会大大减轻。

　　语言性回应用于目标信息的传递、支持与鼓励的表达以及相关信息的收集，专业的治疗性沟通能够提高医疗护理质量（Bylund，2012）。每个患者的要求都不一样，但是抛开这些细节，护士真实、真

表5.2　消极的倾听式回应

回应的种类	解释的种类	例子
错误的保证	给患者做出不合理的承诺	"一切都会好的。" "一切问题都可以解决。"
给意见	为患者做决定，提供个人意见（告诉他们应该做什么）	"如果我是你，我会……"
太过笼统的概括	使用一些绝对的词语来否定其他的可能性，例如"所有""没有人""所有人""总是""从不"	所有一成不变的话语都是笼统概括的表现
不合理的举例	针对患者所说的话做一些无根据的假设，无根据地解读患者的行为，直接得出结论	"我觉得你的真实想法是……" "你潜意识里就是在责怪你丈夫。"
教化	表达你自己对于某事的价值观，对或不对，尤其是患者最关心的一些问题	"流产是不对的。" "你这个年龄拒绝做手术是很不可取的。"
判断患者的行为	评判患者的行为正确还是错误，运用一些像"很好"、"不好"等高度激励或批判的词语	"我很高兴你能……" "你那种行为真不好。" "她是个好患者。"
过于官方的回答	护士过于官方或者形式化的语言令患者难以表述自己的真实想法	"你知道这是医院的规定，我也无能为力。"

挚的表现能够让他们与患者建立相互信任、理解的密切关系。有针对性的信息提供和源自共情性倾听的情感支持有助于提升患者的参与度和满意度。练习 5.2 训练学生们对以患者为中心的沟通交流技巧的理解。

提供信息的时候，我们要避免一次性地提供太多的想法或者细节而给患者造成负担。这些策略给了患者充分的时间去更好地理解，并针对不同的想法给出回应。尤其是当人们疲惫、恐惧或者气馁的时候，他们一次只能接受有限的信息。运用实际例子来不断重复关键词和强调相关信息可以帮助患者理解，并且能够给他们提供额外的提问机会。要重视并且关注来自患者的回应线索，这些线索能够帮助我们更好地理解患者的情况，或者通过额外的解释或者话题转换来反映更深入关注的需要。如果你发现一直是你在说话，你就需要退后一点，并且使用倾听的技巧来引导患者表达自己的观点。

语言性回应技巧适用于以患者为中心的交流，包括对等回应（镜面反射）、关注、呈现事实、隐喻、幽默、重构、反馈和确认。这些技巧被设计用于提升独立地或者与他人合作解决患者问题的能力。

对等回应

Lang（2012）提出，"配合患者的行为、性情和节奏是与他们建立密切关系的最快、最简单和最有力的方法"。不管交谈的内容如何，在深度、意义以及语言上，护士的口头回应都应该与患者的信息对等。口头回应既不扩大也不减少患者语言的意义。当患者做出了严肃的陈述时，护士不应该敷衍地回应，对于患者一般的陈述则不需要具有强烈情感的回应。对于愤怒的患者，应使用沉稳、坚定与镇静的语气帮助他们恢复平静。孩子和成人都需要不同水平的倾听性回应语言（Weldon et al., 2014）。要知道孩子即使表现得好像没有认真观察和倾听，他们也的确在这样做。记得为患者提供进一步讨论的空间，确认患者理解了多少。接下来，注意以下对患者不同性质的回应的差异。

案例一

> 患者：我感到很受挫，不管如何努力，我仍然不能毫无痛苦地依靠双拐走路。
>
> 护士：你想要放弃是因为你觉得自己不能够重新走路吗？
>
> 在这一点上，我们不明确患者为什么想要放弃，所以这位护士在没有充足的证据时扩展了患者的意思。患者有可能的确是想要表达放弃的观点，但这并不是唯一的可能性。护士的回应只关注了患者言谈的负向层面，忽略了患者对于自己努力的评论。
>
> 护士：所以你觉得自己不再能独立地走路，是吗？
>
> 最终，这位护士指出了患者的两方面意思，并且做出了合适的连接，并向患者核实。
>
> 护士：在我听起来，你似乎没有感受到你的努力一直在帮助你重新获得对行走的控制权。

使用简单实际的语言

在构架任何信息之前，通过观察来确定患者的接受能力以及对你传达的信息做出准确解释的能力。要注意患者的焦虑程度以及潜在的文化或者语言问题。使用简单、清楚的词汇，并考虑患者的文化背景、发展水平和教育程度，以便使患者充分理解我们的对话。因为我们熟悉自己的母语，大部分人的语速会快于那些以英语为第二语言的人。那些文化水平不高的患者也能更好地回应简短的解释。用询问以及关心患者的语气交谈更容易引起他们的注意。通过运用百宝箱 5.3 中列出的有效口头信息传递的准则，用一种简单的方式指出核心问题。

百宝箱5.3　建立有效语言交流的准则

- 明确陌生的术语和概念
- 将信息传递的内容与患者的发展与教育水平、经验框架以及学习意愿相匹配
- 保证信息清晰、具体并且容易理解

- 相关材料中的想法要有逻辑地排序
- 在呈现新信息时要把先前熟悉的观点和新想法关联起来
- 重复主要的观点
- 用声音和适时停顿来强调关键点
- 尽可能使语言简单通俗，运用患者熟悉的词汇
- 只关注基本的要素，一次只呈现一个观点
- 尽可能多地使用感官交流的渠道来阐述关键的想法
- 确保非语言行为有助于语言信息的理解
- 通过反馈核实信息是否被准确地接收

在交谈中，我们要避免使用一些医学用语以及复杂抽象的术语，因为这样可能会使患者很难理解。除非患者能够将已经熟悉的具有个性化含义的词汇与新的想法联系起来，否则建议护士最好用一般的用语交谈。患者可能不会告诉护士他们没有理解，因为他们担心这样做会冒犯护士或者暴露个人的不足。在给出信息时没有考虑到患者之前的经历，或者以为患者具有他实际上不具有的知识，往往会使患者觉得自己不被重视。与患者对相关内容的经常确认，有助于减少此类问题的发生。

建立关注

在过去，护士有更多与患者接触的时间；如今，护士需要争分夺秒。护士和患者只能关注最突出的健康问题。我们要关注最基础的问题，而不是那些如果得到关注会比较好的问题。这就需要护士有计划性，并且对患者的需要和偏好敏感。Klagsbrun（2001）将关注作为一种有用的策略，关注能帮助患者识别他们最重要的顾虑，并且建立起相关的情感联系。

案例二

"索兰先生，你已经给了我很多思考，但是我想要听到更多关于明天你如何应对手术的事情，你提到你感到害怕，很多人都在关心你。我在想如果你跟我对此多谈一些，是否有助于缓解这种心情？

呈现事实

向存在误解的患者呈现事实是有帮助的。为了不让患者感觉护士在评判他们对现实的看法，我们可以用这样一个简单的陈述句，"我知道你对于……有很强烈的感受，但是我并没有看到。"这是一个能让护士对于现况表达出不同解释的有效方法。另一个策略是委婉地表达潜在的感受，而不是直接表述。例如，你可以说，我能看到你真的很失望，好像没有一个人关注你，这一定让你感到沮丧。

给予反馈

反馈是针对患者特定行为和语言的回应。护士给出或询问患者的反馈是为了确保互相理解。反馈能够反映交谈的内容、人际关系、因信息产生的感受以及交谈中的误解。反馈应该针对患者被观察到的行为。也要注意分析患者的动机可能会引起防御心理。

反馈应该是互动的过程。它能让患者感到安心，让他们觉得护士真的在意他们说了什么。当为患者提供一面中立的镜子时，他们能够从不同的角度审视问题以及行为。当反馈仅仅针对当前的话题，并基于患者提供的数据和事实时，反馈最具有相关性。提供给护士的关于健康教学的反馈能帮助他们使教学内容和方法个体化，有助于促进学习进程。

有效的反馈应当是特定的而不是宽泛的。比如，与其直接告诉患者他容易害羞或受到惊吓，倒不如说："我注意到当麻醉师在这里的时候，你并没有问他任何关于明天麻醉的问题。我们一起来看看你想知道什么以及如何得到你需要的信息，可以吗？"用这样的回应，护士便针对一个被观察到的行为提供了明确的信息和解决方法。这样患者更有可能用明确或修正的信息来回应你，从而帮助护士提供具体的指导。

反馈应该切题、与情况一致并表达共情，可采用不同的形式，例如，对非言语行为的观察："你看起来……（生气、失望、困惑、高兴、伤心，等等）"；也可以是直接提问："你对我刚才说的有什么感觉吗？"或者"我很好奇你对我刚才告诉你的内容有什么看法"。如果患者没有任何的回应，你

可以建议患者稍后回应："的确有许多人发现，如果有机会进行更多地思考，他们能对相关问题有所回应或质疑。如果你遇到类似情况，我将很愿意进一步讨论。"

　　并不是所有的反馈都同样相关，并且都能被接受。需要用这两个标准来考察患者反馈："反馈是否有利于实现人际关系目标"和"反馈是否体现了患者的个性化需求"。如果任何一个问题的答案都是否定的，那么反馈可能是精确的，但不是适当的。

　　及时的反馈很重要。在观察到行为后尽快给出反馈比过段时间再给出更有效。另外，其他因素也有利于促进反馈的有效性，例如，患者听到反馈的意愿、隐私和来自他人的支持。针对超越患者控制能力的行为，我们所给出的反馈会增强患者的自卑感并引起沮丧的情绪。相反，应当对其行为归因，并基于患者的感受、认知以及实际情况采取积极的应对。

案例三

> 患者：我不能和这里的任何人说话。你们看上去都只关注钱而不是患者。
> 护士：听起来你现在似乎感到沮丧和孤独。

　　有效的反馈应当是清晰的、真诚的和能反映现实的。由现实案例支持的反馈是可信的，然而没有依据的反馈缺乏可靠性。非语言反馈通过面部表情（比如，惊讶、厌倦或敌意）来进行回应。当接收到显示出不确定、担忧或疏忽的非语言信息时，你可以使用倾听的技巧来充分查明到底患者在哪里遇到了理解的困难。反馈可以引出意想不到的结论，正如下面这个案例。

案例四

> 　　在医院里，一个肥胖的母亲按照每4小时100克婴儿食品的标准喂养她刚出生的婴儿。每次哺乳后她的孩子都会吐出一小部分未消化的婴儿食品，对此她很担心。起初，护士生建议这位母亲在婴儿刚出生的阶段每次喂食不超过50克，但这位母亲还是坚持之前的做法，因此婴儿呕吐的情况也没有改善。在同这位母亲讨论时，这位护士生发现她的母亲在她刚出生时每次喂她100克并没有什么问题，所以她把这个看成正确的做法。护士并没有挑战这位母亲的观点，而是给了她支持和信息，以帮助她找到孩子的独特之处，以及理解孩子通过行为想要告诉她的是什么。这位患者感到放心，并且有自信使用更少量的婴儿食品来喂养，做到与孩子的需求一致。

核实

　　核实是一种特殊形式的反馈，用来确保参与者拥有对信息相同的基本理解。简单询问患者是否理解刚才所说的并不是核实信息的恰当方法。核实能够为护士对患者需求的评估提供新的信息。

案例五

> 　　这是约文的第三个生日。他是这个家庭中唯一的孩子，所以这个派对俨然属于成人（他的父母、他的祖父母、他的伯祖父母和我、他的阿姨）。当我们坐着聊天时，约文在旁边跑动玩耍。安静下来的时候，他的伯祖父严肃地问他："约文，你最爱谁？"他回答说："没有人！"然后他跑向我并在我耳边轻声说："你就是那个'没有人'！"（Majanovic-Shane, 1996, p.18-19）。

其他交流方式

触摸

　　触觉，是第一个发展起来、最后一个消失的感觉。是一种交流和确认的方式，在日常的护理照护中，对患者的触摸能够表达你的关心。触摸能提供舒适感、增加安全感并减少疼痛（Sundin and Jansson, 2003; Herrington and Chiodo, 2014）。例如，对感到疼痛的部位给予温和的触摸能够让患者放松，握着痴呆症患者的手能缓解他们的情绪，轻轻地摩擦患者的前额或者抚摩头部对于绝大多数患者来说是舒适的。触摸让人舒适并且促进再生。特意的触摸不仅对患者也对护士有益（Connor and Howett, 2009）。

作为向处于虚弱状态的患者表达同情的方式，触摸是一种强有力的倾听式回应（Rasmark et al., 2014）。对于强烈的情绪，把手放在一位害怕的母亲的肩膀上或者一次令人安心的握手能够比文字表达更具说服力。那些因为外表的变化而不能被他人接受的人，经历着感觉剥夺或者疼痛的人，孤独和奄奄一息的患者，对于不惧进入他们世界并且触摸他们的护士会给予积极的回应，孩子和老人尤其喜欢被触摸（Bush, 2013）。

触摸在多种文化中的含义不同，作为一种交流方式，人们对它有着不同的解释。在一些文化中，它是具有价值的交流方式；而在别的文化，如亚洲文化中，触摸会因为宗教等原因有所保留，或者几乎不被用来作为一种交流方式（Samovar, Porter, and McDaniel, 2013）。如果患者偏执、脱离现实、秽语或者多疑，那么触摸就不可以作为一种倾听式回应，因为患者会误以为这是对其私人空间的侵犯。

案例六

布朗先生（跟护士讲他的高血压）：我不能忍受那个药了。它不对胃口。（他做出痛苦的表情并护着他的胃。）

护士：你是说那些降压药让你的胃不舒服，是吗？

布朗先生：不，我只是不喜欢它的味道。

案例七

"我发现如果我握着山姆的手，他会安静地躺着甚至迷迷糊糊地睡着。当我与他一起坐着，握着他的手时，他的血压和心率会降至正常，而且他的颅内压会保持在 5 毫米汞柱以下。若我试着用语言让他平静下来，则根本没有作用，他的血压一直在 160/90 毫米汞柱"（Chesla, 1996, p.202）

隐喻和类比

交流的一个关键目标是促进患者的理解以及决策。复杂的身体状况或者健康衰退会影响理解。通过把来自日常生活的事物与抽象的概念联系起来，使用隐喻和类比的象征性语言，能够帮助患者和家属理解困难的新信息。例如，Arroliga 和他的同事（2002）这样描述慢性肺部疾病：肺气肿的肺与蜂窝乳酪结构相似；哮喘的气管就好像不同规格的排水管堵塞了，需要疏通（p.377）。研究表明，临床医生使用类比能够促使患者更好地交流与理解（Casarett et al., 2010）。

在健康护理的情境中，使用隐喻需要谨慎。Periyakoil（2008）建议，当患者不想再坚持治疗以延长生存期限时，用战争或者运动来隐喻正经历着晚期癌症转移的患者会有预料之外的效果。

幽默

幽默可以作为一种强有力的治疗性交流技术以达到治疗性目的。恰当的幽默能抓住患者的注意力，并且使护士与患者的关系人性化。患者喜欢幽默，他们期望护士有幽默感，并且在健康护理过程中对幽默有更频繁的回应（McCreaddie and Payne, 2014）。在没有敌意或者不舒适的氛围时，幽默能允许禁忌话题的提出。

幽默和笑能够达到治愈的目的。笑能够使人产生能量和激活 β-内啡肽，这是一种能产生天然的兴奋和减少压力的激素。幽默中包含的惊喜成分能够缓解过分强烈的情绪。幽默是一种包含积极核心事实的简单陈述，并且能够理智地传递给患者。幽默可以识别出情境中不协调的或者人性中荒谬的部分（McCreaddie and Wiggins, 2008）。

当护士与患者之间很好地建立了密切关系并且存在一定水平的信任时，幽默是最有效的。并不是所有的患者都会对同类型的幽默有所回应。当使用幽默作为交流策略的时候，你需要考虑在不同年纪、文化背景、性别和世界观下，每个患者的接受能力。

案例八

卡伦是 4 岁的梅根的母亲，刚购物回来，她买了几包纸巾。当她在另一间屋子的时候，梅根把厨房四个抽屉中的所有东西拿出来，放在地板上，并且把纸巾放进抽屉里。卡伦十分明确地对梅根表达了愤怒。当她离开厨房时，听到梅根自言自语说："好吧，我猜她不喜欢这样的想法。"卡伦的愤怒被女儿的幽默评论有效地中断了。

当使用幽默时，应该关注想法、事件或者或者其他情况，而不是患者个人的性格特征。嘲讽性的幽默并不有趣。有些患者对幽默回应得很好，有些则感觉被侮辱或感到困惑。当患者感到疲惫或者处于情绪敏感期时，幽默就不如之前有效；相反，患者可能需要重新调整和平静的支持。

幽默应该适应当时的情况，而不是主导它。下面列举了能影响其成功使用的因素：

- 关于患者回应模式的知识
- 过分紧张的状态
- 时机
- 需要有想象力或自相矛盾的解决方法的问题情境
- 使幽默与患者的发展水平相适应
- 关注情境或事件中不协调的部分，而不是患者的性格特征

再构

再构，Bandler 和 Grindler（1997）将其定义为"改变人们看待事情的框架来改变其含义"。再构为拓宽患者视野提供了不同的积极解释。应该强调患者的优势，一个新的框架必须与现在的情况相符合并且能让患者理解；否则，它不起作用。当患者的家庭以抱怨的心态看待患者的疾病时，再构情境是

有用的。例如，帮助一个家庭认清酗酒是一种疾病而不是一种应对家庭成员离开的有效方式。

在交流中使用科技

在健康护理交流中科技的使用是第二十五章和第二十六章的关注要点。一个提示是，电子交流应该由护士发起（Sharpe, 2001）。从这一点来看，通过运用本章中的交流原则，护士需要遵循明确的护理要求。在每次远程医疗结束时，护士需要向患者提供清晰的指导和联系方式，以应对额外帮助的要求。就像面对面交谈一样，在远程交流中保护患者的隐私同等重要。

远程控制已经成为一种支持慢性疾病家庭照护管理的可行方式。当患者能与专业的照护者发展可持续的关系时，远程控制的作用达到了最好的水平（Fair-brother and Colleagues, 2013）。尽管科技永远都不能取代与患者的面对面交流，但音频、邮件以及远程虚拟出诊能促进照护者和患者间的联系并提供重要的信息，例如，常规的实验性结果、会面行程表以及网上信息的链接都能通过科技来传输。

科技能让患者使用互联网进行交流，这意味着能与那些有相似疾病的人分享相同的经历，能向专家咨询出现的症状和有关的治疗方法，能了解有关他们状况的最新信息，以及触手可及的医疗保健服务。护士帮助患者充分利用网络，并帮他们评估来自网络的信息的相关性。

总　结

这一章讨论了在临床中，护士可以使用的以患者为中心的交流技巧。沟通被看作帮助患者通过相互协商达到健康目标的基本方法。可以用释义、反映、澄清、沉默、总结和触摸等策略，共情的积极倾听也是一种有目的的回应。这些策略在临床医生和患者之间架起了一座便于理解和协

商的桥梁。非语言性行为和手势是交流的信息来源，而核实可以保证准确性。开放式问题可以让患者表达想法和体验时的感受。有针对性的封闭式问题在紧急出现的临床情况中比较适用，因为这时候需要快速获得精确的信息。根据水平、含义和语言的不同，护士要灵活地使用理想的语言交流技巧，与患者的交流方式相一致。其他技巧包括了隐喻、再构、幽默、反馈和核实，反馈可以提供患者需要的信息。

伦理困境　你会怎么做？

在心理健康室，你和一位年轻的患者共事。在科室轮转过程中，你与她已经建立了相互信任的关系，并且她也进步了很多。她自信地告诉你她在房间里藏了一把小刀，她展示给你看，并且告诉你它很特别，因为这是她母亲给的。她希望你帮助她维持自信，并且向你保证她不会用它。她目前的症状并没有表明她处于自杀风险中，而一方面你想要维护她对你的信任，另一方面你应该出院了。面对这样的情况，你应该做什么？

问题讨论

1. 在哪些方面以患者为中心的照护和有效的团队合作能协同满足患者的需要？

2. 在医疗保健中，你可以从哪几方面来表达你对患者个人经历的重视？

参考文献

Adler R, Rosenfeld L, Proctor R: *Interplay: The Process of Interpersonal Communication*, New York, 2010, Oxford University Press.

Arroliga A, Newman S, Longworth DL, et al.: Metaphorical medicine: using metaphors to enhance communication with patients who have pulmonary disease, *Ann Intern Med* 137(5 Part 1):376–379, 2002.

Bandler R, Cahill J, Grindler J, 1997 *Reframing*. Science and Behavior Books: Palo Alto, CA

Burgoon JK, Guerrero LK, Floyd K: *Nonverbal Communication*, Boston, MA, 2009, Allyn and Bacon.

Bush E: The use of human touch to improve the well-being of older adults: a holistic nursing intervention, *J Holist Nurs* 19(3):256–270, 2001.

Bylund CL, Peterson EB, Cameron KA: A practitioner's guide to interpersonal communication theory: An overview and exploration of selected theories, *Patient Educ Couns* 87(3):261–267, 2012.

Casarett D, Pickard A, Fishman J, et al.: Can metaphors and analogies improve communication with seriously ill patients? *J Palliat Med* 13(3):255–260, 2010.

Chesla C: Reconciling technologic and family care in critical-care nursing, *Image J Nurs Sch* 28(3):199–203, 1996.

Connor A, Howett M: A conceptual model of intentional comfort touch, *J Holist Nurs* 27(2):127–135, 2009.

Coulehan J, Platt FW, Egener B, et al.: Let me see if I have this right…: words that help build empathy, *Ann Intern Med* 135: 221–227, 2001.

Cronenwett L, Sherwood G, Barnsteiner J, Disch J, Johnson J, Mitchell P, Sullivan D, Warren J: Quality and safety education for nurses, *Nurs Outlook* 55(3):122–131, 2007.

Egan G: *The Skilled Helper: A Problem Management and Opportunity Development Approach to Helping*, 10th ed. Belmont CA, 2013, Brooks Cole, Cenage Learning.

Epstein R, StreetJr RL, (2007) *Patient-centered communication in cancer care: promoting healing and reducing suffering* National Cancer Institute: Bethesda, MD (NIH Publication No. 07–6225)

Fairbrother P, Ure J, Hanley J, Clughan L, Denvir M, McKinstry: Telemonitoring for chronic heart failure: the views of patients and health care professionals—a qualitative study, *J Clin Nurs* 23:132–144, 2013.

Hall E: *The silent language*, New York, 1959, Doubleday.

Hargie O: *Skilled Interpersonal Communication: Research, Theory and Practice*, London and New York, 2011, Routledge.

Herrington C, Chiodo L: Human touch effectively and safely reduces pain in the newborn intensive care unit, *Pain Manag Nurs* 15(1):107–115, 2014.

Kagan P: Feeling listened to: a lived experience of human becoming, *Nurs Sci Q* 21(1):59–67, 2008.

Klagsbrun J: Listening and focusing: holistic health care tools for nurses, *Nurs Clin North Am* 36(1):115–130, 2001.

Knapp M, Hall J, Horgan T: *Nonverbal Communication in Human Interaction*, Boston MA, 2014, Wadsworth Cengage Learning.

Lang E: A better patient experience through better communication, *J Radiol Nurs.* 31:114–119, 2012.

Majanovic-Shane A., (1996) *Metaphor: a propositional comment and an invitation to intimacy* Paper presented at the Second Conference for Sociocultural Research, Geneva, Switzerland September 1996 Paper Available online: www.mendeley.com/profiles/ana-marjanovic-Shane/

McCreaddie M, Payne S: Humor in health-care interactions: a risk worth taking, *Health Expect* 17(3):332–344, 2014.

McCreaddie M, Wiggins S: The purpose and function of humour in health, health care and nursing: A narrative review, *J Adv Nurs* 61(6):584–595, 2008.

McGilton K, Sorin-Peters R, Sidani S, et al.: Patient-centered communication intervention study to evaluate nurse-patient interactions in complex continuing care, *BMC Geriatr* 12:61, 2012.

Moustakas C, (1974) *Finding yourself: finding others* Prentice Hall: Englewood Cliffs, NJ

Myers S: Empathetic listening: reports on the experience of being heard, *J Humanist Psychol* 40(2):148–174, 2000.

Nadzam D: Nurses' role in communication and patient safety, *J Nurs Care Qual* 24(3):184–188, 2009.

O'Gara P, Fairhurst W: Therapeutic communication part 2: strategies that can enhance the quality of the emergency care consultation, *Accid Emerg Nurs* 12(3):201–207, 2004.

Peplau H: Talking with patients, *Am J Nurs* 60(7):964–966, 1960.

Periyakoil V: Using metaphors in medicine, *J Palliat Med* 11(6): 842–844, 2008.

Platt FW, Gaspar DL: Tell me about yourself"; the patient-centered interview, *Ann Intern Med* 134(11):579–585, 2001.

Rasmark G, Richt B, Rudebeck C: Touch and relate: body experience among staff in habilitation services, *Int J Qual Stud Health Well-Being* 9:21901, 2014.

Rosenberg S, Gallo-Silver L: Therapeutic communication skills and student nurses in the clinical setting, *Teach Learn Nurs* (6):2–8, 2011.

Ruesch J, (1961) *Therapeutic communication* Norton: New York.

Samovar L, Porter R, McDaniel E, Roy C: *Communication between Cultures*, 8th ed., Boston MA, 2013, Wadsworth Cengage Learning.

Schmid PF: Authenticity: the person as his or her own author. Dialogical and ethical perspectives on therapy as an encounter relationship. And beyond. In *Rogers' therapeutic conditions: Evolution, theory and practice*, 1. Ross-on-Wye, UK, 2001, PCCS Books, pp 213–228.

Sharpe C, (2001) *Telenursing: nursing practice in cyberspace* Auburn House: Westport, CT

Snellman I, Gustafsson C, Gustafsson LK: Patients' and caregivers' attributes in a meaningful care encounter: Similarities and notable differences, *ISRN Nurs. Article ID* 320145:1–9, 2012.

Street R, Makoul G, Arora N, Epstein R: How does communication heal? Pathways linking clinician-patient communication to health outcomes, *Patient Educ Couns* 74(3):295–301, 2009.

Stewart J: *Bridges not walls: A Book about Interpersonal Communication*, 11th ed., Boston MA, 2011, McGraw Hill.

Sundin K, Jansson L: "Understanding and being understood" as a creative caring phenomenon: in care of patients with stroke and aphasia, *J Clin Nurs* 12:57–116, 2003.

The Joint Commission: *Advancing Effective Communication, Cultural Competence, and Patient-and Family-Centered Care: A Roadmap for Hospitals*, Oakbrook Terrace, IL, 2010, The Joint Commission.

Wachtel P: *Therapeutic Communication*, New York, NY, 2011, The Guilford Press.

Weldon J, Langan K, Miedema A, Myers J, Oakie A: Overcoming language barriers for pediatric surgical patients and their family members, *AORN Journal* 99(5):616–629, 2014.

Weiten W, Lloyd M, S.Dun S, et al.: *Psychology applied to modern life: adjustment in the 21st century*, Belmont CA, 2009, Wadsworth Cengage Learning.

West R, Turner L: *Understanding Interpersonal Communication: Making Choices in Changing Times*, Enhanced second edition, Boston MA, 2011, Wadsworth.

West R, Turner L: *Introducing Communication Theory: Analysis and Application*, 4th ed., , New York, 2009, McGraw Hill.

Woods M: "How Communication complicates the patient safety movement," *Patient Safety & Quality Healthcare*, May/June. http://www.psqh.com/mayjusn06/dun.html, 2006.

第六章

沟通风格的差异

Katbleen Underman Boggs

目 标

阅读本章后，读者能够：

1. 描述沟通的构成系统、语言和非语言信息的一致性。
2. 讨论专业沟通中性别和文化的影响。
3. 识别影响护患关系的五个沟通风格因素。
4. 讨论元沟通如何影响患者的反应。
5. 举例说明肢体语言传递的非语言信息。
6. 讨论循证临床实践的研究应用。

本章探讨了在提供以患者为中心的护理过程中，作为护患关系建立基础的各种沟通风格。沟通是 QSEN 认可的六种能力中的基本成分，该项目的介绍见第二章（www.QSEN.com）。有效的沟通能产生更好的健康结局，提高患者的满意度，增进患者的理解。沟通风格是指个体在沟通时的行为习惯。我们要尽可能多地了解自己的沟通风格（Rogers，2012）。有些人在与人交往中表现得更加自信、有说服力，甚至更强势，将自己的愿望强加于别人，而另一些人喜欢用协商的方式寻求更平等的合作关系。与这些做法不同的是，还有些人倾向于退缩，甚至将他人的意愿置于自己的需求之前。为了形成适宜的护患关系或护士—团队—患者关系，要针对专业角色调整沟通风格。在医疗机构中，我们用治疗性沟通技巧给学生演示恰当的沟通风格：在沟通中传递热情、诚信、尊重和自信（Rosenberg and Gallo-Silver，2011）。

言语沟通风格包括音域、音调和音频。非言语沟通风格包括面部表情、手势、身体姿势和动作、目光接触、人际距离等。这些非言语行为是患者给我们的暗示，可帮助我们理解他们想要表达的意思。增强观察能力能帮助我们获得护理评估和进行干预所需的信息。护患双方通过特定的沟通风格，建立新的关系。

有些人愿意用语言表达自己的想法，有些人则倾向于用非言语方式传递信息。有些人注重信息输出，有些人则认为沟通的首要目的是促进人际关系发展。越是长期的护患关系，双方越能更好地理解彼此的沟通风格。

基本概念

元沟通

沟通是以分享信息为目的的言语和非言语行为的结合。在护患关系中，双方交换信息的同时也反映着双方解读信息的方式。

元沟通是一个广义的术语，用以描述信息接收与认知的所有要素（见图 6.1），同时也反映出事情是如何进展的。通过这种方式传递的消息可能通过语言表达，也可能通过非言语的手势和表情传达。以下案例进一步阐明了此概念。

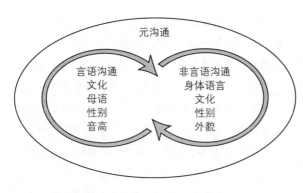

图 6.1　沟通风格中的要素

案例：护士生悉妮

　　一些研究结果显示，当在元沟通中需要对某一需求的合理性做出回应时，人们对这一需求的依从性更大。

　　学生（微笑）：我是悉妮。我们在尝试鼓励社区提高对环境健康的意识，正在寻找能发放传单的人。你愿意参加吗？

　　（元沟通）：我认为这是一个很奇怪的请求，看样子你不知道我是谁，但我还是很感激你的帮助。我是个很好的人。

　　在上述有关如何解读元沟通的信息中，护士生使用了语言和非言语暗示。学生通过使用恰当的、鼓励性的回应，对该中产阶层患者传递了语言消息；又通过直接的目光接触、平和的面部表情、放松而自然的身体姿势，进行了非言语交流。

　　在职业关系里，言语和非言语的沟通风格常同时使用。一位学生在学习听障人士使用的美国手语时惊奇地发现，在表达"微笑"时，不仅需要比画出手势，还要展示出微笑的表情。这种一致性有助于信息的传达。你可以用非言语形式表达你对患者的接受、关注和尊重。

语言沟通

　　文字是人们用以思考和交流的符号。文字的选择受多种因素的影响，比如年龄、种族、社会经济地位、教育背景、文化和性别，也受沟通发生的场所的影响。

　　对文字意义的理解因个人背景和经验的不同而存在差异。简单地认为所有人对同一句话的理解都一样是有风险的。只有准确反映了想要描述的体验，语言才发挥其作用。试想一下：一个美国人与一个只能讲越南语的人交流时的困难，或一个词汇量有限的儿童尝试着表达哪里疼痛时的困难。有时，我们的声音甚至能成为治疗的一部分。

案例：加西亚女士

　　加西亚女士，42 岁，意识不清，护士在为她护理的几周时间里，用舒缓的触摸和对话与其交流。护士也鼓励患者的丈夫以这样的方式与患者交流。当患者恢复意识之后，她告诉护士她能听出护士的声音。

意义

　　语言表达有两层意义：符号和内涵。两者都受个体的文化背景影响。符号是指文字被赋予的一般意义；内涵则指对文字或成语更为个性化的理解。例如，多数人认为狗是四条腿的家养动物，能够发出狗吠声。这就是符号，确切地说，是文字的意义。当文字以更加个性化的方式被使用时，就显示出了意义层面的内涵。"什么样的狗"和"狗吠比狗咬更糟"这样的话传递了个人的特点，而不仅仅是简单地描述了一只四条腿的动物。应该意识到很多沟通行为只传达了想要表达的意思的一部分。在没有与信息发送者核实之前，不要假设信息接收者对接收到的信息意义的理解与信息发送者一致。可以通过反馈确保你传达了想要的信息。

影响护患间语言沟通的因素

　　沟通的六种言语方式，见表 6.1。

表6.1	影响护患关系的专业沟通风格
言语	**非言语**
适中的音高和音调	治疗性沉默；倾听
改变发声方式	采用一致的非言语行为
鼓励患者参与	采用辅助身体语言
认同患者的价值	适当地触摸
必要时肯定患者	尊重患者的个人空间
适当地提供信息：简短清晰，避免使用俚语	注意患者的非言语线索

1. 发声时适中的音高和音调。通过声调、音调变化、叹息等口头传递言语信息被称为**副语言**。理解沟通的这一组成部分非常重要，因为它可能影响对语言信息的解读。例如，你可能会以一种急促、高频或严厉的口吻说："我想了解更多你的感受。"或许你可以用一种温柔、缓慢的语言陈述同样的内容。在第一种交流方式中，尽管你的表达很集中，但患者可能会产生误解。而第二种方式更能显示出你对患者的关心。音调变化（音高和音调）、响度和语速可能帮助或是阻碍对语言信息的理解。也许只通过强调陈述内容的不同部分就可以表达你的观点。如果音调与所用文字不符，信息就不容易被理解，也不可信。特别是在心烦意乱时，沟通往往不理智，更情绪化。信息以一种坚定的、平稳的语气而非高声、情绪化、粗鲁或不确定的方式传递时，会更加令人信服。相反，当你情绪低落，讲话又很平淡、单调时，这件事情似乎也不太重要，你会令患者感到困惑，很难做出恰当的反应。

2. 改变发声方式。在一些文化中，声音铿锵，而在其他文化中，声音很抒情，像悦耳的歌曲。我们需要调整语音音调，使其符合不同的文化特征。

3. 鼓励患者参与。职业中的沟通风格并非一成不变的。我们通过与患者建立合作关系促进其达到最佳的健康状况。我们期望并鼓励患者对自己的健康负责。由此，护患沟通也发生了改变。"我会告诉你

做什么"的家长式沟通风格不再被人们接受。

4. 认同患者的价值。表达"关爱"的方式传递了护患关系中患者的价值。例如，患者更希望照护者使用"温暖的"沟通风格来表达关爱，给予信息，并允许他们谈论自己的感受。肯定式回应能证实人的内在价值。这些反应肯定了个人有被尊重的权利，也肯定了患者的自主性（即最大限度地由自己做决定的权利）。相反，否定式反应或是忽略了这些感受，或是加以价值判断，而漠视了感受本身的合理性。这种反应包括改变话题，提供没有证据支持的保证，或未与患者核实而随意揣测患者的意思。有经验的护士更愿意用肯定式的沟通风格。护士应该学习这些沟通技巧。

5. 必要时支持患者。人的个性会影响其社会交往方式；有些人天生就很胆怯。但在专业领域中，有必要用果断的沟通风格与其他医护人员或机构交流，以便为患者提供最佳的护理服务。

6. 适当提供所需信息。在本书中，我们探讨了要为患者及时提供准确和适当的信息。在社会交往中，经常会遇到这样的情景："你说，我听"，而后"我说，你听。"然而，在专业沟通时，沟通内容具有目的性。对护士的自我表露需要加以限制，向患者过多倾诉你的事情是不合适的。

非言语沟通

　　人与人之间信息的传递大多借助于**非言语**方式。人们用语言交流时常辅以非言语线索以帮助理解信息（Cruz et al., 2011）。试想你曾遇到过的最有趣的演讲者。该演讲者演讲时与听众有无目光接触？是否使用了手势？演讲时会在听众中走动吗？一般而言，听众对用非言语行为传递热情的演讲者印象最深。

　　非言语沟通的功能是向人们暗示：将要沟通什么信息。我们通过非言语形式告知听者信息的内容和意图，同时增强信息的准确性和有效性。有些非言语暗示通过声调、面部表情、身体姿势或动作传

递。通过熟练地使用非言语沟通技巧，如治疗性地沉默、恰当的非言语行为、身体语言、触摸、保持适当的距离，并注意观察患者非言语暗示（如面部表情），可以增进护患关系并与患者建立密切关系。

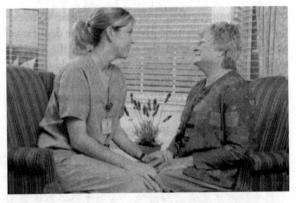

人们可以通过身体姿势，特别是面部表情来交流情绪。

影响护患专业沟通的非言语因素

与患者交流时，需要知道何时使用非言语信息。应当注意手的位置、面部表情和身体动作会给患者带来怎样的暗示（Levy-Storms，2008）。例如，与患者交谈时，要微微向前倾斜身体，这样的动作向患者表明，倾听其诉说是很重要的。设想一位面试官面试时坐立不安，不时地看墙上的挂表或翻动手里的纸张。这会让你产生怎样的感受，传递了什么样的非言语信息？表6.1也总结了护士使用的以下六种非言语行为：

1. 沉默。社会交往中，如果谈话的间歇时间长，我们常感到不舒服，会有插话的冲动。但在护患沟通中，可使用治疗性沉默，让患者有一定的时间思考。

2. 采用一致的非言语行为。非言语行为应与信息相一致并加以强化。如果你敲老师办公室的门想寻求帮助，当你看到老师在作怪相并斜眼看着秘书时，你是否还相信该老师？如果你微笑着向你的上司反映

你的工作任务太多以致难以应对，那么你的话是否真实可信？当你用语言传递信息时，尝试着用与语言意思相符的非言语暗示。如果非言语暗示与语言表达的意思不符，信息有可能被误读。当语言信息与非言语意图不一致时，非言语信息所传达出的意图似乎更具说服力，也更加可靠。你应该帮助患者澄清表述不一致的信息。例如，当你进入病房询问萨拉先生是否有术后疼痛时，他可能会说"没有"，但他的表情很怪异并在按压伤口。当你对这种不一致的信息进一步澄清后，他也许会承认他的确感到不舒适。你能否设想一下这样的临床情境，通过非言语暗示"别相信我所说的话"来改变语言信息的意思？

3. 采用辅助身体语言。人体动作是非言语沟通的一个重要组成部分，通常被称为**身体语言**，即沟通者自觉或不自觉的身体姿势或行为。文字引导着信息内容，情绪强化并阐明文字的意思。一些非言语行为（如倾斜头部或调整你面向患者的角度）可以促进沟通。

- 姿势。稍稍向前倾斜身体、双臂放松、手掌打开、双脚着地（勿跷二郎腿）、身体放松勿紧张，表示沟通的兴趣并鼓励患者继续交谈；左顾右盼表明缺乏兴趣；直接且近距离面对面、双臂交叉、目光直视不眨眼或用手指在空中指指点点等有冒犯意味。

- 面部表情。六种常见的面部表情（惊奇、悲伤、愤怒、幸福/高兴、厌恶/蔑视和恐惧）是普遍的、适用于所有文化的情绪反应。面部表情能够强化或修改听者感受到的信息。面部表情的作用远大于文字的效果，所以请试着保持开放的、友好的表情而非夸张的兴奋，避免皱眉或不耐烦或无聊表情。

- 目光接触。与患者直接的目光接触通常传递的是积极信息。尽管存在文化的差异，但大多数患者会认为，直接的目光接触表明你对他们所说的内容很感兴趣。

● 手势。有些姿势（如肯定地点点头）表明对交流内容的兴趣和关注，有利于沟通。使用开放的手势也能促进护患沟通。不要将双臂交叉在胸前或表现得烦躁不安。

4. 触摸。交谈时触摸患者是很有效的非语言沟通风格。在职业关系中，表达情感的触摸能传递关爱、同情、舒适和安慰。当护士触摸患者时，患者的感受或许是体验到了关爱，或许是一种负面的威胁。想用触摸表达关爱，必须尊重患者的文化，在不同的文化背景下存在差异。例如，一些穆斯林的男性和正统的犹太男性不会触摸除家庭成员之外的女性，他们与女性医护人员握手也会感到不舒服。

绝大多数的患者对专业卫生人员触摸他们感到舒服（Atenstaedt, 2012）。患者认为，握住他们的手是"最佳"的触摸方式（Kozlowska and Doboszynska, 2012）。直接护理患者的所有摸护士可使用接触评估患者并提供帮助。通过接触，我们帮助患者行走和在床上翻身。就像你很在意是否闯入了患者空间一样，触摸患者时触摸，也应在意何时触摸、触摸患者身体的什么部位合适。如果患者认为触摸是一种冒犯或不恰当的行为，使用触摸方式就会引起误解。护士的性别也会让患者对触摸的感受存在细微差别。Harding 及同事们（2008）的研究发现，在他们的文化中，女性的触摸被认为是一种正常的关爱表达，有别于男性的触摸；这对男性护士是一个潜在问题。第五章介绍了治疗性触摸。

5. 人际距离。与患者互动时可以利用物理空间。**人际距离**是指患者在交往中与他人之间感觉舒适的距离。利用空间距离也可以传递信息，当某人站得很近时，你可能听过"从我面前消失"的说法，通常这带有恐吓的意思。

● 根据沟通情况的不同，每种文化都有需限定的适当的人际距离。例如，"非言语期望违背模型"将西方文化中人际交往"适当的"社会距离限定在 0.5~1.5 米。如果某人站在 1 米以内，会让美国人感到很不舒服。互动的目的决定了应保持的人际距离，亲密互动的合适距离是零距离，在一般人际交往、社交场合和公共空间中，人际距离逐渐增大。在几乎所有的文化中，都应该回避零距离接触，除非要表达爱意或彼此关怀。在医疗过程中，护士会进入"亲密"空间，在如此近距离的接触中，要让患者明白你是要对其进行护理，以免患者误解。侵犯患者的私人空间会被认为是一种威胁。

6. 注意患者的非言语身体线索。

● 姿势。通常可以通过观察患者的身体语言间接获得情感方面的信息。动作节律和身体姿态能反映说话人的情况。例如，当患者直接面对着你而非不时转动身体与你讲话时，可显示出患者更加自信。低头的姿势和缓慢的行动可能给人一种精神不振或低自尊的印象，相反，患者挺拔的姿势和果断的行动让人感觉其非常自信并有很好的自控能力。快速、杂乱、躁动不安的身体动作表明其处于焦虑状态。强有力的身体动作可能象征着愤怒。患者听到坏消息后低下头或弯下身体说明他很悲伤。你能否回想患者的身体姿势可能表现出的暗示？

● 面部表情。皱眉或微笑等面部特征是对语言信息的补充。我们几乎在本能地使用面部表情，它是理解人的感受、动机、是否容易接近以及反应情绪的晴雨表。就连在婴儿期没有对表情产生意识时，我们就能对别人的面部表情做出反应。因此，评估患者的面部表情和其他非语言线索可能会透露出影响护患关系的重要信息。认真观察患者的面部表情有助于理解他的感受。例如，一个面部表情显露出担忧且紧咬嘴唇的人可能非常焦虑；问候时没有微笑或是作怪相或许能表明患者病的程度。

● 目光接触。有研究显示，与人交谈或倾听他人讲话时直接的目光接触显示出了自信和可信度；相反，视线低垂、回避显示出服从、懦弱或羞愧。除了传递信心，沟通时保持目光接触也是诚实的表现。如果不能保持目光交流，对方感受到的非言语暗示可能是这个人在撒谎。交谈时，如果患者的眼睛四处张望，你也许会怀疑他的诚实；就连年幼的儿童也会将转移视线归因于欺骗。

- 手势。患者移动肢体的动作可能给你提供线索。紧握拳头可能表示他的愤怒程度，断断续续、突然的手势可能表明悲痛，自抱双臂的姿势可能表达了恐惧。

评估患者使用这些非言语线索表达情感的程度可以帮助你更好地沟通。研究结果反复提示我们，如果医护人员不认可非言语线索的作用，沟通常常是无效的。

最好去核实对患者非言语行为的评估。有些身体线索也是不确切的。当患者的健康状况不佳时，更要关注非语言线索。比如对于疼痛，即使患者只有部分意识，也可以通过面部表情去评估。

案例：奇兹先生

奇兹先生微笑着，但眯着眼盯着护士。护士恰当的反应可能是："我注意到当你跟医生提到自己发烧时，你微笑着说想杀了我。你似乎是在生我的气。"

沟通适应理论

Howard Giles 提出，人们会调整其语言、声音模式（措辞、音调、讲话速度）会、口音、文字选择以及手势，以配合他人。该理论指出，与对方交谈时调整自己的话，可以促进双方的互动，增强彼此的接受度，增强信任和关系。这就是**趋同**。趋同被认为能增强沟通效力。

适应可以发生在无意识中，也可以有意去选择。例如，在与一位儿童讲话时，你也许会刻意地

用独断、命令式的口吻让儿童服从。选择截然不同的沟通风格被称为**发散**。相反，针对患者的疾病状况，你可能会选择趋同对他或她进行健康教育，你可能尝试着与患者的语速和节奏保持一致，并调整选择的词汇以适应患者，以便更好地增进彼此的理解。通常情况下，如果在人际关系选择趋同的人有更大的权力，他可能会被视为是在屈尊俯就。需要对这样的做法加以防范，因为要小心其后续行为（Giles, n. d.）。这个理论假定了人们会以合理的方式沟通。在冲突中，人们会变得不讲道理甚至失去理智，此时不适合采用和解的处理方式。

影响沟通的社会文化因素

沟通也可以受下列因素影响，如年龄、性别、文化背景、种族、社会阶层和地区等。当然，不同群组的护士并不都是用这里所描述的方式进行沟通的，这些内容基于在文献中常见的描述。

年龄和代际的多样性

根据卫生和人力服务部门的资料，目前，护理人员年龄跨度达到四代。可能就像预期的那样，不同年代的人员的工作动机、个人价值观和态度都是不同的，沟通风格和偏好也有差异。沟通风格和偏好的确存在差异，特别是与权威人士的互动方式、学习方式和对组织承诺的差异。如果忽略了这些情形，代际差异就可能在工作场所成为冲突的来源。

大约每20年出生的一代人都有一些共同的沟通风格特征，这也让他们区别于前几代人。之前提及的沟通适应理论已被用于探讨两代人之间的沟通问题。考虑代沟现象，沟通信念和互动目标在不同年代的人群中也存在差异。例如，适应理论已被用于探索年龄歧视问题，即年轻人对老年人的负面评价。在当今社会，年轻人可能有意扩大分歧，放大差异，比如语速更快，使用俚语或强调价值观的差异。在医疗保健机构中，有关代沟和年龄歧视刻板印象的研究发现，医生和患者在代际互动中存在误

解。人们更愿意用屈尊俯就的方式沟通，而医疗机构中的患者则不愿对年龄歧视者的语言做出积极回应。

Wieck 与同事（2010）及其他作者们都强调这一问题对刚毕业人员的留任和职业满意度的重要性。Brunetto 和同事们（2012）也呼吁对代际差异的重视，并建议在护理机构将这些情况整合到上下级的沟通中。一些医院仍禁止使用智能手机，Larson（2011）认为，年轻的护士们可能更倾向于使用数字通信，而年龄大些的护士也许更愿意面对面地沟通。Robinson 和同事们（2012）的一项研究显示，年轻的护士们更可能是抽象的学习者，喜欢使用归纳推理；而年长的护士们更具体，更依赖于直觉和以经验为依据的策略。

目前，最年轻的护理毕业生可能出生于 20 世纪 90 年代中期，每代人都注意到了一种趋势，即对用人单位的承诺在降低。年轻的护士和医生们是在数字年代成长起来的，依赖互联网和社交媒介获取资讯，进行社会互动和沟通。有人说他们的知识面更广，趋向于多任务工作，喜欢即时满足感，使用智能手机这样的沟通设备，无论在哪儿都可以工作、学习。护理文献显示，机构和管理人员需要了解一个人偏好的沟通风格。如果人们用自己偏好的方式沟通，就能够达到最佳的学习和沟通效果。

显然需要更多的研究来证实刚才提到的观点，本章作者引用的适用于代际沟通的建议归纳在百宝箱 6.1 里。

百宝箱6.1　不同代际适应性沟通风格

- 意识到代际沟通风格的差异。
- 评估每位员工愿意使用的人际沟通的方式（有情感的面对面沟通/电子通信；内向性格/外向性格；以人为本/以任务为导向）。
- 了解每位成员的期望及其如何定义"良好沟通"。
- 采用优势的、适应的、更合适的沟通风格（也许可以引导老一代人使用电子设备，给年轻护士增加数字沟通的机会）。

- 支持管理者与员工间的有效沟通，以确保获取信息，管理层非常希望全面开发员工潜能，同时明确表达期望。
- 识别个人动机，如真诚赞美和常规表扬、社会认可、增强责任感，等等。
- 强调我们的共同目标——提供高质量的护理。

性别

沟通类型也要综合考虑不同文化背景下的性别差异。在沟通研究中，对非语言暗示的使用和解释存在着极大的性别差异，这可能反映了智力风格中的性别差异，以及强调文化中可接受的、与性别角色有关的行为标准。当然，同性别之间也存在巨大差异。

我们目前质疑的是，传统意义上男性和女性在沟通上的区别是否与之前预想的一样普遍。沟通真的有很大的性别差异吗？根据之前的很多报告，实际上并没有很大区别。

事实和刻板印象分别是什么？在我们知道真相之前，需要开展更多的有关医疗保健沟通的研究。传统意义上有关非言语和言语沟通内容和过程中存在的性别差异正在发生变化，因而要认真思考你读到的内容。

从传统上看，许多文化中的女性被认为倾向于避免冲突、消除分歧。她们展示出了更为有效的使用和解读非言语沟通的能力。女性沟通者被认为更加以人为中心、更热情，也更真诚。研究发现，女性更倾向于使用面部表情，更多的微笑，保持目光接触，更多触摸和点头。女性有更广的音域，比男性更倾向于使用不同的非正式的发声模式。她们会使用更多的音调表达惊奇、高兴和出乎意料。女性将交谈视为与他人联结的方式。

从传统上看，西方文化中男性的沟通更多被认为以任务为导向、直接、表现出更强的进取性、更想显示成就，他们也被视为更愿意争论。研究显示，男性与他人交谈时希望有更大的人际距离，经常使用身体语言。尽管男性很少有直接的目光接触，但他们在消极的境况中更愿意保持目光接触；在人际交往中，与女性相比，男性更少使用言语沟通。男性更愿意发起互动，交谈得更多，更随便地打断他人说话，讲话更大声，争论更多，用充满敌意的动词，更愿意谈论问题。

在医疗保健机构中，沟通的性别差异

尽管在一些研究中并未被证实，但医护人员与患者的性别若相同更容易进行有效沟通。在专业的医疗保健机构，女性更多地表现为积极倾听，用"嗯""对""是的""我知道"这样鼓励性的回应，更多使用支持性词语。

文化

虽然有明确的证据表明有效沟通与患者良好的健康结果、更高的满意度以及更好的依从性有关，但缺乏文化因素对健康产生直接影响的证据。如Engellbretson（2011）就强调了护士具备文化适应能力的需要。作为关注文化的专业人员，在沟通时你需要意识到患者具有特定的文化价值观，并使你的沟通风格和技巧与该文化规范相符。第七章将深入探讨跨文化沟通。

地点

住在城市的患者认为其医护人员的沟通质量较差。影响沟通效果的原因之一可能是农村患者常被"熟悉的"照护者护理。在诊所或其他忙碌的地方，由于缺少私密性，势必会影响沟通风格，同样也会影响沟通内容。

发展循证实践

Fisher MJ, Broome ME. Parent—Provider communication during hospitalization, *J Pediatr Nurs* 26 (1); 1—12, 2011.

这是一个小型的针对住院儿童的研究，使用案例研究的方法检测3名儿童的家长—护士—医生三方的沟通，比较每名儿童的感受。使用半结构访谈。

结果：研究结果主要针对三个主题：用关爱的方式进行简单、清楚的相互沟通的重要性；与家长保持并增进人际关系的益处；识别维持积极沟通体验的行为。增进积极沟通的特殊行为包括热情表达、认真倾听并重视家长的体验，以及医护人员的一致的工作任务。

应用于临床实践：由于本研究的样本量很小，且限于研究方法，其代表性不强。有意思的是，作者讨论了在医疗查房过程中，医生、护士、家长乃至包括患儿参与沟通的效果。三方参与沟通的方式很独特，可能会在今后的临床实践中提供一种模式，即把以患者为中心的沟通作为人文关怀的一部分。根据以往的研究，家长期望的是诚实、坦率、经常性的沟通，而非大量的矛盾冲突的信息，或是言语与非言语行为不一致的信息。该研究结果与其他很多研究的结果以及与本书描述的原则是一致的。

应用

了解自己的沟通风格

你使用的沟通风格能够影响患者的行为和他们对治疗的依从性。证据显示，与患者对其期望得到的护理相比，他们对沟通更不满意。前面章节中的练习给你提供了护患关系的基本技巧，但你会使用自己的沟通风格，患者同样如此。因为每个人的沟通风格不尽相同，因此，明确自己的沟通风格并了解不同方式对各种患者的效果尤为重要。你是什么样的情感风格？你的患者认为你是体恤他人感受（共情）、关爱、善于安慰他人的吗？有经验的护士可以调整自己与生俱来的社交风格，所以其专业的沟通能适应患者和情境。人格特性影响沟通风格。例如，你被认为是胆怯的还是自信的？某护士个性可能"很活泼、爱讲话"，但别人认为其属于"安静"型。同样，患者也有各种各样的类型，你需要调整以符合患者的需要。思考下面的案例中沟通风格不合适的可能性。

案例：迈克先生

护士（坚定的口吻）：迈克先生，你该服药了。

迈克先生（抱怨的口吻）：你很专横。

共情式的沟通在护理中至关重要，甚至能促进患者的恢复。要了解他人对你的看法，考虑影响患者对你的看法的所有非言语因素。你的性别、着装风格、外表、肤色、发型、年龄、学生角色、身体姿势或自信的举止，都可能产生影响。练习6.1可能会增强你对性别偏见的认识。

明确自己风格的第一步也许是先将你的风格与其他人的进行比较。问一问"是什么让一位患者认为护士是专制的或充满关爱的人？"练习6.2的视频也许能帮助你将自己的方式与他人的进行比较。

根据需要调整你的沟通风格。

首先，形成多种沟通风格以便灵活应对不同情况。其次，找出是否还有其他因素影响沟通，你的风格对某一特殊患者是否合适也非常重要。他人的年龄、种族、社会经济状况或性别如何影响他们对你的反应。我们需要不断地改进我们的沟通能力。组织内的沟通很快将进入电子时代。例如，Baird 和同事们（2012）描述了特定的医院系统如何通过对电子邮件的跟踪更有效地改变沟通风格。数字通信几乎消除了所有非言语沟通的细微差异。

人际交往能力

护患沟通过程基于护士的人际交往能力。当护士了解复杂的认知、行为和文化因素对沟通的影响时，其人际交往能力得以提高。广泛地理解和使用沟通技巧可以帮助你和患者互动，他或她会尝试着应对面前的很多需求。良好的沟通技巧被视为有临床威信的护士专家们的特征之一。在医疗保健体系的社会文化层面，面对患者需要两种能力：社会认知能力和信息能力。

社会认知能力是在互动过程中以每个沟通参与者的观点解释信息的能力。通过接受患者的观点，你开始了解患者是如何组织信息并形成目标的。当患者的沟通能力因机械屏障（比如使用呼吸器）而受损时，了解这些至关重要。患者从需要呼吸机支持的重症疾病中恢复后，会表达经历疾病期间的恐惧和痛苦。

信息能力是指在护理程序的干预阶段，策略性地使用言语和非言语行为的能力。沟通技巧作为一个工具，可以影响患者，以达到最大程度的适应。想象一下患者看到你微笑着说："你太棒了，你成功地自己注射了胰岛素"的情景。

练习6.1   性别偏见

目的：讨论性别偏见。

步骤

分小组，阅读并讨论下面对有关老年精神科病房工作人员与学生提供护理的评论："男性员工似乎更自信，并能快速做出决定。女性员工更擅长感受，比如传递温暖。"

讨论

1. 这些评论是由男性还是女性员工讲的？
2. 评论的准确性如何？
3. 你能真正概括所有男性和女性的特点吗？

练习6.2   对视频记录的自我分析

目的：增强学生的自我风格意识。

步骤

与一个合作者一起做护患互动的角色扮演。用摄像机或手机记录一段 1~2 分钟的访谈，你面对镜头。访谈的话题可以是"定义健康促进行为"等。

讨论

你用什么姿势？你传达了哪些非言语信息？你怎样沟通？你的言语和非言语信息是否一致？

影响人际关系的方式因素

与患者和家属建立信任和尊重的人际关系有赖于开放的、持续的沟通风格。只具备关于沟通风格的知识当然不能保证成功的应用。你需要了解本章所讨论的内容是如何相互关联的，例如，护士与患者若视线水平地坐着，处于最佳的距离（人际距离），无家具相隔（特殊配置），护士便能更好地进行眼神交流并使用有更好的治疗作用的触摸。百宝箱 6.2 提供了改进专业沟通风格的建议。

百宝箱6.2 ｜ 改进沟通风格的建议

- 适应你的患者的文化价值观。
- 使用非语言沟通策略，如：
  - 保持目光接触。
  - 展示愉快、有生气的面部表情。
  - 经常微笑。
  - 点头以鼓励患者继续表达。
  - 保持专注、直立的姿势，坐的位置与患者在同一视线水平，身体向患者微微前倾。
  - 如果患者显示出不舒服的迹象，如厌恶的目光、摆动腿或不停地晃动，可保持适当的人际距离。
- 若场合合适可触摸患者。
- 认真倾听并回应患者的暗示。
- 用语言策略鼓励患者。
  - 讲一些幽默的笑话，避免有关性别的笑话。
  - 用恰当的语气和音调，避免大声说话。
  - 避免使用术语。
  - 问开放式问题，不要加以评判。
  - 倾听并且避免太快进入解决问题的阶段。
  - 表达对患者的尊重。
  - 在称呼患者的名字之前要得到允许。
  - 传达关怀的评论。
  - 做肯定的、积极的评论。

俚语和术语

文化背景相同但属于不同年龄组的人，对同一文字的理解也存在差异。例如，如果一个成年人说

"That's cool"，可能指的是温度；而一个十几岁的人用同样的表述，表达的可能是他很满意。在医疗保健领域，护士能理解"食物塔"代表的是健康所需的基本营养食物群组；然而，非医疗专业人员对该词的含义未必清楚。

医学术语

护士学生在开始学习所需要的医学词汇时常常很困惑。记住这种体验，我们就会共情患者如何试图理解在医疗保健领域中使用的医学术语。耐心的解释能帮助患者克服这种沟通障碍。成功交流的要素是互动的双方所用的词语有相似的意思。交流过程中的一个很重要的部分是寻找共同的用语，以便发送的信息与接收者接收的一致。设想一个肿瘤科的护士建立了一个肿瘤治疗词汇的计算机数据库，当迈克斯先生作为新患者入院时，护士在她的计算机上使用现有的模板模型，为患者在其化疗疗程中会遇到的词汇创建了一份个性化的术语表。

参与者的回应能力

参与者如何回应能影响沟通的深度和广度。相互作用不仅影响关系，也会影响患者的健康结局。有些患者天生就比其他人爱讲话，与很愿意沟通的外向型患者进行治疗性会谈就比较容易；对不太用语言交流的患者，要通过增加回应来促进他们的回应。口头和非言语赞许可鼓励患者表达自己的想法。在其他地方，我们讨论了促进回应的技巧，如认真倾听、表达同情、对感受表示认可。承认患者在表达某些感受、赞赏努力和使用不同的沟通风格时存在困难是有帮助的。这些策略体现了人际敏感度。倾听患者的护理体验、回应言语或非言语暗示和避免"贬低"都能促进沟通，并增强患者对治疗方案的依从性。练习 6.3 帮助你练习使用肯定式回应。

练习6.3　　肯定式回应

目的：增强学生使用肯定式沟通的技巧。

步骤

　　将那些不确定的、负向的信息转变成正向、肯定、关爱的评论。

1. "你本周测的 14 次血糖结果中有 3 次都很高。你做错了什么？"

2. "你的血压已达高危险水平。你又食用过咸的食物了吗？"

3. "你本周体重增加了 2.3 千克。你就不能坚持简单的饮食吗？"

讨论

　　建议把相同的信息改述，以便更好地交流。发出一个积极、肯定的信息会更容易吗？

参与者的角色

　　关注沟通者的**角色关系**可能与解读消息的内容和意义同等重要。信息发送者和接收者之间的关系影响着信息的接收和解释。对由好朋友和直接主管提出的建设性评判意见可能有不同的理解，即使内容和方式非常相似。下属和上司之间的沟通更有可能受到权力和方式而非性别的影响。就权力而言，当角色不平等时，更有权势的人倾向于用更主导性的方式讲话。此部分内容将在第二十三章讨论。

信息内容

　　沟通总是受环境的影响。沟通并不是发生在真空中的，而是受互动情境的限制。花些时间评估沟通的物理环境、时间和空间以及每位沟通参与者的心理、社会和文化特征，你可以灵活地选择最恰当的内容。

参与关系

　　随着时间的推移，关系通常需要进一步发展，因为处于关系的不同阶段，沟通也发生着改变。Uitterhoeve 与同事们（2008）验证以前的研究显示，护士对患者所关心问题的回应次数不到一半，且倾向于身体护理而忽视对患者社会情感的关怀。在管理式护理期间，护士很少有时间与住院患者发展关系，而社区护士则可能有更多机会。在护理关系中

探索伦理问题，要考虑之前提到的伦理困境。

倡导持续性护理

　　我们了解到，当患者始终与相同的护理提供者接触时，患者对积极的医疗保健沟通的感知度更高。这些照护者更愿意倾听患者的诉说，解释事情时更清晰，花更多的时间与患者相处，尊重患者。因为医生和护士与患者的沟通存在差异，专业人员的信息共享至关重要。

总　结

　　护患沟通或护士与其他专业人员的沟通不仅是一种言语和非言语信息的交换。由于人口的多样化，在提供以患者为中心的护理中，我们面临着挑战，因为会涉及患者很敏感的文化、种族、民族、性别和性取向等方面。本章提供了改善沟通风格的建议。与人际沟通一样，职业沟通通过改变音调及使用面部表情或手势而发生了巧妙的变化。本章探索了与言语和非言语有效沟通风格有关的因素，讨论了沟通的三个领域中文化和性别的差异。作为专业人员，保持一致性非常重要。影响沟通过程的因素包括参与者的回应性和角色关系、反应类型和彼此间的关系以及参与关系的程度。肯定式回应认可个人沟通的价值观，而不确定的回应则忽视个人感受的真实性。在后面的章节中将讨论更多的促进护患沟通的非言语策略。

伦理困境 你会怎么做？

注册护士凯蒂·科林斯刚毕业，听闻在她工作的病房曾发生过伤害患者的严重差错。她意识到员工们如果仍按照现在的规则去做，将会有再次发生差错的危险。在一次由管理者主持的团体会议上，凯蒂试探着提出了这个问题。该管理者以大声、坚定的语气讲话，并表示希望听听凯蒂的想法；然而，他却看着挂表，注视着她头的上方，一副显得无聊的表情。凯蒂获得的信息是：该管理者想要掩饰、隐藏错误，并不想利用资源和时间去改正潜在问题。

1. 该情境违反了哪些伦理原则？
2. 管理者的行为传递了什么样的信息？
3. 他的言语和非言语信息一致吗？
4. 如果你处在凯蒂的位置，你将怎样做？

问题讨论

1. 讨论上述伦理困境。言语和非言语信息一致吗？你将怎样改变非言语方式使其与言语信息一致？

2. 用练习 6.1 讨论性别对沟通的影响。

3. 护士用大声的、命令性的语气要求刚刚经历手术的患者每 20 分钟做一次深呼吸，尽管这会引起患者的疼痛。描述三种可能出现的反应。你将怎样做以使这种措施更有效？

参考文献

Atenstaedt R: Touch in the consultation, *Br J Gen Pract* 62(596):147–148, 2012.

Baird BK, Funderburk A, Whitt M, Wilbanks P: Structure strengthens nursing communication, *Nurse Leader* 10(2):1–3, 2012. www.nursingconsult.com/nursing/journals/1541-4612/.

Brunetto Y, Farr-Wharton R, Shacklock K: Communication, training, well-being, and commitment across nurse generations, *Nurs Outlook* 60:7–15, 2012.

Giles, H. (n.d.) Communication Accommodation Theory. www.public.iastate.edu/~mredmond/SpAccT.htm. Accessed 8/2/13.

Cruz M, Roter D, Cruz RF, Wieland M, Cooper LA, Larson S, Pincus HA: Psychiatrist-patient verbal and nonverbal communications during split-treatment appointments, *Psychiatr Serv* 62(11):1361–1368, 2011.

Engelbretson J: Clinically applied medical ethnography: Relevance to cultural competence in patient care, *Nurs Clin North Am* 46:145–154, 2011.

Harding T, North N, Perkins R: Sexualizing men's touch: male nurses and the use of intimate touch in clinical practice, *Res Theory Nurs Pract* 22(2):88–102, 2008.

Keepnews DM, Brewer CS, Kovner CT, Shin JH: Generational differences among newly licensed registered nurses, *Nurs Outlook* 58:155–163, 2010.

Kozlowska L, Doboszynska A: Nurses' nonverbal methods of communicating with patients in the terminal phase, *Int J Palliat Nurs* 18(1):40–46, 2012.

Larson J. Communication skills: Moving beyond basics. NurseZone.com. http://www.nursezone.com/nursing-news-events/more-features/Communication-Skills-Moving-Beyond-the-Basics_37646.aspx. 2011.

Levy-Storms L: Therapeutic communication training in long-term institutions: recommendations for future research, *Patient Educ Couns* 73:8–21, 2008.

McMillian LR, Shannon D: Program evaluation of nursing school instruction in measuring students' perceived competence to empathetically communicate with patients, *Nurs Educ Perspect* 32(3):150–154, 2011.

Quality and Safety Education for Nurses (QSEN). (n.d.) Teamwork & Collaboration (QSEN competencies: online teaching modules). www.QSEN.org/. Accessed 6/1/13.

Robinson J, Scollan-Koliopoulos M, Kamienski M: Generational differences and learning style preferences in nurses from a large metropolitan medical center, *J Nurs Staff Dev* 28(4):166–172, 2012.

Rogers R: Leadership communication styles: A descriptive analysis of health care professionals, *J Healthc Leader* 2012(4):47–57, 2012.

Rosenberg S, Gallo-Silver L: Therapeutic communication skills and student nurses in the clinical setting, *Teach Learn Nurs* 6(2):1–8, 2011. www.jtln.org/.

Uitterhoeve R, deLeeuw J, Bensing J, et al.: Cue-responding behaviors of oncology nurses in video-simulated interviews, *J Adv Nurs* 61(1):71–80, 2008.

Wieck KL, Dols J, Landrum P: Retention priorities for the intergenerational nurse workforce, *Nurs Forum* 45(1):7–17, 2010.

跨文化沟通

Elizabeth C. Arnold

目 标

阅读本章后，读者能够：

1. 定义文化和相关术语。
2. 讨论跨文化沟通的概念。
3. 阐述文化能力的概念。

4. 应用护理程序为来自不同文化的患者提供护理。
5. 讨论与护患关系有关的特定文化特征。

第七章介绍了不同文化间的沟通原则和策略，护士可以用这些内容为关注文化的患者提供护理，也可以提供以家庭为中心的护理。本章还包括与美国四大主要文化团体有关的社会和文化因素。

基本概念

定 义

文化是一个复杂的社会概念，包括由特定人群经社会传播的沟通风格、家庭习俗、政治制度和族群身份。Alexander（2008）认为"每个个体、家庭、社区都代表了一个独特的复合体，既有文化元素的重叠也有交叉，其整体大于部分之和"（p. 416）。在医疗保健领域，文化提供了治疗性沟通、共享决策和以患者为中心的护理的相关内容。提供医疗保健服务时融入对文化的思考可增强患者对治疗的依从性。大多数人的文化背景都不是单一的，因此，文化的概念可以超越特定的族群背景或是国家（Betancourt, 2004）。"文化"这一术语也可以应用于专业体系和组织体系中，或主流文化的亚文化

中，包括宗教教派和生活方式。

文化模式

文化是一个至关重要的过滤器，人们借此"学习如何在世界上生存，如何表现，珍惜什么，存在的意义是什么"（Schim and Doorenbos, 2010, p. 256）。文化模式通过家庭和其他社会机构在社会上传播。他们是个人身份的重要组成部分。人们一代代地继承社会习俗（"我们做事的方式"）、文化信仰、价值观和语言（Giger et al., 2007）。文化会发展演进，但以往的痕迹仍能影响现在的行为与沟通。

文化模式影响与健康有关的信念、态度、价值观和行为（Kleinman and Benson, 2006）。传统影响着患者的行为表现以及人们如何处理和解读接收的信息。在同类文化中，社会阶层及文化素养等社会因素也会进一步区分个人的反应模式（Wiener, Mc-Connell and Colleagues, 2013）。寻求专业的医疗保健服务的决定在很大程度上受社会文化和家庭观念的影响，尤其是对少数族裔来说（Scheppers et al., 2006）。练习7.1为你提供了反思自己文化遗产的机会。

练习7.1　　文化本真性

目的： 帮助学生认识到理解自己的文化作为了解医疗保健中的文化关系的基础的重要性。

步骤

1. 写一个你了解的有关自己文化或族群背景的故事。
2. 描述家庭、社会习俗或文化传统以什么样的方式影响了你的个人发展、职业和休闲选择、机会、价值观，等等。
3. 讨论你对自身文化背景的理解如何随时间发生了改变。
4. 指出在医疗保健领域，对自身文化的了解如何影响对其他

文化的敏感性。

5. 简单回答："我的故事代表了我的文化本真性了吗？"

讨论

1. 在由 3~4 个学生组成的小组里分享你的文化故事。
2. 在班级里讨论个人文化背景如何能影响健康行为。
3. 确定共同的主题。
4. 讨论有关文化本真性的知识如何帮助你避免了无意识地将个人文化向来自不同文化的患者投射。

文化多元性

文化多元性是指不同文化团体之间的差异。人们注意到，不同文化背景的人在语言、举止和行为上与自己的文化不同（Spence, 2001）。缺乏与来自其他文化的人们的接触和理解势必会强化刻板印象并产生偏见。

在一种文化里同样存在多元性。事实上，处于一种文化中的人们在教育、社会经济背景、年龄、性别和生活经历方面的差异可能比不同文化团体之间的差异更多（Drench et al., 2009）。考虑一下你的护理班，思考它更符合哪一种——同质文化还是异质文化？

在同一文化中，有着截然不同的理念、社会形态和规范行为的人们共存，有时能和平共处，有时相互冲突。例如，极端自由派和保守派之间广泛的政治分歧、人们不同的信念和信仰以及贫富差异。其他来自社会文化环境的影响还包括对疾病的反应模式、健康促进行为和社会支持的差异（IOM, 2002a）。对少数族裔消费者的负面刻板印象、少数族裔对可获得的医疗保健的负面评价以及来自医护人员的歧视依然存在。百宝箱 7.1 列出了文化的多样性。

百宝箱7.1　医疗保健领域的文化多样性

- 人们的感受、态度和行为标准
- 生活方式、语言和习惯
- 人们如何与他人建立联系，包括对医护人员的态度
- 营养与饮食
- 个人评判对错的标准
- 对健康、疾病和死亡的看法，包括适当的仪式
- 听到的和讨论的负面健康信息
- 决策权、角色关系和告知事实的实践
- 育儿实践
- 预先声明、知情同意和患者自主权的使用

（Calloway, 2009; Carrese and Rhodes, 2000; Karim, 2003; Searight and Gafford, 2005）

文化多元性是护理专业的一项议题。对医疗保健达成的共识也影响着卫生领域跨学科的护理质量。

世界观

文化和精神信仰的概念与世界观的概念密切相关，但它们是不同的。**世界观**被定义为"人们看待他们的世界或宇宙，并形成有关生活和世界的图景或价值观的方式"（Leininger and McFarland, 2006, p.15）。文化确定了一个社会的社会特征，一个人的世界观则描述了他在社会中对个人现实的看法。一个青少年和一个老年人对他们的文化可能有相似的信仰，但他们的世界观可能不同，因为他们的年龄和体验完全不同。不同世界观的患者可有不同的

目标和健康问题。

文化如何被习得

我们出生于一种文化中，但是文化并不是天生的特质。最初，文化是在家庭中学习的，而后通过社会机构（如学校、教会和社区）学习（Giger，2013）。如同儿童最初从他们的看护者那里学习语言，而后在学校精通语言技能，他们整合了文化的态度、内涵、价值观和思维模式，以形成自己的表达方式。

移民通过两步骤的人际关系过程获得文化认同：从传统的文化信仰和价值观转向完全接纳主流文化的价值观和信仰。**文化适应**描述了不同文化的移民最初如何学习另一种主流文化的行为规范和价值观，并开始采用其行为和语言模式。文化适应过程可能很艰难，要将熟悉的文化认同与当下文化中有效发挥基本功能的新习俗达成一致，其中存在竞争压力（Marsiglia，et al.，2013）。以患者为中心的评估应该包括与疾病解释模式、健康认知水平、传统健康行为以及与健康护理有关的文化适应水平（Hardin，2014）。信任是至关重要的因素。当来自不同文化的个体完全接受并采用主流文化的行为、习俗和价值观，并将其作为他社会认同的一部分时，**同化**作用就发生了。为了完全被同化，移民必须遵守并适应新的文化规范。到第三代，许多移民可能很少了解自己的传统文化和语言或文化遗产了（Bacallao and Smokowski，2005）。若要理解并影响不同文化患者的健康行为，在社区层面是最可行的（Huff and Kline，2008）。

表 7.1 总结了一些有关文化的概念说明。

表7.1　与文化有关的定义

概念	定义
亚文化	生活在主流文化中的一小部分人，有独特的生活方式、共同的信仰，期望区别于主流文化。
种族隶属	根据祖先、国家或文化体验，有共同社会认同的一群人。

续　表

概念	定义
民族优越感	相信自己的文化优于其他所有文化，并且应该成为标准。
文化相对主义	每一种文化都是独一无二的，应该只在其自身价值观和标准的基础上进行评判。

Adapted from: Aroian K, Faville K: Reconciling cultural relativism for a clinical paradigm: what's a nurse to do? *J Prof Nurs* 21(6):330,2005; Day-Vines N, Wood S, Grothaus T, et al: Broaching the subjects of race, ethnicity and culture during the counseling process, *J Counsdev* 85:401-409,2007; Drench M, Noonan A, Sharby N, et al: *Psychosocial aspects of health care*, ed 2, Upper Saddle River, NJ, 2009, Pearson Prentice Hall.

相关概念

种族隶属是个人对基于共同的种族、地理位置、祖先、宗教或历史联系的共享文化遗产的意识。人们在代代相传的文化传统和遗产中发展出了一种认同感。种族使人产生归属感，并激发与价值观和实践相关的强有力的承诺。研究显示，种族隶属是一个人社会认同的重要方面（Malhi et al.，2009）。

种族隶属体现了社会政治建构，有别于种族和生理特征（Ford and Kelly，2005）。有相似皮肤颜色和特征的人们可以有截然不同的种族传承，例如，牙买加人和非裔美国人的祖先。种族能反映精神层面的价值观和成员资格，如阿米什人（Donnermeyer and Friedrich，2006）。问问自己并与患者反思，成为特定文化的一员对你而言意味着什么？

民族优越感

Neulip（2005）认为"民族优越感只是一种描述，并无轻蔑之意"（p. 206）。在某些情况下，温和形式的民族优越感能成为激励人们爱国的一个优势。以自己的文化为傲是可以理解的，但当一个人不尊重其他文化的价值时，很容易产生刻板印象和偏见。民族优越感会助长这种观念，即一种文化有权将"正确的"行为标准和价值观强加于其他文化之上。偏见可以指向作为整体的一个族群或与族群有关的个人。偏见的致命后果在希特勒执政期间对无辜人民的迫害中显露无疑。强烈的偏见一直持续到今天，恐怖袭击和有针对性的暴力事件就是民族优越感和极端宗教差异的结果。

民族优越感给有别于主流文化的人们贴上地位低下的标签（Canales and Howers, 2001）。医学研究所（IOM, 2003）发现，经济状况和社会阶层的多元性与健康风险和治疗效果有关。其他例子包括身体或精神残障、性取向、老年歧视、肥胖症及不寻常的生理或个人特征。

案　例

我认识一个失去了双眼的人。他被称为盲人，他也可以被称为打字专家、认真的工人、好学生、专注的倾听者和求职者；但他无法得到一份在百货商店订货的工作——接听订货电话并打印订货单。人事职员不耐烦地结束了面试，他不停地说，"但你是个盲人。"你几乎可以感觉到他觉得在某一方面有缺陷代表着在各方面都一无是处。面试官因为残疾人的标签而对他的其他能力视而不见，很难看到标签以外的东西。（Allport, 1979, p. 178）

文化相对论

文化相对论认为，每种文化都是独一无二的，只能在自身文化价值观和标准的基础上被评判。在某一文化背景内完全合理的行为可能在该文化之外被视为很不寻常的（Aroian and Faville, 2005）。

案　例

本杰明·富兰克林对印第安人的评价

"我们称他们为野蛮人，因为他们的礼仪与我们不同，我们认为我们的礼仪是完美文明的表现，他们认为其礼仪也是如此。也许如果我们能公正地审视不同国家的礼仪，就会发现没有粗鲁的人民，如同没有任何谦逊的规则；没有任何礼貌，也就不会有什么粗鲁的痕迹。"（Benjamin Franklin, quoted in Jandt, 2003, p. 76）

练习 7.2 关于文化如何体现我们的价值观和视角。

跨文化交流

跨文化交流是指来自不同文化的人们之间发生的谈话。此概念包含了感知、语言和非语言行为的差异，以及对不同语境解释的认可（Samovar et al., 2008）。这是来自不同文化人们之间分享意义并发展关系的一个主要方式。不同文化之间的有效互动发生在"跨文化护理关系"中（Pergert et al., 2007, p. 18）。这意味着患者对护患关系的看法与沟通中所

练习7.2　与不同文化有关的价值观和视角

目的： 帮助学生尊重不同文化的价值观和一般看法。

步骤
1. 选择一个特定的种族文化。
2. 采访该文化背景的人，向他们了解该文化中与家庭价值观、宗教有关的部分，在社会交往、对医疗保健的信念和临终仪式方面什么是重要的。
3. 根据你的发现写一篇短的访谈报告。

4. 与同学们分享你的报告。

讨论
1. 有什么重要的价值观你没有涵盖？
2. 人们怎样对文化的一般特征表达赞同或不赞同？
3. 通过这个练习你学到了什么？面对来自多元文化背景的患者，你能将所学的应用到临床实践中？

用的措辞一样重要。

案　例

> 一个将要首次做母亲且不会讲英语的中国人在进入产程的过渡阶段时既紧张又害怕。她的丈夫只会讲一点英语，而且认为生育是女性的事情。Callister（2001）说："护士能感觉到病房里明显的紧张氛围。护士不会讲中文，但她试图传递一种关怀，她触摸这位女性，轻柔地讲话，向她丈夫示范支持性的行为，帮助她尽可能地放松。护士镇定、平静的举止使病房里的气氛发生了很大的改变。分娩后，丈夫向护士表达对她能讲中文的感激之情。她婉转地说：'谢谢你，但我不会讲中文。'他惊讶地看着她并坚定地说：'你会讲中文'。发自内心的交流超越了语言的交流。"（p. 212）

语言

成功取决于达成共识以及对有利于治疗的问题和价值观的包容（Purnell et al., 2008）。因为文化不同，语言规则、语言结构和含义也有差异。不同的语言表达了个人不同的实际情况。仅理解词汇和语法是不够的。理解语言文化能力需要"知道说什么，怎么说，何时、在哪里以及为什么要说"（Hofstede et al., 2002, p. 18）。

在同一种语言里，文字可以有不同的含义。例如，热、暖、冷可以指温度，或对个人特点的鲜明印象（Sokol and Strout, 2006）。俗语是特别容易产生问题的，因为它们是对观点的非文学表达。例如，Neulip（2015）用一个常见的词"bomb"来表达考试的表现；在美国，这个词被用来表示考试考得不好。在不同的文化中，非语言行为（特别是手势和目光接触）的含义也可以有很大的不同。在一种文化中很恰当的表达在其他文化中可能会被认为是失礼的或是一种冒犯（Anderson and Wang, 2008）。

即使患者英语说得很好，最好也使用清晰、简单的语言（而不是使用复杂的词汇），并缓慢地说。

相对而言，许多将英语作为第二语言的患者尽管有很强的语言表达能力，但仍缺乏所需的复杂的词汇，不能很快地领会别人所说的内容。想想你自己在学校学习外语的经历。你也许觉得用简单的词语表达自己的想法会更舒服，因为你不需要用更为复杂的词汇去理解语言的细微差别和多重含义。如果说话的语速较慢，词与词之间有一定的间距，你也能更好地参与对话。为加深理解而经常核实，有助于与多元文化患者的沟通。

高语境与低语境沟通风格

对以文化为基础的高/低语境沟通风格的理解是跨文化沟通的一个重要方面。Hill（1976）认为，高语境文化倾向于间接的沟通风格，所分享的大部分信息是隐含的。高语境沟通风格与集体主义文化有关，以"我们"意识为特征，强调对集体的忠诚及和谐。沟通中的关系比任务更为重要（Hofstede, 2011）。沟通中信任至关重要，语气和人际关系比字面意思更重要。亚洲、非洲、南美和中东的部分地区被认为是高语境集体主义文化。Hofstede认为，在低语境的个人主义文化中，"任务胜过关系"（p. 11）。信息以现实为基础并且以明确的方式传达。使用精确的词语，并产生双方确认的行动。北美和西欧文化被认为是低语境文化。

Underwood S, Buseh A, Kelber S, Stevens P, Townsend L. Enhancing the participation of African Americans in health-related genetic research: findings of a collaborative academic and community based research study, Nurs res pract 2013: 749563, 2013. http://dx.doi.org/10.1155/2013/749563. EpubDecember 4, 2013.

目的： 此项实验性研究试图探索影响非裔美国人在健康相关研究中的参与度的因素。研究在通过与遗传学有关的知识、信念和感知促进非裔美国人参与和健康相关的基因研究的框架下开展。

结果： 结果显示，遗传学知识、信念和感知以及服务提供者的参与，与被试参加和健康有关的基因研究的意愿有关（$P < 0.05$）。研究还显示，在参加研究的212名非裔美国人

中，有 88.7% 的人之前从未参加过这类研究，也从未有人让他们参加与健康有关的研究。

　　临床实践应用：作为工作在一个文化日趋多元化的社会的专业人员，护士需要发展临床策略和创新研究，进一步检验能促进少数族裔参与和健康相关的研究的因素。

应　用

文化在有关医疗保健的沟通中的重要性

　　Samovar 及同事们（2014）指出："全球化的力量创造了这样一个环境，跨文化意识和跨文化交流能力成为日常的必需品"（p. 3）。了解文化差异和多元文化的人际间沟通技能的专业发展是每位护士的基本任务的一部分。我们现在生活在一个由移民模式与即时技术性联系手段的不断变化创造的全球化社会中。大多数的工业化国家正在成为多民族国家，多数族裔人口百分比明显缩小。

　　医学研究所（IOM, 2002b, 2003）发现，在美国少数族裔人口中，无效沟通是不平等保健和健康结果的一个重要原因。与多元文化患者的有效沟通能力与了解个人价值观和信仰有很大的关系。自我意识和认真反思可以帮助你了解这些因素如何影响与来自不同文化的患者的沟通。另一个有效的跨文化交流的组成部分是发展有关不同文化和世界观中的共同文化模式的知识。

健康差距

　　《全民健康 2020》的一个总体目标是"实现健康公平，消除差距，增进各群体的健康"。这份文件将**健康差距**定义为"一种与社会、经济和环境劣势紧密相连的特殊健康差异类型"。

　　健康差距以及缺乏获得便利的医疗保健的机会是全球的主要健康问题。医学研究所于 2002 年报告，考虑保险和收入的因素之后，有色人种和少数族裔仍得到了较差的医疗护理。许多研究也

证实了这一现象（Giger, 2013）。国家医疗保健差距报告［National Healthcare Disparities Report, U.S. Department of Health and Human Statistics（DHHS），2007］确认，少数族裔身份是就医、筛查和护理水平上的差距和不平等的主要根源。美国卫生统计中心（2007）表明，少数族裔和少数民族占美国成年人口的 30%，在 18 岁以下人口中占近 40%，而他们的死亡率和患病率更高（Edwards, 2009; National Center for Health Statistics, 2007）。增加不同文化背景的护士被证实是增强医疗保健中的文化反应度的关键（Lowe and Archibald, 2009）。到 2050 年，预计少数族裔将成为美国人口中的大多数（Sue and Sue, 2003; Giger, 2013）。

文化能力

　　文化能力被定义为"整合到一个系统、机构或其专业的实践方法中的一组文化行为和态度，它使人们能在跨文化背景下有效地工作"（Sutton, 2000, p. 58）。这个概念代表了一个过程而非一个事件。医学研究所（IOM, 2003）和美国护理学院学会（AACN, 2008）认为，文化能力是专业护士和其他医疗保健服务提供者所需的一项基本技能。

　　能力的开发始于对文化价值观、态度和观点的自我意识，其次是扩展知识，接受他人的文化差异（Gravely, 2001; Leonard and Plotnikoff, 2000）。价值判断很难消除，尤其是对并未意识到的价值判断。自我意识可以让你认识到自己的偏见，而不是将其投射给患者。

　　文化敏感性是该能力的一个组成部分。少数族裔健康办公室（DHHS, 2001）将**文化敏感性**定义为"对有着共同的、独特的种族、国家、宗教、语言或文化遗产的群体的态度、感受或情境给予适当回应的能力"（p. 131）。文化敏感性强调对不同文化信仰和价值观的开放，并愿意在护理中尽可能地考虑患者的文化价值观。文化敏感性能促进保健和健康状况的自我管理。对患者而言，忽视重要的传

统非常困难，当有益于健康的建议与其世界观冲突时，患者不太可能听从这些建议。文化敏感性是安全护理的关键（Knoerl, 2011）。

护士可通过使用尊重患者文化的中性的词语、分类以及行为展示文化敏感性，并避免使用那些可能被视为无礼的词语或行为（AACN, 2008）。学习其他人的文化的一个重要方法是花时间和他们相处，询问对他们的文化而言重要的是什么（Jandt, 2003）。

少数族裔人口（特别是新移民）在得到以及持续获得保健方面存在特殊问题。他们在经济、职业和社会方面经常被边缘化，由此又影响他们获得主流的医疗保健。获得医疗保健如此艰难，以至于他们遇到很小的阻碍都会放弃。第二个问题是缺乏获取服务的知识和经验。非法移民还有一个额外的负担，他们担心一旦身份被发现，会被驱逐出境（Chung er al., 2008）。护士可以帮助患者成功地使用医疗保健系统。患者对医疗人员为其引导就医及创造舒适的就医条件也会心存感激。

对不同文化患者的护理

到 2050 年，少数族裔预计将占美国人口的 54%（Florczak, 2013）。这部分内容描述将文化敏感性整合到评估、诊断和设定治疗计划、实施治疗以及对以患者为中心的专业护理的评价中。了解并接受与不同文化相关的健康传统可增强患者的舒适度和参与度。Hulme（2010）将民间疗法和替代疗法加以区分。她强调需要理解患者在医疗保健方面的传统，因为这些传统"对个体的文化是特别的，必不可少的"（p. 276）。

建立关系

初次与患者相见，你应当介绍自己，表明你的身份。

- 正确称呼患者的名字。如果不确定则一定要问清楚。称呼患者的头衔和姓氏以示尊重。
- 表述清晰，先花些时间接触患者，再询问评估性问题，让患者或其家人感到舒心。
- 避免假设或解释你听到的但未证实的信息。
- 多用些时间进行健康评估，以适应语言的需要和文化的解释。
- 当询问有关文化价值观和行为标准时，将自己置于感兴趣的学习者的位置。
- 询问个人感受以及与疾病和治疗偏好有关的文化解释模式。
- 尽可能地解释治疗步骤，提前告知患者潜在的不适感。
- 进行身体检查或使用检查工具时征得患者的同意并解释必要性。

理论框架

Madeleine Leininger 的文化护理理论（Leininger and McFarland, 2006）被认为是医疗保健领域的第一个主要基于理论方法描述文化本质的理论。她认为护士必须了解多元文化的知识，以提供适合患者的护理；今天，这被视为以患者为中心护理的基本组成部分。她提出的日出模式由"推动者"组成，帮助解释每个人的文化环境、语言和民族历史学。推动因素反映了一个人的世界观及其社会和文化结构。这其中的每一项都影响语言和非语言的表达、模式及对健康以及健康实践的理解。

Purnell 模式

Larry Purnell（2008）从宏观层面（全球社会、社区、家庭和个人）思考文化能力。微观水平的个体层面由 12 个相互关联的领域组成，见表 7.2。

使用 Purnell 的评估方法作为框架理解个体差异，可以对文化进行综合评估，导向具有文化包容性的、个体化的并且以患者为中心的护理关怀。了解患者对健康问题的文化解释至关重要，因为不同的文化对疾病及其发病原因有不同的见解。例如，在亚洲文化中，抑郁症被认为是"悲伤"而不是一种精神异常。亚洲和阿拉伯、以色列的妇女常认为乳腺癌是上帝的意愿或是命运所致（Baron-Epel et al., 2009; Kim and Flaskerud, 2008）。表7.3提供了评估来自不同文化的患者偏好的问题样例。

以患者为中心的决策中的文化应用

美国卫生改革在对以患者为中心的照护的期望中倡导共享对疾病、诊断和预后的理解。此期望对某些患者也许需要调整。例如，某些文化对向患者直接提供诊断和预后的信息有强烈的信念，文化规范可能规定应该先告知家庭。亚洲和西班牙文化在传统上更倾向于由家庭决定对获得临终诊断的家庭成员的照护（Kwak and Haley, 2005）。而后，家庭决定何时以及是否应当将信息告知患者。这种情境经常出现，提示你在护理时要对文化引起足够的重视。

表7.2　Purnell的文化评估领域

文化评估领域	询问内容
个人资料	原住地、移民原因、政治倾向、阶层划分、教育背景、社会和经济状况
沟通	主要的语言和方言、个人空间、肢体语言和触摸、时间关系、问候方式、目光接触
家庭角色和组织	性别角色；扩展家庭角色、老年人、户主；家庭目标、方案及期望；生活方式差异
劳动力问题	文化适应和同化、性别角色、时间性、目前和之前的工作、与工作的变化相关的薪水和地位差异
生态学	遗传学、遗传因素、种族生物特性、药物代谢
高危健康行为	吸毒、吸烟饮酒、性行为
营养	食物的意义、可获得性和偏好、与食物有关的禁忌、患病时的饮食
妊娠和分娩	妊娠期间的宗教仪式和限制、分娩、新生儿护理和产后护理
离世仪式	如何看待死亡、离世仪式、遗体准备、离世后的护理、使用预立遗嘱、居丧护理
灵性关怀	宗教仪式、灵性意义、祈祷
医疗保健实践	传统实践、宗教保健护理信念、个人—集体的健康责任、如何表达疼痛、移植、精神健康障碍
医疗保健从业人员	利用传统和民间从业人员、医疗保健中的性别角色偏好

表7.3　评估不同文化患者的偏好

评估范围	评估问题样例
疾病解释模式	"你认为是什么导致了你的健康问题？能告诉我一些关于你的疾病发展的情况吗？"
传统的治疗过程	"你能告诉我在你们国家是如何处理这个问题的吗？就你的疾病而言，是否有什么特定的文化信念可以帮助我为你提供更好的护理？目前你用过什么药物或草药治疗你的疾病吗？"
生活方式	"你喜爱的食物是什么？食物是如何准备的？在你的文化里，人们怎样做以保持健康？"
家庭支持类型	"你能告诉我在你家谁应该参与对你的护理吗？谁为医疗保健方案做决定？"
灵性治疗实践和仪式	"我的确不熟悉你们的精神关怀方式，但你能否告诉我，对你来说什么是重要的，我们可以试着将其纳入你的医疗计划中。"
个人护理的文化规范	"许多患者对个人护理都有特殊需要，但我们并不一定能意识到。我想知道你是这样的吗？你能否让我了解你的需要，以便使你舒适些。"
告知真相和可告知程度	询问家庭谈论严重疾病的文化方式。在一些文化中，家庭知道的诊断（预后）是不能告诉给患者的（如西班牙裔、亚洲人）。
离世时的仪式和宗教仪式	询问家庭有关离世时的特殊仪式和宗教仪式。

在讨论重要的健康问题之前，可询问患者还有谁应该参与讨论。小心、从容地讨论和在决策过程中让家庭成员参与是有帮助的。虽然知情同意的形式要求充分告知，但当与持不同文化价值观的患者互动时，对自主知情同意的文化接受度是一个伦理问题（Calloway, 2009）。当患者授权家属讨论诊断并决定治疗方案时，应该尊重患者的意愿。对每位患者是否愿意将自己的信息公开的探讨应该在就医的早期进行。

应对语言障碍

来自不同文化背景的患者常常认为在医疗保健的沟通中，语言障碍是最令人沮丧的事情。对患者而言，有限的语言能力是患者的安全和全面参与学习自我管理策略中基本的障碍。例如，除了获得有关文化差异的知识外，医疗服务提供者必须从患者那里学习这些差异是如何影响治疗决策的（Vaughn et al., 2009）。

即使患者的英语相对较好，也要给予其额外的时间表述。将英语作为第二语言的人倾向于用母语思考和处理信息，在英语与母语之间来回转译。语言还包括微妙的意义（IOM, 2002a, p.232）。对信息内涵的解释往往伴随着一个人文化信念和经验的视觉图像反映。（这可以改变原始信息的意思，而双方都意识不到解释中产生的差异。）有时，护士只知道患者似乎比平常花了更多时间，或似乎更焦虑。重要的是讲话要慢而清晰；使用简单的词语；避免用俚语、技术术语和复杂的句子。

确认

确认是与多元文化患者沟通的一项重要策略，即使在同种文化中，同一个词的含义也不尽相同（Giger, 2012）。在许多文化中有一种倾向，认为健康专家是权威人物，对他们充满敬意和尊重。这种观点如此强烈，以至患者不会对护士有任何质疑，也不会对专业人员的建议表示任何的不信任。他们只是不采纳专业人员的建议。用告知—复述法让患者重复过程说明，这有助于他们对信息的理解。

使用翻译

联邦法律（Title VI of the Civil Rights Act）要求在医疗保健机构，有语言沟通困难的任何患者可使用受过训练的翻译。翻译应该有全面的文化知识以及语言表达能力。翻译应该精心挑选，记住各种方言，还应考虑翻译与患者的性别及社会地位差异是否有可能成为问题。如果使用未经训练的翻译（如家人、朋友或辅助人员），会存在质量和伦理问题，他们可能不熟悉医学术语或无意中误解信息的含义。患者可能会也可能不想让亲属、朋友或非专业人员"知道自己的事情"，或了解主观信息（Messias et al., 2009）。百宝箱 7.2 提供了在医疗保健咨询中使用翻译的指南。

百宝箱7.2　在医疗保健中使用翻译的指南

- 只要有可能，就不要让家人担任译者。
- 让译者先了解临床会谈的目标及保密要求。
- 无论是你还是译者在讲话时，都要直视患者。
- 无论是护士还是患者，有任何不清楚的地方，都要让译者予以澄清。
- 每讲完一句话后稍作停顿，以便译者翻译。

时间定向

在文化方面，时钟的时间和活动时间的关系能反映文化标准（Galanti, 2008）。这在预约或药物治疗中可能是一个重大问题。精确的时间框架在低语境文化中非常重要（北美和西欧），人们习惯于限定时间，准时赴约和服药。在高语境文化中，个人往往不认为信守未来约会的承诺与处理当下正在发生的问题一样重要。比较下面案例中德国人与意大利人的时间定向的差异。

案　例

德国人和瑞士人喜欢用时钟控制时间，因为对他们来说这样做是非常高效、公正、精确的安排生活的方式——特别是在商业活动中。而意大利人对时间的考虑受制于人们的感受。一个意大利人问他的德国同事，"就因为我九点半来的你就这么生气？"德国人说："因为我的日记中记的是九点。""那你为什么不写成九点半，这样我们俩都很高兴？"这是意大利人自然而然的反应——如果有些事我们必须要做，而我们之间的密切关系又是如此的重要，那我们什么时候见面无关紧要。见面本身才是重要的（Lewis, 2000, p.55）。

沟通原则

当医疗保健人员询问多元文化的患者并将患者的社会知识及文化价值观融入护理中时，患者能有很好的回应（Knoerl, 2011）。可以通过采取患者认为熟悉、有效的措施，开放地讨论背景、制度和医疗实践的差异，这有助于建立信任。练习7.3提供了文化评估访谈的经验。

LEARN 模式也可以用于针对多元文化患者接触者的临床教学和指导。

- 认真倾听（Listen）患者的感受和患者使用的词语。让患者描述疾病或损伤是如何发生的，患者认为的原因是什么。

- 解释（Explain）患者需要了解的内容，如其身体状况或治疗信息，采用患者的用词和解释方式。切记患者首先是人，其次才是不同文化的一员。

- 承认（Acknowledge）护士与患者观点的文化差异，不应轻视患者观点。尊重医疗保健的文化来源，尽可能地将文化可接受的治疗与措施融合。询问关于文化和家庭治疗的注意事项。经常核实信息，以确保医疗人员对患者文化的适应。

- 对患者应该做什么提出建议（Recommend）。形成文化上可接受的护理方案。请患者参与制订在文化方面和治疗上真正可行的计划。

- 根据患者情况与患者协商（Negotiate）具有文化适应性的建设性自我管理策略。接受文化协商是患者依从的基础。熟悉正式的和非正式的医疗保健资源（如教会、僧人、医药师和其他信仰治疗者）能为患者提供更多的支持。

知情同意与患者的自主性

知情同意问题需要在文化范畴内重新审视

练习7.3　　关键信息员的文化评估练习

目的： 提供与文化信息有关的评估练习。

步骤

每个人都是自己文化的关键信息员。与一个同学组成一组。根据下列问题，针对其文化背景，访谈你的搭档。引导访谈过程，问完所有问题。

1. 你的家庭来自哪里？
2. 你的家庭持有的文化价值观是什么？
3. 你认为男人和女人的性别角色是什么？你的这些观点与你父母的观点有何异同？
4. 在社交互动中保持多大的距离会令你感到舒适？
5. 在你家谁是决策人？遇到重大问题，你会向谁寻求指导？
6. 你对健康和幸福的定义是什么？

7. 如果你需要医疗服务，你对这一需求如何反应，你的期望是什么？
8. 在医疗服务方面，你的家庭的角色是什么？
9. 在医疗服务方面，宗教有多重要？在灵性关怀方面你需要什么？
10. 关于你的文化背景，你喜欢什么，不喜欢什么？

讨论

1. 当访谈人的感受是什么？作为受访者呢？
2. 对你来说，真正识别作为自我文化一部分的某些行为和期望有多困难？
3. 你对自己的答案感到惊奇吗？如果是的，为何惊奇？
4. 你如何将此练习应用到与多元文化背景患者的沟通中？

练习7.4   **将文化敏感性应用于护理计划中**

目的：练习在设定护理计划中的文化敏感性。

步骤

这个练习可以在小型的偶数组间进行，而非个人练习。

1. 课后，根据你最近护理过的一个多元文化的患者的情况，设计一个临床方案。识别患者护理需求中的民族或文化因素。
2. 与另一个同学交换情境。

3. 写出在护理计划中应该包括的文化敏感性内容。
4. 讨论每一个护理方案并修改。

讨论

1. 护理计划中的共识和分歧是什么？
2. 要想明确需求，你将询问什么问题？
3. 在制订计划时，你发现其他需求了吗？
4. 你将怎样应用这个练习改进临床实践？

（Calloway, 2009）。没有充分的告知，同意形式即无效。

有关临终关怀的理念在西方价值观及其他族裔的价值观之间存在差异。许多族裔患者希望延长生命而不愿使用先进的医疗指令（Thomas, 2001）。练习 7.4 提供了在护理计划中探索文化敏感性的机会。

关键文化群体

Wilson（2011）指出，"家庭角色、医疗保健实践、宗教和沟通等方面是明确一个人所属文化的基本属性特征（p. 222）"。这些属性特征构成了用于识别美国四个主要少数族裔文化常见的文化特点的框架，这些内容在后面部分会有讨论。不存在一个单一的"国家"文化。文化在塑造人们的有关健康的信念、价值观和行为中发挥着重要作用（Betancourt, 2004）。回顾对每种文化的概述时，切记这些描述只是概括的印象。Galanti（2008）将概括和刻板印象加以区分，前者是有帮助的，后者则忽视了个人文化价值观的变异并且会导致错误。

案 例

这是一个设想墨西哥人都有大家庭的例子。如果我遇见了一位墨西哥妇女罗莎，我对自己说："罗莎是墨西哥人；她一定有一个大家庭。"这说明我对她产生了刻板印象。但如果认为墨西哥人通常都有大家庭，但不知罗莎是否也有，即是概括性地思考（Galanti, 2008, p.72）。

西班牙裔或拉美文化

西班牙裔美国人占美国总人口的 16.7%（Office of Minority Health and Health Equity[OMHHE], n.d.），是美国最大的少数族裔群体。到 2050 年，这一数字预计将增加到 29%。西班牙裔或拉美裔人口的民族更加多元化，比其他少数族裔代表更大范围的文化。在西班牙裔或拉丁美洲裔人口中，包括墨西哥裔美国人、波多黎各裔美国人、古巴裔美国人、来自多米尼加共和国和南美或中美洲的美国人（Hardin, 2014）。

目前，西班牙裔人口在美国的增长主要由第一代人和社会经济地位较低的年轻移民及非法移民组成。许多人不会讲英语或英语讲得不好，不能很好地了解美国的医疗保健体系。在学校实行双语教育也是在承认西班牙裔人口的增长，并对多元化社会的重新定位，这是美国生活的一个现实状况。

家庭和性别角色

家族观念在西班牙裔及拉美裔社区是一种强大的价值取向。Ayon 与同事（2010）将**家族观念**描述为拥有很强的家庭忠诚度与相应的责任，以确保其稳定性。"家庭"包括直系成员和其他家庭成员；在促进精神健康和家庭成员个人的幸福生活中被认为是保护性因素。如果家庭成员享受医疗保健服务，家族观念可以帮助家庭移民成员适应并利用新的医疗保健体系。家庭是西班牙裔人生活的中心，是情感支持的主要来源。西班牙裔患者推崇"家庭成员第一、个人第二"（Pagani-Tousignant, 1992, p. 10）。家庭单元倾向于彼此间紧密生活在一起，亲密的朋友被认为是家庭单元的一部分。询问对患者而言"家庭"是"谁"，特别是在临床情境中当生活发生改变时需要谁在现场，都是重要的评估信息。在决策过程中要征求家人的意见。家庭通过在医疗保健情境中迁就患者，展示他们的爱与关心。

性别角色是严格的，父亲被视为户主和主要决策者。社会观点认为，拉丁裔妇女毋庸置疑地服务于她们的丈夫和子女（Pagani-Tousignant, 1992）。在治疗过程中，护士需要特别关注有关性别的文化价值观。

宗教

西班牙裔患者大多数是罗马天主教徒。拉丁裔家庭对生命的神圣性有强烈的文化价值观和信仰，接受圣礼是很重要的，家庭要举行庆祝活动。罗马天主教会为病弱教徒举行的最后圣礼涂油礼为患者和家庭提供了安慰。对上帝的信仰与西班牙裔人对医疗保健问题的理解有密切的关联（Zapata and Shippee-Rice, 1999）。他们与神的关系是亲密的，其中可能包括个人对上帝或是圣徒的见证。这不应被视为幻觉。西班牙裔患者视健康为上帝的礼物，与身体、情感和社会的平衡有关（Kemp, 2004）。许多人认为，疾病是极度惊恐的结果或是失宠于上帝了。"祭司"是民间治疗师，其治疗力源自圣徒。祭司也会开具烛光或焚香的处方，以及从灵性药房购买的草药或药膏。

健康信念与实践

拉美裔人的慢性疾病发生率与美国总人口相比较低，但糖尿病除外（Livingston et al., 2008）。他们不太可能获得定期的医疗保健和使用正规的医疗保健体系作为短期解决健康问题的策略。他们中的很多人是非法移民，这使得他们没有医疗保险资格。家庭以外的医疗保健来自请当地民间治疗师和草药医生进行初次治疗。这些人通过联合使用祈祷、治疗实践、药物和草药来治疗疾病（Amerson, 2008）。

拉美裔患者可能要确定"冷—热平衡"——指因对健康至关重要的体液失衡而导致疾病发生的文化分类。一个人失去平衡，疾病随之产生（Juckett, 2005）。"冷"的健康状态用热疗法治疗，反之亦然。精神疾病不可这样治疗；相反，西班牙裔患者会谈论悲伤。稳重对西班牙裔妇女而言是很重要的，她们也许不愿意在子女甚至成年子女面前暴露自己的隐私。

患者与其他家庭成员分享治疗情况并不少见。Aponte（2009）认为，如果需要，护士应该询问西班牙裔患者有关使用民间药物的情况，并解释与护士分享信息的原因和重要性。根据少数族裔人口对医疗保健的需求采取积极的预防措施至关重要。

沟通与社交互动形态

除巴西（讲葡萄牙语）和海地（讲法语）之外，西班牙语是拉丁美洲国家的主要语言。西班牙裔人很外向，看重人际关系。西班牙裔患者相信感觉超过相信事实。西班牙裔人严格的规则管理着社会关系，赋予老年人更高的地位，男性的地位也高于女性。护士被视为权威人物，受人尊敬；患者很少提问题，所以要多问患者问题，以保证患者了解对他们的诊断和治疗方案（Aponte, 2009）。

西班牙裔患者从医疗保健人员那里寻求温暖、尊重和友好。询问他们的健康状态很重要，多用些时间了解他们需要什么。西班牙裔人很敏感，也容易受到伤害，他们很在意和谐的社会关系，会避免冲突和批评。

从沟通角度来看，拉丁文化是高语境文化。西班牙裔患者需要建立对医疗保健人员的信任。他们在讨论自己的健康问题之前会先闲聊几句。了解了信任对西班牙裔患者的重要性，护士在检查或护理之前，先用些时间谈论一般性的话题（Knoerl, 2007）。

非裔人文化

非裔美国人占美国总人口的 14.2%（OMHHE, n.d.），是美国第二大少数族裔群体。Purnell 和同事们（2008）认为，"黑人或非裔美国人是指起源于非洲任何黑人种族群体的人，包括尼日利亚人和海地人，或无论起源在何处的任何自我指定为此类的人（p. 2）"。尽管每一个社会经济团体中都有非裔美国人，但他们约有 1/3 生活在贫困中（Spector, 2004）。

追溯他们的文化遗产，有太多的文化压迫。这种不幸的遗产也影响了非裔美国人对医疗保健问题的期望，解释了许多非裔美国人对美国医疗保健体系的不信任（Eiser and Ellis, 2007; Wilson, 2011）。非裔美国人需要体验医疗人员对他们的尊重，以抵消他们对医疗保健机构的无力感和不信任。

非裔美国人的世界观有四个基本特征：

- 相互依存：彼此相互联系，视自己的福利等同于他人的福利
- 情感活力：在生活方式、舞蹈、语言和音乐中表达情感时充满激情和活力
- 融入和谐："顺其自然"或自然的生活节奏
- 共同生存：在每个人的生存和成功中，分享与合作至关重要（Parham et al., 2000）

家庭和性别角色

家庭被认为是"非裔美国人社区首要的和最重要的传统"（Hecht et al., 2003, p. 2）。女性通常被认为是家庭的领导者，这符合许多非洲村落母系社会的传统。很多低收入的非裔美国儿童生长在这样的大家庭中。

美国非裔老年女性被称为非裔美国人家庭和社区的"支柱"（Carthron et al., 2014）。她们在教会和社区中承担多种角色，对父母工作的孙辈承担照护的责任。当社区有非裔美国患者需要照护时，多由祖父母特别是祖母负责照顾（Purnell et al., 2008）。

非裔美国人依靠亲属关系相互支持。对大家庭的忠诚是主要的价值取向，家庭成员之间相互提供情感和经济支持（Sterritt and Pokorny, 1998）。强烈的亲情纽带与"照顾自己人"的价值观构成了非裔美国人文化的重要方面。对那些不幸的家庭成员的照顾被视为非裔美国家庭的有力资源（Littlejohn-Blake and Darling, 1993）。当家庭成员患病时，家庭其他成员都想参与对患者的照护：五六个人去患者住院的病房里探视的情况并不少见。当制订计划方案时，以亲情纽带和家庭参与作为支持网络可以极大提高医疗服务质量。

宗教与灵性实践

灵性在生活的所有方面都是一个非常重要、深层次的领域。信仰代表了个人与上帝或更高层面的紧密关系，也是重要的生命支持体验。尊重上帝、自我和他人对个人的健康而言很重要（Lewis et al., 2007）。教会的作用有两个：一是提供满足灵性需要的组织结构，二是主要的社会、经济和社区生活的中心。Chambers（1997）解释说，"自从黑人教会成立以来，教堂对非裔美国人来说就不仅仅是一个做礼拜的地方了。这是社区聚集在一起争取自由和平等权利的场所"（p. 42）。非裔美国人的政治领袖（例如，马丁·路德·金）被尊崇为有影响力的教会领袖。主要宗教包括基督教（主要是新教）、伊斯兰教和五旬节教派。

基督教经常会与福音派教会的表达方式联系在一起。祈祷和"按手礼"对许多非裔患者是很重要的（Purnell et al., 2008）。教会在非裔美国人生活中具有核心意义，因而请合适的神职人员作为治疗的辅助手段是一种有用的策略。阅读《圣经》和福音赞美诗是患者住院期间的一种支持来源。Barton-Burke 和同事们（2010）建议，护理措施中应强调患者的灵性需求。

在美国，伊斯兰教活动被认为是一种宗教传

统，而非政治活动。美国穆斯林人口中约30%是非裔美国人。伊斯兰教影响着他们生活的各个方面。穆斯林患者要采用清真（法定的）饮食，要求限制猪肉或猪肉制品的饮食及饮酒（Rashidi and Rajaram, 2001）。

健康信念与实践

非裔美国人比其他少数族裔人遭受了更多的健康问题（Hopp and Herring, 2014）。非裔美国人患高血压、糖尿病、心脏病、中风和未成年怀孕的比例更高，男性非裔美国人患癌症并死于癌症的概率显著更高（Spector, 2004）。统计报告显示，低收入的非裔患者很少使用常规的预防保健服务。因为成本问题，许多非裔美国人将急诊室用作主要的医疗保健资源（Lynch and Hanson, 2004）。

非裔美国人在健康问题尚未成为危机时倾向于依赖非正式的社区人际支持，特别是那些与教会有关的社交关系。Purnell和同事们（2008）建议，在社区与非裔患者打交道、提供支持和健康教育时，要有大家庭体系的参与，尤其是祖母的参与。

沟通与社交互动

成功地与非裔患者在沟通中建立信任非常重要。在治疗过程中，当他们感觉自己得到了治疗人员的尊重，并被当作治疗伙伴时，他们更愿意参与治疗。让患者尽可能地控制自己的健康保健，可以提高其自我效能感和自尊。认识到并尊重非裔美国人看重相互依存、情感活力和共同生存的理念有助于建立起他们对医疗保健的信心。在非裔美国人社区，意识到社区的资源和利用非正式社交网络（如教会、邻居及大家庭）有助于提供具有文化一致性的连续性护理。

亚裔人

截至2010年，亚裔美国人约占美国人口的4.8%，是所有主要族裔中人数增长最快的少数族裔群体（Hoeffel et al., 2012; OMHEE, n.d.）。来自亚洲和太平洋海岛的亚裔美国人组成了超过32个少数民族，这些人来自中国、菲律宾、日本、越南、老挝、柬埔寨和印度等国。即使在同一地理群体中，也存在巨大的文化差异。例如，在印度，有超过350种"主要语言"，并有18种"官方语言"，以及在更广泛的文化中对性别角色的行为期望进行特定界定的复杂的种姓制度（Chaudary, 2004）。

亚洲文化重视努力工作和学习，顺势而为。强调有礼貌和正确的行为。恰当的文化行为是将他人放在第一位，不制造麻烦。由于很难被倾向于直接沟通的文化所理解，这种标准会造成交流的模糊性。传统上，亚洲患者会在沟通中克制情感，强忍疼痛，控制面部表情；不直接解决人际冲突，不允许挑战专家（Chen, 2001）；通常不赞赏笑话和幽默，因为"儒家和佛教崇尚真理、诚信、友好和礼貌，由此自动消除了嘲笑、讽刺、夸张和拙劣模仿等幽默技巧"（Lewis, 2000, pp. 20-21）。

家庭和性别角色

传统上，亚洲家庭生活在几代同堂的大家庭中，这样的大家庭可以提供重要的社会支持。个人隐私并不常见。亚洲文化视家庭利益在个人利益之上。如果对家庭有益，家庭成员会牺牲个人利益。避免个人以任何形式做出"丢面子"的事情是至关重要的，因为失去面子会给整个家族（包括祖先）带来耻辱。

"家庭"可能由核心家庭、祖父母及其他共同生活的亲属组成；或者一些家庭成员居住在美国，但其他核心家庭成员仍生活在自己的国家（Gelles, 1995）。年轻人承受着来自家庭要求他们学业优异的压力，家庭成员个人的行为被认为会影响整个家庭；家庭成员有义务为彼此承担责任，包括经济援助；年长子女有责任为年幼子女做出好的榜样。

家庭沟通根据规定的角色和义务，即需要考虑家庭角色、年龄及在家庭中的地位。丈夫（父亲）具有主要权威，是决策人，在危机情况下是家庭的发言人。在亚洲社区，老年人极受尊重，并会得到家庭里年轻成员很好的照顾（Pagani-Tousignant, 1992）。在许多生活事务上，老年人的智慧可以给予家庭里的年轻成员帮助，包括主要的健康决策（Davis, 2000）。

在亚洲文化中，在维护宗教和社会价值观方面，家庭是一股强大的力量。"良好的健康"被描述为和谐的家庭关系和平衡的生活（Harrison et al., 2005）。传统观念严格地规范个人行为。传统中国文化不允许患者充分讨论疾病的严重性；是否向患者告知诊断结果由家庭成员决定，他们通常比患者更早得知诊断、预后和治疗方案。这给主张让患者与家属全面知晓病情并共同决策的西方模式带来了挑战，因为西方的医疗保健理念要求充分告知患者。

宗教与灵性实践

在亚洲社会，宗教扮演着重要的角色，宗教信仰与每天的生活紧密交织在一起。所谓的"东方宗教"主要包括印度教、佛教和伊斯兰教。

印度教不是一个同质的宗教，而是一种生存信仰和生活哲理，有不同的教义、宗教标志和道德及社区准则（Micheals, 2003）。成为印度教徒可使个体成为社会的一员。印度教代表一种务实的人生哲学，即重视与自然的生活节奏和谐一致，以及社会互动和行为中"正确"或"恰当"的原则。《吠陀经》是从古代圣贤那里传下来的知识，结合梵文文学提供"礼制、社会和道德行为准则，称为达摩"（Flood, 1996, p. 11）。印度教徒是素食主义者：杀生有悖他们的宗教。锡克教是印度教的改良，女性在家庭和社区生活中有更多的权利。

佛教代表的生活哲学是认同命运，即四圣谛。佛教徒相信：

1. 所有生命都遭受痛苦。
2. 痛苦由欲望或对世界的依恋引起。
3. 痛苦可以通过消除欲望而摆脱。
4. 消除欲望的方式是过品德高尚的生活（Lynch and Hanson, 2004）。

佛教徒遵照道德准则生活，对个人思想和行为进行内观，开发智慧增进理解。佛教徒经常祈祷和冥想。他们吃素食，不允许饮酒、吸烟和吸毒。

伊斯兰教是一种生活方式。穆斯林遵循《古兰经》——穆罕默德神圣的教导。信仰、祷告、施舍、捐献和每年一次的麦加朝圣是宗教的要求。作为一种东方一神论的宗教，伊斯兰教传遍世界，追随者被称为穆斯林。真主被认为有至高的力量或被认为是上帝。穆罕默德是他的先知。穆斯林服从真主，遵照真主的基本规则行事，从人际关系到商业活动，包括着装和卫生等个人事务。伊斯兰教的信条是很强大的，可以影响医疗保健，重要的一条是真主是终极治疗者。

饮食限制集中于采用清真（合法的）食物，禁食猪肉和猪肉制品以及禁酒。穆斯林患者很注意身体接触的某些限制，例如，家庭可能要求，只有女性工作人员可以护理其女性家庭成员。要与非家庭成员的异性避免身体接触、目光交流、触摸和拥抱（McKennis, 1999）。

穆斯林相信死亡是真主计划中的一部分，因此，用治疗对抗死亡过程是错误的。他们认为临终者不应该孤独地死去，应该有亲属在场，祈祷真主的祝福或诵读《古兰经》。人一旦死亡，重要的仪式过程包括：把遗体移向麦加方向；合上嘴和眼睛，遮盖面部；放直上下肢；向亲属和朋友告知死讯；沐浴（男性为男性沐浴，女性为女性沐浴）；用白棉布覆盖全身（Servodido and Morse, 2001）。

健康保健信念与实践

基于阿育吠陀医学原则，健康需要做到阴阳的和谐与平衡，阴阳是健康所需的两种能量（Louie, 2001）。气是循环于一个人身体内的能量，气滞则造成阴（负能量）和阳（正能量）的失衡，导致疾病发生（Chen, 2001）。阴代表女性，包含了代表黑暗、寒冷和虚弱的所有元素。阳象征男性，代表力量、光明和温暖。阿育吠陀医学强调健康促进和疾病预防。

东方健康实践和非传统医学的影响正被纳入美国的医疗保健领域。在美国，许多辅助的和非传统医学实践（针灸、植物性治疗药物、按摩和治疗性触摸）都可以追溯到东方的整体健康实践中。亚洲患者使用传统医学实践（如穴位按压和草药）重建阴阳平衡。在一些亚洲国家，治疗师会将硬币加热并用力地在身体上摩擦，以祛除身体内的疾病。如果这种方法不被理解，由此产生的伤痕可能会被错误地视为虐待所致的伤痕。当有人患病时，也可以咨询传统治疗师，例如，佛教僧侣、针灸师和草药师。

亚洲患者通常喜欢有礼貌的、尊重他人的人，对正式关系和间接的沟通风格有更好的反应。他们希望界限清晰，有明确的期望（Galanti, 2008）。患者将护士视为权威人物，会等待护士提供的信息。有时，这被认为是胆怯，而更好的解释是患者愿意遵从具有专业知识的专业医疗人员。

有时很难知道亚洲患者的疾病体验。没有灵活的面部表情，文字表达也不似其他文化的人那样明确。如果不是剧痛，亚洲患者也许不要求服用止痛药（Im, 2008）。询问患者的疼痛程度并提供药物有必要作为正式的临床管理措施。

医疗保健特别关注与这一群体有关的高发病率疾病，如结核、乙型肝炎和肝癌（OMHHE, n.d.）。患有精神健康问题的人因为感到羞耻和缺乏与文化相适应的精神卫生服务，所以不愿寻求早期治疗（Louie, 2001）。

只有向亚洲男性患者解释信息在护理中的必要性后，患者可能才会向女性护士透露个人信息，因为女性被认为不如男性知识渊博。亚洲患者可能不愿意让异性为其检查身体，特别是检查或治疗隐私部位。

社会互动形态

在亚洲文化中，沟通行为以互惠、尊重和诚实为特征（Chen, 2007）。医疗保健人员被认为是健康专家，患者期望他们提供具体的意见和建议（Lynch and Hanson, 2004）。亚洲患者更喜欢礼貌、友好、正式的沟通风格。他们欣赏临床医生根据事实以简洁的方式提出建议。要常常询问一个行为对患者意味着什么，因为很容易发生误解。

亚洲患者喜欢和谐的人际关系。要避免冲突；患者会用点头和微笑表示同意，尽管他们实际上并不赞同（Cross and Bloomer, 2010; Xu et al., 2004）。护士应该问开放式问题，通过互动澄清问题。如果你用需要回答"是"或"不是"的问题询问，答案可能反映的是患者礼貌的遵从而非真实的反应。向患者解释为其治疗是在解决问题，询问患者在其文化中是如何解决问题的，与亚洲患者共同制订符合其文化的解决方案（McLaughlin and Braun, 1998）。

美国原住民患者

美国原住民占美国人口的 1.7%（OMHHE, n.d.）。美国印第安人和阿拉斯加原住民的起源可以追溯到北美、中美洲和南美的原始人群。美国原住民有超过 500 个由联邦政府承认的部落以及 100 个由州政府承认但未获得联邦政府承认的部落；包括原始美国人、美国印第安人、阿拉斯加土著人、阿留申人、爱斯基摩人、混血人或美洲印第安人，大多数人认为自己是特定部落的成员（Garnett and Herring, 2001）。他们通过定期活动和其他仪式保持部落身份。像其他曾经被压迫的少数族裔一样，大多数的美国原住民都很贫穷，缺乏教育，社会问题和健康问题发生率居高不下（Hodge et al., 2014）。

家庭和性别角色

美国原住民非常看重家庭。大家庭中几代同堂，比邻而居。当两个人结婚时，婚姻契约中已暗含对更大家族体系的依附和义务（Red Horse, 1997）。男性和女性通过手工艺制品和传统仪式感受到在促进部落价值观和传统方面的责任。但女性被认为是其文化标准的承载者。有一句夏安族谚语说："只有捕获一个国家女性的心，才能征服这个国家。无论他们的战士多么勇敢，或是他们的武器多么强大，终成定局"（Crow Dog and Erdoes, 1990, p. 3）。Cheshire（2001）写道："是女性——母亲、祖母和姨母、伯母等——在保持印第安人的生存"（p. 1534）。

美国原住民的性别角色是平等的，女性很受重视。作为母亲和姨母、伯母等，享有一定的社会地位，她们孕育生命，维系部落的生存（Barrios and Egan, 2002）。家族的女族长是主要决策人，治疗方案可能需要得到她的批准和支持（Cesario, 2001）。

美国原住民文化属于高语境文化。积极参与对患者的照护被认为是家庭参与医疗的共性特征。对美国原住民患者而言，这其中也许包括直系部落成员或部落发言人。

灵性与宗教实践

美国原住民的宗教信仰与大自然和地球紧密相关。他们在"地球祖母"和"天空祖父"间生活，有一种神圣感，倾向于回报外部世界（Kavanagh et al., 1999, p. 25）。

健康信念与实践

美国原住民慢性疾病的死亡率更高，如结核、酒精中毒、糖尿病和肺炎。与酗酒有关的家庭暴力是很大的健康问题。对疼痛进行评估非常重要，因为美国原住民患者更多地会强忍疼痛（Cesario, 2001）。与美国原住民特别相关的健康问题是意外伤害（其中75%与饮酒有关）、肝硬化、酒精中毒和肥胖。美国原住民的他杀率和自杀率都显著更高（Meisenhelder et al., 2000）。

疾病被视为因实际或想象的与自然失衡而受到了上帝的惩罚。美国原住民相信疾病是天赐的干预手段，可帮助个人改邪归正，精神信仰在维护和恢复健康的过程中扮演着重要角色（Cesario, 2001; Meisenhelder et al., 2000）。精神仪式和祈祷构成了传统治疗活动的重要组成部分，治疗过程极大程度地融入了宗教信仰。当这个人驱除了"恶灵"之后，方可痊愈。

他们会向部落长老和巫医（非常受尊崇的男性和女性精神医师）寻求医疗帮助。部落长老和巫医会用精神治疗法和草药治疗患病的部落成员（Pagani-Tousignant, 1992）。例如，将神灵的和草药的象征物或药袋放在床边或是婴儿床上是基本的治疗过程，且不能被打扰（Cesario, 2001）。美国原住民视死亡为一种自然过程，但他们害怕亡灵的力量，会用众多的部落仪式驱逐它们。

社会互动形态

尊重是美国印第安人和阿拉斯加土著文化的核心价值观（Hodges et al., 2014）。对美国原住民患者而言，与医疗人员建立信任很重要。他们对医疗专业人员的反应最佳，这些人员讲话紧扣主题，也不闲聊。相反，原住民喜欢讲故事，又很幽默。

护士需要了解非语言沟通的重要性，花时间与美国原住民患者谈话。直接的目光交流被认为是无礼的。倾听既显示尊重，也是向他人学习的方法（Kalbfleisch, 2009）。患者讲话的声调较低。美国原住民非常注重隐私，也尊重他人的隐私，他们喜欢谈论事实，不情绪化。

美国原住民生活在"现在"。他们几乎没有约定时间的承诺，在他们看来没必要。对美国原住民而言，准时和用餐时服药（有时一天吃三餐，有时一天吃两餐）没有什么关联。从美国原住民的角度理解时间可以减少失望。在家庭探访之前先给患者打电话或提醒患者预约时间是有用的策略。

用讲故事的形式对美国原住民提供语言指导更易于使他们接受（Hodges et al., 2002）。首选的学习方式是观察和口头表达；图表、书面指导和小册子易被接受。美国原住民依经验学习，他们的文化姿态可能未显示出在患者教育中常见的参与程度。

案　例

护士在示范为新生儿沐浴时，美国原住民母亲会站在很远的地方观看，避免与示范者目光接触，很少或从不提问，并婉拒重复示范动作。这种学习方式不应该被视为冷漠或缺乏理解。作为一个经验学习者，美国原住民女性更愿意吸收所提供的信息，必要时简单地为新生儿沐浴（Cesario, 2001, p. 17）。

贫困

贫困是一个棘手但重要的社会文化概念，特别是在今天这种不确定的经济状况下。关注弱势群体的健康、恪守承诺、消除健康差异，被认为是提供注重文化的护理所需的五种能力之一；也是美国《全民健康 2020》的总目标。

最近的研究表明，社会经济状况造成的健康差异远比少数族裔身份所带来的差异多（Barton-Burke et al., 2010, p.158）。那些处于贫困线以下的人们的困境足以提示医疗机构应对他们的需要给予特别的重视。Raphael（2009）指出，"贫困不仅是儿童智力、情感和社会发展的主要决定因素，也是医学领域对每一种成年人疾病加以预测的依据"（p. 10）。

贫困群体不得不认真考虑，而不只是在紧急情况下寻求医疗关注。急诊部门成为了基本的医疗保健资源，健康寻求行为以危机为导向。我们大多数人习以为常的事情（如食物、住房、服装、一份体面的工作机会和接受教育）都是贫困群体难以得到的，或无法满足其现实需求的。处于贫困的人们不得不担心如何提供每天所需的基本物质，他们通常受教育程度较低，有关促进健康的生活方式和活动的知识有限。

缺乏必要的资源与政治和个人的无能为力有关（Reutter et al., 2009）。认为穷人可以选择或让他们的生活发生变化的观点并非他们的世界观。生活贫困的人们会忽视一些机会，因为生活经验告诉他们，不能仅靠相信自己的努力谋求改变。他们想但

并未真实期望医疗人员为他们提供帮助。这种心态使得贫困的人们，不利用也不相信医疗保健体系，除非情况紧急。没能得到与有钱人或有很好保险的人相似的保健将会进一步加剧他们在医疗保健体系中的无助感。医疗策略需要用一种积极主动的、持续的、以患者为中心的方法，帮助患者和家庭自我管理健康问题。

尊重贫穷患者的尊严是积极主动医疗的一个主要部分。这意味着护士要特别注意个人偏见和刻板印象，以免歪曲检查结果或妨碍护理措施的实施。这要求从"特殊文化"角度对待每一位患者，根据疾病进程和治疗情况进行假设并加以重视，不随意做判断，尊重患者文化的整体性（Haddad, 2001）。在护理患者时，伦理问题是特别重要的方面，尤其是在知情同意、对医疗保健做决定、家庭和重要人员的参与、获得治疗、医疗决策以及决定临终关怀方式方面。

总　结

本章探讨了来自不同文化的护士和患者之间的跨文化沟通。文化被定义为特定人群的信仰、价值观、共同理念和行为模式。文化需要被视为一种人类结构，有许多不同的含义。

相关术语包括文化多样性、文化相对论、亚文化、种族、民族优越性和人种学。其中的每一个概念都扩大了文化的定义。跨文化沟通是指来自不同文化的信息发送者和信息接收者之间的沟通。不同的语言创造并表达不同的个人现实。

文化评估是对信仰、价值观、确定患者需求并采取护理措施等实践活动的系统评价。它由三种渐进的、相互关联的元素组成：一般评估、特定问题评估和成功实施治疗所需的文化细节。

了解和接受患者医疗保健专业人员有时会误认为疾病只是一个简单的概念，实际上，疾病是一

种个人体验，有很浓的文化规范色彩，受价值观、社会角色和宗教信仰影响。考虑不同文化背景患者对干预措施的专业需要时应遵从 LEARN 模式：倾听（L）、解释（E）、承认（A）、建议（R）和协商（N）。

　　一些对居住在美国的最大少数族裔群体(非裔、西班牙裔、亚裔和美国原住民）传统特征的基本观点与沟通偏好有关。本章介绍了这些群体在有权根据其文化寻求其他的医疗方法可以带来更好的依从性和积极的临床结局。疾病、家庭、健康和宗教价值观方面的观点。贫困文化也在本章进行了讨论。

伦理困境：你会怎么做？

　　安东尼娅·马丁内斯住进了医院并需要立即手术。她英语讲得不好，也没有家人陪伴。她对将要实施的手术非常害怕，想等她的家人来并帮助她对手术一事做决定。作为护士，你认为不需要做什么决定：她必须手术，现在你需要得到她签署的同意书。你将怎样做？

问题讨论

1. 你自己的文化以什么样的方式影响你对来自其他文化的个体进行思考、感觉和采取行动？
2. 想象来自不同文化的某人或患者，描述你如何看待他对来自不同文化的你的感受或反应？

参考文献

Alexander G: Cultural competence models in nursing, *Crit Care Nurs Clin North Am* 20:415–421, 2008.

Allport G: *The nature of prejudice*, Reading, MA, 1979, Addison-Wesley.

American Association of Colleges of Nursing: *The essentials of baccalaureate education for professional nursing practice*. Retrieved from http://www.aacn.nche.edu/educationresources/BaccEssentials08.pdf, 2008.

American Association of Colleges of Nursing: *The essentials of master's education on nursing*. Retrieved from http://www.aacn.nche.edu/education resources/Masters Essentials11.pdf, 2011.

Amerson R: Reflections on a conversation with a curandera, *J Transcult Nurs* 19(4):384–387, 2008.

Anderson P, Wang H: Beyond language: nonverbal communication across cultures. In Samovar L, Porter R, McDaniel E. (editors)

Intercultural Communication: A Reader. ed. 12, Belmont CA, Wadsworth, 2008.

Aponte J: Addressing cultural heterogeneity among Hispanic subgroups by using Campinha-Bacote's model of cultural competency, *Holist Nurs Pract* 23(1):3–12, 2009. quiz 13–14.

Aroian K, Faville K: Reconciling cultural relativism for a clinical paradigm: what's a nurse to do? *J Prof Nurs* 21(6):330, 2005.

Ayon C, Marsiglia F, Bermudez-Parsai M: Latino family mental health: exploring the role of discrimination and familismo, *J Community Psychol* 38(6):742–756, 2010.

Bacallao M, Smokowski P: "Entre dos mundos" (between two worlds): bicultural skills with Latino immigrant families, *J Prim Prev* 26(6):485–509, 2005.

Baron-Epel O, Friedman N, Lernau O O, et al.: Fatalism and mammography in a multicultural population, *Oncol Nurs Forum* 36(3):353–361, 2009.

Barrios PG, Egan M: Living in a bicultural world and finding the way home: native women's stories, *Affilia* 17:206–228, 2002.

Barton-Burke M, Smith E, Frain J, Loggins C: Advanced cancer in underserved populations, *Semin Oncol Nurs* 26(3):157–167, 2010.

Betancourt J: Cultural competence—marginal or mainstream movement, *N Engl J Med* 35(10):953–955, 2004.

Betancourt J, Green A, Carrillo J: Defining cultural competence: A practical framework for addressing racial/ethnic disparities in health and health care, *Public Health Reports* 118:293–302, 2003.

Black P: A guide to providing culturally appropriate care, *Gastrointest Nurs* 6(6):10–17, 2008.

Callister L: Culturally competent care of women and newborns: knowledge, attitude, and skills, *J Obstet Gynecol Neonatal Nurs* 30(2):209–215, 2001.

Calloway S: The effect of culture on beliefs related to autonomy and informed consent, *J Cult Divers* 16(2):68–70, 2009.

Canales M, Howers H: Expanding conceptualizations of culturally competent care, *J Adv Nurs* 36(1):102–111, 2001.

Carrese JA, Rhodes LA: Bridging cultural differences in medical practice, *J Gen Intern Med* 15:92–96, 2000.

Carthron D, Bailey D, Anderson R: The "invisible caregiver": multi-caregiving among diabetic African American grandmothers, *Geriatr Nurs* 35:S32–S36, 2014.

Cesario S: Care of the Native American woman: strategies for practice, education and research, *J Obstet Gynecol Neonatal Nurs* 30(1):13–19, 2001.

Chambers V, Higgins C: Say amen, indeed, *American Way* 30(4):38–43, 102–105. 1997.

Chaudhary N: *Listening to culture: constructing reality from every day talk*, Thousand Oaks CA, 2004, Sage Publications, Inc.

Chen GM, editor: Communication and culture in global context [Special issue], *Intercult Comm Stud* 16(1):1–262, 2007.

Chen YC Chinese values, health and nursing. *J Adv Nurs* 36(2): 270–273, 2001.

Cheshire T: Cultural transmission in urban American Indian families, *Am Behav Sci* 44(9):1528–1535, 2001.

Chung R, Bernak F F, Otiz C D, et al.: Promoting the mental health of immigrants: a multicultural/social justice perspective, *J Couns Dev* 86:310–317, 2008.

Cross W, Bloomer M: Extending boundaries: clinical communication with culturally and linguistically diverse mental health clients and carers, *Int J Ment Health Nurs* 19:268–277, 2010.

Crow Dog M, Erdoes R R: *Lakota woman*, New York, 1990, Grove Weidenfeld.

Davidson J, Boyer M, Casey D, et al.: Gap analysis of cultural and religious needs of hospitalized patients, *Crit Care Nurs Q* 31(2):119–126, 2008.

Davis R: The convergence of health and family in the Vietnamese culture, *J Fam Nurs* 6(2):136–156, 2000.

Day-Vines N, Wood S, Grothaus T, et al.: Broaching the subjects of race, ethnicity and culture during the counseling process, *J Couns Dev* 85:401–409, 2007.

U.S. Department of Health and Human Services (DHHS): Healthy People 2020: Disparities. Available at http://healthypeople.gov/2020/about/Disparities About.aspx, 2010.

Donnermeyer J, Friedrich L: Amish society: an overview reconsidered, *J Multicult Nurs* 12(3):36–43, 2006.

Drench M, Noonan A, Sharby N, et al.: *Psychosocial aspects of health care*, ed 2, Upper Saddle River, NJ, 2009, Pearson Prentice Hall.

Edwards K: Disease prevention strategies to decrease health disparities, *J Cult Divers* 16(1):3–4, 2009.

Eiser A, Ellis G: Cultural competence and the African American experience with health care: the case for specific content in cross-cultural education, *Acad Med* 82:176–183, 2007.

Flood G: *An introduction to Hinduism*, Cambridge, 1996, Cambridge University Press.

Florczak K: Culture: fluid and complex, *Nursing Science Quarterly* 26(1):12–13, 2013.

Ford M, Kelly P: Conceptualizing and categorizing race and ethnicity in health services research, *Health Serv Res* 40 (5 pt 2):1658–1675, 2005.

Galanti G: *Caring for patients from different cultures*, ed 4, Philadelphia, 2008, University of Pennsylvania Press.

Garrett M, Herring R: Honoring the power of relations: counseling Native adults, *J Humanist Couns Educ Dev* 40(20):139–140, 2001.

Gelles R: *Contemporary families*, Thousand Oaks, CA, 1995, Sage.

Giger, J. N (2013). Transcultural nursing: Assessment and intervention. 6th ed. Mosby.

Giger J, Davidhizar R, Purnell L, et al.: American Academy of Nursing Expert panel Report: developing competence to eliminate health disparities in ethnic minorities and other vulnerable populations, *J Transcult Nurs* 18(2):95–102, 2007.

Gravely S: When your patient speaks Spanish—and you don't, *RN* 64(5):64–67, 2001.

Haddad A: Ethics in action, *RN* 64(3):21–22, 2001. 24.

Hall E: *Beyond Culture*, Garden City NY, 1976, Doubleday.

Hardin S: Ethnogeriatrics in critical care, *Crit Care Nurs N Am* 26:21–30, 2014.

Hoeffel E, Rastogi S, Kim M, Shahid H: The Asian population: 2010 census briefs. www.census.gov/rpod/cen2010/briefs/c2010br-11pdf, 2012 (Issued, March 2012)>.

Harrison G, Kagawa-Singer M, Foerster S, et al.: Seizing the moment, *Cancer* 15(104–112 Suppl):2962–2968, 2005.

CDC (Page last updated March 14, 2014) *Healthy People 2020 Social Determinants of Health* http://www.cdc.gov/socialdeterminants/Definitions.html.

Hecht G, Ronald L, L Jackson L, et al.: *African American communication: identity and cultural interpretation*, Mahwah, NJ, 2003, Erlbaum.

第八章

团体中的治疗性沟通

Elizabeth C. Arnold

目　标

阅读本章后，读者能够：

1. 定义团体。
2. 识别小团体沟通的特征。
3. 描述小团体的发展阶段。
4. 讨论团体动力的理论概念。
5. 将团体动力的理论概念应用到治疗性团体中。
6. 比较不同类型的治疗性团体。
7. 将团体动力的理论概念应用到工作性团体中。
8. 比较小团体沟通与团队沟通的不同。

本章集中介绍现代健康护理中小团体沟通的内容，定义了团体动力学和相关过程的理论，描述了团体的角色功能，并将两者作为团体沟通在临床性团体和工作性团体中互动应用的基础，并且归纳出在团队沟通中的应用。

基本内容

团体的定义

Rothwell（2013）给"团体"下了一个定义："由三个或三个以上的个体组成，为了达成共同的目标而相互影响的人类沟通体系"（p.36）。不同于两个人之间的沟通，多样化的表达和回应在每个对话中出现。团体成员是相互依赖的，因此，团体沟通和系统概念有一个共同的关键特征（详见第一章），不可能只考虑一个团体成员的行为而不考虑其对其他成员的影响和其他成员的回应。团体"文化"通过共享的图景、价值观和意义来建立和发展。随着时间的推移，一个团体的文化会随着故事、神话以及隐喻渐渐浮现。

主要团体和次要团体

Johnson 和 Johnson 认为（2012, p.2）："成员关系在团体中是普遍存在且不可避免的。"团体是一个社会单元，它可以满足一个人对归属感的需求。团体分为主要团体和次要团体。主要团体在生命的早期就已经形成，以非正式的结构和亲密的人际关系为特点。主要团体对个体的自我认同和社会行为有终身的影响。团体成员会因为一个共同的利益（比如长期的友谊）而自动自发地确定下来。

次要团体更不个性化，有时间限制以及确定的起点和终点。它们在目的和功能上不同于主要团体，它们有确定的结构、指定的领导者和具体的目标（Forsyth, 2010）。当次要团体完成任务或实现目标后，团体解散。人们加入次要团体是为了达到个体的目标，发展知识和技能或者满足社会系统的要求。工作性团体、社会行动、与健康相关的治疗团体或支持性团体是很好的例子。练习 8.1 展示了团体沟通在个人生活中的作用。

练习8.1　日常生活中的团体

目标: 帮助学生了解团体沟通在他们日常生活中的作用。

步骤

1. 写下所有你曾经参与过的团体(家庭、运动队、社区、宗教、工作和社会组织等);
2. 描述成员之间的关系对今天的你的影响;
3. 识别在不同团体中的成员身份对你来讲有什么价值。

讨论

1. 你和同学们的答案相似吗?
2. 在你的团体中,什么因素影响成员之间关系的质和量?
3. 成员身份增强你们自尊心的方式有多相似?
4. 如果你们的答案不尽相同,是什么原因导致了复杂的体验?
5. 在相同的团体经验中,不同的人是不是可以收获不一样的东西?
6. 这个练习对你们的护理实践有何帮助?

健康护理中的团体沟通

大型健康护理体系中的团体咨询、心理教育、工作团体和跨学科团队依赖于团体沟通作为现有医疗保健服务的基本要素。在护理学习项目中,团体沟通为临床团体的团结一致、共同完成团体项目和反思经验学习提供了重要的基础。

Joseph Pratt 是一位内科医生,他第一次在医疗机构中介绍了团体沟通作为治疗性工具的价值。他发现他的一位得了结核的患者,在规律地参加以团体为单位的课程之后,病情快速好转。用团体治疗的方法,是第二次世界大战期间用于解决军人因战争遗留下来的心理问题的主要治疗方式,治疗结果非常令人满意。于是精神健康专家继续使用团体治疗的方法治疗有心理疾病的患者。Jacob Moreno 发明了心理剧作为团体治疗的体验形式,并且把社会计量法用于测量团体参与度。Samuel Slavson 提出了为有心理问题的孩子制订的治疗性活动团体(Rutan et al., 2007),还有许多人对团体沟通发展做贡献,使其成为心理问题和一般医学问题的治疗形式。

在不断发展的社会保健服务中,发展熟练的小团体沟通技巧越来越重要。护士们被寄望于可以和来自不同背景的专家互动,并且可以在协调的团队中发挥良好的作用。跨专业教育和实践合作是目前全球在健康护理领域的创新点,它将团体沟通作为

最主要的互动形式。

在 2011 年,IOM 为护士和其他健康教育项目特别推荐了增加跨专业合作性培训的机会。跨专业团体学习将团体沟通的内容和模拟团体体验应用于培养学生解决临床问题的批判性思维。临床模拟可以帮助学生体验在典型状况下共事,而这种情况是他们以后在实际工作中会遇到的。在临床模拟体验中,他们共享信息、问题并一起讨论,逐渐提升团队建设技能。反思式团体讨论是团队学习过程的关键要素(Michaelsen and Sweet, 2008)。

团体沟通的特征

团体目的

团体目的为团体的存在提供了根据(Powles, 2007)。目的为团体提供了方向,并且影响沟通的类型以及实现团体目标的活动。举例来说,团体心理疗法的目的是提高人际功能和改善行为;在工作性团体中则是支持一个与工作密切相关的问题。健康团队的目的是开展高质量的护理。详情见表 8.1。

团体目标

团体目标定义了一个患者团体的预期治疗结果或能表明目标达成的工作结果。在咨询性和治疗性团体中,把团体目标和临床需求以及患者个体特征结合在一起是至关重要的。在工作性团体中,团队

表8.1	治疗性团体的类型和目的
类型	**目的**
心理治疗性团体	认清现实，鼓励个人成长，激发希望，强化个人资源，发展人际交往能力
支持性团体	提出并接受实践性信息和建议，支持应对技能，增强自尊心，增强解决问题的能力，增强患者自主能力，增加希望和韧性
活动性团体	帮助人们与自己的身体联结，释放能量，增强自尊心，鼓励合作开发创新，加强互动
健康教育团体	学习新知识，加强技能的发展，提供支持和反馈，促进对健康问题的讨论

的能力需要与目标的需求匹配。组内每个成员都应该清晰地知道团体目标，团体目标必须是可实现、可测量并且力所能及的。团体内的良好匹配可以激励整个团体。每个成员都要承担起自己的责任并且认识到团体的价值。

团体规模

团体目标决定了团体规模。以患者为中心的治疗性团体一般由 6 ～ 8 个成员组成。如果人数低于 5 位，则不容易实现深入的分享与沟通。如果有人缺席，对于剩下的人来说，互动会变得紧张并且不舒适。Powles（2007）认为，三个人很难形成坚固的或生产力高的团体（p.107）。一些以教育为中心的团体，比如药理学、心理教育学、诊断学、技术培训和疗法团体一般有 10 名或 10 名以上的成员。在一个跨学科合作的团体中，成员应该包括基本数量的健康医疗专业人士，相互合作，共同承担为临床患者提供医疗保健的责任。

团体成员的构成

对团体成员的精心挑选应该基于个人从团体中获益和为团体目标做贡献的能力（Yalom and Leszcz, 2005）。挑选足够相似的成员被称为"功能性相似"——智力、情感和体验上相似，以便进行有意义的互动。把一位年长的教育程度高的成人放在一个全是缺少教育和表达能力的年轻人的治疗性团体中，或将一位单身的女性放在一群男性中，都会使他们成为团队损失的替罪羊，也许是因为他们两位的个性特征超出了两组人群的控制范围。在另一个团体中，患者有相同的情感体验、智力水平以及生活经历，则会出现不一样的结果。治疗性团体不适用于有急性精神病、自杀倾向、妄想症、过度敌意以及冲动的患者。功能性相似与人际吸引或是拥有相似的人际特征是不一样的。对于患者来说，不同的人格特点可以帮助他们学习更多的行为表达的方式。

在工作性团体中，"功能性相似"被认为是选择有相似兴趣、有互补知识、有重要技能的成员，从而更有利于实现团体的目标（Hinds et al., 2000）。一个良好的功能性配合可以提高团体的整体表现和满意度。一定的人际配合度是有益的，因为它可以提高任务的相互联系性以及合作的愿望。练习 8.2 提供了探究功能性这一概念的机会。

团体规范

团体规范是指团体成员之间的一些不成文的行为准则。团体规范为在保障团体效率的同时提高成员的安全性提供了可预测性。有两种形式的团体规范，普遍性规范和团体特定规范。

普遍性规范是指明确的行为标准，适用于所有团体。比如保密、规律出勤以及不在团体活动以外交往等（Burlingame et al., 2006）。只有当每个成员相信个人信息被严格保密时，成员之间的信任才会建立。规律出勤对于团体的稳定性和目标的实现起关键作用，所有成员必须严格遵守出勤制度，不管其多么适合团体目标的实现。成员在团体活动之外的私人关系也会影响团体的整体性。

团体特定规范由成员制订。它会体现共享的信仰、价值观和不成文的团体管理规则（Rothwell, 2013）。团体规范使团体关系更加明确，常常是比较含蓄的，比如团体对迟到、幽默、对质、直接沟通的容忍程度。练习 8.3 可以帮助我们深入理解团体规范。

团体的角色定位

一个人在团体中的角色定位与这个人在团体中的地位、能力以及其他成员对其内在看法是一致的。成员们表现出来的角色会影响他们的沟通和反应。尽管有的人做了很大的努力，但始终无法打破之前的角色。比如说，人们总是指望有一个"帮助者"提供建议，即使他缺少专业知识或者也期待得到他人的帮助。这个被指定的"帮助者"常常感到无助，因为他们自己总是得不到帮助。在其他时候，团体成员常常给某个成员设计一个特殊的身份，让他处理一些潜在的麻烦的事情（Gans and Alonso, 1998）。许多推测常常是在无意中发生的，但是对团体的功能可以起到破坏性作用（Moreno, 2007）。练习 8.4 分析了对团体角色的期待。

团体动力学

团体动力学这个术语最初由 Kurt Lewin（Forsyth, 2010）提出，用于描述团体生活中的沟通过程和行为方式。它展示了个人和团体相互影响以达成团队目标的复杂性。Bernard 等人（2008）把团体中的原动力分成个体动力（成员变量）、人际动

练习8.2　探究功能性相似

目标： 从经验层面理解功能性相似。

步骤
1. 把全班同学分为以 4～6 人为单位的团体。
2. 其中一个同学作为记录者。
3. 发现团体中所有人共有的两种特征或是两次经历。
4. 分别发现两种对团体成员来说独特的事物（例如：独生子、独特的技能、生活经历、在另一个城市出生，等等。）
5. 每一个成员都要具体说明相同点和不同点。

讨论
1. 发现团体成员中有相同点有什么影响？
2. 团体成员之间的独特点是如何融入团体讨论中的？
3. 相似的经历或是截然不同的经历会对团体深入的讨论有影响吗？
4. 你打算如何将你从这个练习中学习到的知识运用到临床实践中？

练习8.3　识别规范

目标： 帮助识别团体规范。

步骤
1. 把一张纸分为三列。
2. 在第一列写下你的班级或是团体里已经存在的规范；在第二列写下你家里存在的规范。也许规范会是这样的：不轻易生气，达成共识后再做决定，鼓励果断的行为，绝对不允许缺席以及迟到等。

3. 和你的团体成员们分享你的规范，先是与学校和团体工作有关的规范，再是与家庭有关的规范，把这些信息挪到第三列。

讨论
1. 在学校、家庭和工作学习中有哪些规范是不同的？
2. 在你的列表上有没有一些通用的规范？
3. 在整个班级中，这两类规范的一致性更高还是更低？如何解释？

练习8.4   团体角色期待

目标: 体验团体角色期待带来的压力。

步骤

1. 把团体分为 6 ~ 8 人一组,在一个大组中,某一小组执行任务,剩下的成员在旁观察。

2. 制作一些可以绑到参与者头上的标签或是发带。每一条发带标明剩下的成员应该如何回应他。举例来说:

- 喜剧演员: 嘲笑我
- 专家: 向我提问
- 大人物: 听我的
- 愚蠢的人: 嘲笑我
- 微不足道的人: 忽视我
- 失败者: 可怜我
- 老板: 听从我
- 无助的人: 支持我

3. 把发带分别绑在每一个成员头上,要求其他成员都能看到标签但他自己看不到。

4. 选择一个主题,例如,为什么选择护理专业等,要求每个人自然地做出回应。不需要角色扮演,只展示最真实的自己。你不需要告诉对方发带上提示的是什么,只要根据它做出回应就可以。

5. 大约 20 分钟后,中断活动,每个成员猜测自己的发带上提示内容是什么,然后取下发带读出写的内容。

讨论: 发起一个讨论,包括所有在旁观察的成员,问题如下:

1. 在团体角色扮演的压力下,尝试着展示真实的自己有什么困难?

2. 总是被团体成员误解是什么样的感受?比如说,当你尝试着严肃却引发他们的嘲笑,或是当你想要强调某件事他们却忽略你的时候。

3. 你有没有发现你的行为会随着团体对你的反应而改变?当他们忽视你的时候,你会退缩;当他们尊重你的时候,你会自信;当他们听从你的时候,你会下达命令,等等。

力(小组沟通变量)和团体整体动力(与目的、规范等有关)。图 8.1 呈现了这些变量。团体的领导者着眼于将多个变量集中在一起,形成切实可行的团体程序。

团体程序

团体程序涉及团体成员关系的结构性发展。Bruce Tuckman(1965;Tuckman and Jenson, 1977)提出的小团体发展五阶段模型为小团体的结构性发展和关系进程提供了通用的框架,这五个阶段包括形成、调整、规范、执行以及休整。这些阶段不仅适用于工作性团体,也适用于治疗性团体。每个阶段都有相应的任务,同时修补和完善上个阶段的任务。

形成

当团体成员们初次聚在一起时,团体就形成了。对于每个成员来说这都是一个陌生的组织。指挥者确定团体目标的方向并且邀请成员们自我介

绍。团体成员们分享的信息应该是简短并且与实现团体目标有关联的。

在形成阶段,要明确普遍性规范,比如出勤、参与度以及保密原则。成员们了解对方,发现彼此经历的相似性,尝试接受团体目标和任务,这是团体成立初期需要达成的目标。团队成员需要被接受,沟通在初期就显得比在之后更加重要。

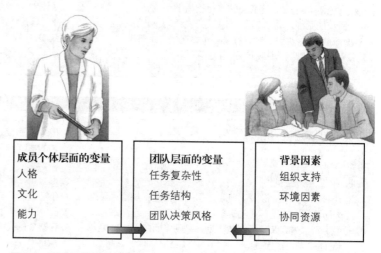

成员个体层面的变量	团队层面的变量	背景因素
人格	任务复杂性	组织支持
文化	任务结构	环境因素
能力	团队决策风格	协同资源

图 8.1　影响团体动力的因素

调整

这个阶段着重于权力与控制。每个人对边界、沟通风格、对其他成员和领导的反应方式进行尝试。典型的行为包括对团体形式的不赞同、对主题的讨论、实现目标的最好方式以及对成员贡献大小的比较。尽管这个阶段让人感到不愉快，但是成功的解决办法一定有助于制定具体化的团体规范。

规范

在这个阶段，每个人的目标与团体目标是一致的。团体的特异性规范有助于营造支持性氛围。这些规范使这个团体更加安全，成员们开始体验团体的凝聚力。这个团体使成员们变得有责任心，而且不断挑战着那些无法遵从规范的成员。

团体凝聚力是团体认同的基础。团体凝聚力来源于共享的目标、共同解决问题和团体互动的特质。

执行

团体的大多数任务在这个阶段可以完成。这个阶段以团体成员相互依赖、对团体成员的全部接纳以及超强的凝聚力为特征。成员们对团体表现出极高的忠诚并且全身心地投入工作。他们乐于承担风险，在其他成员身上和团队进程中投入一定精力并且提出建设性意见。

休整

Tuckman 在后期提出将休整阶段作为团体发展的最后阶段（Tuckman and Jensen, 1977）。这个阶段的特征是回顾获得的成就，一起反思团体工作的意义以及在不同方向做出新计划。

团体角色功能

团体成员承担的功能性角色不同于职位性角色，它与为实现团体目标所需要的贡献的类型有关。Benne 和 Sheats（1948）把建设性角色功能描述为实现目标所需要的行为表现（任务功能）以及确保个人满足感的行为表现（维持功能）。

任务功能和维持功能之间的平衡有助于提高生产力。当任务功能占据主导地位时，成员的满足感降低，合作的氛围会减弱。当维持功能强于任务功能时，就无法完成任务。成员们没有遇到过有争议的问题，所以以缺乏为了实现团体目标而产生的创造性紧迫感。成功的团体中的一些任务功能和维持功能见百宝箱 8.1。

百宝箱8.1　团体动力学中的任务功能和维持功能

任务功能： 与实现团体目标相关的行为

1. 发起：确定任务或目标，明确团体问题，提出解决问题的相关措施。
2. 寻找信息或观点：向其他成员咨询信息、观点、建议或各种想法。
3. 提出观点：向其他成员提供现实情况以及有用的信息。
4. 阐述，详细说明：向全体成员解释想法建议，特别说明关键想法，定义专业术语，增加额外信息。
5. 总结：把相关的信息联系起来，再次说明关键想法，为其他成员的接受或拒绝提供解决措施或建议方法。
6. 达成一致：确认团体之内是否达成一致，要求团体测试一个可能的决定。

维持功能： 帮助营造和谐的工作关系的行为

1. 和谐化：尝试着去调停争议，减少冲突。
2. 守门：保持沟通平台的开放，指出评论中的共性，为了更好地分享提出一些建议。
3. 鼓励：用暗示性的语言或肢体语言表示对他人的无条件接受，赞赏他人的贡献，对他人热情、关心和友好。
4. 妥协：承认错误，适当做出让步，为团体利益做出定位修改。
5. 制订标准：在适当情况下，委婉地提出重新评估或制订明文规定和不成文的规范。

注意： 每个团体都需要这两种功能，在这两者之间保持平衡有利于团体发展。

Modified from Rogers C: The process of the basic encounter group. In Diedrich R, Dye, HA, editors: *Group procedures: purposes, processes and outcomes*, Boston, 1972, Houghton Mifflin.

Benne 和 Sheats 同样定义了非功能性角色。自我角色是成员们在无意中展示的以满足个人需要而牺牲其他成员的利益、团体的价值甚至团体目标的实现为代价的角色。自我角色的定义见表 8.2，它在团体成员之间营造不愉快的氛围，占据处理团体事务的时间，从而对团体任务的实现造成了不良影响。

表8.2	非功能性角色
角色	**特征**
挑衅者	批评或指责其他人，攻击对方，相互交流时讽刺挖苦对方并带有敌意
阻碍者	不断拒绝别人的提议，为一个想法争论不休，引用无关的想法和建议，妨碍做决定
说笑者	不断开玩笑打断工作的进展，不愿意严肃对待团体任务
躲避者	与别人嘀咕，做白日梦，涂鸦，消极和冷漠应对
自我忏悔者	利用团体去表达与团体任务无关的个人情感与想法
寻求重视者	利用过多的谈话寻求关注，例如，尝试获得领导者的赞赏，或表达极端想法，或做出独特的行为

Modified from Benne KD, Sheats P: Functional roles of group members, *J Soc lssues* 4(2): 41-49, 1948.

在健康相关的团体中的应用

在临床上，健康相关团体的目标决定了团体的结构、成员构成和团体形式。比如，用药团体可以有教育目的。为重病孩子的家长开设的团体会有支持的设计，而治疗团体会有重建和治愈功能。活动团体被用于治疗有语言表达障碍的儿童和慢性精神疾病的患者。在教育团体中对于个人感受的探索可能是有限的，且是与讨论话题相关的。在治疗团体中，这样的探索是被鼓励的。

团体成员

治疗性团体和支持团体可以被分为封闭团体或开放团体，也可以被分为同质团体和异质团体（Corey, 2013）。**封闭**治疗性团体会希望团体成员能长期有规律地参加会议，团体成员是可以增加的，但是否能加入团体要以团体定义的标准来衡量，大多数心理治疗团体属于**封闭**治疗团体。**开放**团体没有固定的成员，个人可以根据自己的需求加入和离开团体，在一个星期内，团体可能有2到3个成员，而接下来的星期就有15个成员了。一些团体，比如戒酒匿名互助会，会有任何人都可以参加的开放会议，也有只有互助会成员能参加的封闭团体。

同质和异质的团体成员有可以区分成员的特征。**同质**团体成员有着共同的特征，比如诊断（如乳腺癌支持团体）或者个人的属性（如性别、年龄）。一些常见的同质团体有针对酒瘾的十二个步骤的项目或关于烟瘾、饮食障碍、提升特定性别意识的项目。心理教育团体（如用药团体）常常包括与特定用药和诊断相关的同质团体成员。

异质团体代表着更多样化的团体成员的特征和个人问题。成员在年龄、性别和精神动力上都不同。大多数心理治疗团体和促进个人成长的团体都有异质的团体成员。

创造安全环境

不被打扰的隐私和自由是选择合适地点的关键。保护隐私的重要措施是在门上挂上一个表示团体正在进行讨论的标志。团体成员应坐在舒服的椅子上，围成一个圈，以便每个人都能与其他人面对面地交流。能够看到别人脸上的表情，并能同时回应多个人，对于建立团体高效率沟通具有重要意义。团体成员在治疗团体内通常会选择相同的座位，当一个成员缺席时，他的座位会被空着。

治疗团体通常会每周举行一次会议。支持团体每隔一段时间举行一次会议，通常是每个月一次。教育团体会进行一定次数的会议，之后解散。与可以在紧急情况下自发进行的个人会面不同的是，治疗团体的会议只有固定的次数。在已经确定和同意的会议次数的基础上，多数治疗和支持团体会议历时 60~90 分钟。

团体领导

有两个假设可支持团体领导的功能：（1）团体领导者对团体过程有明显的影响力；（2）如果领导者能够意识到团体成员包括领导者的个人需要并做出反应，组内的多数问题可以避免或者被重新解决，同时获得良好的结果（Corey and Corey, 2008）。

有效的领导行为需要充分的准备、专业和态度及负责任地选择团体成员以及循证方法。有效的领导者的特质包括对团体目标的贡献、对于个人偏见和人际限制的自我认识、为组内和组间的细心准备以及对成员的开放的态度。掌握有关团体动力学、训练和管理监督的知识是对心理治疗团体领导者的额外要求。健康教育团体的领导者应是讨论话题的专家。

在整个团体过程中团体领导者都为照护的态度、客观性和完整性提供示范作用。有效的领导者是好的聆听者，他们可以改变自己的领导风格去适应团体不断变化的需求。在追求团体目标时，他们尊重地将成员当作平等的搭档，以支持团体的完整性。成功的领导者足够信任团体的过程以至他们知道成员可以处理好矛盾和困难的处境，他们知道即使是错误也可以拿来讨论，进而促进成员的成长（Rubel and Kline, 2008）。

能够最好地澄清其他成员需求或是让团体更接近目标的团体成员会被授予非正式的权力。他们常常不是做出最多发言的成员。一些人由于其性格、知识或经验，会在团体中变成非正式的领导者。

案　例

　　艾尔是一个求职支持团体的非正式领导者。虽然他几乎不作评论，但他能感知到团体成员个人的需求，并有着极好的理解力。当这些需求被侵犯的时候，艾尔就会说出来，整个小组都会听他的话。

其他成员认为这些自然出现的非正式领导者和指定领导者同样有权力，并且他们的评论会受到同样的重视。理想的情况是，团体领导是所有成员共同的功能，同时不同的非正式领导者有许多机会来分担达成团体目标的责任。

共同领导

共同领导代表着在治疗团体中首先建立的一种共同领导的形式。它有几个好处。共同领导者能增加一些处理团体动力的观点，也可提供一些可以帮助成员的不同观点和回应。当一个领导者遭到攻击时，可以提高另一个领导者的自信心，因为他知道会得到团体内的支持并且随后会有机会进行处理。

尊重和珍惜彼此，并且熟知共同领导者的沟通风格，是有效的共同领导的特征（Corey and Corey, 2008）。当共同领导者们有不同的理论方向或相互竞争时，就会出现问题。若分析单独的解释而不是探索或支持共同领导者干预的意义，对团体来说是一种干扰。Yalom 和 Leszcz（2005）提出："领导一个有良好督导的单独团体比陷在一个不相容的共同治疗关系中要好得多。"（p.447）

共同领导者应当在会议之前花足够的时间一起准备，以保证个人的相容，并且对团体目标有相同的理解。共同领导者需要一起处理团体的动力，最好是在每一个会议之后。处理团体动力可以让领导者思考不同的意义，评估在团体会议中发生的事情以及应当强调什么，以便将团体推向目标并且获得更好的成果。

发展循证实践

Mitchell R, Parker V, Giles M, Boyle B: The ABC of health care team dynamics: understanding complex affective, behavioral, and cognitive dynamics in interprofessional teams, *Health Care Manage Rev* 39(1):1.9, 2014.

目的：这个研究的目的是探究与冲突和开放性有关的多职业团队构成在团队动力上的影响。研究使用了横断相关设计，来自重症监护领域的 47 个多职业团队中的 218 名团队成员的研究数据被用于分析调查两种有调节的中介路径。

结果：研究结果显示，在个人化的专业认同高的团队中，多职业构成和团队情感冲突有显著的联系。

应用建议：研究结果表明，有必要发展团体一致的身份认同，并加强与患者照护相关的共同价值，以提高多职业团队的交流动力。

应　用

治疗性团体

Counselman（2008）认为，团队在引起成员经验的共鸣、行为改变、情感强化方面的力量是不可比拟的。"团体说明了真的有多重真实的存在。"（p.270）团体沟通比个人沟通更复杂，因为每个成员都能给团体带来不同的观点、对现实的感知、沟通风格以及个人事务。团体领导者能在参与团体回应而不是立即回应个人的时候拓展不同选择的潜力。领导者将团体统一为一个整体，而不是只与一个人相关，并且可以将成员的评论或者主题联系在一起。在多重现实之间的相互联系给个人提供了不同的可能性和实验新的人际沟通技巧的机会。表8.3 中呈现的是 Yalom 和 Leszcz 提出的治疗性因素（2005），提供了与有效的团体治疗相关的最有影响力的循证结构。

在治疗性团体中的应用

预团体会谈

在预团体会谈中，团体成员的充分准备可以提高加治疗性团体的效率（Corey, 2007；Yalom and Leszcz, 2005）。预团体会谈可以让团体的形成更加

表8.3　团体中的治疗性因素

希望的建立	在成员看到其他克服困难并成功地管理好自己生活的人时发生。
普遍性	分享让成员的经历被证实，减少隔绝感："或许有这个问题的人不只我一个"。
传递信息	新的共享信息是个人成员的一种资源，并可以激发更深入的讨论和对新技能的学习
模仿行为	成员通过观察来学习新的行为，模仿自己想要的行为，并在尝试做这些行为的同时获得信心。比如处理矛盾、接受有建设意义的批评。
社会化	团体提供了一个可以让成员承担人际交往的风险并尝试新行为的安全环境。
人际学习	团体也是一个微缩的小社会，重点在于成员可以学习互动，并能从彼此身上获得建设性的反馈和支持。
凝聚力	对"我们"的认知。强调人与人之间的联系和对团体的贡献。成员觉得自己被其他人接受且信任。凝聚力是所有疗效因素的基础。
宣泄	一种可以得到其他成员支持和接受的情感表达。
对原生家庭的纠正性重复	允许认识和处理治疗团体中的移情问题。这能帮助团体成员避免在"当下"重复破坏性的互动模式。
利他主义	给其他成员提供帮助和支持增加了个人的自尊。
存在主义因素	强调对自己的生活和行为后果负主要责任，创造出有意义的存在。

Adapted from Yalom I, Leszcz M: *The theory and practice of group psychotherapy*, ed 5, New York, 2005, Basic Books.

容易，因为成员与领导者之间有初步的联系，也会有机会在认同团体之前提出一些问题。领导者或潜在成员提出的保留意见会被提前处理好。对团体及成员的描述应该是短而简单的，因为这些信息会在最初的会议中被反复提及。

形成阶段

领导者最初对自己和成员的准备程度直接影响团体所需的信任的建立（Corey and Corey, 2008）。治疗团体形成阶段的重点在于帮助患者建立对团体和彼此的信任。交流是试验性的。成员会被要求介绍自己并且分享自己的背景或加入团体的原因，比如一种快速的介绍"你最希望从这个团体中获得些什么"可以帮助患者把自己的目标和团体目标联系起来。

在第一次会议中，领导者介绍团体目标。随着团体的进展，团体目标可能需要被重新设定，但在最初的会议中，目标对于构建团体来说是非常重要的。领导者澄清团体会怎样运行，以及团体在达到目标的过程中可以对领导者和彼此期待些什么。挨个询问团体成员更期待的是什么并且留出提问的时间会有帮助。在随后的早期会议中，需要重申导向性陈述，尤其是当组内存在焦虑的时候。

领导者介绍普遍性规范，比如保密、规律出勤和互相尊重（Corey and Corey, 2008）。保密很难以团体的形式实施，因为成员和领导者不处于同样的专业道德标准上；但是，为了团体的完整性，所有成员都要将保密作为一个普遍团体规范（Lasky and Riva, 2006）。

调整阶段

领导者接受成员观点中的可看作正常、促进成长的事，在调整阶段充当了推动团体发展的重要角色。通过确认每个成员的真正优势，领导者可以为有效地处理矛盾提供示范。在识别不一致的本质的同时，与建设性的主题相联系是有效的示范策略。

应当立即对用性挑逗、谄媚性或侮辱性言语试探底线的成员加以限制，将团体工作定为最高的优先级，并且巧妙地让这个人把自己的语言行为与团体目标统一起来。解决矛盾让成员不需防御性地站在自己偏好的立场上并在需要的时候妥协让步，组内的矛盾问题反映了什么对于成员来说是重要的，以及成员是怎样处理坏情绪的。矛盾的解决可以提高凝聚力。

规范阶段

一旦调整阶段中最初的矛盾被解决，团体就进入了规范阶段。团体详细的规范会随着成员的互动自然地发展起来，同时也代表着成员对团体的共同期待。团体领导者鼓励成员的贡献，并且强调合作在发现与团体目标相关的成员间的能力上的重要性。成功的短期团体聚焦于"此时此刻"的互动，这些互动带来了实际的反馈，成员们分享了个人的想法和感受，并且聆听了彼此的意见（Corey and Corey, 2008）。

随着感受的分享加深了组内的信任，凝聚力也开始提升。**凝聚力**体现了成员之间的情感联系，且强调成员对团体的承诺（Yalom and Leszcz, 2005）。有研究显示，有凝聚力的团体能体验到更多的各方面的满足，更能达到目标，且这样的团体中的成员更倾向于与其他团体成员建立关系。在有凝聚力的团体中，成员表现出对共同目标的认识、对彼此的关怀和承诺、在问题解决上的合作、对个人价值的感受以及团队精神（Powles, 2007）。促进凝聚力的沟通原则详见百宝箱 8.2。

百宝箱8.2　促进凝聚力的沟通原则
• 团体任务应该在成员能力和专业范围内。
• 评论和回应应该是非评判性的，重点在于行为而不是个性特征。
• 领导者应指出团体的成绩以及成员的贡献。
• 领导者应有共情，并教会成员怎样给出有效的反馈。
• 领导者应帮助成员正确看待并解决创造性的压力以实现工作目标。

执行阶段

执行阶段在个人关系中与工作阶段相似：成员聚焦于解决问题和发展新的行为。领导者有责任让团体集中精力在实现团体目标的任务上，并保持一个支持团体的环境。如果团体成员有不在正轨上的表现，问开放式问题或通过口头观察团体进程可以纠正偏差。示范尊重、同情、适当的自我揭露和道德标准有利于保证支持性氛围。共同工作、参与其他人的个人成长让成员感受到了他人的长处以及对团体共同的关注。在所有团体中，最被个人所珍惜的是被其他成员肯定和尊重的感觉。

因为成员相互依赖，他们有能力以一种个人和团体都能接受的方式去解决矛盾和难题。有效的团体领导者相信成员会提升自己解决问题的能力，但是也会在必要的时候强调重要的团体动力。可以用一句简单的话来引入，比如"我想知道现在正在发生什么"（Rubel and Kline, 2008）。反馈应该是描述性的并且具体针对当时的讨论。其他种类的建设性的反馈应该只集中在可调试的行为上。思考怎样表达信息有利于成员更好地理解行为的影响、理解经验并从经验中成长。

垄断

垄断是一种不考虑他人需求来强化个人事务的权利沟通的负面形式。当一个成员垄断了对话的时候，领导者可以从几个途径去回应。记住这可能并不是有意的，而是成员处理焦虑的一种形式。承认垄断者的贡献，然后以简短的问题插入，比如"别的人有相同的经历吗？"这样的问题可以将注意力重新转移到整个团体中去。在说话的时候看向其他成员可以鼓励他们回答。如果一个人继续垄断，领导者可以尊敬地肯定他的评论，然后直接在团体内重新强调问题，"我欣赏你的观点，但我觉得听听别人的意见也很重要。珍妮，你对此有什么看法？"或者"我们没剩多少时间了，我想知道有没有别人需要说什么。"

休整阶段

团体发展的最后阶段是结束或休整，理想的情况是在成员获得了他们想要的结果时。结束阶段是关于任务完成和退出的过程的。领导者会鼓励成员对大家抒发自己的看法，并且规定任何关于其他成员的看法或对未来发展的预测都应以一种建设性的方式提出。领导者应在最后陈述自己的看法，然后以对目标实现的小结来结束团体。通过最后发表闭幕评论，领导者能够澄清先前的言论，把需要强调的认知和感受因素联系起来。领导者要提醒成员，团体解散后仍应遵守保密的原则（Mangione et al., 2007）。转介以个人的需求为基础。练习 8.5 中呈现了团体结束的问题。

治疗性团体的种类

个人会在团体中表现得和在日常生活中一样。

练习8.5　团体结束活动

目的： 提升团体交流中的收尾技巧。

步骤

1. 将注意力集中在坐在你身边的成员身上，然后思考你喜欢这个人的哪一点，在团体中你怎么看他（她），作为成员你希望他（她）是什么样的。

2. 5 分钟以后，你的指导员会要求你用三个主题来说明他。比如"在团体中，我最喜欢你的一点是……""对我来说，你在团体中展现了……"之类。

3. 当所有成员都轮流说完以后，讨论就可以开始了。

讨论

1. 你告诉另一个成员你对他或（她）的看法时感受如何？
2. 作为接受这一信息的成员，你有什么感受？
3. 你从这次练习中学到了什么关于你自己的东西？
4. 这次练习对于你未来的团体人际互动有什么启示？

团体呈现了社会动力学的缩影。通过参与团体，患者可以在一个安全的学习环境中了解别人是怎样回应他们的。团体给成员们提供了练习新的、不同的人际技巧（人际学习）的机会。

当"治疗性"这个词被运用到团体关系中时，指的不仅仅是情感和行为障碍上的治疗。在如今的医疗保健领域，短期团体作为重新调解问题或者预防问题的一线治疗干预方法，适用于广泛而多样化的患者群体（Corey and Corey, 2013）。治疗性团体提供了一种有结构的形式，这种形式能鼓励一个人感受其自然的治愈潜力（注入希望），并实现更高层次的功能。其他成员提供办法以促使个人解决问题。

治疗性团体提供现实检验。压力下的人们会难以进行有效思考。其他成员可以柔和地挑战先前糟糕的人际关系遗留下来的认知扭曲（原生家庭关系矫正性重复）。由于治疗团体的特质，成员可以对患者说其朋友和家人不敢说的话，而且他们可以用一种同情的、建设性的方式。一个有困扰的成员很难去否认或不理会来自五六个了解和关心自己的人的建设性观察和建议。

住院病人治疗团体

在住院病人中设定治疗团体是为了稳定患者的行为，让他们功能良好地回归社会。团体的重点在于"此时此刻的团体互动"，并将它作为主要的治疗工具（Beiling et al., 2009）。住院治疗是短期的，患者每天都要参加治疗团体。当发生无法改变的情况时，心理治疗团体帮患者接受现实，并通过强化和支持他们做出建设性行为改变的努力，让他们继续进步。短期过程团体的价值在于直接互动。Deering（2014）建议，应当采用一个主题去激发有关解决难题的不同方式的互动。治疗团体的一个潜在的好处就是提供了体验给予和接受他人帮助的机会。帮助他人是很重要的，尤其是那些自尊心低，觉得没有东西可以给予他人的人。

精神病患者的领导团体

护士有时候会被要求去领导或共同领导以病房为基础的住院病人团体心理治疗（Clarke et al., 1998）。护士有时也会参加主要由精神病患者组成的社区团体会议。

由于精神病患者对领导者的迫切需求，建议设置共同领导者。共同领导者可以分担团体过程中的干预工作、示范健康的行为消除成员的消极移情，并为彼此提供有效的反馈。团体讨论都应该在团体成立之后立即开始。

直接但又灵活的领导方法在精神病患者中的效果是最好的。积极鼓励与潜在兴趣有关的、具体的话题会推进沟通，这样的方法比让患者分享感受更有效。比如，领导者可以让团体讨论怎样以一种更有效的方式应对一个简单的行为。这种讨论会让患者感受到自己的贡献带来的成就感。对发言者全神贯注，赞扬成员的努力是有好处的。也鼓励了其他的成员提供反馈，然后团体可以选择最佳的解决方案。

团体开始之前，领导者应当提醒成员，团体即将生效。一些患者可能会在团体结束之前就想离开。这是焦虑的表现，领导者可以轻柔地鼓励患者坚持到团体结束以后。与精神病患者合作的主要目的是尊重每一个人，把他们当成有潜在价值贡献的独一无二的人。虽然他们的需求被当成症状，但你也可以通过揭露潜在的主题，然后将其翻译成易懂的语言来帮助他们"解译"一个精神病性的信息。或者，领导者可以问："我想知道团体里有没有人可以帮助我们更好地理解约翰想说的话。"记住，对于精神病患者来说，容忍近距离互动是多么困难的一件事。但如果患者想要回到外面的环境，和他人的互动是很有必要的。

长期治疗性团体

长期治疗性团体为那些与社会隔离的人提供了和他人交际的机会。常见的团体类型有：回忆团体、现实导向团体、再社会化团体、再激励团体以及活动团体。

回忆团体

回忆团体的重点在于回顾人生和快乐的回忆（Stinson, 2009）。它们不是洞察型团体，而是提供了一种支持性的、自我增强的经历。每周，每个成员都应分享一些特定主题的回忆（假期、上学的第一天、家庭照片、歌曲、最喜欢的食物、宠物，等等）。领导者鼓励讨论。根据成员的认知能力，领导者需要或多或少具备一定的引导性。会议每周都会召开，每次历时 1 小时。

现实导向团体

现实导向团体被用于迷惑的患者，帮助他们保持与环境的联系，减少关于时间、地点和人物的混淆。现实导向团体一般每天召开一次，每次 30 分钟。护士可以使用每日小道具，比如日历、时钟和季节的图片来激发成员兴趣。团体活动不应该被看作孤立的活动；团体中发生的事情应该在 24 小时之中被强化。比如，在一间病房里，护士将之前患者的照片放在卧室的门上。

再社会化团体

再社会化团体被用于迷惑的老年患者，他们的能力受限以至不能从再激励团体中获益，但是他们仍需要与他人相处和交往。再社会化团体的重心在于给患者提供简单的社会设置来体验社交技能，比如一起吃饭。虽然老年人的感觉和认知能力会下降，对陪伴、人际关系和能被接受和理解的地方的需要在一生中都是不变的。社交技巧的提升有利于自尊感的提高。

再激励团体

再激励团体用于激发与日常生活所需的活动相关的思考。最先是由 Dorothy Hoskins Smith 针对慢性精神病患者提出的，表现了寻找病人人格中未受损部分的努力（例如，那些仍然健康的部分和兴趣爱好）。再激励团体聚焦于通过对激发和建立信心的现实场景的讨论来发掘优势，它们被成功地用于长期的设置、物质滥用预防和慢性精神疾病中，以

及和娱乐疗法的结合（Dyer and Stotts, 2005）。成员专注于指定的日常话题，比如植物和树的生长方式，或者进行诗歌阅读和艺术鉴赏活动。视觉上的小道具可以吸引成员的参与，激发更多的回应。

治疗性活动团体

活动团体给患者提供了多种通过创造性活动而不是语言来自我表达的机会，它们对儿童和青少年特别有用（Aronson, 2004）。护士作为领导者或支持者，可鼓励患者参与。活动团体包括以下几种：

- **职业治疗团体**让患者可以从事个人的项目，或和别人共同参与生活技巧的学习，比如烹饪、制作陶器或日常生活团体的活动项目。任务是根据它们的治疗价值和患者的兴趣来选择的。
- **生活技能团体**用问题解决策略来处理人际关系。
- **娱乐治疗团体**提供参与释放能量的娱乐活动的机会，也为学习人际技巧提供了社会模式。有些人从来没有学过如何在他们的生活中加入应有的娱乐活动。
- **运动或活动团体**让患者加入结构性运动。护士规定运动行为的规范，可以伴随或不伴音乐，并鼓励患者参加。这种团体对于慢性精神疾病的患者来说效果很好。
- **艺术治疗团体**鼓励患者通过画画来表达自己的情感。艺术品可以作为讨论的重心。儿童和青少年可能会合并成一个团体去制作一幅壁画。患者可以通过颜色以及抽象形式来表达难以用语言表达的情感。
- **诗歌和阅读疗法团体**选择感兴趣的书籍，并邀请患者对文学作品做出评价。Sluder（1990）描述了老年人的表达性治疗团体，在团体里，护士领导者首先阅读自由体诗歌，然后邀请患者围绕爱或恨这样的情感来作一首团体诗歌。在自己作诗的过程中，患者可以发现自己的创造力。

自助团体和支持团体

自助和支持团体给经历慢性疾病、危机或健康状况不好的患者和家庭成员提供情感上和实践的支持。团体主要在社区中开展，同伴支持团体会由团体成员非正式地领导，而不是由专业人员领导，健康领域的专业人员通常是以顾问的身份存在的。成员加入的标准有特定的医学状况（比如，患癌症、多重硬化症）或身为支持者（阿尔兹海默症患者的家人）。自助团体是志愿者团体，由患者领导，给有精神健康问题的个人和家庭提供同伴支持。除了社会支持，支持团体也有提供信息的功能（Percy et al., 2009）。护士可以去了解他们社区的支持团体网络。练习8.6提供了这些团体的一些信息。

自助团体通常会和医院、诊所和国家健康机构相关联。他们为患有严重健康问题的人们提供了一个平台，使之能与其他有相似躯体和情感问题的人互动。

教育团体

社区健康机构会组织教育团体，宣传一些关于改变生活方式的重要知识，以促进健康和预防疾病。家庭教育团体给患者的家庭提供了照护所需要的知识和技能。

教育团体是限时团体（比如团体可能会举行4次1小时的会议，共2周时间；或8周时间，每次

2小时）。主要的预防团体的例子有：生育教育小组、育儿小组和减压小组。

用药团体在让患者和家庭了解特定障碍的同时，提供了有效使用药物的规则。提供信息的典型顺序如下：

- 他们的障碍以及药物是怎样减轻症状的。
- 用药目的、剂量、时间、副作用、当病人不按医嘱服药时应该怎么办。
- 用药时应避免什么（比如，一些药物会引起阳光过敏）。
- 用于监测用药应做的测试。

如果用药团体会持续一次会议以上，在会议之间给予家庭作业、让他们阅读书面指导和材料会有帮助。给予成员充足的提问时间，鼓励非正式的、开放的讨论，可以让患者有勇气分享自己的担忧和恐惧，不然这些担忧和恐惧可能永远都不为人知。

讨论组

讨论组中的功能要素见表8.4。

详细的准备、相关问题的概念化以及反馈的应用确保了个人的学习需要在讨论组中被满足。讨论组的话题通常包括已经准备的资料以及组内产生的材料。在每次会谈结束之前，团体的领导或是团体成员应该从所包含的资料中总结出主题。

练习8.6　　了解支持团体

目的：提供关于社区支持团体的直接信息。

步骤

1. 直接联系你社区中的支持团体。（理想的情况是，学生们选择不同的支持团体，以便分享多和团体）

2. 将你的身份定位为护士生，说明你正在了解社区支持团体。询问一些关于团体的信息（比如，会谈的时间和频率，团体的目的和重心，患者怎样才能加入团体，团体的赞助者是谁，团体可能会讨论的问题，以及费用是多少）。

3. 写一篇报告，其中包括你收集的信息和你在寻找支持团体的信息中的经历。

讨论

1. 你收集信息有多难？

2. 你对被调查者的回答觉得惊讶吗？

3. 如果你是患者，这些信息会使你决定加入支持团体吗？如果没有，别的什么信息对你来说是重要的？

4. 你从这次练习中学到了什么可能对你的护理实践有帮助？

表8.4　成功的讨论组的要素

要素	理论基础
详细的准备	周到的日程安排和任务分配建立了对于讨论的指导和对每位成员贡献的预期。
了解情况的参与者	每个成员都需要有一定准备，使每位成员都能在相同的知识层次进行交流，每个人的贡献都是同等的。
共享领导	每位成员都有责任为讨论做出贡献；社会惰化的表现被有效地指出。
良好的聆听技巧	专注于材料，听取内容。挑战、预测和衡量证据；对于话题的听取应该在理解与情感之间达成平衡。
相关的问题	聚焦于问题可以使讨论向着会谈目标前进。
有用的反馈	经过认真思考的反馈，通过反馈话题发展的不同方面，证实或是质疑其他人的观点，以保持讨论的动力。

基于平等的团体参与应该是团体所期望的。虽然参与的层次从来不是平等的，一个讨论组中只有几个成员活跃地参与会使成员消沉，同时限制了学习的潜能。参考"社会惰化"，如果团体成员不愿去完成自己的任务，逃避或是在团体会议时迟到，同样会使组内其他成员感到沮丧（Aggarwal, and O'Brien, 2008）。因为讨论组最初的目的是促进组内所有成员共同学习，其他成员负责调动、鼓励那些比较安静的成员参与进来。合作，而不是竞争，需要在讨论组中发展成一条有意识的团体规范。而其中面临的挑战可能包括需要为那些沉默寡言的成员开辟更多空间，询问他们的想法和观点。有时候，若活跃的成员保持沉默，平时沉默寡言的成员会更多地表达自己。练习8.7提供了开发潜在团体参与议题的方法。

应用于专业工作团体的团体原则

不像治疗性团体，任务团体和工作团体并不把个人行为的改变作为首要关注点（Gladding, 2011）。医疗保健机构以工作团体的形式发现问题，制订计划并实施，以改善对患者的照护，并提高工作效率。工作团体（例如，常务委员会、临时任务小组和质量研讨团体）要完成与组织目标相关的多种任务。他们让健康专家、员工包括股东能更快地发展并实施新的循证倡议。股东的参与有助于确保所需的入股，以促进建议被接受。

工作团体是更大的组织系统的一部分，它们与和工作相关的政治文化相关。小的团体像一个适应

练习8.7　处理专业讨论组的参与问题

目的：为较难的团体参与问题提供发展反应方式的机会。
步骤

一个班级被布置了一个团体项目，所有的参与者都会得到一个共同的团体成绩。发展在以下每个阶段的团体感受以及每个人的相互反馈。在每个案例中都能够认识到可能的结果。

1. 唐告诉这个团体，他是要全职工作的，并且无法组织很多团体会谈。他不能确定自己在这个项目里是否会尽很大努力，因为要求很多，尽管他愿意付出并对这个项目很感兴趣。
2. 玛莎是一个非常愿意在团体中发言的人。她表达了自己对

于选择这个团体项目的想法，并很愿意进行一些有必要的交谈。没有任何人挑战她或是建议让她更换项目。在下一次会谈时，她告诉这个团体，所有事情都已经安排好了。
3. 琼保证她会在规定的日期内完成她负责的任务。但是在规定日期内她没有完成。

讨论

1. 参与者可以做哪些来达到双赢，同时推动这个团队前进？
2. 你怎样通过这样的练习在团体项目中理解他人并有效反馈？

性的开放系统一样运行（Beebe and Masterson，2014；Tubbs，2011）。团体工作的各方面需要与更大的工作系统的价值观、标准、使命以及理念相关联。任务团体的活动需要与更大的系统的目标一致（Mathieu et al.，2008）。团体的战略、团体的活动以及评估方法应该与更大组织的精神和目标相一致，以取得最大化的成功。

工作团体关注内容和过程。内容（任务）是根据组织的范围或是组织的职责提前确定的。高效的团体领导需要有与预期任务以及现有内容有关的丰富的工作知识。在时间、金钱、信息和成员的专业技术方面有着充足可得的资源是获得成功的关键。

团体成员要给股东和关键信息员反馈，告诉他们完成团体目标所需的技能。核心成员在以下方面要与任务要求相符合：

- 团体目标
- 能够识别对团体成就的期望
- 可得性和会谈安排
- 确保交付的能力

任务团体通常会在指定的时间框架中成立，并需要持续的管理支持以保证发展。表8.5列出了一些高效和低效的工作团体的特点。

领导风格

灵活的领导风格似乎是对于大多数团体最好的方式。有效的领导能力源于领导者的特质、情境特质以及成员间的互相合作。领导能力是团体状态和领导风格共同确定的。团体中的领导风格有三种形式：专制的、民主的和放任的。**专制**的领导者对整个团体的指导和控制团体沟通具有掌控的作用。专制的领导风格在团体需要较强的指导并且做出决定有时间限定时可发挥最好的作用。**民主的领导风格**是一种参与性的领导风格，使成员可以活跃地讨论并共同决策（Rothwell，2013）。民主的领导是目标导向的，但比较灵活，他们在保留成员自主性的前提下提供功能性结构；团体成员能对团体的解决方案负责。**放任**的领导是一种脱离性的领导风格，领导避免做决定，也很少表达自己的情感，甚至在危急的状态下也是如此。自由的领导不太可能形成使

表8.5	高效的和低效的工作团体特点
高效的团体	**低效的团体**
目标能很清晰地被定义并且被共同发展。	目标不明确或不加讨论就强加给团体。
开放的、以目标为导向地沟通感受和想法是被鼓励的。	沟通很受限；个人感受并不能得到重视。
权力在成员之间是循环、共享的，这是根据能力和团体需要来决定的。	领导者一直手握权力或对权力的分配很少考虑成员的需要，并不是共享权力。
决策的制定是灵活的并要适应团体的要求。	决策的制定很少或几乎是不进行磋商的。希望得到一致性的认同而不是有依据的讨论。
辩论被视为一件好事，因为它可以让成员参与进来并得出更有力的解决方式。	辩论和公开的争论是不被允许的。
在任务与保持角色功能之间有着良好的平衡。	仅仅关注任务或是保持角色功能，排除补充的功能。
个人的贡献是被认可和尊重的，多样性是被鼓励的。	个人价值是不被认可的。整合成为一个"公司人"是被鼓励的，多样性是不被尊重的。
体现出人际效能、创新性和能合理地解决问题。	解决问题的能力、斗志和个人的效率很低而且不被重视。

团体成员满意的团体。

另一种看待专业团体领导风格的方式是情境框架（Blanchard et al., 2013）。这种形式需要团体领导者根据不同情境和团体成员的成熟度来调试自己的领导风格。当团体面临一个新的任务时，情境化的领导能力尤其应该适应组织团体生活。情境化的领导要根据任务的复杂性、成员的经验和完成任务的自信程度来调节对团队的指导和支持。

一个团体的成熟度要从两个方面来看：工作成熟度和与工作相关的心理成熟度。工作成熟度与团体成员的工作能力、技能和知识的水平有关。心理上工作成熟度与团体成员的果决性、意愿、动机相关。情境化的成熟度与准备度对选择不同类型的领导风格起着重要的作用。基本的设想是领导能力要与团体需要相适应。Hershey 和 Blanchard 描述了四种领导风格，与雇员在特定工作环境中的成熟度相适应，并依据他们对结构和指导的需求确定：

- 告知型：较高的结构，较低的支持
- 销售型：较高的结构，较高的支持
- 参与型：较高的支持，较低的结构
- 授权型：较低的支持，较低的结构

有效的领导要适应结构需求会根据团体成熟度而改变。随着团体的成熟，领导要把自己的职责更多地转移给成员。要合作完成决策的制订。领导者寻求成员的投入，充当讨论促进者并谋求一致。

领导者与成员的职责

工作团体的领导任务包括：

- 制订团体的结构并设计每次会谈的日程。
- 明确团体的任务和目标（如果需要，提供背景资料和数据）
- 告知每一位成员会谈的日期、时间和地点
- 使成员专注于任务

- 遵守时间限制
- 对每一次会谈进行进程总结

每一位成员对于团体总体的功能和实现团体目标都负有责任。团体成员需要负责会谈准备，对其他成员的想法表示尊重，并积极参与发展不同的解决方法。应对每一位成员的贡献表示肯定，以增强团体凝聚力并确保良好的结局。

工作团体动力学

任务团体的准备工作

成功的工作团体并不是自动出现的。在团体开始之前，参与者必须对团体要承担的在时间、努力和知识方面的承诺十分清楚并愿意坚持。团体成员应该达成一致，促进有意义的交流，具有与问题相关的知识储备和解决问题所需要的专门知识，以及完成任务的能力。团体的领导需要参与每次会谈的准备工作，确保清晰的日程、对关键问题和成员担忧的掌握。你可以让团体成员参与提交日程并让他人参与日程设计。

形式化

尽管每位成员都与其他成员熟知，让每一位成员简短地介绍他们参与工作团体的原因也很有用。领导者应该解释团体的目标和结构要素（例如：时间，地点和承诺）并要求成员参与。成员的职责应该随着提问而逐渐清晰。一个目标或结构不清晰或是对其缺乏理解的团体会让人感到厌倦或有挫败感，导致领导的困难以及不合适的解决方式。

规范化

要想成功，团体规范应该支持完成阶段性目标。一般来说，所有的团体数据都要处于保密状态直到已经准备正式公开，否则"小道消息"会破坏团体的努力。成员应该遵守参与会谈的规则。如果管理层的员工是这个团体中的一分子，他们也应该出席指定的会谈。在工作团体中随意来去的监管者

练习8.8 | **头脑风暴：选择代替策略**

目的：通过头脑风暴给学生提供考虑并择优挑选方案的机会。

步骤

你在接下来的 2 周会有 2 门考试。你的车需要大修。因为你现在要做的所有工作，你没有时间给你妈妈打电话，她不是很高兴。你的洗衣房有溢出的堵塞物。你的很多朋友要在周末去海边玩并邀请你一起去。

你如何处理这些事情？

1. 给自己 5 分钟时间写下脑中想到的解决这些问题的方法。用简单的词或是词组表达自己的想法，不要漏掉任何可能性，尽管它们看上去有些牵强。
2. 3~4 个学生一组，选择一人做记录员并分享写下的想法。讨论每个相关想法的正反两方面。
3. 挑选三个最有前景的想法。
4. 发展一些小的、具体的和能够完成的行动来实施这些想法。
5. 与班级里的不同小组分享组内的发现。

讨论

1. 你和同学的解决方法有哪些相似或不相似的地方？
2. 你的一些解决问题的方法或是想法有没有让你或是组内的其他人感到惊奇？
3. 你从这个练习中学到了什么，能够帮助你和患者用可能的方式解决看似不可能的问题？

是非常有害的。

实施

大部分团体的任务都会在实施阶段完成，包括提出建议和准备最终的报告。在工作团体完成所负责的任务时，领导者的介入应是持续性的，并被良好地定义和支持性的。

头脑风暴

头脑风暴是在实施阶段常用的形成解决方法的应用策略。

对头脑风暴的指导如下：

- 对所有想法都接受而没有责难
- 测试有前景的相关想法
- 发掘每一个潜在的解决方法的结果
- 明确人力和工具性资源，包括可得性
- 针对最好的可能的解决方法达成共识。

练习 8.8 提供了一些练习头脑风暴的机会。

群体思维

极端的凝聚力可能会导致负面氛围，这被称为群体思维。最初是 Janis（1971, 1982）定义的：群体思维是当团体中一些占据重要位置的成员不同意其他成员提出的决定时，为了和谐的缘故而出现的。每个成员都会害怕因为表达自己的争议性想法而被排挤。团体会在进行决策时对成员施压，使其发出一致的声音。团体无法做出真正的评估，因为要尽量减小争论以达到一致。一些群体思维的标志罗列在百宝箱 8.3 中。群体思维会导致不合理的决定和目标完成情况不佳。图 8.2 罗列了一些特点。

规范应该允许团体成员：

- 可以与其他成员有不同的观点
- 寻找新信息和外部观点
- 对于一些重要的话题承担"魔鬼代言人"的角色

百宝箱8.3 | **群体思维的警示标志**

1. 不会受伤害的错觉
2. 不理会警告，而是集体进行合理化
3. 坚定地相信决定的道德性
4. 刻板的或是消极的对团体之外人员的看法
5. 直接对待异议者施加压力，不让他们表达其关切
6. 自我审查制度——对此存在质疑的成员不表达自己的质疑
7. 对于一些不应该一致同意的观点而出现全体无异议的错觉
8. 在团体中自己任命的"心灵守卫"隐瞒了可能存在的问题和自相矛盾的数据

解散阶段

当团体任务完成时，工作团体就面临解散了。领导者需要总结团体的工作，给予完成目标的时间，并指出哪些是需要继续进行的。当初始任务达

到比较满意的地步时，团队就需要解散了。不能简单地不经协商就让团队继续工作，或不让参与者继续其他的任务。

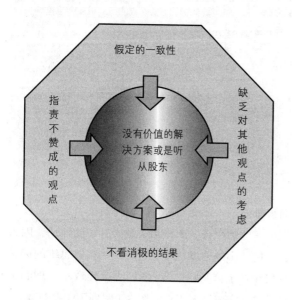

图 8.2   群体思维的特点

团体与团队

2003 年，IOM 的报告——《专业的健康教育：通往质量的桥梁》——指出合作的多技能跨学科团队的发展和实施是现代医疗保健服务的关键。Tubbs（2011）认为团队和团体的区别在于团体是更普遍的术语，而团队相较于团体则表现出更强的合作性和更亲密的关系。Forsyth 则坚持团队是团体，有着相似的独立性、结构和交流的方式，以及值得关注的差异。团队的交流水平不能完全用团体的动力来解释，因为团队的交流出现在一个持续的行动导向关系中，并运用多种正式和非正式的方式。

团队的多样性使得团队表现得更好（Lundsmen et al., 2010）。

一个医疗保健团队可以被定义为由具有互补技能的专业人士组成合作团队，肩负特定目标，并共同承担完成任务的职责（Beebe and Masterson,

2014; Forsyth, 2010; Katzenbach and Smith,1993）。交流与信息共享在跨学科团队内部职责的共享上是一个复杂的多方面的过程。

下面是一些医疗保健组织的团队类型：

- 工作团队（例如，手术团队，急重症照护团队）
- 平行团队（例如，指派团队对心脏的评估进行反馈或是完成转运工作）
- 项目团队一起完成一个单独的项目
- 管理团队监督其他团队的工作（Taplin et al，2013）

医疗保健团队是一个**嵌入式团队**，是指"通过多种方式在多个层面嵌入组织之中"（Seibold et al., 2014, p.328）。在一个嵌入式团队中，成员被希望能够发展与健康目标相关的意义，达成共识并建设性地管理冲突，在行动上相互配合并给予彼此支持。在完成特定的健康目标时要实施措施。交流沟通是通过电子途径开展的，也有在会议中面对面的交流。

每一个医疗保健团队因其设定的目标、成员组成、沟通方式的不同而独一无二（Mitchell et al., 2012）。团队成员接受不同的医疗保健方面的训练，"为达到患者最佳健康结局，通过复杂的角色、结构、规则和环境提供合作照护"（Villagran and Baldwin, 2014, p.362）。这个团队提供了专业的人际环境，以患者和家庭为中心提供高质量照护。在互动和合作中，相互的依靠被证实可以促进团队提供优质的临床照护。团队的角色、功能和贡献是在完成任务中相互关联、促进的。团队功能的行动要素要求促进成员间的互动和合作，以完成期望的临床结局。团队会议的讨论关注于合作性的问题解决和决策制定，以实现有效的合作和促进高质量的以患者为中心的护理。患者和家庭也被认定为医疗保健团队的一部分。

所有的团队都经历了前文提过的团体的发展阶段。首先，团队成员必须彼此信任并在团队活动开展过程中达到对团队基本目标和任务的共识。对于跨学科的团队，这要求广泛的知识而不是对特定学科的期望。团队成员需要了解预期角色以完成以患者为中心的临床预期结果。随着团体成员提出可能会阻碍团队有效发展的问题，发展促进团体共同工作的规则，这促进了团队凝聚力的增强，并为发展团队功能而进行的开放讨论和共同制定决策建立信任。

　　跨学科医疗保健团队成员的组成与任务和其他类型的工作团体不同。这个团队将有不同技能和能力的人聚在一起，一致合作完成以患者的健康为中心目标的任务。团队需要相互依赖并肩负团队的共同目标（Gladding，2011）。

　　成功的结局依赖团队成员的相互配合并调整他们个人的努力以完成共同目标。为了完成团队的使命，关键是每个成员都要理解不同专业领域的理念、训练的要求和其他健康团队成员的职责，而且要相信每个人完成以患者健康为中心的共同目标的能力。每个健康专业的角色和技能是不同的，每个临床学科的专业社会化进程也不同。就像一个运动团队，不同的角色互补并加强了整个团队的功能。领导力是共享的，也可以根据不同的状况进行轮替。

总　结

　　本章侧重讲解了团体经历如何加强患者在治疗中照顾自我的能力，提供意义，是一种对个人的肯定。本章介绍了为患者提供团体经历的基本原理。团体动力包括成员个人的承诺、功能的相似性和领导风格。团体概念是与团队动力相关，由目标、规则、凝聚力、角色和角色功能组成。Tuckman 的团体发展阶段包括形成、调整、规范、执行和休整——这为团体领导提供了指导。

　　在形成阶段的团体关系中，最基本的需要是被接纳的需要。调整阶段关注团体中的权力和控制。行为标准是在规则阶段形成的，指导团体完成它们的目标，并使得这个团体拥有工作和分享感受的安全环境。大部分团体工作是在执行阶段完成的。温暖、关怀和亲密的感受会使成员感到被肯定和价值感。最后当团队达到每个成员或整个团队都满意的结局时，就意味着团体进入了休整（结束）阶段。不同的医疗保健团体包括治疗团体、支持团体、教育团体和聚焦讨论的团体。

伦理困境　你会怎么做？

　　墨菲太太今年 39 岁，因为存在双相情感障碍而多次进入精神科。她想加入团体治疗，但当时她具有破坏性倾向。这个团体对于墨菲太太独占了他们的时间感到生气，但她说自己作为一名成员有权利选择讲话。墨菲太太的症状能够通过药物进行控制，但她在"兴奋"的时候会拒绝服药，因为那样会使得她的精力下降。你怎样去平衡墨菲太太和团队其他成员的权利？需要要求她服用药物吗？你怎样从伦理的角度处理这件事？

问题讨论

1. 你怎样描述工作任务团体和合作性的医疗保健团队间的差异？
2. "积极倾听"策略在团体交流和个人交流中有怎样的差异？
3. 你怎么看待团体交流形式中潜在的伦理问题？

参考文献

Aronson S: Where the wild things are: the power and challenge of adolescent group work, *Mt Sinai J Med* 71(3):174–180, 2004.

Aggarwal P, O'Brien CL: Social loafing on group projects: Structural antecedents and effects on student satisfaction, *J Market Educ* 30(3):255–264, 2008.

Beebe SA, Masterson JT: *Communicating in Small Groups: Principles and Practices*, 10th ed, Boston, 2012, Pearson.

Beebe S, Masterson J: *Communicating in small groups: principles and practices*, ed 11, Pearson, 2014.

Benne KD, Sheats P: Functional roles of group members, *J Soc Issues* 4(2):41–49, 1948.

Beiling P, McCabe R, Antony M: *Cognitive-Behavioral Therapy in*

Groups, New York, 2009, Guilford Press.

Bernard H, Birlingame G, Flores P, Greene L, Joyce A, et al.: Clinical practice guidelines for group psychotherapy, *Int J Group Psychother* 58(4):455–542, 2008.

Blanchard K, Zigarmi P, Zigarmi D: *Leadership and the one minute manager Updated*, New York, NY, 2013, Harper Collins.

Burlingame G, Strauss B, Joyce A, MacNair-Semands R, Mackenzie K, Ogrodniczuk J, et al.: *Core Battery—Revised*, New York, 2006, American Group Psychotherapy Association.

Clarke D, Adamoski E, Joyce B: In-patient group psychotherapy: the role of the staff nurse, *J Psychosoc Nurs Ment Health Serv* 36(5):22–26, 1998.

Corey M, Corey B: *Groups: process and practice.* 9th ed., Pacific Grove CA, 2013, Brooks/Cole.

Counselman E: Reader's forum: Why study group therapy? *International Journal of Group Psychotherapy* 58(2):265–272, 2008.

Deering CG: Process oriented groups: alive and well? *Int J Group Psychother* 64(2):164–179, 2014.

Dyer J, Stotts M: *Handbook of Remotivation Therapy*, Binghampton, NY: The Haworth clinical Practice Press, 2005.

Forsyth D: *Group Dynamics*, 5th ed, Belmont, CA, 2010, Wadsworth Cengage Learning.

Gans J, Alonso A: Difficult patients: their construction in group therapy, *Int J Group Psychother* 48(3):311–326, 1998.

Gladding S: *Groups: A Counseling Specialty*, 6th ed, Merrill, 2011.

Hinds P, Carley K, Krackharat D, Wholey D: Choosing work group members: Balancing similarity, competence, and familiarity, *Organ Behav Hum Decis Process* 81(2):226–251, 2000.

Institute of Medicine (IOM): *Report on Health Professions Education: A Bridge to Quality*, Washington DC, 2003, National Academies Press.

Institute of Medicine (IOM): *The Future of Nursing: Leading Change, Advancing Health*, Washington, DC, 2011, National Academies Press.

Janis I: Groupthink, 1971, *Psychol Today* 5:43–46, 1971, 74–76.

Janis Irving: *Groupthink: Psychological Studies of Policy Decisions and Fiascoes*, 2nd ed, New York, 1982, Houghton Mifflin.

Johnson D, Johnson F: *Joining Together: Group Theory and Group Skills*, 11th ed., Edinburgh Gate, 2012, England: Pearson Education Limited.

Katzenbach J, Smith J: The discipline of teams, *Harv Bus Rev*, 1993.

Lasky G, Riva M: Confidentiality and privileged communication in group psychotherapy, *Int J Group Psychother* 56(4):455–476, 2006. 2006.

Lumsden G, Lumsden D, Wiethoff C: *Communicating in Groups and Teams*, 5th ed, Boston, MA, 2010, Cengage Learning, Inc.

Mangione L, Forti R, Iacuzzi C: Ethics and endings in group psychotherapy: Saying good-bye and saying it well, *International J Group Psychother* 57(1):25–40, 2007.

Mathieu J, Maynard T, Rapp T, Gilson L: Team effectiveness A review of recent advancements and a glimpse into the future, *J Manage* 34:410–476, 2008.

Michaelsen LK, Sweet M: Team-Based Learning: Small Group Learning's Next Big Step. (eds). *New Directions in Teaching and Learning*, 2008.

Mitchell P, Wynia M, Golden R, et al: Core Principles and Values of Effective Team-Based Health Care: A Discussion Paper. Institute of Medicine, Washington, DC.

Moreno KJ: Scapegoating in Group Psychotherapy, *Int J Group Psychother* 57(1):93–104, 2007.

Percy C, Gibbs T, Potter L, Boardman S: Nurse-led peer support group: experiences of women with polycystic ovary syndrome, *J Adv Nurs* 65(10):2046–2055, 2009.

Powles W: Reader's forum: Reflections on "what is a group?", *Int J Group Psychother* 57(1):105–113, 2007.

Seibold D, Hollingshead A, Yoon K: Chapter 13: Embedded teams and embedding organizations. (2014). In Putnam L, Mumby D, editors: *The Sage Handbook of Organizational Communication*, 3rd ed, Thousand Oaks, CA, 2014, Sage Publications.

Rogers C: The process of the basic encounter group. In Diedrich R, Dye HA, editors: *Group procedures: purposes, processes and outcomes*, Boston, 1972, Houghton Mifflin.

Rothwell D: *In Mixed Company*, Boston MA, 2013, Wadsworth Cengage Learning.

Rubel D, Kline W: An exploratory study of expert group leadership, *J Special Group Work* 3(2):138–160, 2008.

Rutan JS, Stone W, Shay J: *Psychodynamic Group Psychotherapy*, New York, 2007, The Guilford Press.

Sluder H: The write way: using poetry for self-disclosure, *J Psychosoc Nurs Ment Health Serv* 28(7):26–28, 1990.

Stinson C: Structured group reminiscence: an intervention for older adults, *J Continu Educ Nurs* 40(11):521–528, 2009.

Taplin S, Foster M, Shortell S: Organizational leadership for building effective health care teams, *Ann Fam Med* 11(3):279–281, 2013.

Tubbs S: *A Systems Approach to Small Group Interaction*, 11th ed, Boston, 2011, McGraw Hill.

Tuckman B: Developmental sequence in small groups, *Psychological Bulletin* 63(6):384–399, 1965.

Tuckman B, Jensen M: Stages of small-group development revisited, *Group Organ Manag* 2(4):419–427, 1977.

Villagran M, Baldwin P: Chapter 22: Health care team communication. In *The Routledge Handbook of Language and Health Communication*, New York, 2014, Routledge.

Yalom I, Leszcz M: *The theory and practice of group psychotherapy*, 2005, ed 5, New York, 2005, Basic Books.

第三部分

建立治疗性人际关系的技巧

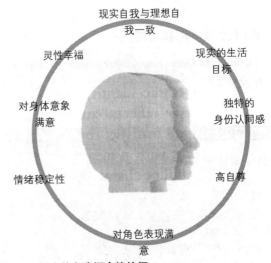

职业人际关系中的自我概念

Elizabeth C. Arnold

Elizabeth C. Arnold

目 标

阅读本章后，读者能够：

1. 掌握自我概念的定义。
2. 描述自我概念的特征和功能。
3. 理解与自我概念有关的理论框架。
4. 理解与功能性健康模式和自我概念模式失常有关的护理诊断。

5. 对自我概念模式失常的患者，如身体意象、个人同一性或角色表现出现问题的患者，应用护理策略。
6. 应用与自尊相关的治疗性干预手段。
7. 识别和应用治疗性回应，以实现患者在健康照护中的灵性需求。

第九章关注自我概念，将自我看作健康交流和治疗关系的一个关键动力。本章识别了与自我概念有关的理论框架及其发展。应用部分讨论了沟通策略，护士可以在健康照护中使用这些策略与患者进行沟通，以加强患者的积极自我概念并提升患者的自尊。

生命中重要他人的评价的反思。自我同一性通常整合了一个人的种族认同（Bailey, 2003）。健康的自我概念反映了态度、情绪和价值观，它们是现实的，彼此一致，与生命有意义的目标也一致。图9.1 显示了健康的自我概念的特征。

基本概念

定 义

自我概念指的是人们对自己的复杂反映，包括其文化遗产、环境、养育过程和教育、基本人格特质以及所累积的生活经历。自我概念被假设成一个多维度的系统结构，它包括个人信念、价值观和态度（图式和可能自我），是一个人在自我认知和与他人的关系中对于自己是谁的理解。

自我概念反映了个人的生活经历，并整合了对

现实自我与理想自我一致

灵性幸福

现实的生活目标

对身体意象满意

独特的身份认同感

情绪稳定性

高自尊

对角色表现满意

图9.1 健康的自我概念的特征

在医疗保健中自我概念的重要性

强大的自我感已经被描述为一种应对慢性疾病的重要保护因子（Mussato et al., 2014）。当人们经历重大健康损害时，会产生一个重要的改变，这种改变体现在人们如何思考、感受和评估自身的意义以及与当下环境中的其他人交往的方式上。

案　例

> 我见过一个患者，他的癌症已经到了晚期。当他告诉我他不得不离开工作岗位，不能围着他的孙子孙女转，不能做他热爱的事情，不像之前一样，什么都不能做时，他的眼里满含泪水。一个诊断就能带来这么深重的灾难（Yurkiewicz, 2011）。

自我概念创造和反映了一个人在生活中的许多方面的个人现实，尤其在个人关系、工作关系、职业生涯、生活选择方面，是决定什么对一个人更重要的主要因素。与自我概念一致的选择会让人感到很真实，与个人的自我概念不一致的选择则会让人产生怀疑和不确定性。McCormick 和 Hardy（2008）发现，"同一性——自我的定义——是一个人生活的核心"（p.405）。在生活中，我们的有些选择是自主的，另一些则不是。

自我概念的特征和功能

Cunha 和 Goncalves（2009）认为，自我是一个开放的系统，是流动的和动态的。一个人的自我概念包括多个自我意象，共同存在于自我意识中。在不同的情境下，人们会发掘其自我概念的不同方面（Prescott, 2006）。举个例子，一个明星运动员可能是一个成绩不太好的学生。哪个自我意象是真实的？还是都真实？自我概念有助于人们搞清楚自己的过去，体验当下的自己是谁，想象自己将来与其他人相比，在生理上、情绪上、智力上、社交上和精神上能够变成什么样子（Lee and Oyserman, 2009）。

在生命历程中，自我概念在复杂性方面也会改变和发展。Hunter（2008）提到，"随着一个人年龄增长，"自我"也在发展，慢慢成为由个人的经验和个性化的价值观、信念共同形成的一个独特的整体"（p.318）。练习 9.1 提供了一个通过探索自我概念来练习自我觉察的机会。

自我实现预言

自我概念有助于个体搞清楚自己的过去，因为它与当下（也可能是未来）有关（Lee and Oyserman, 2009）。**可能自我**是一个术语，常用来解释自我概念中未来导向的成分。预期和个人的希望是可能自我的一部分，它们对目标设定和动机有重要影响，尤其是当它们导向现实行动的时候。举个例子，一个护理专业的学生可能会想："我能预料自己变成一个执业护士。"这种想法有助于新护士工作得更努力以达到自己的职业目标。

消极的可能自我概念也能成为自我实现的预言（Markus and Nurius, 1986）。举个例子，玛莎收到一份成绩评估，这份评估显示她需要提高自信。如

练习9.1　　我是谁?

目的： 帮助学生理解他们的一些自我概念。

步骤

1. 花 10~15 分钟考虑你是怎么定义自己的，如果你只用三个词汇来描述自己，答案没有对错之分。
2. 选出一个你认为最能定义自己的描述。
3. 在 4~6 个人的团体里分享你的答案。

讨论

1. 你对自己选择的词感到惊讶吗?
2. 选出最恰当的描述有多困难?
3. 你怎么描述自己? 在描述整个自我概念时，你的自我描述能被分类或排序吗?
4. 通过这样的探索自我概念的练习你学到了什么?
5. 在与患者交往的职业人际关系中，你会怎样运用这些信息?

果将这个评估看作对"自我"的负面评价，那么当被问到临床领域的一些问题时，她可能就会表现得笨拙或发抖。

自我概念的发展

人们在刚出生时并未拥有自我概念。孩子出生的外部社会环境和个人关系在很大程度上促进了自我理解，从而形成一个人的自我概念。自我概念代表一种混合的知觉，这种知觉与生活给每个人呈现了什么和每个人如何对生活做出反应有关。出生在伦敦乔治王子城的孩子和出生在贫穷地区且父母双方只有努力工作才能维持生活的孩子，有着不同的生活经历和社会化情况。你觉得这两个孩子自我概念的发展会怎样呢？生活经历、重要的关系、机会和挫折影响了人们在整个生命历程中如何定义自己。

Jackson（2014）提到，"我们对自己的感觉是一种社会建构"（p.130）。社会环境在塑造和支持个人自我概念的过程中起了重要作用。稳定的家庭环境、从事体育活动、学业成功、宗教团体、职业机会、对成就的表扬、支持性的父母和导师，都可以促进积极自我概念的发展。一些因素，诸如贫穷、混乱的养育、早年失去父母、缺乏教育机会、负面生活事件都可能导致消极自我概念的发展。一些人生活在不幸的社会环境中，但他们发展了一种动态自我概念，作为对生活环境的反应。他们对

让自己的环境变得更好感兴趣，充当了其他人在应对各种困难时的榜样。其他拥有更幸运生活环境的人们也有可能发展出消极自我概念或者夸大的积极自我概念，这些自我概念很少是基于现实的。

当生活"掷来一个与健康相关的难题"时，护士可以帮助患者从对自我的潜在无力感变为有更多希望和更多选择。他们能够帮助患者重新看到个人的力量、考虑新的可能性、整合新的信息、找到恰当的资源，并将这些资源作为制定最优临床决策和采取有建设性行动的基础。护士的"支持性陪伴"甚至能够给患者一个抱有希望的理由。Adler 和他的同事（2012）提到，医生关于患者是否能康复的信念能够影响患者真正的健康状态。

人际关系里的自我概念

自我概念在与他人的关系中形成（Guerrero et al., 2014）。当两个人交流时，每个人的知觉都受到自己的自我概念和自尊水平的影响。有时，这也被称为"失真的情感边缘"（affective margin of distortion），图9.2呈现了能够间接地影响人际互动的因素。

清晰的文化认同与自我概念的清晰性和自尊呈正相关（Usborne and Taylor, 2010）。理解文化世界观取向的根本差异有助于护士在支持种族文化差异的思路上构建支持性的自我概念干预（参见第七章）。一般来说，西方文化倾向于个人主义，而亚

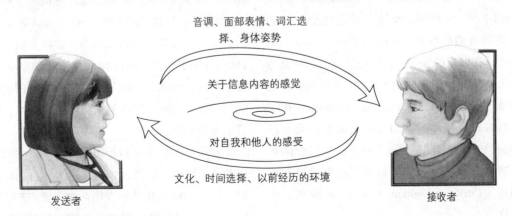

音调、面部表情、词汇选择、身体姿势

关于信息内容的感觉

对自我和他人的感受

文化、时间选择、以前经历的环境

发送者　　　　　　　　　　　接收者

图 9.2　沟通中失真的情感边缘

洲文化则将个体看作集体的一部分。

案　例

> 从北美人的观点看，对"我是谁"这一问题的一个集体回答是"我是一个有界限的、自主的整体"；日本人对这个问题的观点则是"我是一个团体的成员或参与者"（Oyserman and Markus, 1998，p.110）。

性别

性别指"社会构建和扮演的角色、行为，在一定历史时期和文化环境下发生，也会随着社会和时间而发生变化"（Leerdam et al., 2014，p.53）。性别的自我知觉由社会习得行为发展而来，并受到着装和角色期待区别的支持。即使幼儿园的孩子们也能在女孩穿戴的服装和喜欢玩偶方面将其与喜欢粗鲁行为和好动游戏的男孩区分开来（Martin and Ruble, 2010）。尽管社会不断发展变化，在社会期待、职业选择、薪水差异等方面仍然存在细微的性别差异，它们存在于人们如何被对待、什么对人们是重要的，以及男人和女人如何社会化地对交流中的口头和非口头的线索进行反应。

自我概念清晰性

自我概念清晰性的定义是"一个人自我信念内容的范围是清晰的和明确定义的，内部是一致的，在时间上稳定的程度"（Blazek and Besta, 2012，p.1）。中年时期，女性尤其会经历更多的自我澄清和身份的整合（Arnold, 2005；Stewart et al., 2001）。在以后的生命中，与退休有关的社会角色的变化、丧偶及有限的医疗和经济环境也会影响自我概念的清晰性（Lodi-Smith and Roberts, 2010）。

虽然对自我概念的认知意识永远不会完全清楚，Johari Window 还是提供了一个自我概念的揭露或反馈模型以帮助人们了解更多的有关自我概念的知识（Luft and Ingham, 1955）。该模型分为四个部分：

1. 公开我：自己知道、别人也知道是什么的部分。
2. 不可见我：其他人知道但自己不知道的部分。
3. 隐藏我：自己知道但别人不知道的部分。
4. 未知我：自己不知道、别人也不知道的部分。

一个人的公开我越大，对自己的了解就越多，也就越能灵活地对健康情境的挑战进行现实的解释和建设性的处理。通过询问和接收反馈，可以增加开放的部分（减少不可见我），使用自我揭露（减少隐藏我）有助于自我认知。通过自我发现、其他人的新发现以及体验的相互启发，可以减少未知领域，增加开放领域。一个人的公开我越大，对自己的了解就越多，也就越能灵活性地对健康情境中的挑战进行现实的解释和建设性的处理。

发展自我意识对护士来说是非常重要的。若护士对某一患者不佳的自我印象会不自觉地限制患者的自尊感。沟通需要一个明确的、直接无偏颇的自我概念，这样的护士才能准确地与患者进行联结。

理论框架

自我概念的理论框架

William James（1890）是第一个将自我概念描述为心理学重要概念的理论家。他区别了两个词汇"主格我（I）"和"宾格我（me）"的不同：主格我相当于主体自我，宾格我相当于客体自我"（Konig, 2009，p.102）。"主体自我"是指我们从认知和情感上对自己的认识，而"客体自我"是指别人观察到的内容，例如，对我们人格、活动偏好、能力和价值观的知觉。

自我是人本主义和心理动力学理论中的人格理论的核心结构。这两种理论都认为，自我概念在我们与他人的社会互动中发展而来并受其影响。Carl Rogers（1951）将**自我**定义为"一个有组织的、流动的但一致的特征和关系知觉的概念模式，或者说，'主体自我'和'客体自我'与价值观一起，隶属于这些概念"（p.498）。当"真正的自我"和"理想的自我"（一个人希望自己成为的形象）相似时，这个人就会有一个积极的自我概念和自尊。Rogers 认为，所有的个体都希望实现自己的潜能。他将一致的、整合较好的自我概念等同于心理健康和适应良好（Diehl and Hay, 2007）。Harry Stack Sullivan（1953）认为，自我概念是一个自我系统，人们发展这个系统的目的包括：（1）发展一个一致的自我意象；（2）保护自己免于焦虑；（3）维持人际的安全性。在儿童早期，人们发展的自我概念有"好的我"（由奖赏或赞赏的体验所导致）和"坏的我"（由惩罚或不被赞成的体验所导致），以及"非我"（由产生焦虑的体验所导致，这种体验会被分离出来作为不属于他的自我概念的一部分）。拥有一个治疗性的关系可以帮助患者发展出不同的更积极的自我感。

George Mead 将社会学方法用于对自我概念的研究。自我概念影响人们在与他人的关系中如何体验自己，同时，它也受到人们如何体验自己的影响（Elliott, 2008）。Mead 的模型强调文化、道德准则和语言通过人际互动（象征性的人际互动）对自我概念形成的影响。

埃里克森的心理发展理论

埃里克·埃里克森（Erik Erikson, 1968, 1982）

的心理自我发展理论是非常著名的模型。理论框架的核心是同一性的概念。他认为，"自我同一性的形成既不是从青少年期开始，也不是在青少年期结束，它是终生发展的"（Erikson, 1959, p.122）。人格是一个人在生命周期中认知和应对不断变化发展的挑战（心理危机）中复杂地发展而来的。当人们通过了自我发展中不断上升的阶段，掌握每阶段的发展任务，就形成了个性化的自我同一性。许多在青少年时期表现出来的冲突行为都反映了十几岁的孩子在寻求建立一个强大的、舒适的自我同一性时对不同角色的测试。虽然个体在生理成熟和心理成熟的序列上是相同的，但确实在以不同的速度进行，与环境、文化和基因有关（Myers, 2012）。

在埃里克森的模型中，前四个阶段充当了建立健康自我实体（同一性建立与同一性混乱）的中心发展任务的基石。Diehl 和 Hay（2007）提出，"这项特定发展任务的成功解决是成年中期和成年晚期成功的社会和情绪发展的一项重要基石"（p.1258）。成年的发展任务包括找到一个有意义的职业、建立稳定的感情关系、为家庭和他人创造福利、在更大的团体中分享智慧。在成年晚期，幸福的生活会产生一种整合感——有关自己和生活满足感的整合，即使面对死亡，回顾整个生命也很少有遗憾。没有成功地完成与发展阶段相关的任务会导致有效应对后续阶段任务的能力不足和一个虚弱的自我概念。埃里克森的自我发展阶段如表 9.1 所示。练习 9.2 关注了应用埃里克森的概念分析患者的状态。

练习9.2　埃里克森的心理发展阶段

目的： 帮助学生将埃里克森的心理发展阶段应用于分析患者的状态。

步骤
这个练习可以被当作家庭作业来练习，在课堂上大家分享结果。
应用埃里克森的心理社会发展阶段，识别下面的患者可能经历的心理危机：
1. 一个 16 岁的未婚妈妈有了第一个孩子。
2. 一名 50 岁的管理人员在工作了 18 年后被解雇。
3. 一名患者中风后左侧瘫痪。
4. 一名中年妇女正在照顾自己患阿尔兹海默病的母亲。

讨论
1. 你使用了什么标准来确定和每名患者的状态最相关的心理社会阶段？
2. 通过这样的练习，你能得出什么样的可以影响你对这些患者做出反应的结论？

表9.1 埃里克森的心理社会发展阶段、临床行为指南和应激源

人格发展阶段指南	自我的优势或美德	临床行为指南	应激源
信任对不信任	希望	适宜的依恋行为 寻求需要的帮助的能力 提供和接收关于自己和健康状况的信息的能力 分享观点和经历的能力 分辨什么可以信任、什么不能信任的能力	不熟悉的环境或安排 照顾中的不一致 疼痛 缺乏信息 需求未被满足（如，因为输液而感到疼痛） 关键时期的丧失或累积的丧失 重大或突然的生理机能丧失（如，髋骨受伤后不敢走路）
自主对羞耻和怀疑	意志力	自由地表达观点和巧妙地表达不同意的能力 延迟满足的能力 接受合理的治疗计划和医院规定的能力 约束自己行为的能力 适应年龄的决策能力	过分强调不公平或严格的规定（如，晚上7点睡觉） 文化上强调把内疚和羞耻作为控制行为的工具 在医院环境下缺乏选择的机会 对个性的容许度有限
主动对内疚	目的性	发展现实的目标并通过行动实现它们的能力 犯错误时不感到过分尴尬的能力 对医疗保健感到好奇的能力 为目标努力的能力 发展建设性的幻想和计划的能力	重大或突然的生活方式和角色改变 失去一位导师，特别是对青少年或刚开始一份新工作的人来说 缺乏对医疗保健进行计划的机会 忙于照顾孩子而无法参与实验 吹毛求疵的权威人物 没有娱乐的机会
勤奋对自卑	能力	认为工作是有意义的、令人满足的 对平衡生活方式的满意感，有休闲活动 与他人一起工作的能力 完成任务和照顾自己的能力 务实的表达个人优势和缺陷的能力	学习和掌握任务的机会有限 影响常规活动的疾病或其他状况 文化上缺乏培训的支持或机会
自我同一性对同一性混乱	忠诚	与同伴建立友谊的能力 对独立和依赖的需求具有务实的看法 展现出对自我意象（包括生理特质、人格和生活角色）的整体满足感 表达和通过行为表达个人价值观的能力 个人观点与护士及重要他人相一致	缺乏机会 过度保护，忽视的或不一致的父母养育 突然或重大的外表、健康或地位的改变 缺乏同性角色榜样
亲密对孤立	爱	进入互惠的人际关系的能力 识别可用的支持系统的能力 感受到他人关怀的能力 与家庭和朋友和谐互动的能力	竞争 不真诚的沟通 把意象或期待投射到他人身上 缺乏隐私 在发展的关键时期丧失重要他人

续 表

人格发展阶段指南	自我的优势或美德	临床行为指南	应激源
繁殖对停滞和自我中心	关怀	表现出适应年龄的行为 发展出对个人的社会贡献的现实评估 发展出最大化个人生产力的方法 关怀的能力 表现出对他人的关心和分享观点与知识的意愿 表现出工作、家庭和自我需求的平衡	年迈的父母，青少年子女 职业生涯停滞或被解雇 自我中心的态度 机能下降 孩子离开家庭 被迫退休
圆满对绝望	智慧	表达出对个人生活方式的满意 接受在保持最大生产力方面受到越来越多的限制 表达对即将到来的死亡的接受，以及对个人生命贡献的满意 缺乏机会	严格的生活方式 丧失重要他人 丧失生理、智力和情绪能力 丧失之前满意的工作和家庭角色

Ponsford J, Kelly A, Couchman G: Self-concept and self-esteem after acquired brain injury: a control group comparison, *Brain Inj* 28(2):146.154, 2014.

这项研究使用组间比较自陈问卷来考察多维度的自我概念、整体自尊和心理适应，对象为年龄和性别匹配的样本，分别为 41 名脑外伤（TBI）患者和 41 名对照个体。所有被试完成三份自陈问卷（Rosenberg 自尊问卷、Tennessess 自我概念问卷和医院焦虑与抑郁问卷）。

结果： TBI 被试在 Rosenberg 自尊问卷中的自尊以及 Tennessee 自我概念问卷中的自我概念表现出显著更低的平均值。与对照组相比，TBI 被试对与社交、家庭和学业或工作相关的自我维度和个人的自我概念评分较低。TBI 幸存者还报告了较高平均水平的医院焦虑和抑郁。

临床实践应用： 对自我概念认可和自尊是 TBI 患者潜在的问题，消极情绪的影响可能是这些患者的一个重要的潜在动力。增强自尊和自我概念应该成为有效照护 TBI 患者的重要部分。

埃里克森相信，阶段性发展是永远不会结束的。个体有潜能成功地在随后的时间里重新对之前的发展阶段的任务进行处理。护士们可以使用埃里克森的模型从自我发展的角度去分析行为是否符合年龄。例如，一个十几岁就生育孩子的青少年需要处理的是自我同一性问题，而不是生育问题。

应 用

自我概念

应用部分明确了在健康照护关系和沟通中加强自我概念、自我效能和自尊的策略。以这样的前提开始照护关系是非常重要的，即每个患者都是一个独特的人，既有表现出来的，也有隐藏的优势特点、价值观、文化信仰和基于经验的生活关切。医疗服务机构说了什么、怎么说的以及所做的，对建立支持患者人格和以患者为中心的照护关系是非常重要的（Drench et al., 2011）。自我概念变量可以促进或者阻碍患者选择健康生活方式的努力和慢性疾病的自我管理。对理解患者的应对或者从事有意义的活动或改善情绪状态的活动来说，自我概念是一个重要的起点（van Tuyl et al., 2014）。

与自我概念有关的行为模式和护理诊断

Gordon（2007）确定了相关的功能健康模式为自我知觉、自我概念和价值信念模式。无论特定的医疗诊断如何，损伤、疾病和治疗都会挑战这些功能健康模式。当一个人对自我概念的知觉被歪曲时，对未来的知觉就会变得不确定和不可预料（El-lis-Hill and Horn, 2000）。自我概念在护理实践中的重要性已经得到了北美护理诊断协会（NANDA, 2014）的高度重视，该协会将自我概念模式混乱作为合理的护理诊断。与自我概念和自尊有关的包括在护理诊断谱系中的内容包括：

- 身体意象混乱（生理的）
- 个人同一性混乱（认知和知觉意识）
- 改变的角色表现（功能状态和自我效能）
- 自尊困扰（情感评估）
- 灵性困扰（与更高目的或神灵的联结）

身体意象失调

身体意象涉及人对自己外貌的知觉、看法和相应的行为（Bolton et al., 2010）。身体意象的知觉在整个一生中都会变化，并受年龄增长、他人的评价、文化和社会因素以及疾病、损伤甚至治疗所导致的生理变化的影响。例如，前列腺术后的潜在阳痿或失禁可能使男人产生继发于治疗的身体意象问题（Harrington, 2011）。

身体意象指的是人们如何感知自己的生理特征，而不是指他们真实的呈现给别人的样子。身体意象的一个重要维度是人们看待他们的外貌、生理或功能的完整无缺的价值（Slatman, 2011）。例如，患进食障碍的人会将自己看作"肥胖"的人，尽管其体重其实已经轻到具有危害的程度。理想的身体意象反映了社会规范和大众媒体的宣传。不同的文化可能将相似的生理特征描述为正向的或负面的。在美国，人们欣赏女性体形修长、男士肌肉强健（Vartanian, 2009）。在其他文化中，人们可能将肥胖看作繁荣、有生育能力或生存能力强的表现（Boston Women's Health Book Collective, 1998）。

身体意象与自我概念密切相关，任何生理外貌或功能的改变都能改变自我概念（Dropkin,

1999）。

长期甚至暂时的外貌改变会影响到别人对我们的反应，这种反应有语言的，也有行为的。歧视可能是含蓄的，也可能是公然的，歪曲身体意象的体验会持续很长时间。在一项对超重儿童的调查研究中，研究者发现一个很重要的主题是"永远都知道，自己是超重的"（Smith and Perkins, 2008, p.391）。

一些身体意象失调并不是别人能看到的，例如，不孕症、膀胱功能损伤、放射治疗后没有活力。慢性疼痛可能削弱一个人的自我同一性和自信，从而产生虚弱感。有这些问题或状态的人会出现波动的症状，例如，癫痫的患者能体会到相似的与身体意象有关的不安全感和不确定感。

护理策略

身体意象的意义因人而异。一些人，例如Helen Keller 和 Andrea Bocelli，将潜在的负面身体意象塑造成正向的"我是谁"，其他人会让生理的偏差变成其定义的特征。具有相同医疗状态的患者可能有不同的身体意象问题（Bolton et al., 2010）。评估需要考虑以下方面：

- 关于身体负面感觉的语言表达。
- 从不提及身体结构或功能的改变，或过度关注医疗干预后身体结果或功能的改变。
- 不愿意看或触碰改变的身体结构。
- 身体结构、外貌或功能改变后表现出社交隔离或没有兴趣见朋友。
- 表达出与心理社会和角色行为调整有关的顾虑。

以患者为中心的评估包括评估患者的优势、对需求和目标的表达、患者支持系统的性质和可获得性，以及身体意象改变对生活方式的影响。人们往往过于关注患者的缺陷，而忽视了那些潜在的、可补偿的个人资源。个人优势包括宗教信仰、可以给予其支持的家庭成员或朋友、能够照顾自己、坚持不懈、生活技能和天资以及希望。简单地问一句"跟我聊聊关于你自己"会开启一段拓宽患者看问题角度的谈话。

案 例

"我对生活的基本态度……人、事、生活环境，一直都是积极的。我在50多岁经历的变化是：我必须对生活产生一个自由的、真诚的反应，而不是一个我必须产生的预期的反应"（Arnold，2005，p.644）。

学会接受开始于护士。接受是一个过程，患者需要时间来解决身体意象问题。关于患者期待什么的开放式问题、提供辅导、帮助患者识别社会支持等有助于患者接受现状。与有相似改变的人聊聊，可以提供值得信任的、实践性强的建议，例如，与进行乳房切除术后的患者聊天，并推荐患者参与支持团体。

个人同一性

同一性通常被描述为一个人内在的心理过程，它包括一个人关于个人的能力、性格、潜在成长资源的知觉或意象（Karademas，et al.，2008）。个人同一性随着时间发展和改变，与生活状态、环境因素和各种各样的生活经历有关。个人同一性有多个维度：性别和性的同一性，作为父母、学生、遗孀、工人、退休者角色的同一性，文化和种族同一性，以及经济状况同一性，等等。每一方面都会影响一个人的"世界观"、自我感觉以及与他人的交流。

通常，我们会按顺序经过埃里克森所描述的几个阶段；我们对自我同一性改变的知觉反映了在当下从生理、心理背景和灵性上来看我们是谁。荣格（1960）主张，"下午的生命和上午的生命一样充满意义，只是它们的意义和目的是不同的"（p.138）。在中年之前，精力更多是向外关注的，在中年，关注点更多地选择内部的沉思、深思熟虑的选择和更

真实地重新为事务的优先级排序。

当健康状态发生重大和突然的改变时，人们会不得不重新评估个人同一性，它对患者的影响是迅速和不可抗拒的。

案 例

"一天，当我终于起床……再一次学会走路，我拿着放大镜去一面很长的镜子那里看自己，我是一个人去的。我不想让任何其他人……知道当我第一次看到自己时的感受。但我看到自己时没有发出声音，也没有高声叫喊，没有愤怒地尖叫。我只是觉得麻木了。镜子里的人不可能是我。在内心深处我觉得自己是一个健康的、普通的和幸运的人——哦，不是镜子里的这个人！可当我将脸转向镜子时，我看到了自己的眼睛是回避的、羞耻的……那时我没有哭也没有发出任何声音，让我将这些告诉其他人是不可能的，我意识到的困惑和恐慌都被锁在内心深处，在那里，我要独自面对，需要很长的时间来面对"（Goffman，1963）。

认知损伤的个体经历的重要问题是维持个人同一性。感觉意象进入心智，但通常用来解释意义的大脑的常规认知联结无法感觉到它们。Lake（2014）认为，痴呆"会慢慢减弱个性和破坏关系"（p.5）。痴呆的患者失去了设置现实目标、执行一致行为模式和控制生活基本要素的能力。当疾病进一步发展时，他们不再能识别重要他人或者维持个人同一性。正如一个医疗人员所描述的："阿尔兹海默病患者有两次死亡——一次是自我的死亡，一次是真正的死亡"（Nolan，1984）。然而有意思的是，在针对一项成人痴呆的研究中，Fazio和Mitchell（2009）发现，虽然这些患者会忘记几分钟前拍摄的照片，但他们能够识别多年之前的老照片。这些发现表明，即使记忆严重受损，自我依然存在。

护理策略

任何健康改变都会对一个人的个人同一性产生挑战。Heijmans等人（2004）提出，除了接受疾

病和学习新的自我管理技能，许多人还不得不改变社会同一性和重新构建社会关系。这项活动需要情绪的评估和调整，因为不论是对患者来说还是对与他们打交道的人来说，事情都已经变得不一样了。重构关系可能是尴尬的，患者经常需要护士帮助他们进行反应。

案　例

琳达是一名在繁忙的手术中心工作的注册护士。在因为重度抑郁住院治疗后返回工作岗位时，她发现从自己的岗位被调换了，她的新岗位是护士长。其他同事高度保护她。周围人很小心地照顾她以防止她的病复发，而且，病房会给她比较简单的任务以避免让她压力太大。琳达不能理解为什么她的同事不能将她看作和之前一样的人。她的抑郁在缓解，但是在她同事的眼里，琳达已经被"重新分类"为有心理疾病的患者。她的同事用心良苦，但对琳达个人同一性的影响是负面的。

Blazer（2008）提出，发展获得健康和幸福感的自我知觉可能和用来预期健康结局的客观数据一样重要。护士能够通过仔细聆听患者及其家属的话，并以共同探索的精神问一些开放式问题，来帮助患者重建更积极的自我同一性。例如：

- 什么是患者需要处理的与自我同一性有关的事情？
- 什么是患者以其当前的状况能够做的？
- 还需要做些什么来支持患者和其能够成为的人重新建立连接？

有些时候，让一个重要的家庭成员参与讨论是非常有帮助的。家庭成员有时能识别出被患者忽略的行为或者人格特征。Benner（2003）提倡探索对患者重要的事物，强调一个人的优势是发展和增强创造性意义的基础。相信患者能够改善他们的状态，能够在严重疾病中创造增强个人同一性的新的可能性。即使改变的幅度非常小，患者也能产生自

我意象差异。

百宝箱 9.1 描述了为增强个人同一性而进行的以患者为中心的干预。

百宝箱9.1　以患者为中心增强个人同一性的干预：知觉和认知了

- 花时间让新确诊的患者熟悉病房、患者的权利和一般照护常规。
- 细心关注患者对当前照护经历的"描述"，包括对应对的担忧、对自己和他人的影响以及对未来的希望。
- 记住每一名患者都是独特的。尊重和调整自己的反应以支持患者在人格、个体反应、智力、价值观和理解医疗过程上的差异。
- 鼓励患者在可能的现实下尽可能多地参与诊断和治疗程序。
- 及时提供有关治疗、人员、出院和有关治疗后的改变的信息，尽可能包括家属，尤其是在给出困难信息的时候。
- 解释治疗程序，包括理论说明以及给患者充分的时间提问或讨论。
- 鼓励家庭成员将家庭的物品或照片带到医院，尤其当患者住在医院里或需要延长照护时间时。
- 尽可能鼓励独立和自我导向。
- 如果患者看起来很焦虑，要避免感觉超负荷和重复给指令。
- 运用知觉检验来保障你和患者都对重要信息有同样的理解。
- 鼓励老年人保持积极、投入的生活方式，与他们的兴趣和价值观一致。

知　觉

知觉被看作个人同一性的守门员。它是一种认知加工，通过这种认知加工，人们可以将感觉数据转变成相连接的个性化的意象模式。在图 9.3 的图像中，你会得到不同的结论，这取决于你将眼光聚焦在哪里。哪一张图片是你看到的——一个花瓶还是在对视的两个人？有意识地改变关注点可以改变你所看到的知觉影像。

生活情境中这种现象也是真实存在的。现实存在于观看者的眼里。帮助患者从一个新的角度关注困难情境，能够改变意义并产生不同的观点。因为人们发展出了自动化改变感觉信息的心智，所以他

们的知觉是不同的。谵妄的或者有精神科药物反应的患者会经历整体的知觉紊乱，而有心理疾病的人会体验个性化的知觉失调。歪曲的知觉影响了沟通中语言信息和非语言行为的传达、接收和解释。一些简单的歪曲会受到关于同情心的质询或以幽默为目的的挑战。判断知觉数据的有效性是必要的，因为护士和患者也许并没有在处理相同的现实。

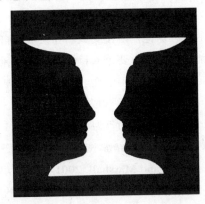

图 9.3　图形—背景现象。你将注意力放在不同的位置会产生不同的图形知觉。

（*From the Westinghouse Learning Corporation:* Self-instructional unit 12: *perception*, 1970. *Reprinted with permission.*）

案　例

　　格蕾斯·安·哈默是一名 65 岁的遗孀，有关节炎、体重问题和视力衰退。她住院是因为她要做一个小的外科手术，哈默女士告诉护士她不知道自己为什么来这里。因为她年龄太大、很虚弱，什么都不能为她做。

　　护士：我所理解的是，你今天到这里来是因为你要除掉脚趾囊肿。关于这件事能否多告诉我一些你的困惑？（在对当前整体健康状况的评估之外，单独询问这个问题。）

　　患者：哦，我一直就走路困难，我不能做我喜欢的需要多走路的事情。我还不得不购买"笨重"的鞋子，它让我看起来像一个老女人。

　　护士：所以，你还不愿意当一个老女人？（以诙谐的方式挑战她之前陈述中的认知歪曲，从而使患者能够以不同的视角审视她的观点。）

　　患者（大笑）：对，在我准备好去养老院之前我还有很多想做的事情。

知觉检查和积极倾听有助于患者以更有意识的方式感受知觉信息，而且让患者感觉到被倾听。在面对严重疾病时，个人同一性的建设性重构有助于提高治疗依从性和增加幸福感。保持沟通简洁、直接传递同情信息、以一来一往对话的方式进行互动有助于减少知觉歪曲的可能性。

认知

　　认知代表人们理解知觉的思维过程。人们对知觉的想法将知觉与相关的感受联系起来，直接影响临床结果。根据阿伦·贝克（2011）所说对情境的错误知觉会诱发自动化的负性思维，这种负性思维不一定是真实的。有关自我构建现实的负性自动化思维，被称为认知歪曲，会使人产生负面情绪，这种情绪对人际沟通和行为有强烈的影响。当患者能更开放地核查自己的认知歪曲和错误信念时，他们就能更好地发展对棘手的健康问题的现实解决办法。现实的有意识思维加工过程对获得和维持准确的自我解释是非常重要的。护士可以使用下文中所列的支持性策略来帮助患者重新平衡思维活动，以产生有效的功能。图 9.4 描述了知觉和行为之间的联系。

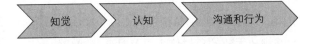

图中文字：知觉　　认知　　沟通和行为

图 9.4　认知重评应该关注改变负性自动化思维的过程

支持性的护理策略

　　认知行为疗法最初由阿伦·贝克提出，致力于鼓励来访者从更广的视角来看待困难的情境。贝克认为认知歪曲是"思维错误"。考虑不同的可能解释会为来访者提供更多的选择去现实地解释知觉的意义。突然的情绪改变暗示有可能存在一种自动化的思维。认知疗法可以帮助来访者识别、反省和挑战负性自动化思维，而不是接纳它们作为现实。常见的认知歪曲见百宝箱 9.2。

百宝箱9.2　认知歪曲举例

- "全或无"思维——情境或者全对或者全错；一个人要么是值得信任的，要么是不值得信任的。
- 过分概括化——遇到一次意外，就认为它会一直发生，过度思虑细节。
- 读心术或者预测未来——不加核实就判定一个人不喜欢你；没有支持证据就假设一定有不好的结果。
- 个人化——将自己看作有错误的，而不是将情境分离出来将自己看作一个角色但不是原因。
- 做事按照"应该"或"必须"的原则——不经过知觉核查就判断什么是他人的责任；尽量满足他人的期待而不考虑这么做的意义。
- 糟糕之极——假定是最坏的；对每种情境都做灾难性的解释和结果预期。

其他帮助来访者重构负性思维模式的策略包括提供额外的可选择信息和苏格拉底式的质询。效仿行为线索、辅导来访者采用正向自我言语和正念挑战认知歪曲也是有帮助的，反馈和社会支持也是有力的对抗认知歪曲的手段。练习9.3提供了识别认知歪曲和对认知歪曲进行反应的练习。

自　尊

自尊的定义是指一个人对其自我概念给予的情绪价值，被表达为正向或负向评估。认为自己是有价值的或者对社会有价值的人是高自尊的人，他们能够挑战无效的负性信念以及对良好功能的干扰。对自己有一个正向的态度，更可能将生活看作还有半杯水的玻璃杯，而不是空了一半的玻璃杯。低自尊的人认为自己没有价值，也认为别人不会重视自己。自尊可能与自我的一个特定的维度有关，"我是一个出色的作家"，或者，它可能有更广泛的意义，"我是一个值得别人认识的好人"。

高自尊与自我概念的清晰度有关（Stopa et al., 2010）。高自尊的人尊重和喜欢自己，他们通常对自己的外貌、人格和能力满意，并有能力成功地走过生命的旅程。他们能接受成功和失败是自己的责任，并能衡量达到重要个人目标所要冒的风险。他们更有可能被激发做出改变。他们会将生活中不可避免的问题看作对学习和成长的挑战。表9.2列出了与高、低自尊相关的行为。

自尊与我们的情绪紧密相连，尤其是自豪感和羞耻（Brown and Marshall, 2001）。表达无力感、挫败、不恰当、焦虑、愤怒或冷漠情绪的口语和非口语行为通常表示低自尊。因为自我怀疑，他们倾向于在人际关系中采用防御或自卫以及寻求来自他人的持续肯定。他们不采取建设性的、能提升自尊的行为，而是担心不能控制的问题，并将生活挑战看成问题而不是机会。低自我价值的人很少正确地识别自己感觉的信息价值（Harden, 2005），这非常重要，因为他们很容易受到所谓情感边缘歪曲的影响，这种情感边缘的歪曲能够使沟通出现误解（见图9.4）。

成功或者失败的经历会引起自尊感的波动

练习9.3　　对我来说什么是重要的？

目的： 帮助学生理解自我概念和有价值之间的关系。

步骤

这项练习可以作为家庭作业，并可在团体中分享。

1. 花10～15分钟时间思考你在生命中最看重的三个事物。（答案没有正确或错误之分）
2. 现在将它们排序，并识别你最看重的那个事物。
3. 以1～2个段落的文字解释为什么这项事物对你最重要。

4. 以4～6个学生为一个小组，并在其中分享你的结果。

讨论

1. 你对自己的任何一个选择或者你所觉察的对自己来说最重要的东西感到惊讶吗？
2. 你选择什么方式来确认自我概念和自尊？
3. 做这样的练习对你帮助患者理解他们的价值观有什么意义？如何反映了自尊？

表9.2　　与高、低自尊相关的行为	
高自尊的人	**低自尊的人**
预期别人会重视他们	预期别人会对他们挑剔
是主动的自我激励者	是被动的或阻碍型的自我鼓动者
对其能力、外貌有正向的知觉	对其能力、外貌、性能力和行为有负向知觉
无论被看到还是没有被看到，都能一样工作	当被看到时就不能好好工作
对批评的反应是没有防御的、自信的	对批评的反应是防御的和被动的
能够舒服地接受赞美	接受赞美比较困难
很现实地评估自己的成绩	对自己的成绩有不现实的预期
涉及的权威人物是比较自在的	涉及权威人物会不自在
对生活总体表现出满意	对生活的大部分都不满意
有强大的社会支持系统	有较弱的社会支持系统
主要依赖内部控制点	依赖外部控制点

（Crocker et al., 2006）。情境挑战的来源包括失业，失去重要的人际关系，外貌、角色或身份的负向改变。长期存在的语言或身体侮辱、忽视、慢性疾病、情感依赖和来自重要他人的批评会导致低自尊，疾病、损伤和其他健康问题也会挑战一个人的自尊。相当多的研究调查发现，健康状态、功能性能力的改变和情绪失调与低自尊相关（Vartanian, 2009；Vickery et al., 2008）。

案　例

当珍娜被诊断为进行性的转移性乳腺癌时，她还是一名重点大学的教授。珍娜一直是一个负责任的人，并以自己的能力让生活过得很丰富和高效。因为她的地位和人格，人们非常尊敬她。被医院确诊后，珍娜带着生病前的自我意象来到医院，她期望医院职工能敬重她。她的医护人员不太熟悉她的背景和个人同一性，期待她顺从而不是挑战他们的权威。对于医护人员没有能够控制她的医疗状态珍娜很生气，她提出了要求并且很愤怒。医院人员认为她是难以接触的、顽固的患者。作为一个"患者"，珍娜的行为是荒谬而不可理喻的；从其毕生独立的自我概念突然受到挑战的角度来看，她表现出来的过激行为是可以理解的。一旦与珍娜的个人同一性问题建立联结，在医护人员和患者之间就会出现不一样的对话，医护人员就会从内心深处尊重珍娜的一系列期待和人际需求。提供需要的信息支持和合作的人际反应会让珍娜的态度发生正向转变，并全程参与治疗。

Reed（2014）关于自我超越的中间范围理论有能力帮助来访者在很多方面扩展自己的界限，作为困难时期的资源，包括下面的四个部分，通过自我觉察生活情境中的人类潜能，更深入地理解它。

- 个人内在的（对个人的理念、价值观和梦想的觉察）
- 人际间的（与其他人和自己所处的环境相联系）
- 时间上的（以当下的意义来整合自己的过去和未来）
- 超个人的（与典型的可识别的世界之外的维度相联系）

自尊也可以通过尝试新的事物或学习新的技能得到提高。重建与家人、朋友、老师的关系和成功参与社交活动或俱乐部能够促进自尊的提高。练习 9.4 介绍了社会支持在建立自尊中的作用。

护士能够帮助患者整理、澄清妨碍一个人觉察其内在价值的事实和情绪。注意患者如何描述他的成就。患者低估成就、将问题的责任投射给别人、最小化个人的失败或者做一些自我贬低的评论了吗？患者表达羞耻或罪恶感了吗？患者看起来对尝试新事物或情境犹豫、表达对处理事情能力的担心了吗？可观察到的防御行为、缺失与文化相适应的眼神接触、较差的卫生保健、自我破坏性行为、对批评过于敏感、需要持续的再次保证以及接受评论的能力不足都是与低自尊相关的行为。表 9.2 呈现了与自尊有关的特征性行为。

治疗策略

拥有低自尊时，人们会觉得自己没有价值，没有人真正关心自己并为自己费心。若能理解一些潜在的感受（例如，强烈恐惧，对预期丧失的极度痛苦、对不熟悉环境的无力感）也是对自尊的威胁，护士可以为患者提供机会让他们讲述自己的故事。护士可以确认这种感觉是合理的，说"你的问题没有得到答复，你一定很有挫败感"，然后说"我怎么能帮到你？"

护士可以通过作为心理意义上的传声筒，帮助患者增加自尊。与另外一个人建立联系的过程能提供一个不同的看问题的角度，从而产生提升自尊的效果。护士亲临现场传递的内隐信息、兴趣、知识和对问题的探索具有双重作用：第一是向患者明确

"你是独一无二的，你是重要的，我会和你一起度过这段艰难的阶段"，第二是引入希望，"也许有些替代的办法帮助你处理这个问题，只是你还没有想到。""你愿意考虑一下……吗？"一旦一个人开始掌控自己的生活，更高水平的幸福感就会产生。

聚焦可以引起患者注意其优势的问题，可以帮助患者看到全局。这么说会有帮助："我注意到，虽然你的身体很虚弱，但你的精神看起来还是很强大。你觉得是这样的吧？"这样的问题有助于患者聚焦正向力量。增加自尊的行为暗示包括：

- 在计划和执行自我照护方面充当积极的角色
- 说出个人的心理社会优势
- 表达对自己和自己处理生活的方式的满意感

自我效能

自我效能是由 Albert Bandura（2007）最先提出来的术语，是指一个人对自己有能力成功完成一般的或者特定的生活任务的信念。自我效能与自我概念、自尊以及关于无力感的护理诊断密切相关。相信自己能处理险恶情境的人认为自己有能力成功。当困难出现时，他们很少怀疑自我或思虑个人缺陷。成功的自我管理依赖于自我效能的发展（Marks et al., 2005；Simpson and Jones, 2013）。

对自我效能的支持对于帮助有心理疾病的人更好地在社区生活是非常重要的（Suzuki et al., 2011）。自我效能增强了动机，并帮助患者在暂时的挫折的面前持续努力。

练习9.4   社会支持

目的：帮助学生理解社会支持在重大遭遇中的作用。

步骤
1. 描述一个"特别的"对你有深刻意义的人际间的情境。
2. 识别帮助你让情境充满意义的人。
3. 描述他使情境更值得纪念的行为。

讨论
1. 通过做这样的练习，你从自己身上学习到什么？
2. 社会支持在形成记忆中起了什么作用？
3. 你如何在你的实践中应用这些信息？

对自我管理的支持应该由传统的基于知识的对患者的教育，扩展到对特定问题解决能力和方法的培训。患者需要处理慢性医疗保健问题。由小的事情开始，可以将困难的任务分割成一些可以达到的小目标，不断完成小目标会让患者构建自我效能的韧性。解释为什么每一步都对下一个目标很重要，提醒患者他正向着成功前进。

寻找患者的优势。在患者有不足的领域进行技能训练，称赞患者的努力和坚持，可以鼓励其采取下一步行动。与患者一起工作，使用对他们有意义的解决方法和资源。例如，对于生活在社区里的年长者来说，如果知道锻炼是免费的或者花费很少，他们就会愿意接受。鼓励父母和患者生命中的重要他人给予支持和建议。家庭的重视具有特殊的意义，并给患者提供了进行恰当正强化的机会。

自助团体和支持团体对患者的治疗来说也是非常有帮助的，尤其是对在管理疾病或创伤过程中自我效能较低的患者。发现有相似问题的其他人已经找到方法成功解决了问题，会鼓励患者并强化患者的自我效能感，患者会希望自己也能取得相似的成功。这些团体中呈现出来的理解、社会支持和相互学习有助于分享有价值信息和模范人物（Humphreys, 2004）。

角色表现

角色表现需要自我效能与自我概念的联结。Johnson 和同事（2012）提出，职业同一性可以被认为是"自我同一性的逻辑结果"（p.562）。生活质量作为《全民健康2020》的优先目标，与角色表现也是相关的。一个人在预期角色里的功能是否有效会影响其在社会中的声望和自尊。

角色表现以及相关的角色关系对人们来说非常重要，因为它们被发现与抑郁、空虚甚至自杀相关，尤其当重要的个人或职业角色不再存在时。

案 例

我生命中的价值已经完全改变。意识到45岁的我居然"毫无价值"，这真是极其困难。我之前是所有人都依赖的靠山，突然，我不得不向别人寻求帮助。我很容易得这种病，我知道终有一天，我还会再次病倒（Raholm, 2008, p.62）。

护士需要对角色关系的变化保持敏感，包括疾病和创伤所导致的自我、家庭和工作关系变化。一个人的社会角色可以使其在短时间内从独立的自足者变成脆弱的依赖他人者。新的角色行为也许是陌生的，与之前所拥有的自我概念不同。询问一些开放的问题，聚焦患者的家庭关系、工作和社会角色是一个有用的策略。百宝箱9.3列出了一些建议，可以整合到对患者的评估中。

当疾病是慢性的、复发的或严重的时，先入为主的观念会破坏患者或残疾人的角色表现。Walker（2010）注意到，因为慢性疾病不得不离开工作会影响患者的自我概念，因为许多人的社会同一性是与工作角色绑定的。护士可以辅导患者在返回工作后如何表现自己，帮助患者学习如何对歧视行为进行反应，这些歧视是由于人们对患者的健康状态缺乏理解而造成的。

百宝箱9.3　与角色关系有关的评估问题样例

家庭
- "患病会对你在家庭里的作用带来什么样的改变？"
- "你认为家庭中谁最因为你的疾病（状态）受到了影响？"
- "在你的家庭中，你认为谁能支持你？"

工作
- "关于你的工作，你担心什么？"
- "在你的工作中，你认为谁能支持你？"

社会
- "你的疾病如何影响你生命中重要的人对待你的方式？"
- "你会向谁寻求帮助？"
- "如果＿＿＿＿（某人）不能给你支持，你还可以给谁打电话以获得支持？"

个人同一性的灵性方面

Blazek 与 Besta（2012）的发现表明，自我概念的清晰性可能是生命意义和目标的一个重要预测指标。灵性自我存在于个体心灵最深处的核心，关注的是人与神或者更高的力量、支持整体性的重要生命力之间的关系。当一个人患病或者环境超过他的控制能力，常常要靠灵性维持一个人的自我整合感与和谐。Baldacchino 与 Draper（2001）指出，在患者强烈的生存意愿、正向展望以及平和感中，都可见灵性力量。

灵性是一个整体的概念，与一个人的世界观密切相关，它提供了有关神或者更高力量的本质、道德伦理准则和现实的个人信念系统的基础。灵性是一个往往与宗教信仰同义的术语，但它是一个更宽泛的概念（Baldacchino and Draper, 2001）。一个重要的区别是，宗教信仰是在一个有组织的宗教信仰团体里对信念或价值的正式接受，而灵性则描述了对一个人的生命赋予意义的自我选择信念和价值观，它可能与特定的信仰有关，也可能无关（Tanyi, 2006）。

灵性与生活的意义和目的有关（Sessana et al., 2007；Tanyi, 2006）。许多研究将灵性与健康、生活质量和幸福感联系起来（Molzahn and Sheilds, 2008；Sapp, 2010）。灵性有助于人们回答一些重要问题，例如，什么是人；对人类来说，什么事具有深度和价值；什么是生命的富有想象力的可能性。Steger 与 Frazier（2005）提出，人类从对宗教信仰的体验和活动的经历中获得了强烈的幸福感。在整个生命历程中，精神信念会改变、加深或者受到超出个人控制的周围环境的挑战。精神力量可以让护士和其他医疗人员愿意与其他人站在黑暗中，却仍然能保持一个整体，以平静和充满希望的心态处理每天的挑战和护理工作中的压力。

对自我概念的灵性方面可以通过下列方式进行表达：

- 特定宗教信仰团体的成员有一系列的正式的、有组织的信念
- 与生活的更高目标有关的自然、冥想或者其他个性化的生活方式和实践
- 文化和家庭有关宽恕、正义、人权和幼年时习得的是非观的信念。
- 危机或者存在状态诱发的对自我以外的目标、意义和价值的寻求

评 估

联合委员会（TJC, 2004）委任医疗保健机构，包括养老院和家庭照护机构，评估灵性的需要，提供针对患者及其家属的灵性照护，并提供恰当的照护记录。健康危机可能是更新灵性的一个契机，即发现新的内在资源、力量以及之前从没发现的能力。或者，它会提示这段时间的精神荒凉，使个人感觉被抛弃、无力控制或改变重要的生活环境。

灵性维度包括人们的灵性信念、宗教归属和承诺水平，个人的灵性实践（例如，祈祷或者冥想），与更高力量联结的感觉，以及这些变量在个人生命中的主观重要性（Blazer, 2012）。Carson 与 Stoll（2008）将灵性关注的三个领域——灵性困扰、灵性需要和灵性幸福感作为护理评估的框架。灵性困扰戴有许多面具：缺乏生命的目的与意义、无力原谅、失去希望和精神疏离。为了提供灵性支持，NANDA（2004）护理诊断列出了具体的护理干预：灵性困扰的风险、灵性困扰、增强希望感的准备度和增强灵性幸福的准备度。

对灵性需要的评估可以通过对患者信念和价值观的尊重和敏感得到。评估要考虑患者：

- 讨论个人的灵性或信仰的意愿
- 对上帝或更高力量的信仰
- 特定宗教活动与个体的相关性
- 宗教活动或信念的改变

- 由疾病所激发的特定灵性担忧，例如"有来生吗？"
- 疾病、创伤或残疾在多大程度上影响了灵性信仰
- 希望和支持的来源
- 让牧师等来访的意愿

患者的灵性需要可能是显而易见的，并紧紧地与牧师、神以及对生命和自我的哲学理解建立起牢固的积极关系；或者，自我的灵性感还可以表达为一种对自我灵性感的否认或者是对宗教信仰的忠诚的否认。灵性需要可以导致与更高力量的冲突或愤怒，它被认为要对负面的健康状态负责。举例来说，著名作家 C. S. Lewis（1976）在经历了妻子去世的悲伤后称他的神为"宇宙的施虐狂"。灵性的痛苦可以与生理痛苦一样严重，并常常与情绪痛苦紧密相伴。

识别患者当前的宗教归属和活动是非常重要的，包括询问宗教仪式。Josephon 与 Peteet（2007）建议，患者的词汇可以被作为一个讨论精神性的入口，例如，如果患者使用短语"上帝保佑我通过了期末考试"，你可以这么问："听起来上帝在你的生命中起了作用，是这样的吗？"（p.186）

灵性仪式和活动可以用来提升希望、支持，并给经历精神痛苦的患者带来平静。可以通过这样的问题询问当前的灵性活动和偏好："现在有什么灵性活动对你特别重要吗？"评估患者当前的灵性偏好时，你也应该考虑他们过去的宗教归属。患者在表格里列出的宗教与当前的宗教活动不同是很常见的。此外，从没有承认过之前有强烈宗教信仰的人，在遭遇危机时会选择宗教支持（Baldacchino and Draper, 2001）。宗教评估信息应该被列入患者的记录档案中。

Miller（2007）提出，"希望是生命的核心，尤其是成功处理疾病和准备死亡的重要维度"（p.12）。灵性幸福感可以被描述为面对困境时仍然充满希望、同情自己和他人、内心的平静感。在医疗保健背景中，希望在维持一个人的灵性方面具有重要的作用。除此之外，还能怎样去解释要生存下去的意愿，或者让一些面临生活中最困难处境的人保持平静之心？希望并不能保证一个积极的结果。它只是帮助个体保持与生命的联结。失去希望常表现为无力感、无望感和挫败感。一些评估问题或许有帮助，例如"目前你能看到的最重要的资源有什么？""过去，在不同的时期，你都有过哪些资源可以使用？"Miller（2007）在文献中确认了一些激励希望的策略，例如，帮助患者及其家庭发展可达到的目标，实现人际联结感，活在当下，发现患病或当下状态的意义。分享快乐的记忆、对价值的肯定和无条件的照护都能激发希望感。

案　例

罗伯特在 16 岁的时候因为一次滑雪事故成为双侧截肢者。一天早晨，约翰夫人走进罗伯特的房间，发现他在哭泣。她的第一反应是马上离开这个房间，因为她想："我无法处理这种情境。"但她还是设法让自己不这样想，她走向罗伯特并触摸他的肩膀。他一直在呜咽，并说："我还能做什么呢？我真希望自己已经死了。运动是我生命的全部。如果这件事情没有发生，我就会获得运动员奖学金。我觉得自己的生命终结在 16 岁了。"

约翰夫人意识到罗伯特表达出来的绝望感，对他说："看起来，好像生命没有什么意义了。你感觉这件事情发生在你身上很不公平。我同意你的想法，这确实很不公平。不过现在，让我们讨论一下这件事情。"（Carson and Koenig, 2008, pp.140-141）

练习 9.5 关注的是对压力的灵性反应。对于一个家庭来说，灵性是非常有力量的资源，如果家庭成员都与患者有关系，那么纳入有关家庭的灵性的问题就显得非常重要。每个家庭的灵性表达和灵性资源的利用都是独特的。Tanyi（2006）建议护士使用这样的问题来整合家庭的灵性评估：

在家庭的常规活动中，什么给予这个家庭意义感？

练习9.5   应对灵性困扰问题

目的： 帮助学生理解在面临灵性困扰时的反应。

程序

回顾下面的案例情境，对每个案例进行恰当的回应。

1. 玛丽未婚，刚发现自己怀孕了。她信奉正统派基督教，在教会里，婚前性行为是不被允许的。马丽对自己当前的状态很有负罪感，并将其视为"上帝因为我鬼混而惩罚我"。

2. 琳达嫁给了一个吸毒、酗酒的男人。琳达每天读《圣经》，为她的丈夫赎罪。她感觉如果自己继续祈祷丈夫改变态度，上帝就会改变她的婚姻。她说："我信任上帝。"

3. 贝尔告诉护士："上帝令我很失望。我受的教育是，如果我对上帝忠诚，上帝就会在那里帮助我。现在医生告诉我，我就要死了。这对我实在不公平。"

讨论

1. 在你的团体中分享你的回答。

2. 对你回应的有效性给出反馈并得到别人的反馈。

3. 在护理过程中，你会以什么方式使用这些新的知识？

什么让这个家庭有力量去处理压力或者危机？

这个家庭是如何描述他们与上帝、更高力量或宇宙之间的关系？

家庭成员使用什么宗教仪式、活动或者资源来获得支持？

家庭成员之间在宗教观点上有冲突吗？如果有冲突，对当前健康状态的影响是什么？

护理策略

在护患关系中，护士的同情心是护士帮助患者探索灵性和存在性困扰的最重要工具（Carson and Koenig, 2008）。为患者提供机会去自省其灵性有助于人们在悲剧面前维持他们的信念、价值观和自我灵性感。Gordon 和 Mitchell（2004）谈过，"通常，灵性的照护提供了一种一对一的关系，完全以人为中心，对个人信念或人生方向不做任何假设"（p.646）。

为宗教活动提供私密而安静的时间是非常重要的。"护士在场"的支持和帮助患者处理灵性问题的自由时间以及引荐牧师，是护理干预的重要部分。护士可以帮助患者个人和家庭联系灵性导师或牧师，并在如限食、安息日、冥想或祈祷时、生命结束时充当倡导者，以保障恰当的灵性仪式的开展。例如，在基督教的一些仪式中，在安息日时，开灯或关灯或者调整电动床都是不可以的。但没有规定反对由护士来完成这些任务。

哲学讨论也许不是必需的。灵性联结可以通过祈祷或者唱颂歌为垂死的患者和他们的家属提供安慰。非正式的家庭成员的出现与充满爱意的抚摸可以成为对所有处于生命最后一刻的人具有深远意义的灵性行为。

祈祷和冥想

护士为患者祈祷，即使与患者拥有不同的信仰，能慰藉一些患者。护士需要区分自己和患者的宗教取向与需要。强加一种与其宗教信仰不同的宗教仪式给患者是不合适的。在与患者对话中应该能发现一些证据说明与患者一起祈祷或者读《圣经》将会是他们渴望的支持。根据一些研究（Daaleman et al., 2008；Sulmasy, 2006），通过间接的方式提供的精神支持可以是有效的，例如保护患者的尊严、帮助患者发现他们所遭受痛苦的意义、陪伴（与患者和家人坐在一起）、讨论什么对他们是重要的。

与成功解决患者的灵性困扰或灵性幸福感有关的结果包括连接或者再次连接上帝或者更高力量、减少罪恶感、原谅他人、表达希望和患者发现其在当下情境中的意义。即使死亡中，也有对个人有意义的能丰富其自我概念的祝福和痛苦。Thomas（2011）描述了因为两个精神伴侣的亡故，他被"介绍、诱导，有时是被拖进宏大的灵性生活中"的过程：

我两次走进死亡阴影的深渊中，失去了我最珍惜的伴侣，归于悲伤峡谷，在他们的指导下，我努力做一个值得信任的、被灵性包围的人。我的生活伴随着对上帝恩典和祝福的意义的理解和欣赏。（p.8.）

自我概念是一个动态的结构，有助于发展新的途径来回答"我是谁"这一问题，以及在这种情境或生活时期什么对我是重要的。作为专业的护士，你会有很多机会帮助患者回答这些问题。

总　结

本章关注自我概念，将自我概念作为护患关系的一个重要变量。自我概念是指后天获得的个人关于自己人格的本质和组织的一系列想法、感觉、态度和信念。自我概念是通过经验环境和人格特征而创建的。

本章所讨论的自我概念模式包括身体意象、个人同一性、角色表现、自尊和灵性。身体意象的困扰指的是与外貌和生理功能相关的问题，既有外显的，也有隐藏的。个人同一性通过知觉和认知的知觉加工过程而构建。严重的疾病，例如，痴呆和精神疾病威胁或者破坏了一个人的个人认同感。自尊与自我概念的情感方面有关，反应了一个人对自我概念的价值感和它在世界上所处的位置。对灵性需求的评估和相应的灵性照护是 TJC 对优质照护的要求。

理解自我概念的维度和它在指导行为方面的重要作用对有效地与患者及其家庭进行工作非常重要，它一直是一个在沟通和支持性护患关系中要考虑的核心变量。护士在为患者提供与自我概念相关的支持和指导中起重要的作用。

伦理困境　你会怎么做？

萨拉是一位 22 岁的滑冰运动员，在一起车祸后被带到急诊室。医生为萨拉做了检查，最后诊断她的右腿需要在膝盖以下截肢。萨拉的父母正在欧洲旅行，不能立刻与他们取得联系。萨拉拒绝手术。医生对萨拉的主管护士说："安，去征得萨拉的同意。"如果你是萨拉，你会做什么呢？

问题讨论

1. 社交媒体在个人自我概念的发展和确认方面起到什么作用？

2. 在定义自我概念方面，灵性和世界观以什么方式相关？

3. 根据你的经历，你能用什么特定方法帮助另外一个人发展更强大的自我感？

4. 描述与患者之间的个人交流。或者描述观察到的患者与健康工作者之间的交流。在交流中，你学到了哪些有关陪伴在提升自我价值方面的重要性的东西。

参考文献

Adler R, Rosenfeld L, Proctor R: *Interplay: The Process of Interpersonal Communication*, New York, 2012, Oxford University Press.

Arnold E: A voice of their own: women moving into their fifties, *Health Care Women Int* 26(8):630–651, 2005.

Bailey J: Self-image, self-concept, and self-identity revisited, *J Natl Med Assoc.* 95(5):383–386, 2003.

Baldacchino D, Draper P: Spiritual coping strategies: a review of the literature, *J Adv Nurs* 34(6):833–841, 2001.

Bandura A: Self-efficacy in health functioning. In Ayers S, editor: *Cambridge handbook of psychology, health and medicine*, ed 2, New York, 2007, Cambridge University Press, pp 191–193.

Beck J, Beck A: Chapter 3: Cognitive conceptualization. In 2nd ed, *Cognitive Behavior Therapy* New York, NY, 2011, Guilford Press, pp 29–46.

Benner P: Reflecting on what we care about, *Am J Crit Care* 12(2):165–166, 2003.

Blazek M, Besta T: Self-concept clarity and religious orientations: Prediction of purpose in life and self-esteem, *J Relig Health* 51(3):947–960, 2012.

Blazer D: Religon/spirituality and depression: What can we learn from empirical studies? *Am J Psychiatry* 169:10–12, 2012.

Blazer D: How do you feel about...? Health outcomes late in life and self-perceptions of health and well-being, *Gerontologist* 48(4):415–422, 2008.

Boston Women's Health Book Collective: *Our bodies, ourselves for the new century*, New York, 1998, Touchstone Simon & Schuster.

Brown J, Marshall M: Self-esteem and emotion: some thoughts about feelings, *Pers Soc Psychol Bull* 27(5):575–584, 2001.

Carson V, Koenig H: *Spiritual dimensions of nursing practice Revised ed*, West Conshohocken, PA, 2008, Templeton Press.

Carson V Stoll R: Spirituality: Defining the indefinable and reviewing its place in nursing. In Carson V, Koenig H, editors: *Spiritual dimensions of nursing practice*, West Conshohocken, PA, 2008, Revised ed. Templeton Press.

Crocker J, Brook AT, Niiya Y: The pursuit of self-esteem: contingencies of self-worth and self-regulation, *J Pers* 74(6):1749–1771, 2006.

Cunha C, Goncalves M: Commentary: Accessing the experience of a dialogical self: Some needs and concerns, *Cult Psychol* 15(3):120–133, 2009.

Daaleman T, B.M.Usher BM, Williams S, et al.: An exploratory study of spiritual care at the end of life, *Ann Fam Med* 6(5):406–411, 2008.

Diehl M, Hay E: Contextualized self-representations in adulthood, *J Pers* 75(6):1255–1283, 2007.

Drench M, Noonan A, Sharby N, et al.: *Psychosocial Aspects of Health Care*, 3rd edition, Englewood Cliffs, NJ, 2011, Prentice Hall.

Dropkin MJ: Body image and quality of life after head and neck cancer surgery, *Cancer Pract* 7:309–313, 1999.

Elliott A: *Concepts of the self*, Malden, 2008, MA Polity Press.

Ellis-Hill C, Horn S: Change in identity and self-concept: a new theoretical approach to recovery following a stroke, *Clin Rehabil* 14(3):279–287, 2000.

Erikson E: *Identity and the life cycle: Selected papers*, Oxford, UK, 1959, International Universities Press. Also: Published as a Norton Paperback (1980).

Erikson E: *Identity: youth and crisis*, New York, 1968, Norton.

Erikson E: *The life cycle completed: a review*, New York, 1982, Norton.

Fazio S, Mitchell D: Persistence of self in individuals with Alzheimer's disease, *Dementia* 8:39–59, 2009.

Goffman E: *Stigma and social identity. (1963). Stigma: Notes on the Management of Spoiled Identity*, Englewood Cliffs, NJ, 1963, Prentice Hall.

Gordon M: Self-perception-self-concept pattern, *Manual of nursing diagnoses*, ed 11, Chestnut Hill, MA, 2007, Bartlett Jones.

Gordon T, Mitchell D: A competency model for the assessment and delivery of spiritual care, *Palliat Med* 18(7):646–651, 2004.

Guerrero L, Anderson P, Afifi W: *Close Encounters: Communication in Relationships*, 4th ed. Thousand Oaks, CA, 2014, Sage Publications.

Harden K: Self-esteem and affect as information, *Pers Soc Psychol Bull* 31(2):276–288, 2005.

Harrington J: Implications of treatment on body image and quality of life, *Semin Oncol Nurs* 27(4):290–299, 2011.

Heijmans M, Rijken M, Foets M, et al.: The stress of being chronically ill: from disease-specific to task-specific aspects, *J Behav Med* 27:255–271, 2004.

Humphreys K: *Circles of recovery: self-help organizations for addictions*, Cambridge, 2004, Cambridge University Press.

Hunter E: Beyond death: inheriting the past and giving to the future, transmitting the legacy of one's self, *Omega* 56(40):313–329, 2008.

Jackson J: *Introducing language and intercultural communication*, New York, 2014, Routledge.

Johnson M, Cowin LS, Wilson I, Young H: Professional identity and nursing. Contemporary theoretical developments and future research challenges, *Int Nurs Rev* 59(4):562–569, 2012.

Josephson A, Peteet J: Talking with patients about spirituality and worldview: practical interviewing techniques and strategies, *Psychiatr Clin North Am* 30:181–197, 2007.

Karademas E, Bakouli A, Bastouonis A, et al.: Illness perceptions, illness-related problems, subjective health and the role of perceived primal threat: Preliminary findings, *J Health Psychol* 13(8):1021–1029, 2008.

Konig J: Moving experience: dialogues between personal cultural positions, *Cult Psychol* 15(1):97–119, 2009.

Lake N: *The Caregivers: A Support Group's Stories of Slow Loss, Courage, and Love*, New York, NY, 2014, Simon & Schuster, Inc.

Leerdam L, Rietveld L, Teunissen D, Lagro –Janseen A: Gender-based education during clerkships: A focus group study, *Adv Med Educ Pract* 26(5):53–60, 2014.

Lewis CS: *A grief observed*, New York, 1976, Bantam Books.

Lodi-Smith J, Roberts B: Getting to know me: Social role experiences and age differences in self-concept clarity during adulthood, *J Pers* 78(5):1383–1410, 2010.

Luft J, Ingham H: *The Johari window, a graphic model of interpersonal awareness. Proceedings of the western training laboratory in group development*, Los Angeles, 1955, University of California.

Marks R, Allegrante J, Lorig K: A review and synthesis of research evidence for self-efficacy-enhancing interventions for reducing chronic disability. Implications for health education practice (Part II), *Health Promot Pract* (6)148–156, 2005.

Markus H, Nurius P: Possible selves, *Am Psychol* 41:954–969, 1986.

Martin C, Ruble D: Patterns of gender development, *Annu Rev Psychol* 61:353–381, 2010.

McCormick M, Hardy M: *Re-visioning family therapy: race, culture and gender in clinical practice*, ed 2, New York NY, 2008, The Guilford Press.

Myers D: *Chapter 3: Developing through the life span. Psychology in Every Day Life*, New York, NY, 2012, Worth Publishers.

Miller J: Hope: A construct central to nursing, *Nurs Forum* 42(1):12–19, 2007.

Molzahn A, Sheilds L: Why is it so hard to talk about spirituality? *Can Nurse* 10(4):25–29, 2008.

NANDA International: *Nursing Diagnoses: Definitions and Classification 2012–2014*, Oxford UK, 2014, Wiley Blackwell.

Oyserman D, Markus H: Self as social representation. In Flick U, editor: *The psychology of the social*, Cambridge, United Kingdom, 1998, Cambridge University Press, pp 107–125.

Raholm MB: Uncovering the ethics of suffering using a narrative approach, *Nurs Ethics* 15(1):62–72, 2008.

Reed PG: Chapter 6 Theory of self-transcendence. In Smith MJ, Liehr PR, editors: *Middle range theory for nursing*, 3rd ed, New York, 2014, Springer, pp 109–140.

Rogers C: *Client centered therapy*, New York, 1951, Houghton Mifflin.

Sapp S: What have religion and spirituality to do with aging? Three approaches, *Gerontologist* 50(2):271–275, 2010.

Sessana L, Finnell D, Jezewski MA: Spirituality in nursing and health related literature: a concept analysis, *J Holist Nurs* 25(4):252–262, 2007.

Simpson E, Jones MC: An exploration of self-efficacy and self-management in COPD patients, *Br J Nurs* 13(2219):1105–1109, 2013.

Slatman J: The meaning of body experience evaluation in oncology, *Health Care Anal.* 19:295–311, 2011.

Smith MJ, Perkins K: Attending to the voices of adolescents who are overweight to promote mental health, *Arch Psychiatr Nurs* 22(6): 391–393, 2008.

Steger M, Frazier P: Meaning in life: one link in the chain from religion to well-being, *J Counsel Psychol* 52:574–582, 2005.

Stewart AJ, Ostrove JM, Helson R: Middle aging in women: Patterns of personality change from the 30s to the 50s, *J Adult Dev.* 8:23–37, 2001.

Stopa L, Brown M, Luke MA, Hirsch CR: Constructing a self: The role of self-structure and self-certainty in social anxiety, *Behav Res Ther* 48(10):955–965, 2010.

Sulmasy DP: Spiritual issues in the care of dying patients, *JAMA* 296(11):1385–1392, 2006.

Suzuki M, Amagai M, Shibata F, Tsai J. Participation related to self-efficacy for social participation of people with mental illness, *Arch Psychiatr Nurs* 25(5):359–65, 2011.

Tanyi R: Spirituality and family nursing: spiritual assessment and interventions for families, *J Adv Nurs* 53(3):287–294, 2006.

Thomas J: *My Saints Alive:Reflections on a Journey of Love*, Loss and Life Charlottesville VA, 2011, CreateSpace Independent Publishing Platform.

Usborne E, Taylor D: The role of cultural identity clarity for self-concept, clarity, self-esteem, and subjective well-being, *Pers Soc Psychol Bull* 36(7):883–897, 2010.

Vartanian L: When the body defines the self: Self-concept clarity, internalization, and body image, *J Soc Clin Psychol* 28(1):94–126, 2009.

Vickery C, Sepehri A, Evans C: Self-esteem in an acute stroke rehabilitation sample: a control group comparison, *Clin Rehabil* 22:179–187, 2008.

Walker C: Ruptured identities: Leaving work because chronic illness, *Int J Health Serv* 40(4):629–643, 2010.

第十章

发展治疗性关系

Elizabeth C. Arnold

目 标

阅读本章后，读者能够：

1. 定义健康照护中的治疗性关系。
2. 描述治疗性关系和社交性关系的基本区别。
3. 讨论治疗性护患关系的关键特征。

4. 讨论在护患关系中自我的治疗性运用。
5. 讨论在关系发展的四个阶段中每个阶段的任务。
6. 将治疗性关系的观念应用到现有的实践中。

Carter（2009）将治疗性关系描述为职业护理实践的基石，同时，TJC（2001）观察到，"几乎每个人的每一次医疗保健经历都涉及一位注册护士的贡献。生与死以及其间的各种形式的照护，都伴随着护士的知识、支持和安慰"（p.5）。随着短期护理进入社区，护士与患者及其家属之间只形成了较松散的治疗联盟理解治疗性关系的本质是非常重要的，本章探索了助人关系的关键特征，这些助人关系与权威、陪伴、积极赞扬、共情、边界和自我意识有关。本章强调了护患关系的发展阶段，也描述了护士为达到特定的医疗保健目标可以用于长期和短期关系的交流策略。

基本概念

Lazenby（2013）提到，虽然护理建立于科学证据的基础之上，但护理的本质及其本源依然存在于对需要专业护理照护的个体鲜活人性体验的理解上。Viginia Henderson（1964）提到：

"护士要暂时成为对无意识的意识，自杀者对生命的爱、截肢者的腿、突然失明者的眼睛、新生

儿运动的方式、年轻妈妈的知识和信心、虚弱到无法说话的患者的声音等"（p.63），这是在以患者为中心的关系中对专业护士角色最准确的描述。最后，Porter等人（2011）认为"护理的核心价值观是我们服务的人作为人类本身都是有独特价值的"（p.107）。这条原则构成了护士和以患者为中心的关系的前提。

定 义

治疗性关系被定义为一种专业的人际联盟，在这个联盟中，护士和患者为获得与健康相关的治疗目标而在规定的时间联合在一起。每段关系中的互动都是独特的，因为每一名护士和患者都有区别于他人的人格特征和健康环境、背景差异（Chauhan and Long, 2000）。在医院中，花在治疗性关系中的时间也许是短的——8小时轮班；治疗性关系也可能是长期的——在康复中心会持续数周或者数月，可能还包括一些在基本照护设置中的短期相遇。无论花费的时间有多长，每一段护患相遇都是有意义的。

在治疗性关系中的共情的沟通推动了关系的发

展。为了有效沟通，护士需要仔细思考和组织思想、积极倾听和提问、仔细选择信息以使对患者的影响最大化。这种整合的策略使得患者和护士得以共同地、真正地构建健康体验的意义。多样化的观点是产生建设性的问题解决方法和高质量的决策制定的共同基础，没有对多样化观点的共识和欣赏，有效的决策制定就很受限。

治疗性关系的目标与下面的一项或多项内容相关：

- 支持患者和家庭成员准确地理解患者个性化的疾病体验
- 帮助患者和其家庭成员学习实用策略，从而有效地对健康状况进行自我管理
- 提供情绪和信息支持，以帮助患者和其家庭成员对他们的医疗保健做出有科学依据的、更优的决定
- 帮助患者应对棘手的健康状态并发现其意义
- 帮助患者本着兴趣和能力发现新的方向
- 联结患者及其家属与医疗团队中的其他成员
- 用知识和工具增强患者的力量，以使他们成为成功的医疗保健谈判者

理论方向

Hildegarde Peplau 的人际关系护理理论（1952,1997）提供了定义治疗性关系的方法，为基于这些理解制订策略奠定了基础。Peplau 描述了护患关系的四个阶段［互动前、定位阶段、工作阶段（确定问题和探索）与结束阶段］，每个阶段都以特定任务和人际技能为特征。这些阶段是重叠的，会拓宽和加深护士与患者之间的情感联结（Reynolds, 1997）。虽然 Peplau 的模型更适合长期的关系，但这个概念在短期治疗联盟中也是有效的。Peplau（1952）确定了六种在护患交往期间护士可以假定的职业角色（见百宝箱 10.1）。

百宝箱10.1 Peplau的六种护理角色

1. 陌生人角色：对待患者就如一个人在其他生活场景中遇到陌生人一样
2. 资源角色：回答问题，解释临床治疗资料，给出信息
3. 教学角色：给出说明，提供训练，包括对学习者体验的分析和综合
4. 咨询角色：帮助患者理解和整合当前生命形式的意义，提供指导和鼓励以促进改变
5. 代理角色：帮助患者澄清依赖、相互依赖、独立的领域，代表患者提出建议
6. 领导角色：帮助患者以彼此满意的方式假设实现治疗目标的最大可能性

其他有关治疗性关系的研究见 Martin Buber（1958）和罗杰斯（Rogers, 1958）。Buber（1958）将"我和你"的关系描述为一种平等的关系，以尊重、相互性和互惠性为特征。在一段"我和你"的关系中，每个人都能觉察和尊重对方，他们会基于彼此的互动一起构建一个共同的现实。关系中的任何一个人都不是研究的"对象"，相反，这是一个相互发现的过程，每个人都能真诚地表现。一段"我—你"关系会让每个人做自己，这是值得尊重的，即使他正面临困难。

Buber 的工作形成了使用肯定回应帮助人们识别另一个人的可见力量并评论它的理论基础。他这样描述这种反应方式："人希望被另一个人肯定自己的存在，希望在另一个人的存在中有所呈现。他在悄悄地、羞涩地寻找一个'是的'，以允许自己存在"（Buber, 1957，p.104）。

以患者为中心的照护的原则

罗杰斯发展的以患者为中心的模型为聚焦治疗性关系提供了理论建构。来访者或者患者可以指任何有特定健康需求需要护理干预的个人、家庭、团体或者社群。McCormack 与 McCance（2010）定义以患者为中心的照护为"一种通过形成和促进所有医护人员与……患者和他生命中重要他人之间的治疗性关系所建立的实践方法"（p.13）。以患者为

中心的方法基于一个信念，即如果在照护和治疗性关系中给予尊重和无条件关注的支持，那么每个人都具有内在的康复能力。以患者为中心的照护关注每个个体的优势、价值观、信念和需求，并在所有护理干预中将上述内容作为基本的考虑因素。

在医疗保健中，以患者（来访者）为中心的照护被定义为最核心的价值。作为衡量优质医疗保健的重要组成部分，它的实用性在医科大学（2001）发表的报告《跨越品质鸿沟：21 世纪的新型医疗系统 》（Crossing the Quality Chasm: A New Health System for the 21st Century）中得到了重点阐述。这份文件要求医疗保健系统：

- 尊重患者的价值观、优势和表达的需求
- 跨系统边界协调和整合照护
- 提供人们需要或想要的信息、交流和教育
- 保障生理舒适、情绪支持和家庭与朋友的投入（pp.52–53）

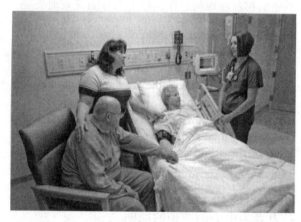

护患关系是相互依赖的关系。

护士带着专业的健康知识、真诚帮助别人的渴望和对每个患者体验的开放性进入治疗性关系。指导原则（例如，陪伴、目标、积极关注、相互依存、真诚、共情、积极倾听、保密、尊重患者的尊严）加强了治疗性关系的治愈作用（McGrath, 2005）。百宝箱 10.2 呈现了一些促进共情的策略。

患者是其生活经验的个人专家。护士的专业知识源于整合性的实践的、个人的、美学的和伦理学的知识。这些知识有助于护士指导患者反思并澄清什么对他们的体验是重要的，并为患者提供他们之前没有考虑过的专业观点。从功能的角度来看，以患者为中心的关系需要护士退后并富有同情心地倾听每个患者或家庭成员的担忧。对患者的价值观或信念进行工作与治疗患者的临床症状同样重要。每个人对与健康相关的处境的体验都是唯一的，尽管诊断或者人格特征相似（McCance, 2010）。相关的问题包括："这个人与这种疾病或外伤一起生活，他（她）的体验是什么？"和"作为一个医疗人员，我可以如何及时地帮助你？"在承认帮助者从患者的角度和关注点来理解患者并对患者感兴趣的过程中，共情充当了人性的回声（Egan, 2014）。

> **百宝箱10.2** 将共情整合到倾听反应中的建议
>
> - 仔细地积极倾听患者的担忧（使用开放式问题；避免使用封闭式问题）。
> - 关注表达患者观点的生理和心理行为。
> - 经常自我觉察对患者问题的僵化的或不太成熟的理解。
> - 放下评判或个人偏见。
> - 在倾听反应中保持探索性态度，经常寻求验证。
> - 在反应之前或者问下个问题之前，给自己一些时间思考患者已经说过什么。
> - 反映出患者的能量水平和语言。
> - 你的反应要真诚。

合作性关系

合作性的以患者为中心治疗计划的概念强调积极参与共同决策（Mead and Bower, 2000；Elwyn et al., 2012）。以患者为中心照护的新模式包括在病床边轮班报告，每天回顾照护计划，询问他们的优先级，和医疗团队的其他成员密切合作以提供优质护理服务（Jasovsky et al., 2010）。

以患者为中心的伙伴关系尊重患者自我决定的权利，并给予患者及其家庭成员最大的医疗保健决定的控制权利。患者有权利选择自己的治疗目标

练习10.1　共同决策

目的：培养在治疗计划中共同决策的意识。

步骤

1. 阅读下面的临床案例。

辛格先生 48 岁，白人，中产阶级专业人士，刚从第二次心肌梗塞中康复。在第一次心肌梗塞后，他又恢复了之前每天工作 10 小时、高压力的生活方式，喜欢高热量、高胆固醇的快餐饮食，饮酒并喝咖啡。他一天抽两包烟，每周打一次高尔夫球来锻炼身体。

辛格先生将在 2 天后出院。他表达了希望返回工作的迫切愿望，但也表示他愿意"降低自己的血压，并且也许可以减掉 5 千克体重"。

2. 两个人角色扮演该情境，一个学生扮演护士，另一个学生扮演患者。

3. 考虑辛格先生的偏好、价值观和健康状况，制订现实的且可以达到的治疗目标。

4. 在角色扮演完成后，讨论与辛格先生的状况有关的问题并讨论怎样处理这些问题。举个例子，你可以采用什么方式来引起辛格先生的兴趣，去改变他的行为以促进他选择更健康的生活方式？

和治疗的过程，即使他们的想法与护士的想法有分歧。护士和患者之间的合作性伙伴关系促进了对自我管理的加强、更充分地利用医疗以及健康结局的改善（Hook, 2006）。

患者的权利和责任

美国医院协会（American Hospital Association, AHA, 2003）发行了一本小册子，概述了患者照护伙伴关系中的权利和责任，以此来代替之前的患者权利法案。在美国医院协会的网站上，它已经被翻译成不同语言。现在很多医院采用了他们网站上的全面的患者权利书。这份文件会在患者入院时交给患者。百宝箱 10.3 提供了常见的患者权利和责任的举例。

百宝箱10.3　患者的权利和责任

所有的患者享有下列权利：

- 公平地获得最合适的治疗，无论种族、年龄、性取向、国籍、宗教、残障以及照护费用的来源
- 接受治疗时被尊重、有尊严、个人隐私和安全的环境
- 除了法律或者保险合同需要（所有的患者都应该收到隐私规则通知），患者能够得到与医疗或者支付费用相关的所有交流或其他记录的保密处理
- 积极参与和个人医疗有关的决策的各个方面
- 知道每一名医疗人员的身份和专业地位
- 知道对自己的治疗和程序，且以能理解的方式得到解释
- 如果需要理解照护或者治疗，能够获得有胜任力的解释者的服务
- 在被告知潜在危险之后，可以拒绝治疗，包括拯救生命的治疗
- 得到适当的疼痛管理
- 患者的任何权利受遭侵犯，患者都可以在医院内部或者向适当的机构表达不满

所有的患者有下面的责任：

- 对健康提供者尊重、有礼貌，取消约定时要及时告知
- 提供有关个人健康事宜的准确、完整的信息
- 遵循被推荐的治疗计划
- 如果选择拒绝治疗，要承担个人行为的后果
- 遵循医院有关安全和管理的规章制度

来源：Amerian Hospital Association（AHA）: *The patient care partnership: understanding expectations, rights and responsibilities*, 2003. Available online: Http://www.aha.org/content/00-10/pcp_english_030730.pdf; U.S. Department of Health and Human Services, Agency for Healthcare Research and Quality (AHRO): *President's advisory commission on consumer protection and quality in the health care industry*, 1997. Available online: http://www.hcqualitycommission.gov/final/append_a.html.

专业界限

护患关系中情感的真诚"依赖于合理界限的维持"（LaSala, 2009，p.424）。**专业界限**表示由法律、伦理和护理的专业标准所赋予的看不见的结构，它尊重护士和患者的权利，保护护患联盟的功能完整。Bruner 与 Yonge（2006）提出，"界限并非一条线，而是与界限有关的问题的连续体，范围从缺乏

参与到过度参与"（p.39）。关系界限的例子包括设置、时间、目的、接触的时长、保守秘密和对恰当的专业行为的运用。

专业界限定义了护士作为帮助者如何与患者关联，护士既不是朋友，也不是法官，而是有技术的专业伙伴，决心帮助患者实现共同定义的医疗保健目标（Briant and Freshwater, 1998）。维持恰当的专业行为具有清晰的人际界限，它使关系对患者而言是安全的，就如同防护栏能保护公众在参观旅游景点时不陷入危险中。专业界限清楚地阐明了健康的照护关系的范围（Fronek et al., 2009）。从伦理上说，护士一定要谨守界限，从而使关系具有治疗性（Sheets, 2001）。当患者寻求医疗帮助时，他们处于弱势地位，依赖他们的医护人员作为负责任的指导者，帮助他们获得最佳的健康状态和幸福感。

界限的违反和交叉

美国护理委员会理事会（National Council of State Boards of Nursing, NCSBN, 2009）将专业界限描述为在护士的职业权力和患者的弱势之间的空间。是护士而不是患者需要对维持专业界限负责任。**界限违反**利用患者的弱势，体现了利益的冲突，通常对建立治疗性关系的目标是有害的。界限违反的例子包括与患者的性接触、过度的个人揭露、个人或商业关系、要求或接受特殊恩惠或者贵重礼物；出院后对患者的跟踪也是常见的界限违反行为。从伦理角度来说，界限违反是错误的。

界限交叉是不太严重的违背伦理。它们看起来不太合适，但并非真正违反了伦理标准。Hartley（2002）提出，"关于界限交叉，环境是极其重要的考虑因素。在一个环境下恰当的行为，在另一个环境下可能就不恰当了"（p.7）。界限交叉包括在护患关系之外约见或者揭露有关护士生活方面的个人隐私（Bruner and Yonge, 2006）。应该避免反复的界限交叉行为，例如，持续对患者有偏见而不是与患者形成公平的关系。

护士需要仔细检查自己的行为，寻找可能的误解或者意想不到的后果，并在界限交叉出现时寻求督导。例如，假定患者觉察到你的额外参与，其他患者或家庭成员将会如何看待这额外的注意？对投入在患者身上的额外时间或努力的依赖会危及患者的独立性吗（Hartley, 2002）？

卷入的程度

治疗性关系的一个重要特征是帮助者的卷入程度。该术语指的是护士的伴随和积极参与患者照护的程度。卷入程度可能是波动的，这依赖于患者的需要，但永远不应该超出职业行为的界限（见图10.1）。当护士将卷入程度限制在注射任务上或情感过度卷入时都会出现问题。为了更加有效地照护，护士必须保持情感的客观性，但应该保留人性化，并呈现给患者。Heinrich（1992）提到，护士经常处在同情患者和与患者发展一种关系之间，这种友谊太亲密，对患者和护士都具有潜在的复杂性。

过度卷入（或回避）可能与**反移情**有关，这种反移情发生在患者经历的事情激活了护士潜意识中对过往关系或生活事件没有解决的感受上（Scheick, 2011）。这种反移情经常出现在患者非常依赖护士时，或者通过把护士当作特殊的或唯一能理解自己的人，从而满足了护士的自我。过度卷入导致护士失去了支持患者达到健康目标所需要的重要的客观性（Kines, 1999）。除了对护患关系的影响，过度卷入还会妨碍护士对服务机构的义务、对治疗团队的职业承诺、与其他健康团队成员之间的同事关系以及对其他患者的职业责任（Morse, 1991）。

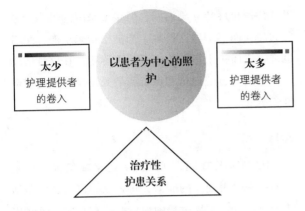

图 10.1　卷入程度：职业行为的连续体

（*Source: National Council of State Boards of Nursing (NCSBN)*: A nurse's guide to professional boundaries. *Chicago: NCSBN, 2009. Available online:* https://www.ncsbn.org/ professionalBoundaries_Complete.pdf.）

护士过度卷入的警戒信号如下：

- 给予某些患者额外的时间和注意
- 在工作时间外拜访患者
- 为患者做他本来可以自己做的事情
- 认为其他专业人员的行为不重要
- 与患者一起保守秘密
- 相信护士是唯一能理解患者需要的人

过度卷入的反面是脱离，脱离发生在护士因为患者的行为或者患者所遭受痛苦的强度而从患者身边退出的时候。面对死亡或者高压力水平会产生同情心倦怠，从而导致脱离，这也是一种自我保护机制（Hofmann, 2009）。护士倾向于从如下患者身边退出：性激进、抱怨、敌对、极度焦虑或抑郁的患者。生理特征，例如卫生状况不佳、明显的身体残疾、社会污名化的疾病或者一种不寻常或改变了的外貌都会对护士照护患者的意愿产生负面影响。

脱离患者的信号包括退出、有限或敷衍的接触、低估患者的痛苦、防御性的或者有评判的沟通。无论什么理由，脱离的结果是，当护照是机械地传递给患者的而缺乏人与人之间的联系时，患者就会感觉被孤立，有时是被抛弃。

维持有帮助的卷入程度是执业护士的责任（见图 10.1）。Carmack（1997）提到，护士可以采用如下措施来重新获得洞察力：

- 假定你应该为护理过程负全部责任，但承认结果通常不在你的控制范围之内。
- 关注你能改变的事情，但承认有些事情你没有办法控制。
- 意识到并接受你的职业限制和界限。
- 监测你的行为反应并在感觉到有人际关系方面的不适时寻求帮助。
- 在照护患者和照顾自己之间寻求平衡，不要有内疚感。

高度情绪化事件结束后的任务情况说明报告也有助于护士处理强烈的情绪，并将情绪转化为洞察力。可推荐为护士提供支持的团体，这些团体针对高度敏感的护理情境进行工作，并督导新护士。

自我的治疗性运用

治疗性关系不只是与护士是做什么的有关，也与护士在与患者及其家庭成员的关系中护士是谁有关。护士最重要的工具之一是运用自己。LaSala（2009）使用弗洛伦斯·南丁格尔的话——只要他（她）运用"完整的自己"去形成与"被照护者的整体"的关系，护士就实现了"道德理想"（p.423）——来解释护患关系中最合适的自我卷入。在护士与患者、患者的家人以及其他医护人员建立的关系中，"完整的自我"被运用到服务过程中，这种关系充当了支持患者和自我照护所需的健康治疗和康复干预的最基本手段。

真诚

在护患关系中，真诚是自我的治疗性运用的前提条件。真诚需要自我觉察。它意味着识别和承认你个人的弱点、优势和局限性（Daniels, 1998）。一旦被识别，护士就能够在服务患者的时候整合其个人优势，并能够在发展关系的目标方面寻求帮助以平衡局限性。例如，Levigne 与 Kautz（2010）描述了一个情境，在这个情境中，护士意识到呼吸治疗师是解释为什么要让患者戒断对呼吸机的依赖的合适人选。她安排治疗师提供解释，而她通过在解释和戒断过程中陪伴患者来提供支持。

自我觉察

自我觉察允许护士与患者充分建立友好的关系，了解关系的哪些部分可能是使人痛苦的、使人厌烦的或者令人不舒服的。护士需要对个人价值观、信仰、刻板印象和个人视角非常清晰，因为它们对患者的决定具有潜在影响（McCormack and McCance, 2006；Morse et al., 1997）。有一些患者，护士只是不太喜欢与他们一起工作（Erlen and Jones, 1999）。是护士而不是患者应该去解决阻碍有效关系建立的人际问题。当这些现象发生的时候，护士需要承认过度卷入、回避、愤怒、挫败感或者从患者那里脱离。在这种情境中，一种有效的策略是，通过承认你的知识欠缺并寻求矫正进一步全面理解患者。

案例

布瑞恩·哈格蒂是个无家可归的人，他告诉护士"我知道你想帮助我，但你不能理解我的处境。你有钱，有丈夫支持你。你不知道流落街头是什么样的感觉"。护士没有防御，而是这样反应的："你是对的，我并不知道无家可归是什么感觉，但我想知道更多你的经历。你愿意告诉我对你来说那是什么样的感觉吗？"使用这种倾听的反应，护士请求患者分享体验。这也许会帮助护士领会和处理患者所体验的孤单、恐惧和无助的感觉，这些感受是普遍的。

真诚需要承认错误。例如，护士可能答应一个

患者会带止疼药立刻返回，但接下来因为另一个紧急的需要而忘记做这件事。当护士带来了药，患者也许会责怪护士不关心患者，不称职。在这种情境下，护士为忘记送药和患者所遭受的额外不适道歉是合适的。

在场

Bridges 及其同事（2013）定义**在场**为"护士在关系中'表现'的能力，将自己和自己的体验暴露给患者、在交往过程中保持开放和真实、承诺患者最大利益的慷慨的能力"（p.764）。护士要充分注意在场，跟上患者体验的细微差异。

在场涉及护士知道何时提供帮助、何时退后、何时坦率地说话以及何时克制评论——因为患者还没有准备好听他们说话。McDonough-Means 及其同事（2004）描述了在场具有两个维度："在那里"和"在一起"（p.25）。连接感是医疗过程中的护士、患者及其家庭成员同时体验到的感觉。护理在场可以通过积极倾听，相关的照护沟通，分享有关患者特定问题的技能、知识和能力得到证明（McCormack and McCance, 2006；Morse et al., 1997）。在场以每个人和情境的特异性的方式丰富了患者和护士的自我感与生命（Convington, 2003; Easter, 2000; Hawley and Jensen, 2007）。

自我觉察

Peplau（1997）提出，护士必须观察自己的行为和患者的行为，以"无所畏惧地自省和完全诚实地评估他们与患者交往过程中的行为"（p.162）。自我觉察需要一个反省过程，通过这个过程来理解一个人的个人价值观、感觉、态度、动机、优势和局限性，以及这些是如何影响治疗和患者的关系的。通过严格地核查患者和护士的行为以及关系正发生什么变化，护士可以创造一个安全的、值得信任的和关怀的关系结构（Lowry, 2005）。

发展循证实践

Haugan G. The relationship between nurse-patient interaction and meaning-in-life in cognitively intact nursing home patients. *J of Adv Nurs* 70(1):107.120, 2013.

这项横断描述性研究的目的是调查护患互动和疗养院的患者的生命意义感之间的关系。一共有 202 名患者参与了该项研究，研究使用结构方程模型，采用 LISERL8.8 评估了假设的护患互动和意义感之间的关系。

结果： 研究结果显示，对于知觉完整的疗养院的患者来说，在护患互动和增加的生命意义之间存在重要的直接关系。

临床实践应用： 生命有意义和目标会影响一个人的幸福感。许多老年人，尤其在长期住院治疗期间，很少有机会进行持续对话和产生联结感，这种需要就变得更加重要。考虑到老龄化问题，寻找方法帮助患者发展新的意义和目标显得非常有必要。

应　用

虽然治疗性帮助关系共享了许多社交关系的特征，但仍有显著的结构和功能区别。表 10.1 呈现了治疗性帮助关系和社交关系之间的区别。治疗关系的目标是最终促进患者的健康和幸福感，即使当患者处于垂死状态或者不愿配合时。

Peplau 的发展阶段（1952）与护理过程相对应，定位阶段对应于护理过程的评估阶段，工作阶段的识别成分对应计划阶段，探索阶段则与实施阶段对应。关系的最终解决阶段对应于护理过程的评估阶段（见第二章护理过程的细节）。

互动前阶段

互动前阶段是患者唯一不直接参与的阶段。意识到职业目标是非常重要的。发展职业目标有助于护士选择具体的、特定的护理操作，这是非常有意义的，与患者个性化的需要一致。

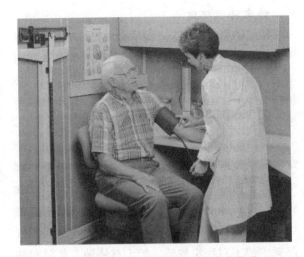

即使在简短的会面中，治疗性关系的概念也会呈现。

职业目标不同于患者的目标，前者与护士的知识、能力、在护患关系中角色责任的控制有关。虽然职业目标没有直接同患者沟通，但它们会在护理的所有方面作为职业行为呈现出来。

表10.1　帮助关系和社交关系之间的区别	
帮助关系	**社交关系**
医疗人员对引领关系和维持恰当界限负责	双方对关系的引领负同等的责任
关系具有特定的与健康相关的作用和目标	关系可能有，也可能没有特定的作用或目标
达到专业的健康相关需求和患者的目标决定了关系的持续时间	关系可以持续一生或在任何时间自发终止
关系关注患者的需求	双方的需求获得同等的关注
因为患者对医疗保健的需要，双方进入关系中	因为广泛的目的，双方自发地进入关系中
无论是帮助者还是被帮助者，都不能选择谁进入关系中	双方的行为都是自发的，人们可以选择伙伴
护士的自我暴露只限于促进健康相关的关系，患者的自我暴露受到期待并被鼓励	在关系中，双方的自我暴露都受到期待和被鼓励

在与患者会面之前了解患者的潜在问题是很有帮助的。例如，照护一个孩子在新生儿重症监护病房的患者与照护一个与健康婴儿住在一个房间的患者时，就需要使用不同的方法。

如果关系将持续一段时间，例如，在亚急性、康复科或者精神科病房，与同事们分享与时间、目标和其他细节相关的初始计划是很重要的。这项简单的策略有助于避免时间安排上的冲突。

构建物理环境

特定的患者需求决定了最恰当的人际环境。在医院的环境中：如果门是关的，你需要在进入房间之前先敲门；如果在患者病床前进行评估会面，必须拉上帘子。记住，在特定的时间内，这个区域是患者的"空间"。

与精神疾病患者的一对一的关系通常发生在设定的私人空间而不是患者的房间里。在患者的家中，护士通常是患者的客人。私人的空间非常重要，因为在这个空间里，护士和患者可以不被打扰地进行谈话。在护患关系中，进行每次交谈时都要求护士对环境敏感，护士对体贴、尊敬和共情做出了示范。

定位阶段

护士是以一个"陌生人"的身份进入与患者的人际关系中的。患者并不了解你，你也不了解患者的为人。你通过提供有关你自己的基本信息（例如，姓名和职业地位）和有关关系的目标、性质及可用的时间来开始发展信任关系（Peplau, 1997）。可以进行简单的介绍："我是苏珊·史密斯，注册护士，今天我将作为你的负责护士。"非言语的支持性行为，例如握手、眼神接触和微笑，可以强化口头语言的效果。即使碰到有些患者神志不清、失语、昏迷或者因为精神疾病或者痴呆而不能做出适当的反应，向他们介绍自己也很重要。介绍也许需要重复进行，尤其是对于认知功能有损伤的患者。

接下来，你可以询问患者"你更希望别人怎么称呼你？"向患者保证，他们的个人信息会被保密（Heery, 2000）。向患者解释，所有的信息会与医疗团队的其他成员分享，这是制定相关临床决定的需要，并让患者知晓医疗团队的总体构成。练习10.2提供了关于自我介绍的练习。

练习10.2　护患关系中的介绍

目的： 提供初次介绍的经验。

步骤

介绍性的陈述是关系的其他部分的基础。与患者的有效接触有助于构建信任的氛围以及与护士的连接。下面是在第一次见面时如何与患者接触的例子：

"你好，史密斯先生。我是萨利·帕克斯，护理专业学生。由我来照顾你。我会问你一些问题，这些问题会帮助我了解如何能更好地帮助你。"

通过角色扮演向新患者做自我介绍，一人扮演患者，另一人扮演护士，第三个人扮演患者的家属，向下列患者中的一个或多个进行介绍：

- 多比什夫人，一位70岁的患者，因为糖尿病和认知损伤的问题被收住院。
- 托马斯·查理是一名19岁的患者，在一次摩托车事故后，他两腿断了、胸骨粉碎性骨折，被收住院。
- 巴里·费赛尔斯是一名53岁的男性，被收入院进行测试。内科医生认为他可能有肾肿瘤。
- 马里恩·比蒂是一名9岁的小女孩，因为阑尾炎被收住院。
- 芭芭拉·丹吉尔是一名78岁的女性，一个人生活。她有多项健康问题，包括慢性阻塞性肺炎和关节炎。这是你的第一次访问。

讨论

1. 你需要以什么方式对你的介绍做调整以满足这位患者和（或）环境的需要？
2. 在这个练习中，你觉得最简单和最困难的部分是什么？
3. 在你的临床实践中，你会怎么运用这个练习？

澄清关系的目标

澄清可识别的与健康需求相关的目标是护患关系的一个非常重要的部分（LaSala, 2009）。如果不能理解关系的目标和期待，全身心投入任何工作伙伴关系都是很困难的。患者需要了解关于会谈或者关系目标、性质的基本信息，包括需要什么信息、怎么使用这些信息、患者如何参与治疗过程、患者有何种期待。为理解定向信息的重要性，思考一下护理课程有一个清晰的教学大纲对你的意义。

关系的维持的时长决定了定位的深度。在一个轮班上负责的护士给予患者的定位与在更长时期内负责主要照护的护士给予患者的定位是不同的。当关系持续较长的时间时，护士必须讨论关系的参数（例如，会面的时长、会面的频率和对护士与患者的角色期待）。

最初的会面应该有两个成果：第一，患者必须对大多数相关的健康问题更加了解；第二，患者必须感觉到，护士对他（她）这个人感兴趣。在会面的最后，护士应该对患者的参与表示感谢，并说明接下来可能会发生什么。

建立信任

Carter（2009）将信任定义为"一段关系过程，是动态的、脆弱的，涉及个人最深层次的需求和弱点"（p.404）。从第一次会见开始，患者就开始评估照护他们的每一名护士的可信度。当患者感到护士是他们能依赖的人时，他们的脆弱感就会减少（Dinc and Gastmans, 2012）。友好、能力和参与的意愿可通过护士的言语、音调和行为传达。护士看上去知道他（她）正在做什么吗？护士对文化差异的处理得体和怀着尊重吗？关于护士兴趣和知识水平的信息也会影响患者积极参与治疗性关系的程度。保守秘密、对患者需要的敏感和诚实能够强化治疗性关系。

患者的信任水平随着疾病、年龄和过去与护理者相处是否成功的影响而波动（Carter, 2009）。对患者发展水平的知识有助于形成治疗性沟通的框架。例如，你与一个青少年患者的对话会不同于跟老年患者的谈话。急性疾病的患者会需要短暂的接触，这种接触得切中要害，并提供安慰和关心。对于主题选择，患者当下的健康状况是最好的起点。护士对患者临床状况的各方面和个性化的需求敏感，会使患者开始依赖护士，并将护士当作值得信任的、有能力的健康照护提供者。

对于患有严重精神疾病的患者来说，信任护士尤其困难，因为他们难以理解会有专业人士关心他们。意识到这些可以帮助护士看到患者因为对帮助性关系感到恐惧而产生的奇怪行为之外的东西。许多精神疾病患者会对较短的、频繁的接触有较好的反应，直到建立信任关系。精神分裂症患者经常进出护士占据的空间，几乎在护士的视觉范围内围着一个位置转圈。运用耐心和机智，通过欢迎的眼神和简短的语言交流，护士可以慢慢地与患者建立关系。随着时间的流逝，受邀请的简短会面与关于护士何时会返回的说明会降低患者的焦虑，正如下面案例中的对话所描述的。

案例

护士（有眼神接触和充分舒适的人际空间）：早上好，奥康奈尔夫人。我的名字叫卡伦。我是您今天的护士。

（患者快速看了一眼护士，又把目光移开，然后就站起来离开了。）

护士：可能现在并不是跟你说话的合适时间。如果我一会儿回来再跟你谈话，你介意吗？（这种介绍带有一种随后再沟通的邀请，尊重了患者对人际空间的需求，允许患者设置人际关系的节奏。）

随后，护士注意到，奥康奈尔夫人围绕护士所在的位置转来转去，但并没有接近护士。她对患者微笑着抱以鼓励并重复不苛求的邀请，直到患者更愿意信任护士。[开始时，可创造一种人际环境（这种环境对任何一方都不苛求）使发展关系所需要的信任得以建立。]

识别患者的需要

治疗性关系应该直接围绕患者的需要和喜好。Small 和 Small 在 2011 年提出，患者的体验应该是以患者和家庭为中心的照护（PFCC）的可测量的结果。从最初的护患接触开始，体验应该反映安全、有效、公正的照护。虽然每个人对关系的体验都有差异，但所有医疗人员和患者的互动都需要带着尊重和尊严、医患双方积极的合作参与，以及无论治疗的时长和诊断是什么，都必须要做的轮班报告（IPCC，2010）。护士承担管理关系进展而使患者产生积极体验的责任。

患者如何感知他们的健康状态、这次寻求治疗的原因和对医疗保健的期待是极其重要的信息，你可以通过简单询问患者为什么会寻求治疗来引出答案。使用遵循一定逻辑顺序的问题，而且，每次只问一个问题，会使患者感到更舒服，给出更完整的信息。

患者和家庭成员的预期可能促进或者阻碍治疗。例如，若医疗人员在治疗老年人、青少年或者身体残疾的患者时，觉得他们的心智无法进行评估会谈，这低估了他们作为一个人的能力。相反，家庭成员有时不愿意当面挑战患者的认识，可能就需要私下约见。为能准确地评估，护士需要从患者和家属两方面考虑问题。

患者和家庭成员对疾病和治疗认知的相似或者差异是重要的信息。如果有理由怀疑患者作为一名病史提供者的可信度，则会见重要他人就很重要。家庭成员或患者对诊断、治疗目标或者照护方式的观点一致或不一致是至关重要的信息。例如，如果患者对自我照顾能力有一种看法，而家庭成员持完全不同的看法，这类差别就是护理需要关注的地方。

参与观察

Peplau 在关系的所有阶段，都将护士的角色描述成"参与观察者"。这意味着，护士要从自身和患者的角度同时参与和观察关系的进展，一旦被患者认可，对患者行为或言语的观察就成为随后关系中对话或行为的指导。根据 Peplau 的观点，就护士来说，观察包括自我觉察和自我反思。正如对患者状态的评估一样，这对关系的成功与否非常重要（McCarthy and Aquino-Russell，2009）。

案 例

临终病人（对护士说）：困扰我的不是死亡，而是在通往死亡的过程中不知道会发生什么。

护士：看上去你已经接受了即将死亡的事实，但是你更关心的是在这个过程中你将会经历什么。再给我讲讲你所担心的事情吧。

通过将情绪背景和患者所表达的内容联系起来，护士可以进入患者的世界并且表现出试图从患者的角度理解当前状况的愿望。护士应该注意当事人在表述过程中的肢体语言和非言语暗示。对面部表情和非言语的线索（如"你看起来累极了"或者"你看起来很焦虑"）的留意确认了这些因素的存在及其合理性。练习 10.3 帮助你精确地观察病人的非言语暗示。

定义问题

护士作为传达者，询问有关沟通中没有被理解的问题，并帮助患者用具体的语言描述他们的问题。护士通过询问特定的细节使患者的需要更加聚焦，例如，"你可以向我描述接下来发生了什么"或者"告诉我你对问题的一些反应"再或者"你对……的感觉是怎样的？"在两个问题之间，我们应该给予患者时间，以便他能充分地回答。通常情况下，提出这样的问题后，当事人都没有足够的时间来回答。

患者通常发现，说出关于问题的真实信息比表达与问题相关的感受容易。通过这样的表述，"听上去你因为＿＿＿＿＿＿而感觉到＿＿＿＿＿＿"，可帮助当事人弄清情境信息和它对情绪的影响之间的关系。

一旦护士和患者确定了问题的工作定义，他们

练习10.3　　**非言语信息**

目的: 在没有威胁的环境中提供核实技能的练习。

步骤:

1. 每个学生按顺序尝试与其他成员交流感受,但是不能使用语言。这些感受都写在纸上,或者学生可直接在下面的词语中选择。
2. 其他的学生必须猜出该学生试图表达什么行为。

痛苦	焦虑	震惊	不感兴趣
生气	不同意	不相信	拒绝
悲伤	欣慰	厌恶	绝望
自信	不确定	接纳	紧张

讨论:

1. 在他们的非言语线索中,哪种情绪最难猜测?哪种最容易猜测?
2. 对情绪的解释是否不止一种?
3. 你如何把今天学到的知识运用到今后对患者的照护上?

就可以通过头脑风暴想出实现治疗目标的最优方法。当护士放轻松并且愿意理解与他们不同的观点时,头脑风暴更容易进行。头脑风暴的过程包括形成多种想法和不做判断,直到所有的可能性都被提出来。下一步就是考虑患者当下可以得到的资源,现实地看待这些方法。在移情的现实检验中,阻抗会一直存在。Peplau(1997)提出了一个一般性的经验法则,即"与问题做斗争,而不是与患者做斗争"(p.164)。最后一步是关于确定所需的帮助类型和可以提供帮助的人。评估最合适的帮助来源是非常重要的,但它经常在定位阶段被忽略。

定义目标

除非患者因身体或者情感的原因不能参与对其的护理,否则他们应该作为积极的工作伙伴来参与制订个人的目标。目标应该对患者有意义。例如,修改青少年糖尿病患者的饮食列表,使他们按照正常青少年的饮食习惯替换一些不受欢迎的食物,从而促进他们接受饮食限制。通过期待患者提供数据、制订有建设性的计划和现实的目标,向患者传递他们能自己解决问题的信心。

工作阶段(探索或积极干预)

通过相关的治疗目标来指导护士的干预方式和患者的行为,在工作阶段,谈话转向积极地解决与所评估的医疗需求相关的问题。患者可以讨论更深入、更复杂的问题,体验新的角色和行动。与护理过程中的实施阶段相对应,工作阶段聚焦自我指导和自我管理,尽可能提升患者的健康和幸福。

Peplau(1997)把患者的角色分为依赖的、互相依赖的和独立的,这基于患者愿意或能够为他的照护承担责任的程度。护士应该为患者提供足够的结构和指导来探索问题和制订现实的解决方案,但不超过患者所需的(Ballou,1998)。要避免让患者承担超过当下情境需求的责任。例如,当中风患者只能蹒跚地走路时,帮患者洗澡会比指导他如何洗澡并看着他费力地洗澡更为有效。然而,如果他没有学会自己洗澡,那么回家后该怎么办呢?

把一个看上去不可能完成的任务分解成简单的小块是一种护理策略,可以使困难的问题更易解决。例如,一天吃三顿饭的目标对于因胃癌而失去胃口的人来说是巨大的挑战。一个小一点的目标,如每天吃三次苹果酱或者喝鸡汤或一杯牛奶听起来更容易实现,尤其是患者可以选择次数的时候。

即使在最艰苦的护理条件下,也是有选择的;即使是选择有尊严地死去或是选择改变一个人对于疾病或家人的态度,也是一种选择。患者有权利做出选择,只要他的选择是不伤害自己或他人的,护士就应该接受,即使其与护士的想法背道而驰。这是在保护病人的自主选择权。

案 例

LaSala（2009）提出了一个案例（感谢 Lindsey O'Brien），一个患淋巴瘤的患者在第一阶段化疗后拒绝输血。她的医生因为她不接受输血而沮丧。护士说："我向他解释了是她的信仰，以及她为什么拒绝输血。他看上去还是很疑惑，然后我说，'我们也许不能完全理解，但是我们还是要尊重她的决定，不能让我们的个人意见妨碍了我们对她的照护。'他看向我，并说我说得太对了。"[LaSala，p.425(quote from O'Brien)]

响应患者的反应模式

护理的艺术需要护士识别患者反应模式的差异。年长的人可能需要更慢的节奏，危机中的人们需要简单的结构化支持。在工作阶段，护士需要敏感地识别患者是否仍旧在有效的水平上进行反应。遇到难题并找到策略解决这些问题并不容易，尤其是问题的解决需要重要的行为改变时。如果患者觉察护士是一个爱打听别人事情的人，而不是愿意提供帮助的人，那么交流就会中断。

调整互动的节奏以提供帮助与挑战，是护士的责任而不是患者的责任。决定是否继续是一种临床判断，需要基于患者的反应和整体肢体语言。需要调整节奏的警示信号包括：缺少眼神接触、坐立不安、突然转换话题或者要求独处。相反，没有必要将强烈的情感解释为超出患者忍耐的交流反应，眼泪或者情感的爆发可能是真实情感的反应。一个恰如其分的评价，如"我能看到这对你来说很困难"接纳了患者的感受，并可激发更深入的讨论。

健康问题导致了压力并且通常需要多个生活领域的适应性改变。除了提供直接的照护，护士还可以帮助患者和家庭成员处理与疾病相关的情感和现实挑战。跟上患者的反应模式，聚焦共同的约定和行动，合作并创造新的健康和幸福的可能性。在共同探索问题的过程中，新的可能性会出现，即使是在简短的会面中。护士几乎是唯一能把生物和社会

进程相结合的角色，这种结合能够影响成功康复的进程。

如果产生了问题，我们应该把它们作为暂时的挫折来处理，这会为接下来需要做的事情提供必要的信息。帮助当事人培养多样化的问题解决策略，成功处理意料之外的反应，可以加强患者解决问题的能力。当最初的计划不能达到想要的结果时，可以要求患者考虑其他的选择。

共同决策

Barry 和 Edgman-Levitan（2012）认为共同决策是"以患者为中心护理的顶峰"（p.780）。这需要患者和家庭成员的坦诚交流以及积极参与，共同对治疗方案提出赞成或者反对意见，并做出符合当事人的偏好和价值观并且符合临床现实的决定。除了为患者提供有关疾病进程或者损伤情况的信息外，还需要让患者对治疗方案的选择有清晰的理解，包括副作用和每种方案的结果，以及不接受治疗的后果。Elwyn（2012）列出了有效的共同决策过程的三个关键步骤。分别是：

● 选择谈话：发现患者拥有什么信息、患者想要多少信息以及谁应该参与决策制定。

● 选项谈话：核查患者潜在的恐惧、期待以及其他患者可能有的不同选项。提供可能的治疗方案、支持与反对不同选择的相关信息，并考虑到医疗人员知道多少有关患者的价值观、偏好和担忧的信息。患者的价值观、偏好、年龄和其他健康相关因素以及潜在的不确定因素也是应该讨论的。

● 决策谈话：因为需要患者做出决定，所以需要患者更积极地参与。无论何时，如何患者没有准备好，任何人都不能强迫他做决定。"你准备好做决定了吗？"或者"你需要更多的时间来考虑吗？"都是很好的询问方式。有的患者需要的不仅是时间，还需要更多的相关信息。让患者基于自己的偏好做出决定并且对决定感到

舒服是极其重要的。

化解挑战性行为

挑战性的行为会妨碍治疗关系的建立。没有哪种策略对每一个患者都同样有效。一些患者在情绪上更容易接近，会比其他人更容易相处。如果一些患者看上去不好接近或者对交流完全不感兴趣，那么护士会觉得非常沮丧。关于最初的接触，护士常常遇到接下来的案例中提及的这种情况。

案 例

"我尝试了，但是他就是不想和我谈话。我问了他一些问题，但是他根本就不回答我。所以我开始尝试询问他的兴趣和爱好。但是不管我问他什么，他都不回答。他只是拒绝。最终我放弃了，因为显而易见，他根本不想和我交谈。"

虽然从护士的角度来看，上面案例中的患者的行为可能表示其缺少交流的愿望，但在很多案例中，这种拒绝不是针对个人的。它可能反映了厌烦感、不安全感或者身体上的不舒适。以愤怒或者不反应的形式表现焦虑可能是患者在困难的情境下控制恐惧的唯一方法。除非护士真正了解病人的感受和在当时情况下的需要，否则护士很难给予患者帮助。在这种情况下，护士可能会说："在我看来，你现在就想一个人静静。但是我想帮助你，所以如果你不介意，我一会儿再过来找你。这样可以吗？"在大多情况下，患者都会感激护士的陪伴。

对新手护士来说，认识到每个护士在她们的职业生涯中都会经历某种形式的拒绝是很重要的。护士需要探索什么样的时机更合适，患者是否正处于痛苦之中，是否有其他的情境影响了患者的态度。当患者的全部情况被理解了后，他之前所表现出来的不适应行为可能有合理的解释。

在直接面质患者之前，护士应该预料到各种可能出现的结果。护士也需要领会面质对患者自尊的影响。让患者关注自身的矛盾行为通常是有些危险的。无论患者的外部行为表现如何，护士都应该时刻谨记：保护患者的人格尊严是一项最基本的人权（Stievano et al., 2013）。建设性的反馈包括：使当事人的注意力集中在他们不能接受的行为或者矛盾的信息上，同时尊重治疗联盟的脆弱，和患者保护其自我概念完整性的需要。当满足以下标准时，再尝试建设性地面质会更有效：

- 护士已经与患者建立了稳固的、信任的连接。
- 时机和周围环境都是适宜的。
- 面质发生在一个私人的环境中，采取共情而不加评判的方式。
- 只强调患者可以改变的行为。
- 护士支持患者自我决定的权利。

案 例

玛丽·基尔南身高157.5厘米，体重118公斤。她在过去的六周时间里参加了一个体重管理课程。尽管她在第一周减少了3.63公斤，第二周减少了1.81公斤，第五周也减少了1.81公斤，但是她的减肥计划好像进入了停滞期。她的首席护士简·汤普金斯意识到，只要没有甜点，玛丽就可以坚持节食，但是一见到甜点她就会抵挡不住诱惑。玛丽对没有进展感到很沮丧。

考虑每一种反应对患者的影响。

反应A：

护士：你应该每天摄入1200卡的热量，但你在偷吃甜点。如果你在控制饮食时吃了甜点，你就是在欺 骗自己。

反应B：

护士：我能理解你沮丧的心情，但是你之前已经成功地减掉7.25千克了，做得非常好。看起来只要不碰甜点，你就能坚持节食。你觉得我们有必要多谈一些在碰甜点时是什么引诱了你吗？也许我们可以找到另外一种方法让你的饮食回到正轨。

　　第一种陈述直接、正确、简洁明了，但是这种陈述很可能不被理会或者使患者体会不到被理解。在第二种反应中，护士将行为的不一致看成暂时的阻碍。通过先介绍到目前为止可以观察到的进展，护士再次肯定了对患者的信任。就护士而言，这两种反应需要护士付出相似的时间和努力，然而患者更愿意接受第二种陈述，并认为第二种陈述更具有支持性。

自我表露

　　护士的**自我表露**是指护士有意识地展现相关的个人经历或感受，以加强护患关系。为了促进护患关系，有限的自我揭露是很有用的方法。这种应用可以加深信任，而且对于那些表露自我信息有困难的人来说，自我表露的角色榜样是非常有益的。Deering（1999）认为，恰当的自我表露能够促进关系，可以为患者提供及时的、个性化的信息。为保持自我表露的治疗性水平，她提出了几点指导原则：（1）应用自我表露是为了让患者更加开放，而不是满足我们的需求；（2）自我表露要简单明了；（3）不要暗示你的经历正好和他一样。

　　护士的自我表露应该是纯粹的出于对患者有利的目的，绝不是为了满足护士个人的需要。护士不应该和患者分享他们生活中的隐私细节。是护士而不是患者，有责任调节自我表露的程度，以使自我表露满足促进关系的需要。如果患者询问一些不冒犯而且不深入的问题，护士应该尽量简洁地回答并且把话题聚焦于患者。一些简单的问题，例如"你是在哪里读的护理学校？"和"你有孩子吗？"可能表示患者在努力建立交流的共同基础（Morse，1991）。简单地回复并且把话题聚焦于患者才是适宜的。如果患者坚决要问这些问题，护士可以委婉地说"我更愿意把时间花费在讨论你的事情上"，或者简单地暗示自己的私人问题与患者的医疗需求没有关系。练习10.4给护士提供了在护患关系中练习自我表露的机会。

结束阶段

　　从开始阶段就明确治疗关系将要持续的时间是非常重要的。在这个过程中，护士可以提到关系的结束，患者也应该在执行结束日期前收到明确的告知。在这个阶段，护士和患者要共同评估患者对治疗的反应，探索关系的意义以及已经达成了什么目标。探讨患者的收获，护患双方对于终止关系有怎样的感受，以及为未来列出计划，是结束阶段很重要的一部分工作。

　　在长期照护场所，例如，疗养院、骨髓移植病

练习10.4   认识到自我表露的角色限制

目的： 帮助学生区分自我表露的治疗性运用和自发的情感表露。

步骤

1. 用三个短语来描述你自己或者他人，例如：
   我很害羞。
   当被批评时我会生气。
   我很友好。
   我很性感。
   我发现处理矛盾是一件困难的事。
   我乐于助人。
2. 把描述性短语与下列之一相匹配：
   A= 在团体讨论中会显得太尴尬或者私人化。
   B= 可以与团体中的同伴讨论。
   C= 如果暴露了这种行为特征，可能会影响我在治疗中的能力。
3. 把你的回答和成员分享。

讨论

1. 使用什么标准来确定自我表露是否合适？
2. 在团体中或者临床情境中，每名学生愿意与他人分享的东西有什么不同？
3. 是否有一些行为被公认为永远不能与患者分享？
4. 在临床情境中，有关患者的什么人际因素会促进或阻止护士的自我表露？
5. 从这个练习中你学到了什么可以用于在未来与患者的相处中？

房、康复医院和国家精神医院等场所中，结束关系是一个很重要的议题。在这些场所中确实能够形成有意义的长期关系。如果这些关系有效，实际的工作目标就能够达成。护士需要充分地意识到自己的感觉，这样才能建设性地应用它们，并且做到不把自己的感受强加给患者。护士分享一些人际关系对他们自己的意义是可取的，只要分享适合人际情境的需要而且不过分情绪化。

在长期的照护环境中，有意义的护患关系的结束应该是不可更改的。即使只是暗示护患关系将会继续也是不公平的。这样会使患者从情感上卷入一段并非以健康为目标的关系中。这对护士来说还是很困难的，因为他们没有看到告诉患者继续保持联系带给患者的伤害，或者他们感觉自己已经为了学习需要利用了患者，再彻底结束关系是不公平的。然而，这种观念低估了患者从护患关系中的获益，也否认了分离本来就是生活的一部分，虽然分离也许是痛苦的，但这对患者和护士来说都不是第一次。

护士在结束阶段遇到的终止行为可能包括回避、贬低关系的重要性、愤怒、要求或者额外依赖护士。当患者不能表达他们有关结束的感受时，护士可以从他们的非言语行为中了解。

案 例

一个十几岁的女孩在骨髓移植病房住了几个月，与她的首席护士发展出了一种依恋的关系，在治疗引发身体和外貌的可怕改变时，这个护士一直陪伴在她身边。患者不能直接地说出这种关系的意义，尽管护士给了很多机会让她说。患者说她等不及要离开这家可怕的医院，而且她很高兴再也不用看见这个护士了。然而出院的当天，患者却在房间里哭泣，她问那个护士能不能写信给她。很显然，这段关系对患者来说是有意义的，但她不能用语言表达出来。

赠送礼物

患者有时希望在这段有益的关系结束时送给

护士们礼物，因为他们很感激护士给他们的照护。送礼物是一件微妙的事，不需要对此有绝对的规定，需要的是反思和专业判断。护士们应该考虑：对于这段关系来说，这个礼物有什么意义？以什么方式接受它可能会改变治疗联盟的动力？送礼或收礼会不会引发与其他患者或他们家庭的问题？

关于应不应该交换礼物没有标准答案。实际上，如果护士解决每种情况都用同样的方式，这个护士就会否认每段护患关系的独特性。每段关系都有它的特点、优点和局限性，所以在一个条件下适合的可能在另一个条件下完全不适合。象征性的礼物（如巧克力或花）也许是可以接受的。一般来说，护士不应该收钱或者价值较高的礼物。如果出现问题，你可以考虑把这些礼物捐给健康机构或慈善组织。通常，对病人的慷慨和周到表达简单的感谢是合适的（Lambert, 2009）。练习10.5用来帮助你思考在护患关系中赠送礼物的意义。

评估

客观评估护患关系的临床结果时应注重以下几点：

● 对于患者，问题的定义充分和恰当吗？

● 所选择的干预对解决患者的问题来说是充分和适当的吗？

● 在分配的时间框架里，所实施的干预有效吗？是患者和护士都满意的吗？

● 患者在朝着使健康和幸福最大化的方向进步吗？患者对他（她）的进展和得到的照护满意吗？

● 如果需要后续治疗，患者会满意并能够在社区中实施他（她）的治疗计划吗？

对短期关系的适应

考虑当今不断发展的医疗保健领域内患者住院的短暂性，Hagerty 与 Patusky（2003）对将护患关系重新概念化为人性关联之一的必要性展开争论。

练习10.5   礼物赠送角色扮演

目的：帮助学生培养对想送礼物给护士的患者的治疗性反应。

步骤

回顾下列情境，回答讨论的问题。

情境

特雷尔夫人是一名养老院的护士，在艾特肯先生最后的三个月生命中，特雷尔夫人负责照顾他。她对这个家庭帮助很大。因为她的介入，艾特肯先生去世之前和他的儿子解决了他们长期的、激烈的冲突。他们全家，尤其是艾特肯先生的妻子，很感谢特雷尔对艾特肯先生的特殊关照。

艾特肯夫人的角色扮演指导

你很感谢特雷尔在过去几个月的帮助。没有她的帮助，你不知道自己怎么办。为了表示你的感激，你想送她一张你在最喜欢的精品店里购买的300美元礼券。对你来说，让特雷尔充分理解她在你最困难的时期所给予的照顾有非常重要的意义。

特雷尔夫人的角色扮演指导

你已经对艾特肯的家庭付出了高质量的照护，你对此感觉很好，尤其是在艾特肯先生去世前，帮助他和儿子和解。根据之前的信息，在这个临床情境中进行反应。

讨论

1. 讨论角色扮演情境中的反应。
2. 讨论其他可能的反应并评价可能的结果。
3. 如果患者送你一份价值200美元的礼物或一条手工织的围巾，你会有不同的反应吗？如果有区别，又是为什么呢？
4. 有没有患者给护士送的礼物是无形的？收到这些礼物你应该如何表示感谢？

他们确定了在短期关系中建立关联的四种基本品质："归属感、互惠、相关和同步"（Moser et al., 2010, p.218）。在管理式医疗经济学的驱使下，护士必须帮助患者确定他们需要什么以及如何快速形成适合他们状况的解决方案。短期住院治疗是护患之间的一种持续的、合作性约定，它对发展支持对慢性疾病的自我管理的自主响应关系非常重要。虽然护士能够并应该顺应这种关系的阶段性，但在短期照护中发展的治疗性关系应该被更精确地表述为具有积极支持性的工作联盟。

沟通在关系的每一个阶段都很重要。自我觉察、共情、治疗性界限、积极倾听、能力、互相尊重、合作关系、参与水平也是短期治疗性关系的重要元素。

定位阶段

与长期关系相似，治疗联盟也开始于一段自我介绍和目标描述，并强调护士和患者作为工作伙伴形成对患者健康问题的共同理解。建立一个时间有限的工作联盟，需要关注"此时此地"的问题识别，并强调快速理解问题情境。当护士开始努力将每一名患者看作一个要去帮助的人，而不是关注自己需要做什么事，有意义的连接就发生了（Nicholson et

al., 2010）。

找出患者的担忧，并允许患者讲述他（她）的故事，传递了对患者的尊重和兴趣。倾听有什么被遗漏，注意患者的故事给你的感受。支持和共情有助于快速建立信任。可以用这样的陈述接纳患者的感受，例如"告诉我更多关于……的事"（从患者的词汇选择、犹豫或非言语线索中找到一个主题）。

Anderson（2001）认同了Roger的理念，即所有人都有做出自我建设性行为的潜力。当护士和患者互动时，就有机会观察到患者的优点并评论他们。每个患者都有其人格的健康方面，可以利用个人的优势去发展个人的应对反应。练习10.6提供了探索接纳个人优势的价值的机会。

短期治疗性关系的一个要素是核心关注点的快速形成，这是在最初的患者评估中形成的。在每次轮班开始时可以进行简单的陈述，例如"今天你最需要的是什么？"或"今天我能为你做的最重要的事情是什么？"这些问题有助于将关系聚焦于对患者来说更为重要的事情上（Cappabianca et al., 2009）。这种类型的问题显示了在简短的时间框架下理解和满足每一位患者独特需要的目标。这可以帮助患者和护士对患者当下特别重要的问题形成共

练习10.6　识别患者的优势

目的： 识别重病患者的优势。　　　　　　　　　　　　　　　　状况如何。

步骤

1. 回想你曾经照护过的或你认识的一位重病患者。
2. 这个人拥有的有治愈作用的个人优势是什么？优势可以是勇气、耐心、战斗精神、家庭，等等。
3. 写一页有关患者和个人优势的描述，无论患者的医学或心理

讨论

1. 如果不是必须要写下来，你会觉察到患者的优势吗？
2. 你怎样帮助患者最大化其优势来获得高质量的生活？
3. 你从练习中学到了什么能用在你的临床实践中？

同的理解。

即使是最简短的治疗性会见也应该以患者为中心，并强调对患者个性化的疾病体验和社会背景的理解（Bardes, 2012）。患者的满意是一个可识别的结果。研究者认为，以患者为中心的照护是"通过聚焦人们所注意和关心的结果而定义的，不仅包括生存，还包括功能、症状和生活质量中可以改善的方面"（Rodriguez et al., 2013 p.1795；Patient-Centered Outcomes Research Insitute, 2013）。因为治疗性关系可能只持续几小时或几天，护士需要注重什么是绝对重要的，了解患者已经知道了多少能节省时间。如果由护士和患者选择患者感兴趣并对投入能提供最好回报的问题，那么计划将会更顺利。计划中应包括所针对的每一种临床结局的风险与成本收益。患者在承担责任时参与和卷入得越积极，临床结局也就越好。量身打造适合患者活动水平的训练和支持，以及鼓励可实现的小目标是护士为提高效率可以采取的行动（Green and Hibbarad, 2012）。从更广阔的角度看待患者的需求，考虑什么问题一旦被治疗，就可以帮助矫正其他的健康问题，会为患者的成功和健康带来双倍的收益。在治疗过程中，尽早让患者的家庭成员参与进来是有帮助的。护士必须足够熟悉患者的症状和行为，以便能够与其他家庭成员、医疗保健同事与团队成员精确地交流患者的症状以及遭受痛苦的意义。这些体验信息使护士能够支持他们的患者（Bridges et al., 2013）。

随着护士逐渐从床边护理角色变为管理协调角色，他们作为专业团队的一部分，开始负责澄清、整合和协调患者照护的不同方面（参见第八章和第二十二章）。这种责任的一个重要成分是使患者和家属理解并能够与医疗团队的商谈治疗的主动权。在随后的解释工作中，护士常常是医疗团队与患者及其家属交流的桥梁。

工作阶段

简短的关系应该从一开始就注重于解决方案。全神贯注地关注患者、运用积极倾听反应，对以聚焦解决的方式确定问题非常有必要。在短期关系中，护患共同的核心焦点促进了要实现患者的目标所需要的行为改变和应对技能。找到合作的方式能最有效地利用时间，应该避免对抗。对长期问题暂不深入检查，通常不直接提供超过稳定患者所需要的帮助。

患者对看起来有信心和有同情心的护士的反应最好。为了帮助患者找到最适合他们的解决办法，应该鼓励患者做出决定，并通过活动实现治疗目标。传递现实的、有希望的态度，即与患者形成的目标很可能实现，这一点是很重要的。行为计划应该尽可能简单和具体。患者的情况或其他环境的变化可能需要对治疗的改动，这是在短期关系中需要被预期到的。保持患者和家属知情并积极致力于寻找替代性解决办法，对维持短期关系中的信任也非常重要。

结束阶段

短期关系的结束阶段包括出院计划，转诊和安

排与患者和家属在社区的跟进会面。提早进行的指导采用简单的形式回顾重要的技巧，与其他健康治疗学科、家庭成员以及社区之间的人际关系应该是常规的，这将是随后的照护所需要的。与住院医师或出院医生核查，与工作人员核实出院的时间，确保所有事都在按顺序进行。

无论多简短都不能低估关系的重要性。突发疾病或慢性病的加剧能以出人意料的方式改变一个人的生活。尽管患者可能只是护士照顾的众多患者中的一个，但这种关系可能代表了一个孤独而害怕的人所能获得的唯一的人际或与专业人士的接触。尽管很简短，为患者分配的护士还是应该在病房门口停下来说声"再见"。在这种情况下的对话会很简短："琼斯先生，几分钟后我要下班了。我很愿意跟你一起工作。史密斯小姐会在晚上照顾你。""在我离开之前有什么可以为你做的吗？"检查患者有没有呼叫按钮。如果你随后不会回来，应告诉患者这个消息。

总　结

在所有与患者和其他与患者有关人员的职业关系中，护患关系代表了一种对自我的有目的性的运用。尊重患者和自己的尊严、以人为中心的沟通以及交流的真诚性是所有交流反应潜在的进程。

治疗性关系有专业的界限、目的和行为。界限保障了患者在关系中的安全。它们阐明了治疗性关系的边界，而且护士在伦理上有责任在整个关系中保持这些边界。有效的关系可增强患者的幸福感和护士的专业成长。专业的关系经过四个有重叠但又不同的发展阶段：互动前、定位阶段、工作阶段和终止阶段。互动前阶段是这种关系中唯一没有患者参与的阶段。在互动前阶段，护士为形成最优的关系，与其他医疗人员和患者生命中的重要他人建立了最合适的物理和人际环境。

关系的定位阶段定义了目的、角色和规则，并提供一个框架以评估患者的需求。护士通过一致的行为建立信任感。数据收集形成了相关护理诊断的基础。定位阶段以护士与患者共同制订的治疗合约为结束。

工作阶段是关系的问题解决阶段，与护理过程的计划和实施阶段相对应。随着患者开始探究棘手的问题和情感，护士用各种人际策略帮助患者发展新的洞察和应对方法。

护患关系的最后阶段发生在积极干预的重要工作结束后。结束应该在关系的早期就彻底并有同情心地界定，以便患者发展更合理地认知。与关系结束阶段有关的主要任务包括总结和对已完成行为的评估，以及在必要时的转诊。与传统护患关系类似，短期的关系整合了一些技巧和能力，但更要关注此时此地。行动计划要尽可能简单而具体。

伦理困境　你会怎么做？

凯丽，20岁，以试验性的医学诊断——排除艾滋病而入院。约翰是一名21岁的护士学生，被安排照顾凯丽。约翰向导师表达了对患者性取向的担心。于是导师让约翰花更多的时间在所负责的另一个患者身上，该患者因轻微的心跳不规律来接受治疗。从约翰花很少的时间照顾凯丽的原因中可以得到什么结论？如果你是约翰的临床导师，你会怎样处理这种情况？你怎样看待这个情境的伦理问题？

问题讨论

1. 在你的临床情境中，组织结构和期望以什么方式增强或阻碍了治疗性关系的发展？

2. "在健康照护关系中在场"这句话是什么意思？

3. 治疗性的人际关系以哪种特定的方式有效地支持患者和家属的决策过程？

参考文献

American Hospital Association (AHA): *The patient care partnership: understanding expectations, rights and responsibilities.* 2003. Available online: http://www.aha.org/content/00-10/pcp_english_030730.pdf

Anderson H: Postmodern collaborative and person-centered therapies: what would Carl Rogers say? *J Fam Ther* 23(4):339–360, 2001.

Bardes C: Defining "client-centered medicine." *N Engl J Med* 366:782–783, 2012.

Ballou K: A concept analysis of autonomy, *J Prof Nurs* 14(2):102–110, 1998.

Barry M, Edgman-Levitan S: Shared decision making—the pinnacle of client-centered care, *N Engl J Med* 366:780–781, 2012.

Briant S, Freshwater D: Exploring mutuality within the nurse-client relationship, *Br J Nurs* 7(4):204–206, 1998.

Bridges J, Nicholson C, Maben J, Pope C, Flatle M, Wilkinson C, Meyer J, Tziggili M: Capacity for care: meta-ethnography of acute care nurses' experiences of the nurse client relationship, *J Adv Nurs* 69(4):760–772, 2013.

Bruner B, Yonge O: Boundaries and adolescents in residential treatment centers: what clinicians need to know, *J Psychosoc Nurs* 44(9):38–44, 2006.

Buber M: *Between Man and Man,* 2nd ed (Routledge Classics) New York, NY, 2002, Routledge.

Buber M: Distance and relation, *Psychiatry* 20:97–104, 1957.

Buber M. I and Thou, New York: Charles Scribner's Sons, 1958.

Cappabianca A, Julliard K, Raso R, Ruggiero J: Strengthening the nurse-client relationship: what is the most important thing I can do for you today, *Creat Nurs* 15(3):151–156, 2009.

Carmack B: Balancing engagement and disengagement in caregiving, *Image (IN)* 29(2):139–144, 1997.

Carter M: Trust, power, and vulnerability: a discourse on helping in nursing, *Nurs Clin North Am* 44:393–405, 2009.

Chauhan G, Long A: Communication is the essence of nursing care. 2: ethical foundations, *Br J Nurs* 9(15):979–984, 2000.

Covington H: Caring presence: delineation of a concept for holistic nursing, *J Holist Nurs* 21(3):301–317, 2003.

Daniels L: Vulnerability as a key to authenticity, *Image J Nurs Sch* 30(2):191–193, 1998.

Deering CG: To speak or not to speak? Self-disclosure with clients, *Am J Nurs* 99(1 Pt 1):34–38, 1999.

Dinc L, Gastmans C: Trust and trustworthiness in nursing: An argument-based literature review, *Nursing Inq* 19(3):223–237, 2012.

Easter A: Construct analysis of four modes of being present, *J Holist Nurs* 18(4):362–377, 2000.

Egan G: *The skilled helper: A Problem-Management and Opportunity-Development Approach to Helping.* 10th ed, Brooks Cole: Belmont, CA, Cenage Learning, 2014.

Egan G: *The skilled helper*, ed 7, 2002, Brooks Cole: Pacific Grove, CA.

Elwyn G, Frosch D, Thompson R, et al.: Shared decision making: a model for clinical practice, *J Gen Intern Med* 27:1361–1367, 2012.

Erlen JA, Jones M: The client no one liked, *Orthop Nurs* 18(4):76–79, 1999.

Fronek P, Kendall M, Ungerer G, Malt J, Eugarde E, Geraghty T: Towards healthy professional-client relationships: the value of an interprofessional training course, *J Interprof Care* 23(10):16–29, 2009.

Gallant M, Beaulieu M, Carnevale F: Partnership: an analysis of the concept within the nurse-client relationship, *J Adv Nurs* 2:149–157, 2002.

Greene J, Hibbard J: Why does client activation matter? An examination of the relationships between client activation and health-related outcomes, *J Gen Inte rn Med* 27:520–526, 2012.

Hagerty B, Patusky K: Reconceptualizing the nurse-client relationship, *J Nurs Scholarsh* 35(2):145–150, 2003.

Hartley S: Drawing the lines of professional boundaries, *Renalink* 3(2):7–9, 2002.

Hawley MP, Jensen L: Making a difference in critical care nursing practice, *Qual Health Res* 17(5):663–674, 2007.

Heery K: Straight talk about the client interview, *Nursing* 30(6):66–67, 2000.

Heinrich K: When a client becomes too special, *Am J Nurs* 22(11):62–64, 1992.

Henderson V: The nature of nursing, *Am J Nurs* 64(8):62–68, 1964.

Hofmann P: Addressing compassion fatigue. The problem is not new, but it requires more urgent attention, *Healthc Exec* (Sept/Oct). 24(5):40–42, 2009.

Hook M: Partnering with clients—A concept ready for action, *J Adv Nurs* 56(2):133–143, 2006.

Institute of Medicine: *Crossing the quality chasm: a new health system for the 21st century*, Washington, DC, 2001, National Academies Press.

Institute for Patient-and Family-Centered Care: *FAQs.* Retrieved: (July 23, 2014) www.ipfcc.org/faq.html, 2010.

Jasovsky D, Morrow M, Clementi P, et al.: Theories in action and how nursing practice changed, *Nurs Sci Q* 23(1):29–38, 2010.

The Joint Commission. (2001) *The Health care at the crossroads: strategies for addressing the evolving nursing crisis* Author: Washington, DC

Kines M: The risks of caring too much, *Can Nurs* 95(8):27–30, 1999.

Lambert K: Gifts and gratuities for the case manager, *Prof Case Manag* 14(1):53–54, 2009.

O'Brien L, Quoted in, LaSala C: Moral accountability and integrity in nursing practice, *Nurs Clin North Am* 44:423–434, 2009.

Levigne D, Kautz DD: The evidence for listening and teaching may reside in our hearts, *Medsurg Nurs* 19:194–196, 2010.

Lazenby M. On the humanities of nursing. *Nurs Outlook* 61(1) e9–14, 2013.

Lowry M: Self-awareness: is it crucial to clinical practice? Confessions of a self-aware-aholic, *Am J Nurs* 105(11):72CCC–72DDD, 2005.

McCance T, McCormack B, Dewing J: An exploration of person-centeredness in practice, *OJIN* 16, 2011. No.02, Manuscript 01.

McCarthy C, CA Aquino-Russell CA: comparison of two nursing theories in practice: Peplau and Parse, *Nurs Sci Q* 22(1):34–40, 2009.

McCormack B, McCance T: *Person-centred Nursing: Theory and Practice*, Wiley Blackwell, 2010, Oxford.

McCormack B, McCance TV: Development of a framework for person-centred nursing, *J Adv Nurs* 56(5):472–479, 2006.

McDonough-Means M, Kreitzer I, Bell: Fostering a healing presence and investigating its mediators, *J Altern Complement Med* 10(Suppl 1):S25–S41, 2004.

McGrath D: Healthy conversations: key to excellence in practice, *Holist Nurs Pract* 19(4):191–193, 2005.

McQueen A: Nurse–client relationships and partnership in hospital care, *J Clin Nurs* 9(5):723–731, 2000.

Mead N, P. Bower B: Client-centredness: a conceptual framework and review of empirical literature, *Social Science and Medicine* 51:1087–1110, 2000.

Morse J: Negotiating commitment and involvement in the nurse-client relationship, *J Adv Nurs* 16:455–468, 1991.

Morse JM, Havens GA, Wilson S: The comforting interaction: developing a model of nurse-client relationship, *Sch Inq Nurs Pract* 11(4):321–343, 1997.

Moser A, Houtepen R, Spreeuwenberg C, Widdershoven G: Real-izing autonomy in responsive relationships, *Med Health Care Philos* 13:215–223, 2010.

National Council of State Boards of Nursing (NCSBN): *A nurse's guide to professional boundaries*, Available online Chicago, 2009, NCSBN. Accessed December 15, 2009. https://www.ncsbn.org/ProfessionalBoundaries_Complete.pdf.

Nicholson C, Flatley M, Wilkinson C, Meyer J, Dale P, Wessel L: Everybody matters 2: promoting dignity in acute care through effective communication, *Nurs Times* 106(21):12–14, 2010.

Patient-Centered Outcomes Research Institute: http://www.pcori.org/about/mission-and-vision/, 2013.

Peplau HE: *Interpersonal relations in nursing*, New York, 1952, Putnam.

Peplau HE: Peplau's theory of interpersonal relations, *Nurs Sci Q* 10(4):162–167, 1997.

Porter S, O'Halloran P, Morrow E: Bringing values back into evidenced based nursing: Role of clients in resisting empiricism, *Nurs Sci Q* 34(2):106–118, 2011.

Reynolds W: Peplau's theory in practice, *Nurs Sci Q* 10(4):168–170, 1997.

Rodriguez A, Mayo N, Gagnon B: Independent contributors to overall quality of life in people with advanced cancer, *BJC* 108:1790–1800, 2013.

Rogers C: The characteristics of the helping relationship, *Person Guid J* 37(1):6–16, 1958.

Scheick D: Developing self-aware mindfulness to manage counter-transference in the nurse-client relationship: An evaluation and Developmental study, *J Prof Nurs* 27(2):114–123, 2011.

Sheets V: Professional boundaries: staying in the lines, *Dimens Crit Care Nurs* 20(5):36–40, 2001.

Small D, Small R: Patients First! Engaging the Hearts and Minds of Nurses with a Patient-Centered Practice Model. *Online J Issues in Nurs* 16(2), May 31, 2011. manuscript 2.

Stievano A, Rocco G, Sabatino L, Alvaro R: Dignity in professional nursing: guaranteeing better patient care, *JRN* 32(3):120–123, 2013.

第十一章

治疗性关系中的桥梁和阻碍

Katbleen Underman Boggs

目 标

阅读本章后，读者能够：

1. 识别促进治疗性关系发展的基本概念：关怀、授权、信任、共情、互惠和保密。

2. 描述促进信任、授权、共情、互惠和保密的护理措施。

3. 描述发展治疗性关系过程中的常见障碍：焦虑、刻板印象、缺乏私人空间和时间限制。

4. 识别减轻患者焦虑、尊重个人空间以及保密性的护理行为。

5. 识别研究支持的沟通结果之间的关系，例如，对患者授权有利于促进自我护理。

6. 讨论相关的研究结果如何应用于临床实践。

本章主要讨论临床实践中护患关系的组成部分，以及护患沟通对于患者健康成果和满意度的影响。良好的沟通应该是一个多维的过程，包括了信息发出者和接收者两方面。沟通技巧将会影响患者，例如，患者的焦虑、治疗的依从性和满意度。为了建立治疗性关系，首先需要理解和运用相关概念，例如，尊重、关怀、授权、信任、共情、互惠以及保密和诚实（图 11.1）。除此以外，巩固治疗性关系还需要伦理方面的考虑，例如，尊重患者的自主性、公正和维护患者的权益。大量的研究证实，良好的沟通有益于提高患者对治疗的依从性和满意度。任何时候在面对患者时，都需要意识到

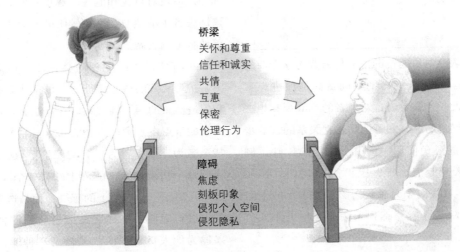

桥梁
关怀和尊重
信任和诚实
共情
互惠
保密
伦理行为

障碍
焦虑
刻板印象
侵犯个人空间
侵犯隐私

图 11.1　关系可向积极和消极的方向改变。护理行为可能成为良好护患互动中的障碍或者桥梁。

他们在言语反应和非言语反应上的个体差异（Knoerl et al., 2011）。

理解沟通的障碍（例如，焦虑、刻板印象、侵犯个人空间或保密性）会影响治疗性关系的质量。在行为中传递尊重、关怀、温暖、接受和理解是人际间的互动技巧，也需要练习。用有意义的方式照顾他人是增加经验的有效方法。学生在刚开始与患者互动时往往感觉无助和无所适从，从而表现出悲观、愤怒以及尴尬的情绪。可通过同伴之间的讨论和学习实践提高技巧。在之前的第八章和第九章中，对于如何运用教学团体以及调节情绪均有介绍。

基本概念

治疗性关系中的桥梁

护患沟通对于提高护理质量非常重要。沟通技巧将直接影响患者的结局，例如，护理满意度、应对能力、治疗的依从性、对机构照护的适应能力、平静接受死亡和焦虑水平。对于护士而言，沟通影响其对工作的满意度和压力状况。理解以下概念有助于促进沟通。每一个概念在实际应用时的障碍也将在下文中说明。

尊　重

真诚地表达尊重能帮助护士与患者建立专业的治疗性关系。护士及患者的共同目标是促进患者的健康，因此护士需要表达对患者的价值观和想法的尊重。询问患者喜好的称谓是建立关系的首要步骤。应尽可能避免使用一些过于随便的称呼，例如，"你今天感觉怎么样，宝贝？""妈妈，抓住你的宝宝！""我们今天感觉怎么样啊？"护士需要记住，住院患者容易感到无法掌控与工作人员的关系。

障碍：缺少尊重

当患者觉得医务人员不友好或在回避自己时，往往会有被轻视的感觉；而当与医务人员之间有一些"闲聊"的时候，他们往往会感觉更舒服（Williams & Irurita, 2004）。医疗团队成员之间缺少尊重，特别是医生缺少对护士的尊重往往是造成沟通不良的常见原因，最终会造成患者的不良结局。在真正的合作模式中，每一位团队成员都应该表达对别人的尊重并且有责任促进团队间的良好沟通。在以患者为中心的照护模式中，应将患者也作为一位值得尊重的团队成员来看待（QSEN 能力中的一项）。

在第四章中介绍了关于安全的问题以及相关的沟通交流工具。

关　怀

关怀是指一种以奉献为特征的、有意识的人为活动，通过足够的知识和技能来帮助患者维持其完整性。护士通过治疗性关系为患者提供照护。护理理论家，例如 Watson 描述了建立和维持一种帮助—信任的照护关系的需求（Lachman, 2012）。护士的关怀能力往往由帮助他人的天然回应、护理伦理知识以及对自我和他人的尊重发展而来。护士应该让患者主动参与到恢复健康的努力中，而不是简单地替他们去做。

2010 年，美国护理学会在社会政策报告中指出，护理实践的核心特征之一就是建立有利于康复和促进健康的照护性关系。在专业文献中，照护性关系的重点在于满足患者的需求。一个正式的模型甚至名为"以患者为中心的照护"。这是第二章所述的六个初级 QSEN 能力中的第一个。"关怀"的行为并不是一种情感上的感受，而是选择对患者的需求进行回应——你愿意通过你的同情、关心和兴趣为他人贡献自己。关怀是一种道德责任，指引你为患者发声。

患者希望我们理解他们为何感到痛苦。医护人员往往用医学用语评估事实和事件；与之相对，患者则重视联系和原因。要想消除这一潜在的隔阂，你需要传达一种感觉，你真心地在乎患者的看法。关怀对健康状态和治愈有积极的影响。患者可以专注于完成医疗目标，而不用担忧会不会有人照护他。在照护关系里，护士在满足患者需要的同时也能获得满足感。

患者的家庭成员也同样需要感受护士的关怀。当关怀病患的家庭成员时，许多家庭不相信护士真的理解他们遭遇到的问题，特别是当病症不容易察觉的时候。法国的一项研究关于与垂死病患的家庭积极主动地进行沟通的效果。研究发现，在以较长的会谈为形式的"关怀"介入中，家庭成员可以表达他们的情感，并且与伦理和临终关怀专家交谈，配合书面材料，确实能减轻他们的焦虑和抑郁（Lautrette et al., 2007）。

障碍：缺乏关怀

尽管护理行业已经对以患者为中心的照护有长期的承诺，但有时候你仍能察觉到某个护士的冷漠，他们在尽力满足自身需求而不是患者的需求；有些护士偏离照护行为；有时候，护士过于忙碌，而不能专注于患者。练习 11.1 将帮助你聚焦于关怀的概念。

赋　权

赋权有助于患者对自己的生命负责。我们的护理目标是：使用我们的沟通技巧，建立桥梁，构筑与患者的合作关系（以患者为中心的照护，QSEN 能力中的一项）。我们利用互动过程获取信息、工具和资源，帮助我们的患者习得技能，以达成其健康目标。赋权是所有护患关系中的重要目标，这在护理理论中被强调，例如，Orem 把患者看作其自我照护的中介。研究证明，患者参与自我照护的程度越高，恢复健康越有成效。

在个人层面上，赋权使患者感觉受到重视，从而采取有成效的应对方法并乐观地思考。赋权需要人的力量：在帮助患者管理自己生命的过程中，我们发现并增强了他们现有的优势。

障碍

赋权是有目的的。鼓励患者为自身健康负责。这与家长式态度形成直接对比；家长式态度是之前在医疗中发现的，特征为"我知道什么对你最好，或我可以做得更好"。对于给予照护、管理药物或识别危机来说，缺乏信息可能是赋权家庭成员照料患病亲人的主要障碍。未能允许患者承担自身责任，或未能向患者提供合适的资源和支持，会阻碍赋权。

信　任

建立**信任**是所有人际关系的基础。发展人际信任和安全感是护患关系的基础。信任营造出一种没有威胁性的人际交往氛围。在这样的氛围里，患者能够自在地表达他们的需要。护士被认为是值得信赖的。建立信任关系，能够让你精确地评估患者的需要。

信任还是建立有效工作关系的关键。工作场所中缺乏信任，会对组织和同事产生有害影响，影响

练习11.1　关怀的应用

目的：帮助你将关怀的概念应用于护理。

步骤
识别可应用于护理实践的关怀的某些方面。以小组为单位并列出一份清单。

讨论
举例说明如何在护患情境中实施这种形式的关怀。

效率和承诺。根据 Erikson 的研究（1963），信任的发展需要在熟悉的看护人进行照护期间，经历稳定性、同一性和持续性。信任的发展基于过往经验。在护患关系里，维持开放的信息交流有助于发展信任。患者的信任意味着愿意处于弱势，依赖健康提供者能如预期般履行职责。诚实是建立信任的基础。研究表明，患者或其代理人希望"完全诚实"以及完全公开。百宝箱 11.1 列出了有助于促进信任关系的人际交往策略。

百宝箱11.1　促进信任的技巧

- 传达尊重。
- 考虑患者的独特性。
- 展现温暖和关怀。
- 使用正确的名称称呼患者。
- 积极地倾听。
- 给予充足的回答问题的时间。
- 保密。
- 言行一致。
- 使用温和、友好的语调。
- 运用合适的目光交流。
- 微笑。
- 灵活处事。
- 提供允许的偏好物。
- 诚实和开放。
- 提供完整的信息。
- 提供稳定性。
- 计划日程。
- 贯彻承诺。
- 设置界限。
- 避免分心。
- 使用关注的姿势：手臂、腿部和身体放松；略微向前倾斜。

障碍：不信任

不信任不仅影响交流，而且影响治愈效果。护士和患者之间的不信任可以转变为信任。正如某些机构管理者对待员工的方式仿佛在说员工是不值得信任的，一些护士对待患者的方式仿佛在说患者是不守规矩的小孩子。如果某个患者未能遵守护理制度，就会发生这样的情况，并从护理诊断角度被贴上"不顺从"的标签。在其他的情况下，社区护士不遵守与患者之间的约定，或儿科护士骗人说打针不会痛，都会损害患者的信任。如果某人无法依赖他人，就很难维持信任。应对健康问题时投入的精力会转化到对护士承诺和可信度的评估里。当护士的技能、承诺和关怀值得信任时，这有助于使患者把注意力集中到需要解决的情况。患者也可能损害护士对他们的信任。有时患者通过不必要地差使护士或无止境地谈论肤浅的话题"测试"一个护士的可信度。只要护士认识到测试行为，并设立自身角色与患者角色的明确界限，就有可能发展信任。练习 11.2 旨在帮助学生更加熟悉信任的概念。

共　情

共情是对患者的感受敏感并传达理解的能力。共情是一种把自己放到患者的位置上的能力。共情和共情地交流是帮助关系的特征，在护理实践中不可或缺（McMillan and Shannon, 2011）。共情是治疗关系的一个重要元素。有效地向患者传达共情的能力与改善患者满意度以及患者对治疗的依从度相

练习11.2　促进信任的技术

目的： 识别促进信任关系建立的技术并提供技能实践练习。

步骤：

1. 阅读促进信任关系的人际交往技术列表（百宝箱 11.1）。
2. 个人：描述你与最近的患者之间存在信任关系吗？你是怎么知道的？你使用了哪些技术？你还可以使用哪些技术？

3. 小组：把班级分为若干三人小组。让一个小组成员访谈另一个成员，以获得一份简要健康史。第三个成员观察和记录信任行为。交换角色，以便每个人都能充当访谈者。每次的访谈持续 5 分钟。15 分钟后结束，分享发现。

讨论： 比较各种技术。

关。美国儿科学会的一项政策声明将沟通范围扩展到患者家庭（Levetown, 2008）。

一名共情的护士会精准地发觉和理解患者的情绪。有些护士可能会称之为同情，对于护患关系至关重要。可使用沟通技巧传达尊重和共情。虽然专家护士能认识到患者的情绪，但是他们也会坚持客观性，以维持他们自己的独立自我。作为一名护士，你应该尽量不过度认同或内化患者的感受。如果发生内化，你将失去客观性以及帮助患者处理这些感受的能力。意识到患者的感受属于患者而不是你，这一点相当重要。

通过言语和非言语的交流行为，传递你对患者感受的意义的理解。坚持直接的目光交流，使用护理的开放的肢体语言，保持镇定的语调。通过重述表达你对于患者所传达的感受和信息的理解，然后，让患者确认准确与否。如果你需要更多的有关其感受的信息，可详细询问他们，或者问"还有其他让你烦恼的事情吗？"获得充足的信息后，你可直接采取措施应对他们的需求。凭借准确的数据，你可将患者的感受传达给其他医疗人员。

障碍：缺乏共情

未能理解患者的需求，可能会导致你无法提供必要的教育或所需的情感支持。文献表明，临床环境中的共情的主要障碍包括缺乏时间、缺乏信任、缺乏隐私或缺乏支持。一些研究表明，缺乏共情将影响照护质量，导致不太有利的健康状况，并降低患者的满意度。然而，我们可以有意识地选择表达共情。

互　惠

互惠意味着护士和患者对患者的健康问题和解决手段达成共识，双方均致力于改善患者的健康状况。其特征是尊重对方的自主性和价值体系。发展互惠时，你需要在护理过程中的所有阶段最大化患者的参与度。互惠指的是解决问题时的合作，以及最初会面时的交流推动力。互惠体现在患者的个性化目标的发展和满足患者个人健康需求的护理工作中。练习11.3给出了评估互惠的训练。

作为护士，我们尊重人与人之间的差异。我们与患者共同参与决策过程。即使不同意他们的观点，我们也接受他们的决定。有效利用第三章所述的价值观说明可帮助患者进行决策，明确知道自身价值观的患者能更有效地解决问题，决策对于患者来说会变得有意义，他们将有更大的概率取得成功。当相互关系终止时，双方均会经历一种共享的成就和满足感。

诚　实

如第二章和第三章所述，法律和伦理标准规范了具体的护理行为，如保密、友善以及尊重患者的自主权，其出发点是基于伦理原则的职业护理价值

练习11.3　评估互惠

目的：识别护士和患者表明互惠的行为及感受。

步骤

患者结束一段照护关系之后完成以下问题，回答是或否；然后把答案带到班里讨论。你如何达成互惠，或者为什么你未能达成互惠？

1. 我对这段关系感到满意吗？
2. 患者是否对这段关系表示满意？

3. 患者有没有与我分享情感？
4. 我有没有为患者做决定？
5. 患者是否觉得自己被允许做决定？
6. 患者有没有完成他（她）的目标？
7. 我完成我的目标了吗？

讨论

在大组中讨论互惠。

观。通过遵循这些"规则"，护士与他们的患者建立了治疗关系。诚实有利于建立治疗关系。当患者知道他们可以了解真实情况时，可促进信任并有利于建立治疗关系。

治疗关系的其他障碍

一些额外的障碍会影响护士和患者建立治疗关系，这些障碍包括：焦虑、刻板印象和缺乏个人空间。医疗保健系统固有的障碍也是专业文献中经常讨论的话题。在有管理的照护中，障碍往往能反映对成本抑制的考虑。这些障碍包括在向患者分配护士的过程中缺乏一致性以及越来越多地使用临时员工作为代理护士，或者人员"浮动"。时间不足可能源于低护患比或患者提前出院。主要护理提供者，如护士，往往受限于只关注主要问题，以最大限度地增加护理的患者数量，导致"15分钟门诊"。其他制度障碍，包括与其他专业卫生人员的交流冲突、价值观冲突、有限的身体检查安排以及盈利机构缺少对关怀的重视。这些制度障碍限制了护士与患者建立基本关系的能力。充足的时间对于建立治疗关系、实现对患者需求的有效护理响应必不可少。尝试练习11.4。

焦虑

焦虑是一种模糊、持久的即将发生坏事的感觉。这是一种普遍的感觉；没有人会完全幸免。当自我概念受到威胁（实际或者想象的）时就会焦虑。低满意度的沟通与患者焦虑的增加有关。通常可以通过观察试图消除焦虑感觉的身体和行为表现来发现焦虑。虽然当个人经历焦虑时可能意识不到，但是可以通过特殊行为发现焦虑。练习11.5用于识别有关焦虑的行为。表11.1显示了个体感官知觉、认知能力、应对技巧及行为是如何影响焦虑的强度和水平的。

轻微的焦虑加强了个人对周围环境的意识，并促进其学习和做出决定。因此，当有健康教育需要或者有解决问题的必要时，轻微程度的焦虑是有利的。但是，长期保持轻微的焦虑状态并不明智。

更高的焦虑水平会降低感知能力。焦虑状态伴随着抑制个体有效功能的言语和非言语行为。

练习11.4　建立沟通桥梁模拟练习

目的：评估当前的沟通技巧。

步骤

在小组中，一名学生扮演患者，告诉了护士过去的一些不愉快的就医经历，而另一名学生扮演护士与患者交谈。

讨论

1. 互动的哪些方面表现出共情、尊重、关怀等？

2. 听众应提供以下反馈：

　　a. 评论观察到的积极方面。

　　b. 仅在做出积极的评价后提出建设性的批评。

　　c. 识别所有障碍行为。

　　d. 建议护士可以使用的代替策略。

　　e. 想一下你使用桥梁或障碍的次数。

练习11.5　识别与焦虑有关的言语和非言语行为

目的：拓宽学习者对焦虑相关的行为反应的识别意识。

步骤：

尽可能多地列出你能想到的焦虑行为。各列都有几个例子作为引导。以小组的形式讨论该列表，并在列表上增加新的行为。

言语	非言语
颤抖的声音	咬指甲
快速讲话	脚尖点地
呢喃	出汗
防备的言辞	踱步

焦虑程度	感官知觉	认知和应对能力	行为
轻度	高度警觉状态；听觉、视觉、嗅觉、触觉灵敏度增强	学习能力、解决问题的能力增强；反应能力和适应变化刺激的能力增强；机能增强 *	散步，唱歌，吃，喝，轻度不安，积极聆听，参与，提问
中等	感官知觉下降；在指导下能扩大感觉范围	专注度丧失，认知能力下降；不能识别造成焦虑的各种因素；在指导下能应对、减轻焦虑和解决问题，身体机能受抑制	肌张力增强，脉搏和呼吸加快；语音语调发生变化，语速加快，口头回应不完整；过于纠缠细节
严重	感官知觉显著下降；对疼痛的敏感度下降	思维受限，即使在指导下仍然无法解决问题；无帮助时无法应对压力；精神状态混乱；身体机能受抑制	无目的，丧失行为目标；脉搏、呼吸加快；血压升高；过度换气；口头回应不得体或前后不一致
恐慌	丧失感官知觉	无认知或应对能力；如果不进行干预，有可能死亡	呆滞

表11.1 焦虑程度与感官知觉、认知和应对能力以及外显行为的关系

* 机能是指完成生活中各项基本生存活动的能力。

例如，焦虑使你屏住呼吸，从而导致更高水平的焦虑。不管对护士还是患者，中度至重度的焦虑均会阻碍治疗关系的建立。为了实现目标并达到互惠，

必须降低较高水平的焦虑感。一旦确定焦虑的存在，护士需要采取适当的行动。百宝箱 11.2 列出了缓解焦虑的方法。

严重的焦虑需要医疗和心理干预以缓解压力。长时间的恐慌状态不利于生活。在极端的焦虑表现下，如果未及时诉诸医疗和心理援助，可能出现自杀或杀人。一些用于降低中等焦虑的人际交往技能同时也可作为患者临床护理的一部分，应用于患者出现严重焦虑和惊恐发作的情况。

从各种策略中选择适用于特定患者的焦虑缓解策略十分困难，并不是所有的方法对所有患者均适当或具有相同效果。如果一名护士为了建立信任，过早地要与患者讨论其还没有准备好的内容，会增加焦虑。你需要准确识别患者的焦虑水平，也应该识别并降低自己的焦虑。焦虑会影响你的感知并干扰关系。

百宝箱11.2 减少患者焦虑的护理措施

- 积极倾听，表达接纳
- 诚实；在患者能理解的水平上回答所有问题。
- 基于数据清楚地说明过程、手术和政策，并给予适当的安慰
- 以冷静、从容不迫的方式行事
- 明确且坚定地讲话（不是大声地）
- 提供关于化验、药物、治疗和限制活动的理由的相关信息
- 设置合理的限制，并提供结构性
- 鼓励患者寻找焦虑的原因
- 通过积极的语句，例如"我会"和"我能"增强自我肯定
- 使用玩偶、木偶和游戏进行游戏治疗
- 为年轻的患者画图
- 使用治疗性触摸，提供温水浴、搓背
- 开展娱乐活动，如体育锻炼、听音乐、纸牌游戏、棋盘游戏、手工艺活动和阅读
- 教授呼吸和放松练习
- 使用引导想象技术
- 练习秘密的演练

From Gerrard B, Boniface W, Love B: *Interpersonal skills for health professionals*, Reston, VA, 1980, Reston Publishing.

刻板印象和偏见

刻板印象，是对一个群体进行特征归类，认为

这个群体中的所有人均具有这种特征。人们可以按照种族、文化、宗教、社会阶层、职业、年龄等因素形成刻板印象，即使是健康问题也可能形成刻板印象，例如酗酒、精神疾病和性传播疾病是刻板印象形成的温床。尽管程度不同，刻板印象是跨文化的，并在一定程度上是跨时代的。

刻板印象多在儿童时期习得，在后来的生活经验中被强化。刻板印象可能携带着积极的或者消极的观点。有些人认为我们的文化对男性的刻板印象比对女性的少。我们每个人都有个人偏见。个人偏见通常是基于过去的无意识学习。作为护士，我们可能会无意识地做出这些行为。成见会影响共情，并侵蚀护患关系。作为护士，我们必须努力洞察自己的期望以及对人的预先判断。据报告，一些护士承认不相信父亲有能力照顾好患病儿童。如果是这样，这肯定是一个刻板印象的示例。确定解决意向，避免因刻板印象而难以做出改变。

刻板印象总是不准确的。任何属性均不可能适用于一个群体中的每个成员。我们都认为，我们的方法是正确的方法，其他所有的人都像我们一样看待生活经历。但现实是，但生活中有许多条路，一条道路并不一定比另外一条更好。

情绪能够使我们形成负面刻板印象。基于强烈情绪的刻板印象被称为偏见。有强烈感情色彩的刻板印象很难改变。在极端情况下，可能会导致歧视。歧视在法律上指的是某人因为偏见而拒绝向他人提供合法的机会。在美国，联邦法律禁止基于年龄、信仰、性别、性取向、残疾、种族、宗教或遗传学的工作场合歧视。

每个人都有偏见。如果护士在临床中带有偏见，偏见会扭曲他们的看法，防止患者变化，并扰乱医疗提供者与患者之间的关系。护士应该将减少偏见作为一个目标。为此，我们认识到一位患者作为一个独特的个体，与我们自身既存在不同之处，也存在相似之处。接受其他人时，就要全部接受。这种无条件接受，如 Carl Rogers（1961）所述，是帮助关系里的一个重要因素。在接受时不做任何判断评价；这并不意味着同意或批准。儿童电视节目主持人 Fred Rogers 在结束职业生涯时向他的观众们说："我就喜欢这样的你。"作为护士，如果我们可以通过言辞和行动向患者传达这种接受，将是多么完美！练习 11.6 检验了减少临床偏见的方法。

练习11.6　通过识别刻板印象减少临床偏见

目的： 识别需要减少的护理偏见的示例。识别专业刻板印象和如何减少它们是维持高品质护理的一个组成部分。

步骤：

下面每个场景各表明一种刻板印象。请识别刻板印象及其如何影响护理。作为一名护士，在面对这种情况时为消除偏见，你会怎么办？对你而言，是否存在你不想为其提供护理服务的个人或群体（例如，无家可归的、有体臭的、指甲肮脏的妇女）？

情景 A

信奉节育的产科护士丹尼尔斯女士这样评论她的患者："冈萨雷斯夫人又怀孕了。要知道，她已经有 6 个孩子了！看到我们交的税都成了这些人的福利，就让我感到恶心。我不知道她怎么能一直这样做。"

情景 B

医疗单位的注册护士布朗夫人对她 52 岁的女患者感到烦恼："如果她再按蜂鸣器一次，我会关了它。她不明白还有其他患者比她更需要我的照顾吗？她成天在床上躺着，什么也不干。她这么胖，这样下去她永远也不可能减肥成功。"

情景 C

沃特斯夫人是一家养老院的护士，一位 93 岁的老人的女儿对她说："我母亲大部分时间都迷迷糊糊，以至很少得到你们的关心，而其他精神好而且头脑清楚的病人可以得到你们更多的照顾。这不公平！难怪我妈妈一直都不清醒。没有人与她谈话，也没有人进来跟她打个招呼。"

过度卷入造成的障碍

要提供合格专业的护理，客观性十分重要，在一段长期的关系里尤其如此。当你的患者搞不清自己在你们的关系中扮演的角色时，你分享太多有关自己的信息、你的工作问题或者其他患者的事情将成为障碍。很多人喜欢与患者保持友好关系，但如果想要继续提供有效的护理，则要警惕过度卷入。

侵犯个人空间

个人空间是一种无形的个人边界。情感上的个人空间边界可提供一种舒适和安全的感觉。它是由过去的经验、目前的情况和我们的文化所定义的。

空间关系学是研究个体如何利用空间的学科。对大多数生活在西方文化背景下的人来说，8～10平方米的私人空间领域是最佳空间大小。其他的研究发现，在多人居住的房间里，5.5平方米是最低要求；对于医院和机构的私人病房来说，7.5平方米是最低要求；重症监护病房提供的空间更少。

个体对个人空间的需求受文化影响。在某些文化中，人们彼此接触密切；而其他国家的人，则需要更多的私人空间。在大多数文化中，男人比女人需要更多的空间。通常，人们在早晨需要的空间更少。老人需要更多地控制自己的空间，而幼儿一般都喜欢接触和被他人接触。虽然老人欣赏人际接触，但他们一般不喜欢被不加区别地对待。情境焦虑导致需要更多的空间。低自尊的人希望拥有更多的个人空间，他们同时还希望对进入自己空间的人享有选择权，并能够对其进入的方式加以控制。与站在患者正前方相比，站在其身侧更容易让他们接受。直接用眼神交流需要更多的空间。与患者处于同一水平高度（例如，患者坐下时，护士也应坐下；患者站立时，护士也应站立并与其进行眼神交流）可让护士更好地进入患者的个人空间，采取这种姿态会让患者感到更少的威胁感。

医院不是家。许多护理照顾程序会让护士直接闯入患者的个人空间。通常，需要用到医用导管的护理程序（如鼻胃插管、输氧、导尿和静脉注射等）会让患者的移动受限，并会让其觉得自己的个人空间受到了侵犯，而有多位工作人员参与此过程时，这种感觉可能会更加强烈。很多时候，对个人空间的需求是构成个人自我形象不可或缺的组成部分。失去对个人空间的控制会使患者感觉有损身份和尊严，因此在未进行护理时，建议护士与患者保持1米的距离。

当缺乏自理能力的患者能够将自己病房的部分空间视作个人空间时，他们的自尊会提高，并会持有一种认同感。"请把门关上"，患者的这一要求无疑证实了这种安全感的存在。如果患者不担心自己的个人空间受到侵犯，那么他就能对护士多一份信任，从而维持良好的治疗关系。如果在护理过程中的确需要侵入患者的个人空间，你可通过解释其必要性来尽可能降低侵入过程对患者造成的影响。此时与患者进行对话，可让患者觉得自己是值得尊重的个人，而并非仅仅是护理工作的对象。作为护士，应倡导患者拥有自己的个人空间。可将你负责的患者的偏好告知护理团队的其他成员，让他们加入护理计划。

当家庭护士、输液护士或其他助手进入患者的个人空间时，家就不再像家了。在患者家中提供医疗服务时，必须改变自己的态度，不能将自己视为"管事人"。

时间限制

在护理工作中，随着患者健康问题的日益复杂化，我们的工作负担也越来越重。因此，我们可能会没有时间与每位患者进行交流（Hemsley, 2012）。采用团队巡房的方式可促进护士与患者之间的交流，不失为一个解决办法。这种方法要求在日常护理中将患者视作团队伙伴，并在病床边汇报护理情况。然而 Rehder 等人（2012）发现，如果护士在此时一心多用，这种方法反倒会为交流制造障碍。

文化障碍

在第七章中针对跨文化交流进行了广泛讨论。当患者拥有与你不同的文化背景时，每一次互动交流都会遇到挑战。障碍包括健康素养问题或病人角色的文化定义。例如，在某些文化中，患者在症状消失后就不再被视为病人了，所以当患者的糖尿病得到控制后，其家庭成员可能会觉得没有必要再对饮食做特别规定或是进行药物治疗。我们正进入一个文化更加多元化的社会，所有的医疗保健提供者都需要能够与患者进行文化上的沟通。

与患者进行文化沟通要求我们意识到自己文化信念的专断性。与患者进行文化上的沟通，需要尝试理解患者的信念并做出相应的回应。知晓患者的文化偏好能够防止你产生刻板印象并对沟通方式进行调整。

性别差异

性别的定义是男性或女性的文化属性。最近，性别角色、沟通障碍和健康不平等已获得了越来越多的关注。研究给出的结果较为复杂。研究表明，男护士生相对缺乏共情能力（Ouzouni, 2012），而女护士则得不到尊重（Hoglund and Holmstrom, 2008）。其他研究表明，患者对不同性别的护士的感受存在差异，或者说女护士能够更好地与患者进行沟通。例如，美国文化将女性的触摸视作关怀，但有些人则认为男性的触摸带有性暗示，因而并不得体。

在与患者建立治疗性沟通的过程中，不应考虑性别因素。研究表明，所有的医护人员都需要进行沟通培训。你需要练习才能掌握护患沟通技巧，例如澄清、采用开放式问题、共情、倾听、自我披露、对质等。我们需要调整沟通方式，以满足患者的需求和偏好。

发展循证实践

通过对多个研究结果的元分析来确定"最佳实践"，能够得出高水平的循证实践（EBP）。美国医疗保健研究与质量局（AHRQ）在网上发表了许多研究，可供查阅。

章节"通过促进患者及其家庭参与治疗过程来减少不良反应"引用了30多项研究。综述其结果，如下所示：

实践应用：我们通过让患者参与治疗过程来减少不良反应，我们所使用的沟通技巧能够增进患者与护士之间的信任、关怀和授权，比如：

- 提醒或要求接触患者和医疗设备的每个医务工作者洗手。
- 让护士给出个人药物清单，并在患者每次用药时检查该清单。

应 用

第二章中提到的美国护士协会（ANA）和护士职业道德准则对此处所推荐的许多护理工作进行了授权。护理工作需要做到保密、自主、善意、诚实和公正。ANA在其关于人权问题的立场声明中讨论了护士与患者的互惠。具有良好沟通能力的护理人员通常对其职业满意度较高，所感受到的工作压力也较低。患者感受研究表明，良好的沟通能力和高护理质量之间具有相关性。在实践练习中，你得到了提高能力的机会。对于任何加强护理沟通能力的模拟练习，反馈都是重要的一环。

护理流程步骤

数篇文章总结了四个步骤，帮助你向患者传达关怀（C.A.R.E.）：

C = 首先，与患者取得联系（connect）。为患者提供关注。在培养与患者的关系（即满足其健康需求）时，介绍你的目的。使用正式名字而非昵称（如"亲爱的"）来称呼患者。表达自己照料患者的意愿。沟通技巧培训可以培养你对患者无微不至的态度，而工作压力、时间限制等都会降低你对患者的体贴程度。

A = 第二步是充分体会（appreciate）患者的境况。

对你而言，医疗保健环境可能再熟悉不过；但对于患者而言，医疗保健环境或许很陌生，甚至会给患者带来恐慌。站在患者的角度思考问题并表达你的关心。

R＝第三步是对患者的需求做出回应（respond）。患者注重的是什么？患者对医疗护理工作有着怎样的期望？

E＝第四步是授权（empower）。让患者与你一同解决问题。通过与护理人员互动，患者获得了力量和信心，从而能够朝着自己的健康目标迈进。

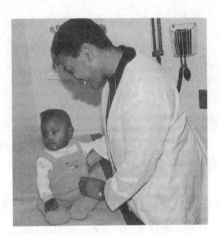

婴幼儿缺乏语言沟通的能力。护士可对婴儿做一些鼓励性的肢体接触，或是发出一些悦耳的音调，这些都有助于克服这一障碍。（*Courtesy Adam Boggs*）

成为护理专业人员的能力受到以往的经验的影响。感受过关怀的人往往能够更好地关怀他人。关怀不应与照料相混淆。虽然照料是关怀的一部分，但前者可能缺乏自我奉献的精神。要想建立起有效的关怀关系，在情感、态度、价值观和技能方面的自我意识至关重要。

赋权策略

你的目标是让患者在治疗中扮演新的角色、学习新的技能，从而让他们为自己的健康状况承担更多的责任。尽管我们可能永远不会理解某些患者所做出的决定，但我们支持他们自己做决定的权利。

赋权方法应包括以下主要策略：

- 接受患者的境况，不要进行任何负面的评判。
- 评估他们的理解能力，了解他们对自己病情的看法和感受，并讨论那些可能对患者自我照顾造成阻碍的问题。
- 与患者积极沟通并共同决定护理工作事宜，从而建立护理工作的共同目标。
- 对患者想要了解的信息有所了解。
- 加强患者的自主性，例如，可让他们在你的教学计划中选择内容。
- 为患者提供信息以及能使用信息的环境。
- 确保你的患者积极参与护理计划。
- 鼓励患者与互助团体取得联系。
- 告知你的患者，他们应为自己所做的医疗决定及其后果承担主要责任。

将共情应用到各级护理操作中

可将促进共情的护理工作分为三类：（1）对要求进行认识和分类；（2）护理行为；（3）共情反应。

处理请求：有两种类型的请求是关于信息和行动的。这两类请求并不涉及人际关系问题，因此相对易于管理。还有一类请求则是为了理解参与，需要设身处地地理解患者需要。这种类型的请求要求更强的人际交往能力，它可能被误解为对行动和信息的请求。你可能需要进行澄清，你的患者是否仅对其特别要求的事物有所需求，是否需要对其需求做进一步的探索。

采取护理行为：护理行为可促进共情，它包括一种体贴、开放的姿态；应通过适当的手势和面部表情来回应患者的言语和非言语线索；运用眼神交流；允许患者进行自我表达。用言语回应患者的非言语线索表示你对患者的注意。同样，在患者身上花费时间和注意力、对患者的问题表示关注、为患者提供有用的信息、为患者澄清问题等，均可表达你对患者的关注。这些回应可以鼓励患者，让他们参与到自己的康复工作中来。

做出共情反应：当你在患者面前表现出感同身受时，你已做出了共情反应。这将帮助他们察觉那些不易察觉的情绪，并将这些情绪与当前情况相联系。例如，观察患者的非言语线索（如患者担忧的表情）并将其用言语表达出来，如"我明白你现在很难受"；确认患者的感受，并告诉他们你了解他们的感受。通过表 11.2 中所列出的行动，护士可在护理工作中表达共情。口头提示（例如，"嗯""啊哈""我明白了""多告诉我一些"和"继续"等）可促进情感的表达。护士可用开放式问题来验证患者的感受。使用表 11.2 中列出的护理行为，通过向患者提供新信息及反馈，扩大数据库。请记住，作为一种沟通方式，表现共情已经显示出其对护理结果的积极影响（Rao et al., 2010）。如果患者的病情使得护士不能用平时的沟通策略来表示共情，护士可采用其他方式（如触摸等）。

表11.2		护理行为的水平
级别	类别	护理行为
1	接受	正确地称呼患者 保持眼神交流 采用开放的姿态 对线索做出回应
2	倾听	点头 微笑 鼓励回应 运用治疗性沉默
3	澄清	提出开放式问题 重述问题 验证患者的感受 承认困惑
3	告知	提供真诚、完整的答案 评估患者的知识水平 总结
4—5	分析	识别不明情绪 解释潜在含义 面对冲突

减少护患关系的障碍

认识障碍的存在是消除障碍、提高疗效的第一步。本章中的实践练习可增进你对可能存在的障碍的认识。大量研究结果表明：诚实、文化敏感性和关怀在护理过程中（尤其是在积极听取患者及其家庭的建议和投诉时）十分重要。请参阅百宝箱 11.3 的策略总结，减少护患间的障碍。

百宝箱11.3 减少关系障碍的提示

- 建立信任。
- 表现关怀和共情。
- 为患者赋权。
- 识别并降低患者的焦虑。
- 保持适当的个人距离。
- 练习文化敏感性及双语工作。
- 运用治疗关系促进活动，如积极地倾听。
- 避免使用医学术语。

诚实和信任

信任对患者的健康相关行为有着很大的影响（Moore et al., 2013）。在过去，护士和医生都会以善意为由隐瞒负面预后信息。然而，任何欺骗行为（说谎或遗漏）都会损害患者对医务人员的信任。因此，根据 Pergert 和 Lutzen 的观点（2012），我们可能需要在说出真话和保留一线希望之间进行平衡。避免对其他医疗人员的负面评价（可能会损害患者的信任）以及护士方面的有限的自我披露，有助于建立互相信任的关系（Babatsikou and Gerogianni, 2012；Nygardh et al., 2011）。患者质疑时，你可以支持他们寻求其他医疗意见。

尊重个人空间

在提供医疗服务前，你需要评估患者的个人空间需求。一项全面的评估包括影响空间认知和入侵反应的文化及发展因素。为了增加患者的个人空间感，你可以减少与患者的直接目光交流；相反，可坐在患者旁边或对椅子的角度进行调整，便于提供咨询服务或者辅导教学。重症监护病房存在许多侵扰程序，在某些时候（例如，给其洗澡或者进行抽吸、伤口护理及换药时）减少目光交流对患者更有益。同时，在这些过程中，与患者温和地交谈并征求其意见十分重要。

为尽量减少个人空间感的丧失，我们应该对患者的尊严和隐私表示尊重。患者在关上门休息和不想被打扰时，应予以理解和尊重；小心安排和处理个人财物，尤其是非常年迈或年轻的患者的财物。对他们来说，个人物品提供了与以往更熟悉的环境的联系，可能非常重要。年迈的患者在不熟悉的环境中可能完全分不清方向，因为在处理新信息时，他们的内部感知技能往往会减弱。鼓励长期护理人员给其带照片、衣服以及最喜欢的纪念品，对这类患者而言是一种重要的护理干预手段。

在医院情境下尊重个人空间

显然，对于多人的房间，个体所需的最小空间和医院能够提供的空间之间存在差异。确保私人空间和表示尊重的行动包括：

- 当准备讨论令人不安的事宜时注意保护隐私
- 在实施流程之前进行解释
- 进入另一个人的个人空间时发出警示（例如，敲门或叫患者名字），最好等患者许可后再进入
- 给个人物品提供专门空间
- 鼓励在患者床头柜放置个人物品或者熟悉的物品
- 在需要身体接触的护理期间，减少直接的目光交流
- 最大限度地减少护理过程中的身体暴露
- 在任何程序中，仅使用必要数量的人员
- 适当地进行触摸

违反保密性

与他人随便谈论私人信息是违反保密原则的行为。护理报告和跨学科团队的个案会议是可接受的特殊沟通讨论示例。切勿在护理和医疗所需之外讨论此类信息；这样做会逐渐破坏你与患者的治疗关系的基础。

避免跨文化的不协调

ANA 关于护理实践中的文化多样性的声明强调了认识到跨文化差异以及将患者作为单一个体对待的重要性（ANA, 1991）。文化敏感性包括：避免基于患者的文化概括其信念，而未花时间去了解个人偏好导致产生沟通障碍；确定可能影响你与患者沟通的有关健康的价值观、信念、健康实践或家庭因素。

总　结

本章的重点是建立和维持护理实践中治疗关系所需的基本概念：关怀、赋权、信任、共情、互惠及保密。尊重作为独特个人的患者，是各概念的基本组成部分。

关怀是护士所做的承诺，涉及由衷地尊重和关心每名患者的独特个性和人格完整。

赋权有助于患者管理自己的健康。

信任代表个人对经验一致性和连续性的情感依赖。患者认为护士值得信赖，是可以分享有关健康需求的困难感受的人。

共情是准确感知另一个人的感觉，并将其感受的意义传达给患者的能力。促进共情发展的护理行为是接受、倾听、澄清、告知以及分析。所有这些行为都包含承认作为独特个体的患者值得被聆听和尊重。

互惠包含在患者能够接受的范围内解决问题时的共享沟通和协作。为促进关系内的互惠，护士需要持续关注自身的感觉、态度和信念。

本章描述了影响护患关系发展的障碍，如焦

虑、刻板印象、过分亲密、侵入个人空间和有限的护患沟通时间。高度焦虑会降低感知能力。当患者表现出中度焦虑水平时，护士需要采用焦虑和压力降低策略。刻板印象代表了一种未经证实的概括性信念，即一个特殊的社会群体、种族或宗教里的所有个人共有某一特征，而不考虑个体差异。形成对患者非评判的、中立的态度，可帮助护士在护理实践中减少临床偏见。个人空间被定义为围绕个体的无形边界，是护患关系中值得关注的另一个概念变量。人际舒适所需的情绪边界随不同的条件而变化。它由过往经验和文化定义。空间关系是研究人类空间利用的术语。为了尽量减少个人空间感的降低，你须对患者的尊严和隐私表示尊重。

伦理困境　你会怎么做？

对职业保密责任具有一定的限制。任何信息，如果隐瞒可能会危及患者或他人生命或身体安全及情感安全时，必须立即传达给健康团队或合适的人员。

例如，青少年表达了枪击同学的计划。在这种情况下，你会违反保密原则吗？那么对于在其肛门上发现生殖器疣（人类乳头状瘤病毒）但无其他性虐待迹象的 5 岁孩子呢？

问题讨论

1. 练习 11.4 中的哪些行为表现出了共情？你能不能给护士角色扮演者所说的话加上一句，"那一定很困难"？

2. 除了在练习 11.6 中识别的刻板印象，你有没有在医疗保健场所听到什么其他刻板印象呢？

3. 你自己更倾向于的空间距离是多少？你把你的这种偏爱归结为什么原因？在什么情况下，你对个人空间的需求会发生变化？

参考文献

American Nurses Association (ANA), 1991 Cultural diversity in nursing practice [position statement] Author: Washington, DC

American Nurses Association (ANA): *Nursing's Social Policy Statement: The Essence of the Profession*, Washington, DC, 2010, Silver Spring,MD: Author. Available online http://nursingworld.org/social-policy-statement/.

Babatsikou FP, Gerogianni GK: The importance of role-play in nursing practice, *Health Sci J* 6(1):4–10, 2012. A Nursing Department Technological Educational Institute of Athens online publication. Available at www.hsj.gr.

Erikson E: *Childhood and society*, ed 2, New York, 1963, Norton.

Hemsley B, Balandin S, Worrall L: Nursing the patient with complex communication needs: time as a barrier and a facilitator to successful communication in hospital, *J Adv Nurs* 68(1):116–126, 2012.

Hoglund AT, Holmstrom I: "It's easier to talk to a woman": aspects of gender in Swedish telenursing, *J Clin Nurs* 17:2979–2986, 2008.

Knoerl AM, Esper KW, Hasenau SM: Cultural sensitivity in patient health education, *Nurs Clin North Am* 46(2011):335–340, 2011.

Lachman VD: Applying the ethics of care to your nursing practice, *Medsurg Nurs* 21(2):112–116, 2012.

Lautrette A, Darmon M, Megarbane B, et al.: A communication strategy and brochure for relatives of patients dying in the ICU, *N Engl J Med* 356(5):459–478, 2007.

Levetown M: American Academy of Pediatrics Committee on Bioethics: Communicating with children and families: from everyday interactions to skill in conveying distressing information, *Pediatrics* 121(5), 2008. e1442–e1460.

McMillan LR, Shannon D: Program evaluation of nursing school instruction in measuring students' perceived competence to empathically communicate with patients, *Nurs Educ Perspect* 32(3):150–154, 2011.

Moore AD, Hamilton JB, Pierre-Louis BJ, Jennings BM: Increasing access to care and reducing mistrust: Important considerations when implementing the patient-centered medical home in Army health clinics, *Mil Med* 178(3):291–298, 2013.

Nygardh A, Malm D, Wikby K, Ahlstrom G: The experience of empowerment in the patient-centered encounter: the patient's perspective, *J Clin Nurs* 21:897–904, 2011.

Ouzouni C, Nakakis K: An exploratory study of student nurses' empathy, *Health Sci J* 6(3):534–552, 2012.

Pergert P, Lutzen K: Balancing truth-telling in the preservation of hope: A relational ethics approach, *Nurs Ethics* 19(1):21–29, 2012.

QSEN Institute. QSEN competencies. http://qsen.org. Accessed May 30, 2013.

Rao JK, Anderson LA, Sukumar B, Beauchesne DA, Stein T, Frankel RM: Engaging communication experts in a Delphi process to identify patient behaviors that could enhance communication in medical encounters, *BMC Health Serv Res* 10:97, 2010, http://dx.doi.org/10.1186/1472-6963-10-97. 2010 Apr 19.

Rehder KJ, Uhl TL, Meliones DA, Turner DA, Smith PB, Mistry KP: Targeted interventions improve shared agreement of daily goals in the pediatric intensive care unit, *Pediatr Crit Care Med* 13(1):6–10, 2012.

Rogers C: *On becoming a person*, Boston, 1961, Houghton-Mifflin.

Williams AM, Irurita VF: Therapeutic and non-therapeutic interpersonal interactions: the patient's perspective, *J Clin Nurs* 13(7):806–815, 2004.

第十二章

与家庭进行沟通

Revised by Sbari Kist

目 标

阅读本章后，读者能够：

1. 定义家庭并识别其组成部分。
2. 在临床环境中，应用标准化的家庭评估工具，将以家庭为中心的概念运用到对家庭的护理中。
3. 在临床环境中，将护理程序运用到对家庭的护理中。
4. 为重症监护病房（ICU）中的家庭制订护理措施。
5. 为社区中的家庭制订护理措施。

本章的目的是描述以家庭为中心的关系和沟通策略，以便护士在临床环境中应用这些关系和策略来支持家庭整体性。本章确定了家庭理论框架，该框架用平实的语言描述了家庭关系。实用的评估和干预措施可以在临床实践中解决影响患者康复的家庭问题，支持慢性疾病的自我管理或者患者安然离世。

基本概念

家庭的定义

在现今社会，家庭可以有多种定义。其中一个定义为"住在同一屋檐下并有同一家长的一群人"（*Merriam-Webster Online*, n. d.）。美国人口调查局（2013）将家庭定义为"家庭因出生、婚姻或者收养关系而住在一起的两个或者多个人（其中一人是一家之主）的群体；所有这样的人（包括相关的子家庭成员）都被认为是家庭成员。一户是由同住在一所房子里的所有人组成，不管这些人之间是

什么关系。一户可能是独居的一人或者没有关系的多人或者住在一起的一家人"。但是，医护人员用下面的定义会更为准确，即"**家庭是说自己是一家人的那些人**"（Wright and Leahey, 2009, p.70）。家庭成员之间可以有或者没有血缘关系。不管如何独特地被界定，强烈的情感纽带和持久的成员关系是家庭关系的特征。即使家庭成员之间疏远或者住得很远，他们也"从未真正地放弃家庭成员关系"（Goldenberg and Goldenberg, 2013, p.3）。

在危机时刻，如有家庭成员罹患严重疾病，其他家庭成员会对这一危机做出反应并广泛地相互影响。每个家庭成员都有其独特的回应危机的方式。沟通，即便是反应式沟通，都是为了维持家庭的完整性。将家庭理解为一个系统与当今社会的医疗卫生环境有关，这是由于家庭是医疗卫生团队的重要组成部分。家庭作为代言者、照顾者、支持者甚至是某些时候的刺激因素，对患病的家庭成员都有着极深的影响。年龄很小、年龄很大的家庭成员以及患有慢性疾病需要协助自理的成员尤其依赖他们的家庭。

在压力和危机时刻，让家庭接受来自医疗卫生团队的支持很有必要，这些支持可以提供信息和授权以成功适应。在家庭赋权过程中，资源和支持都很重要（Trivette et al., 2010）。所谓的资源和支持包括信念、既往经验、帮助和接受帮助的实践、优势和能力，它们也有助于解释患者和家庭对健康问题所做出的反应。

进行家庭评估很有必要，"以便于：（1）确保家庭的需要得到满足；（2）寻找家庭行动计划中的不周之处；（3）向家庭提供多种支持和资源"（Kaakinen et al., 2010, p.104）。

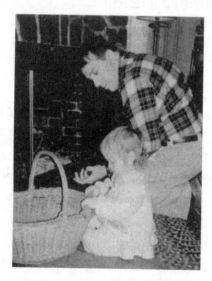

孩子从父母那里学习家庭沟通的规则。

家庭组成

每个家庭的组成、家庭信念和价值观、家庭成员间的沟通方式、家庭文化遗产、生活经验、对各个家庭成员承担的义务以及家庭与社区之间的联系都有着极大的多元性（Goldenberg and Goldenberg, 2013, p.2）。如今的家庭比过去几代家庭都复杂。百宝箱 12.1 中列出了家庭组成的不同类型。

百宝箱12.1　家庭组成的类型

- **核心家庭**：一对父母和一个或者多个孩子作为一个单独的家庭单元生活在一起
- **大家庭**：核心家庭与二代或者三代有血缘或者婚姻关系的家庭成员组合，但是成员不生活在一起
- **三代同堂**：一代、二代和三代的家庭成员以任何一种形式组合并居住在一起
- **二人家庭**：夫妻双方或者其他形式的夫妻两人生活在一起，没有孩子
- **单亲家庭**：离异、单身、分居、丧偶并与至少一个孩子在一起的家庭形式，大部分单亲家庭由女性主导
- **再婚家庭**：在这样的家庭中，夫妻中有一人或者两人均离异或丧偶，他们可以有一个或者多个与前夫或前妻所生的孩子，孩子可能不与新组建的家庭一起生活
- **混合家庭或重组家庭**：两个家庭的组合，孩子来自其中的一个家庭或者两个家庭，有些时候孩子也会是新组成家庭的夫妻所生的
- **同居家庭**：未结婚的两人住在一起的家庭，可能有孩子也可能没有
- **无血缘关系家庭**：这样的家庭至少有两个人，他们之间彼此没有法律、血缘或者强烈的情感关系，他们没有性关系，相互支持
- **多配偶家庭**：一个男人（或女人）与多个配偶生活在一起
- **同性家庭**：男同性恋或者女同性恋住在一起，他们可能有孩子也可能没有
- **公社家庭**：很多人（可以有或者没有关系）住在一起并共享资源
- **群婚**：家庭中的所有人都"嫁"给了彼此，他们被认为是所有孩子的父母

如今，"典型的美国家庭"发生了很多变化（Goldenberg and Goldenberg, 2013, p.3）。单亲家庭必须像双亲家庭一样完成孩子的发展任务，但是很多时候他们得不到另一半的支持或者没有足够的经济来源。由于家庭结构更为复杂，混合家庭相对于完整的家庭有不同的生活体验。孩子们是不止一个家庭单元的成员，他们与其他人有着血缘、生理或者情感的关联，但是这些人可能是他们生活中的一部分，也可能不是。混合家庭可以由父母、同父异母或者同母异父的兄弟姐妹、两对或者多对祖父母和叔婶等组成（Kaakinen et al., 2010, p.135）。孩子

在每个单独的家庭中都度过很长一段时间，但是每个家庭的家庭期望又不尽相同。混合家庭的父母在最开始时同居在一起，给所有家庭成员以不确定感（Jensen and Schafer, 2013）。混合家庭给每个家庭成员提供了丰富的生活体验，但是由于成员间的多重关联，这种生活体验非常复杂。表12.1罗列了部分生物学家庭和混合家庭的不同之处。混合家庭的问题包括家规、财产、时间利用、婴儿出生、继父母离世、毕业礼出席人员以及结婚和就医时需要做的决定。

表12.1 生物学家庭和混合家庭差异的比较	
生物学家庭	**混合家庭**
没有成员缺失	因有成员缺失而重新组建家庭
有共同的家庭传统	有两套家庭传统
只有一套家规	家规不同且复杂
一次有一个孩子	突然养育不同年龄的孩子
生物学父母居住在一起	生物学父母分开居住

理论框架

　　理论框架为理解重要概念之间的关系和某些过程提供了一种方法。用以理解家庭组成的理论框架有很多。Kurt von Bertalanffy（1968）的一般系统理论为家庭系统模型提供了概念基础（Barker, 1998）。系统的视角可以让人检验系统中各部分的相互依存关系，并有助于理解各个部分如何支撑系统成为一个功能性整体。系统性的理论始终认为整体大于部分之和，这是因为系统的每个部分都相互影响，如果系统中某个部分改变或者不工作了，将影响整体的功能。时钟便是一个有用的比喻，它准确地显示着时间，但前提是所有的组成部分一起工作。如果时钟的任何一个部分出现了故障，就不再能够显示准确的时间。

　　在环境中，一个系统与其他系统相互作用。当输入以信息、能量和资源的形式进入系统时，相互

作用的过程即出现。在每个系统内，信息在内部被积极地处理并诠释其意义。将原始数据转化为期望输出的过程称为处理。输出是指离开系统的成果或者产品。每个系统与周围环境靠界限进行分隔，这些界限可以控制进出系统的信息、能量和资源的交换。从环境对系统输出和反馈回路进行评估，可以反馈给系统进行改变，用以达到有效输出。图12.1用von Bertalanffy的模型展示了人的系统与环境相互作用的相关组成部分。

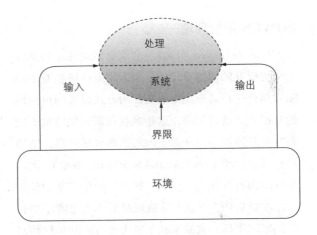

图 12.1　系统模型：与环境的相互作用

　　系统理论可以应用于人的系统。人类从食物、液体和氧气中吸收营养来滋养身体（输入）。在人体内通过酶和其他的代谢过程将营养进行转化（处理），这样身体才可以利用这些营养。这个相互作用的过程使人体组织得以生长、维持健康以及与外界环境相互作用（输出）。不可用的输出（包括尿液、粪便、汗液和二氧化碳）则从人体排出。人类的皮肤是人体系统与外界环境的重要界限。

　　家庭系统有其自身的界限，这些界限可以控制进出家庭系统的信息。家庭系统理论有助于解释家庭如何努力达到和谐和平衡（体内平衡），如何在应对挑战中维持连续性（形态形成），以及如何在应对挑战的过程中做出改变和成长（形态发生）。反馈回路描述了推动家庭达到形态形成或者形态

发生的相互作用模式。反馈回路影响行为系统的目标设定。殊途同归的系统原则描述了如何通过不同的途径达到相同的结果或者结束状态。这个原则解释了为什么有些可能出现不良后果的高危人群没有形成适应不良行为（Cicchetti and Blender, 2006）。层级是用以描述存在于某个系统内更小系统的复杂层次的术语。沟通也可以被认为是一个复杂的系统，在这个系统内，信息或者输出必须在准确的语境中被诠释。

BOWEN 系统理论

Murray Bowen（1978）的家庭系统理论将家庭定义为交互的情感单元。他认为家庭成员相互承担家庭角色、自动形成沟通交流的方式以及用可预期的联系方式进行互动，这些观点在家庭焦虑水平较高时尤其适用。一旦系统内的焦虑水平升高，情感过程就会启动（Nichols and Schwartz, 2009），同时不良的沟通方式也会出现。例如，如果家庭中某个人过度负责任，其他的家庭成员就不太可能承担正常的家庭责任。刺激家庭不良沟通方式的负性情感能量会一直持续，直到有家庭成员愿意通过拒绝扮演他的回应角色来挑战情感系统的功能不良状态。

Bowen 提出了八个相互连锁的概念，用以解释其家庭系统的理论建构（Bowen Center for the Study of the Family, 2013；Gilbert, 2006）。

- **自我分化**是指在家庭系统中一个人将自己定义为有合理需求和愿望的个体的能力。这需要在理性思考而非情绪反应的基础上做出"我"的宣言。自我分化借鉴了他人的观点，但是并不受控于这些观点。分化差的人对他人的认可非常依赖，以至可以降低自己的需求（Hill et al., 2011）。分化良好的个体会表现出对他人平衡的、实际的依赖，他们可以接受冲突和批评而不出现过分的情感反应。自我分化是在家庭系统内减轻慢性焦虑和促进有效问题解决的基本

途径。

- **多代传承**是指从一代到另一代的行为方式、角色和沟通反应类型的情感传承。这可以解释为什么多代间在婚姻、子女养育、职业选择以及情感反应中会重复家庭模式，而并不理解发生的原因。

- **核心家庭情感系统**是指当遭遇压力时，直系亲属间相互体恤的方式。家庭焦虑会以下列方式出现：（1）配偶之一角色功能障碍；（2）婚姻冲突；（3）孩子出现功能不良的症状；（4）情感疏离。

- **三角关系**是通过在两个家庭成员的关系中拉入第三人或者第三物体来减少、抵消或者化解过高焦虑的一种防御性方法（Mackay, 2012）。如果最初的三角关系没有控制或者稳定住焦虑，这种三角关系就会延伸至一系列的"连锁"三角关系中，例如，学业问题或者婚外情。

- **家庭投射过程**是指无意识地将未解决的焦虑投射到家庭某一特定成员身上，这个对象通常是孩子。投射可以是正性的也可以负性的，由于孩子将父母的焦虑整合为自我认同的一部分，这种投射可以成为自我实现的预言。

- **兄弟姐妹排序**这个概念最初由 Walter Toman（1992）提出，是指同胞兄弟姐妹的排序可以形成家庭成员之间的关系并且影响一个人行为特征的表达。兄弟姐妹每个人的排序有其自身的优点和缺点。这个概念可以解释为什么同一家庭的孩子会表现出截然不同的特征。例如：
  - 最大的孩子或者独生子更认真，承担领导角色，喜欢掌控局面。他们在与他人建立关系或者依赖他人上可能会有更多的困难。
  - 最小的孩子具有追随、冲动、爱好玩乐的特征，有更强烈的幽默感。他们对生活质量和关系更感兴趣。
  - 排行中间的孩子拥有最大孩子和最小孩子的特点；他们有冒险精神且独立，但是他们并

非领导。处在中间位置的孩子会有被忽视的感觉或者承担和事佬的角色。

- 尽管兄弟姐妹排序是解释不同关系行为的一个因素，但是它并不是人生功能的描述符号，这是因为处于任何排序位置的人都可能成功或者失败（Gilbert，2006）。

- **情感断绝**是指一个人与其他的家庭成员彻底拉开距离，以此作为摆脱带来焦虑的家庭问题的一种方法。情感断绝包括从完全断绝到保持表面身体接触的不同程度。所有人都有未完全断绝的情感依恋，但是个体之间的程度差异很大。

- **社会情绪过程**是 Bowen 发现的在家庭系统和社会机构层面的情感系统之间的相似性。随着社会焦虑的增加，许多相同的两极分化、自我分化缺失和情绪化的思想主导着行为和系统结果。

家庭传承对家庭关系和形成父母的养育行为有着强大的影响。某一代的家庭倾向于与上一代用相同的方式发挥家庭功能。有些行为在没有家庭背景知识时解释不清楚，而家庭关系的相关知识则有助于解释这些行为。在医疗保健中，帮助家庭明白如何利用他们的传承能够增强有效的以家庭为中心的医疗护理中的潜能。

帮助理解家庭结构和功能的理论框架有很多。其他的家庭理论分为三类，这些理论与结构、发展和弹性理论有关。表 12.2 列出了家庭理论的主要特征。其他与家庭相关的理论框架都是基于社会科学、家庭治疗以及现有的护理学知识提出的（Kaakinen et al., 2010, p.9）。

医护人员面临的挑战是将对家庭结构和功能的理论性理解应用到实际护理患者的情境中（Segaric & Hall, 2005）。护士在很多环境中倾向于关注对人的护理。这一点很重要，但是护士必须理解，即使是某一家庭成员很轻微的健康偏离，都会影响整个家庭。因此，从理论角度理解家庭很有必要。

表12.2　其他家庭理论的主要特征

理论	关键要素	参考文献
结构家庭理论	强调家庭单元是如何构建结构（亚系统、层级以及界限）的。功能的评估主要与工具性功能（在健康和患病期间完成任务）和表达功能（沟通模式、问题解决以及权力结构）有关。家庭力求维持恒定状态。	Fivaz-Depeursinge et al.; Minuchin
发展家庭理论	列出八项特有的发展任务，以无子女配偶的发展任务开始，终止于退休的发展任务。该理论确定了家庭发展成功的显著特点。	Antle et al.; Duvall
家庭应激理论	该理论对家庭在应激性事件中的反应和处理进行了解释。积极解决应激性事件的因素，包括家庭系统资源、灵活性和问题解决的技巧。	Frain et al.; Lavee

Antle BF, Christensen DN, van Zyl MA, Barbee AP: The impact of the Solution Based Casework(SBC) practice model on federal outcomes in public child welfare, Child Abuse Negl 36(4):342.353, April 2012. Doi:10.1016/j.chiabu.2011.10.009; Duvall E: *Marriage and family development*. Philadelphia, 1958, JB Lippincott; Fivaz-Depeursinge E, Lopes F, Python M, Favez N: Coparenting and toddler's interactive styles in family coalitions, *Fam Process* 48(4):500-516, 2009. doi:10.1111/j.1545-5300.2009.01298.x; Frain M, Berven N, Chan F, Tschopp M: Family resiliency, uncertainty, optimism, and the quality of life of individuals with HIV/AIDS, *Rehabil Counsel Bull* 52(1):16.27, 2008; Lavee Y Stress processes in families and couples. In Peterson GW, Bush KR (eds) Handbook of Marriage and the Family. New York Springer 2013 pp. 159-176; Minuchin S: *Families and family therapy*. Boston, 1974, Harvard University Press.

发展循证实践

Bishop SM, Walker MD, Spivak IM: Family presence in the adult burn intensive care unit during dressing changes, *Crit Care Nurse* 33(1):14.22, 2013.

这篇文章描述了在成人烧伤重症监护室更换伤口敷料时允许家庭成员在场而带来的质量提升倡议。本项计划的推动因素是医院范围内的以患者和家庭为中心的护理倡议。更换伤口敷料不允许家庭成员在场的传统做法与该倡议相悖。按照以前的做法，在更换伤口敷料时不允许家庭成员在场，因为人们认为家庭成员在场会增加感染的风险，并且家庭成员也不忍直视整个过程。人们认为缺少家庭成员参与是导致患者和家庭成员满意度分数较低的因素，也是导致患者出院时家庭成员缺乏照顾患者准备的因素。

经过全面的文献回顾和与医疗团队成员的讨论，团队决定在更换伤口敷料时允许家庭成员在场。患者或者他们的指派人（如果患者自己不能做决定）必须同意在更换伤口敷料时允许其他的家庭成员在场。希望在场的家庭成员被告知整个敷料更换的过程会发生什么。此外，需要把洗手和使用个人防护装备的方法教给相应的家庭成员。家庭成员也被告知万一患者出现眩晕、虚弱或者恶心的感觉时应该做些什么。在敷料更换过程中，家庭成员可以表达他们对这一体验的反应并回答与过程相关的问题。

该研究测量的结果包括患者的满意度和感染率。用以对比的数据是实施家庭成员在场之前和之后超过2年的数据。在2年的时间范围内，与没有家庭成员在场相比，敷料更换过程中在场的家庭成员满意度更高，这种满意体现在充分的告知和参与、出院计划以及对医务人员态度的看法上。实施敷料更换时家庭成员在场时，感染率下降。研究的局限性包括应答率低以及同时实施多方面实践性变更。

临床实践应用： 该质量提升倡议的研究结果证实了医院范围内以患者和家庭为中心的积极作用。有助于改善家庭成员与医护人员相互配合舒适度的不仅是在敷料更换时让家庭成员在场，还包括其他因此而带来的好处，如增加了家庭成员间的互动。通过允许家庭成员更多地参与到患者护理的多个方面，护士与家庭之间的关系改善有助于改善患者的临床结局。

应 用

以家庭为中心的护理

以家庭为中心的护理使得医务人员对患者及其家庭的知识、偏好和价值观有统一的认识理解，成为共同决策的基础。这就为参与患者护理的所有人员提供了一致的信息，同时允许家庭识别出在护理计划中可能出现的各种障碍。

一个家庭成员的健康事件对整个家庭都有潜在的影响。Trotter和Martin指出："家庭共享遗传易感性、环境和行为，所有的因素相互作用，从而引起了不同水平的健康和疾病"（p.561）。它们有助于协助患者正确评价其诊断和治疗的需求并鼓励患者寻求治疗。家庭成员参与患者的健康保健决策的范围各异，从治疗选择到临终护理的重要决定。通过对某个家庭成员有质量护理的监督和坚持，家庭在疾病治疗过程中起着关键代言人的作用。

护士在以家庭为中心的护理中面临的挑战包括：

- 理解医疗危机事件对家庭功能和家庭动力学的影响
- 以共情的态度对家庭体验的情感强度进行正确评价和反馈
- 基于对基础家庭系统概念的理解（Leon and Knapp, 2008），确定家庭在患者整体护理中的适当参与水平

评估

如同本章开始时所定义的，护士应将家庭定义为"家庭是说自己是一家人的那些人"（Wright and Leahey, 2009, p.70）。为达到直接的医疗护理目的，家庭可以被定义为患者的生活中的那些重要的人，这些人有能力并愿意提供家庭支持。不管健康问题

如何发生，都可以成为一个家庭事件。即使家庭没有直接参与到对家庭成员的护理中，他们对于这样的处境也有自己的情感和意见。消极的家庭反应与消极的患者结局相关，而支持性的积极家庭反应则与积极的患者结局有关（Rosland et al., 2012）。练习 12.1 可用来分析积极和消极的家庭反应。百宝箱 12.2 提供了可以保证家庭评估和护理措施的情境示例。

百宝箱12.2　需要家庭评估的指征

- 某个家庭成员严重的生理、精神疾病或者外伤的首次诊断
- 需要家庭参与和理解来支持患者康复
- 某个家庭成员的状况恶化
- 儿童、青少年或者认知受损的成年人生病
- 儿童、青少年或者成年子女对父母的疾病应对不良
- 从医疗机构出院回到家中或者长期疗养机构
- 家庭成员去世
- 上升到家庭层面的个人健康问题
- 有威胁关系（虐待）、忽视或者预期会失去家庭成员的指征

评估工具

最开始时，护士可能没有机会完成全面的家庭评估。但是，在最初的评估以及持续的护士与患者的互动中，护士必须留意那些潜在的表明家庭相关顾虑的线索。护士应该将患者出院时期望的健康需求纳入考虑范围。例如，一个 30 岁的患者经历过重大的膝关节重建术，且 4 周内其术侧肢体不能承受重量，所以这个患者需要一段时间的连续个人辅助。在这种情形下，家庭成员通常会采取行动。但

是如果家庭之前存在某种不和谐，患者从家庭成员那里寻求帮助会觉得不自在，即使向亲近的朋友求助也会让他不自在。在这种情况下，护士需要发挥调解人的作用，促进患者与潜在照顾者间的对话。

其他的情形（如百宝箱 12.2 中的例子）需要对家庭结果和功能进行更深入的评估。通过 Wright 和 Leahey（2009）包括家谱图、生态图、治疗性问题和建议的 15 分钟访谈，可以全面地观察家庭关系。诸如家谱图、生态图和家庭时间轴的评估工具可用于追踪家庭模式。这些工具的结构形式注重快速得到关系数据，并可以让临床医生对影响健康和疾病模式的系统性家庭问题保持敏感（Gerson et al., 2008）。

家谱图

家谱图运用一套标准的连接符号以图像的方式记录超过三代的家庭成员之间关系的基本信息。当新的信息出现时，家谱图可进行更新或修订。家谱图可以用来确定遗传性疾病的模式，作为家庭社会心理评估的一部分被运用时，家谱图可以提供家庭关系的信息以及信息提供者的个人观点（Chrzastowski, 2011）。这样的信息可用于指导深度的家庭评估和未来护理措施。

家谱图的架构分为三个部分：绘制家庭结构、记录家庭信息以及描述家庭关系的性质。图 12.2 确定了用来绘制家庭结构的符号，不同的符号分别代表怀孕、流产、结婚、死亡以及其他家庭事件。

练习12.1　积极和消极的家庭反应

目的： 检验功能性沟通和功能不良性沟通的效果。

步骤

用简短的论述回答下列问题：
1. 回忆一个你认为是积极体验的处理患者家庭的场景。这个互动的哪些特征使你觉得是积极体验？
2. 回忆一个你认为是消极体验的处理患者家庭的场景。这个

互动的哪些特征使你觉得是消极体验？

讨论

比较这两个积极和消极的体验，你认为最显著的差别是什么？与你的同学相比，你的反应与他们相似或者不同的地方有哪些？你认为这个练习对促进家庭沟通的护理实践有哪些启示？

男性家庭成员用方框代表，女性家庭成员用圆圈代表。最年长的同胞兄弟姐妹位于左侧，年龄较小的按照出生的顺序从左到右排列。在有多次婚姻的情况下，最早的一次婚姻放在左侧，最近的一次婚姻放在右侧。重要家庭成员之间所画的线确定了他们关系的强度，即特别亲密、亲密、疏远、断绝或者冲突。家谱图的范例如图12.3。

　　家谱图探究了多代家庭的基本动力。其追踪三代家庭结构和关系的多代布局是基于家庭关系的模式是系统的、重复的和可适应的假设。在代表每个人的符号旁边写明其年龄、出生和死亡日期、流产、相关疾病、移民、现有成员的地理位置、职业和雇佣情况、教育程度、家庭成员进入或者离开家庭单元的形式、宗教信仰或变更以及服兵役情况。家庭成员相关的记录信息允许家庭和医护人员同时分析支持性环境中家庭成员间复杂的相互影响。多代对家庭关系的影响更一目了然。

　　家谱图提供的信息远远不是简单的一张家庭关系图表。恰当的社会行为和角色的正式和非正式学习在原生家庭就已发生。人们在不同的人生阶段靠经验学习角色行为和角色责任，这种学习通过角色榜样和直接的指导完成。练习12.2提供了制订家谱图的具体实践。

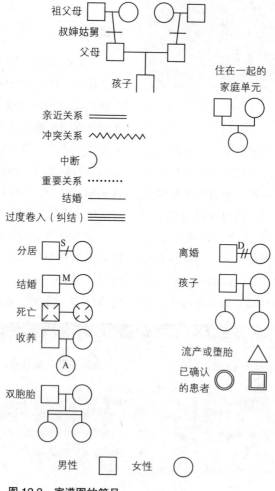

图 12.2　家谱图的符号

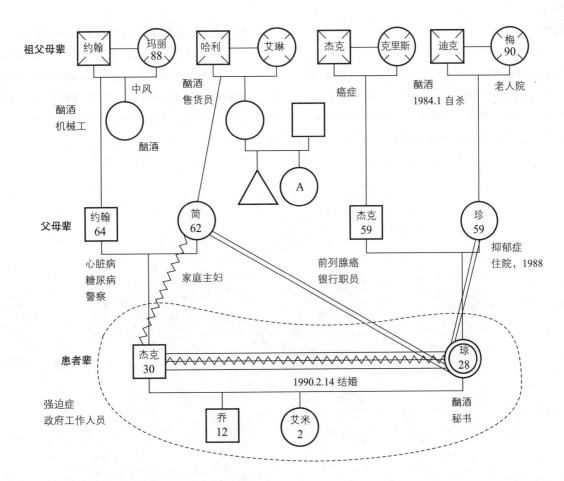

图 12.3 基本的家庭家谱图

生态图

生态图一目了然地说明了家庭成员与外部环境间的关系（Kaakinen et al., 2010, p.112）。图以某个家庭单元或者患者开始，延伸到与患者有关系的重要社会和社区系统。关系图提供了关于可利用的朋友和社区资源的快速一览。生态图是家庭评估的重要方面，可以使人们意识到哪些社区支持可用于支持家庭而哪些不能（Rempel et al., 2007）。生态图可以指出支持性服务中可以被纠正的资源匮乏以及冲突。

生态图以代表家庭单元的内圈开始，内圈内标明相关家庭成员的名字。在家庭内圈之外较小的圈代表了家庭定期接触的重要人物以及社会机构。比如学校、工作、教堂、邻居朋友、娱乐活动、医疗卫生设施或者居家护理以及大家庭。从内圈到外圈所画的线代表了接触的强度和关系的强弱。直线表示关系，附加的线用于代表关系的强弱。虚线代表关系微弱。压力性关系是在原关系线的基础上画斜线。方向性的箭头表明相关能量的流向。图 12.4 给出了生态图的示例。练习 12.3 提供了建立生态图的机会。

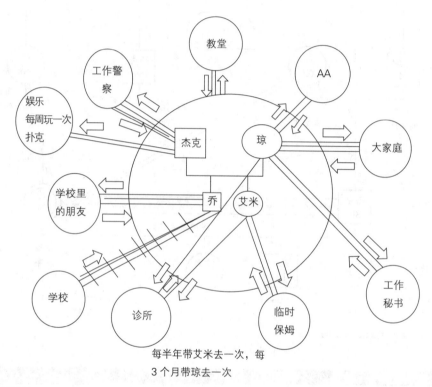

图 12.4　生态图示例

（From *Rempel GR, Neufeld A, Kushner KE: Interactive use of genograms and ecomaps in family caregiving research*, J Fam Nurs *13(4): 403.419, 2007*）

练习12.3　　生态图

目的：练习建立生态图。

步骤

学生两人一组，运用访谈的方法互相访谈来获取制做生态图的信息。生态图应该包括更广范围社区系统的资源和应激源，例如，学校、教堂、卫生服务机构以及每个学生的家庭与大家庭和朋友之间的互动。

讨论

每个学生展示其制做的生态图并讨论获得信息的过程。讨论既方便又敏感熟练的获取信息的方法。解释从生态图中获取的额外信息如何增进了对家庭的理解。如果信息提供者面对严重的健康问题，可分析生态图中可能出现问题的地方。描述在临床设置中护士如何利用生态图。

注：练习 12.3 和 12.4 可以在同一个访谈中进行

家庭时间轴

时间轴提供了生命周期中重要的家庭应激源、生活事件、健康以及发展模式的可视化图表。垂直的线条代表了多代传递过程中形成的家庭史和模式。水平线代表了到目前为止所出现的生活事件的时间。这些包括里程碑式事件（如结婚、毕业），以及无法预料的生活事件（如灾难、战争、疾病、家人或者宠物的死亡、搬迁、出生等）（图 12.5）。时间轴对于理解家庭史、发展阶段和同时出现的生活事件如何与目前的健康问题相互影响很有用处。

通过完成家庭评估，护士能够为患者及其家庭制订个体化的护理计划。家庭评估的结果应由医护团队中的其他成员进行记录备份，同时应避免重复的数据收集。

应用于护理程序

为家庭进行入院介绍

护士与患者的家庭间的关系取决于他们之间的互动，其中护士和患者的家庭成员是平等的伙伴关系。护士应该在患者入院或者进入服务机构时尽快向其家庭提供信息。在早期与患者的家庭进行的接触中，向其家庭成员介绍设施、咖啡厅和休息室的位置、停车选择、周围可临时住宿的地方以及见到医生的方法都是很重要的。

与家庭的首次接触为护士与家庭的关系奠定了基调。护士和每一个家庭成员如何互动与护士选择说些什么同等重要。护士可以正式的介绍开始并解释收集评估数据的目的。即使在关系的早期阶段，你也应该仔细倾听家庭的期望，并感受可能通过行

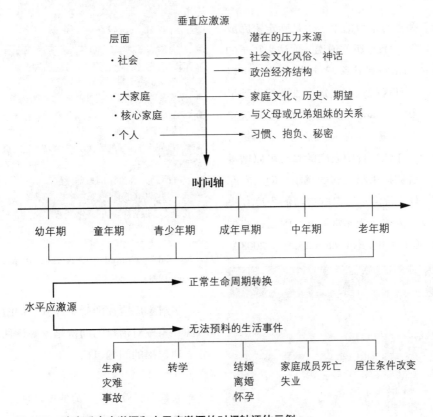

图 12.5　确定垂直应激源和水平应激源的时间轴评估示例

为而非言语呈现出来的整体焦虑。

在与家庭互动时，护士必须保证患者的隐私权。随着《健康保险携带和责任法案》（HIPAA）的实施，只有在患者或其指定人的许可下，家庭成员才可以收到关于患者病情的相关信息（U.S. Department of Health and Human Services, 2008）。这就意味着护士在没有征得患者同意的时候，不能通过电话或者亲自将患者健康状况的相关信息公布出来。大多数机构已经形成了保证工作人员未经批准不得披露患者信息的政策。例如，有的机构采用了在患者入院时即确立的"暗号"，这个暗号只与那些患者愿意让他们收到信息的家庭成员共享（McCullough and Schell-Chaple, 2013）。如果询问患者情况的人不知道这个暗号，护士应该礼貌地告知对方，出于隐私的考虑，不能为其提供相关信息。

收集评估数据

护士在确立关系时采取的第一步是确定家庭成员和患者间的关联。"我想听你说说，你认为孩子的疾病对整个家庭的影响是什么。"这样的陈述可以引导你的评估，而且提醒该家庭每个成员都得到了医护团队的关心（Ylven and Granlund, 2009）。百宝箱12.3举例说明了对一个进入心脏康复病房的患者进行家庭评估的框架。评估过程中家庭的参与可以增进治疗性关系并促进数据采集工作的完成。询问家庭的文化认同、礼仪、价值观、家庭参与的程度、决策、精神信仰以及传统行为非常重要，因为这些与家庭对患者的健康照护相关（Leon and Knapp, 2008）。

百宝箱12.3　对进入心脏康复中心的患者进行家庭评估

应对和应激
- 你与谁共同居住？
- 你如何处理压力？
- 你的生活最近有无改变（例如，换工作、搬迁、婚姻状况改变、失去亲人）？
- 你的情感支持来源于谁？
- 谁从你这里寻求情感支持？

- 你的疾病如何影响家庭成员或者其他重要的人？
- 其他家庭成员有无健康问题？
- 如果有，这个问题如何影响你？

娱乐活动
- 你是否参加过有组织的社交活动？
- 你参加过的娱乐活动是什么？
- 你预期继续参加这些活动会有什么困难？
- 如果是这样，你如何做出合适的调整？
- 你在有规律地锻炼吗？

沟通和决策
- 你如何描述你的家庭沟通模式？
- 你的家庭如何处理问题？
- 你能识别家庭的优势和缺陷吗？
- 你的家庭成员相互支持吗？
- 影响整个家庭的决定是如何做出的？
- 决定如何实施？

环境特征
- 你居住在城市、郊区还是农村？
- 你的居所是什么类型？
- 你家里有楼梯吗？
- 卫生间在哪里？
- 家里的设施能满足你的需求吗？
- 如果不能，需要做哪些调整？
- 你计划如何做这些调整？
- 社区是否提供居家的服务？（请解释）
- 你居住的区域有无可用的社区资源？
- 此刻你是否有其他关切的问题？
- 我们是否有遗漏的部分？

角色
- 你在家庭中的角色是什么？
- 你能描述其他家庭成员的角色吗？

价值信念
- 你的民族或者文化背景是什么？
- 你的宗教信仰是什么？
- 你是否参加过特定的文化或者宗教治疗活动？

签字＿＿＿＿（必须由注册护士完成）日期/时间

Developed by Conrad J, University of Maryland School of Nursing, 1993.

了解家庭既往的就医经验、同时存在的家庭应激源、家庭对治疗的期待是家庭评估数据的重要部分。建议提的问题包括：

- 家庭如何看待现有的健康危机？
- 每个家庭成员最关心的是什么？

练习12.4　家庭应对策略

目的： 拓展对家庭应对策略的认识。

步骤

每个学生都回忆家庭经历重大健康危机的时刻以及家人如何应对（另一种方案：选择一个在临床实践中观察到的家庭健康危机）。回答下列问题：

1. 该危机引起了角色的重新调整吗？
2. 该危机造成紧张或者冲突了吗？或者该危机有没有对家庭成员起催化作用，使得他们互相支持？观察每个家庭成员的行为。
3. 在危机中，什么对你的家庭有帮助？针对这段经历写一段描述性总结。

讨论

每个学生分享自己的经历。讨论家庭在应对危机上的差异。在黑板上罗列应对策略和有帮助的措施。讨论护士在为家庭提供支持上的角色。

- 家庭中有没有其他人经历过类似的问题？
- 家庭最近有没有变故或者其他的压力来源使得状况更糟（需求的积聚）？
- 到目前为止，家庭如何处理这个问题？
- 告诉我你期待医护团队做什么？
- 当你结束提问时，问"关于你的家庭和目前的经历，还有什么需要让我知道的事情吗？"练习12.4关注了对家庭应对优势的评估。

识别问题或护理诊断

基于评估数据（最初和持续评估获得的数据），护士确认是否存在与家庭沟通和功能有关的问题；即使没有发现问题，护士也必须对表明家庭沟通和功能中潜在问题的线索保持警觉。与家庭功能有关的问题可能需要转介给社工、家庭治疗师或者医疗团队中的其他成员。在其他的情况下由护士对家庭提供支持是合适的。与家庭沟通潜在相关的北美护理诊断协会（NANDA）的诊断包括：

- 妥协性家庭应对
- 无效的家庭治疗性养生规范
- 准备好改善家庭运作过程
- 准备好改善关系（Ackley and Ladwig, 2011, p.49）

计划

恰当的护理措施的制订要基于双方确立的目标。对于床旁护士来说，这些目标通常是短期的并关注于增强对可促进沟通的意识（详见接下来的干预性提问部分）。在计划的过程中，家庭参与得越多，成功适应的可能性就越大（Kaakinen et al., 2010, p.116）。为确保家庭的参与，可寻求相关资源。

医疗保健研究与质量局（AHRQ）制定了《患者和家庭参与医院质量和安全的指南》（*Guide to Patient and Family Engagement in Hospital Quality and Safety*）。该指南通过四个特定的策略聚焦于多学科：

策略1：作为顾问，与患者和其家庭共同工作；
策略2：为改善治疗质量而进行沟通；
策略3：护士床旁交班报告；
策略4：IDEAL出院计划（AHRQ, 2013）。

上述资源为以患者为中心和以家庭为中心的护理提供了指导。作为总体护理计划的一部分，护士会尽可能多地运用沟通技巧给患者和家庭提供护理。

干预性提问

Wright和Leahey（2009）将提问确立为一种护理干预措施，护士可以运用对家庭提问的技巧来识别家庭的优势；帮助家庭成员在健康护理情境中对恐惧、关心的问题以及挑战进行分类；提供探究可代替选择的手段。干预性提问可以是线形或者环形的。**线形问题**有助于加深护士和家庭成员对情境的理解。

环形问题可以引向内省、更深的理解和行为改变。环形问题关注家庭内部关系、严重的健康改变对家庭成员个人以及家庭系统的平衡状态的影响。百宝箱12.4列出了关于治疗性问题的例子。线形和环形问题均应作为有效护理的一部分加以运用。护士可将家庭提供的信息作为追加额外问题的基础。

百宝箱12.4   治疗性问题举例
● 鼓励你的母亲遵守饮食原则，家里谁是最好的人选？
● 你还需要什么信息来帮助理解疾病的预后？
● 家里最痛苦的人是谁？
● 当你看到家人遭受痛苦时，你有什么感受？
● 我们如何可以最好地帮助你和你的家人？
● 如果你现在可以问一个问题，会是什么？
● 如果家庭成员的治疗效果不好，家里最受影响的人是谁？

Adapted from Wright LM, Leahey M: *Nurses and families: a guide to family assessment and intervention*, ed 5, Philadelphia, 2009, FA Davis.

以下案例展示了当护士问及某个家庭"你在家照顾母亲最大的挑战是什么？"时如何运用环形问题。

案　例

女儿：我最大的挑战是在照顾母亲和照顾孩子、丈夫间寻找平衡。我还得学习利用社区中的专业性和支持性资源。

女婿：对我来说，最大的挑战是说服我的妻子，我可以代替她一会儿，这样她就可以休息。我担心她筋疲力尽。

母亲：我很感激他们给我的帮助。我最大的挑战是继续尽可能多地自己做事情，这样就不会给他们增加太多的负担。有时候，我想搬到临终关怀或者姑息治疗机构（Leahey and Harper-Jaques, 1996, p.135）。

在这个案例中，每个家庭成员所关心的问题相关但是仍有不同。治疗性环形问题开启了对每个人的关切的讨论。家庭成员在听到其他家庭成员所关心的问题以及回应时，他们的视野拓宽了。这样的对话构成了制定所有家庭成员都可接受的策略的基础。

以家庭为中心的干预措施涉及："（1）提供直接护理；（2）扫除所需服务的障碍；（3）增强家庭自行采取行动和承担责任的能力"（Kaakinen et al., 2010, p.117）。

有意义地参与患者护理不仅在不同的家庭中存在差异，在同一家庭的不同成员之间也存在差异（Ylven and Granlund, 2009）。每个家庭成员有不同的观点。聆听每个家庭成员的想法可帮助家庭和护士对重要的治疗目标和家庭的参与达成一致的理解。

治疗计划应围绕患者的个人目标来定制，对家庭需求、价值观和优先顺序的了解可以提高依从性，尤其是在这几方面存在差异时。共享决策过程和制订现实可及的目标可以使相关人员对过程有一种拥有感和自我效能感，更容易实现目标。采取小的可达到的步骤比采取庞大的步骤要好，后者会导致对家庭实际可做到的事情的误判。练习 12.5 提供了制订家庭护理计划的练习。

实施

护士只能提供干预措施，是否接受这些措施取决于家庭（Wright and Leahey, 2009）。可促进家庭功能积极改变的推荐护理措施包括：

- 鼓励讲述疾病
- 肯定家庭和个人的优势
- 提供信息和选择
- 确认情绪反应或使其正常化
- 鼓励家庭支持
- 支持家庭成员成为照顾者
- 鼓励暂时休息

鼓励家庭讲述

家庭需要讲述他们对所爱的人生病或者受伤的感受，这可能与患者的感受完全不同。这些差异可以使人们更全面了解他们。这样的分享有助于建立相互支持和共情（Walsh, 2002）。护士在帮助家庭在不失颜面的情况下理解、协商以及调解分歧时起重要作用。

练习12.5　制订家庭护理计划

Developed by Conrad J: University of Maryland School of Nursing, Baltimore, MD, 1993

目的： 练习应对困难家庭模式所需的技巧。

步骤

阅读下面的案例，思考你怎样跟这样的家庭恰当地互动。

门罗先生43岁，在主持一家成功的大型制造公司的董事会议时，出现气短、头晕、压榨性紧缩样胸痛。呼叫了救护车后门罗先生被送去医学中心。紧接着他被收住在冠心病监护病房，被诊断为急性心肌梗死。

门罗先生已婚，有三个孩子：14岁的史蒂夫、12岁的肖恩和10岁的丽莎。他是公司的董事会主席和大股东。尽管他父亲在38岁时由于大范围冠状动脉闭塞而死亡，但门罗先生既往没有心脏问题。他最年长的哥哥因为与父亲同样的情况于42岁时病逝，其他仍然在世的两个兄弟都在经历两次心脏疾病后成为半自理患者，发病年龄分别为44岁和47岁。

门罗先生的个子高、较瘦、皮肤较黑且非常健壮。他每天游泳，每天早上慢跑30分钟，经常打高尔夫，还是一个热心的水手，每年都参加快艇比赛并经常获胜。他的健康意识很强，每年做一次体检，注意自己的饮食，戒烟以防止吸烟对心脏的伤害。他下定决心避免像哥哥们那样年纪轻轻就死亡或者无法自理。

当被收入心脏病监护病房时，门罗先生意识清醒。尽管胸痛剧烈，但他决定自己掌控命运。在病房内，他是一个极度麻烦的患者，这对医护人员是一个考验。他对周围的一切保持警惕并要求医护人员对操作、仪器或者他服用的药物做出完整的解释。只有在筋疲力尽时，他才会睡觉，否则只是打个盹儿。尽管有明显的紧张和焦虑，他的状况还是稳定了下来。他心脏的损害很小并且预后很好。随着疼痛的消失，他开始询问什么时候可以回家和工作。他渴望搬到单人房间，这样可以通过电话进行一些工作。

门罗夫人探望时，去护士那里询问了一些关于门罗先生病情的问题，且通常常用不同的方式问同一个问题几次。她也问及为什么她没有被"告知所有的事情"。

护士注意到了门罗先生和门罗夫人的互动形式，即门罗先生会告诉门罗夫人需要做的所有事情。护士发现他们的关系并不亲密。

门罗先生否认他对自己的身体状况感到焦虑或者烦恼，尽管这与他的行为相矛盾。当在公司内问及门罗夫人时，她同意丈夫的评价。

讨论

1. 为了了解他们对于危机的调整，你认为应该问患者和家庭哪些问题？
2. 这个案例学习中，可以采用哪些家庭护理诊断？
3. 与患者和家庭进行互动时，采取哪些措施更合适？
4. 针对这种家庭情境，医疗团队中的哪些成员应该参与进来？
5. 你打算怎样向这个家庭传递信息？
6. 你用哪些结果或者测量方法来判断护理计划的成功或者失败？

案例

弗朗斯是一位乳腺癌患者。在去看肿瘤科医生时，弗朗斯告诉医生，她感觉还可以，饮食和其他的功能与接受化疗之前基本无异。她丈夫的感觉则不一样。他告诉医生，弗朗斯的食欲严重减退，以至每天只吃几勺饭，她大部分时间都躺在床上。弗朗斯所报告的情况属实。她起床后，喜欢做她以前做的事情，尽管有些迟缓，她每顿饭也都吃了。弗朗斯传递的信息是表达感受正常的需求，这对于支持她很重要。弗朗斯丈夫所报告的也属实，他所提供的信息使得弗朗斯接受了可增加食欲和体力的治疗。

引入家庭

Otto（1963）引入了家庭优势的概念，家庭优势可以作为潜在和实际的资源为家庭所利用，从而使家庭成员的生活更满意和充实。当健康照顾需要改变，且这种改变通常发生在患严重疾病或者受伤的患者身上时，着眼于家庭优势而非不足会更有用。视家庭具有解决问题的优势而不是将他们视为麻烦是一种康复策略，这样做不是为了让家庭不受影响地从应激性事件中走出来，而是为了用健康的方式运用现有的技巧和应对策略（Walsh, 2002）。每个家庭对疾病的体验不同，但共性仍然存在。护士应该分享其他处于相似境况下的家庭所发现的有效策略。

给予赞赏

赞赏包括"承认才能、技能和能力"（Poor，2013）。赞赏在家庭对于严重疾病或事故感到沮丧或困惑时尤为有效。不只是一句简单的恭维，赞赏应反映长久以来存在于家庭单元中的行为模式。Wright 和 Leahey（2009）对赞赏（如，你的家庭在你妻子患癌症的五年中表现出了足够的勇气）和恭维（尽管你儿子的病这么重，他看起来还是很绅士）加以区分（p.270）。他们建议每次访谈都至少给予一个赞赏。有的家庭境况看起来有可能极其悲惨，但是通过识别哪怕一个积极因素也会让家庭感觉有能力渡过难关。练习 12.6 提供了给予赞赏的练习。

信息支持

帮助家庭意识到来自环境的信息以及如何获得这些信息可以使家庭更好地提供照顾。通过对有效或者无效的应对策略表示关心，护士能够帮助家庭意识到他们应对困难处境的能力的进步。

你可以通过与大家庭、孩子和其他人谈论患者的病情来给予家庭成员支持，也可以帮助家庭成员准备与医生见面时的问题，鼓励家庭成员记下需要与其他家庭成员或者医生强调的要点也会有帮助。出院前夕，护士也应给患者提供书面说明。

出院计划在入院时即应该开始的说法十分正确。出院计划应给患者提供信息。护士应该预期出院时患者需要的家庭参与协助。由于家庭成员不会同时有空，护士应该在患者出院前就做出家庭教育计划，以期创造更有助于家庭成员学习的环境（Kornburger et al., 2013）。对家庭和患者个人可以使用"回教"的方法进行家庭教育。请参考第十五章健康教育部分。

当患者和其家庭进入医疗服务系统时，护士应将此作为契机来提供临终决策的相关信息。临终护理的相关决策最好在家庭没有处于"危机模式"的时候做出，这样你可以和家庭讨论在使用或者中止使用生命支持系统中的文化、伦理和生理的后果。因为这些对话很少可以一次完成，护士可以在护理患者的过程中提供讨论这些话题的日常机会。请参考第二十一章关于预立遗嘱和临终关怀计划的其他信息。

满足危重患者家庭的需要

对大多数家庭来说，有家庭成员住在重症监护病房是非常严重的危机事件。Eggenberger 和 Nelms（2007）提出，"收住重症监护病房的患者面临生理危机，而他们的家庭则面临心理危机"（p.1619）。百宝箱 12.5 识别了危重患者家庭的护理需求。以家庭为中心的关系是在重症监护病房提供高质量护理的关键。

练习12.6　给予赞赏

目的： 练习使用赞赏的技巧。

步骤

学生三人一组，每个学生对另外两个学生给予赞赏。赞赏应该是通过一段时间的观察而反映出的该学生的个人优势，比如友好、正直、有责任心、坚持不懈、有目标、有忍耐力或者有耐心。对你所观察到的学生品质或者行为写一小段话。如果可以，给出让你把这个人和这个特征联系到一起的例子。每个学生轮流将自己的反馈读给另外两个学生听，以良好的眼神交流、被赞赏学生的名字以及简短的引导性叙述开始（例如：凯利，这是我所观察认识到的你……）。

讨论

班级讨论应聚焦于学生形成这些特定赞赏的思维过程、他们关注的价值观以及他们给其他同学赞赏所造成的影响。学生们也可以讨论听到这些赞赏的反应以及这些赞赏如何激励他们。结束讨论的时候，思考赞赏可如何应用于家庭以及如何用来帮助家庭一起努力。

百宝箱12.5　照顾重症监护病房患者家庭的需求

危重患者家庭的需要：

- 感到仍有希望
- 感到医院工作人员关心患者
- 病房旁边设有等候室
- 在家时有人电话通知患者的病情变化
- 了解患者预后
- 所提的问题得到诚实的回答
- 了解特定的患者预后信息
- 每天至少收到一次有关患者的信息
- 得到通俗的解释
- 能够经常探望患者

Perrin K: *Understanding the essentials of critical care nursing* (pp.40-41), Upper Saddle River, NJ, 2009, Pearson Prentice Hall.

靠近患者　陪伴患者是许多重症监护病房患者的人需要优先考虑的事（Perrin, 2009）。家人有时看起来太靠近患者，其实是家人努力地团结在危重患者的周围（Leon, 2008）。从这个角度来看，护士应该更具有同理心。随着家庭对工作人员的真诚关注和能力有了更多信心之后，这种徘徊就会减少。探视制度应依据家庭成员是否有空而做出调整（Hart et al., 2013）。工作人员应该知道家庭成员可能无法在既定时间探视。当家庭成员在重症监护室内探视他们所爱的人时，护士应该认可他们的做法并提供可利用的最新信息。

家人是患者的主要支持来源，但是他们通常需要鼓励和具体的建议，从而达到最佳的效果和满意度。家庭成员在扭转患者的病情进展上会感到力不从心，但应珍惜他们帮助家人的机会。家庭成员在患者床边可采取的行动包括为患者做关节活动锻炼、拉住患者的手、调整枕头以及提供口腔护理或者冰袋。即使患者没有反应，跟患者说话和读书给他们听对家庭和患者都是有意义的。

帮助家人平衡家庭的需求和患者需求，可以使其保存体力并有单独休息和重新部署的时间，这一点很重要。家庭成员也因同样的原因需要时间离开

患者。在与家庭互动无压力的前提下，巧妙地给危重患者需要家属陪伴的需求加以解释可以给患者提供支持。鼓励家庭寻找机会得以喘息也同样重要，给家庭提供饮食和住宿的信息可以使家庭成员得到休息调整。

同时，护士需要对家庭成员因为患者而感到的不安或者情绪状态保持敏感并尊重这样的情绪。家庭成员个人可能需要护士的支持以便于讲出这些难过的感觉。护士可以在与患者沟通时示范如何运用简单的关心话语和触摸的技巧。家庭成员很快能够看出用这种方式与危重患者沟通的护士的不同，正如某个家庭成员评论的，"有些护士看起来有办法与患者相处，他们与患者说话就像患者醒着一样"（Eggenberger and Nelm, 2007, p.1623）。

向家人披露坏消息　医生是经常向患者和家属传递危及生命的关键信息。经常和患者接触的是护士，护士要确保患者和家庭对他们接收的信息有充分的理解。此外，护士也会经常将患者病情的主要变化告知患者及其家庭成员，如伤口愈合欠佳、转诊、需要进一步检查等（Edwards, 2010）。在通常情况下，这种告知是通过电话进行的，这就进一步将沟通过程复杂化了。在每种情况下，计划良好的沟通有助于积极应对和适应。

SBAR技术的形式（详见第二章）可以被改编，从而指导护士告知患者坏消息的沟通过程。护士应该用与医疗团队相似的沟通方式来计划告知患者和家属坏消息；在谈话中，护士对重要的观点做笔记可以帮助他们记住那些需要强调的地方。如果是护士亲自去告知患者及其亲属坏消息，应该准备一个无人打扰的安静环境（Pirie, 2012）。如果是电话告知，护士应该询问此刻是不是谈话的时机。护士要铺垫一些背景信息并提醒家庭会有坏消息要告知他们。坏消息应该以真实简洁的方式告知；之后护士应该允许对方沉默，以表达对个人的尊重以及允许对方处理相应的信息；接着，护士应该询问对方是

否理解刚才告知的信息并提问。这种交流应该以总结治疗计划和计划进一步沟通的时间来结束（Pirie, 2012）。

提供信息　有家人住在重症监护病房的家庭对信息有基本需求，尤其是当患者无法回应时，很多家庭提到"不知情是最糟糕的"。当患者病情发生变化时及时提供信息很重要。当家庭成员必须要为自己不能做决定的患者进行决策时，这种信息尤为重要（Perrin, 2009）。"家庭支持性护理准则"可以引导家庭成员和医护团队之间的沟通交流，该准则的使用体现了家庭决策参与感的增强以及对工作人员团队工作的感知（Huffines et al., 2013）。

将一个家庭成员确定为主要联系人有助于保证工作人员和家庭之间的连续性沟通。当家庭成员不能探视时，每日一次简短的通话可以维系与家庭的沟通并减少家庭压力（Leon, 2008）。家庭需要关于患者病情进展、护理需求调整以及任何所期待结果改变的持续信息，并需要有提问和澄清信息的机会。重症监护室的护士是患者、家庭和其他医护人员间的信息传递者，可以保证信息流公开、整合和相关。

医护人员如何传递信息很重要。即使患者的病情或者预后很不乐观，家庭仍需要感到有些许希望，并感到医护人员真诚地关心着患者和其家庭发生的一切（Perrin, 2009）.

儿科重症监护病房的家庭护理　大多数住院儿童的家长，尤其是那些住在儿科重症监护病房儿童的家长，都想和孩子尽可能多地待在一起（Kaakinen et al., 2010, p.361）。住在儿科重症监护病房的儿童的家长需要反复从护士那里确认为什么要为孩子做这些操作以及与治疗相关的管路和设备的问题，他们渴望积极地参与孩子的护理，并希望他们所提的问题可以得到诚实的回答。

在住院期间，家庭是孩子的代言者，不单非正式地体现在坚持对孩子高质量的护理上，还正式地体现在作为指定的法定代理人代表孩子做出健康护理的相关决定。在与家庭共同合作面对这些问题时，护士是健康护理提供者的主要代表。对家庭整体和每个家庭成员所能提供的一项重要措施是帮助他们认识到自己的不足和潜在力量，以及维持所有家庭成员的健康平衡。

社区中以家庭为中心的关系

将近一半的美国成年公民受到不止一种慢性疾病的困扰（CDC, 2012）。四种可改变的危险因素（缺乏体育锻炼、肥胖、吸烟和饮酒）与和慢性疾病相关的经济和情感负担有很大关系。社区护士有很多机会对人们进行教育并帮助他们减少危险因素，并自我管理已有疾病。很多人能够自我管理疾病，但是越来越多的人在应对、自我管理和姑息治疗上需要家庭的支持。

随着《患者保护和平价医疗法案》（PPACA）的实施，对医护人员数量的需求会预期性地增加（Henry J. Kaiser Family Foundation, 2011）。非急诊科室的护士将有很多机会为新投保的家庭提供筛查和健康教育。在与患者的这些互动中，主要精力应该集中在鼓励家庭采取健康的生活方式以减少患病的概率。同时，以患者为中心护理的概念在医疗领域正被广泛接受。对于社区居民来说，以患者为中心的护理概念使居民不仅能够自我管理慢性疾病，而且可以做出合适的生活方式改变以预防疾病或者减少疾病带来的影响。PPACA 和以患者为中心的护理的结合将刺激护士思考在对家庭进行健康教育时有效沟通的组成成分是什么。家庭需要觉得自己有能力为自己的健康状态负责（Kaakinen et al., 2010, p.478）。当经过良好计划的干预措施恰当地满足了家庭单元的需要和资源时，家庭被赋权了。第十六章所提出的概念可用于家庭健康教育的环境。

每天都会有更多的人罹患慢性疾病，家庭照顾者也会越来越多，患者所需的帮助水平要因人而异；同时，健康的家庭成员有参与核心家庭、工作、教会和社区责任的时间需求。健康状况的巨大改变能够使之前没有解决的关系问题恶化，因此，除了特定的健康照顾问题之外，这样的问题需要进一步干预。当家庭成员正在经历某种转变（例如，结束或者开始一段关系或者更换工作）而不可能时刻为患者提供支持时，他们会有不必要的愧疚感。护士在给家庭提供整体护理时，应考虑患者所承担的更广泛的家庭责任并是健康护理背景中的重要组成部分。

满足家庭的信息需要　当患者从急诊出院或者转出时即可以开始为家庭照顾者提供信息支持。随着时间的推移，患者对帮助的需求可能发生变化，但是照顾者可能没有能力充分地改变他们给患者提供的照顾。"有准备"的感觉是造成照顾者希望和焦虑的一个因素（Henriksson and Arestedt, 2013）。门诊以及社区医院的护士应该对照顾者表现出的知识缺乏的线索保持敏感，护士可以就如何应对患者需求的变化以及患者出现变化时为照顾者提供支持提供建议。在患者患病的不同阶段帮助家庭成员获取服务机构、支持团体以及自然支持网络的信息，可以赋权给家庭成员，因为这样可以使他们感到他们在得到一种可见的帮助。

支持照顾者　提供情感支持在帮助家庭应对中很重要。清楚自己的价值观、保持镇静和深思熟虑对处于危机中的家庭很有帮助。请记住你所说的话可以增强或者减弱家庭对照顾患病成员的能力的信心。把最初的精力放在居家照顾环境中可以控制的问题上，会给人一种获得能力的感觉。护士可以鼓励家庭形成新的应对方式或者列出可代替的选项并允许家庭从中选出对他们有用的应对方式。关注点应放在进展不错的方面并要求家庭分享给患者提供最好照顾的办法。

许多家庭需要更多的居家照顾服务、社区资源以及用于满足照顾患有慢性疾病家庭成员的实用的、经济的和情感需求的信息。

在家庭遭遇危机时，鼓励家庭使用自然帮助网络能增加家庭可利用的情感和经济支持的网络联系。自然帮助系统的例子包括与其他亲戚、邻居、朋友和教会的接触。社区护士应该促进有效应对策略并减少提供照顾的障碍（Leeman et al., 2008）。

确认情绪并使情绪正常化　当家庭处于为家庭成员提供长期照顾的位置时，可能会经历很多冲突的情绪，同情、保护和关心的情绪跟无助和被困住的情绪掺杂在一起。主要角色的颠倒会刺激患者和家庭照顾者产生愤怒和不满。

兄弟姐妹或者家庭地位或地理位置的远近可能给某些家庭成员承担更多的照顾责任施加压力。较少参与照顾患者的家庭成员的批评或建议可能使照顾者为难，他们对照顾决定的意见冲突可能造成家庭关系不和。有些家庭成员发现自己会在患者还活着的时候就为其哀悼，希望这一切结束，同时对自己有这样的想法感到愧疚。

这些情感是对异常环境的正常反应。倾听家庭照顾者的感受和内心挣扎而不做评判是你能提供的最有治愈作用的措施。护士可以通过提供对慢性疾病相关常见感受的看法把负性情绪正常化。家庭成员需要引导和许可得以喘息，并通过照顾自己的需要来恢复精力。支持团体可以给家庭提供情感支持和实际支持以及关键的发泄情感的机会。

慢性疾病患儿家长的社会心理问题可能包括很多关系性问题，例如如何回应和惩戒有慢性疾病的孩子。家长必须在照顾患儿和照顾其他孩子中取得平衡（Kaakinen et al., 2010, p.255）。未患病的兄弟姐妹可能经历不满、担心自己感染相似疾病以及在兄弟姐妹的治疗过程中期望自己发挥不切实际的作用等感受，他们需要知道患病孩子的诊断和护理计划的明确信息，也需要知道其充分享受童年的机会。练习12.7提供了对家庭使用干预技巧的练习。

练习12.7　对家庭使用干预技巧

目的： 练习对家庭使用干预技巧。

步骤

描述你曾经与某个家庭一起工作的情景。可以是你的临床工作经历，也可以是其他的个人经历。思考一下你如何在某一特定问题上与家庭进行交谈。

思考以下几个问题：

- 你和家庭谈及这个问题时，是否了解了他们如何处理问题、他们对问题的看法以及这个问题对他们造成的影响？
- 在这个背景下，你确定了哪些解决问题的方法来帮助他们更深层次地探究问题并提供可行的选择？
- 你感觉自己干预太多或者不够肯定吗？

- 你验证了所有家庭成员的感受和想法吗？你澄清了信息和感受吗？你保持了不评判和客观吗？
- 你尊重家庭的价值观和信仰而不是强加自己的价值观和信仰吗？你是否会用一种可以解决问题的方法帮助家庭澄清和理解这个问题？

讨论

以团体的形式讨论你对上述问题的回答。留心其他同学的经历。他们有相似经历吗？讨论有助于目标导向的沟通和解决问题的策略。护士如何给家庭提供最好的支持？家庭如何尽可能坦诚地交流？一个人如何在其家庭中影响这种交流？

需避免的错误

在尽力做到有效沟通时，我们对沟通的努力有时并不那么理想。Wright 和 Leahey（2009）发现了在家庭护理中的三个常见的错误：

1. 没能创造改变的环境。护士没有为公开讨论家庭问题确立治疗性环境；或者护理计划没有充分地考虑家庭的处境（资源、距离、健康状态）。为了避免这种错误，护士应该尊重每一个家庭成员，从家庭及其成员那里获取尽可能多的信息，并承认家庭的困难处境。

2. 避免偏袒一方。这可能是无意或故意的，但是护士是最适合承担调查者和调节者角色的人。为了减少偏袒一方的风险，护士应该使用提问技巧来帮助家庭成员更深更广地思考问题。使用之前讨论过的环形问题会有帮助。

3. 过早地给予太多建议。护士本能地处于给患者和家庭提供信息和建议的位置，但是，这种信息和建议的提供应合时宜并适合特定的情境，而不是听起来像专制者。为避免这种错误，提供建议之前应从家庭成员那里收集尽可能多的信息，给患者的建议应有框架，这样表述起来更像建议而不是规则。应对家庭成员进行随访以获取他们对建议的反应。

使用先进技术来促进家庭沟通

利用网络和无线网络的沟通已经快速发展起来。很多社区居民每天都使用电子设备进行沟通，这种设备可以是手机或是互联网。与患者和其家庭通过电子设备进行沟通不那么常见，但也在快速增多。用任何一种形式的电子沟通都会有很多风险和危害，但护士仍有很多机会通过先进的技术来改善与家庭的沟通。明白邮件和其他文本形式的沟通可能被错误地分析和解读很重要。PPACA 中列出的条款适用于所有形式的沟通交流，在与家庭成员使用电子方式进行沟通时，也必须考虑这些条款。

如今，家庭成员都不住在一起。鼓励和帮助患者收发邮件或者使用无线电话进行沟通可以缩短距离。单单是听到患者的声音都可以帮助远方的亲人减轻恐惧。其他技术（例如 Skype、FaceTime、Twitter、Facebook 以及其他社交媒体）都可用于沟通。Caring Bridge（caringbridge.org）是为有严重健康问题的人提供个人网站的组织。对于正在经历健康问题的患者、家庭以及照顾者来说，在线支持团体已经变得越来越流行（van der Eijk et al., 2013）。护士应该对家庭成员使用新技术的舒适度进行评估，学习使用手机、电子邮件或者其他基于新技术的沟通可能会使已令人焦虑的境况雪上加霜。做这样的尝试应该谨慎。

评价

评价既包括确定护理措施的有效性，也包括护士对个人有效性的自我反思。由于现代医疗保健的片段性特点，床旁护士可能看不到家庭互动的长期益处。不论在什么环境中，护士最后都应该正式地中止与患者的互动。这种结束可以是对相互影响的总结、询问家庭有无问题以及提供随访的信息。痛失亲人的家庭曾经提到过来自护士的支持在他们应对失去亲人的痛苦中起到了重要的作用（MacConnell et al., 2012）。不管与家庭的互动多么简单，这种互动的影响是实质性的。

转介应该包括对到目前为止所获取的信息的总结，并且应由医护团队中最熟悉患者情况的人员与对方进行沟通交接。此外，也应为患者和家庭提供转介信息。

护士的自我评价和自我反思也用于确定在某一情境中哪些沟通策略成功、哪些失败（Kaakinen et al., 2010, p.119）。通过确定有效和无效的家庭沟通技巧，会形成一个技能清单，这样可以促进护士沟通和实践的整体效果。

总　结

本章对家庭沟通和家庭关系固有的复杂动力学进行了概述。家庭有其结构，这个结构是以组织家庭成员的方式来定义。家庭功能是指人们在家庭中所承担的角色，家庭过程描述了发生在家庭内的成员间的沟通。以家庭为中心的护理通过使用家谱图、生态图和家庭时间轴并与以系统高效的方式收集信息的方法结合而发展出来。治疗性问题和给予赞扬是护士对家庭可用的护理措施。家中有人患重病的家庭需要持续更新的信息和需要有尽可能经常和家人待在一起的自由。让家庭参与对患者护理很

重要。家长期望参与对患有严重疾病儿童的照顾中。在患者住院或者在社区中，护理措施的目标是增强他们的家庭功能和支持家庭积极应对。

伦理困境　你会怎么做？

特里·康纳是个 90 岁的老太太，居住在一栋两层房屋中。她有两个女儿：玛利亚和玛吉。玛利亚住的地方离特里有 145 公里远，因为丈夫失业 9 个月，她做着两份工作。玛吉住在另一个州。到目前为止，特里都是自己居住。但是，两周之前，特里从家里的楼梯上摔了下来，而且她听不清楚电话。特里的视力很差，走路时需要拐杖，每周会有邻居过来帮她几次。玛利亚和丈夫每两周来看望特里一次，给她带一些食品杂货。玛利亚和玛吉都很担心特里，希望她住到敬老院；特里却不考虑这个选择。作为给他们做工作的护士，你会怎样对特里、玛利亚和玛吉履行你的伦理职责？

问题讨论

1. 找出你认为在专业上非常有挑战性的家庭沟通情境（例如，临终、家庭不和）。描述作为护士你可以用来更好地管理这些情境的策略。

2. 你个人认为作为护士应如何向家庭告知患者的坏消息？

参考文献

Ackley BJ, Ladwig GB: *Nursing diagnosis handbook: an evidence-based guide to planning care*, St. Louis, MO, 2011, Mosby.

Antle BF, Christensen DN, van Zyl MA, Barbee AP: The impact of the Solution Based Casework (SBC) practice model on federal outcomes in public child welfare, *Child Abuse Negl* 36(4):342–353, April 2012. http://dx.doi.org/10.1016/j.chiabu.2011.10.009.

Barker P: Different approaches to family therapy, *Nurs Times* 94(14):60–62, 1998.

Bishop SM, Walker MD, Spivak IM: Family presence in the adult burn intensive care unit during dressing changes, *Crit Care Nurse* 33(1):14–22, 2013.

Bowen M: *Family therapy in clinical practice*, Northvale, NJ, 1978, Jason Aronson.

Centers for Disease Control and Prevention (CDC): Chronic diseases and health promotion. http://www.cdc.gov/chronicdisease/overview/index.htm, 2012. Retrieved December 19, 2013.

Cicchetti D, Blender JA: A multiple levels of analysis perspective on resilience: implications for the developing brain, neural plasticity, and preventive interventions, *Ann N Y Acad Sci* 1094:248–258, 2006.

Chrzastowski SK: A narrative perspective on genograms: revisiting classical family therapy methods, *Clin Child Psychol Psychiatry* 16(4): 635–644, 2011. http://dx.doi.org/10.1177/1359104511400966.

Duvall E: *Marriage and family development*, Philadelphia, 1958, JB Lippincott.

Edwards M: How to break bad news and avoid common difficulties, *Nurs Residential Care* 12(10):495–497, 2010.

Eggenberger S, Nelms T: Being family: the family experience when an adult member is hospitalized with a critical illness, *J Clin Nurs* 16(9):1618–1628, 2007.

Fivaz-Depeursinge, Lopes F, Python M, Favez N: Coparenting and toddler's interactive styles in family coalitions, *Fam Process* 48(4):500–516, 2009. http://dx.doi.org/10.1111/j.1545-5300.2009.01298.x.

Henry J, Kaiser Family Foundation: *Focus on Health Reform: Summary of the Affordable Care Act*, Washington, DC, 2011, Author. Accessed December 2013. http://kaiserfamilyfoundation.files.wordpress.com/2011/04/8061-021.pdf.

Frain M, Berven N, Chan F, Tschopp M: Family resiliency, uncertainty, optimism, and the quality of life of individuals with HIV/AIDS, *Rehabil Counsel Bull* 52(1):16–27, 2008.

Gerson R, McGoldrick M, Petry S: *Genograms: assessment and intervention*, ed 3, New York, NY, 2008, WW Norton & Co.

Gilbert R: *The eight concepts of Bowen theory*, Falls Church, VA, 2006, Leading Systems Press.

Goldenberg H, Goldenberg I: *Family therapy: an overview*, Belmont, CA, 2013, Cenage Brooks/Cole.

Agency for Healthcare Research and Quality (AHRQ): Guide to Patient and Family Engagement in Hospital Quality and Safety. Retrieved December 28, 2013. http://www.ahrq.gov/professionals/systems/hospital/engagingfamilies/guide.html.

Hart A, Hardin SR, Townsend AP, Ramsey S, S., Mahrle-Henson A: Critical care visitation: nurse and family preference, *Dimens Crit Care Nurs* 32(6):289–299, 2013. http://dx.doi.org/10.1097/01.DCC.0000434515.58265.7d.

U.S. Department of Health and Human Services: *Health Information Privacy*, 2008. Retrieved December 28, 2013 from http://www.hhs.gov/ocr/privacy/hipaa/faq/disclosures_to_friends_and_family/523.html.

Henriksson A, Arestedt K: Exploring factors and caregiver outcomes associated with feelings of preparedness for caregiving in family caregivers in palliative care: a correlational, cross-sectional study, *Palliat Med* 27(7):639–646, 2013.

Hill WJ, Hasty C, Moore C: Differentiation of self and the process of forgiveness: a clinical perspective for couple and family therapy, *Aust New Zeal J Fam Ther* 32(1):43–57, 2011.

Huffines M, Johnson KL, Smitz Naranjo LL, Lissauer M, Fishel MA, D'Angelo Howes SM, Pannullo D, Ralls M, Smith R: Improving family satisfaction and participation in decision making in an intensive care unit, *Crit Care Nurse* 33(5):56–68, 2013.

Jensen T, Schafer K: Stepfamily functioning and closeness: children's views on second marriages and stepfather relationships, *Soc Work* 58(2):127–136, 2013.

Kaakinen JR, Gedaly-Duff V, Coehlo DP, Hanson SMH: *Family health care nursing: theory practice and research*, Philadelphia, PA, 2010, F. A. Davis.

Kornburger C, Gibson C, Sadowski S, Maletta K, Klingbeil C: Using "Teach-Back" to promote a safe transition from hospital to home: an evidence-based approach to improving the discharge process, *J Pediatr Nurs* 28:282–291, 2013.

Leahey M, Harper-Jaques S: Family-nurse relationships: core assumptions and clinical implications, *J Fam Nurs* 2(2):133–152, 1996.

Leeman J, Skelly AH, Burns D, Carlson J, Soward A: Tailoring a diabetes self-care intervention for use with older, rural African American women, *Diabetes Educat* 34(2):310–317, 2008.

Leon A: Involving family systems in critical care nursing: challenges and opportunities, *Dimens Crit Care Nurs* 27(6):255–262, 2008.

Leon A, Knapp S: Involving family systems in critical care nursing: challenges and opportunities, *Dimens Crit Care Nurs* 27(6):255–262, 2008.

Lavee Y: Chapter 8: Stress processes in families and couples. In Peterson GW, Bush KR, editors: *Handbook of Marriage and the Family*, New York, 2013, Springer, pp 159–176.

MacConnell G, Aston M, Randel P, Zwaagstra N: Nurses' experiences providing bereavement follow-up: an exploratory study using feminist poststructuralism, *J Clin Nurs* 22:1094–1102, 2012.

MacKay L: Trauma and Bowen Family Systems Theory: working with adults who were abused as children, *Aust New Zeal J Fam Ther* 33(3):232–241, 2012.

McCullough J, Schell-Chaple H: Maintaining patients' privacy and confidentiality with family communications in the intensive care unit, *Crit Care Nurse* 33(5):77–79, 2013.

Merriam-Webster OnLine: s.v. "family." Accessed November 3, 2013. www.merriam-webster.com.

Minuchin S: *Families and family therapy*, Boston, 1974, Harvard University Press.

Nichols M, Schwartz R: *Family therapy: concepts and methods*, ed 9, Upper Saddle River NJ, 2009, Prentice Hall.

Otto H: Criteria for assessing family strength, *Fam Process* 2:329–338, 1963.

Perrin K: *Understanding the essentials of critical care nursing*, Upper Saddle River, NJ, 2009, Pearson Prentice Hall.

Pirie A: July-August. Pediatric palliative care communication: resources for the clinical nurse specialist, *Clin Nurs Spec* 26(4):212–215, 2012.

Poor CJ: Important interactional strategies for everyday public health nursing practice, *Public Health Nurs* 1–7, 2013, Dec. 10. http://dx.doi.org/10.1111/phn.12097. [Epub ahead of print].

Rempel G, Neufeld A, Kushner K: Interactive use of genograms and ecomaps in family caregiving research, *J Fam Nurs* 13(4):403–419, 2007.

Rosland A, Heisler M, Piette J: The impact of family behaviors and communication patterns on chronic illness outcomes: a systematic review, *J Behav MedM* 35(2):221–239, 2012.

Segaric CA, Hall WA: The family theory-practice gap: a matter of clarity? *Nurs Inq* 12(3):210–218, 2005.

Bowen Center for the Study of the Family: Bowen theory: societal emotional process. Accessed December 9, 2013 Available online http://www.thebowencenter.org/pages/conceptsep.html. 2013.

Toman W: *Family therapy and sibling position*, New York, 1992, Jason Aronson Publishers.

Trivette CM, Dunst CJ, Hamby DW: Influences of family-systems intervention practices on patent-child interactions and child development, *Top Early Child Spec Educ* 30(1):3–19, 2010.

Trotter T, Martin HM: Family history in pediatric primary care, *Pediatrics* 120(Suppl):S60–S65, 2007.

U.S. Census Bureau: Current Population Survey: Definitions. . Retrieved November 3, 2013 from http://www.census.gov/cps/about/cpsdef.html, 2013.

van der Eijk M, Faber M, Aarts J, Kremer J, Munneke M, Bloem B: Using online health communities to deliver patient centered care to people with chronic conditions, *J Med Internet Res* 15(6):e115, 2013. http://dx.doi.org/10.2196/jmir.2476.

von Bertalanffy L: *General systems theory*, New York, 1968, George Braziller.

Walsh F: A family resilience framework: innovative practice applications, *Fam Relat* 51(2):130–136, 2002.

Wright LM, Leahey M: *Nurses and families: a guide to family assessment and intervention*, ed 5, Philadelphia, 2009, FA Davis.

Ylven R, Granlund M: Identifying and building on family strength: a thematic analysis, *Infants Young Child* 22(4):253–263, 2009.

化解护患冲突

Kathleen Underman Boggs

目 标

阅读本章后，读者能够：

1. 描述合作性护患关系的目标。
2. 对冲突进行定义，比较治疗性关系中冲突的功能性和非功能性角色。
3. 识别对冲突情境的个人反应方式，区分对冲突情境的被动、自信和攻击式反应。
4. 详细说明在护患关系中促进冲突解决的果断的沟通方法的特点。
5. 讨论减少工作场所暴力的策略。
6. 讨论研究结果和循证实践如何在临床环境中应用于和持有不同价值观的患者进行沟通。

以患者为中心的护理是第二章描述的六个 QSEN 能力中的一个。我们的目标是与患者充分合作，这样他们可以积极地参与到对自己护理的管理中（Rosenberg & Gallo-Silver, 2011）。QSEN 需要的态度是我们要尊重患者在医护团队中的核心地位。但是，即使护患目标是一致的，我们的价值观和观点也可能不同。合作是工作的重点，但是如同人与人之间所有的互动一样，有些争执在所难免。

冲突是人类关系中自然的一部分。我们都经历过对某一场景或者某个人有负性情绪的时候，当这种情况在护患关系中出现时，需要清楚直接的沟通。本章强调了冲突的动态特点以及成功解决护患冲突的技巧。（医护团队成员间的冲突将在第二十三章中讨论。）由于工作场所的暴力发生率也在上升，本章也会讨论这一部分内容。

有效的护患沟通在护士提供有效率的护理和患者接受高质量的护理中很关键。当冲突出现时，冷静地回应可以使你把情绪转化为积极的力量。有些患者在第一次与护士接触时就表现出了语言敌意甚至身体攻击，例如醉酒的人急诊入院。在这种情况下，保护自己和患者的安全是首要的。在你对激烈情绪的第一反应是退缩或者回击时，做到聆听和有创造性的回应需要高水平的技巧、共情和自我控制。

基本概念

定 义

冲突被定义为因态度、价值观或者需求的不同而导致的意见不合，表现为一方的行为破坏了另一方到其期望的目标的能力。这将导致压力或者紧张。冲突是一种警告，警示关系中的某些地方需要得到更密切的关注。冲突并非都是负性的，它也可以成为积极的力量推动关系的建立与发展。解决冲突的过程是一个学习的过程。

冲突的本质

所有的冲突都有某些共同的特点：（1）具体的问题内容和（2）关系或者过程，包括我们对情境的情绪反应。问题是否对你有现实意义并不重要，重要的是这些问题对你的患者来说是真实且需要解决的，如果不解决，这些问题会成为实现目标的拦路虎。大部分人所经历的冲突都是不快的感受。既往冲突的经历、问题的重要性以及可能的后果决定了我们反应的激烈程度。例如，患者向医生询问治疗或者预后的问题可能会有很大的困难，但是向护士或者其家庭询问相似的问题没有这种困难。这种对提问的舒适水平的差异可能与既往经历有关。可能实际涉及的人与此无关；相反的，患者可能会对医生所给的信息产生恐怖的预期。

冲突的原因

缺少沟通或者低质量的沟通是误解和冲突产生的主要原因。发生冲突其他的心理原因包括价值观和性格的不同以及引起较高压力水平的多种需求和问题。同样的，如果你所提供的护理不符合患者的文化信仰系统，也会造成冲突。

暴力的风险：发生率统计

冲突可能升级成暴力威胁或者暴力行为。疾病的应激性可以加剧引起患者或其家庭成员暴力行为的因素。总体来讲，社会文明程度有所降低，针对医护工作者的**暴力**一直在增加。由于护士与患者的密切接触，暴力发生在她们身上的风险更高［International Council of Nurses(ICN), 2006; Waschgler et al., 2013］。事实上，护士和社会工作者比其他职业的人经历暴力的风险高 3 倍［American Association of Critical Care Nurses(AACN), 2004; American Nurses Association(ANA), 2002, 2012］，约有 80% 的护士在其职业生涯中曾经经历过暴力（Rittenmeyer, 2012）。联合委员会（TJC）的《警讯事件警告》

第 45 条强调避免尤其需要控制暴力接近医疗机构并对员工提供教育。联合委员会注意到沟通失败与 53% 的已报告暴力行为有关（2010）。

针对医护工作者的暴力从威胁到袭击再到谋杀不等，到目前为止，约有 80% 的这种事件没有上报。某些场所趋向于成为暴力事件发生的高风险区域。在急诊、精神科甚至养老院工作的护士被施加暴力的风险更高，其中多达 一半的护士成为了暴力行为或者攻击行为的受害者［AHA, 2012; U.S. Department of Labor Occupational Safety and Health Administration(OSHA), 2004; Zeller et al., 2012］。请思考迪克森先生的案例。

案例：迪克森先生

注册护士凯女士是一位有经验的护士，她在繁忙的急诊科工作，其所在科室与治疗室之间通过锁住的安全门相连。工作人员都不带项链，也不带仪器，但是凯女士携带了工作证。休斯医生正在给一个 12 岁的孩子杜尼看病，这个孩子可能因为过量服用哌甲酯（利他林）而出现抽搐，凯女士注意到等候室的迪克森逐渐开始焦虑不安起来。

迪克森先生：你们这些人为什么不多做一些？

护士（用较低的声音）：我的名字是凯，我们正在帮助你儿子。一旦我们有消息，会随时给你最新的信息。我知道这会是很有压力的……

迪克森先生（很大声地打断）：我需要知道为什么你们不告诉我你们在对我儿子做什么。

护士：我知道你很难过，也感到生气。出于隐私的考虑，我们到会议室去吧。

迪克森先生：你们都不是好人。

护士：我想知道你的想法。你……

迪克森先生把椅子推开了。

护士：这对你来说是非常难过的时刻，但是暴力是不可接受的。请你平静下来，我们来坐下。让我们一起深呼吸，然后你可以告诉我你需要什么……

阻止暴力行为升级的策略会在本章的应用部分讨论。有关身体防卫和机构防卫的建议可以在

OSHA 的网站中找到（www.osha.gov）。

愤怒的分级

- 轻度：感到紧张、易激惹。行为表现为好争论、讥讽或者很难取悦。
- 中度：明显的愤怒行为，例如，行为易激惹和声音变大。
- 重度：表现为外在的行为，咒骂、使用暴力手势，但是尚未失控。
- 暴怒：行为失控，对他人或者自己有身体攻击。

冲突的结果：为什么需要解决冲突

　　未解决的护患冲突结果就是妨碍了对患者护理的质量和安全。这不仅损害了你们的治疗关系，而且可以导致你的情感耗竭，从而使你产生**职业倦怠**（Guidroz et al., 2012）。精力都用于解决冲突问题了，反而没有用来建立关系。冲突和暴力行为也可能导致压力增加、愤世嫉俗和躯体疾病，这些又会降低工作满意度并损害心理健康（Papadopoulos et al., 2012）。除了对工作人员造成的身体伤害，《全民健康 2020》（U.S. Department of Health and Human Services, 2014）等也发现了未解决的冲突给卫生系统带来的问题，如由于工作时间的减少、更换工作和偶尔的诉讼所造成的机构成本增加。

目标

　　作为护士，我们的目标是与患者合作以尽可能促进健康。为完成这个目标，我们需要与患者清楚地交流，从而预防或降低冲突的水平。我们知道解决某些长期存在的冲突是一个渐近的过程，在这个过程中，我们可能需要多次重新回顾问题以使冲突完全解决。

解决冲突的原则

　　医护人员当然应该始终尊重他们的患者。我们还会在其他地方讨论影响对冲突回应的性别和文化因素。图 13.1 列出了一些解决冲突的原则。这些原则也可以用于解决同事之间的冲突。

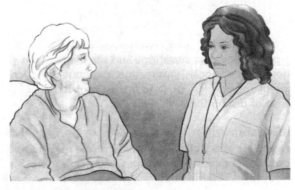

图 13.1　解决冲突的原则：

- 识别冲突问题：认识到你有解决问题的能力
- 了解你的反应：对你的反应负责
- 将问题与其所牵涉的人分开：不责备
- 始终关注问题：澄清
- 识别其他选择：听取他人的替代性解决办法
- 协商并在解决方法上取得一致
- 总结

理解自己对冲突的反应

　　护患之间的冲突很常见。首先，应清楚地理解自己对冲突的反应，因为冲突带来的焦虑会阻止我们用有效的、果断的方式解决问题。没有人能处理好所有的情境。完成练习 13.1 可以帮助你确认自己的个人反应。

　　认识到你自己的"触发器"或者"敏感问题"：哪些话或者哪些患者行为能立刻触及你的情感反应？这可能包括有人朝你喊叫或者用愤怒的语调跟你说话。一旦知道了自己的触发器，你就会更好地控制自己的反应。抛开过去，重要的是着眼于当下。将过去的问题拿出来讨论会影响情绪并妨碍你和患者达成共识，确定可行的解决办法。不要立即试着找到问题的解决方案，而是看一下可能选择的范围，将这些选择罗列出来，与其他人一起评估每个选择的可行性。通过一起工作，对事情的期待由

练习13.1 对冲突的个人反应

目的： 促进学生对在冲突情境中的反应的觉察以及对导致他们产生不适感的情境因素（例如，人、地位、年龄、既往经历、缺乏经验和地点）的意识。

步骤

每两人一组。可以将这个作为家庭作业，也可以创建一个互联网讨论区。想出一个可以用不同方式处理的冲突情境。

下面是常见的与冲突情境相关的感受，很多人都经历过这些感受，但是人们并不能很好地处理问题。

愤怒	竞争	耻辱
烦恼	戒备	自卑
反感	贬低	恐吓
焦虑	尴尬	操纵

| 悲痛 | 沮丧 | 怨恨 |

尽管在一般情况下，这些感受不是我们特别引以为傲的情感，但它们是人们的感受的一部分。承认它们的存在可以使我们有更多选择。

运用上面列出的词语，尽可能具体地描述下面的问题：

1. 情境的细节：这样的情境是如何出现的？问题的内容是什么？冲突是语言性的还是非语言性的？涉及的人都有哪些？是在哪里发生的？
2. 在冲突前、中、后有哪些感受？
3. 为什么这种状况让人特别不舒服？

讨论

提出不同形式的反应。这些反应会使结果不同吗？

敌对的冲突变为双赢的局面。对可能的解决方案进行讨论后，选择解决冲突的最好方案。基于公平、客观的标准对结果进行评估。

了解环境

其次，了解冲突发生的环境。大多数人际冲突是因为威胁到了别人的控制感或者自尊。由于没有足够的时间完成工作，护士通过对患者施加更多的控制来对自己的工作压力做出回应，而患者则会因此而变得更难相处。其他可能导致患者或其家庭愤怒的护士行为列在百宝箱13.1中。那些感到被倾听和尊重的患者通常也愿意倾听。注意自己说话的内容以及说话的方式。你会如何避免引起患者的愤怒或者冲突的行为？

引起护士对患者产生挫败感或者愤怒情绪的情境包括患者对护士的话不以为然；询问过多护士不愿分享的个人信息；对护士进行性骚扰或者对某个护士进行人身攻击；或者家庭成员提出护士无法满足的要求。

百宝箱13.1 护士可能引起他人愤怒的行为

- 侵犯患者的个人空间
- 用威胁的口气说话
- 提供不必要的建议
- 评判、责备、批评或者传达试图引起内疚感的想法
- 提供不现实的保证
- 用"把它搪塞过去"的直接评论进行交流
- 表现出不理解患者的观点
- 为了让患者改变其不良行为施加太多压力
- 将自己描述为不会犯错的"我最了解"的专家
- 使用独断、讥讽或者责难的语气
- 使用带有较重情感意义的"敏感"语言
- 没能及时地为应激的患者提供与健康相关的信息

形成有效的冲突管理风格

对冲突有五种截然不同的**反应形式**。过去，当护士面临冲突时，通常使用回避或者和解的方式进行回应（Sayer et al., 2012）。很多人认为所有的冲突都具有破坏性，需要被压制。现在的观点认为，在经过解决冲突的培训后，冲突也可以是健康并有助于事态发展的，由此我们制订了共同解决问

题的方法。

回避是对冲突常见的反应形式。护士会使用回避的手段远离患者或者提供更少的支持。有时候，某个经历让你很不舒服，以至你不惜一切代价想要避免冲突的处境或者避免看到某个人，因此你选择了退缩。以这种方式处理冲突的代价远高于所带来的好处。有时你只需要"选择你的战场"，将你的精力放在最重要的事情上。但是，使用回避的方式只是推迟了冲突，把问题带到将来，损害了你和患者之间的关系，造成双输的局面。

和解是另外一个常见的反应。我们放弃自己的需求期望平息冲突。这种反应是合作性的，但并不果断。有时需要很快地妥协或者给出错误的保证。通过迁就对方，我们可以维持和平，但是这并没有实际性地解决问题，因此在将来的某一天，这个问题可能重新出现。这种反应形式在问题本身对于对方来说更重要的时候较合适。这是一个我输你赢的和谐局面。这样做可能会有益处并在将来可能有用（McElhaney, 1996）。

竞争是一种对冲突的反应形式，其具有支配的特点。你以牺牲对方的代价施压来达到自己的目的。竞争的特点是攻击和不妥协。人们可能用专横的方式以权力压制冲突，这会导致压力升级。这种反应方式只有在需要迅速做出决定的时候有效，但是从长远来看会有问题，造成我现在赢之后双输的局面。

妥协仍然是护士常常采取的冲突解决方法（Iglesias & Vallejo, 2012）。通过妥协，双方放弃一点，也赢取一点。这种方法只在双方权力相等时有效。这种方法在特定的工作环境以及争论的问题上会是一个好的解决办法，但是由于任何一方都不会彻底满意，最后可能是双输的局面。

合作是一种以解决问题为导向的反应形式，大家合作性地一起工作来促成问题的解决。为解决冲突，我们致力于找到双方都同意的解决途径，包括直面问题、认可感受以及使用开放性的交流。有成

果的交锋步骤包括：确定各方关注的问题、澄清假设、真诚沟通来确定实际问题，以及共同合作来寻找令各方满意的解决方法。合作是真正解决问题的最有效形式，可以取得双赢的局面。

组织你的反应

在掌握果断的应对冲突的反应时，最初使用如下步骤可能会有帮助。

1. 表达共情："我理解 _____""我听到你说 _____"。例如："我理解家里有困难。"
2. 描述你的感受或者境况："我感觉 _____""这种情况对我来说 _____"。例如："但是你 8 岁的女儿已经表现出了很严重的焦虑，她说'我学不会自己注射胰岛素'。"
3. 陈述期望："我想 _____""在这种情况下所需要的是 _____。"例如："当进行糖尿病健康教育的护士明天来的时候，你得在这里，这样你可以学习如何进行胰岛素注射，你的女儿在你的支持下也可以学习。"
4. 罗列后果："如果你这样做，那么 _____ 会发生"（陈述积极的结果）；"如果你不这样做，那么 _____ 会发生"（陈述消极结果）。例如："如果你准时到达，我们就可以及时结束并让她出院参加周五的生日聚会。"

着眼于当下

● 我们的注意力应该一直放在当下，只放在现有的问题上。过去的事情无法改变。

将每次的讨论限制在一个话题上可以提高成功的概率。在通常情况下，我们不太可能用一种方法解决一个多维度的冲突。通过将问题分解成简单的步骤，我们就能有足够的时间对问题进行清晰地理解。你也许会对患者的话进行意译，并将意译之后

的意思反馈给患者，以便核对意译的准确性。一旦问题被勾勒得很清楚了，解决问题的步骤就会相当简单。

对于过去，我们除了从中学习，并不可能对其做什么，将来也永远不可能完全预测到，因此我们唯一可以决定的是当下如何行动。在面对情绪释放的情况时，要做到果断需要有思想、有精力以及有担当，也需要常识、自我意识、知识、机智、幽默、尊重以及洞察力。尽管我们不能保证果断的行为可以达到预期人际目标，但是会增加成功的概率。通常，果断所带来的改变不能预期。改变之所以能够发生，是因为护士用无附加条件的客观反馈形式提供了新的资源。

运用"我"的陈述

用"你"开始的陈述听起来像兴师问罪。当陈述的时候指着别人或者带有个人评判，大多数人都会防御性地回应。用以"我们"开始的陈述应该只在你确实想合作性地看问题时使用。运用以"我"开始的陈述是冲突管理策略中最为有效的策略之一。使用"我"开始的果断的陈述表明对其自我感受和其在冲突中的位置负有全部责任。在最初使用以"我"开始的陈述时，你会感觉比较笨拙，需要进行小小的练习。下面即是一种提议的形式：

"当_____（非评判性地描述行为），我感到_____（用一个名称来声明你的情绪）因为_____（描述具体的行为结果）。"

例如："当在餐厅讨论患者的个人问题时，我会感到不舒服，因为这样有人可能会在无意中听到患者的隐私信息。"

清晰地陈述

使用陈述性语句而非问题可以为果断的冲突回应创造条件。如果你实在要问问题，"如何"的问题最好，因为其中立、可以获取更多信息并暗示了合作的意图。避免使用"为什么"的问题，因为这

样是要求他们解释自己的行为，使别人处于防卫的状态。应使用有力的、坚定的方式清楚地陈述状况。思考下面古先生的例子。

案例：古先生

古先生35岁，是行政主管人员，因心肌梗死而被收住院。他对一些年轻的护士有过非分之举，对奥哈拉小姐尤甚。

患者：快来，亲爱的，我在等你。

护士（使用适当的面部表情和目光接触，用坚定清楚的声音回答）：古先生，我更希望你叫我奥哈拉。

患者：噢，快来吧，亲爱的。我在这儿太无聊了。我怎么称呼你有区别吗？

护士：我觉得很有区别，我希望你叫我奥哈拉小姐。

患者：噢，你一点情趣都没有。你为什么要这么严肃呢？

护士：古先生，你是对的。我对某些事情很严肃，包括我的名字。我更希望你称呼我奥哈拉。我很愿意和你一起战胜病魔，但是因为住院会妨碍你找乐趣的天性，所以我们可以寻找合适的合作方式，这很重要。

在这个交锋的过程中，护士的立场一再明确，每次在话题转移之前都使用了语气逐渐强烈的陈述，使得关注点再次回到患者的需要上。需要注意的是，护士只是给患者的行为而不是患者本人贴上不可接受的标签。当在最开始努力尝试果断的沟通的效果有限时，坚持很重要。

使用中度的语音和语调

有力的果断的陈述的强度取决于冲突场景的性质，也取决于需要成功解决冲突的双方对立的程度。以满足冲突场景所需的最低程度的果断的陈述为起点可以保存精力，并且不会把你置于过度反应的处境中。没有必要一次用完所有的资源或者很强烈地表达自己的观点。有些时候，表述得太冗长会使表达的效果模糊。长篇的解释会削弱口头信息的表达。快速进入主题，尽可能用最简单和最明确的

方式进行必要的陈述，会减少误解的可能性。

语音和语调也有助于别人理解你传达的果断的信息。声音小、犹豫不决、被动的表达会削弱果断的信息的效果。声音大、充满敌意，攻击式的表达也会有同样的效果。在进行练习13.2时，尝试着用坚定但中度的语音语调来传递你的信息。

结果：积极成长

我们曾经认为冲突有破坏力量，需要消除。实际上，被成功解决的冲突可以使人与人之间的关系更紧密。解决冲突的关键因素是有共同探究和解决冲突的主观意愿。冲突处理得当，可以为成长提供重要的机会。培训课程甚至简短的练习都有助于护士具备必要的技巧（Sargeant et al.,2011）。进行冲突管理技巧的练习十分必要。

结果：功能不良，例如冲突未解决

如前所述，未解决的冲突会在后期再次浮出水面，妨碍你给患者提供优质护理。如果过激地表达对冲突的情绪反应，护士会有被攻击的感觉。

果断的行为的性质

果断的行为是指设定目标，用清晰一致的方式针对目标采取行动，并对行为的结果负责。果断地沟通是用直接的方式传达目标，没有愤怒的情绪或者挫败感（Rosenberg and Gallo-Silver, 2011）。果断的护士能够为自己和他人的权益站出来说话。用练习13.2进行练习。

果断的沟通的组成要素包括下列四种能力：（1）说不；（2）要求你想要的；（3）恰当地表达正性和负性的想法和感受；（4）发起、继续和结束互动。这种坦诚的表达不会妨碍别人的需求，但是表达了自尊，而不是表达对别人需求的依从。冲突可能产生焦虑，而焦虑会阻止我们采取果断的行为。果断的行为的范围很广，可以从对自己观点做出直接坦诚的陈述到对那些可以忍受或者不可忍受的事情采取强烈、对立的立场。果断的回应包括"我"的陈述，这种陈述是一种承担责任的表达。与果断的行为相对的是**攻击行为**，该行为的目标是通过压制别人的权利达到控制。攻击式的回应通常使用"你"的陈述并把责任归咎于他人。百宝箱13.2罗列了果断的行为的特征。需要记住，果断是习得的行为，而果断的反应需要练习。

百宝箱13.2　果断的行为形成的相关特征
- 表达你自己的立场，使用"我"的陈述
- 陈述清晰
- 用坚定的、中度音高的语调讲话
- 为个人的感受和需要承担责任
- 确保言语和非言语信息一致
- 只讨论与本次冲突相关的问题
- 对自己的回应进行组织，以便巧妙地表现出意识到了患者的判断标准
- 能够理解改变的焦点是那些不希望出现的行为，而不是感受、态度和动机

专业护士不果断的行为与其较低的自主性相关。持续的不果断的反应对护士和其所提供的护理质量有着负面影响。用练习13.3来评估你的果决性。

练习13.2　用合适音调表达果断的信息

目的：增加对音调改变如何明显影响语言信息意义的认识。

步骤

将班级同学分为五组。在五张小纸片上写下五种语调中的任意一种：低语、犹豫不决地低声说话、用坚定地中度语调说话、激动地大声说话以及尖叫。选出其中一个纸片并演示纸片上的语调，团体的其他成员试着准确地辨别表演者在使用哪种语调传递果断的信息。

讨论

语调如何影响对信息内容的理解？

练习13.3	果断的反应

目的：提高对果断的认识。

步骤

对下列情境做出反应：

你全职工作，需要养家糊口，并且正在修 12 学分的护理课程。老师让你做教员委员会的学生代表。你说：

1. "我认为我不是最好的学生，你为什么不问一下卡伦？如果她不同意，我可以考虑。"

2. "呀，我很愿意，但是我也不确定。如果这不需要占用太多时间，我可能可以做。"

3. "我真的希望在委员会中有所贡献，但是我不确定是否有充足的时间来做这件事情。让我考虑一下，明天上课的时候告诉你。"

讨论

选出最果断的回答，对其他的回答提出修改意见。

安　全

保护自己和患者的安全是护士的责任。注意，当你面对的是一个愤怒的患者或者家属时，要运用技巧来摆脱危险，解决他们所关切的问题。如果患者或家属的愤怒很激烈，应迅速离开并寻求帮助。不要在危险的环境中逗留。当你感到自己处于危险中时，再怎么强调都不过分：马上离开！每个机构都有可电话求助的后援团队。电话求助！

Zeller A, Dassen T, Kok G, Needham I, Halfens RJ: Factors associated with resident aggression, *J Nurs Scholarsh* 44(3): 249-257, 2012.

瑞士的一项针对 814 名养老院照护者的回顾性横断研究业已完成，该研究主要为识别与攻击相关的环境因素。该项研究也同时明确了照护者和被照护者的特征。研究工具为职工暴力经历调查问卷，并完成了针对该问卷条目的回归分析。

结果：养老院的工作人员处于攻击性行为的高风险中。工作人员所报告的攻击非常普遍，在过去的 12 个月中，81.6% 的工作人员被攻击过，包括言语攻击（76.5%）、威胁（27.6%）以及身体攻击（54%）。对自己处理攻击性行为更有信心的工作人员反而被攻击的风险更高，尤其在基础护理活动中。

临床实践应用：研究者建议养老院工作人员接受预防和解决患者攻击的相关培训。

我们需要更多的研究来寻找可有效消除攻击危险的护理措施。尽管已经有很多文章谈及如何与具有破坏性的同事共事，但一项针对近期文献的综述发现，很少有研究涉及患者行为的管理。

应　用

练习下面的方法有助于提高冲突解决技巧。通过这样做，可以表明我们正在形成持续改善沟通交流和冲突解决技巧的 **QSEN 态度**。

避免冲突

在面对患者的挑衅时，我们可以通过专业冷静的行为以及压低的语调来控制自己对于这种挑衅的反应。除了做到这一点，其他的一些预防冲突的方法也可能有用。用关切的行为示意自己愿意倾听的态度，关切的行为可以包括良好的身体姿势、目光接触以及接纳性的面部表情。将你的注意力放在那些有潜在攻击性的患者或者访视者身上。Finke（2008）和他的同事对 12 个护患沟通的案例研究综述表明，半数研究中提及护士抗拒沟通的态度是沟通的障碍。对患者正性评价的增加确实有助于沟通交流。作为护士，我们应该秉承一个信念，即所有的患者都有其作为人的价值。不管你在什么时候与患者处于冲突的境地，都要不断提醒自己这个基本的信念。尝试使用本章描述的一些方法来帮助自己避免或者消除冲突。

评估护患关系中的冲突

为消除冲突，你需要承认冲突的存在。在通常情况下，意识到自己有不舒服的感觉是最初的线索。冲突存在的证据可能很明显，即从患者的行为中可观察到或者用语言表达出来了。例如，患者有可能批评你。没有人愿意被批评，被批评后的自然反应可能是生气、理论或者责怪其他人。但是作为专业护士，若你能清楚地认识到自己的反应并意识到冲突，继而寻求消除冲突的方法，就会出现建设性的改变。

更多的时候，冲突隐蔽且没有那么清晰。你的患者跟你谈论了一个问题，但是谈论并没有帮助，并且问题也没有解决。于是患者变得生气或者焦虑。隐蔽冲突的细微行为表现包括：患者在自我照顾过程中所付出的努力减少，频繁误解你的话，不符合患者特征的行为（如极度愤怒）。例如，当你的患者好像异乎寻常地对你有要求、贪求无厌地想引起你的注意或者不能忍受自己的需求被延迟满足时，问题可能源自冲突感觉的焦虑。患者的行为通常受到疼痛、丧失、无助、挫折或者恐惧的负面影响。作为护士，我们可以通过自己的行动影响患者的行为。这样可能造成正性或者负性的结果。练习13.4可界定冲突问题。

有些时候，感受本身会成为主要的问题，最初冲突的有效部分就被隐藏起来了，结果冲突升级。思考在下面的情境中，你将如何处理丹托妮女士的问题。

案例：丹托妮女士

丹托妮女士明天早上8点要进行手术。作为安排照顾她的实习护士学生，你被告知丹托妮女士入院3小时，家庭医生已经对她进行过检查。麻醉科已经知道患者入院。血尿标本都已送到实验室检查。当你进入丹托妮女士的房间并介绍自己时，你注意到丹托妮女士坐在床边上显得紧张和生气。

患者：我希望大家让我一个人待着。没有人进来和我谈论一下明天的手术。我不知道我要做什么，我想我只能躺在这里等着腐烂。

这个时候，你可能感觉到了冲突的情绪，但是我们不清楚的是这种情绪是与手术相关的焦虑，还是因为在进行必要的实验室检查和身体检查的过程中实际发生或者患者自己想象的隐私被侵犯而带来的愤怒。患者也有可能因为你或者因为不能从外科医生那里了解相关信息而恼怒。她需要医院的工作人员把她看作一个完整的人并顾及她的感受。在你共情地回应患者的感受之前，需要解读它。

练习13.4　界定冲突问题

目的： 帮助组织信息并界定在人际冲突情境中的问题。

步骤

在每个冲突情境中，寻找特定的行为（包括语言、语调、姿势和面部表情）；感觉的印象（包括语言、语调、强度以及面部表情）；需求（通过语言或者行为表达出来）。

在下列的场景中，辨识行为、你对行为的印象以及患者所表达的需求。提出合适的护理措施。作为引导，场景1已经完成。

场景1

帕特尔夫人是一个印度人，她不会讲太多的英语。她刚通过剖腹产手术诞下一名婴儿，据估计，帕特尔夫人将要至少住院4天。帕特尔夫人的丈夫告诉护士，帕特尔夫人想要进行母乳喂养，但决定等到回家后才开始，因为她觉得待在家里母乳喂养更令她感到舒服，而且想要保护自己的隐私。护士知道母乳喂养在孩子出生后即开始会更容易成功。

行为：患者的丈夫谈到他的妻子想要母乳喂养，但是并不想在回家之前开始。帕特尔夫人在住院期间不会开始母乳喂养。

你对行为的印象：患者间接地表达了身体的不适，可能是不安全感以及母乳喂养带来的尴尬造成的。也或许是为了遵守他们国家或者家庭的常规习俗。

潜在的需求：安全和保证。帕特尔夫人要感觉到像在家一样安全后才会开始进行母乳喂养。

建议的护理措施：提供家庭支持并保证整个母乳喂养过程的私密性。

场景2

摩尔夫人结束了乳房根治术返回病房。医生的医嘱是要求她多走动、咳嗽、深呼吸以及在自我照顾活动中尽可能使用自己的胳膊。摩尔夫人用很生气的语气问护士，"我为什么要做这些？你也看到了，我做这些很困难，你为什么不能帮助我呢？"

护士（用关切的语气）：你看起来真的心烦意乱。在医院住着一定很难受，对吗？

应注意，这个回应不具有评判性且具有尝试性质，此外，除了患者与我们分享的情感，这个回应也没有暗示某些特定的情感。这个回应里面有一个暗示的需求，该需求需要患者验证你对她感受的理解是否正确，并需要患者将她的感受与具体的问题联系起来。你对言语和非言语线索进行分析。你对患者的关切可通过你的语调和语言表达出来。我们关注的内容与患者的主要感受有关，因为这是患者选择与你分享冲突的一部分。保持从容放松的心态很重要。

冲突解决技巧

请记住，你的目标是使冲突逐步降级。学习使用本部分所描述的冲突解决策略。掌握这些策略需要练习。尽管似乎有很多信息，某个冲突事件也可能在几分钟内发生。

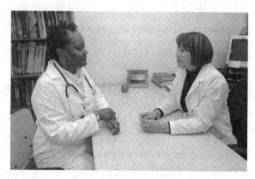

在冲突解决中，用直接和有技巧的方式达成对问题的共同理解是第一步。

对遭遇冲突有所准备

细致的准备在必要时可使自己更果断。清楚地辨别冲突中的问题。为了有效地沟通，我们必须仔细思考某些基本问题：

- 目的：这个信息的目的或者目标是什么？这个

人所做出的最重要的陈述（即中心意思）是什么？

- 组织：分享的要点是什么？以什么样的顺序给出这些要点？
- 内容：信息完全分享了吗？这个信息传递了谁、什么、哪里、什么时候、为什么和如何吗？
- 语言选择：语言的选择经过细致思考吗？
- 如果你希望成功，不仅要考虑什么对你的讨论是重要的，还要考虑对他人重要的是哪些。牢记他人的观点。派尔的例子就阐述了这个观点。

案例：派尔先生

派尔先生80岁，是一位独居的单身汉。他是一个有自尊心且高贵的绅士。他有一个84岁的姐姐，居住在佛罗里达州。他仅有的其他尚在的亲戚是他的侄子和侄子的妻子，他们也住在其他州。派尔先生最近修改了他的遗嘱，将他的亲戚排除在继承人之外并且拒绝进食。邻居给他带来食物，他就会吃掉，但是他不会为自己准备这些。他告诉邻居，他从报纸上得知一个男子60天未进食而死亡，他也想死。作为安排到派尔先生居住区域的访问护士，你要做一次家庭访视并评估派尔先生目前的状况。

案例中的问题不是只有进食这一项。刚一到达派尔先生家里就谈论饮食为什么重要或者表达你对冲突的观点不一定会成功。派尔先生的行为表明，他觉得活得再长也没有意义。他的行为进一步表明，他感到孤独并对他的亲戚感到生气。一旦你确定了他的需求并明确了特定的问题，你就可以帮助他解决个人内心的冲突。他想要死的愿望并非绝对或者不可改变的，因为当邻居送来食物的时候他会食用，并且他尚未故意采取激进的行动来结束生命。在做出准确的护理诊断之前，这些因素均需要评估并与派尔先生核实。

组织信息

对所采用的方法进行计划，这样的计划是为了在合适的时间和地点进行合作性讨论。不要在问题白热化的时候进行回应。组织你的信息并与其他不涉及冲突解决过程的专家讨论措施的准确性会有帮助。有时候，将自己要说的大声预演一下也比较明智。请记住，遵守关注冲突问题的原则，避免将过去经历带入。

控制你的焦虑或者愤怒

认识并控制你对患者令人失望的行为的自然情绪反应可能是管理冲突的一个重要因素。冲突可以使人产生焦虑并造成无助的感觉。这种不舒服的感觉给了你一个信号，即你需要处理这种情况。如前所述，对人际间冲突情境最初评估的一部分包括意识到护士和患者个人内心对冲突的影响。照顾有不同的生活习惯和价值观的患者而产生的矛盾情感并没有错，但是这需要你认识到这一点。

正视患者的行为会使你在后续问题升级的时候不致失控。大部分人在冒着损害人际关系的风险时都体会过不同的身体反应。控制住怒火的有效方法就是用"我"的陈述去找一个朋友发泄，只要这样的发泄不是抱怨和牢骚。另外一个控制怒火的办法是"休息一下"。在这个冷却阶段，花几分钟或者几小时做点其他事情直到你的怒气退去也较可取。但是，需要注意的是，你需要再次回到冲突解决中来，否则这种休息会成为逃避的反应形式。与合适的人进行沟通交流，不要把你的挫败投射到其他人身上。将注意力集中在所涉及的患者的问题上，尝试着说"我愿意在我换班之前或者离开之前与你讨论些什么"。在真正进入患者的房间之前，实施下面的措施：

- 冷静下来。直到你可以用冷静友好的语气说话。
- 深呼吸几次。深吸气并默数"1、2、3"，屏住呼吸数到 2 然后呼气，呼气时缓慢地数到 3。
- 用积极的陈述加强自己的信念（例如"我有权利去尊重"）。预期通常比实际情况糟糕很多。
- 在面对患者之前，消除自己的怒气。

- 专注于一个问题。

为与患者的接触设定时限

时间是成功的决定因素。明确地了解你希望患者改变的行为。确保患者身体和情感上都支持并有能力改变自己的行为。如果有可能，选择一个双方都能私下用中立的态度讨论问题的时间。选择患者能够接受的时间进行讨论。

当一个人非常生气时，时机也很重要。果断的行为的关键是选择。有时，在谈话之前允许患者宣泄被压抑的情感会更好。在这种情况下，果断的选择就是沉默，用冷静放松的身体姿势陪伴患者。这些非言语行为传达了对患者情感的接受以及理解。验证患者愤怒的情绪并重新表述出来会有帮助。有些评论，例如"你感觉如此失望，我很难过"，说明你认识到了患者所表达的情感的重要性，但是并没有探究原因。

正确看待冲突的状况

不要抱怨，正确看待冲突的问题。解决这个问题有多紧迫？问题有多重要？这个问题一年之后还会有意义吗？十年之后呢？随着问题的解决，状况会有明显的改善吗？这是选择你的战场的另外一种说法。不是每一个冲突的情况都值得耗尽你的时间和精力。时刻提醒自己，愤怒可能是沟通问题引起的，当医护人员不能理解患者时，受挫的患者可能会愤怒。

运用治疗性沟通技巧

参考第十章对于治疗性沟通的讨论。积极的倾听尤其有用。真正努力地理解患者苦恼的原因需要更多的技巧，而不是一味地听患者说些什么。仔细倾听患者可以帮助你理解其观点。这种理解能够减轻压力。用重复患者的话来确保沟通的透明清晰。

护理的沟通措施：遵循 CARE 步骤

Riley（2012）改编了 C.A.R.E. 的步骤来帮助护士面对冲突的状况。具体信息参考百宝箱 13.3，运用在第十章描述的治疗性护理沟通技巧。处理冲突性状况时，使用积极倾听和改述尤其有用。

百宝箱13.3   护理的沟通措施：遵循C.A.R.E. 步骤

C 阐明有问题的行为

运用沟通技巧，尤其是积极倾听的技巧来确定患者关心的问题。

- 使用平和的语气，避免刺激患者
- 改述患者的信息，确定自己已经理解
- 在必要的时候要求患者澄清
- 建议采取一些降低焦虑的简单措施（深呼吸放松和引导想象）
- 实事求是地陈述问题，只关注目前的问题

A 明确表达为什么行为有问题

解释机构的政策

- 解释你的角色局限性
- 坚定地设定界线

R 要求改变问题行为

与整个医护团队合作，使用同样的方法来满足患者的需求

- 制订共同的护理计划：邀请患者参与照护和目标设定
- 回顾并再次评估你和患者是否有共同的目标

E 评价进展

提供健康教育，解释所有选择及结果

- 提出激励并收回特权以改变患者不可接受的行为
- 即刻给患者反馈来促进信任

C= 阐明（clarify）

选择直接陈述句，使用客观语言并避免信息混杂。确保言语和非言语沟通一致。保持开放的站姿，避免任何会被理解为批评的姿势，如翻白眼或者重重地叹气。避免混杂信息，一个不恰当沟通的例子可以在拉里的案例中找到，拉里是主管护士，她从晚上 11 点工作到早上 7 点。拉里需要回家确认孩子们是否坐上了校车。正当拉里要走的时候，

一位老年患者常规地询问了呼吸治疗的相关事宜。拉里没有设限，而是在患者要求她晚一些离开时低声地微笑着说她要迟到了。另外一个例子是住在 122 病房的卡尔先生不停地对一个年轻的护士学做出性方面的评论。这个学生大笑着要求卡尔先生停止这种行为。直接说出有问题的行为。

A= 明确（articulate）表达为什么行为有问题

承认与冲突相关的感受，因为这些情绪可能使冲突升级。

R= 要求（request）改变问题行为

避免抱怨，这只会使你的患者想要辩解或者生气。清楚地告诉患者需要他改变的行为。试着使用一些客观的指标来检验当时的情境，而不是只陈述你的立场。如这样表达"我可以理解你需要……但是医院有保护所有患者的相关规定"，这样可以帮助你谈论当时的问题而不会使患者的情绪升级为愤怒。精神科有反对语言谩骂、扔东西、针对他人的暴力等的明确规定。你可以用平静但坚定的语气再次陈述这些"规定"以及违反规定的后果（用药、隔离、身体约束）。

显然，对某些情形进行这样彻底的评估并不可能，但是每个因素都会影响处理问题的成败。例如，一个对护士示爱的痴呆患者可能就是简单地表达了其对于情感的需要，这种表达和小孩子的表达一样；这样的行为需要我们关心地回应而不是谴责。当一个智力健全的 30 岁患者对护士以相同方式的示爱时，则需要更加有对抗性的回应。

共同做出一些解决问题的选择。通过列出可能的选项来专注于解决问题的方式。你很熟悉应对压力的"战斗或逃跑"的反应：很多人对冲突的回应要么是战斗，要么是回避。但是进行头脑风暴并讨论利弊可以将"战斗"的反应转变为共同的"寻找解决方

案"的模式。为医护人员和患者设定共同的目标。医护团队的每一个成员都要向患者展示一致的工作方法。

患者的意愿很重要。我们需要面质的是患者的行为，但是这种面质所采取的方式以及之前所做的准备和基础工作可能会影响结果。

E= 评价（evaluate）冲突的解决

通过陈述结果——改变行为带来的积极结果或者不改变带来的消极结果——来鼓励患者改变自己的行为。评估人际冲突解决的程度。解决的程度在一定程度上取决于冲突的性质。有些时候，冲突在短时间内不能解决，但是坚持下去的意愿是潜在的取得成功的标志。当较大目标不太可能取得时，接受小的目标很有用。你的目标是开放性地讨论并经常提供反馈，从而成功解决问题。

对于患者来说，也许冲突得以解决最有力的标志就是患者参与完成治疗任务的积极程度。如果患者必须改变行为，作为护士，你需要解决两个问题：

● 有助于解决冲突的最好的方法是什么？还需要考虑其他什么问题？
● 当做出这些改变时，我们能够期望患者做出哪些自我照顾行为？需要用可测量的方式进行陈述。
● 思考如何处理普洛斯基先生的案例。

案例：普洛斯基先生

普洛斯基先生 29 岁，做建筑工人已经 6 年。4 周之前，普洛斯基先生在操作叉车的时候被火车撞到，造成截瘫。他在重症监护病房住了 2 周后转到神经科。当工作人员试图给他提供身体照顾时，比如改变他的姿势或者帮他在椅子上坐起来，普洛斯基先生会扔东西、愤怒地咒骂，有时还向护士吐口水。工作人员很苦恼，有几个护士要求更换任务。有的工作人员用食物去哄他，鼓励他有良好的行为；有些人则威胁要把他约束起来。护士长安排了一个有精神科护士及临床专家参加的行为咨询会。这个工作人员会议的直接目的就是让大家公开表达自己的感受，以及增强大家在面对患者的行为时对自己行为反应的意识。想要达到的结果目标则是使用解决问题的办法制订行为护理计划，所有的工作人员都可用一致的方式回应普洛斯基先生。

愤怒管理程序：避免患者暴力的护理行为

表 13.1 列出了在处理愤怒的患者或者家庭成员时避免暴力的护理行为细节。

保持自我控制

一旦你确定处于冲突中的某个患者的愤怒有付诸行动或者暴力行为的危险时，你要做的第一步是保持自我克制。

早期危机识别在预防冲突升级上很关键。疾病带来的无力感使患者感到自己不能控制局面。愤怒看起来更有力，因此患者通过关注愤怒而感到自己能够再次获得某些控制权。这种应对机制对患者来说短暂而有效，但是当你成为焦虑或者愤怒患者的靶子时，情况就变得糟糕。理解这个动态变化可以帮助你不带有个人感情地看待患者的行为（Rittenmeyer, 2012）。

为控制局势，你可以通过提供中立的、可接受的人际关系环境来尝试帮助患者将激烈的情绪减轻到可以操作的水平。在这个框架下，你会认可患者的这种情绪是其适应生活的一个组成部分。你要向患者传递你接受个人有合法权利来表达情绪。告诉患者"你对……感到愤怒，我一点都不意外"，或者简单地说"很抱歉你这么受伤"，这样的表述承认了患者不适情感的存在，传达了一种接受的态度，并且鼓励患者表达自己。一旦可以用语言表述出来，这种情感就因为有了具体的边界而变得可

表13.1　应对愤怒患者时避免暴力的五步护理行为

步骤	护士	愤怒的患者或者家庭成员
1. 自我控制	表现得平静、放松，深呼吸两次。 记住用低声、单一的语调说话。 只关注消除愤怒或者潜在的暴力。 去掉脖子上的项链或者细绳（有被勒住的风险）。 不要回应对自己或者团队的侮辱，不要变得防卫。 避免争论、说"不"或者变得慌乱。	对应激的个体及其暴力的潜在可能性进行评估。 患者失控了吗？如果是，**离开**！ 请记住，表现你的焦虑会增加患者的焦虑和愤怒。与一个愤怒的人讲道理是不可能的，应更加**关注减轻愤怒**。 又花费 3~5 分钟来尝试减轻愤怒！（如果需要更长的时间，说明尝试不起作用。）直接跳转到最后一步。
2. 非言语的身体姿势	永远不要触摸一个愤怒的人。 放松面部肌肉，不要笑。 采取中立的姿势，双手下垂放在身体两侧，一脚在前一脚在后成放松状。 与患者在同一视线水平；试着让患者坐下。 如果站着，不要与患者面对面，保持一个角度（这样你可以回避），永远不要背对患者。 不要打手势，永远不要用手指别人。 一直保持离门最近（这样你可以在必要时跑掉）。	允许患者四处走动，踱来踱去（走动有助于控制应激）。 允许患者中断目光接触，避免一直盯着看。 监控患者的身体姿势，注意姿势的升级。
3. 缓解冲突的言语交流	用百宝箱 13.3 中的沟通交流技巧以及诸如积极倾听和释义的治疗性技巧。 介绍自己，在不时进行目光接触时称呼患者的名字。 交流清楚简洁。 用低声、平和、温和的语气回应患者，不要提高声音。 避免辩解，不要争论。 一直保持尊重的态度。 不要不理患者所关心的问题，永远将信息提供给患者。 表现出理性而不是感性，帮助患者说出他们的愤怒。 与患者一起解决问题。 有选择性地回答问题，忽略一般的粗鲁评论，仅仅关注给出患者需要的信息。 设定界限（对患者的感受而不是他们的行为保持共情）。明确地说明暴力**不可接受**。 给出可替代的其他选项，例如"让我们休息一下，先喝一杯水吧"。	允许患者发泄自己的不满，讨论自己的问题。 帮助患者明确自己愤怒的情感，例如"我看到你握紧拳头，比以往说话更大声。这些都是人们在生气时才有的行为。请帮我理解你。" 帮助患者明确自己愤怒的原因。 让患者运用一些放松的技巧，如深呼吸。 允许患者有愤怒的感受，但是对其表达和暴力行为设限："对……感到愤怒没有问题，但是用行为表达出来就不太好了"或者"对……感到愤怒是很自然的…但是扔东西就不好了"。 帮助患者尝试控制自己的情感。 患者应该听到付诸行动的后果。
4. 遏制	知道后援资源（值班人员、打电话呼叫保安等）。 你可以选择离开。 在必要的时候对患者使用身体约束措施。 精神科可将患者隔离或者锁在单独的房间。 强制使用化学约束（药物）。	执行机构暴力代码。 允许或者要求患者离开。 重申机构的遏制政策，而不是"我会约束你"。 对那些有颅脑损伤或者精神疾病的人，比较妥当的做法是将其搬离刺激源，换到一个平静的环境，例如有锁的房间，给他们时间暂停。
5. 立即汇报：分析和报告	对事件进行思考。我们可以做些什么防止这种事件再次发生？你能识别这次事件的触发因素吗？有些时候，太长的等待、太少的信息甚至是工作人员不敏感或者不友好的评论都可能成为触发因素。	当患者平静下来之后，他需要别人的帮助来仔细回想可替代的行为方式以及对未来的计划。

控。请记住这个连续谱：

焦虑→愤怒→攻击

将情绪讲出来

减轻情绪强度的第二个方法就是将情绪讲给某个人听。对于患者来说，这里的某个人通常都是护士。对于护士来说，这里的某个人是护士长或者是可信任的同事。将情绪讲出来的目的并非抱怨，而是把情感带到可以表述的层面，这可以帮助人们自控。语言表达将个人与事件相关的感受联系起来。如果某个患者似乎对护理室产生了某种负性的情绪反应，这种情绪反应需要引起护理室内全体工作人员的直接注意。

采取缓解紧张的行动以及治疗性的沟通技巧

第三个方法是进行干预。情绪表达的特定需求提示需要采取行动，这样可以帮助患者处理他们的情感。传达相互的尊重并避免任何对自己或者患者贬低的评价。有些时候，最有效的行动就是简单的倾听。冲突情境中的积极倾听包括聚焦于他人对什么感到苦恼。倾听如此强大，以至单是倾听就可以减轻患者的焦虑和挫败感。

身体活动也可以减轻紧张。例如，散步可以帮助患者控制焦虑行为并消除情绪性紧张状况。如果患者太不安，以至他可能对自己或者他人造成危险，护士需要用平和的语气轻柔地讲话；面对患者但是留出足够的空间以便在需要的时候离开。很多医院以及精神科有"暗号"用于寻求专业帮助。

放松技巧可以帮助患者恢复控制。有些技巧可以很快教给患者，例如深呼吸。护士常用幽默的技巧来吸引患者或者开启互动。幽默也可以作为一种减轻紧张的方式。用一位著名的专栏作家的话来说，一段关系中最重要的三个字是"我道歉"。她也建议犯错误时立即修正错误，因为话在刚说出去的时候更容易收回。这个建议是不是会让人发笑而更容易接受？幽默是直接的紧张缓解剂。

遏制

这是为了保证你和医院里面的其他患者的安全应当优先考虑的事。将患者隔离在上锁的房间是很多精神机构常用的方式，以及使用约束和化学性的情绪抚慰剂。有些时候，维持安全需要召集机构后援，例如危机事件反应队、保安或者社区警察。

评价：立即汇报

最后一个方法是对反应的有效性进行评价。促发因素是什么？有时促发因素很简单，例如，等了太长的时间才得到信息或者听到工作人员不敏感甚至不友好的评价。你的目标是运用自己的观点以避免事件在将来再次出现。帮助患者解决所有的冲突并不是护士的责任。长期的冲突需要更多的专业人员来解决。在这种情况下，需要将患者转介到其他合适的机构。

因为环境主宰着局势，这个过程中的每一步都可能会不止一次地被采用并需要改进或者修正。

冲突沟通技巧

果断

果断的沟通意味着率直地传达目标，而不是传达愤怒或者挫败（Rosenberg and Gallo-Silver, 2011）。

表现出尊重

负责任和果断的陈述是在不损害他人权利或者贬低他人地位的前提下做出的，通过轻松、关心的姿态和平静友好的语气传达。做出陈述时需要进行恰当的目光接触。

使用"我"的陈述

用以"你"开始的陈述听起来像指责并且永远代表着一种假设，因为在没有验证的情况下，不太可能准确地知道一个人为什么用特定方式行动。由于这种陈述通常用手指着别人并暗示着评判，大部分人都会防御性地进行回应。

以"我们"开头的陈述只有在你真的要一起来考虑问题时才适用。因此，"也许我们需要更进一步地看一下这个问题"的陈述在某些情境中是合适的。但是，"当事情没有像你想象的那样时，也许我们不应该这么生气"是一种居高临下的表述，只是伪装成一个合作性的陈述。实际上是在表达双方应该用同一种方式（即护士的方式）处理冲突。

使用以"我"开始的陈述是最有效的冲突管理策略之一。以"我"开始的果断的陈述暗示对自己有关冲突的感受和立场承担所有的个人责任。你并不需要证明你的立场，除非附加的资料阐明了或者添加了重要的信息。

清晰地陈述

使用陈述性语句而非问题可以为果断的冲突应回应创造条件。当使用问题时，"如何"的问题最好，因为其中立、可以获取更多信息并暗示了合作意图。"为什么"的问题要求对方解释或者对行为进行评估，通常会使对方处于防卫状态。清楚地陈述情况、客观地描述事件或者期望、使用有力坚定和得体的方式表达非常重要。

使用合适的语音和语调

有力的果断的陈述的强度取决于冲突场景的性质，也取决于需要成功解决冲突的双方对立程度。以满足冲突场景需求所需的最低程度的果断性陈述为起点可以保存精力，并且不会把你置于过度反应的处境中。没有必要一次用完所有的资源或者很强烈地表达自己的观点。有些时候当只需要简单的关于权利或者意图的陈述时，太冗长的解释会使得表达效果模糊。长篇的解释会削弱口头信息的表达。快速进入主题，尽可能用最简单和最明确的方式进行必要的陈述可以减少误解的可能性。这种方法增

加了沟通交流被建设性地接受的可能性。

语音和语调也有助于别人理解你传达果断的信息。坚定但中度语音语调的表达在传递信息中的作用与传递内容同样有效（重新看练习13.2，并对该练习进行反馈，这一次请分析语言反应中的语调）。

临床遭遇苛刻的患者

每个护士都会遇到这样的患者，似乎对你有限的时间和资源有着过度的苛求。尽管这可能反映了一个人的个性特征，但是在通常情况下，这是他们焦虑的标志。百宝箱13.1描述了能增加他人焦虑的行为。应反思如何避免这些触发因素；反过来，对不合适的行为视而不见并不会使它消失。例如，在之前讨论过的古先生的案例中，患者表现出了不合适的性暗示。护士本可以通过忽略患者的言语评论或者与他保持身体距离来做无效回应。但是，护士果断地用严肃的专业行为进行了回应。你会怎么处理？尝试用百宝箱13.3和表13.1中的治疗性方法进行处理。当正常的处理方法无效时，我们就会给其贴上"不易相处"的标签。所以请记住，我们无法改变他人的个性，但是我们可以改变应对他们的方式。

临床遭遇愤怒的患者

识别愤怒的迹象

你会遭遇表达愤怒的患者。这种愤怒的表达可能是拒绝遵守治疗计划、退出任何形式的积极互动，或者表现出敌对的行为。敌意可能通过语言表达，甚至通过暴力行为表达。当应对这种不易相处的患者时，应问你自己：患者希望通过这样的行为获取什么。有些人不曾学会成功的沟通，所以他们退到过去习得的行为上，例如，他们小时候只有在用消极的方式或者赌气发脾气的时候才能得到注意。问自己：患者的这种不易相处的行为是不是为

了引起工作人员的注意，他是否只是需要学习更有效的沟通交流方式？提醒自己：患者的情绪通常由于他们的疾病或者治疗引起，而不是针对你的。Servodidio（2008）认为，"作为护士，需要学习的最难的事情之一就是不要把患者的挫败或者愤怒个人化"（p.17）。

愤怒的非言语线索包括愁眉苦脸、咬紧牙关或者握紧拳头、转过脸以及拒绝进行目光接触。愤怒的患者的言语线索当然包括用生气的口气和语调，但是这些线索也可能被伪装成诙谐的挖苦或者故意表现得和蔼可亲。为了在处理患者的愤怒时感到舒适，护士首先应该知道自己对愤怒的反应，这样护士就不会威胁或者拒绝患者了，或者用愤怒的情绪回应。具体的措施罗列在表 13.1 中。

帮助患者用可接受的方式表达愤怒

帮助患者承认自己的愤怒情绪，让患者说出那些使自己生气的事情。承认患者的愤怒可以避免患者的大声责骂。在试着讨论问题之前，通过共情的陈述或者积极的倾听来承认患者的愤怒，并保持没有威胁性的态度很重要。请记住，你的目标是在帮助患者的同时保证自身安全。

消除 敌意

避免用自己的愤怒来回应患者的愤怒。言语性的攻击遵循某些规律，即谩骂的人希望你用某些方式进行回应。通常情况下，人们会变得有攻击性且会回击，或者变得防御和惊恐。用之前讨论的方法保持冷静。深呼吸！请记住如果你失控，你就失败了！如果你开始防卫，你就失败了！谩骂的人想用激起对抗来控制你。

- 在沟通中使用共情。一个愤怒的患者需要你承认问题的存在并承认他对问题所产生的情绪。只有在这时，患者才会用有意义的方式与你互动。有意地以较低声音开始，说话语速放慢。

在心烦意乱时，我们趋向于将说话速度加快并且音量更高；如果你做的正好相反，患者可能会模仿你从而镇定下来。

现实地分析困扰患者的状况

- 果断地设定界限。如果患者坚持，你也需要坚持底线，例如，你说"吉姆，我想帮你解决问题，但是如果你一直提高声音，我不得不离开。你想选哪一个？"或者"朝我吼叫无助于事情的解决。我不会再跟你理论了。当你能平静说话时，我再回来设法帮助你"。
- 帮助患者制订处理问题的计划（例如，运用角色扮演的技巧来帮助患者恰当地表达愤怒，使用"我"的陈述，例如，"我感到生气"而不是"你让我感到生气"）。将行为带到语言表达的层面有助于避免其他破坏性行为的出现。

避免冲突升级

个人内心的冲突因接收的反馈的不同而不同。在护患对立中，了解引发冲突升级的触发因素可以帮助预防冲突。务必评估患者是否醉酒、意识不清或者物质滥用。

运用相互尊重的以患者为中心的护理方法有助于避免人际冲突的升级。感情受伤害或者误解会使冲突快速升级。将注意力放在个人行为上而不是患者本身。在与愤怒的患者交谈时，随着患者声音的升高，你要降低你的声音。如果目光接触充满对抗，就中止目光接触。如果患者扔东西或者打砸，设定限制："这里不允许打砸（吐口水或者其他行为）。这样的行为不可接受。"如果你设定了限制，请确保至始至终地贯彻。让患者说出自己的愤怒（例如，"不要扔东西，说一说你有何感受"）。研究显示，交谈可以显著地减少攻击性行为。用表 13.1 描述的方法消除冲突。积极倾听（例如，聆听患者的观点）、使用关切的身体语言以及总结患者的观点有助于减轻冲突的紧张程度。

应对临床暴力患者的有效策略

你的唯一目标是降低个体愤怒的水平，保护患者和你自己。

● 方法。在状况严重时，你需要**缓解局势**并**参与其中**。如你有致命的危险，离开！如果没有可供使用的防御武器，推荐有意地使用"镇静措施"。

● 行动。表13.1列出处理愤怒和有潜在暴力倾向的患者的一些有用的方法。请记住，你的目的是在可能的情况下消除暴力威胁并保护你自己和他人免受伤害。不要试着进行理性讨论，只是关注如何使患者平静下来。

● 报告。据估计，很多事件未被上报，有人说这个比例达到了80%。这是全球护士存在的问题，国际护士协会敦促护士报告所有的虐待或者暴力事件。

● 分析。事件后的分析可以为防止下一次事件的发生提供参考。有些患者可能有精神疾病、心理障碍或者有认知退化。美国医疗保健研究与质量局（AHRQ, 2014）建议临床医生在怀疑患者的认知功能时对其予以评估，使用的工具是简易精神状态检查表（Mini-Mental State Eramination, MMSE）。在你认为他们的行为并非"邪恶"而是疾病所致时，这样做会帮助你更加积极地回应。你需要知道的是，升级的冲突不仅会对患者构成威胁，同时也会对你自己的安全构成威胁。任何情况下暴力都不可接受。必须设定限制。如果没有设限，你需要从潜在的危险环境中脱离出来。Starcher（1999）描述了一个入住老年病房的情绪障碍患者山姆。他的行为从恐吓或者推搡其他患者到不遵守治疗计划，工作人

员尝试设定明确的限制并确立特定的负性结果，包括约束和药物等方法，但是都没有成功。最后，成功的措施包括所有工作人员一致的回应，对其不可接受的行为使用书面患者协议，说明负性行为的结果（约束）和正性的可接受行为的结果（用他最喜欢的活动作为奖励）。

帮助解决护患互动问题的另一个方法是**以员工为中心**。考虑下列情形。当学生收到患者的负性反馈时，他们尤其有挫败感。这时来自于其他工作人员、老师、同事的支持以及为理解患者情绪所做的努力会一起帮助其克服处理护患关系的困难。

提供家庭健康护理时消除潜在冲突

当然，识别潜在的可引起冲突的情境是重要一步。照顾者在互不兼容的压力中经历着冲突，这些压力来自于照顾者的需求和其他角色需求间的冲突，例如，养育儿女或者继续工作。除了这种角色内的冲突，照顾者在护士来到家里参与对生病家人的照顾时也承受着压力。加拿大的一项对家庭护士和老人照顾者的研究确定了护士—照顾者关系中的四个阶段。最开始的阶段是"工作者—帮助者"，由护士对患者提供护理，家人进行帮助。接着是"工作者—工作者"，这个时候，护士开始将必要的护理技能教给家庭成员。第三个阶段是"护士是管理者，家人是工作者"，这个阶段是家庭成员掌握了必要的护理技能。最后的阶段是"护士成为照顾者的护士"，这个时候，家庭成员变得筋疲力尽（Butt, 2000）。护士冲突的来源是家庭对其双重期待，即护士不仅要为患者提供护理，同时也要为筋疲力尽的主要照顾者提供安慰。当护士作为管理者并把照顾者作为工作者看待时，期望和价值观的不同会导致双方关系的紧张程度的增加。这时有必要对角色的期待进行

讨论。由于对有慢性疾病患者提供直接照顾的费用巨大，人们希望护士很快地转换到对家庭成员进行必要的技能教育。你可以向家庭澄清，这种责任的转换会导致昂贵的专业工作时间的减少而不会是你对家庭承担义务的减少。

总　结

　　冲突代表着两种对立的想法、情感或者需求的挣扎。它从本质上可以来自某个特定个体的内心，或者两个或更多人之间的冲突。本章关注护士和患者或者患者家庭之间的冲突。

　　所有的冲突有某些共同的特点：具体的问题内容和在表达冲突的过程中产生的关系问题。通常来讲，个人内心的冲突刺激产生情感上的不适。消除强烈情感的方法被突出强调。大部分人际冲突包括了某种威胁，要么是一个人对自己内心控制感的威胁，要么是对看待自己的方式的威胁。在冲突情境中，放弃无效的行为模式比较困难，因为这些行为模式被认为更安全。

　　对冲突情境的行为反应分为五种形式。在过去，护士最常选择的是回避。但是本章描述了其他的方法（例如果断），这些方法在护士用于解决护患冲突时更成功。果断的陈述可以是对一个人的信念做出简单、直接、坦诚的陈述，也可以是对哪些可以容忍、哪些不能容忍提出强烈对立的观点。

　　本章也描述了冲突管理的原则。为了应用冲突管理原则，你需要确定自己的冲突情感或反应。对于内在的冲突，在其意义可以被理解之前，对冲突的感受通常经由语言表述并与冲突本身相关。对于护患之间的冲突，在做出回应之前你需要思考冲突的原因以及你自己的感受。为了解决这种类型的冲突，你需要使用以"我"开始的陈述并果断地回应。第十三章也讨论了工作场所暴力以及维持和恢复安全环境的方法。

伦理困境　　你会怎么做？

　　金姆在妊娠 24 周时出生于一所乡镇医院，今天早上她被转到新生儿重症监护病房，你负责护理她。今天金姆的爸爸来到了病房。当他看到你正从金姆身上的一处静脉抽取血样时，他朝你吼了起来："不要刺她！你让她活着是想要证明什么？把这些机器关掉。"这既是一个沟通问题，也是一个伦理问题。你该如何回应他的愤怒？

问题讨论

1. 在练习 13.2 中选出一种语气和语调，描述其对冲突情境的影响。

2. 你如何使百宝箱 13.1 中的某个行为所造成的冲突降级？

参考文献

American Association of Critical Care Nurses (AACN): *Position Statement: Workplace Violence Prevention*. http://www.aacn.org/wd/practice/docs/publicpolicy/workplace_violence.pdf, 2004.

American Nurses Association (ANA): *House of Delegates Resolution of Workplace Violence*. www.nursingworld.org, 2012.

American Nurses Association (ANA): *Preventing workplace violence*, Washington D.C., 2002, Author.

Butt G: Nurses and family caregivers of elderly relatives engaged in 4 evolving types of relationships, *Evid Based Nurs* 3:134, 2000.

Finke EH, Light J, Kitko L, et al.: A systematic review of the effectiveness of nurse communication with patients with complex communication needs with a focus on the use of argumentative and alternative communication, *J Clin Nurs* 17(16):2102–2115, 2008.

Guidroz AM, Wang M, Perez LM: Developing a model of source-specific interpersonal conflict in health care, *Stress Health* 28:69–79, 2012.

U.S. Department of Health and Human Services: *Healthy People 2020: Injury and Violence Prevention*. www.healthypeople.gov/2020/topicsobjectives2020/overview.aspx?topicid=24, 2014.

International Council of Nurses (ICN): Violence: A Worldwide Epidemic. www.icn.ch/images/stories/documents/publication/position_statements/CO1_Abuse_Violence_Nsg_Personnel.pdf.

Iglesias ME, Vallejo R: Conflict resolution styles in the nursing profession, *Contemp Nurs* 43(1):73–80, 2012.

The Joint Commission (TJC): *Sentinel Event Alert, Issue 45: Preventing Violence in the health care setting*. or www.jointcommission.org/sentinel_event_alert_issue_45_preventing_violence_in_the_healthcaresetting/, 2010. http://www.jointcommission.org/assets/1/18/SEA_45.PDF, 2010. Accessed 7/13/14.

McElhaney R: Conflict management in nursing administration, *Nurs Manag* 27(3):49–50, 1996.

U.S Department of Labor Occupational Safety and Health Administration (OSHA): *Guidelines for preventing workplace violence for health care and social service workers*, OSHA 3148-01R 2004. https://www.osha.gov/OshDoc/data_General_Facts/factsheet-workplace-violence.pdf/, 2004. Accessed 7/11/14.

Papadopoulos C, Bowers L, Quirk A, Khanom H: Events preceding changes in conflict and containment rates on acute psychiatric wards, *Psychiatr Serv* 63(1):40–47, 2012. http://dx.doi.org/10.1176/appi.ps.201000480.

QSEN International. www.qsen.org.

Riley JB: *Communication in nursing*, ed 7, St. Louis, MO, 2012, Mosby/Elsevier Inc.

Rittenmeyer L: Assessment of risk for in-hospital suicide and aggression in high-dependency care environments, *Crit Care Nurs Clin North Am* 24(1):41–51, 2012. http://dx.doi.org/10.1016/j.ccell.2012.01.002.

Rosenberg S, Gallo-Silver L: Therapeutic communication skills and student nurses in the clinical setting, *Teach Learn Nurs* 6:2–8, 2011.

Sargeant J, MacLeod T, Murray A: An interprofessional approach to teaching communication skills, *J Contin Educ Health Prof* 31(4): 265–267, 2011.

Sayer MM, McNeese-Smith D, Leach LS, Phillips LR: An educational intervention to increase 'speaking-up' behaviors in nurses and improve patient safety, *J Nurs Care Qual* 27(2):154–160, 2012.

Servodidio CA: Nurses discuss working with challenging patients, *ONS Connect* 23(3):17, 2008.

Starcher S: Sam was an emotional terrorist, *Nursing* 99(2):40–41, 1999.

Agency for Healthcare Research and Quality (AHRQ): Guide to Clinical Preventive Services, 2014: Recommendations of the U.S. Preventive Services Task Force. http://www.ahrq.gov/professionals/clinicians-providers/guidelines-recommendations/guide/index.html.

Waschgler K, Ruiz-Hernandez JA, Llor-Esteban B, Garcia-Izquierdo M: Patients' aggressive behaviours towards nurses: Development and psychometric properties of the hospital aggressive behaviour scale-users, *J Adv Nurs* 69(6):1418–1427, 2013.

Zeller A, Dassen T, Kok G, Needham I, Halfens RJ: Factors associated with resident aggression, *J Nurs Scholarsh* 44(3):249–257, 2012.

第四部分

在沟通中培养不同人群的健康素养，
提升防病、保健意识

第十四章

健康素养、健康促进和疾病预防中的沟通

Elizabeth C. Arnold

目 标

阅读本章后，读者能够：

1. 明确健康促进和疾病预防的概念。
2. 熟悉国家有关健康促进和疾病预防的工作要点。
3. 明确与健康促进行动相关的概念框架。

4. 针对患者实施健康促进和疾病预防的策略。
5. 针对社区实施健康促进和疾病预防的策略。
6. 解释健康素养在健康促进和疾病预防策略中的作用。

本章主要讨论健康促进和疾病预防在医疗保健中的作用，包括与患者和社区相关的健康促进概念框架以及健康素养对健康促进和疾病预防效果的影响。通过应用沟通策略，对患者和目标人群进行健康教育，改善其目前生活方式，从而使其获得更佳的生活质量。

基本概念

医疗保健的快速变革对照护的方式、地点和内容造成了令人瞩目的影响。Litchfield 和 Jonsdottir（2008）对医疗保健新政做出了解读："这是医疗体系文化的变化，由被动的治疗转变为主动的预防"。健康促进和疾病预防由于与健康问题息息相关，被认为是全面医疗保健中合法的、可补偿的必要环节，而引起人们的特别关注。

定 义

从健康促进的角度而言，健康包括"身体功能正常、健康，并拥有健康的生活方式"（Fagerlind et al., 2010，p. 104），属于人的基本权利，并与国家的社会经济发展密切相关（*Jakarta Declaration*, WHO, 1997）。影响健康的因素包括基因、环境和社会等（IOM, 2012）。同时，健康服务机构的医疗水平、科研成果和机遇亦会影响健康。

健康促进行动可使患者、家庭及社区获得与健康行为相关的知识、技能及信心。**健康促进**是指"个体掌控自身健康的过程"（WHO, 1986）。健康促进包括在社区场所提供的多种活动：

- 健康教育
- 保健服务
- 公共政策
- 环境健康安全
- 社区教育（例如，学校、工作单位、志愿人群和媒体）。

在实践中，健康促进和疾病预防的策略相辅相成，互相强化。护士在帮助患者养成良好的健康习惯中起重要作用，如平衡膳食、规律运动、定期健康体检；为患者提供了强有力的支持系统，以持续

提升其健康水平。

疾病预防是为减缓或消除疾病的发生、发展、并发症或复发而采取的措施。**疾病预防**是指识别与疾病和失衡相关的危险因素和保护因素，在此基础上纠正不良行为。其目的是帮助个人"避免疾病、失调或外伤的发生，减缓所患疾病的进程及后果"（WHO，1997）。

危险因素（导致健康问题）和保护因素（预防疾病发生，减缓疾病进程）具有个人和社会双重特征。例如，关于肥胖问题，个体日常摄入大量碳水化合物、久坐的生活方式会增加其心脏病发作的机会。同时，已明确的病因和影响健康的社会因素亦在慢性病产生和加重的过程中发挥作用（Zubialde et al., 2009）。

很多危险因素是可以改变的。患者通过调整饮食、保持规律运动和监测碳水化合物的摄入，可降低患糖尿病的风险；而抽烟、超重和酗酒会增加患慢性病包括癌症的风险。定期体检可使某些疾病被及时发现、及时治疗，如骨质疏松、高血压和青光眼。而对于不能改变的危险因素，可通过定期体检及时发现，而后鼓励患者采取更健康的生活方式。有慢性病（包括肥胖、心脏病或糖尿病家族遗传史）的患者可通过健康的饮食方式、充足的睡眠和有活力的生活方式来降低内在危险因素的影响。

保护因素是一种行为活动，体现在延缓慢性病的出现或削弱其影响。虽然保护因素不能保证患者不患病或延缓死亡，但可以改善其生活质量。保护因素包括养成健康的生活习惯、每日锻炼、健康饮食、每年体检、使用支持系统、健康保险等。同时，健康教育、社会宣传和疾病筛查服务均会帮助人们认识健康危险因素。

生活方式

Milio（1976）将**生活方式**界定为"在一定的社会经济条件制约下，人们对自身生活行为进行的选择"（Cody，2006，p.186）。健康生活方式包括：饮食健康、坚持运动、睡眠充足、缓解压力、建立支持性的关系和丰富的精神世界。

在理想状态下，健康的生活方式应从儿童时代开启。正如美国作家弗雷德里克·道格拉斯（Frederick Douglass）所言："健康的生活方式在儿童时代易于建立，在成人阶段难以改变。"而护士在其中起到了重要作用，特别是帮助患者修正生活方式，使其同所倡导的健康生活方式一致。

健康的社会决定因素

社会、经济和政治因素在社区及社会中显著影响着人们的健康和幸福（DHHS，2010b）。**健康的社会决定因素**是一个术语，用于描述影响个人、社区范围健康和幸福的因素。尽管每个人在身高、性别、智力和个性上均存在个体差异，但其成长的社会和社区环境会影响其价值观的形成。而个人因素又会影响、促进或局限其健康行为，社会因素则在个体形成和修正健康行为中起重要作用。不是所有人都有相同的机会或保护因素促进维持其健康和幸福的。如果一个人生活贫困，可能缺乏选择健康行为的机会或支付医疗照护的费用，即便他很想促进健康但很难实现。**健康差距**是一个术语，用于描述危害健康和失去机会获得最佳健康和幸福的可干预的差异。而这与**健康平等**有关，是指提供给社区所有成员平等的健康资源，以最大可能地促进其健康环境条件（CCLHO-CHEAC，2013）。人们在生活期望、积极健康结果、慢性病和残疾的发生率上均存在显著差异。加剧健康差距的社会因素包括社会隔离、文化因素、服务范畴、财务、知识教育的缺乏、食品或工作安全、语言障碍、健康素养和贫困。社会因素会严重影响健康、发病率和死亡率，因为"治疗本身不太会对健康不平等或健康状态产生明显的影响"（Frankish et al., 2006，p.271）。《全民健康2020》和美国疾病预防控制中心（CDC，2006）认为健康差距是一个最基础的健康问题，需要引起社会关注。

幸福

WHO提出在健康促进行为中健康和幸福是分不开的。幸福是指个人对生活满意度的主观感受，包

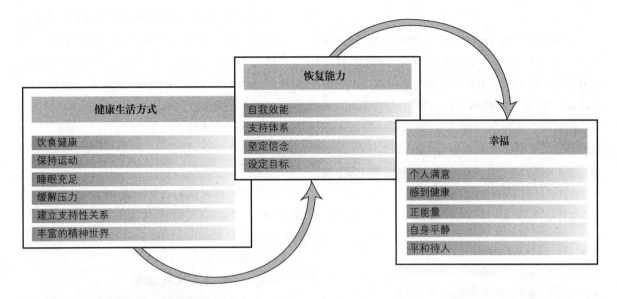

图 14.1 维持健康幸福的关键要素

含智力、身体、情感、社会、职业和精神六个方面（Edlin and Golanty, 2009）。个人的幸福感是指当自身或他人有严重健康问题或面对死亡时，能够保持平静、抱有希望和获得适当的支持（Saylor, 2004）。

在医疗保健过程中，帮助人们理解积极的生活方式、习惯和健康幸福三者密不可分是一项挑战。养成良好的健康习惯、改善生活方式就会促进健康幸福。图 14.1 描述了维持健康幸福的关键要素。

全球及国家健康促进计划

改善健康促进和疾病预防质量是一项国家和全球范畴的医疗保健变革（Hogg et al., 2009）。在阅读本节内容时，请关注全球及国家健康促进目标中的相似主题。这些报告中突出了三个主题：建立有效的健康预防服务；探讨个人、环境和社会因素对健康的影响；提供平等有质量的医疗保健。WHO早在 1986 年的《健康促进渥太华宪章》（*Ottawa Charter for Health Promotion*）中就提出，健康促进的先决条件和所需资源包括"和平、住所、教育、食物、经济收入、稳定的生态系统、可持续的资源、社会公正和公平"（WHO, 1986）。此宣言列举出健康促进的原则、功能及改善健康的先决条件，具体如下：

1. 提倡健康
2. 使人们能够有公平的机会和资源获得健康
3. 协调社区、健康服务机构和政府三方以促进健康为目标

美国医学研究院于 2001 年提出标志性的国家健康报告，从六个方面综合改善各阶层的医疗保健水平。

每十年，美国健康与人类服务部（DHHS）会出版更新国家健康促进和疾病预防计划及目标。在第四次报告中，《全民健康 2020》倡导早期、持续抓住主动权以及关注社会、环境因素对个人和群体健康的影响，"使整个社会中的人们长寿，更健康地生活"（DHHS, 2010a）。倡导目标包括：

- 消除可预防的疾病、残疾、外伤和过早死亡。
- 实现健康平等，改善全体人民的健康。
- 创造促进人民健康的社会和自然环境。
- 促进各年龄段人民的健康发展和健康行为。

具体实现上述目标的方针详见表14.1。目标按干预、决策和结果三方面进行划分。《全民健康2020》强调影响健康幸福的关键社会因素，设定特别目标："改善影响健康的社会因素以实现健康平等，并促进各年龄层的健康"。更详尽的信息可查阅网站信息（www.healthypeople.gov/HP2020）。

表14.1 全民健康2020：健康方针

- 获得照护：人们获得健康服务的比例
- 健康行为：人们实施健康行为的比例
- 慢性病：慢性病的流行趋势和发病率
- 环境因素：人们拥有健康自然环境的比例
- 社会因素：人们拥有健康社会环境的比例
- 外伤：人们经历外伤的比例
- 心理健康：人们拥有健康心理的比例
- 母婴健康：健康分娩的比例
- 安全性行为：人们进行安全性行为的比例
- 药物滥用：人们滥用药物的比例
- 烟草：人们吸烟的比例
- 照护质量：人们接受有质量的健康服务的比例

Adapted from: U. S. Department of Health and Human Services: *Leading health indicators for Healthy People 2020: letter report.* 2011. Available online: http: //iom. edu/Reports/2011/Leading-Health-Indicators-for-Healthy-People-2020.aspx. Accessed September 7, 2013.

《雅加达健康促进宣言》（*Jakarta Declaration on Health Promotion*, WHO, 1997）是一个全球性的倡议，推荐从以下方面促进人们的健康和幸福：

- 建立公共健康政策
- 创造健康环境
- 加强社区促进健康行动
- 发展个人技能
- 重新定位健康服务

"患者保护和可负担照护行动"（2010）特别提出了预防照护。强制实施健康风险评估，由医疗保险负担个人每年的体检，以实现医疗保健中基本的健康促进和疾病预防。Kushner 和 Sorenson（2013）提出"生活方式医疗"将会成为一种新型的慢病管理和疾病预防的途径。

理论框架

健康促进理论框架用于描述人们如何选择和决策其健康。Pender 的健康促进模型、Prochaska 的跨理论模型和 Bandura 的社会学习理论是有效指导健康促进的理论框架。

Pender 的健康促进模型

个人吸收使用健康促进信息的能力，在很大程度依靠其对自身健康的认知及促进健康的信心和行动（自我效能）。健康促进干预的目标就是行为改善。利用 Nola Pender 的健康促进模型，可以帮助护士理解如何鼓励个人实施健康行为。此模型是在 Rosenstock 及其同事于 1950 年发展的健康信念模型的基础上修订而成的。模型（见图 14.2）提出人们是否实施健康促进行为并非仅靠是否有意愿，还与个体对健康状态的认知及对结果控制的能力有关。

Pender 的模型提出在促进健康幸福时，个体认识到行动的益处、障碍及实施行动的能力是影响健康决策的重要因素。人们寻求医疗保健和采取健康促进行为时，会受到个体内在经验或外在环境的影响，包括学校预防接种、人际交流、对医疗保健体系的感受、大众媒体和族群的认可。

案例

玛丽知道走路可以降低患骨质疏松的风险，但她认为应该等60岁以后再开始，而不是从40岁就开始锻炼，且目前她没有任何与骨质疏松相关的症状，继续久坐没有问题。护士应先理解玛丽的内在价值体系及其他影响因素，并创造一个适于她的学习和教育策略，以促使玛丽改变原有的生活习惯。

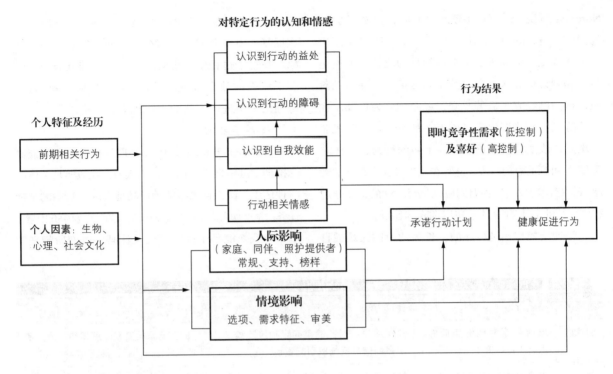

图 14.2　修订的健康促进模型

(From *Pender N: Health promotion in nursing practice, ed 6, Upper Saddle River, NJ, 2011, Prentice Hall, p.45.*)

练习 14.1 应用 Pender 的健康促进模型解决日常健康问题。

跨理论模型的改变

Prochaska 的跨理论模型是一个以循证为基础的模型，用于探索个体有目的的健康习惯改变（Dalry et al., 2009；Prochaska & Norcross, 2013）。

该模型描述个体健康行为改变的动态过程，从对非健康行为缺乏认知到采取行动纠正、维持健康行为的过程。表 14.1 结合案例对这一过程进行了具体描述。

在前意向阶段，个体尚未发现健康问题（即使对他人显而易见）或没有改变此问题的计划。在意向阶段，个体意识到此问题并计划改变，但尚有犹豫徘徊，缺乏采取行动的决心。正如 Prochaska 和

练习14.1　　Pender的健康促进模型

目标：帮助学生理解此模型在评估、促进健康生活方式中的应用价值。

步骤

1. 在社区应用此模型作为指导，访谈一位居民对某健康问题的观点（例如，心脏病、高血脂、骨质疏松、乳腺或前列腺癌、肥胖、糖尿病等）。
2. 记录访谈内容，依据 Pender 的健康促进模型绘制图表。识别行为特定的认知及情感中最符合其情况的。

3. 与同学分享你的发现，先是 4~6 人的团体讨论，而后在班上进行团体汇报。

讨论

1. 谈谈受访者回答中让你感到惊讶的部分，他对此问题的认知或如何解释。
2. 你的发现与其他同学的发现存在哪些共性？
3. 在今后的医疗保健实践中，你如何使用在这次练习学到的知识？

Norcross 所说的，"知道努力的方向，但缺乏尝试的勇气"（p. 460）。在准备阶段，个体已经试图进行一些改变，但尚未实施全面的行为改善。而设定目标和制订优先次序在此阶段非常重要。在行动阶段，行为已经有了显著改变，意向转变为行动。在维持阶段，行为变化已经成为一种习惯。此阶段非常重要，改变的行为仍然是一个新的行为，个体有可能退回到前意向阶段，并存在反复性，直至新的健康行为稳固建立。这种退回应该是暂时性的，在此过程中可帮助个体明确目标和识别高风险状态。

跨理论模型不是线性的。长久的习惯很难被打破，在行为改变过程中，患者可能会在不同阶段多次反复，直至形成持久习惯。退回和复发是正常现象，在这个过程中，患者应吸取经验继续努力，而非承认失败放弃改变。练习 14.2 提供了一个应用跨理论模型进行评估的实践机会。

社会学习理论

班杜拉（Bandura, 1997）理论中的自我效能概念推动了健康促进的研究。他认为**自我效能**是个体的一种信念，认为自己有能力成功地完成生活中的某项任务，是推动人们采取行动和改变行为的重要中介因素。

自我效能是个体已开始关注某一改变所带来影

表14.1	Prochaska的改变阶段及建议方法——以酗酒为例		
阶段	**特定行为**	**建议方法**	**举例**
前意向	患者尚未发现健康问题，没有考虑改变	产生质疑；对此健康问题和风险给予更多的信息反馈以引起重视	"你的实验室检查显示肝损伤，这预测了严重的健康问题，甚至过早死亡。"
意向	患者意识到此问题，并计划改变，但仍犹豫不决	打破平衡；开放地讨论改变行为的利弊；建立改变的动机；形成积极的承诺	"听起来你认为自己有饮酒问题，但不确定是酗酒，如果不饮酒，你的生活将会是怎样的？"
准备	患者接受此问题，并已尝试进行一些改变："我想我必须要戒酒了。"	帮助患者选择最佳课程以解决问题	"哪方面的改变可以帮助你停止饮酒？很多人会到嗜酒者互诫协会寻求帮助，你之前听说过吗？"
行动	患者的行为已经有了显著改变	帮助患者采取行动解决健康问题；回顾进程；给予反馈	"在我印象中你这周去了两次嗜酒者互诫协会，并且没有再饮酒。你感觉怎样？"
保持	患者坚持正向的行为	帮助患者维持进程；指出正向变化；接受暂时的退回，如果需要可以从准备阶段重新开始	"改掉旧习惯很难，但你已经坚持 3 个月了，而且你的肝功能明显好转。"

练习14.2　应用Prochaska模型评估准备度

目标：应用 Prochaska 模型识别促进行为改变的因素。

步骤

尽可能多地回答下列问题：

1. 帕特里克每晚饮 4 ~ 6 瓶啤酒。去年他失业了，婚姻出现问题。他没有几个朋友。他不认为自己有酗酒的问题，而是觉得其处境是由婚姻问题造成的，实际上他有酗酒家族史。提供怎样的信息能帮助他意识到自己的问题？

2. 莉莉得知自己患有乳腺癌。尽管手术和化疗可以帮助她治疗疾病，但她对这个过程仍感到害怕，甚至担心丧命。哪种健康教育策略可以帮助莉莉应对此种状况？

3. 肖恩被诊断为癫痫。他不想将自己的情况告诉好朋友和老师，并担心女友会因此跟他分手。如何通过健康教育帮助肖恩有效地处理这个问题？

响，但尚未采取行动。如果人们认为自己有能力完成某项健康促进行为并能够得到支持，他们便会更倾向于尝试。自我效能与**动机**相辅相成，自我效能提升，动机就会加强，转化成提升患者去完成学习任务的能力。提供支持非常关键，会提升患者相信自己有能力完成关键任务的动机和信念。自我效能最有力的产物是掌控感（Srof and Velsor-Friedrich, 2006）。

　　班杜拉认为三方面的动机可以促进学习以达到预期目标：生理动机、社会动机和认知动机。生理动机属于内在特征，如先前不适的记忆或不适症状。社会动机，如表扬和激励，提升患者自尊以继续学习。认知动机属于内在特征，是有利于行为改变的内在想法。

　　在以下的例子中，护士结合患者的生理动机及与患者价值观相关的社会动机（他的外孙），以获得期望的结果。此次干预帮助弗朗西斯了解到行为的改善不仅利于自身健康和幸福，还会有社交的益处。

案　例

　　护士：我担心长期吸烟会影响您的呼吸功能，而且这已经损伤到您的肺部，如果您戒烟，不但对身体有益（生理动机），还会减轻您现有的呼吸问题，这样您就可以和孙子一起玩了，他一定会很开心（社会动机）。当弗朗西斯发现戒烟后，咳嗽的症状得到了缓解，这种感受就会转变成内在的认知动机，维持其戒烟行为。

疾病预防

　　疾病预防框架关注的是识别特定疾病或心理问题的保护因素和可控制的风险因素。护士在照护过程中，应通过关注个体特征及其家族史识别风险因素。一旦风险因素确定，下一步就应帮助患者识别行为，比如规律运动、合理膳食、平衡的生活方式及定期检查。三个层级预防包括：初级预防、二级预防和三级预防，是递进式的疾病预防策略。

- 初级预防策略强调在疾病尚未发生时，针对风险因素采取措施预防疾病。通过健康教育促进

患者健康的生活方式，如定期锻炼和控制饮食可预防肥胖和糖尿病。其他例子包括预防接种、注射流感疫苗、安全性行为的咨询、戒烟、使用安全座椅、戴摩托车头盔、系行车安全带。倡导此类健康保护是护士在常规工作中较易做到的。

- 二级预防策略聚焦于疾病的早期发现，通过定期体检以发现前列腺癌、骨质疏松和糖尿病；定期的乳腺 X 线扫描和官颈涂片试验；定期的结肠镜检查和血压监测。个人需了解相关风险因素，如家族史、高血脂、高血糖、高血压并应依据年龄定期体检。如果早期发现问题，可以控制慢性病的病程，提升生活质量。心理问题的筛查可以及早发现抑郁、焦虑和物质滥用问题。

- 三级预防策略重点是减少疾病或外伤所致的损伤。预防并发症、帮助患者提高生活质量及健康状态是三级预防的目标。

　　练习 14.3，建立一份健康档案，寻找自身的健康风险因素。

Rothpletz-Puglia P, Jones VM, Storm DS, Parrott JS, O'Brien, KA: Building social networks for health promotion: Shout-out Health, New Jersey, 2011, *Prev Chronic* Dis. 10: E147, 2013.

　　背景：本研究为探索性研究，检验贫困地区居民应用社区社交网络传递预防医学信息的影响。团体的准备基于授权性教育的原则。讨论参与者如何在社区提供健康促进，发展个人行动计划，追踪计划在社区的实施效果。

　　方法：通过社区机构招募以下成年女性：与 HIV 感染者同住或有感染风险，会讲英语。两个城市的 65 名女性参与了研究，87% 的参与者完成了干预前后的问卷调查。通过 6 周的健康促进干预，采取自身前后对照，应用 *t* 检验和非参数检验进行统计比较。

　　结果：把此项健康促进策略普及两个城市共计 5861 名居民。以基于社区的社交网络为平台的健康促进行为是有优势的。此项目加强了参与者的自我意识，提升了自我效能。然而自身前后对照没有显著差异。

　　应用于临床实践：护士应积极参与创建有效的公众健康促进活动。本研究显示，高风险社区成员通过社区社交网络可以有效地传递健康促进资料，在这个过程中获取的信息也对他们自身有益。

练习14.3   建立一份健康档案

目标：帮助学生理解生活方式健康评估因素和个人健康目标间的关系。

步骤

课外作业

1. 从以下方面评估自身健康风险因素：
   a. 家庭风险因素（糖尿病、冠心病、癌症、骨质疏松）
   b. 饮食和营养
   c. 运动习惯
   d. 体重
   e. 酒精和药物使用
   f. 安全性行为

   g. 压力水平
   h. 健康检查：血脂、血压、血糖
2. 识别不健康的行为和风险因素。
3. 设计一份行动计划，改变上述问题。
4. 识别阻碍你实施计划的障碍。

讨论

1. 以团体为单位，与同学分享你愿意分享的内容。
2. 从同学达成健康目标所应用的方法中获得有效信息。
3. 以大组为单位，谈论这个练习能如何帮助你改变生活方式，促进健康。

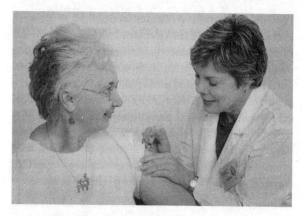

预防接种是疾病预防的重要环节

（From *James Gathany, CDC, 2006*）

应 用

美国护理学院协会（AACN，2008）提出"健康促进、疾病和伤害预防贯穿人们一生，护理本科生应有能力在个人和群体中开展护理实践"（p.23）。实施健康促进和疾病预防的目标是改善个人健康并预防疾病发生。健康促进干预策略是一个互动的过程，帮助人们有能力控制其健康和幸福，干预应有敏感性且针对性强。健康促进策略应涵盖在日常护理照护中（Beckford-Ball，2006）。教育可以是非正式的，如对常规护理工作的介绍；也可以是

正式的，即通过患者教育、筛查程序和社交媒体。以个人为中心的健康促进教育模式应考虑个人价值观、信仰和个人认知能力对健康行为改变（自我效能）的影响，并作为患者评估的一部分。社会经济因素、教育水平、年龄、社交网络是非常重要的评估因素，可帮助了解患者的偏好，和患者一起改变行为促进其更健康的生活方式（Ochieng，2006）。护士不但要在医疗机构实施健康促进，更应注重大众宣传、营造良好的健康环境。护士与患者和其家庭密切联系并被信任，且具备足够的与健康促进相关的信息，故可服务于社区与健康相关的咨询机构，为患者及其家庭提供咨询和照护。

与健康促进相关的健康教育

健康教育是健康促进、疾病预防的有效手段（Hoving et al.，2010）。Mol及其同事（2010）认为良好的照护是"对充满复杂矛盾和紧张的世界的持续修补"（p.14）。需要相同健康教育内容的患者在认知、经历和交流上是多样的，而且好奇心、学习偏好、学习动机、学习方式和学习速度是不同的，每个人对学习都有一个适应过程。故对于护士而言，开展健康教育是一门艺术，引导护士制订对患者有意义的策略。

开展的健康促进活动应是安全、及时、以患者为中心、公平和有效的。项目应突出患者的作用，强调患者利益及整个健康促进过程中的合作性。常规的健康促进教育主题有：形成健康生活方式、合理膳食、规律运动、合理睡眠和缓解压力。

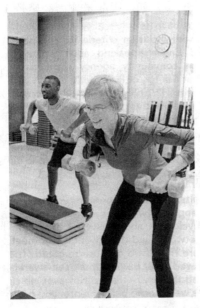

良好的健康习惯、平衡膳食、坚持运动、体检及强有力的支持体系可以延长寿命
（From *Amanda Mills, CDC, 2011*）

可根据情况选取正式和非正式的授课方式，多样化的主题可以让患者依据需求获得健康促进的信息。例如：

- 预防酒精、尼古丁和其他药物滥用
- 愤怒管理
- 常见慢性病的预防和早期发现：HIV、糖尿病、癌症、心脏病、骨质疏松、共病
- 安全性行为
- 缓解非正式照护者及组织工作场所的压力
- 健康饮食实践
- 养成定期锻炼的习惯
- 有效的支持系统的价值

个体健康促进策略

个体健康促进的首要目标是高质量的健康生活。为实现这个目标，人们应改善行为促进健康。健康促进应反映个体的特殊情况，尤其是社会或经济因素，这一点对个体或目标人群尤为重要（Carter et al., 2011）。例如，帮助患者改变饮食习惯和规律的运动在不同文化、不同社会经济人群中具有不同的意义。患者的偏好及对其文化的理解影响着健康促进策略的有效实施。Miller 和 Rollnick（2013）主张，"当你理解人们的价值观时，你就理解他们的动机所在"（p. 75）。人们会因自身利益而采取行动，临床上促进个体健康行为的方式包括动机访谈、授权、社会支持和教育。

动机访谈

动机访谈（motivational interview, MI）是以循证为基础的临床方法，最初由 Miller 和 Rollnick（2013）发展而成。以动机框架改变不健康行为，基于个体的价值观、信念和偏好，与以患者为中心照护的概念相契合（Sandelowski et al., 2008），在此基础上，与跨理论模型的行为改变在理论上相契合（Goodwin et al., 2009，p.204）。最初，此概念应用于对酗酒的治疗，而后动机访谈框架应用于应对慢性病（如糖尿病或肥胖）、不健康的生活行为等情况（Carels et al., 2007; Kirk et al., 2004）。

由于实施健康行为是患者的责任，其动机很重要。动机是个体意愿的准备度，而不是人格特质（Dart, 2011）。动机访谈强调个人对自身健康负责，控制生活方式以获得最佳健康和幸福的能力。尽管最初的动机访谈会花费较多的时间，但由于患者是按其意愿选择行动的，会有更多的投入，从而获得更好的效果。

动机学习的前提条件是个人有学习的意愿。也就是说这个人准备或"想要"学习，因为他认为学习后会获得好的改变。决策的产生、目标的选择和承诺实施新的行为均在患者个人的掌控中。

患者学习的意愿是可以被改变的。护士通过苏格拉底式提问能够更好地理解和影响患者对问题的深层次意识。苏格拉底式提问允许护士探讨患者的目标或价值观与现有行为间的矛盾，而不会出现争吵或直接对抗。动机访谈帮助患者处理抵抗和矛盾心理，在没有评判的环境中对与健康相关的生活方式做出决策（Hall et al., 2012）。治疗策略聚焦于解决问题行为，提升患者的责任感、合作性并共同决策（Miller and Rollnick, 2013）。

案　例

患者：我已经做好回家的准备，回家后没有帮助我也行。我一直生活在那儿，很熟悉。

护士：我知道回家后你能照顾好自己，但大多数中风的患者需要康复锻炼以恢复力量。如果你现在就回家，不做任何康复锻炼，没有掌握技能，是做不到在家独立生活的。这对你是不是很重要？（前意向阶段，帮助患者认清问题所在）

动机访谈是以患者为中心的参与、互动过程。通过帮助患者寻找改变自身行为的内在意愿，使患者从内心意愿出发改变不良的行为（Martin and McNeil, 2009, p. 284）。当动机策略与患者的意愿相匹配时，将从内在激发患者改变自身的潜能，达到彻底改变行为的目的。动机访谈常用于改变影响健康和幸福的不良习惯，如饮酒或药物滥用、不健康饮食和肥胖、吸烟、缺乏锻炼、不安全性行为、药物依赖等。护士应评估患者改变不良行为意愿的程度，鼓励患者认清问题、克服矛盾心理，最终提升健康水平（Baumann, 2012）。

Miller 和 Rollnick（2013）描述了动机访谈的两个阶段。第一阶段是与患者建立合作，探讨改变的重要性，减缓其矛盾心理，权衡利弊并商讨采取行动的可行性。当患者决定采取行动时，就进入第二阶段，此阶段的重点是帮助患者强化实现行为改变的信心和能力。首先是与患者及其家庭建立合作关系，确定所关注的问题。通过一个简单的引导性

问题开始访谈，例如，"能告诉我你如何维持健康吗？"这类问题可以帮助你了解患者的价值观。当患者开始向你诉说他的个人健康习惯时，你要对相关细节进行深入访谈以得到细节描述。访谈的目标是让患者对此问题进行深入思考。护士在访谈过程中应使用共情，如"听起来你已经坚持了一段时间，但没有获得多少支持"。

使用开放式问题可以让患者畅所欲言。不要询问患者是否在规律地运动，因为患者可能只用一句话来回答；要让患者描述一天的活动和运动情况，及促进或阻碍运动的因素，以获取更多的信息。而且，潜在的担忧、与自身价值观不相符、偏好或目标等都较易识别。同时，患者及其家庭对疾病和治疗的观点不需要和医护人员一致。例如，护士认为一个消瘦或肥胖的妇女会担心其体重问题，并想恢复正常体重，但患者对其体重有自己的评判，并受其文化、家庭或传统的影响，甚至与医护人员的观点相冲突。只有帮助患者了解到体重对健康的影响时，她才会有意识地采取行动。护士应基于患者内心意愿和可利用的资源制订干预计划。

当患者进入意向阶段时，护士要提供训练指导、信息和实践支持，让患者有多样的选择和解决方案。与患者探讨每个选择的利弊。通过表达共情，引导患者说出其感受及观点，并表达对其的理解和接纳，以选出最为可行的方案（Levensky et al., 2007）。动机访谈最关键的一点是接受患者最终的选择，尊重患者的意愿。

在准备阶段，护士的角色是帮助患者建立符合实际情况的目标，并制订计划。目标应符合实际，以患者为中心且具有可操作性。例如，设定的目标是 3 个月减 5 千克体重，这个比设定的目标为减轻体重（过于含糊）或减重 35 千克（可能产生压力）更有可操作性。设定目标时应帮助患者建立实现目标的信心，以促使其坚持下去。

行动阶段是最为困难的工作阶段。重点是在帮助患者制订目标和计划时不要造成压力。每个患者

均有其特殊性，有不同的支持体系及不同的处理问题的方式。不健康的行为已成为一种习惯，一时很难打破。和患者一起监督计划的实施，提醒患者，提供建议，必要时修改目标或计划。帮助患者发现潜在阻碍和预期进展是非常必要的。护士可以提供更多的建议，共情或评论患者的效果，修改准备阶段制订的目标和计划。例如，你可以说"你已经很努力地进行运动锻炼了"或"这周没有摄入甜食，你真的很棒"。尽可能地帮助患者解决问题或重塑计划也很关键。

赋能策略

Tengland（2008）认为，"赋能"作为一个目标，是指控制影响生活质量的因素；作为一个过程，是个人掌控问题、做出决策和实施行动，以完成相关的健康目标。患者可以遵从医护人员以患者为中心的照护方式，但改善自身行为还应调动患者的主动性（Holmstrom and Roing, 2010）。

这个阶段的工作重点是强化患者对其健康和幸福的主动性，提升患者维持个体功能和对慢性疾病进行自我管理的能力（Zubialde et al., 2009）。

案 例

不久前，尼克松小姐开始学习自己穿衣服。刚开始，她要耗时1小时，但通过指导和实践，她可以在25分钟内完成。在她努力的过程中，我没有选择帮忙，虽然我可以比她做得快，但她需要学习，而我要让她有机会学（Collier, 1992，p. 63）。

其他可行的策略包括：关注知识与技能，制订教育与培训计划，探讨先前成功克服的问题，发现可以使用的社会支持，重新检查现有的支持资源（Green, 2008）。尽可能多地学习健康的生活方式及进行慢性病管理（Coward, 2006）。

帮助患者使用科技手段寻求信息和资源是促进患者健康和幸福的一种方式。在线支持小组和分享经历的聊天室给不能面对面交谈的患者提供了另外一种支持方式。患者可以通过网络沟通，共同面对体重控制、锻炼等问题，并分享经验。

互联网是传递知识的有力资源。患者及其家人可以在网络中找到与其疾病相关的信息。护士可以帮助患者进一步筛选从网络中获取的资料，并非所有的资料都完全精确或适于患者。如果患者及其家人不能使用科技手段，可以通过宣传页、情况说明和面谈交流的方式，鼓励患者提问，使其知识获得进一步的巩固。

在学习过程中，应鼓励患者并给他们提供实践技能的机会。互动式的教学方式可以鼓励患者更多地思考，并有机会去实践新的行动方式，比形式单一、缺乏互动的授课方式更有效（Willison et al., 2005）。如果时间有限，应首先处理最紧迫、最需要改变的行为。健康促进的教学策略参见第十五章。

社会支持

Andam（2011）认为"赋能是一种力量的聚焦，是一种动态的方式，跨越了一定时间"（p. 50）。来自家人和朋友的社会支持是强化健康促进行动的重要资源。**社会支持**描述了个人所需要的"统合的社交网络"和"感知可利用的支持"（MacGeorge et al., 2011，p. 320）。有利的支持可显著促进个人解决及革新问题，并形成自我效能。

社区健康支持团体可服务更多样的患病人群，提供相关信息、资源及同病患的相互交流。例如，老年痴呆症协会（服务于老年痴呆症患者）在大部分地区会定期有支持团体为家庭照护者提供帮助；以社区为基础的癌症支持团体会为大部分癌症患者提供信息和支持。教育和相关支持能帮助患者及其家人学习更多的技能，有效地管理疾病，以促进健康的生活方式。

以人群为单位的健康促进

社区被定义为"以若干个居民群体构成的以地域、人口为基础或自定关系的组织。居民的健康可通过健康促进手段得以提升"（Frankish et al., 2006，p.174）。社区提供了一个特定的社会体系，以帮助经济、社会困难的居民实施健康促进行为。当个体的社会或经济条件不支持时，很难改变其态度和生活方式以促进健康。

健康促进和疾病预防并没有完全使所有民众公平受益（Kline and Huff, 2008）。**健康差距**是用于描述人群健康状态的差异，包括族群、性别、教育和收入。这个概念与获取和使用医疗服务及健康结局的不公平相关。健康负担最重的人们往往缺乏经济支持、信息、科技交流方式、医疗保健和支持性的社会服务。当个体生活在极度贫困中，无法获得疾病预防照护、足够的营养或居住在健康的环境中时。当个体处于维持生存的生活水平时，大部分人不会去想通过健康促进获得更佳的生活质量。故护士应留意患者的生活环境，以更好地规划适于患者自身的健康促进和疾病预防的干预措施。

公正和赋能是社区层面的在医疗保健中实施健康促进行为的期待结果。WHO 对于公正的解读是每个人都有公平的机会享有健康和幸福。在经济水平较低的社区，健康问题与社会问题息息相关，如暴力或虐待、药物滥用、青少年怀孕和 AIDS（Blumenthal., 2009）。

社区赋能"寻求提高整个社区识别、动员和处理健康问题的能力，以改善社区整体健康"（Yoo et al., 2004，p. 256）。应从政策和教育上给予支持。应以社区为整体应对挑战，排除医疗保健的不公平，才能真正实现健康促进的最终目标（Messias et al., 2005）。

成功的健康促进项目针对目标人群，通过个人、团体和组织的共同努力，采取行动改变健康实践和政策。应设计特别的干预内容，鼓励居民更多地参与改善社区健康环境的行动。这是社区开展健康促进的首要行动，让居民对自己的健康负责，了解社区风险因素。社会和政策支持可以增强健康服务机构的教育效果，并确保课程的延续性。

健康促进活动中的社区声音

认识到社区在健康促进活动中的发声作用以控制和改善个体的健康和幸福。健康促进可采取多学科方法，并包含健康教育、公共健康和环境健康（Corcoran, 2013）。健康促进活动地点包括诊所、学校、教区和医院照护过程。

美国国家预防委员会出台《患者保护和合理医疗费用法案》（*Patient Protection and Affordable Care Act*），以确保个人、家庭和社区获得终身疾病预防服务。此委员会提出的疾病防治模型包含四个发展策略，详见图 14.3 中七个优先行动。

- 通过预防来发展健康和安全的社区环境，促进健康和幸福
- 确保全民可获得临床和社区综合预防服务
- 人们可以对健康做出选择
- 排除差距，改善全民生活质量（National Prevetion Council, 2011）

成功的以社区为基础的健康促进活动应从识别、分析社区健康问题入手。意识的改变是促进社区采取行动的关键。WHO 提醒健康促进行动应"全民采取行动"（WHO, 1997）。增强个人、社区和体系对行动的参与，加大对现有组织和社会政策的支持力度是实现健康目标的必要条件（Kline and Huff, 2008）。

PRECEDE–PROCEED 模式

PRECEDE–PROCEED 社区教育模式提供了路径和结构框架，用于设计、执行和评估以社区为基础的健康促进项目，有效地实施健康促进计划、干预和评估。此模型由 Green 和 Kreuter（2005）创建，包括两个基础前提：（1）健康和健康风险是多因素决定的；（2）健康促进干预应是多维度的且有效的。

PRECEDE 是实施前对整个干预计划的评估和计划。它在教育项目的计划过程中进行，为项目提供应用实施的指导。PRECEDE 是教育诊断中的预处理、强化及促成因素的缩写，识别目标问题的评估性因素。诊断性行为因素的例子详见表 14.2。

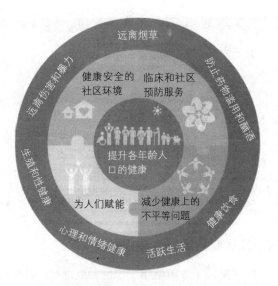

图 14.3　美国预防策略

(From National Prevention Council: *National Prevention Strategy*, Washington, DC, 2011, U. S. Department of Health and Human Services, Office of the Surgeon General.)

认真评估相关因素以确定程序类型和内容，促进社区不同学习者的兴趣。在执行干预前，护士要决策人群的需求并建立评估方法，且评估应贯穿于整个干预及教育过程。

丰富的资源、针对目标人群的知识和关于领导力的培训是支持社区健康促进活动的基本元素。一个以社区为基础的、具有持续性的健康促进和疾病预防教育模式需要政策、管理和行政上的支持。PROCEED（教育和环境发展中的政策、法规及组织因素）由 Green 在 20 世纪 80 年代提出。明确考虑关键环境和成本因素，例如，与整个健康促进计划关联的预算、个体和组织因素。并考虑整个计划的可利用资源和可持续性，虽不是在计划阶段必须考虑的，但如果资源短缺，会影响计划的可持续性（Bernard，2006）。护士在公民咨询委员会、提倡公共政策支持、丰富健康资源上起着重要作用。PRECEDE–PROCEED 模式详见表 14.3。

表14.2	PRECEDE-PROCEED模式：PRECEDE诊断行为因素举例
因素	**例子**
预备因素	过往经历、知识、信念和价值观影响学习进程（如文化和先前的学习）
实现因素	环境因素能促进或阻碍改变（如交通工具、行程安排及随访可行性）
强化因素	影响新行为学习的积极或负面因素，包括社会支持（如家庭支持、复发风险及健康风险的避免）

表14.3	PRECEDE-PROCEED模式定义
阶段	**定义**
PRECEDE 要素	
1. 社会评估	人们对自身健康需求及生活质量的看法
2. 流行病学评估	目标人群健康问题的范围、分布和病因
3. 行为与环境评估	对健康问题产生影响的问题（行为）；系统评估影响健康和生活质量的环境因素（环境）
4. 教育与组织评估	评估所有影响行为改变的因素
5. 管理与政策评估	分析与健康发展计划有关的组织政策、资源和条件
PROCEED 要素	
6. 执行	在组织层面上，将目标转化为行为
7. 过程评估	评估材料、个人表现、实践或服务质量、活动经历
8. 近期效果评估	评估干预培训效果是否达到短期目标
9. 结果评估	评估教学效果是否达到最终目标，改善健康、幸福和生活质量

Adapted from Green L, Kreuter M: *Health program planning: an educational and ecological approach*, ed 4, New York, 2005, McGraw Hill.

练习14.4   分析社区健康问题制订健康促进计划

目标： 分析影响社区健康问题的各种因素。

步骤

以小组为单位（4 ~ 6名学生），通过头脑风暴法寻找所生活社区中的健康问题，选出一个最为重要的公共健康问题。

应用下列问题指导思考，形成针对此问题的健康促进行动。

- 你所在社区最急需解决的健康问题是什么？
- 导致此健康问题的原因或影响因素是什么？
- 在更大的社区，这个问题如何影响人们的健康和幸福？

- 需要干预的目标人群是哪些？
- 需要什么类型的额外信息促进问题解决？
- 与什么人相关，为什么？
- 你认为首先应做什么？
- 护士如何提升对此健康促进问题的关注度？

讨论

团体成员如何就选择健康促进问题达成一致？在讨论中哪些内容让你印象深刻？你如何在护理实践中应用这次学习到的知识？

通过练习 14.4，分析社区健康问题，考虑社区内影响健康问题的复杂因素，提供健康促进干预。与各种教育和咨询相同，学习者需要积极参与目标设置并制订对他们有意义的行动计划。医疗保健系统是复杂的，需要患者具有一定的决策能力，结合个人和社区价值观和信仰，能够从微观和宏观水平制订促进健康的策略（McBrien，2009）。选择策略时，应特别关注学习者的准备度、能力和技能。百宝箱 14.2 提供了健康促进教育策略。

评估健康促进行动是必需的，包括对干预内容短期效果和长期效果的评估，包括发病率、死亡率和生活质量的改善。注意每位患者生活质量的现状和个体差异（Fagerlind et al.，2010）。

百宝箱14.2   健康教育和咨询策略：美国预防医学工作团体推荐

- 教育设计应匹配患者认知，结合患者的偏好、信念和担忧
- 充分告知患者干预的目标、预期的结果及实现的时间
- 由小的行为改变入手，而不是设定大的目标
- 具体化
- 只要可能，建立新的行为而不是排除已有的行为
- 将新的行为和旧的行为关联在一起
- 获得患者明确的承诺；在开始实施前让患者准确描述他们计划如何完成目标（内容、时间、频率）
- 为患者提供社区中可利用的资源
- 干预策略与个人需求相结合
- 通过随访监测干预进展

Adapted from Agency for Healthcare Research and Quality (AHRQ). 2002. *Guide to Clinical Preventive Services: Report of the U.S. Preventive Services Task Force*, 2nd ed. New York: International Medical Publishing, p. lxxvii-lxxx.

适于社区赋能的健康促进模式

社区赋能干预策略用于识别和处理整个社区环境和社会问题，以促进整个社区健康，该策略有时被称为"能力建立"。以社区为基础的赋能策略应提升个人优势、社区资源和解决问题的条件，用于解决潜在的和现存的健康问题。本章介绍的一项探索性研究描述在贫困社区改善妇女 HIV 风险的计划、执行和评估策略。能力的建立需要纳入正式、非正式的社区力量，起到引领作用。人际网络、伙伴关系并结合本地商业及宗教机构的力量形成社区有效实施健康教育计划和干预的统一力量。百宝箱 14.3 列出了激励社区参与健康促进行动的指导原则。

百宝箱14.3   社区参与指导原则

准备阶段

- 明确目标、预期结果和参与的社区人群。
- 了解社区文化、经济条件、政治和权力结构、标准和价值观、人口学、历史、参与过的其他项目及对此项目的认识。

激励前阶段

- 走进社区，建立关系及信任，与社区正式和非正式的领导者合作，寻找社区中的组织进行合作，调动社区参与。
- 尊重社区居民对参与项目的选择权利，社区仅提供一个平台。

激励阶段

- 与社区建立伙伴关系是促进改变、改善健康的基础。
- 认识尊重社区的特征。在设计和实施干预时，要纳入社区文化及特征并将之作为重点。
- 措施应包含社区层面的干预，实现社区和个人的改变，并应根据社区需要灵活进行调整。
- 从组织层面维系与社区的长期合作关系。

From Clinical and Translational Science Awards (CTSA) Consortium and Community Engagement Key Function Committee Task Force on the Principles of Community Engagement: *Principles of community engagement*, ed 2. NIH publication No. 11-7782. Washington, DC, 2011, National Academines Press, pp. 46-52. Available online: http:// www.atsdr.cdc.gov /communityengagement /pdf/ PCE_Report_508_FINAL.pdf. Accessed September28, 2013.

健康素养在健康促进及疾病预防中的应用

Parker 及其同事（2003）将**健康素养**定义为"人们获取、处理和理解用于做出健康决策的基本健康信息和服务的能力"（p. 194）。健康素养是获得健康和幸福的关键（DHHS, 2010b）。约 21% 的美国成人属于功能性文盲，即他们的阅读水平低于 9 级，在阅读药物说明书、与医疗照护系统交涉和理解知情同意书方面存在困难（Davis et al., 1998），从而造成自我管理效果不佳。下面的案例可以进一步说明这一点。

案 例

　　乔纳森是一名14岁的青少年，近期从心理治疗诊所出院。这是他在18个月内的第四次入院治疗。他母亲有责任监督他服药。他母亲已知药物的名称并已监督他服药。但乔纳森的病症再次复发。在随诊中，护士让乔纳森展示整个服药过程。发现他的妈妈不会阅读药品说明书，造成本应每日用药一次而实际上每日服用三次的情况。

　　在合作之初，专业人员有责任了解患者的健康素养情况，关注低健康素养人群，特别是低收入人群和少数民族；鼓励患者提问，也可以设定一些标准化的问题，如"很多患者不能完全理解这个过程，他们会问很多问题，我希望你和他们一样，有问题就问"。采取回教方法（参见第十五章），另外可根据患者的特殊性有针对性地设计书面指导。

　　素养不单单是读和写，还包括对问题的理解和表述、问询不懂的地方、提供信息和与患者获取的信息进行核对。

　　在上述例子中，护士获得了足够的信息分析出问题，纠正了患儿母亲获取信息的错误。当患者离开医疗机构，理解复杂的医疗信息存在困难，患者的认知水平、其文化对健康需求的影响、健康素养技能，均会影响患者对自我管理措施和服药的依从性（Singleton and Krause, 2009；Ownby, 2006）。

　　健康素养亦会受视力及听力障碍、注意力下降、疲倦和急性病的影响。例如，一个严重听力障碍的患者很难听清楚内容；患者有视力障碍，会误读药品标签或曲解知情同意书上的内容。护士应帮助患者应用多种方式获取信息并鼓励提问。

　　健康素养与整体素养和智商是不同的概念。人们拥有高智商，但不一定拥有高水平的健康素养，教育水平高也可能不能完全掌握医学术语。很多医学术语的词汇和含义相对复杂，普通大众不易理解。

　　美国医学协会（AMA）定义**功能性健康素养**是"患者具有阅读理解处方、药品说明和其他医学资料的能力"（AMA, 1999，p.552）。健康素养不单是阅读能力，还包括是否能理解治疗的复杂性和含义，或使用系统的技能（Dewalt and Pignone, 2005）。通过几个方面可暴露出这个问题：人们的健康素养能力不足时，会不清楚如何促进健康、如何对慢性疾病进行自我管理或不清楚其重要性，尤其是在之前的治疗过程中没有暴露出此问题时。当他们理解词汇时，因理解水平有限而不能完全理解其意义，或不知道如何提问题。表 14.4 列出了构成健康素养的核心内容。

　　计算能力虽然不常见，却是关系素养的技能。计算能力被定义为"在日常生活中理解、使用数字的能力"（Rothman et al., 2008，p.583）。缺乏计算能力会影响患者理解医疗数据及控制、服药时间、口服药剂量的测量、药物服用间隔等事宜，以及数字在治疗过程中的重要意义。对于缺乏数字技能的患者，医嘱所开的处方药应分次给患者（Rothman et al., 2008）。一些患者会隐瞒他们不能阅读或不理解复杂词汇的含义或数字；他们因害羞而假装明白，会说过会儿再看说明或没有任何问题。

表14.4 健康素养的核心结构及应用案例	
核心结构	**应用案例**
1. 基本素养或理解力	能阅读信息、预约卡片 能解释医疗检查、剂量和使用说明、副作用和禁忌 能够理解产品手册、药品标签、知情同意和保险文件
2. 互动和参与的素养（能进行双向互动）	准备适当的可用信息 理解和传达信息的能力 共同决策 记住信息
3. 评判素养	具备权衡科学事实的能力，能评判相冲突的治疗选项

Adapted from Marks R: Ethics and patient education: health literacy and cultural dilemmas, *Health Promot Pract* 10 (3): 328-332, 2009.

下述内容描述低健康素养患者或家属的表现：

- 不能适当地描述症状或健康问题
- 逐字阅读指导内容
- 概括新形势的能力有限
- 在阅读中关注单个字的含义，而非整段的内容
- 跳过不常见或较难的单词
- 思考单个词而不是一类术语（Doak et al., 1996）

部分理解或缺乏详细的步骤说明均会导致患者无意的依从性不佳。

案 例

2岁患儿被诊断为内耳感染，需使用抗生素治疗。她母亲知道每日用药两次，但不清楚给药方式，她将口服抗生素直接倒入孩子的患耳内（Parker et al., 2003，p. 150）。

教育程度低或功能性文盲的人对学习有兴趣，但护士需要依据其条件调整教学，以适应其学习。Mark（2009）建议将书面材料修改到六～八年级的阅读水平，提供关键指导列表，辅助患者随时使用。使用符号或图像帮助低素养患者克服障碍。了解患者用词和短语的习惯，护士使用具体、实用的词汇帮助患者理解晦涩的医学概念，并与患者核对实施自我管理时需要的环境设施。同时，患者

可能会误解护士的表达。不要假设患者已理解临床建议的执行。

案 例

米歇尔是一家儿科诊所的执业护士。一位儿童被确诊患有链球菌喉炎，医生给他开了抗生素治疗。米歇尔指导患儿母亲每日给药4次，药物开启后应放于冰箱保存。她问患儿母亲是否有问题，患儿母亲表示没有。但当患儿及其母亲离开检查室时，患儿母亲问她："我家没有冰箱，如果不能冷藏会对抗生素有什么影响？"如果你是这名护士，你将如何回答？你会建议什么支持手段？

使用日常用语比使用抽象或医学术语效果更佳，例如："如果你膝盖疼痛或肿胀，周一给医生打电话。"要保持用词前后一致，如果前面使用"胰岛素"，后面使用"药物"或"药品"，会让患者感到困惑。书面指导资料用语应一致，内容准确，以便患者随时查阅。

书面指导资料内容逻辑性要强，以核心概念作为开篇。针对健康素养低、不能阅读药物使用说明的患者，可通过以下提问帮助患者学会服用一种新药：

- 我服用的药物是什么？
- 我要服用多少？

- 多久服用一次？
- 疗效是什么？
- 如果出现副作用，我要如何处理？

如果是多药联用，需要描述每种药物的外形，并提供书面服药指导作为提示。

使用简单、具体的词汇，如"你应在饭前服药"而不是"空腹服药"。复杂的术语虽然精确但不易理解。

将新知识和任务与患者已知的相连接，基于已有的知识，强化自我效能以掌握新的概念。护士应使用简短、清晰的句子并高频使用动词，帮助患者理解内容。如果患者必须使用专业术语与其他专业人员交流，则患者应接受直接的指导或训练，以便恰当使用。

发展水平

发展水平受教学策略和主观内容的影响。你会遇到社会、情绪和认知发展水平各不相同的患者。学习能力不仅与年龄相关，还受文化和压力的影响。社会和情感的发展并不总是与认知成熟度和读写能力相一致。模仿患者的交流风格和信息构建方式以反映其发展特质有助于患者的理解。父母可以提供与患儿生活相关的有用信息，以及护士在健康教育中可使用的词汇。

文化

对文化的理解增加了健康促进策略的复杂性。Chiu 等人（2006）建议"在常规照护过程中加强民族文化的交流，是提升不同民族文化人群健康状态的最具有文化适应性的方法"（p.3）。个体的价值观、标准和信念会影响个人和社区的生活方式及健康认知（见第七章）。文化可以帮助护士理解疾病与健康、不同疾病的病因和治疗、文化传统中可接受的健康行为或疾病预防与治疗行为。文化价值观影响患者对专业人员的预期和信任度。识别与健康和疾病相关的信息并在健康教育中加入相关材料有助于受众接受健康促进和疾病预防的推荐指南。

文化敏感包括掌握不同文化群体喜欢的交流方式，以选择恰当的教学策略。例如，印第安人善于从故事中学习，传说故事是教学最基本的手段，护士可以应用此种教学方法实现健康促进目标。在很多文化中，家庭成员承担着照护患者的重要角色，即使患者在生理和情感上能够自我照护。除了家庭以外，来自外界的健康教育和健康促进支持也同等重要。本地的老师和咨询者亦会提升患者的动机和参与度。如果健康素养与语言相关，则应配备翻译人员及书面材料翻译。

护士应在社区开展常规健康促进和疾病预防活动，他们有责任和义务实施健康教育，应用所具备的专业知识和与患者交流的技巧促进患者的有效学习。

练习14.5　发展相关教学辅助

目标：发展技能以适于健康素养有限的患者的学习。

步骤
1. 基于患者经历形成一个学习案例。
2. 选择一个健康促进主题，例如锻炼、饮食，缓解压力或服药依从性。
3. 在此主题上，针对健康素养有限的患者准备一份简单的辅助材料。
4. 基于 5～6 级阅读水平，使用清晰、通俗的语言形成你的项目。
5. 检查内容的准确性。
6. 针对患者使用教学辅助，了解患者信息理解程度及对教学辅助的反馈。

讨论
发展这个项目难度有多大？可提升患者兴趣及需传递的信息有哪些？患者反馈信息中有什么让你感到惊奇的吗？听到反馈后，你有什么想改进的吗？

总 结

本章重点介绍了护士使用的交流策略，用来帮助人们控制有害健康的社会因素。在过去十年，国家和全球促进公众健康的重点是创建支持性的健康环境，特别是缩小健康差距，通过社区开展健康行动减少社会不利因素，倡导全民可获得医疗资源。通过健康促进行动获得良好的健康和幸福。

本章介绍了三个个体健康促进框架。Pender 的健康信念促进模型，认识到行动的益处、障碍及实施行动的能力是影响人们进行健康决策的重要因素。

Prochaska 的跨理论模型可用于探索个体进行健康习惯改变的动机准备度。该模型是 Miller 和 Rollineck 发展的动机访谈的理论基础。班杜拉的社会学习理论探索了自我效能在强化患者使用健康促进和疾病预防建议时的作用。

以社区为基础的干预是更大范围地应对影响健康的因素的关键，如社会因素。PRECEDE-PROCEED 模型用于计划、执行和评估以社区为基础的健康促进干预。本章同时描述了健康素养的重要性。低健康素养、文化和发展状态均会影响患者采取健康生活行为的能力。

伦理困境 你会怎么做？

杰克是一名 16 岁的青少年，因感染性传播疾病来诊所就医。护士给他开了抗生素，并给予安全性行为的指导。2 个月后他仍以同样的症状来诊所就医。可见，他没有按照指导采取安全的性行为。他告知护士，他的性生活规律，没有使用安全套的习惯。他说不出性伴侣的名字，因为人数众多。作为杰克的护士，你的伦理职责是什么？

问题讨论

1. 健康素养和功能性健康素养的概念有什么异同，它为什么如此重要？

2. 在现代医疗保健中，为何十分注重健康促进和疾病预防策略？

3. 你会如何使用 Pender 的模型增强个人实施健康促进和疾病预防策略的责任感？

参考文献

American Medical Association Ad Hoc Committee on Health Literacy for the Council on Scientific Affairs. Health literacy: Report of the council on scientific affairs. *Journal of the American Medical Association*, 281, 552–557, 1999.

American Association of Colleges of Nursing: *The essentials of baccalaureate education for professional nursing practice. Washington DC*, Author, 2008.

Andam R: *Planning in Health Promotion Work*, An Empowerment Model. NY, 2011, Routledge.

Bandura A, 1997 Self-efficacy: the exercise of control WH Freeman: New York.

Baumann S: Motivational interviewing for emergency nurses, *J Emerg Nurs* 38:254–257, 2012.

Beckford-Ball J: The essence of care benchmark for patient health promotion, *Nurs Times* 102(14):23–24, 2006.

Bernard M: Health promotion/disease prevention: tempering the giant geriatric tsunami, *Geriatrics* 61(2):5–7, 2006.

Blumenthal DS: Clinical community health: revisiting "the community as patient, *Educ Health* 22(2):1–8, 2009. Available online http://www.educationforhealth.net.

Carter S, Rychetnik L, Lloyd B, et al.: Evidence, ethics, and values: A framework for health promotion, *Am J Public Health* 101:465–472, 2011.

Chiu L, Balneaves L, Barroetavena M, Doll R, Leis A. Use of complementary and alternative medicine by Chinese individuals living with cancer in British Columbia. Journal of Complementary and Integrative Medicine. 3(1): 1-19.

Davis T, Michiellurrw E, Askov E, et al.: Practical assessment of adult literacy in health care, *Health Educ Behav* 22(5):613–624, 1998.

Douglass F. (n.d.) BrainyQuote.com: Frederick Douglass. Available online http://www.brainyquote.com/quotes/quotes/f/frederickd201574.html. Accessed August 2, 2010.

Carels R, Darby L, Cacciapaglia H, et al.: Using motivational interviewing as a supplement to obesity treatment: a stepped-care approach, *Health Psychol* 26(3):369–374, 2007.

California Conference of Local Health Officers-County Health Executives Association of California (CCLHO-CHEAC): *Chronic Disease Prevention Leadership Project. Chronic Disease Prevention Framework*, Sacramento, CA, 2013, Author.

Cody W: *Philosophical and theoretical perspectives for advanced practice nursing*, ed 4, Sudbury MA, 2006, Jones and Bartlett. 183–190.

Collier S: Mrs. Hixon was more than the "CVA" in 251, *Nursing* 22(5):62–62, 1992.

Corcoran N: *Communicating Health: Strategies for Health Promotion*, 2nd ed., Thousand Oaks, CA, 2013, Sage Publications.

Coward D: Supporting health promotion in adults with cancer, *Fam Community Health* 29(Suppl 1):S52–S60, 2006.

Daley L, Fish A, Frid D, Mitchell L: Stage specific education/counseling intervention in women with elevated blood pressure, *Prog Cardiovasc Nurs* 24(2):45–52, 2009.

Dart M: *Motivational Interviewing in Nursing Practice*, Salisbury MA, 2011, Jones & Bartlett.

Dewalt DK, Pignone M: The role of literacy in health and health care, *Am Fam Physician* 72(3):387–388, 2005.

Doak CC, Doak LG, Root JH: *Teaching patients with low literacy skills*, ed 2, Philadelphia, 1996, JB Lippincott.

Edlin G, Golanty E: *Health and wellness*, ed 10, Sudbury, MA, 2009, Jones & Bartlett.

Fagerlind H, Ring L, Brulde B, Feltelius N, Lindblad A: Patients' understanding of the concepts of health and quality of life, *Patient Educ Couns* 78:104–110, 2010.

Frankish CJ, Moulton G, Rootman I, et al.: Setting a foundation: underlying values and structures of health promotion in primary health care settings, *Prim Health Care Res Dev* 7:172–182, 2006.

Goodwin A, Bar B, Reid G, Ashford S: Knowledge of motivational interviewing, *J Holist Nurs* 27(3):203–209, 2009.

Green J: Health education—the case for rehabilitation, *Crit Public Health* 18(4):447–456, 2008.

Green L, Kreuter M: *Health program planning: an educational and ecological approach*, ed 4, New York, 2005, McGraw Hill.

Hall K, Gibbie T, Lubman D: Motivational interviewing techniques: facilitating behavior change in the general practice setting, *Aust Fam Physician* 42:660–667, 2012.

Hawranik P, Strain S: Giving voice to informal caregivers of older adults, *Can J Nurs Res* 39(1):156–172, 2007.

Holmstrom I, Roing M: The relation between patient-centeredness and patient empowerment: a discussion on concepts, *Patient Educ Couns* 72(2):167–172, 2010.

Hogg W, Dahrouge S, Russell G, Tuna M, Geneau R, et al.: Health promotion activity in primary care: performance of models and associated factors, *Open Med* 3(3):e165–e173, 2009.

Hoving C, Visser A, Mullen PD, van den Borne B: A history of patient education by health professionals in Europe and North America, *Patient Educ Couns* 78(3):275–281, 2010.

Institute of Medicine (IOM): *Crossing the quality chasm: A new health system for the 21st century*, Washington DC, 2001, National Academies Press.

Institute of Medicine (IOM): *The future of the public's health in the 21st century*, Washington, DC, 2002, National Academies Press.

Institute of Medicine (IOM): *Primary care and public health: Exploring integration to improve population health*, Washington DC, 2012, National Academies Press.

Kirk A, Mutrie N, Macintyre P, Fisher M: Promoting and maintaining physical activity in people with type 2 diabetes, *Am J Prev Med* 27:289–296, 2004.

Kline M, Huff R: *Health promotion in multicultural populations: a handbook for practitioners and students*, ed 2, Thousand Oaks, CA, 2008, Sage.

Kushner RF, Sorensen KW: Lifestyle medicine: the future of chronic disease management, *Curr Opin Endocrinol Diabetes Obes* 20(5): 389–395, 2013.

Levensky E, Forcehimes A, O'Donohue W, Beitz K: Motivational interviewing: an evidence-based approach to counseling helps patients follow treatment recommendations, *Am J Nurs* 107(10): 50–58, 2007.

Litchfield M, Jonsdottir H: A practice discipline that is here and now, *Adv Nurs Sci* 31(1):79–91, 2008.

Marks R: Ethics and patient education: health literacy and cultural dilemmas, *Health Promot Pract* 10(3):328–332, 2009.

MacGeorge E, Feng B, Burleson B: Chapter 10 Supportive Communication. In Knapp M, Daly J, editors: *The Sage handbook of interpersonal communication*, Thousand Oaks, CA, 2011, Sage, pp 317–354.

Martins R, McNeil D: Review of motivational interviewing in promoting health behaviors, *Clin Psychol Rev* 29:283–293, 2009.

McBrien B: Translating change: the development of a person-centered

triage training programme for emergency nurses, *Int Emerg Nurs* 17(1):31–37, 2009.

Messias D, De Jong M, McLoughlin K: Being involved and making a difference: empowerment and well-being among women living in poverty, *J Holist Nurs* 23(1):70–88, 2005.

Miller W, Rollnick S: *Motivational interviewing: preparing people for change*, ed 3, New York, 2013, Guilford Press.

Milio N: A framework for prevention: changing health-damaging to health-generating life patterns, *Am J Public Health* 66:435–439, 1976.

Mol A, Moser I, Pols J. (eds) 2010 Care in Practice: On Tinkering in Clinics, Homes and Farms. www.transcript-verlag.de/ts1447/ts1447.php.

National Prevention Council: *National Prevention Strategy*, Washington, DC, 2011, U.S. Department of Health and Human Services, Office of the Surgeon General.

Ochieng B: Factors affecting choice of a healthy lifestyle: implications for nurses, *Br J Community Nurs* 11(2):78–81, 2006.

Ownby L: Medication adherence and cognition: medical, personal and economic factors influence level of adherence in older adults, *Geriatrics* 61(2):30–35, 2006.

Parker R, Ratzan S, Lurie N: Health illiteracy: a policy challenge for advancing high-quality health care, *Health Aff (Millwood)* 22(4):147–153, 2003.

Pender N, Murdaugh C, Parsons M: *Health promotion in nursing practice*, ed 6, Upper Saddle River, NJ, 2011, Prentice Hall.

Prochaska J, Norcross J: *The transtheoretical model in Systems of psychotherapy: a transtheoretical analysis*, 8th ed., Stamford CT, 2013, Cengage Learning.

Rothman R, Montori V, Pignone M: Perspective: The role of numeracy in health care, *J Health Commun* 13(6):583–595, 2008.

Sandelowski M, DeVellis B, Campbell M: Variations in meanings of the personal core value "health." *Patient Educ Couns* 73(2):347–353, 2008.

Saylor C: The circle of health: a health definition model, *J Holist Nurs* 22(2):98–115, 2004.

Singleton K, Krause E: Understanding Cultural and Linguistic Barriers to Health Literacy, *OJIN: The Online Journal of Issues in Nursing* Vol. 14, Sept. 30, 2009. No. 3, Manuscript 4.

Srof B, Velsor-Friedrich B: Health promotion in adolescents: a review of Pender's health promotion model, *Nurs Sci Q* 19(4):366–373, 2006.

Tengland P-A: Empowerment: A conceptual discussion, *Health Care Anal* 16(2):77–96, 2008.

U.S. Department of Health and Human Services (DHHS): *Healthy People 2020*, Available at . Accessed May 9, 2013 www.healthypeople.gov/HP2020, 2010a.

U.S. Department of Health and Human Services (DHHS): *National Action plan to improve health literacy. Washington DC*, Author, 2010b.

Willison K, Mitmaker L, Andrews G: Integrating complementary and alternative medicine with primary health care through public health to improve chronic disease management, *J Complement Integr Med* 2(1):1–24, 2005.

World Health Organization (WHO): Jakarta declaration on leading health promotion into the 21st century. Available online www.who.int/hpr/NPH/docs/jakarta_declaration_en.pdf, 1997.

World Health Organization (WHO): Ottawa Charter for Health Promotion: First International Conference on Health Promotion, Ottawa, November 21. . Available online http://www.who.int/healthpromotion/conferences/previous/ottawa/en/, 1986. Accessed September 21, 2009.

Yoo S, Weed N, Lempa M, et al.: Collaborative community empowerment: an illustration of a six-step process, *Health Promotion Pract* 5(3):256–265, 2004.

Zubialde J, Mold J, Eubank D: Outcomes that matter in chronic illness: a taxonomy informed by self-determination and adult-learning theory, *Fam Syst Health* 27(30):193–200, 2009.

第十五章

健康教学与辅导

Elizabeth C. Arnold

目　标

阅读本章后，读者能够：

1. 定义以患者为中心的健康教育。
2. 识别学习的范围。
3. 讨论理论框架在以患者为中心的健康教学中的应用。

4. 在健康教育中应用护理程序。
5. 讨论健康教育在不同场合的应用。
6. 描述慢性病自我管理的辅导策略。

健康教学被认为是一种核心的护理职能，可促进临床机构医疗照护的质量与安全。本章选择与教学相关的理论，作为有效健康教学和患者教育的基础。本章所描述的指导原则和策略使护士能够帮助患者学习慢性病自我管理的技能，进行有效决策，并利用社区资源让患者的健康和幸福最大化。

基本概念

定　义

Masters（2008）描述患者教育是一系列有计划的教育行为，使患者在知识以及与健康相关的行为和态度上发生改变。患者教育的目标是使患者能够获得、理解与实施健康相关的信息（Speros, 2011）。健康教学是一种以患者为中心的指导性对话。健康教学的目标是为患者及其家人提供知识和技能，以便做出良好决策，减缓和预防疾病进程和死亡，并最大限度地提升生活质量。现代的

健康教学涉及内容广，涉及自我管理健康促进中的生理、社会、生活方式的调整以及治疗的依从性（Farin et al., 2013；图 15.1）。

很多对患者教育的定义没有描述健康教学过程的复杂性（Wellard et al., 1998）。在医疗保健机构，学习者可以是患者、家庭成员或主要照顾者、一个群体或社区。患者和其家人的学习特点受社会经济、教育及生活经历的影响。在同样的医学状况下，高教育水平的患者、不顺从的患者和文化水平低的患者在健康教学需求上存在一致性，但为了获得良好的效果，在教学方法上需要有所不同。与患者及其家人建立教学合作关系是患者教育的基石（Hudon et al., 2013），目标是让患者尽可能地承担慢性病自我管理及相关的角色和变化适应的责任。问题解决策略、资源的使用和医疗机构的健康教学是当前慢性病自我管理的侧重点（Lorig and Holman, 2003）。健康教学评价应包括教学回馈，通过回馈确定患者已经理解和掌握了相关技巧。

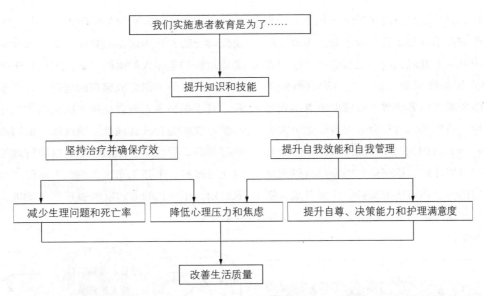

图 15.1　患者教育的目标

（From *Feudtner C: What are the goals of patient education? West J Med 174(3): 174, 2001*）

患者教育中的专业、法律和伦理要求

健康教学不是一个可选项，而是一种法律和伦理上的责任。联合委员会提出健康教学应适应每位患者的需要、医疗保健的需要和个体的发展阶段（Bastable, 2013）。联合委员会建立有关标准，要求医疗机构为患者及其家人提供系统性的健康教育和培训：

- 患者应获取足够的信息进行知情决策，对其需要的自我管理活动负责
- 为患者及其家人量身定制适合其学习风格的教学方法
- 医疗文件中记录患者及其家人已经理解并回应的医疗信息（The Joint Commission, 2014）

与之相似，美国护士协会（ANA）的护理标准强调了健康教学的重要性，是护理工作的基本要求，并总结了健康教学和健康促进的 5B 标准（ANA, 2004）。美国《护理工作条例》界定健康教学是一项独立的、专业的护理职能。医疗保险界定健康教学是一项护理技能，覆盖在保险中。

患者教育文件应记录与患者相关的、特定的健康状态和治疗方案，在语言上让患者能够完全理解，并需签署知情同意书。虽然签署知情同意书是医生的责任，但护士在随后的健康教学中，特别是在患者心智受限需他人帮助做决策时会起到重要作用（Menendez, 2013）。

理论框架

在第十四章中提到的理论（健康信念模型、动机访谈、PRECEDE–PROCEED 社区框架及社会学习理论）同样适用于本章节。其他相关理论框架将在下文中进行介绍。

以患者为中心的健康教学

卡尔·罗杰斯（Rogers 1983）提出以患者为中心的理论方法可以应用于患者教育，强调教学者与学习者间的关系。以学习者为中心的方法包括在学习过程中将患者视为同伴，辅助他们实现健康目

标，尽可能达到最佳效果。健康教学干预以患者为中心，认同患者的偏好及价值。罗杰斯认为教学应在患者的知识基础上开展，学习过程应遵循学习者的需求；建立无条件积极关注、共情和真诚的关系；分享策略并发挥患者优势，以帮助患者达到预期的临床结局。有意义的背景会对患者产生更大的影响（Benner et al., 2010；Su et al., 2011）。一个合作的学习环境可以让护士依据患者的需求提供充足的信息、特定的指导和情感的支持，让患者最大限度地对自身的健康照护负责。以下案例描述了以患者为中心的教学。

案　例

　　纳丁是一名优秀的术前老师。她是第一个向我清楚地解释了膀胱扩大术的护士，并可描述出不同管路及其用途。当我术后返回病室时，她帮助我应对了身体形象的变化，教我如何使用我的膀胱，并富有同情心地倾听我的诉说（Manning, 1992, p.47）。

发展性理论框架的方向

　　成人教育学是"帮助成人学习的艺术与科学"（Knowles et al., 2011）。成人的学习是自我导向、行动导向和实际的。他们需要看到所学的内容可应用于实践。通常，成人喜欢以问题为导向的学习方法，需要用所学到的技能直接解决生活问题。成人学习者期望护士询问其生活经历，并将这些知识融入学习计划。图 15.2 展示了 Knowles 的成人学习模型。

　　教育学是帮助儿童学习的过程。教育学与成人教育学的关键区别是需要给儿童学习者提供直接的指导和学习内容的结构。在儿童的学习经验中缺乏生活经历作为学习资源；应针对儿童认知和心理社会发展阶段，选取不同的教学方式以达到教学效果（参见第九章和第十八章）。Kelo 等人（2013）建议父母参与以促进学龄儿童教育的成功，并应提供管理指导和情感支持。

Bastable（2013）描述了促进老年人学习的三阶段学习法，称为**老年教育学**。护士需要掌握正常老化过程和老年人的生活经历，形成适于老年人的学习过程。活动能力或感官的老化，合并多种慢性病，对于很多老人而言是令人困扰的，故让老人参与学习或实施自我管理是一项挑战。他们需要放慢学习节奏，形成适于他们学习的自我管理策略。可以通过提示，用亮化光线和放大字体促进学习；采取鼓励、正强化的方式以增强其学习动机，促进自我效能和执行。

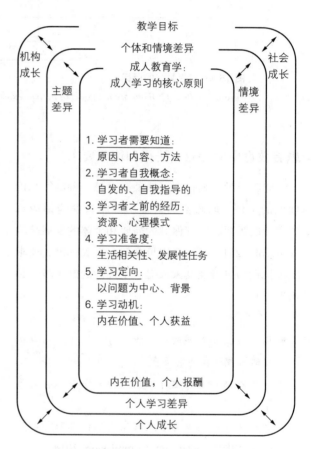

图 15.2　成人的学习模式：成人学习核心原则
（From *Knowles M, Holton E, Swanson, R*: The adult learner: the definitive classic on adult education and training, *Terre Haute, IL, 1998, Butterworth-Heinemann, p. 182*）

计划行为理论

Ajzen（1991）的计划行为理论强调个人选择（动机）决定执行新的行为，这种选择基于个人偏好、自我效能（能力，对他人良好评价的看法）。此理论认为个体的社会属性和对行为所需能力的看法会强烈影响其学习目标行为，个人对行为的意愿是行为是否出现的最佳预测因素。患者和周围人对此行为持有正向的观点，其实施行为的意向就会愈强。

班杜拉的社会认知模型

慢性病患者需要持续地调整自身以应对新的挑战。患者需要建立一个自我管理反应框架，以应对疾病的特定干预。班杜拉的社会认知理论将行为改变与个人执行行动的能力（自我效能）联系在一起，将需要达成的目标（预期结果）融入个人特有的社会属性中（详见第九章）。如果人们认为他们必须掌握这项技能或容易学会，就易于掌握。班杜拉使用鼓励性动机，与 Pender 的观点相一致，认为感受到的能力（自我效能）会强化行动转变（详见第十四章）。

学习领域

健康教学是一个动态的互动过程，与以下三个领域相关：认知（理解内容）、情感（改变态度，促进接受）和心理运动（操作技能发展）。最初由布鲁姆及其同事提出此概念，布鲁姆分类法的功能是提供"关于教学目标的共同语言，以促进个人与学习主题间的交流（Krau，2011，p. 305）"。

学习领域是相互关联的。掌握知识（认知）是态度转变（情感）的前提，进而才会有技能（心理运动）的提升。当人们学习和实践一项技能时，他们同时在形成"认知知识"，关于使用这项技能的原因及展望其运作原理。例如，在一个刚被诊断为糖尿病的患者的认知领域目标中，应包括疾病的相关知识；饮食、运动和胰岛素在血糖控制中的作用；自身对疾病变化的监控。所需学习的信息可通过口头讨论、图片和图表、书面指导和网络数据的方式传递，用来解释达到健康目标所需的步骤。

布鲁姆分类法

护士应用布鲁姆分类法指导设定医疗保健的行为目标。此分类法将教学目标由低复杂度到高复杂度进行分层。布鲁姆教学目标分层法在 21 世纪进行了修订，黑体字部分更多地使用动词而非名词。在新的分层中，将评价和综合的顺序进行了对调（Su et al., 2004）。修订后的内容包括：

- 知识（名词）→**记住**（动词）：认识、回忆信息和事实
- 理解→**理解**：阐述、解释或构造意义
- 应用→**应用**：操作或执行某个程序，将信息用于新的方式
- 分析→**分析**：考虑组成部分之间的关系，与整体间的联系
- 评价→**评价**：做出判断、评论、排序、选择和检验
- 综合→**创造**：将各要素重新组合成整体，成为一种新的方式，创造新的内容（Anderson et al., 2000）。图 15.3 展示了布鲁姆分类法各级的目标。

将设定的目标联合在一起，对患者具有重要意义。首先写出行为目标，而后逐步实现，测量患者行为进展是否与治疗目标相匹配。在理想状态下，每个目标都有针对的教学内容。练习 15.1 提供了一个建立行为目标的实践机会。

情感领域强调的是患者的态度，即接受、依从、价值观和个人责任感。它因与价值观和信仰的联系具有一定的复杂性，当患者的依从性或治疗进展出现问题时，应设定情感目标。下面的例子描述了情感领域出现问题而阻碍学习的情况。

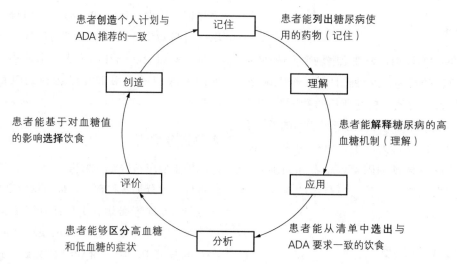

图 15.3 布鲁姆分类法目标层次

(Text adapted from *Krau S: Creating educational objectives for patient education using the new Bloom's taxonomy*, Nurs Clin North Am *46(3): 302, 2011.*)

练习15.1   发展行为目标

目标： 提供发展教学目标的实践机会。

步骤

依据以下描述，发展一个与健康教学相关的护理诊断和教学目标：

1. 吉米是一名 15 岁的青少年，他因心理问题入院治疗，存在冲动控制和品行障碍。但他只想躺在床上看史蒂芬·金的小说，拒绝参与治疗活动。
2. 玛利亚是一名 19 岁的女性，因腹部绞痛首次入院治疗，她怀孕 7 个月，未进行过产前护理。

3. 詹妮弗身体超重，急切想要减肥。但她禁不住冰箱和零食机的诱惑。她想制订减肥计划帮助她控制食欲。

讨论

1. 针对每位患者的情况形成护理诊断，并描述诊断依据，制订教学目标。
2. 你发现每位患者护理诊断和教学目标的共性问题是什么？
3. 每位患者的不同点是什么，依据是什么？
4. 从这个练习中学到的知识对你未来的护理工作有什么指导意义？

案　例

杰克清楚坚持糖尿病饮食对控制其疾病的重要性。他能清晰地描述饮食和控制糖尿病的关系。他在家坚持糖尿病饮食，但在工作中吃零食，并在晚餐中增加食物。他没有按饮食摄入量调整胰岛素量，明知有危害仍选择这么做。杰克的问题出在治疗依从性上，属于情感领域问题，他不能接受终生控制饮食。护士应允许患者有时间发泄自己的不满，然后帮助他寻找应对措施以减少自毁行为。如果你是杰克的护士，会如何制订健康教学策略以帮助他？

有效的自我照护和管理技能包括**精神运动领域**。技能的形成是通过手把手的实践。通过读或听是掌握不了技能的，要动手做，这样更利于记忆。回想你第一次骑自行车，当你真正骑上车蹬动它时，才算真正"掌握"骑车的技能。技能的学习包括护士示范和患者回示。预期的结果是患者能够自信、熟练地实施技能，并能随健康状态变化调整行为。

患者教育核心领域

以患者为中心

以患者为中心的教育起点是尊重患者的视角。McCormark 和 McCance（2006）认为以患者为中心的照护方法是建立在医疗专业人员和患者"给与取"的关系上，基于双方"互相的信任、理解和共享知识"（p. 473）。患者期望尽可能多地与专业人员合作，针对自身的照护和治疗做出实际的、有价值的决策。

在健康教学的过程中，可努力帮助患者加强与自身健康和生活质量相关的自我管理知识与技能。不同于单项的护理干预，健康教学是高质量照护的基本要素，并被整合于专业人员、家庭和其他人员间的互动和治疗合作中。Freda（2004）提出"患者教育的目标由告知患者应该如何做，转变为辅助患者学习健康照护以改善自身健康状况"（p. 203）。患者有最终决策的自主权。护士使用以患者为中心的教学框架时，应鼓励、尊重和支持患者及其家人形成有效的自我管理技能以改善健康状况。有效的健康教学干预方法基于患者的生活方式，提供培训和行为咨询及促进社会支持，这些构成了慢性病患者自我管理的基本要素。

以胜任力为基础

新的患者自我管理教育模型是以胜任力为基础的技能学习，包括培训和提供自我管理支持，以加强患者自我管理的胜任力和信心。自我管理和自我提升策略可应用于家庭和社区慢性病管理，策略包括与患者建立合作关系、设定可实现的健康目标、形成特殊的行动计划以实现目标和评价干预的有效性。以胜任力为基础的健康教学开始于识别特定的学习结果（Su et al., 2011）。

定制干预

教学内容和教学方法的设定是以胜任力为基础的健康教学的关键。行为目标应高于认知层次，超越记忆水平，应基于循证和护理实践指导，并适于每个患者的需求、偏好和可利用资源。在将评估出的需求转化为干预时，应向涉及患者照护的所有人清楚地描述整个干预计划。

制订干预计划时需关注患者的情感问题并适应个体差异。例如，当患者认知功能正常时会接受去沐浴的建议，而当患者具有心理问题或轻度老年痴呆时，如果没有干预将很难接受建议并执行这项行为。当自我管理策略与患者日常生活相融合时，患者更易于依从。结合患者日常生活规律，制订运动和服药时间表，会帮助患者形成新的习惯。

合作性参与过程

患者教育是一个合作性参与的过程，包括多层次干预，目标是让患者获得最大限度的健康和幸福。应促进患者参与和对自己健康照护负责，并与专业人员合作获得支持。护士应使用从循证中获取的知识和指导，辅助患者和家庭做出决策（Inntt and Kennedy, 2011）。真正有意义的以患者为中心的教学不仅为行为提供基础，还能提升患者的自尊并降低患者的健康焦虑（Feudtner, 2001）。

多样化的健康教学机会

以患者为中心的教育贯穿整个医疗机构和系统。实施地点包括社区、学校、教区、家庭、医院和诊所（Dreeben, 2010）。教学形式可以是一对一教学、团体学习、家庭会议、医院或社区定期的健康宣教课程，甚至在急诊部都可以为患者提供"教学瞬间"（Szpiro et al., 2008）。当护士进行家庭访视时，亦可以根据患者的特殊需求自发进行健康教学。参见指导照护，此方法属于现场教学，目标是应对出现的特定健康问题（Doherty, 2009）。可在社区应用媒体，给患者提供基本的疾病预防信息（例如，关于安全性行为和预防药物滥用的宣传）。

技术整合

技术的进步能够帮助人们更深入、更广泛地解读健康信息。另外，针对不同疾病患者的健康信息和决策支持系统，可以帮助患者做出更好的医疗保健决策（Lewis, 2003）。网络可快速查询健康信息，大量的信息资源可适应不同知识水平和学习方式的患者。例如，美国医学图书馆的 MedlinePlus 中的信息覆盖全面而精确，包含目前主要的健康问题、姑息照护和药物信息（Smith, 2013）。患者可以用非医学专业语言描述自身的问题，随即会链接到相关网页得到个人辅导。基于互联网平台的网站信息支持具有易于查询、快速更新、廉价及可随时查阅的优势。在搜索引擎中，患者输入少量的关键词就可快速获取与其诊断相关的网站链接（Gordon, 2011）。国家组织（如美国糖尿病协会和美国癌症社区）均提供在线工具帮助患者了解其所患疾病及治疗的观点。其他网站也在提供疾病的自我管理信息及在线工具。患者可以免费使用公共图书馆和社区中心的计算机（Bastable, 2013）。

尽管互联网是一个强有力的学习资源，但在人员和资源上尚存在一定的局限性。很多患者不知如何使用计算机和网络，而且并不是所有的健康信息都可以从那里获取。护士可以教患者搜索、查询信息及评价信息质量（Gordon, 2011），而且患者和其家人可以在线与其他患者交流分享信息。

Holt 等人（2011）通过移动电话对患者进行健康教育。他们针对需要护理伤口的患者创建了一个App，内容包括伤口护理步骤指导图片及声控提醒设置。

发展循证实践

White M, Garbez R, Carroll M, Brinker E, Howie-Esquival J: Is "teach-back" associated with knowledge retention and hospital readmission in hospitalized heart failure patients? *J Cardiovasc Nurs 28(2): 137.146, 2013.*

本研究目的是描述应用教学—回馈方法能否更好地帮助心衰住院患者掌握自我护理信息，并降低其再次入院率。应用前瞻性研究设计，276 名心衰住院患者参与了研究。在患者出院后 7 天进行知识掌握评价，通过电话随访和医疗记录评估其是否需要再次入院。

结果：此教学方法显著提升了患者回答问题的正确率，明显降低了心衰患者的再次入院率。

临床实践应用：应用教学—回馈方法能有效提升心衰患者对信息的记忆。

应　用

制订个性化的教学计划

准备

健康教学的责任

基于护理程序制订个性化的患者教学计划，首先要评估患者的需求、优势和局限性，最后评价干预的效果。常见的健康教学责任详见图 15.4.

健康教学是一项复杂的护理干预，其内容环环相扣。研究证明，对每位患者采取有针对性的教学比一般性方法更为有效（Friedman et al., 2011）。作为专业人员，护士有责任确保健康教学的质量和有效性。在开始教学之前，护士应针对患者的情况回顾循证照护指南（Bonaldi-Moore, 2009），查看关键概念和基本信息的准确性，帮助患者设计健康目标，并促进对内容的商讨。有效的教学计划应以患者的需求、资源、偏好和价值为基础，为患者及其家人提供基于科学循证的新的或应重新组织的知识、技能和态度。

健康教育中护士的角色

护士在健康教学中可承担以下角色：指导者、信息提供者、资源、具有专业知识的情感支持者或者集所有角色于一身。作为指导者，护士应培训患者采取行动以改善其健康状况，并在过程中提供建

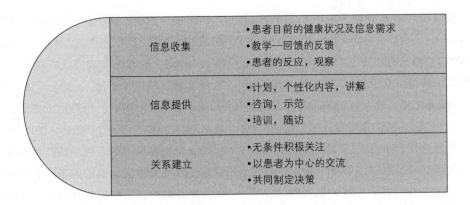

信息收集	•患者目前的健康状况及信息需求 •教学—回馈的反馈 •患者的反应，观察
信息提供	•计划，个性化内容，讲解 •咨询，示范 •培训，随访
关系建立	•无条件积极关注 •以患者为中心的交流 •共同制定决策

图 15.4 健康教学分类

议帮助患者修正行为。作为信息提供者，护士应帮助患者意识到怎样学会更好地照顾自己。作为资源提供者，护士应帮助患者寻找社区中的社会和健康支持资源。同时，护士扮演着知识和情感的支持者的角色，鼓励患者积极学习，最小化暂时挫折带来的影响，始终不放弃患者。例如，帮助患者提前了解服药或治疗后出现或可能出现的情况，以减少焦虑和失误。

自我意识

与自主、积极的患者合作会更容易。当患者对改善生活方式不太感兴趣时，需要能量和想象力刺激患者的学习兴趣。健康教学是一个双向的过程，这意味着要抛弃刻板印象，以及对患者世界观的理解和欣赏。依据患者个人生活经历和已具有的知识，制订适合个体的教学方法，提升患者健康教学效果。尝试换位思考，如果你是患者或家属，需通过应用共情和动机理论了解他们对健康教学的看法，尊重患者及其家庭。

评估

只要患者具备认知能力，他们就应该是个人健康状况信息的关键提供者。患者教育首先是评估每位患者的需求、问题和关注点，包括患者对其健康状况和治疗的了解程度。当患者已知的信息并不准确时，应给予患者以循证为基础的数据作为参考。

学习状态包括过去和现在的经历，每位患者关于疾病的经历都是不同的。Pender 的健康信念模型认为患者对疾病、用药和治疗、文化价值观和信仰的观念会影响其参与健康教学的动机和接受度。生理症状受到情感、关系和社会背景的影响，均应在个体教学照护计划中被考虑到。评估患者对自身基本健康的感受和关注，可帮助护士了解患者在寻求治疗上的差异。除症状外，患者还关注其他因素，如对工作的影响、社会关系的变化等。开放性问题帮助护士了解每位患者及其家人不同的学习需求，例如，"请问，到目前为止疾病对你的影响是什么？"百宝箱 15.1 提供了护士评估患者的学习需求的方法。

百宝箱15.1 评估学习需求的问题

- 患者对自身情况和治疗了解多少？
- 对患者产生了什么影响？
- 患者身边亲密的人受到了什么影响？
- 患者认为自己最重要的学习需求是什么？
- 患者愿意为解决问题负多少责任？
- 患者期望实现什么目标？怎样才能实现？
- 哪些资源能用于患者及其家人的学习过程？
- 现存的学习障碍是什么？

评估个人的学习特征

个人学习特征会显著影响患者是否能够获得良好的临床结果。偏好的学习方式、发展阶段、学习意愿和动机以及健康素养都会影响教学的成功（Bastable，2013）。

偏好的学习方式　有三种主要的学习方式：视觉、听觉和运动知觉。视觉学习者适合阅读书面文字、网络材料和图示，强于听讲解。听觉学习者适合倾听信息和讨论，强于直接阅读视觉材料；运动知觉学习者适合回示和手把手的实践。Beagley（2011）注意到大部分患者倾向于其中一种学习方式，结合其学习方式制订学习计划会得到患者的喜爱和积极响应。百宝箱15.2描述了不同的学习方式的特征。

百宝箱15.2　不同的学习方式的特征

视觉
- 视觉学习效果最好
- 喜欢看示范
- 记笔记来组织思维
- 需要细节描述
- 环顾周围，检查状态

听觉
- 听觉学习效果最好
- 喜欢讨论
- 细节不重要
- 讨论状态和利弊

运动知觉
- 主要通过动手学习
- 手把手学习
- 需要行动，喜欢触摸、感受
- 对细节学习不太感兴趣
- 尝试做事情

学习意愿　学习意愿是在以适应新行为为目标的学习和咨询过程中，个人呈现的思维方式和开放性。当患者内在动机不足时，动机访谈是评估和提升患者学习意愿的最常用方法。护士能共情、接纳和尊重患者的自主权，辅助患者做出选择并改善行为。如果患者固执己见，护士应强化患者对提升自身健康的责任感，在患者教学过程中应用转变的四个阶段（前意向、意向、行动和保持），指导患者行为的改善。

影响学习意愿的还有情感问题的增加。危机焦虑（非极度的）会促发患者立即学习的需求（Mezirow，1990）。没有保险或低医疗服务水平的患者缺乏资源或医疗保健，于是更会寻求危机干预服务（Gravely et al.，2011）。针对这类患者，健康教学应具有可实践性，并经过精心准备以满足患者的需求。如果患者经历的专业支持是帮助关系，则他们更易于接受更少的以危机为导向的健康教学。

学习能力　一些患者具有学习意愿但不能接受传统的教学方式。需评估患者的学习能力和能够接受的学习方式。例如，患者的身体状况或情感状态会暂时阻碍学习；疼痛时难以专注；恶心或虚弱时，患者的注意力会不集中；药物或诊断试验、术后的麻醉状态会影响患者的精神集中。

在健康教学之前，应准确评估和管理患者的焦虑水平，选择恰当的时间实施教学（Stephenson，2006）。如果患者遇到了严重的医学诊断，应将健康教学的内容划分为小段或推迟对重要部分的讲解，直至患者理解相关内容。患者在思维明显混乱时很难接受信息，应简化具体指导内容，并多次进行健康教学直至其完全掌握。患者患有多种疾病时，健康教学要将所有疾病指导纳入教学目标。例如，一份适于超重患者的运动计划，如果患者同时患有哮喘则需限制运动，故这个运动计划就需要调整；压力和焦虑的增加会影响患者的注意力和学习进程。

健康素养　如果患者不理解你所讲的内容，学习效果为零。

WHO（2009）将健康素养定义为"一种认知和社会技能，决定个人理解和使用促进维持良好健康的动机和能力"。这个宽泛的定义加入了健康素养的社会属性，但紧急情境下的健康教学可以忽略此属性。文化素养低并不意味着健康素养低，只是医学词汇会令很多人心生畏惧（Schwartzberg et al.，2007）。

案　例

　　"事情发生得太突然，每个人都很忙碌……"这是米奇的描述。这名66岁的患者患有心房纤维化，他没有问清医生处方中的药物治疗方案和潜在的风险，就离开了急诊室。他被急救车再次送入急诊时是因为过量服用华法令导致内脏出血，他的医生惊讶地发现患者不理解他的口头指导，并忽略了随访时的书面指导。但实际上，患者并没有真正接收这些信息。虽然这些信息很重要，但患者无法阅读（The Joint Commission, 2007，p. 5）。

　　另外，还应准确地阅读和理解词汇和数字，素养包括能够"口头表达自己，理解并复述指导、做出推论、使用技术、权衡观点和做出决策及实施复杂的行为"（Wolf et al., 2012，p. 1302）。在各种医疗机构，护士在患者教育中扮演着重要的角色，特别是在整个医疗过程中制订的包括健康素养在内的策略。Baker 及其同事（2011）建议使用以下语句对教学目标进行限定：

- 解释行为的结果
- 提供背景信息支持以帮助患者理解推荐的行为
- 解释行为改善对患者的益处
- 目前的阻碍是什么，该如何克服以获得预期结果（p. 11）

　　当患者素养有限时，会出现理解资料困难的情况，通常需要更多的时间吸收信息。他们通常会逐字分析信息，而忽略整句的意思。为了帮助其理解，应使用短句，而不是使用大量的词语来解释一个概念，应给予其额外的时间去实践技能并回示；学习目标应简单，用词保持前后一致；按顺序提供最基本的信息，避免信息过量；使用开放性问题结合其他的反馈，以帮助护士明确患者的理解程度。

　　一些患者具有充足的素养技能，但受背景的限制或对医学缺乏兴趣，他们难以理解医学术语和复

杂的医学解释，故信息应简单、直白，这适用于所有健康教育的解释。

　　发展因素　患者的发展阶段会显著影响其学习能力（Bastable, 2013）。孩子的发展阶段不同，认知水平不同，需要针对不同的发展阶段进行适合的健康教学。例如，孩子所处的发展阶段难以理解抽象概念，故需要简单具体的解释和例子。表 15.1 展示了针对不同发展阶段开展健康教学的策略。

表15.1　不同发展阶段教学策略推荐

发展阶段	教学策略
学龄前	允许孩子接触和玩耍安全的设备 结合孩子的直接经历进行教学 用孩子的词汇 父母参与学习
学龄	使用简单、具体的语言描述真实信息 教学重点在胜任力的发展 使用图或模型强调重点 诚实地回答问题
青少年	使用象征和类比的教学 给予选择和多样化的观点 健康教学过程结合患者的价值观和自我认同问题
成年人	将患者定位为学习过程中的合作伙伴 鼓励自主学习 保持内容、策略具有实用性 结合患者自身经历
老年人	解释教学对患者的重要性 结合患者自身经历 适应老年人感觉器官和运动能力的退化 教学时间短，频率高（30分钟以内）

　　社会环境因素　社会环境因素不但会影响教学效果，还可能导致危险的结果。通常需要评估潜在的环境阻碍，如有限的健康保险，交通不便，缺乏随访机构、便利的食品市场和健康设备，文化因素和贫困。例如，患者可能没有钱买药。患儿因耳朵感染需自费治疗，其母亲可能支付不起。健康素养与贫困和文化息息相关（Lowenstein et al., 2009）。

护士应了解患者及其家人的社会环境因素特点，并将其纳入教学计划。

计划

家庭参与

家庭的积极参与是促进患者成功地自我管理的核心元素。联合委员会标准（TJC, 2014）提出，要为患者及其家人提供有依据的教学。健康教学贯穿患者的整个治疗过程，需要主要照护者积极参与或提供可依靠的支持。在患者回家后仍能获取信息和必要的指导，应同时给家属提供有关并发症和其他潜在问题的早期表现的信息，以及何时应寻求专业人员的帮助和资源的支持的信息。设定与家属相关的教学目标，比如教家庭成员使用设备、观察病情变化及促进患者对治疗的依从性。

主要照护者的支持力度变化会影响患者学习的意愿和能力。当这种支持因某些原因（如死亡、无能力等）减弱或消失时，患者不但会丧失动机，而且没有能力应对复杂的健康问题。

案　例

爱德华是一名82岁的鳏夫，患有严重的糖尿病。他不存在记忆问题，近期在健康照护中明显表现出情感需求。之前他的妻子是主要照顾者，事无巨细地照顾他，从食物的准备到疾病的监测。自从她去世，患者已不想控制自己的疾病，不控制饮食并放弃服药，导致病情不稳。家人很担心患者，但他不愿意离开生活了42年的家。为提升患者的学习意愿，该如何制订教学计划以促进患者自身实施糖尿病自我管理的技能？

考虑特殊的学习需求

文化多元性　患者对医疗保健信息的理解与文化传统、信仰和价值观相关。依据患者的文化需求和资源制订健康教学干预计划，是通过患者教育改善患者结果的关键（Peek et al., 2012）。用模型解释症状产生的原因及对治疗方案的文化态度是非常重要的信息。询问家庭的变化及对精神的影响，出现差异时应表现最大程度的尊重。当指导存在文化差异的患者时，自我管理策略要简化并遵循其文化特征。

对治疗的文化特定视角和偏好可以体现在很多方面，应包含在评估过程中。了解本地药品以及当地医疗服务机构人员的相关信息非常重要。存在文化差异的患者会更相信传统医学，故应在健康教学计划中将文化因素融入主流的生物医学方法。理解和接纳这种不同并不会伤害患者，亦是患者进行决策时的重要元素。

在健康教学过程中，应聚焦当地文化健康咨询者提供的准确信息。不要质疑咨询者的权威性，而是辨识出对患者不利的信息给予干预。例如，你可以说"这个问题目前有新的发现，我想你会有兴趣了解一下，目前的观点是（给予具体例子），这样做效果会更好一些"。以此种形式给予患者建议而不是否定患者认定的专家（参见第七章和第十四章，描述与存在文化差异的患者进行沟通和制订教学策略的技巧）。在解释观点时，用词应简单具体，结合图示，并不时询问患者是否能够理解。

有文化差异的患者并不存在听力障碍，有时人们会对不同文化的患者大声讲话，而实际上应在交谈中采取正常音调同时放慢语速。患者母语非英语有些概念在一种语言中不存在或翻译后存在异议。Lorig（2001）建议为便于对教学材料进行翻译，应遵循以下原则：

● 使用名词、减少使用代词，语言简单、清楚
● 使用简单的短句，每句少于 16 个单词
● 避免使用隐喻和俚语
● 避免使用多种含义的动词（p. 181）

如果患者还不能理解重要的概念，则需要医学专业的口译员辅助干预。

认知加工缺陷　学习者存在记忆缺失、视力障碍、判断力低和问题解决能力有限时需要调整，为

适应此类患者的学习，教学内容应前后一致、具体且适于患者，实施时清楚且频繁提示。耐心和重复是成功的关键。使用简单的图表会帮助患者理解并记忆，但要避免让患者分心的细节描述（Friedman et al., 2011）。让患者的重要他人参与教学有助于提高患者的依从度。

制订成功的教学计划

照护教学计划的制订指导了教学内容的选择和排序。百宝箱 15.3 提供了一个相关示范。

百宝箱15.3 照护教学计划建议格式
● 简要识别患者需求和偏好
● 总结需实施的教学内容（3～4个关键点）
● 用一两句话描述你需要患者完成的目标或达到的结果
● 基于最终目标，描述 2～3 个可测量的行为改善目标
● 写出（有关目标的）关键点
● 描述教学方法（如讨论、示范、图表）
● 寻找材料、印刷品和资源辅助患者实现目标
● 规范评价方法，如教学—回馈法或回示法

选择焦点 选择适当的患者健康教学焦点是一项关键能力，你需要知道患者目前最需要的是什么信息，"哪些信息是患者可以知道的"。Edwards（2013）建议教学人员与患者一同制订学习目标，围绕患者最急迫的问题，而不仅仅是医学描述和教学人员认为的内容展开。在发展学习目标时，应注意：

- 患者实现自我管理和治疗依从性必须掌握的信息有哪些？
- 患者所持的态度中促进和阻碍学习的因素分别有哪些？
- 自我管理需掌握的技能是什么？
- 患者希望从中学到什么知识以提升自己的生活质量？
- 哪些文化和社会环境因素会促进或破坏该学习进程？

定期询问患者或主要的照顾者"你需要我解答什么问题"。了解对于患者来说什么是最重要的或者没有完全理解的。允许患者在培训后提问或要求进一步澄清一些问题。通常在接受健康教学的几小时甚至几天后，患者才对接收的信息提出问题。在患者有充足的时间吸收信息后，护士要为他们提供额外讨论问题的机会，并鼓励患者记录想提的问题。

健康教学的目标 与患者一同制订切实的合作目标并定期回顾，不仅可以提升患者的主观能动性；还能够成为评估变化的基线。护士应与患者一同制订目标，而不是为患者制订目标。明确教学目标、患者拥有的能力和资源以提高完成目标的机会（London, 2001）。优先考虑个人目标对于患者的健康极为重要，能帮助护士和患者关注更相关的细节。

采用概括性陈述说明患者需要实现的结果，从而分辨最终的目标（例如，"在健康教学之后，患者依旧坚持糖尿病饮食控制"；短期目标可能会是"在健康教学之后，患者将给出一个为期 1 周的饮食控制方案"）。设定一个合理可行的目标，以免患者感到失落。百宝箱 15.4 提供了关于制订有效的健康教学目标的指导。

百宝箱15.4 制订有效的健康教学目标的指导
● 将目标与护理诊断相关联
● 制订以行为为导向的目标
● 制订的目标应该是细节化和可测量的
● 明确的目标应以行为为导向
● 设计目标时应有明确的完成时间框架
● 在逻辑进程中体现优先级
● 定期回顾并允许调整目标

设定可测量的目标 目标帮助组织内容、明确合理的行动步骤。合作制订目标基于患者急需处理的临床问题，制订逐步实施的计划以达成目标（Edwards, 2013）。每一步推进都应基于前一步的成效，且所设定的目标应按时完成。决定一个目标是否可

以完成应考虑患者的经历、教育水平、资源、动机以及明确目标中可量化的行为。

目标应与医疗和护理诊断相关，并全面支持健康结果。例如，一位新被检查出糖尿病的患者的护理诊断可能会这么写："缺乏与糖尿病饮食有关的知识。"合理地控制糖尿病的教学目标应包含以下几项：

- 第一堂课：患者应明确糖尿病饮食的意义和适当的食物
- 第二堂课：患者应了解糖尿病饮食中的食物和分量
- 第三堂课：患者可演示自行监测血糖的方法
- 第四堂课：患者能分辨糖尿病饮食中需回避的食物，以及依从饮食控制的重要性
- 第五堂课：患者能够描述高血糖和低血糖的症状和应对方式

时机 健康教学并非附属物，它是一项重要的护理干预。护士不能因为工作繁忙而忽略健康教学。即使时间有限，也应该至少安排一次健康教学。因为医疗保健中时间宝贵，在医疗保健中选择最高效的方法以达成医疗目的是至关重要的（Stephenson，2006）。你需要考虑患者学会技能或知识所需的时间，并将其融入教学环境中。复杂的技能学习可能需要大量的时间，需反复练习以便掌握。在患者有精力时教学，不要让其他事情分散患者的注意力。不要选择患者被探访、疲倦或病痛时进行教学。通过观察患者以确定最佳的健康教学时间。

即使在最佳状态下，人们也需要逐步吸收这些信息（Suter and Suter，2008）。请将教学课程设立得简短、有趣、直击要点。在理想情况下，教学课程的时长不要超过20分钟，包括提问时间，否则患者将会因疲倦而失去兴趣。利用间隙时间规划简短的课程有助于避免患者感觉超负荷，并可巩固教学的知识点。

护士在工作中也有机会开展非正式的教学。简单、灵活的健康教学只需几分钟，却具有不可估量的效果。以下案例来自《心声》（*Heartsounds*，Lear，1980），证明了此观点。

案　例

当他吃晚饭的时候一位护士走了进来。"李尔医生。"她说，"血管造影后患者总是有同样的抱怨，我想你可能会想了解一下，这可能会有所帮助。"（这是一个好护士，当时我没有意识到，因为我不知道患者当时很害怕。后来我才明白她真的是一个很好的护士。）

"谢谢，这会有帮助的。"他说。

"患者说他们在检查的过程中感到特别害怕，这种感受来得很突然，有时会伴有恐慌。"

他回答："好吧，那还有其他什么问题？"

"嗯，他们说，有一刹那他们感觉自己快要死了，但这种感受消失得很快。"他再次感谢了护士并且真的很感激她。

之后实际检查时，李尔医生记起了护士的话并发现了安慰的办法："放松、放松，你会有这样的感受。就像护士曾经描述的一样，有一刹那你会有濒死的感觉"（Lear，1980，p.120-121）。

实施

每个教学课程都是一个合作的过程，通过交换信息、反馈和提问。

构建逻辑性的信息流 没有一个教学策略能够符合所有患者的需求（Su et al.，2011）。介绍内容应基于患者的经验、能力、兴趣、动机和技能。大多数患者对于有逻辑性的、由浅入深的教学反应最好通过简要介绍说明所教授的内容及其重要性开始，并针对介绍的内容提供信息，例如，就一个居家医疗保健问题进行简要说明，包括风险因素、治疗方法、自行护理技能。并了解患者之前的相关经验。

在合适的情境中具体应用知识会提升学习效果

（Banner et al., 2010）。在理想情况下，护士应该及时给予反馈，并给患者提供提问的机会。可以将复杂的信息拆解后逐步学习。例如，糖尿病教学可以包含以下几点：

- 介绍，包括患者已掌握的信息
- 糖尿病的基本生理学知识（说明尽可能简单、简短）
- 饮食和锻炼
- 演示胰岛素注射
- 识别高血糖和低血糖的征兆及症状
- 皮肤和足部的护理
- 与医生交谈的技巧

最终，对知识点进行总结归纳强化学习。练习15.2 提供了一个制订迷你教学计划的练习。

使用清晰具体的语言

在每个教学阶段应使用简单熟悉的词语并限定知识点的数量。模糊且空泛的语言表述只会给患者带来更多的疑惑，使患者不明白护士想表达的意思。例如，"如果你有任何问题请联系医生"这句话有很多含义。"问题"可以指药物的副作用、病症的反复、家庭接纳的问题、关系的改变甚至自我概念的转变等，应表述为"如果你在未来24小时感觉头疼或眩晕，请立刻拨打急诊科医生的电话"。

健康教学中，确认患者对文字表述或概念的理解程度是知识传递的关键。Doak 等人（2001）建议询问患者"这些材料告诉了你哪些信息？要求你做些什么？"（p.188）。具体的例子可以辅助患者理解抽象的资料。你可以询问患者相关事例，帮助患者深入理解。

书面说明的语言也应该统一清晰。Buckley 等人（2013）通过研究患者对书面护理指导的评价，建议护士将关键词标记出来，比如"在清洁之后，你可以**使用抗菌软膏**'新孢霉素或抗生素'于伤口，随后覆盖干净的绷带"（p.556）。

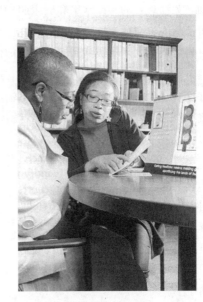

护士采用多个教具以帮助患者记住重要的信息。
（Courtesy of Amanda Mills, CDC, 2011）

练习15.2　开展教学计划

目的： 提供一个开展教学计划的实践。

步骤

1. 使用教学计划格式，为你的一个患者制订一份迷你教学计划。备选：可根据以下某个患者的情况制订一份迷你教学计划：
   a. 吉姆在发生意外后准备返回工作岗位时感觉到压力。他要求接受有关压力管理和放松技巧方面的健康教学。
   b. 艾德丽安新近检查出糖尿病。她的祖父也患有糖尿病。
   c. 玛丽安刚生完第一个孩子。她希望母乳喂养，但她怀疑自己是否有足够的母乳。
   d. 芭芭拉的体重有95千克，她想减肥。
2. 包含以下数据：按优先性列出患者的学习需求和相关护理诊断。
3. 针对一个护理诊断形成计划纲要，包括目标、依据、教学策略、计划时间表和评估标准。

包含视觉辅助   你可以使用下划线、身体部位图或生理图帮助患者理解。简单的图形和少量文字比复杂的解释更具可视性，患者可以更好地理解，例如，一张显示心脏如何泵血的图可帮助患者理解心脏动脉的解剖和生理。Perdue 和其同事（1999）建议对于那些阅读能力有限的患者使用 DVD 教学；还有一个好处就是 DVD 可以让患者在方便的时间观看。同时，有针对性的讨论有助于纠正患者的误解和强调关键点。

准备书面材料   书面材料对于强化患者的学习很有帮助。关注患者的阅读水平和健康照护素养将确保小册子的内容会被阅读（CDC, 2009）。大多数的阅读材料需要达到六年级的阅读水平。即使人们具备对健康知识更高的理解能力，书面语言还是越简单越好理解。大字印刷的手册和音频可辅助视力障碍者或听觉学习者。准备有效的书面材料需包含以下内容：

- 首先展示最重要的信息
- 使用例子和图表增强清晰度和吸引力
- 确保内容是最新、最准确、客观的，并与其他成员提供一致的信息
- 使用适当的语言让读者可以完全理解
- 使用 12 号字
- 使用通俗的语言描述技术术语，避免使用医学术语
- 用粗体字标注关键点
- 检查错别字，不使用复杂的句式结构
- 加入联系信息帮助患者日后获取更多的信息与帮助

使用助记符号   助记符号是由与复杂表述相关的提示词、短语或字母组成的，能够帮助患者记住比较难的概念。例如，将糖尿病单词的每个字母设计成代表某个血糖控制行为，以帮助患者记住全部概念：

D=diet/ 饮食

I=infections/ 感染

A=administering medications/ 给药

B=basic pathophysiology/ 基础病理生理学

E=eating schedules/ 食谱

T=treatment for hyperglycemia or hypoglycemia/ 高血糖和低血糖的治疗

E=exercise/ 锻炼

S=symptom recognition/ 症状识别

评估和记录

教学—回示   教学—回示是一个针对患者及教学者的评估方法，通过演示或说明要点以确认患者的理解程度和自我管理技能的执行能力，包括让患者用自己的语言解释相关信息和治疗（Lorenzen et al., 2008）。教学—回示为护士了解患者的技能学习情况提供了有价值的信息，避免使用类似考试的方法，可以这样开始："我只是想确定我解释了你想知道的一切。能否使用你自己的语言解释一下低血糖时的对策？"并鼓励患者提问。如果内容过于复杂，建议在每个阶段完成后使用教学—回示，如有必要可以重做一遍。记录你所使用的教学—回示及患者的反应（练习 15.3）。

记录健康教学   联合委员会（TJC, 2014）要求对所有患者的健康教学都要有书面记录。最初的评估记录应简洁、明确且客观。教学内容应与评估结果相联系，包括患者的偏好、之前的知识和价值。记录中还应包含教学行动、患者的反应、临床问题或依从的阻碍。如果家庭成员参与其中，你应该分辨他们的角色，提供教学内容并记录教学效果。准确的记录有助于教学过程的衔接和防止重复教学。患者的记录文件将提示其他专业人员该患者已被教授过的内容和下一步的工作重点。

自我管理策略

在患者教育中，自我管理策略反映了国家的慢性病发展趋势，以及逐渐重视慢性病自我管理策

练习15.3　教学—回示

目标： 帮助学生了解教学—回示的流程。

步骤

回顾你在课堂上学到的有关教学—回示的方法。3个学生一组，分别角色扮演护士、患者和观察者。每个学生依次扮演护士、患者和观察者。选取一项患者第一次接受的治疗，采用角色扮演完成教学—回示的过程，大家轮流扮演不同的

角色，让每个人都有机会扮演护士。

讨论

在每次教学—回示角色扮演后：

1. 护士需对自己进行评价，描述需改进的地方。
2. 观察者应该对护士进行反馈，并提出建议。
3. 患者应表述自己的观点，并对没有涉及的内容进行补充说明。

略的趋势，以降低健康费用，提供有质量的照护（Peeters et al., 2013）。需要自我管理的慢性病包括癌症、哮喘、慢性阻塞性肺病、糖尿病、多发性硬化、关节炎、高血压和慢性心理疾病。囊胞性纤维症、发育迟滞或异常、青少年糖尿病、镰状细胞性贫血、儿童肿瘤是影响儿童的主要慢性病。

对患者及其家属进行技能支持比信息教育更重要。Holman 和 Lorig（2004）研究发现，患者关注的是获取信息的途径和针对自身症状的管理。促进健康中心（Center for the Advancement of Health, 2002）将解决问题、进行决策、目标设置、提供资源、建立与患者（提供者）的合作关系并采取行动，作为基本的自我管理技能。

关键技能发展　Mickley 等人（2013）认为，自我管理是"控制慢性病症状的必要技能和行动"（p. 323）。形成自我管理技能需要结合情境并采用以问题为基础的教学方法。文献指出的关键技能包括"监测、解释、决策、行动、调整、评估资源、提供手把手的照护、与患者合作和指引医疗保健体系"（Schumacher and Marren, 2004，p.460）。另外，患者除了学习特定的知识与技能，还需要适应慢性病的生活，应特别关注慢性病对患者的社会性和生活方式带来的影响。采用多个策略，包括发动关键资源，如社会服务、支持团体、选择不同的活动等（Barlow et al., 2002）。患儿通常需要父母的支持，应给予其持续的鼓励并强化细微的成功。由于发展阶段的需求不同，患儿需要特别的适应过程。护士应关注学校和社区对慢性病患儿的支持。

慢性病患者应参与每日的自我管理（Udlis, 2011）。故患者应参与个人和家庭行动计划及教学策略制订的过程。同时，重复是非常重要的，尤其是在使用开放式问题评估新问题时。患者还需要了解行动的重要性、用药和治疗的预期效果、治疗的风险和益处及不良反应的症状。一些无法预测的因素可能会影响自我管理的进展，如环境的改变、与专业人士的互动和因慢性病导致的变化等。不完整的患者教育可导致患者不知道如何自行监测症状和辨别副作用，这不仅不安全，从伦理上也是站不住脚的（Redman, 2011）。当患者开始自主进行自我管理时以及病情出现变化时均需要支持。慢性病照护需要预防、减缓病情的恶化，并及时应对适应病情的变化，故自我监测应关注症状的变化、完成治疗目标。患者、家庭及专业人员应共同推进个性化的照护，特别是把特定的自我管理行动融入患者的日常生活。

培训　培训是一个动态的互动教学策略。为患者及其家人实现自我管理提供了有针对性的支持和问题解决技能（Huffman, 2007）。例如，培训可以帮助患者分辨哪些情况需要及时就医，哪些情况可以自行处理。护士帮助患者或家庭学会与健康机构沟通的方法，筛选出重要的问题询问。一个培训干预可以简单到只是帮助患者从多方寻求资源，而非只等一个回应（Lorig and Holman, 2003）。

培训是"帮助患者发挥其优势，而非尝试修正

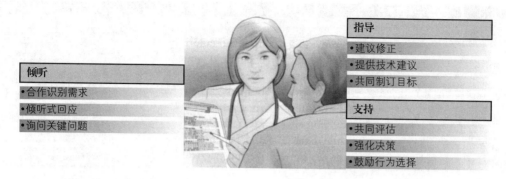

图 15.5   护士在培训患者中的作用

其弱势"（Dossey and Hess, 2013，p. 10）。由于学习进度由患者掌控，应强调患者自主学习和自我管理的技巧。依据患者的疾病史、目前身体状况及现存问题制订培训目标。这类对话为了解现有选项以及基于患者的价值观和信念做出不同的选择提供了基础。护士应鼓励患者在下列情况下进行批判性思维，包括出现多种观点、考虑新的视角和评价所选择的方案时。培训技巧详见图 15.5。

培训过程包括帮助患者逐步完成其选择的行动。促进培训成功的秘诀在于提供足够的信息支持和帮助患者自行推进。培训方式可包括监督技能实践和角色扮演。比如，对可能困难的对话的角色扮演，可告知患者行动的时机、潜在的结果、需要注意的地方和教学中可能未提及的问题。练习 15.4 提供了练习培训教学策略的实践。

提供转化线索   患者可能很难将所学信息与自身情况有机地联系在一起。转化线索把目标和行动联系起来，例如，患者遵从目标按时服药、做运动，可通过两步帮助患者调整行为并记住相关指导。当你指导患者应在饭后服药、解释其原因及重要性时，可询问患者如何执行（教学—回示），例如，使用吸入器或坚持治疗饮食。这种讨论给了患者另一个机会学习掌握自我管理技能。可使用视觉提示（如小贴士）帮助提醒服药或提示赴约。要求患者记录每日运动情况和新技能掌握程度。

给予反馈   反馈在健康培训中非常重要，应在学习新技能的过程中适当使用。为了获得最好的教学效果，应尽快地在学习后给予反馈并考虑反馈对患者的影响。使用开放式问题了解患者的反应，例如，"你对自己进行治疗的感受是什么？""下一次需要调整什么？"间接反馈的方式有点头、微笑和分享他人的经历，亦可以强化患者的学习。反馈应简单且共享，关注可改变的行为和患者的优势与缺陷。练习 15.5 提供了给予患者反馈的练习。

练习15.4   培训

目标：帮助学生理解培训过程。

步骤

针对下述患者或其他慢性病患者设计培训步骤，使用图 15.1 指导你的计划。
1. 髋关节置换术后的患者
2. 心梗恢复期患者

3. 新诊断为 II 型糖尿病的患者
4. 哮喘患儿（病情部分可控）

讨论
1. 你对患者运用了哪些不同培训策略？
2. 你与同学的培训计划的相同点和不同点是什么？
3. 这次练习中的收获如何帮助你提升培训质量？

| 练习15.5 | 可用的反馈 |

目标：给予学生提供可用反馈的视角和经验

步骤
1. 学生分组，3 ~ 4 人一组。
2. 用 3 分钟时间概括描述目前学习中的困难（如写论文、在班级发言、合作学习或学习某种材料）。
3. 使用在本章学习的内容，每个人轮流将自己的建议反馈给组长。
4. 将团体反馈建议放置在活动挂板或黑板上。

讨论
1. 你认为团体的哪些反馈建议可以帮助你解决问题？
2. 向组长反馈时，你的感受是什么？
3. 对个案进行反馈时较困难，难点是什么？
4. 团体中最常见的主题是什么？
5. 在练习与患者进行教学交谈时，如何运用对反馈的自我探索？

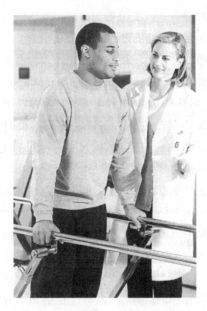

在学习运动任务时及时给予反馈非常重要。

行为方式

行为方式基于斯金纳的研究（B. F. Skinner, 1971）。行为学家认为应强化学习者的积极反应，基于普雷马克原理选择奖赏，即选择对学习者有意义的正向强化。但这种强化并不是对每个人都有效。奖赏行为（正强化）是需要重复的。负强化（撤销奖赏）和忽略行为可用于减少行为。不同类型的强化详见表 15.2。强化时间表则描述了奖赏的时机。起始于连续奖赏每一次的成功。当新的行为建立后，即加大奖赏时间间隔；当成功完成一定数量（固定间隔）或达到一定的效果时（可变比例）给予一次奖赏。切实的奖励逐渐由社会性强化代替，如赞赏。改善的健康结局是患者强化的资源。例如，体重明显下降后，个人会感到外貌的改变，这就形成了其坚持健康饮食强有力的动机。

一种行为方式起始于详细描述需要改变的行为。将每一个动作分解成单一的行为单元（如忘记服药、未限制饮食或未参加活动）。单元划分应细一些，以利于患者成功。

表15.2	强化类型	
概念	**目标**	**例子**
正强化	通过奖励促进行为	在广告中，明星通过微笑、语言、赞赏等促使消费者购买产品
负强化	去除厌恶的后果以促进行为	当患者实施期望的行为时，给患者特权
惩罚	以负面结果或去掉正面结果来减少行为	暂停，撤销特权
忽略	不强化以减少行为	不关注退步、发脾气或挑衅的行为

行为方式需要患者配合，共享对问题的理解。记录患者实施该行为的次数并作为基线，方便患者和护士一同监督进展。

行为目标应以行动为导向，并在解决方案中重新定义问题（如"患者将减重1千克"）。应从最容易的行为起步，刺激患者的学习兴趣。辨识任务的先后次序、结果、利弊，行为表现，并征求患者的合作。

行为策略　**榜样学习**是描述学习行为时观察别人如何执行。护士示范行为体现在日常护理工作和教学指导中。如给婴儿洗澡、给老人喂饭和与受到惊吓的孩子交谈，都会为患者的照顾者提供榜样。

塑造描述目标行为强化成功的可能性。长期目标被分解为短期目标，任何有利于最终目标的行为都会被强化，逐步帮助患者实现预期的行为。

学习合同　在行为学习过程中，与患者制订学习合同作为正式的承诺。合同中描述每一方的责任、预期的行为和强化方法。合同尤其适用于学龄儿童学习自我管理策略（Burkhart et al., 2012; Mickley, 2013）。合同应包括：

- 需改变的行为
- 需要实施该行为的条件
- 时间框架
- 强化计划

在理想状态下，对预期行为的奖赏应保持一致。如果需要患者加强对某个行为的关注，护士可以说"这项（行为或技巧）需要多做一些"。行为方式最有利的一点是从不认为患者是不好的、无价值的。

团体讲座

团体讲座的优势是一次可以教育多人。学习者不但可以从教学护士处获取信息，亦可相互学习。可采取这种教学方式的健康主题包括新生儿护理、糖尿病、肿瘤和产前产后护理（Redman, 2007）。

进行正式的团体教学时，要有足够的空间容纳所有学习者，并确保学习者可以听清、看清整个教学过程，确保技术设备（如果使用）运转正常。如果设施出现故障，应放弃使用，避免上课时浪费时间修理仪器。准备并预演你的讲座，确保整个过程清楚、简明、口语化。

与听众建立互动，通过眼神交流了解其对内容的掌握程度。以幽默的方式开场，以吸引听众的注意力。内容的组织逻辑性强，需要强调的部分可精选一些例子进行说明。引入特别问题时，可加入其他人的处理方式以提供更为广泛的观点。重复要点并在教学结束时进行小结，以强化学习。

使用幻灯片呈现要点，有助于贯穿整个教学内容。字体要足够大以便远处的人看得清（推荐32号字）。每张幻灯片最多4～5行内容，讲解时面向听众而不是幻灯片。备课时要确保按时完成授课，并预留简短时间以供讨论。控制时间虽然很难，但如果超时，再精彩的讲座听众都会疲倦。

预想听众可能会提出的问题并做好无人提问的准备。无论你是多么优秀的教学护士，都有可能在讲课过程中出现无人提问的情况。当此种情况出现时，你可以问："对我所讲的内容大家还有什么问题吗？"对提问者给予肯定的评价，如"我很高兴你会提出这样的问题"，或"这真是一个有意思的问题（或评论）。"听的时候配合点头或微笑，用非语言的方式鼓励提问的行为。如果回答不出一些问题，不要着急，可以回答"这真是一个很棒的问题，我目前无法给予你准确答案，给我一些时间，稍后再给你回复。"发放学习材料、分享信息强化学习效果，确定这些信息是重要、准确、全面、易于理解、具有逻辑性的，数量足够场内听众领取。练习15.6提供了以团体为单位的教学练习。

家庭健康教学　在家庭中开展健康教学，包括评估与患者相关的居所环境、家庭支持和资源。家庭环境很难与医院环境相比，护士会发现家庭独特的使用仪器、设备的方式，家庭成员的想法可能是

练习15.6　团体健康教学

目标： 以团体为单位练习一个健康讲座。

步骤

1. 选择一个你感兴趣的主题，进行15～20分钟的健康讲座，包括使用教学辅助和评估方法。建议的主题如营养、饮酒与驾驶、高血压、体重控制、乳房X线检查、安全性行为。

2. 在班里展示你的主题讲座。

护士预料不到的，可以看出这个家庭面对的困境。护士应给予患者和家属有关疾病的病理和进展的回顾，让每个人都能理解慢性病的特征和病程进展。教学—回示评价可帮助强化学习。

护士以客人的身份去患者家里，所以在访视之前要电话预约，这是基本的礼节，亦可以确定患者在家。家庭访视有积极的作用，护士常常是患者唯一的访视者，家庭成员会在这个过程中表现出想要参与学习的意愿，尤其是护士应用其专业知识根据家庭环境给出建议时。

家庭教学应以促进自我管理为核心。鼓励患者或照顾者随时记录问题，在访视时，护士就可以帮忙解决这类问题。开始每一次教学时，护士应以开放性问题开始，了解患者掌握的程度，并询问是否有其他新出现或未能解决的问题。同时，每次访视时均要检查患者之前的用药情况并关注患者及其家庭的特殊需要。用药教学小贴士详见百宝箱15.5。

百宝箱15.5　用药教学小贴士

- 为患者提供用药的书面指导材料，特别是定量吸入器和高危药品，如胰岛素。
- 对需要额外支持或提醒的患者，教学对象包括照顾者及其家属。
- 对于复杂的用药，不要等到出院时指导，而应提早开始。
- 对每一种药的用法均要清楚地解释。
- 要求学习者重复示范或解释出院后药物的服用，尤其是在需要使用仪器辅助给药时。
- 在照护患者过程中，评估患者对所服用药物的理解程度。
- 尽可能建立一份简单的、易于遵循的服药时间表。

Adapted from Institute for Safe Medication Practices: *Patient medication teaching tips*, Huntingdon Valley, PA, 2006, Author.

另外，帮助患者了解医疗保险、医疗补助和其他保险的规章需要准备的材料和退还时间是非常重要的。同时，还要帮助患者评估社区可使用的资源，由于患者比护士更熟悉其社区，护士应从患者处了解更多的社区资源信息。

总　结

本章描述了护士在健康教学中的作用。理论框架、以患者为中心、发展阶段和行为方式可帮助指导护士实施健康教学。教学设计应从以下三个方面进行评估：认知、情感和心理运动。制订教学计划时应考虑：患者已掌握的内容、患者必须掌握的内容、患者需要学习的内容。

没有一项教学策略适合所有患者的需要。基本的内容应包括以下信息：医疗保健问题、风险因素和居家所需的自我照护技巧。根据患者需要制订教学策略，可使用一些教学策略以促进患者学习记忆，如培训、助记符号和视觉辅助等。应重复核心概念并频繁反馈，以达到良好的教学效果。护士使用教学—回示方法以确定患者的理解程度。联合委员会（TJC, 2014）提出需要建立患者教育记录文件。患者记录作为一个工具，在不同的医疗人员间传递有关患者健康教学进度信息及下一步需要进行的教学。

问题讨论

1. 如何在患者的生活方式中有效地整合慢性病自我管理技能？

2. 讨论下面这句话的意义：“患者教育对于安全、伦理的临床实践是必要的。”

3. 如何帮助健康素养低的患者学习健康信息？

伦理困境   你会怎么做？

路易莎是一名文化水平低的患者，此次来心理诊所就诊领药。她自行改变服药频率，由每天服药变成隔天一次并感觉效果更好。但她并不想调整药量，她把多出的药片给她弟弟服用，原因是他的药物用完了。虽然她听了护士的提醒，但仍坚持按目前的治疗方案领药，且并不认为给她患有同样疾病的弟弟药物有错。作为护士，你应如何应对该患者？

参考文献

American Nurses Association (ANA): *Scope and standards of practice*, Washington, DC, 2004, Author.

Anderson LW, Krathwohl DR, Airasian PW, Cruikshank KA, Mayer RE, Pintrich PR, Raths J, Wittrock MC: *A Taxonomy for Learning, Teaching, and Assessing: A revision of Bloom's Taxonomy of Educational Objectives*, New York, 2000, Pearson, Allyn & Bacon.

Ajzen I: The theory of planned behavior, *Organizational Behavior and Human Decision Processes* 50:179–211, 1991.

Baker D, DeWalt D, Schillinger D, Hawk V, et al.: Teach to goal: Theory and design Principles of an intervention to improve heart failure self-management skills of patients with low literacy, *J Health Commun 16(suppl 3)* 7:3–88, 2011.

Barlow J, Wright C, Sheasby J, Turner A, Hainsworth J: Self-management approaches for people with chronic conditions a review, *Patient Educ Couns* 48(2):177–187, 2002.

Bastable S: Nurse as educator: principles of teaching and learning for nursing practice. In *Sudbury MA: Jones & Bartlett*, 2013.

Beagley L: Educating patients: Understanding barriers, learning styles, and teaching techniques, *J Perianesthesia Nurs* 26(5):331–337, 2011.

Benner P, Sutphen M, Leonard V, et al.: *Educating nurses: a call for radical transformation*, Standford, CA, 2010, Jossey-Bass.

Bonaldi-Moore L: The nurse's role in educating postmastectomy breast cancer patients, *Plast Surg Nurs* 29(4):212–219, 2009.

Buckley B, McCarthy DM, Forth VE, Tanabe P, Schmidt MJ, Adams JG, Engel KG: Patient input into the development and enhancement of ED discharge instructions: A focus group study, *J Emerg Nurs* 39(6):553–561, 2013, http://dx.doi.org/10.1016/j.jen.2011.12.018. Epub 2012 May 9.

Burkhart P, Oakley M, Mickley K: Self-management for school-age children with asthma, *Curr Pediatr Rev* 8:45–50, 2012.

CDC *2009 Simply Put: A Guide for Creating Easy-to-Understand Materials 3rd ed.* www.cdc.gov/healthliteracy/pdf/simply_put.pdf

Center for the Advancement of Health: *Essential elements of self-management interventions*, Washington, DC, 2002, Author.

Doherty D: Guided care nurses help chronically ill patients, *Patient Educ Manag* 16(12):139–141, 2009.

Doak C, Doak L, Gordon L, Lorig K: Selecting, preparing and using materials. In Lorig K, editor: *Patient education: a practical approach*, ed 3, Thousand Oaks, CA, 2001, Sage, pp 183–197.

Dossey B, Hess D. Professional nurse coaching: Advances in global healthcare transformation. *Global Advances in Health and Medicine.* 40(2):10–16, 2013.

Dreeben O: *Patient Education in Rehabilitation*, Sudbury MA, 2010, Jones & Bartlett Publishers.

Edwards A: Asthma action plans and self-management: Beyond the traffic light, *Nurs Clin North Am* 48:47–51, 2013.

Farin E, Gramm L, Schmidt E: Predictors of communication preferences in patients with chronic low pain, *Patient Prefer Adherence* 7:1117–1127, 2013.

Freda M: Issues in patient education, *J Midwifery Womens Health* 39(3):203–209, 2004.

Friedman AJ, Cosby R, Boyko S, et al.: Effective teaching strategies and methods of delivering for patient education: A systemic review and practice guideline recommendations, *J Cancer Educ* 26, 2011. 12-2.

Feudtner C: What are the goals of patient education? *West J Med* 174(3):173–174, 2001.

Gordon J: Educating the patient: Challenges and opportunities with current technology, *Nurs Clin North Am* 46:341–350, 2011.

Gravely S, Hensley B, Hagood-Thompson C: Comparison of three types of diabetic foot ulcer education plans to determine patient recall of education, *J Vasc Nurs* 29:113–119, 2011.

Holman H, Lorig K: Patient self-management: A key to effectiveness and efficacy in care of chronic disease, *Public Health Rep* 119:239, 2004. 239-243.

Holt JE, Flint EP, Bowers MT: Got the picture? Using mobile phone technology to reinforce discharge instructions, *Am J Nurs* 111(8)(4):6–51, 2011.

Hudon C, Tribble D, Bravo G, et al.: Family physician enabling attitudes: a study of patient perceptions, *BMC Fam Practice* 14:8–16, 2013.

Huffman M: Health coaching: A new and exciting technique to enhance patient self-management and improve outcomes, *Home Healthc Nurse* 25(4):271–274, 2007.

Inott T, Kennedy B: Assessing learning styles: practical tips for patient education, *Nurs Clin North Am* 46(3):313–320, 2011.

Kelo M, Eriksson E, Eriksson I: Pilot educational program to enhance empowering patient education of school-age children with diabetes, *J Diabetes Metab Disord* 12:18, 2013.

Knowles M, Holton E, Swanson R: *The adult learner: the definitive classi on adult education and training*, 7th ed, Oxford UK, 2011, Elsevier.

Krau S: Creating educational objectives for patient education using the new Bloom's taxonomy, *Nurs Clin North Am (46)*299–321, 2011.

Lear MW: *Heartsounds Pocket Books*, New York, 1980, Simon & Schuster.

Lewis D: Computers in patient education, *Comput Inform Nurs* 21(2):88–96, 2003.

London F: Take the frustration out of patient education, *Home Healthc Nurse* 19(3):158–160, 2001.

Lorenzen B, Melby C, Earles B: Using principles of health literacy to enhance the informed consent process, *AORN J* 88(1):23–29, 2008.

Lorig K: *Patient education: a practical approach ed 3* Sage, Oaks, CA, 2001, Thousand.

Lorig K, Holman H: Self-management education: history, definition, outcomes and mechanisms, *Ann Behav Med* 26(1):1–7, 2003.

Lowenstein AA, Foord-May LL, Romano JJ: *Teaching strategies for health education and health promotion*, Sudbury, MA, 2009, Jones & Bartlett.

Manning S: The nurses I'll never forget, *Nursing* 22(8):47, 1992.

Masters K: *Role development in professional nursing*, Sudbury MA, 2008, Jones & Bartlett.

McCormack B, McCance T: Development of a framework for person-centred nursing, *J Adv Nurs* 56(5):472–479, 2006.

Menendez J: Informed consent: Essential legal and ethical principles for nurses, *JONA's Health Law, Ethics, and Regulations* 15(4):140–144, 2013.

Mezirow J: *Fostering critical reflection in adulthood: a guide to transformative and emancipatory learning*, San Francisco, CA, 1990, Jossey-Bass.

Mickley K, Burkhart P, Sigler A: Promoting normal development and self-efficacy in school age children managing chronic conditions, *Nurs Clin North Am* 48(2):319–328, 2013.

Peek M, Harmon S, Scott J, et al.: Culturally tailoring patient education and communication skills training to empower African Americans with diabetes, *Transl Behav Med* 2(3):296–308, 2012.

Peeters J, Wiegers T, Friele R: How technology in care at home affects patient self-care and self-management: A scoping review, *Int J Environ Res Public Health* 10(11):5541–5564, 2013.

Perdue B, Degazon C, Lunny M: Diagnoses and interventions with low literacy, *Nurs Diagn* 10(1):36–39, 1999.

Redman BK: *The practice of patient education: a case study approach*, ed 10, St. Louis, 2007, Mosby.

Redman BK: Ethics of patient education and how do we make it everyone's ethics, *Nurs Clin North Am* 46:283–289, 2011.

Rogers C: *Freedom to learn for the '80s*, Columbus, OH, 1983, Merrill.

Skinner BF: *Beyond freedom and dignity*, New York, 1971, Knopf.

Schumacher K, Marren J: Home care nursing for older adults: state of the science, *Nurs Clin North Am* 39:443–471, 2004.

Schwartzberg J, Cowett A, Vangeest J, Wolf M: Communication techniques for patients with low literacy: a survey of physicians, nurses, and pharmacists, *Am J Health Behav* 31(9):S96–S104, 2007.

Smith L: Help your patients access government health information, *Nursing* 2013:32–34, 2013.

Speros CL: Promoting health literacy: a nursing imperative, *Nurs Clin North Am* 46(3):321–333, 2011.

Stephenson P: Before the teaching begins: managing patient anxiety prior to providing education, *Clin J Oncol Nurs* 10(2):241–245, 2006.

Su WM, Osisek P, Starnes B: Applying the revised Bloom's Taxonomy to a medical–surgical nursing lesson, *Nurse Educ* 29(3):116–120, 2004.

Su WM, Herron B, Osisek P: Using a competency based approach to patient education: Achieving congruence among learning, teaching and evaluation, *Nurs Clin North Am* 46(3):291–298, 2011.

Szpiro K, Harrison M, Kerkhof Van Den, Lougheed M MD: Patient education in the emergency department, *Adv Emerg Nurs J* 30(1):34–49, 2008.

Suter PM, Suter WN: Timeless principles of learning: a solid foundation for enhancing chronic disease self-management, *Home Health Nurse* 26(2):83–88, 2008.

The Joint Commission: *Comprehensive accreditation manual for hospitals (CAMH)*, Oakbrook Terrace, IL, 2014, Author.

The Joint Commission: *What did the doctor say? Improving health literacy to promote patient safety. Health Care at the Crossroads Reports*, Oakbrook Terrace, IL, 2007, Author.

Udlis K: Self-management in chronic illness: concept and dimensional analysis, *J Nurs and Health Care in Chronic Illness* 3(2):130–139, 2011.

World Health Organization (WHO): *Health promotion. Track 2: health literacy and health behaviour 7th global conference on health promotion: track themes*, 2009. Available at http://www.who.int/healthpromotion/conferences/7gchp/track2/en/index.html. Accessed February 11, 2014.

Wellard S, Turner D, Bethune E: Nurses as patient-teachers: exploring current expressions of the role, *Contemp Nurse* 7(1):12–14, 1998.

Wolf M, Curtis L, Baker D: Literacy, cognitive function, and health: results of the LigCog study, *J Gen Intern Med* 27(100):1300–1307, 2012.

第十六章

以授权为导向的压力缓解沟通策略

Elizabeth C. Arnold

目　标

阅读本章后，读者能够：

1. 定义压力以及相关概念。
2. 描述压力的生物和社会心理模型。
3. 识别与压力应对相关的概念。
4. 讨论压力的评估策略。

5. 描述在应激情况下，护士可以使用的减压策略。
6. 识别压力管理疗法。
7. 处理护士的职业压力。

本章关注理解压力及其在健康照护关系中应扮演的角色。本章包括对压力反应的生物心理社会模型及处理压力的模型，识别护士在医疗保健体系中可以使用的沟通策略，帮助患者及家属降低压力水平。

基本概念

定　义

压力是对现有的应激源的一种自然的生理、心理以及精神的应答反应。压力是对可以影响生活质量和患者身体功能的严重疾病的一种常见反应（Haugland et al., 2013）。压力不同于危机，因为压力可能不代表同样的警报治疗干预，并且压力可能不会随着时间而减少。增强患者有效处理压力的能力对临床结果、患者的动机和自我管理的能力有重要的意义（Jaser et al., 2012）。压力也能阻止危机的发生。将压力评估作为临床全面评估的一部分是护士帮助患者适应慢性疾病所需的复杂数据的

一部分。

Hans Selye (1950) 定义**压力**为身体对任何需求的非特异性反应，无论是高兴还是悲伤引起的。McEwen（2012）描述压力为一种精神状态，"包括大脑和身体以及它们的互动"（p.17180）。压力感是在紧急情况下出现的，通过神经内分泌和其他身体系统对现实的或是感知到的威胁的一种生理反应。

应激源被定义为会威胁个体的安全或自我完整性的需求、情境、内部刺激或环境。内部应激源包括怀孕、发热、更年期或自我情感；外部应激源包括社会或工作压力、事故、负债以及考试，起始于自我之外。**危机**（详见第二十章）代表在极端的急性应激情况下应对机制的失败，个体功能异常。从定义来看，危机会在 6 周内解决。

压力的来源

压力是生活中普遍存在的。对每个人来说，压力是一种个人经历；一件事对一个个体来说是有压力的，而另一个个体也许并不感到压力。百宝箱 16.1 列出了个体应激源。应激源可以是灾难性

的（战争、飓风、地震）、累积的、持续的或者微小的。个体应激源与重大生活改变（结婚、离婚、死亡、搬家）或疾病、外伤有关。一个新的诊断、社会关系的丧失、过早的死亡以及来自辅助治疗的潜在危害是常见的应激源（Antoni, 2013）。对家庭成员来说，情感压力的来源包括看着所爱之人身体或精神每况愈下、担心经济支持、对未来的不确定感、家庭责任与照顾患者之间的平衡以及处理患者的沮丧。当个体对情境缺乏控制、情境信息模糊或当前情境与之前未解决的压力情境相似时，应激源所引起的应激反应尤其强烈。

百宝箱16.1　个人应激源

生理应激源
- 急性或慢性疾病
- 创伤或损伤
- 疼痛
- 睡眠剥夺
- 精神障碍

心理应激源
- 失业或工作安全
- 丧失生命中重要的人或宠物
- 在住宅、关系、工作上的重大改变
- 个人经济状况
- 工作关系
- 高压力的工作环境
- 照顾负担（年老体弱的老人、孩子）
- 角色的重大改变或丧失

精神应激源
- 目标丧失
- 希望丧失
- 对价值或意义的质疑

并发或累计的应激源可增加压力强度，如极端压力或持续压力（Meyers, 2011）。压力的强度和持续时间根据环境、社会支持水平以及个体的情绪状态而不同。精神病患者有双重慢性应激源，一些来源于他们的精神障碍，它们降低了患者的压力阈值，并且减弱了其对减轻压力采取有效行动的能力（Lavoie, 2013）。

日常琐事（交通堵塞、孩子的不当行为、诸多的竞争性任务、计算机崩溃）是轻微的应激源，可以转变为慢性压力，尤其是当它们逐渐累积的时候。一个不太常见的日常琐事的例子是持续推进一个重要的高不可攀的人生目标（Miller and Wrosch, 2007）。压力反应在所有健康问题中是普遍存在的。

压力的水平

Selye 用"良性压力"描述一个轻度压力水平，这是一种具有保护和适应功能的积极压力响应。轻度压力能够提高意识并且能让人们有动机去处理挑战和学习新的技能。学习掌握压力应对技能有助于人们在其他生活环境中处理得更好（Aldwin and Levenson, 2004）。

悲痛被定义为消极的压力水平，会导致超过个体正常应对能力的焦虑水平。悲痛会削弱个人的表现，降低生活质量。中度压力在人们经历沮丧或不易消除的冲突时发生。中度或慢性压力与心脏问题、偏头痛、消化紊乱的发展和加重有密切关系。高度压力水平严重影响个体的功能。严重的慢性压力会影响免疫系统，从而影响压力相关疾病的发展（Martin et al., 2007）。压力和压力应对据说在心理症状变化中解释了将近50%的变化（Sinha and Watson, 2007）。与创伤事件有关的严重心理压力，如果未经处理，能够发展为创伤后应激障碍，是一种临床疾病。

急性压力

急性压力需要立即引起注意。一旦情况被解决，将会重新建立内稳态。依应激源的大小和（或）患者减轻压力技能的缺失，急性压力能够转换为危机事件并导致创伤后应激障碍（PTSD, Yeager and Roberts, 2003）。尽管PTSD的诊断与灾难性危机事件有关，慢性压力随时间积累也起着重要作用。区分危机情况，以确保在紧急环境中患者和其他人员的安全是很重要的。然而随着与压力有关的功能减弱及稳态平衡的扰乱，会严重扰乱机体的正常功能。

慢性压力

慢性压力体现在较长的一段时间内，是反复暴露于应激源导致的（非稳定负荷）。症状包括：疲劳、过度焦虑、易怒、失眠以及缺乏对健康生活行为的关注。除了对患者现状进行评估之外，了解其创伤经历、人际关系质量以及其家庭功能失调情况也非常重要。这些因素可以影响患者用积极的想法、行为和技巧来中和压力相关认知的能力。

应激反应的变化

压力在生活中普遍出现，是一种高度主观的感受。面对压力，人们有不同的耐受水平。一些人对任何应激源都极度敏感，另外一些人则是放松的并且很少被意想不到的压力情境影响。超过轻度的压力可降低认知功能的效率。次级应激源，比如担忧和经济问题引起的失眠，能够加强原发性应激源对个体日常生活的影响（Wittenberg-Lyles et al, .2012）。

现有研究显示，男性和女性的应激反应是不同的。男性为"战斗或逃跑"，然而女性的是"照顾和友好对待"（Taylor, 2006）。女性通过养育活动来减轻压力并保障自己和他人的安全。她们从他人那里寻找社会支持，尤其是从其他的女性那里。孩子通过行为表达压力，通常与发展阶段和家庭模式一致。付诸行动和身心疾病会掩盖孩子的痛苦。

压力结构

生物学说

系统性生理反应

Walter Cannon（1932）认为，压力是对感受到的威胁的系统性生理反应。不管应激源是什么，发生的系统性生理反应是一样的。Cannon 相信，当人们感到身体健康、情感关注和个人安全，他们就处于动态平衡或内稳态。压力扰乱内稳态。在生理上，大脑中的交感肾上腺髓质系统发送一个请求，一个即时的激素级联被用来调动全身能量资源以应对急性压力。Cannon 提出了"战斗或逃避"反应是人们在尝试适应压力。"战斗"反应是在危险可解决的时候，个体采取行动抵抗威胁的倾向。如果感到通过个人的努力不能战胜威胁，人们就会采用逃避反应。

一般适应综合征

Hans Selye（1950）认为，压力是主要通过内分泌和自主神经系统表现的全身性生理反应。他认为，压力作为一种适应性反应是如此普遍以至无论被什么打扰，它都会像盗窃报警器一样响起（Meyers, 2011, p.275）。无论应激源是心理上的还是生理上的，会发生同样的生理反应。

Selye 描述了非特异性生理反应的三阶段渐进模式：警报、抵抗、耗竭。警报阶段类似于Cannon 的严重压力反应。如果应激源在警报的初始阶段未被解决，就进入第二个适应性阶段"抵抗"，身体尝试适应应激源。在抵抗阶段，当免疫系统帮助机体适应应激源的需求时，过度的警报症状会消失。如果机体适应失败或者不能抵抗持续的压力，就会导致"耗竭"。一个健康的反应结果是适应；不健康的反应导致耗竭。如果机体由于耗竭而停工，会有高风险引起压力相关的疾病或精神疾病。生理性压力反应持续激化得越久，对个体的消极影响就越大。

稳态应变

这是一种最近的应激反应理论，稳态应变描述了人类的器官如何通过适应达到内稳态（Sterling and Eyer, 1988）。大脑确定哪些经历是有威胁的以及各种情境下的生理反应需求，在"目前的压力暴露、身体内部调节过程和健康结果"之间，稳态应变充当着"主要中介"（Ganzel et al., 2010, p.134）。

稳态调节是大脑用一系列适应性功能尝试找到一个新的稳态平衡的生理过程。McEwen（2000）指出这个现象为"通过改变获得稳定性"（p.1219）。应激源和生理反应持续相互作用，随着时间推移，这样的个体会或多或少不易受压力的负面影响。遗传风险因素、早期的生活事件以及适应性的生活行为方式，提供了一种理解压力事件和生理适应过程之间的相互作用的方法（McEwen, 2012）。图 16.1 识别稳态应变模型中的关系。

压力激素可在短期重度应激下保护机体（稳态应变）。压力媒介，比如社会支持，能够提供保护。当我们遇到轻度或中度水平的应激源并且有社会支持时，应对策略可以促进健康，提高生活质量。根据 McEwen（2007）的研究，早期生活的压力事件对以后的生物应激经验有影响，是一种"生理和社会环境对大脑和身体的累计损耗"（p.17180）。如果应激源表现为持续的挑战或应对措施没有效果，就会有身体上的损耗，会造成损伤。McEwen 把这个现象称为非稳定负荷。非稳态负荷可以是轻微的或严重的，长期持续可导致严重的疾病甚至死亡。

心理社会结构

关键生活事件

Holmes 和 Rahe（1967）认为，有压力的生活事件（比如结婚、死亡以及失业）是打乱稳态平衡和创造压力的刺激，赫尔姆斯和瑞赫压力量表（也叫社会再适应评定量表）对每个生活事件赋予了加权数值得分以反映潜在的压力影响。应激源在个体生活方式中的重大变化会有重大的影响，并影响量表上的累计压力数值。总分反映了个体发展出生理疾病的潜在可能。这个模型已经因为没有包含对事件变化和持续压力的影响的清晰理解而被批评（Pearlin, 1989）。

压力相互作用模型

Lazarus 和 Folkman's（1984, 1991）的压力相互作用评估模型在健康护理中被广泛应用。该模型

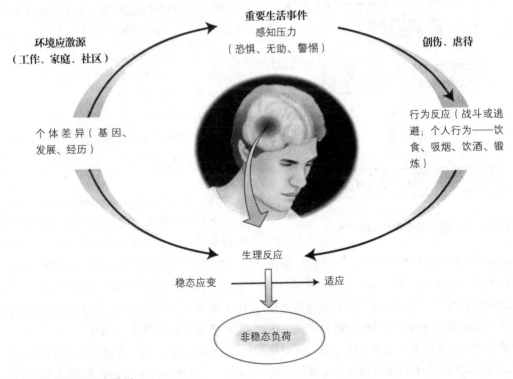

图 16.1　压力的稳态模型

把压力看成双向的相互作用过程，包括应激源和个体对应激源的反应。根据压力的相互作用模型以及压力出现时的应对，应激源创造出个体需要应对的适应性需要（Dolbier et al., 2007）。并不是客观的应激源能够解释压力反应。相反，主要的中介是：（1）个体对压力事件的认知评估（初次评估）；（2）对个体应对能力的（二次）评估（图 16.2）。该相互作用的认知评估模型适用于"日常琐事以及重大事件"（Neale et al., 2007）。

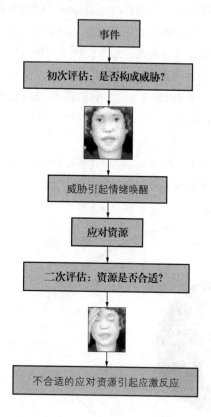

图 16.2   压力反应的初次和二次评估

Lazarus 的相互作用模型解释了个体对应激源的反应的不同，而不是认为它们有着同样的压力作用。**初次评估**检验了个体对应激源引起的潜在的伤害的信念；感受到的对自我完整性的威胁越强，应激反应就越严重。**二次评估**考虑个体对个人应对技能的看法以及利用社会和环境资源减少应激源影响的能力。二次评估可以和初次评估同时发生。两种评估都要求定义该应激源是不是有害的威胁或挑战（Folkman, 2008）。如果评估应激源是有威胁的或感到可利用的资源不能符合应激源的需要，人们就会感受到压力。

应   对

Pearlin 和 Schooler（1978）将**应对**定义为"预防、避免或控制情绪困扰等外在生命压力的反应"（p.2）。他们确定了应对策略的三个目的：

- 改变压力的情境（问题聚焦）
- 改变应激源的意义（意义聚焦）
- 帮助个体足够放松来战胜压力（情感聚焦）

一些应对的形式，比如发展实际的目标，聚焦问题解决，寻求帮助等能够产生积极结果。还有一些方式是消极的。沉思、否认、药物或酒精滥用能够强化应激源并引起困扰。文化通过以下方式在一个人的压力形成和应对行为上扮演重要角色：

1. 塑造一个人可能经历的压力类型
2. 影响患者的压力评估
3. 影响应对策略的选择
4. 提供不同的资源和机构机制作为应对方式（Aldwin, 2010, p.564）

Skinner 和他的同事（2003）认为，定义应对的一个基本问题是"应对不是可以明确观察的特异性行为或被可靠报告的特定信念"（p.217）。人们用不同的行为或行动应对压力体验。另外，文化差异、以前的压力体验、经济资产和社会（自我）管理支持都会影响患者和家庭解决问题的能力及应对健康问题的效果。

例如，在一定的集体主义文化中（西班牙和亚洲），精神困扰常常通过躯体症状表达（Lehrer

目的： 帮助学生识别各种适应或不适应的应对策略。

步骤
1. 确定处理压力情境的所有方法。
2. 列出三个曾经使用过的成功应对压力的个人应对策略。
3. 列出一个无效的个人应对策略，识别不足以降低自己的压力水平的原因。

4. 在黑板或白板上列出学生识别出的不同的应对策略。

讨论
1. 你所发现的人们处理压力的方法的共同主题是什么？
2. 你对人们处理压力的方法的数量和差异感到惊讶吗？
3. 你可能会使用的降低压力水平的新的应对策略是什么？
4. 有什么情境能够增加或减少你对压力的自动化反应吗？

et al.，2007）。人们从父母和同龄人身上以及生活经历中学习应对策略。那些有着不同的生活机遇和支持的人比那些缺乏机遇和支持系统的人有优势。被过度保护或者反复暴露于危险中而缺乏支持的人通常缺乏应对技巧和经验。练习 16.1 有助于识别常用的应对策略。

应对的类型

评估理论把应对描述为"个体通过认知和行为努力来管理心理压力的过程"（Bippus and Young，2012，p.177）。有两种应对类型：趋近的问题聚焦型和回避的情感聚焦型（Dolbier et al.，2007）。**问题聚焦应对**策略是主动的、任务导向的方法。策略运用趋近行为来改变问题或改变个人的反应。例子包括直接面对问题、谈判、寻求社会支持、建设性地解决问题以及采取行动。在通常情况下，问题聚焦型的应对策略是降低压力最有效的措施。

意识到个人和外部资源增加了选择，认为有选择的个体通常能更好地应对压力。常见的个人应对"资源选择"包括健康、能量、问题解决的技巧、社会支持的数量及可利用程度以及其他资源。例如，Jaser 和他的同事（2012）发现，应用问题解决策略控制糖尿病的青少年表现出了更好的糖尿病控制和更高的生活质量。

相反，**情感聚焦的应对**策略关注人，是为了使人们远离压力。当患者面对不可逆的情形或需要从过度思考压力中缓解时，该策略是有帮助的。当一个人刻意选择"放下"与不可控应激源有关的消极情绪时，情感集中型应对策略（比如冥想、瑜伽或者灵性）是建设性的。根据应激源和典型应对策略的选择，大多数人都会应用这两种应对策略。意义聚焦型应对策略的目的在于通过重新定义应激源的意义和重要性消除应激源的作用。

防御性应对策略

自我防御机制代表回避应对的潜意识模式，被人们用来在具有挑战性的冲突情境中保护自我。它们被用来在焦虑和自尊丧失时，通过否认、回避、将冲突责任投射到外部资源来保护自我。自我防御机制可以使潜在的大量应激源的威胁最小化，具有暂时适应性（Richards and Steele，2007）。持续应用表 16.1 中列出的自我防御机制被认为是病理性的。作为主要的降低压力的机制，自我防御机制是无效的，因为其回避行为会推迟行动、危害相互信任。一些防御机制（如幽默、期待、依附（寻求帮助）和升华）可以是适应性的（Reich et al.，2010）。

案例

琳恩被诊断为高胆固醇，并被建议减肥。她认为节食没有用，因为"是基因导致的"。她的父母都有高胆固醇并且死于心脏疾病。琳恩声称没有什么是她能做的，尽管医生已经给了她不同的建议。她防御式的解释阻止她采取行动来降低患心血管疾病的风险。动机访谈（见第十四章）为向抵抗型患者提出怀疑、提供新信息和解决问题提供了指导。护士询问了琳恩的健康目标并且为她提供饮食、运动和心血管疾病之间的关系的信息。相关信息为琳恩的生活目标提供了不同的参考。

表16.1　自我防御机制

自我防御机制	临床案例
退行：面对自尊的威胁，以更早、更原始的行为方式应对	朱莉用了2年时间学会上厕所。当她的弟弟出生后，她开始尿湿裤子并在晚上睡觉时想要安抚奶嘴。
压抑：无意识地忘记部分或全部经历	伊丽莎白刚刚失去工作。她的朋友并不能从她的行为中了解到她的不安。她继续像有薪水一样花钱。
否认：对某种痛苦的现实、感受或感知无意识地加以否定	比尔曾有过严重的心脏病发作。他的医生建议他小心锻炼。比尔继续每天慢跑10公里。
合理化：为不可接受的行为提供一个合理的借口或解释	安娜告诉朋友她不是一个酒鬼，即使她喝断片过，因为她只在周末和不工作时喝酒。
投射：将不可接受的感情、事实、行为或态度归因于别人；通常表现为责备	鲁比刚收到一份来自她的主管的关键绩效评估。她告诉她的朋友，她的上司不喜欢她。
置换：将指向某一对象的情绪转移到另一个威胁较小的对象上	琼斯夫人把玛丽带到了医生那里治疗支气管炎。她并不满意医生的解释，觉得他是居高临下的，但什么也没说。当她来到接待台预约时，她骂医生没有准备好处方并花费了太多的时间去预约。
理智化：在一个情境或环境中，无意识地只关注知识而不是情感方面	强尼在一次车祸中受了重伤。有理由相信他将不能活下来。他的父亲等待着他回到重症监护室，问了护士许多关于设备的问题，并讨论生命和死亡的哲学意义。
反向形成：无意识地假设不良行为的相反特质	约翰的父母都有酒精中毒的家族史。他戒酒并成为社区中禁酒的倡导者。
升华：将社会不可接受的无意识想法和感受重新定向为被社会认可的发泄方法	鲍勃有攻击性倾向。他决定成为一名屠夫，并充分地享受他的工作。
抵消：口头表达或行为代表一种感受，之后的表达完全相反	巴巴拉在很多人面前批评了下属卡罗，之后，巴巴拉在街上看到了卡罗，并说她对组织很重要。

心理弹性

大多数关于压力的论述都与"心理弹性"这一概念有关。它被定义为暴露于高破坏性应激源下的个体保持相对稳定和功能的能力（Garcia-Dia, 2013）。心理弹性解释了为什么有些人比其他人能更容易地平安度过压力和逆境，并且能够在经历中成长。心理弹性的特点包括授权和创造性（Lin et al., 2013）。有心理弹性的人可以培养应对机制，这使他们能认清形势，聚焦于可以改变的部分并且接受不能改变的部分（Schieveld, 2009）。帮助患者设立清晰的目标，培养解决相关问题的技巧并一步步迈

向确定的目标，这是增强患者心理弹性的一种方式。

心理弹性与强烈的内部控制感和积极的态度有关系（Marsiglia et al., 2011）。遇到有压力的生活事件时，有心理弹性的人会获得前进所需的技巧。心理弹性通过自我效能策略不断增强。心理弹性的例子包括发展一种有组织地处理应激源的方法，并且培养有意义的支持系统。强大的信念和目标感是与心理弹性有关的另一因素（Freedman, 2008）。一个相关的概念是坚韧。当遇到有压力的情境时，**坚韧**包括三个基本的因素：挑战（把应激源和所需要的改变看成成长的机会）、承诺（符合在引导个人

生活上有着很强参与度的目标感和意愿）以及控制（相信一个人能够引导自己的生活）（Dolbier et al., 2007）。这些变量影响一个人整体的压力事件评估，最终是可管理的。

Happel B, Dwyer T, Reid-Searl K, Caperchione C, Gaskin C: Nurse and stress: recognizing causes and seeking solutions, *JNurs Manag* 21(4):638.674, 2013

该定性探索性研究的目的是描述职业应激源和从护士的角度减少应激源的方法。38 位注册护士参与到 6 个团体中，讨论职业压力的来源以及减少压力的可行办法。

结果：实验组护士确定了工作量大、轮班工作、缺乏支持的管理、缺乏医生、停车和其他人力资源问题、患者和与患者相关的问题。改良的建议包括减少工作量、按小时轮班、组织发展、更好的工作环境以及管理告知。

临床实践中的应用：所有的护士都有责任参与营造一个更好的、更少压力的健康护理环境。护士管理者应该尽可能地创造机会讨论职业应激源并鼓励护士参与减压活动。

应 用

应用于护理过程

压力评估

　　压力是大多数疾病和外伤中不受欢迎的部分，它很少是个人的选择。人们经历压力并用不同的甚至是令人意想不到的方式应对压力。护士对帮助患者有效应对压力是有作用的，从而使焦虑不会在人们的经历中起决定性的作用，使其机能能够有效地运作。影响压力作用的因素见百宝箱 16.2。

百宝箱16.2 影响压力作用的因素
- 自我和他人的应激源的大小和需求
- 在同一时间出现多个应激源
- 意外或不可预知的压力情境
- 应激源的积累和压力需求的持续时间
- 患者和家庭可利用的社会支持水平
- 过往创伤，可能刺激未解决的恐惧

- 心理障碍的存在
- 患者的发展水平
- 正常的态度和展望
- 知识、期望和现实的场景

　　尽早地解决压力相关的事件并向患者传授相关的应对策略可以优化临床诊断并发现恢复的潜能。随着突发事件被处理，应该迅速关注减少患者的压力和痛苦。初次评估应该包括：

- 患者对现有应激源的感知
- 患者对应激源引起的最大压力的感知
- 患者对把应激源看作挑战或对自我完整性构成威胁的感知
- 患者对应激源的价值和意义的看法
- 确定用于处理压力情境常用的应对策略
- 对相关事项的评估，比如发展阶段、文化、家庭应对方式以及支持水平
- 文化、宗教、精神信仰以及活动

　　这些数据可以被整合到一般评估中。理解一个压力事件是如何与其他生活事件相关的，包括过去、现在的经济情况或家庭的应激源，把这些应激源放到背景中。询问开放式问题，关于日常生活习惯改变、新的角色和责任以及患者和家属对诊断和治疗选择的理解。密切注意文化价值，在一个文化背景下是小的应激源在另一个文化背景下也许是大的应激源，并且常用的应对策略也会完全不同。

健康护理中压力的来源

　　所有健康问题都会导致一种脆弱感。对患者和家属来说，与健康相关的应激源包括对死亡的恐惧、对临床结果的不确定、角色变换、家庭生活的破坏和对经济的担忧。医源性压力包括环境不舒适、噪声和灯光、不熟悉的人询问私人问题以及陌生的设备。当把患者转移到重症监护病房、再转移到普通病房、最后转移到家庭时，患者及其家属会感受到压力（Chaboyer et al., 2005）。在转移期间

提供实际和情感支持有助于帮助患者减少在过渡中的压力。

　　以患者为中心的方法关注患者正在经历的压力类型。例如，压力被视为一种由威胁诱发的焦虑，与丧失相关的压力则表现为抑郁和悲伤。护士会基于不同的压力来源来利用策略帮助患者减少压力，当压力表现为焦虑时，护士也许会建议一些问题解决技巧；然而，如果压力与严重的丧失有关，护士会从悲伤的角度关注丧失及护理患者，百宝箱16.3提供了一个评估和干预的工具，可用于组织评估数据和计划干预。

百宝箱16.3　评估和干预工具

评估
A. 感知应激源
　1. 主要的压力范围或健康问题
　2. 与一般模型相关的现有环境
　3. 是否经历过相似的问题？怎么解决的？
　4. 对未来结局的预期
　5. 自我期望
　6. 照顾者的期望
B. 个人因素
　1. 生理（移动性、身体功能）
　2. 心理社会文化（态度、价值观、应对模式）
　3. 发展（年龄、与目前情况相关的因素）
　4. 精神信仰系统（希望和维持因素）
C. 人际间因素
　与有影响的家属或重要他人的关系及资源
D. 环境因素
　与有影响的团体的关系及资源

干预作为预防
A. 一级
　1. 应激源分类
　2. 提供信息来维持或强化优势
　3. 支持积极的应对机制
　4. 教育患者及家属
B. 二级
　1. 调动资源
　2. 激励、教育，让患者参与健康护理目标
　3. 促进适当的干预措施；按需转介至外部资源
　4. 为一级预防或干预提供所需的信息
C. 三级
　1. 达到（保持）良好身心状态

---

　2. 按需教育和再教育
　3. 协调资源
　4. 为一级和二级干预提供信息

Developed by J. Conrad, University of Maryland School of Nursing, Baltimore, MD, 1993

行为观察

　　压力行为有时候很难被理解和接受。精神痛苦通常可通过行为而不是言语表现出来。例如，焦虑会以心悸、呼吸急促、出汗、肌肉紧张的形式表现出来（Grillon, 2005）。压力的其他身体或精神症状包括：

- 饮食或睡眠习惯的重大变化
- 头痛、胃部问题、肌肉紧张、疼痛、咽喉紧张
- 不安和易怒
- 不能应对日常的担忧和义务
- 注意力难以集中

愤怒和敌对　　愤怒和敌对是与无助感或心理上的威胁有关的常见的压力情绪。当患者或家属对发生的事情感觉受到威胁或不能控制局面时，会表现为敌对。焦虑通常是愤怒的基础。敌对的患者和家属最需要的是理解、舒适和人文关怀。

　　责备是敌对的常见形式。家庭成员之间因为不良的结果而互相责备，或责备医生给自己心爱的人做手术（或不做手术）。他们批评护士回应得不够快。将应激状态下的敌对情绪当作一种求助行为更易催生共情。护士可以通过镇定、支持性的在场陪伴和与患者一起找到可行的解决焦虑的方法来帮助患者稳定失控的形势。

案　例

患者：我花了很多钱，但没有人愿意帮助我。护理服务很糟糕，我只能痛苦地躺在这里，而没有人帮我。
护士：我很抱歉让你感觉如此糟糕。关于发生了什么，你能告诉我更多一点吗？我真的很愿意帮你。

仔细地聆听患者的顾虑是抵消患者的愤怒和敌意的一个好方法。患者感到有人倾听，即使问题不能完全按患者的想法解决，也会有作用。在谈话的过程中，护士可以处理患者所经历的应激源，这些数据可以作为聚焦有效解决办法的基础。如果有必要就设置限制，但要以冷静的态度和善解人意的方式来做这件事。如果患者或家属的期望是不现实的或现状无法满足，可向他们解释和建议以其他方式代替。练习16.2有助于理解愤怒和焦虑之间的关系。

社会退缩　压力并不总是看起来像"应激反应"。有些人使压力内在化，当感到压力时，他们会从明显的应激源中脱离或退缩。焦虑或愤怒的情绪如果不能表达出来对人是有害的。护士可以帮助患者使压力外化，帮助患者把情绪状态和特定压力反应联系起来，用语言而不是行为来表达自己。语言会限制压力体验，并使其易于管理。例如，你可能会说："这个（应激源）一定是令人苦恼的"或者"看起来你很担心……"当人们把压力变成话语时，通常会经历更少的焦虑，有助于其调节情感。

应对技巧的评估

对患者的应对行为和社会支持系统的评估对全面理解压力是至关重要的。询问患者以前用过的应对策略以及目前解决压力的方法。相关因素包括文化意义上认可的应对方式和传统家庭应对策略。例如，问题可能包括：

- 你怎么释放你的压力？
- 当你感到压力时，你可以依赖谁？

在一定程度上讨论压力是困难的，因为那令人很不舒服。当护士表现得开放、没有威胁感并且以平静的态度对待时，患者会觉得舒服。用非正式的交谈方式，耐心并表现出愿意聆听是很重要的。患者的反应将有助于升收集信息的数量以及速度。

直接社会支持的评估

社会支持是对抗压力的基本缓冲器。在处理与健康相关的压力上，家庭是患者的主要支持（Antoni，2013）。护士应该把下面的问题作为初次评估的一部分：

- 家庭对护理的期望是什么样的？
- 家庭、患者以及提供者的期望是不同的吗？体

练习16.2　**愤怒和焦虑之间的关系**

目的：帮助学生理解愤怒和焦虑之间的联系，了解愤怒是怎样被触发的。

重地对待、你的观点不被重视、失去地位、被拒绝、对未知感到恐惧）。

步骤

1. 想一想你真的很生气的时候。那也许不是重大的事件或让任何人都生气的事情。
2. 识别你的想法、感受和行为，将它们写入一张表的单独一列。例如，当你感觉愤怒时，是什么思想穿过你的大脑？对这样的经历，你的身体和情感有什么反应？写下来表达你当时的感觉。当你愤怒时，你如何反应？
3. 在愤怒之前，确定在你身上发生了什么。有时并不是事件本身而是事件发生前的情绪使事件成为使人无法承受的最后一击。
4. 确定在该情境下对自我概念的潜在威胁（例，你不被尊

讨论

1. 你的答案与其他同学有什么相似和不同？
2. 在愤怒反应的发展中，焦虑和威胁对自我概念的影响起了什么作用？你的愤怒与实际事件和自我概念的关系分别是什么？
3. 你怎样看待愤怒作为对自我概念的威胁的多因行为反应？
4. 这个练习是否改变了你的想法，在一个类似的情况下，你可能会怎样处理自己的感受和行为？
5. 在使人们愤怒的事件中，共同的威胁是什么？
6. 体验愤怒和焦虑之间的密切关联会对你的护理实践有什么帮助？

现在什么方面？

- 患者和家属需要护士提供什么？需要互相提供什么？
- 是否有家庭发言人？
- 家庭的文化、习俗以及价值观中有什么与应激源的意义有关？
- 家庭的优势和希望的来源是什么？与患者有相似或不同吗？

社区资源包括支持团体、社会服务以及其他公共卫生机构提供的实用支持以及社会交往。护士需要了解社区支持服务。练习16.3可以帮助你更熟悉社区中的资源。

对神和更高力量的信仰为有兴趣的患者提供了无与伦比的个人资源。多项研究表明，灵性干预可以帮助预防或改善生理疾病，并且能够帮助患者应对慢性疼痛和死亡（Moeini et al., 2014）。有些人依赖信仰来帮助他们接受不能改变的现实。对患者进行评估并提供灵性上的服务是对正在经历压力的患者的一个重要帮助，例如，非裔美国人倾向于使用灵性和宗教活动作为偏好的应对策略（Samuel-Hodge et al., 2008）。

评估对家庭关系的影响

孩子的压力事件　健康问题给孩子制造了特殊的压力；他们缺乏语言和生活经历去区分疾病对于自己或是重要的家庭成员的意义（Compas et al., 2001）。孩子通过行为表达自己的压力。困扰的迹象，比如学业下降、胃部不适和头痛，可以提醒护士这些无声的压力。在医院，孩子会退缩，表现出固着的行为或频繁的崩溃。不确定性给孩子和父母都带来了压力（Stewart and Mishel, 2000）。

在与孩子沟通严重的疾病，预料孩子的反应，告知坏消息，或对一个生病的孩子设立现实的限制时，家长可能需要帮助。孩子需要得到关于他们的问题的简单真实的回答，并与他们的发展阶段相适应。从他们信任的人那里得到信息对减轻严重疾病带来的不确定感是很重要的。可以鼓励小孩子通过画画或操纵木偶来表达他们的压力。

老人的压力事件　老人的压力事件在生命的一个阶段内发生，伴随着大量对健康的挑战和日益增加的失去潜在的重要支持者的可能性。担心经济情况以及害怕不能独立生活是普遍的压力。独自生活的老人经历跌倒或突发的身体变化时，会对自己的安全和得到帮助的能力感到担忧，重要他人的丧失、孤立状态以及孤独会使治疗变得复杂。

护士可以帮助老人促进身体和情感的安全以使他们达到最佳的健康状态。从健康促进的角度来看，老人的压力管理策略包括保持活跃的社会生活、保持思想和身体活跃的健康的生活方式。分享忧虑和发展休闲或志愿爱好帮助老人培养均衡的生活方式，可以提高生活质量并减少压力。有时候只

练习16.3　压力管理的社区资源

目的： 在社区中，帮助学生了解可利用的压力管理资源。

者如何利用资源。

步骤

1. 联系一个社区中介机构、社会服务团体或社区中的支持团体，你相信它可以帮助患者应对某个具体的压力情境。你可通过报纸来找灵感。
2. 发现人们是怎么找到资源的，处理的是哪一类事件，提供的是何种治疗方式，涉及的花销以及作为护士你能帮助患

讨论

1. 你是怎么决定选择哪家社区中介机构的？
2. 获取中介机构的信息有多困难？
3. 关于你发现的社区资源的哪些信息让你感到惊讶或困扰？
4. 这次练习可以如何帮助你为你的患者制订护理计划？

需要简单的建议和及时地关注老人没有考虑到的娱乐活动或兴趣爱好。大多数社区有低强度的锻炼活动、继续教育以及为老人开发的社交场所。老年痴呆患者的照顾者会从第十九章的一些建议中获益——减少压力并平衡自己的健康、幸福以及对老年痴呆症的家庭成员的照顾。

降低压力策略

计划和干预

提供一个安全的环境 在压力情境下，正常的情绪会被焦虑覆盖。你的初始目标是去帮助患者和其家庭成员感到安全，提供情绪安全能减少焦虑，给患者表达恐惧、愤怒以及消极情绪的空间。冷静而有同情心能够促进富有安全感的环境的建立。放慢步伐很必要。给情绪命名："你现在看上去很挣扎"或"你现在看上去好像很恐惧（不知所措）"，接下来可以问一个简单的问题，"我能给你提供什么帮助？"

提供信息 信息是必要的减压方式。相关信息的范围从提供探视时间、检查的程序和时间、出院的计划、联系的手机号码，到有关患者情况和治疗的复杂事实。信息分享应该首先帮助患者及家属了解医疗保健的情况与单位，并且提供足够但不是过多的信息，以符合他们对医疗保健抱有的期望。花时间简单解释以下几点：

● 在检查或手术期间会发生什么？
● 谁可能会与患者会面以及原因？
● 患者如何更好地合作或参与到治疗过程中？

在有压力的情况下，感知领域会变窄。提供的信息和引导应该在入院 48 小时内被重复，而且通常超过一次，因为这是高压力的时间。冷静的态度和重复有助于患者在压力的情况下足够放松来听取重要的介绍。写下简单的文字说明，尤其是关于药物的，这些可以在当时讨论，留下患者或家属有助于进一步理解。留出时间来回答问题并为患者的家属提供医疗提供者的联系电话，如果有其他问题出现可以拨打该电话。

处理强烈的情绪 当患者出现强烈的压力感时，很难建设性地处理问题。尽管患者否认这种强烈的情绪，但护士经常会从他们的肢体语言中分辨出患者感受到了压力。有帮助的话包括："对你来说承担这个一定很不容易"或"你能告诉我你经历什么了吗？"你即时的目标是帮助他们平复，并让他们从平衡的视角重新审视自己面对的形势。

冷静地接受现实并且愿意去聆听患者的故事，使得护士和患者建立对压力事件的共同理解。仔细地倾听并且温和地询问，探究问题。当经历这些压力的时候，有些患者觉得自己是疯狂的或是不受控制的。你可以帮助患者调节压力感，比如患者说"我觉得我失去了理智"，可以用这样的陈述："你现在的感觉不是不正常的，虽然感觉如此，但你对这种突发的、势不可挡的情况有正常的反应。你能告诉我你最担心的是什么吗？"注意两方面信号，护士确认了患者对异常形势的正常反应的合理性，这可以帮助患者重构焦虑的情绪。一旦患者冷静下来，就有可能更现实地看待该形势。

练习 16.4 提供了帮助患者处理压力事件的练习。

对压力事件本身（初次评估）或是对应对和个人资源的二次评估是很重要的信息。例如，通过把压力看成挑战或个人成长的经历，你可以帮助患者改变对压力的理解。Jamieson 和他的同事（2011）提出，当人们相信自己有资源应对应激源时，他们会把它看成挑战而不是威胁。指出患者未考虑到的个人或团体资源可以削弱应激源的影响并使应对策略更加可行。团体形式提供了社会支持和实用的教育。帮助患者选择项目和支持很重要，要方便并与他们现在的生活阶段、常规承诺和健康问题相容（Arnold, 1997）。具体的协助可能需要恰当的参考资源。

练习16.4　角色扮演：处理压力情境

目的：给学生提供应对压力情境的经历。

步骤：使用下面的案例作为这一练习的基础。

戴维是一个患有结肠癌的66岁男子。过去，他做过结肠造口术。最近，他被收入你负责的病房，并进行了肠梗阻剖腹探查。因为癌症已经扩散，能为他做的很少。他现在很痛苦，而且还在使用喂养管。他的家人有许多的问题问护士，"为什么他呕吐？""止痛药怎么没效果？""为什么相比手术前，他并没有感觉好些？"你刚刚进入患者的病房；他的家人坐在他身旁，而且他们现在就想要答案。

1. 团体的不同成员分别角色扮演患者、护士、儿子、儿媳和妻子。一人作为观察员。
2. 确定在这种情况下需要澄清的信息，以帮助护士提供最合适的干预措施。
3. 运用本章建议的策略，帮助患者和其家庭减少焦虑。
4. 角色扮演10~15分钟。

讨论

1. 让每一位表演者确定最有用的干预措施。
2. 从护士的角度看，患者和家属的哪些压力是最难处理的？
3. 在临床实践中，你如何运用在这次练习中所学到的经验？

发展切实的目标　大多数人在对生活缺乏控制感时，会感到无助和压力。减少压力的相关目标应该与评估数据有关，例如，患者确定需求、优势、资源、障碍和优先的目标。治疗目标和目的应建立在过去成功的应对效果和患者偏好的基础上，选择个人对压力的回应是有力量的，并且对患者对其他健康问题的自我效能有波及效应。

应对机制，如谈判、特定行为、寻求建议和重新排列优先级，能够通过直接的行为显著地减轻压力。一旦应激源被命名，护士可以应用健康教育的模式和辅导的形式帮助患者：

- 发展符合实际的减压计划
- 当障碍出现时直接处理
- 评估行动步骤
- 修改计划以及做必要的生活方式的调整

案例

山姆·汉密尔顿在常规体检中被诊断为前列腺癌。他的应对方法（问题聚焦型）包括尽可能获得更多关于疾病的信息。他研究了治疗方案，并且从医生朋友那里咨询了哪位外科医生做这种类型的手术最有经验。他告诉他的同事和朋友这个诊断，他发现几个成功存活下来的人没有癌症复发。山姆用诊断和手术之间的时间完成了项目并负责任地授权了工作。他和他的妻子

参加了一个支持团体并能够在面对即将发生的事情时获得有价值的建议。当手术来临时，山姆手术前的行为减轻了他的压力。

设定优先项　患者并不总是清楚从哪里开始。设定优先项帮助患者减少犹疑不定并为解决压力提供逐步框架。你可以帮助患者确定哪个任务是至关重要并可完成的，哪个可以放到后面完成。将目标任务分解成小的可管理的渐进的部分。当患者和家属最有活力和自由时，应该安排最重要的任务。

接下来就是帮助患者确定所需要的切实的任务以完成治疗目标，包括人们的参与、必要的交谈、每个任务所需的时间。在减少压力情境上，一些任务比其他的任务更重要，并且不是每件事情都能够立即解决。有帮助的建议可能是"让我看看你现在需要做什么，以及哪些我们可以等一会儿再做"。患者应该是最后的决定者。其他人能够做的或那些对目标实现不必要的任务应该委托给他人或暂时忽略。

干预

预期指导　对未知的恐惧加剧了应激源的影响。**预期指导**是以积极主动的策略来帮助患者有效应对压力情境。预期指导是指在发生之前分享关于环境、忧虑或情境的信息的过程。知道之后会

发生什么，常常可以阻止危机的发生（Hoff et al.，2009）。拟定一份响应策略，你可以反思以下几点：

- 基于患者告诉我的，对于此时的患者而言，什么信息是最有帮助的？
- 如果我处在这个人的位置上，我会有什么感受？
- 在这种情况之下，什么可以带给我安慰？

提供预期指导能够减少不必要的担忧。你可以为患者做一些准备——开始于一段简单的陈述："你以前从没经历过这个过程，让我来为你解释它是怎么运行的"（Keller and Baker, 2000）。提供预期指导时，不要说得太多，鼓励患者扩展建议而不是概述整个计划。增强患者设置优先级、根据自己的想法开展计划以及建立基准来评估进程的能力能刺激自信并降低压力。

预期指导只与能改变的行为有关，不适用于与压力相关的不确定性问题，例如，"如果我接受化疗，我能被治愈吗？还是不管怎样我还是会死亡？"事情也许没有单一的答案。询问患者为什么提出这个问题并且在回答之前先对患者的知识水平有一定了解是有帮助的。真诚的沟通是必要的，但对患者的经历保持敏感也很关键。

社会支持 社会支持是指一个人从社交网络中的其他人那里得到的情感上的安慰、建议和有用的帮助（Taylor et al., 2007）。这个概念在帮助患者降低压力水平上有三个不同的功能：验证、情感支持和对扭曲思维的校正。社会支持包括"感知到的帮助的可用性或实际得到的支持"（Schwarzer and Knoll, 2007，p.244）。一个人的社交网络来自家庭、朋友、教堂、工作、社会团体或学校。当你在压力的形势下紧急需要保姆或帮手时，联系家人或朋友可以及时减轻压力，不仅可以与他人分享"外化"的负面情绪，家庭、朋友和支持团体还可以提供参谋、实际的帮助以及可感的鼓励。寻求帮助可以使寻求帮助者和提供帮助者都得到情感支持。和他人

分享欢笑、一起吃顿饭，得到好的陪伴，可使人感到轻松，反过来可以降低压力水平。

在自我披露方面，社会支持在不同的文化中具有不同的意义。Taylor等人（2007）报告说，亚裔患者会对隐性形式的支持感到更舒适，并不需要广泛的思想共享。隐形的社会支持的例子包括友好、关怀、接纳、积极看待患者等。

帮助家庭平衡照顾患者和自我关怀 现代医疗保健环境具有先进的技术、缩短的住院日程以及多个照顾者，这些是复杂性和焦虑的来源。家庭压力的来源包括"对死亡的恐惧、不确定的结果、情绪波动、财务问题、角色变化、日程的中断以及不熟悉的医院环境"（Leske, 2002，p.61）。家属会向护士寻求支持和指导。与家属常规的交流是减少压力的关键。仔细地倾听并将在相似的情境下你可能有的情绪转变成语言。像这样的陈述"在这种情境下，大多数人会感到焦虑"，或"在这种情境下，任何人都很难得到所有的答案"能够使困难的情形平常化。

持续地与家属直接交谈能够获得关于患者的喜好、医疗护理的需要以及资源的其他信息。当患者不能提供信息时，这个策略特别有帮助（Davidson, 2007）。

护士在帮助家庭将压力降低到一个可以工作的护理水平上扮演着很重要的角色。通过把目前的健康状况与期望的情感联系在一起，你可以探索现存的压力："看到你丈夫这样，你一定很震惊，我猜想你可能想知道怎样在家里照顾他。"这种陈述将情绪平常化并且引入了一些很困难但有必要谈论的内容。护士可以帮助家庭理解复杂的信息并处理特定的焦虑。关注接下来会发生什么，如何向他人解释疾病或患者和家属正在经历的应激源。表16.2列出了减少家庭焦虑的护理干预措施。

在重症监护的情况下，家庭有强烈的靠近患者的需要；接近患者和对护理的满意之间有很强的相关性（Davidson, 2007）。在"医院的每一个区域，

表16.2	降化家庭焦虑的护理干预
建议	具体行动
确定一个家庭的发言人，并支持个人参与决定	选择患者和家属信任的人；建立沟通机制
与家庭确定一个主要的护理联系人	如果可能的话，最好选择与患者沟通最多的护士。入院 24 小时内与家属见面并解释每位健康护理团队成员的角色
讨论家属探访患者的方式	以病房协议、患者的状态和需要、家属偏好为基础安排探访 告知家属探访时间以及如何找到住院医师 尽可能使家属参与患者的护理
告知家属患者的状态及治疗的变化	情况变化时告知家属 提供频繁的病情报告 留出提问的时间
用简单易理解的形式提供完整的数据	针对患者和家属，询问患者的状况、处理问题的方式及担心的是什么 核查误解以及不完整的信息 基于家庭需要提供信息 尊重文化和个人对信息披露程度的要求
积极参与患者以及家属的临床决策	为重要的护理决定召开正规护理会议 考虑并尊重患者的偏好、灵性和文化态度 留出提问的时间 努力达成共识
帮助家庭联系支持服务	提供关于支持团体，以医院为基础的社交、精神、药物、临终关怀、家庭护理以及其他需要的护理服务的信息
在健康护理团队中，明确合作关系和支持	与健康护理团队成员保持清晰的沟通 避免向家属提供矛盾的信息 为员工提供减压及讨论困难形势和感受的机会

Data from Davidson J, Powers K, et al.: Clinical practice guidelines for support of the family in the patient-centered intensive care unit: American College of Critical Care Medicine Task Force 2004-2005, *Crit Care Med* 35(2): 605-622, 2007; Leske J: Interventions to decrease family anxiety, *Crit Care Nurs* 22(6): 61-65, 2002.

包括急诊科、重症监护室"，支持主要家庭成员的陪伴是很重要的（Leape et al., 2009，p.426）。家庭成员通常想要为危重患者提供支持和安慰，他们想完全成为"关怀伴侣"，能够为患者"做一些事情"以帮助他们减少无助感和消除压力。让家庭成员为患者提供舒适的环境并参与对患者的护理，在双方满意的范围内，对双方都是有意义的经历。即使是家族中最尽心尽力的成员都需要喘息的时间，一个有帮助的策略是建议家庭成员暂时休息。家庭成员可能需要"许可"去医院外看场电影或吃顿饭。如

果患者的状态有任何改变，他们会被通知。

促进健康生活方式　鼓励健康的生活方式是一个很重要但有时人们会忽视的减压策略的构成部分。良好的健康习惯可以提升对压力的抵抗力，健康的饮食习惯以及避免情绪化饮食可给予患者一种掌控感以及幸福感，太多的咖啡因和酒精会增强压力。大笑可以缓解压力。

充足的睡眠是恢复性的。健康的睡眠习惯，例如固定的睡眠时间，或睡前有个小加餐来辅助睡眠。经常锻炼有助于身体释放紧绷的状态并促进健

康。锻炼可以在一个社交场所中完成，例如徒步或骑车。一定的锻炼项目，比如瑜伽或太极、深呼吸以及肌肉伸展，都是良好的减压方式。安排时间有意识地进行有活力的活动，平衡休闲娱乐和工作的关系，消除不必要的杂务，可以减轻压力。

慢性压力管理的治疗方法

认知行为方法　认知行为方法在处理个人压力的负面归因和改变消极的核心信念上被证明是有用的。认知行为模型（Beck and Beck，2011）运用以个人为中心的方法，旨在帮助被错误思维困扰的个人重构困难形势的意义。Beck认为，一个人的想法和情绪之间的关系会影响行为。积极的或中立的想法能够引起积极的情感并且往往会产生有建设性的合作行为。消极思维的作用则相反。错误的思维使人以不切实际、夸张或消极的方法中断中立的形势。应帮助人们觉察并尽可能地矫正消极或异常的想法、信仰和观念（认知扭曲），改变其行为模式。意识可以产生更具建设性的方法去解决问题。

压力的症状看起来都类似，但支持应激反应的认知观念完全不同。认知重组是一种策略，"涉及教导患者质疑常常导致消极情绪的自动化思维、假设和预测，以更真实和积极的观念代替消极思维"（Schacter et al,. 2010, p.599）。认知行为疗法的关注点不是行为本身，而是产生和保持消极的自我评价、自我挫败行为的内部观念以及想法。

自动化的消极思维被归为**认知扭曲**。比如过分夸大或忽视单一行为对个人评价的影响。例如，测试失败说明"我是愚蠢的"，"读心术"或关于一个人"应该"做什么的僵化观念是另一个例子。随着时间的推移，一个人创造了一套相关的自动化扭曲思维，称为一个模式或图式。人们应用核心的模式过滤收录的信息并且定义它关于自我、其他人的以及世界的意义。模式成为理解输入的信息意义以及它本身的价值的模板。它们更加普遍并且很难改变。尽管扭曲思维看上去是合理的评估，但它们并不符合实际。

护士通过苏格拉底式提问帮助患者挑战认知扭曲。通过收集和衡量证据来支持一个不同的观点，人能够区分感知扭曲和真实评价。摒弃自己不切实际的期望和消极的自我思想，给予人们思考更广阔的选择的认知空间。一旦问题被恰当地归类，解决方案就变得显而易见。你可以帮助患者明白自己有选择，无论他们有什么感觉，它都不是永久性的。起初，人们不得不迫使自己挑战消极的想法，代之以更平衡的思想，随着时间的推移，这会变得更容易。

护士可以使用开放式的问题，如：

- 可能发生的最坏的事情是什么？
- 如果（糟糕的事情）发生了，你可以做什么？

身心疗法和冥想　身心疗法的目的是在发生应激反应时，能够减轻压力的强度，包括冥想、放松技巧、瑜伽和认知重建。冥想是人们通过培养内在的平和与宁静以减轻压力的策略。冥想清除心灵中令人不安的想法并中和有害的情绪，作为一种技巧，致力于使个体在广阔的世界中聚焦自身。这项活动有助于减少与压力思考有关的压力激素。百宝箱16.4提供了有关冥想的引导。

正念是一种压力管理工具，可用于任何时候。它可以像专注于深呼吸一样简单。完全聚焦在你的呼吸上，音乐或是现在发生的事情迫使你至少暂时放下紧张的想法。这个简单的方法可以让头脑安静，降低压力感的强度。

生物反馈　生物反馈是用于管理影响个体身体系统的慢性压力反应（例如，高血压、偏头痛、雷诺氏病和溃疡性结肠炎），目标是降低生理唤醒和促进放松（Grazzi and Andrasik, 2010）。生物反馈设备包括：脑电图、皮肤温度装置（血压测量仪）、皮肤电阻测量仪、肌电图仪（用来测量肌张力）。生物反馈允许患者控制多种生理活动，如他们的大脑活动、血压、心率、疼痛、偏头痛或紧张性头痛。生物反馈提供了对每分钟生物活动的变化的意识。

百宝箱16.4　冥想技巧

1. 选择一个安静、平静的环境，尽量减少分散注意力的事物。
2. 找一个舒适的姿势，最好是坐姿。
3. 放下来自外界的思想包袱，持续单调的刺激（可使用声音、单词、短语或是物体）。如果使用重复的声音和单词，请闭上眼睛。
4. 注意呼吸的节奏。
5. 当注意力开始分散，丢弃它们并将注意力转移到重复的单词上或凝视一个物体。注意力分散并不意味着你练习的技巧是错误的。不要担心你做得怎么样。重新回到持续的刺激，再次集中精神并假设一个被动的态度。

渐进式放松　渐进式放松是关注于患者的注意力对自主骨骼肌肉的有意识控制的技巧。起初由 Edmund Jacobson（1938）发展起来，这个技巧包含改变的紧张和松弛肌肉群。Davis 和他的同事（2008）提供了一个很好的、循序渐进的渐进式放松的基本过程。

渐进式放松的一个方法是深呼吸。它可以在一个人有压力时在任何地点、任何时间完成。

- 深吸气后坚持从 1 数到 10。
- 缓慢呼气，再深吸气从 1 数到 10。
- 做这项练习时，只关注自己的呼吸。
- 感受紧张不安离开你的身体。

把思想放在持续的有节奏吸气和呼气上，把思想从考虑特定的应激源中移走。体验渐进式放松的技巧，详见练习 16.5。

瑜伽和太极　瑜伽是来自古印度的一种身心锻

练习16.5　渐进式放松

目的：帮助学生感受渐进式放松减轻压力的效果。

步骤：这一练习由骨骼肌的交替收缩与放松组成。

1. 坐在有扶手的舒适的椅子上，把手臂放在扶手上，保持直立的坐姿，双腿不交叉，双脚平放在地板上。
2. 闭上眼睛，做 10 个深呼吸，关注吸气和呼气。
3. 你的教练或团体成员应该做下面的介绍，你应当准确地跟随做：

- 我希望你专注于你的脚，把你脚上的肌肉紧绷起来。感受你脚上的紧张。坚持，现在放松。感受压力离开你的脚。
- 希望你能把小腿肌肉绷紧。感受你的小腿的紧张，坚持。现在你感受到紧张的压力，让你的小腿感受到压力离开。体验这种感觉。
- 绷紧你大腿上的肌肉。大多数人是靠压自己的大腿去抵抗椅子。感受肌肉的紧张感，体验那种感觉。现在放松并体验这种感觉如何。
- 感觉你腹部的紧张。绷紧你腹部的肌肉并坚持几秒钟。现在放松那些肌肉，体验那种感觉。
- 让你胸部的肌肉紧绷，你可以真正做到的唯一的方法就是非常深地呼吸并坚持（建议从 1 数到 10）。关注那是怎样的感觉。现在放松并体验那种感觉。
- 绷紧你手部的肌肉。握紧拳头并尽可能用力地坚持。用

力、再用力。现在放松，关注现在感觉如何。
- 绷紧你手臂的肌肉。你可以通过尽可能用力地向下压扶手来做这个动作。感受你手臂的紧张并持续下压。现在放松并体验这种感觉。
- 现在感受肩膀的紧张。绷紧你的肩膀并尽可能用力地坚持。体验这种感觉。现在放松你的肩膀并感受这种感觉。
- 感觉你下巴的紧张。尽你所能崩紧你的下巴和牙齿。感觉你的下巴的紧张并坚持。现在放松并体会紧张离开你的下巴。
- 现在，你是在放松的状态，闭上你的眼睛，想一想你真正快乐的时刻。让图像和声音环绕着你。想象自己在这样的情境中。你正在想什么？你有什么样的感觉？
- 睁开你的眼睛。感觉舒适的同学可以分享在放松状态下出现的图像。

讨论

1. 在做这项练习时，你印象最深刻的是什么？
2. 做这项练习后，你是否感觉更放松了？
3. 做了练习后，你在哪些方面感觉到了不同？
4. 在轻松的状态中出现的图像让你感到惊讶吗？
5. 你护理实践中的哪些方面可以运用这个练习？

炼。瑜伽练习被证明有益于治疗抑郁、促进身体和精神健康（Rao et al., 2013）。瑜伽强调正确到位、控制体位或姿势、调节呼吸来使人们放松和减轻压力。控制呼吸有助于让头脑冷静。一些形式的瑜伽涉及了冥想和培养自我意识。太极是伸展和有节奏的运动，需要调节和控制呼吸。它的姿势和动作是缓慢而优雅的。瑜伽和太极所需的专注要求人们放松并忘记困扰的想法。

意象导引 意象导引是一种经常结合放松策略用于应对癌性疼痛和压力的技术（Kwekkeboom, 2008）。意象技术利用患者的想象力刺激疗愈的精神意象来促进压力释放，包括让患者想象一个场景，想象以前所经历的安全、和平或美丽的场景。支持性提示可调动所有的感官深化意象的经历。这个场景可以在患者每次开始感受到压力时使用。有激励作用的磁带和音乐也可用于意象导引。

支持团体 支持团体可以帮助挣扎在同样的健康状况或危机中的患者或家庭，使用化解压力的应对策略和学习处理自我管理中困难的健康问题。这是非常有帮助的，比如丧亲团体、癌症支持团体、老年痴呆症家庭团体和针对物质滥用或酗酒的专业团体。心理教育支持干预团体包括美国精神疾病联盟（National Alliance on Mental Illness, NAMI）、以心脏康复为目标人群的健康促进团体。

职业压力

倦怠

Khamisa 等人（2013）指出，护士更容易职业倦怠，因为他们每天在高压力环境下工作，帮助人们处理严肃的生命和死亡的问题。随着时间的推移，长时间与压力相关的工作会损害护士的健康。Freudenberger（1980）定义**倦怠**是指"对某个原因、生活方式或关系的付出未能产生预期回报所带来的疲劳或挫败的状态"（p.13），在从事与人相关的工作时容易产生倦怠，并以情感耗竭、人格解体、职业成就感的降低为特点（Maslach, 2001）。虽然倦怠与抑郁和焦虑有一定的相似，但它是一种不同的综合征，显然与个人的工作环境和个人期望相联系。

倦怠不知不觉地开始，特别是对追求完美的护士来说。它不易被察觉，是一个与情感耗竭和意义丧失有关的渐进的综合症状。Freudenberger（1980）认为倦怠是"过度成就综合征"。越是高成就和意志坚定、对工作充满热情的护士，倦怠的风险越大。倦怠来源于外部工作环境和个人内在因素的结合。导致倦怠的主要原因包括工作量、控制、奖励、团体、公平以及价值六个方面（Freeney and Tiernan, 2009）。护士与工作相关的倦怠来源包括工作时间太长或工作节奏太紧张、得不到赞美、有太多需要照顾的患者、努力符合管理者的过多要求、缺乏与同事的沟通、对工作感到厌恶等，这些取代了工作原有的意义。

倦怠的症状 图 16.3 标识了倦怠的常见症状。

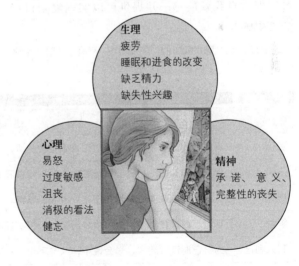

生理
疲劳
睡眠和进食的改变
缺乏精力
缺失性兴趣

心理
易怒
过度敏感
沮丧
消极的看法
健忘

精神
承诺、意义、完整性的丧失

图 16.3 倦怠的症状

Khamisa 等人（2013）指出，倦怠的典型特征为情感耗竭、人格解体和胜任感降低。经历倦怠的护士通常表现出对工作感到失望和缺乏热情。其他迹象包括动机和理想的丧失、对工作的厌倦和不满、烦躁不安、对期望的怨恨以及避免与患者和家属有意义的接触。头痛、胃部不适、不吃饭或匆忙吃饭、感觉被别人侵犯以及护理工作与个人生活的失衡，是护士工作倦怠的信号。在对同事遭遇倦怠的看法的研究中，观察到的迹象包括一个努力达到目标却难以企及、希望独自管理、与他人隔绝（Ericson-Lidman and Strandberg, 2007）。

倦怠的预防策略   倦怠预防指南（Arnold, 2008）见表 16.3，反思生活中的压力来源有助于限制它们。思考你的目标以及什么对你是重要的。寻找角色模范或相信可以给你支持的同事，从他们那里获得意识到你的生活中正在发生什么所需要的敏感性，而不是简单地抱怨。一个有用的练习是描绘一年后的自己并询问自己这件事在那时有多重要。

根据你的个人价值观确定现实的可达到的目标是一个很好的预防倦怠的策略。目标应该与目的和价值观一致。一次专注于一件事，在开始另一个项目之前完成手中的事。实现小的相关目标可以促进自我效能感，并提供可以实现复杂目标的希望感。

给自己休息的时间！在工作、家庭、休闲和终身学习活动之间保持健康的平衡性，可以提高个人的判断力、满足感和生产力。每一次活动都要积极地安排时间并坚持。如果你选择平衡的生活，你会成为更好的护士。

记住——你总是有选择的，甚至是改变你的态度，让关爱自己成为提供优质护理的一部分。人们会忽视经历了倦怠的这一事实。生活是一系列的选择和协商。我们做出的选择创造了我们的生活。因为有些人不能做得和你一样好而拒绝分配工作给他，或者因为你有太多的工作要做而不出去与朋友吃饭，这些糟糕的选择导致了倦怠。

从自我中解脱或为后果负责是倦怠预防的重要组成部分。它意味着你不允许情感参与到任务中或破坏你的生活质量、价值观或需要。曾经有人问特蕾莎修女（Mother Terasa），她在加尔各答遇到苦难时，为何依然如此精力充沛和充满希望的。她回答说是因为她已经尽力，并且对结果也没什么担心的，因为她不能控制结果。

对你自己的和他人的需要同样注重是很重要的。虽然这似乎是显而易见的，护士有时会认为考虑到自己的需要是自私的。但是，一个人不能从一

表16.3   倦怠预防指南
建议策略

意识	通过自我反省和与他人的对话来确定优先级，找出生活不平衡的部分。承认并跟随感受。
平衡	保持健康的生活方式。在照顾他人和关爱自我之间取得平衡，并自我更新需求。
选择	区分你可以改变的事情和不可能改变的事情。深思熟虑地做出有目的和意义的选择。
解脱	从过度的自我和个人野心中走出来。分担护理的责任。用冥想来达到自我聚焦。
利人利己	为自己制订时间表，学会说不，练习冥想，发展丰富精神的外部兴趣。
信念	倦怠是一种精神的不适。不知道下一步会发生什么的时候，你要相信自己拥有更大的力量或目的来聚焦自己。
目标	确定和发展符合个人优势的现实的目标。寻求反馈和支持。
希望	希望可通过与其他人的对话来培养，以减轻负担并在一个更大的视野中相信个人潜能和个人价值。
真诚	认识到自己是唯一可以设定和实现生活的意义的人。

个空的柜子中拿出东西给予别人，补充自我实际上增加了一个人可以为他人付出的东西。

信念被定义为一种与更大的目标或更高的力量的无形的连接，这使人们无论在状态良好还是糟糕的时候都能得到引导和支持。信念能帮助人们培养积极的世界观以及经历更少的痛苦。经历倦怠的护士常常会对改变现状感到无奈和绝望，而不是想远离它。希望是一种有效的消除倦怠的方法。练习16.6提供了一个机会，去思考你潜在的倦怠和在生活中获得更好的平衡的方法。

当重要的价值被忽视或贬低时，倦怠会挑战一个人的完整性。当你开始忘记你是谁，想成为每个人期望的你时，你就有麻烦了。找回你自己！为自己负责并做对你来说重要的事有助于走出倦怠。冒风险去成为你自己，尽可能成为你自己，不用担心别人的想法。寻求专业的支持（如培训、员工撤退、员工支持网络和岗位轮换）来刺激新的想法和观点。在严重情况下，专业支持团体是一种有效的鼓励护士的手段。

总　结

本章聚焦于健康护理中的应激反应以及通过护患关系提供支持来应对压力。压力可以对患者的结局、对护理的满意度水平和对治疗的依从性造成负面的影响。护患关系的一个基本目标是让患者及其家人获得他们需要的知识、支持和资源以有效地应对压力。

压力是每个人生活中的一部分。轻微的压力可能是有益的，但更高的压力水平可能是不健康的。并发和累积的压力增加了反应的水平。理论模型将压力看作一种生理反应、一种刺激、一种人与环境之间的交换。影响应激反应发展的因素包括应激源本身、对其含义的个人解释、已有的和并发压力

练习16.6　倦怠评估

目的：帮助学生理解倦怠的症状。

步骤

考虑你过去一年的生活。完成问卷，如果该描述经常出现为5分，如果在大部分时间出现为4分，如果偶尔出现为3分，如果它在过去6个月内出现过一次或两次为2分，如果它根本不是问题为1分。60～75分表明倦怠；45～60分表明你有压力，有发展为倦怠的危险；20～44分显示了正常的压力水平；而小于20分表明你没有倦怠的可能性。

1. 你是否发现自己承担得过多或被其他人的问题压倒？
2. 你是否对自己的时间安排感到烦恼？
3. 你是否感觉没时间参加社会活动？
4. 你失去了幽默感吗？
5. 你入睡困难吗？
6. 你觉得你对别人更不耐烦或不宽容吗？
7. 你很难说出"不"吗？
8. 你是否因为没有时间而使一件曾经很重要的事情从你身边溜走？
9. 你是否感到紧迫感和没有足够的时间来完成任务？
10. 你是否会忘记约会或者朋友的生日？
11. 你感到被淹没了，无法保持自己的节奏？

12. 你对亲密失去了兴趣？
13. 你是否暴饮暴食或不吃饭？
14. 对你的工作很难抱以热情？
15. 你觉得与其他人进行有意义的联系是困难的？

计算你的分数，并将你的分数与同学比较。护理学校是倦怠发展的有力温床。为弥补可能出现的倦怠症状，可做到以下几点：

1. 想想上次你为自己花的时间，如果你想不起来，那么你真的需要做这个练习。
2. 确定一个你可以在下周做的休闲活动，打破倦怠的循环。
3. 描述你将实行这项活动的步骤。
4. 确定该活动所需的时间以及重新调整其他活动将其变为可能。
5. 描述执行这项活动的障碍以及你如何解决这些问题。

讨论

1. 对你来说，执行这些活动很困难吗？如果是这样，为什么？
2. 你可以制订一份合理的计划来实行你的活动吗？
3. 他人选择的活动让你惊讶或有助于你吗？
4. 在未来的实践中，你能够怎样利用从这个练习中学到的？

源、以往遇到相似应激源的经历、支持系统的可利用性和个人应对的能力。

人们使用问题聚焦和情绪聚焦的应对策略来最大限度地减少压力。社会支持是有效应对压力的关键。评估应关注个人经历的压力因素、它们发生的环境以及应对策略的鉴定。支持性干预措施包括提供信息，给予表达其感受、想法和忧虑的机会以及预期指导。

护士是为经历复杂的健康和生活事件的患者和家庭提供医疗保健服务的一线人员，他们也会经历压力并且需要支持以更有效率地完成工作。对与专业护理领域的工作相关的压力，预防倦怠要求能够识别并解决会导致倦怠的组织和个人的因素。

伦理困境　你会怎么做？

患有获得性免疫缺陷综合征（艾滋病）的病人的母亲不知道她儿子的诊断，因为她儿子不想让她担心。而且如果她知道他是同性恋，会不赞成。母亲问护士，她的家庭是否应该做一个肿瘤咨询，因为她不理解：如果她的儿子像他说的那样得了白血病，为什么肿瘤学家没有给他看病。护士应该做些什么？

问题讨论

1. 你发现哪些自我照顾的建议可以阻止倦怠的发展？
2. 压力以身体和情绪紧张的症状为特征。在你的患者的行为中，压力是以哪种方式表现出来的？
3. 你已经尝试过或观察到的最好的压力管理策略有哪些？

参考文献

Aldwin CM, Levenson MR: Posttraumatic growth: a developmental perspective, *Psychol Inq* 15(1):19–22, 2004.

Aldwin CM: Culture, coping and resilience to stress. Gross National Happiness and Development - Proceedings of the First International Conference on Operationalization of Gross National Happiness, Thimphu 2004, 2010, Centre for Bhutan Studies. PP. 563–573 http://archiv.ub.uni-heidelberg.de/savifadok/volltexte/2010/1333. Accessed, March 2, 2014.

Antoni M: Psychosocial intervention effects on adaptation, disease course and biobehavioral processes in cancer, *Brain Behav Immun* 30(Suppl):S88–S98, 2013.

Arnold E: Spirituality in educational and work environments. In Carson V, Koenig H, editors: *Spiritual dimensions of nursing practice*, revised edition, Conshohocken, PA, 2008, Templeton Foundation Press, pp 368–399.

Arnold E: The stress connection: women and coronary heart disease, *Crit Care Nurs Clin North Am* 9(4):565–575, 1997.

Beck J, Beck AT: Cognitive Behavior Therapy: Basics and Beyond, New York, NY, 2011, The Guilford Press.

Benson H: *The relaxation response*, New York, 1975, Morrow.

Bippus A, Young S: Using appraisal theory to predict emotional and coping responses to hurtful messages, *Interpersona* 6(2):176–190, 2012.

Cannon WB: *The wisdom of the body*, New York, 1932, Norton Pub.

Chaboyer W,H, James H, Kendall M, et al.: Transitional care after the intensive care unit, *Crit Care Nurse* 25(3):16–27, 2005.

Davidson J, Powers K, Hedayat L, Tieszen M, Kon A, et al.: Clinical practice guidelines for support of the family in the patient-centered intensive care unit: American College of Critical Care Medicine Task Force 2004–2005, *Crit Care Med* 35(2):605–622, 2007.

Davis M, Eshelman E, McKay M, et al.: *The relaxation and stress reduction workbook*, Oakland CA, 2008, New Harbinger Publications, Inc.

Dolbier C, Smith S, Steinhardt MA, et al.: Relationships of protective factors to stress and symptoms of illness, *Am J Health Behav* 31(4):423–433, 2007.

Ericson-Lidman E, Strandberg G: Burnout: co-workers' perceptions of signs preceding workmates' burnout, *J Adv Nurs* 60(2):199–208, 2007.

Folkman S: The case for positive emotions in the stress process, *Anxiety Stress Coping* 21(1):3–14, 2008.

Freedman R: Coping, resilience, and outcome, *Am J Psychiatry* 165(12):1505–1506, 2008.

Freeney V, Tiernan J: Exploration of the facilitators of and barriers to work engagement in nursing, *Int J Nurs Stud* 46:1557–1565, 2009.

Freudenberger H: *Burn-out: the high cost of high achievement*, Garden City, NY, 1980, Doubleday.

Ganzel B, Morris P, Wethington E, et al.: Allostasis and the human brain: integrating models of stress from the social and life sciences, *Psychol Rev* 117(1):134–174, 2010.

Garcia-Dia MJ, DiNapoli JM, Garcia-Ona L, Jakuboski R, O'Flaherty D: Concept analysis: resilience, *Archives of Psychiatric Nursing* 27:264–270, 2013.

Grazzi L, Andrasik F: Non-pharmacological approaches in migraine prophylaxis: behavioral medicine, *Neurol Sci* 31(Suppl 1):S133–S135, 2010.

Grillon C: In Saddock B, Saddock V, editors: *Anxiety disorders: Psychophysiological aspects*, Philadelphia, PA, 2005, Lippincott, Williams and Wilkins, pp 1728–1739.

Haugland T, Veenstra M, Vatn M, Wahl A: Improvement in stress, general self-efficacy and health related quality of life following patient education for patients with neuroendocrine tumors: A pilot study, *Nurs Res Pract* 695820, 2013. http://dx.doi.org/10.1155/2013/695820. Epub 2013 Apr 23.

Hoff L, Hallisey B, Hoff M, et al.: *People in crisis: clinical diversity perspectives*, ed 6, New York, NY, 2009, Routledge.

Holmes, Rahe R: The social readjustment rating scale, *J Psychosom Res* 11:213–218, 1967.

Jacobson E: *Progressive relaxation*, Chicago, 1938, University of Chicago Press.

Jamieson J, Nock M, Mendes W: Mind over matter: reappraising arousal improves cardiovascular and cognitive responses to stress, *J Exp Psychol Gen* 141:417–422, 2011.

Jaser S, Faulkner M, Whittemore R, Sangchoon J, et al.: Coping, self-management, and adaptation in adolescents with type 1 diabetes, *Ann Behav Med* 43(3):311–319, 2012.

Khamisa N, Peltzer Oldenburg B: Burnout in relation to specific contributing factors and health outcomes among nurses: a systematic review, *Int J Environ Res Public Health* 10(6):2214–2240, 2013.

Keller V, Baker L: Communicate with care, *RN* 63(1):32–33, 2000.

Kwekkeboom K: Patients' perceptions of the effectiveness of guided imagery and progressive muscle relaxation, *Complement Ther Clin Pract* 14(3):185–194, 2008.

Lazarus RS, Folkman S: *Stress, appraisal and coping*, New York, 1984, Springer.

Lavoie J: Eye of the beholder: Perceived stress, coping style, and coping effectiveness of discharged psychiatric patients, *Arch Psychiatr Nurs* 27:185–190, 2013.

Lazarus R: *Psychological Stress and the Coping Process*, New York, 1991, Springer.

Leape L, Bearwick D, Clancy C, et al.: Transforming health care: A safety imperative, *Qual Saf Health Care* 18:424–428, 2009.

Lehrer P, Woolfolk R, Sime W, et al.: *Principles and practice of stress management*, New York, 2007, Guilford Press.

Leske J: Interventions to decrease family anxiety, *Crit Care Nurs* 22(6):61–65, 2002.

Lin FY, Rong JR, Lee TY: Resilience among caregivers of children with chronic conditions: a concept analysis, *J of Multidisciplinary Health Care* 6:324–333, 2013.

Marsiglia FF, Kulis S, Garcia Perez H, Bermudez-Parsai M: Hopelessness, family stress, and depression among Mexican-heritage mothers in the southwest, *Health Soc Work* 36(1):7–18, 2011.

Martin P, Lae L, Reece J, et al.: Stress as a trigger for headaches: relationship between exposure and sensitivity, *Anxiety Stress Coping* 20(4):393–407, 2007.

Maslach C: What have we learned about burnout and health? *Psychol Health* 16:607–611, 2001.

McEwen B: Allostasis, allostatic load, and the aging nervous system: role of excitatory amino acids and excitotoxicity, *Neurochem Res* 9(10):1219–1231, 2000.

McEwen B: Physiology and neurobiology of stress and adaptation: central role of the brain, *Physiol Rev* 87(3):873–904, 2007.

McEwen B: Brain on stress: How the social environment gets under the skin, *Proc Natl Acad Sci U S A* 109(suppl. 2):17180–17185, 2012.

Meyers D: *Psychology in Everyday Life*, New York, NY, 2011, Worth Publications.

Miller G, Wrosch C: You've gotta know when to fold them, *Psychol Sci* 18:773–777, 2007.

Moeini M, Taleghani F, Mehrabi T, Musarzale A: Effects of a spiritual care program on levels of anxiety in patients with leukemia, *Iran J Nurs Midwifery Res* 19(1):88–93, 2014.

Neale D, Arentz A, Jones-Ellis J, et al.: The negative event scale: measuring frequency and intensity of adult hassles, *Anxiety Stress Coping* 20(2):163–176, 2007.

Pearlin L, Schooler C: The structure of coping, *J Health Soc Behav* 19:2–21, 1978.

Pearlin L: The sociological study of stress, *J Health Soc Behav* 30(3):241–256, 1989.

Rao N, Varambally S, Gangadhar B: Yoga school of thought and psychiatry: Therapeutic potential, *Indian J Psychiatry* 55(suppl 2): S145–S149, 2013.

Reich J, Zautra A, Hall J, et al.: *Handbook of adult resilience*, New York, NY, 2010, Guilford.

Richards M, Steele R: Children's self-reported coping strategies: the role of defensiveness and repressive adaptation, *Anxiety Stress Coping* 20(2):209–222, 2007.

Samuel-Hodge C, Watkins D, Rowell K, et al.: Coping styles, well-being and self-care behaviors among African Americans with type 2 diabetes, *Diabetes Educ* 34(3):501–510, 2008.

Schacter D, Gilbert D, Wegner D: *Psychology*, 2nd Ed, New York, 2010, Worth.

Schwarzer R, Knoll N: Functional roles of social support within the stress and coping process: a theoretical and empirical overview, *Int J Psychol* 42(4):243–252, 2007.

Selye H: Stress and the general adaptation syndrome, *Br Med J* 4667:1383–1392, 1950.

Schieveld J: On grief and despair versus resilience and personal growth in critical illness, *Intensive Care Med* 35:779–780, 2009.

Sinha B, Watson D: Stress, coping and psychological illness: a cross-cultural study, *Int J Stress Manag* 14(4):386–397, 2007.

Skinner E, Edge K, Altman J, et al.: Searching for the structure of coping: a review and critique of category systems for classifying ways of coping, *Psychol Bull* 129(2):216–269, 2003.

Sterling P, Eyer J: Allostasis: a new paradigm to explain arousal pathology. In Fisher S, Reason J, editors: *Handbook of life stress, cognition and health*, New York, 1988, Wiley, pp 629–649.

Stewart J, Mishel MH: Uncertainty in childhood illness: a synthesis of the parent and child literature, *Sch Inq Nurs Pract* 14(4):299–319, 2000. discussion 321–326.

Taylor SE: Tend and befriend: biobehavioral bases of affiliation under stress, *Curr Dir Psychol Sci* 15:273–277, 2006.

Taylor SE, Welch W, Kim HS, et al.: Cultural differences in the impact of social support on psychological and biological stress responses, *Psychol Sci* 18:831–837, 2007.

Thoits P: Compensatory coping with stressors. In Avison W, Aneshensel CS, Shieman S, Weaton B, editors: *Advances in the Conceptualization of the Stress Process: Essays in Honor of Leonard I Pearlin*, Springer, 2010, pp 23–34. Chapter 2.

Yeager K, Roberts A: Differentiating among stress, acute stress disorder, crisis episodes, trauma, and PTSD: Paradigm and treatment goals, *Brief Treatment and Crisis Intervention*(3)3–25, 2003.

第五部分

为有特殊沟通需要的患者提供帮助

第十七章

与有沟通障碍的患者进行沟通

Katbleen Underman Boggs

目 标

阅读本章后，读者能够：

1. 识别常见的沟通障碍。

2. 描述与具有视觉、听觉、认知、刺激相关残障的患者进行沟通的策略。

3. 描述一个具体的护士沟通障碍问题。

4. 评估基于实证的沟通障碍数据库并讨论如何将这些基于实证的实践和研究结果应用于自己的临床实践。

本章概述了与有沟通障碍的患者进行交流时常遇到的困难。研究显示，许多在医院、长期照料机构或家庭中生活的患者有沟通问题。部分患者的沟通障碍与其生理损伤相关，他们无法正确表达自己的需要。思考下面蒂姆的案例：

案例：蒂姆

蒂姆22岁，大脑损伤创伤后3周，在你工作的神经重症病房接受治疗2周。

护士：早上好，蒂姆。我是苏南希，是你周日上午的责任护士。我现在要给你洗个澡。水流会让你感到温暖。洗完澡后，你太太会进病房来看你。她昨晚一直待在等待室，因为她想和你在一起。（如果患者无法说话，没有回答是正常的，但是说话的声音和注意到患者无法说出的需要具有治疗作用。）

总结护士所用的沟通策略：

- 称呼患者的名字
- 自我介绍
- 确定了时间（日期、时间、地点都确定下来会更好）
- 在开始之前解释了步骤
- 不断变换患者的体位

> 经常变换患者的体位不仅有利于其生理健康，也提供了话题。我们努力提供良好刺激的环境，给予患者安慰和鼓励被证实是有意义的。

在努力将 QSEN 的能力与以患者为中心的护理相协调的同时，我们也应该运用沟通能力将患者的需求传递给医疗护理团队的其他成员。在本章中，我们将描述与有沟通障碍的患者进行有效沟通的策略。

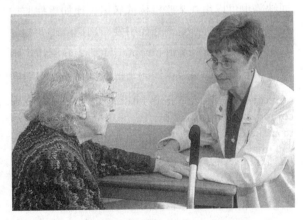

在与患有失语症的患者进行交流时，可以使用触摸、目光接触、言语等形式。

基本概念

美国演讲语言听觉协会（ASLHA，1993）指出，沟通障碍是接收、传送、加工和理解言语、非言语及图形符号系统的能力受损。这些能力缺陷包括听觉、视觉、演讲、语言或认知处理的障碍（H'Halloran et al.，2012）。这种障碍可以是先天的或后天的，可以轻微也可以严重。严重的认知和感觉障碍影响沟通交流，妨碍患者的医疗照护，导致患者感到沮丧。总体而言，每 6 个美国人中就有一人有感觉或沟通缺陷，全美约共有 5000 万人有感觉或沟通缺陷（U. S. Department of Health and Human Service, n.d.）。促进这些患者对医疗服务的使用是《全民健康 2020》计划的目标之一。许多此类患者报告了在获得健康护理服务方面的延误或困难。

2001 年，世界卫生组织对功能、残疾和健康的国际分类从医疗诊断模式转变为功能模式（比如，具有感觉障碍的个体在其日常生活中的功能如何）。在此种模式下，沟通障碍的定义包括在身体结构或功能上导致沟通障碍的所有情况。具体来说，当患者在五种感官中的一种或多种有障碍或在认知加工功能方面有障碍时，均认为患者存在沟通困难。沟通缺陷也可以由在某些机构或病房（比如重症监护病房）中的某种感觉剥夺而引发。沟通障碍的程度是患者功能损害的类型、个人适应能力和医疗护理环境相互作用的结果（例如，根据世界卫生组织的模式，受到身体因素、个体因素和环境因素的影响）。

患者接收、发送信息的能力的任何缺陷均会影响其健康、医疗护理以及做出决定的能力。照顾这些患者时，你需要对本书前面提过的沟通策略进行调整，评估每一位患者的沟通交流能力。两个个体可能有同样的感觉损伤，但在沟通能力方面的损伤不尽相同。每个人都以不同的方式对自己的沟通缺陷进行了补偿。

目标

我们的主要目标就是最大程度地提高患者的沟通能力，使其在医疗护理体系中能进行有效沟通以达到最佳的健康状态，确保生活质量。研究显示，当护士无法理解患者时，有沟通障碍的患者会变得沮丧、生气、担忧、低落或不确定，有些患者表现为严重失落从而导致行为问题，甚至忽略所需要的护理。即使能够获得照护，沟通障碍也会影响治疗性关系和最佳的健康照护（Markov and Hazan, 2012）。患者的沟通障碍是一个障碍。其他的障碍还包括工作人员的负面态度和沟通调节的失败。

基于家庭的健康照护

对沟通障碍患者进行家访，使护士有充足的时间与患者进行合作协商，因为在重症照护期间往往没有时间。家庭健康护士可以协助防止患者残障的恶化，正如 Liebel 和同事（2012）在针对老年人的研究中证实的。

缺陷的类型

听力丧失

超过 2800 万美国人有听力问题。听力的缺失可以是传导性的、感音性的或者功能性的。听力缺失的原因可能是先天的或后天的（例如，感染、药物副作用甚至是暴露在大量噪声中，比如战争中的噪声）。正如第十九章描述的，听力的丧失，特别是高频听力的损伤在老年患者中经常发生。护士在法律和伦理上都有责任为这些患者提供合适的照护，即使听障人群不太容易从照顾者那里获得健康相关信息。

听力使得人们在环境中发生改变从而进行有效的回应。倾听者不仅可以听到声音和单词，还可以听到发声时伴随的说话者的语调、音量和复杂的转调。一些微妙的变化可以完全改变表达的含义。声音和强度相结合，语言符号的组织使得患者感受并领会了说话者表达的含义。患者听力缺失的程度通常并没有被充分意识到，因为他们的外貌和行为并无异常。但即使是轻度到中度的听力缺失，也会导致明显的功能损伤（George et al., 2012）。由于缺少了从外界环境获得信息的主要手段之一，患有听力损伤的患者可能试图掩盖这种缺陷，回避人际交往，变得沮丧或者不愿从健康护理服务人员那里获取信息。

儿童　每 1000 名新生儿中约有 3 名患有耳聋或听力障碍（美国健康和人类服务部）。值得庆幸的是，这些缺陷在出生时就会被诊断出来。需要对新生儿进行脑干听力反应测试（参见美国国立耳聋与其他交流障碍性疾病研究所网站 www.nidcd.nih.gov）。美国预防服务工作组和美国儿科学会推荐，所有新生儿均需经过**听力筛查**（AHRQ, 2012）。

老年人　随着年龄的增长，老年性耳聋或耳部结构退化导致传导性听力障碍的风险增加。

视力缺陷

人类比绝大多数生物更依赖视力。超过 500 万美国人是盲人或患有无法修复的视觉损伤（美国眼科研究所）。这些人的年龄多超过了 50 岁。视觉损伤的患者失去了理解信息的主要手段。失明的患者失去了获取伴随言语交流的所有非言语信号（如面部表情、点头、屈身）。即使是对部分视力损伤，护士也应该评估患者能否看清说明以及药物标签等。

儿童　有视觉损害的儿童无法获取视觉信号，比如面部表情，而这些信号可以促使儿童去学习交流技巧。美国预防服务工作组推荐未满 5 岁的儿童接受弱视、斜视的检查并测量视力。但传统的视力检查需要儿童会讲话，因而直到 3 岁方可进行。

老年人　随年龄的增加，晶状体的柔韧性降低使得从远到近的调节能力下降，这种情况被称为老花眼。黄斑的退行性病变也已经成为老年人视力丧失的一个主要原因。

言语和语言障碍继发的口头交流障碍

由神经外伤导致的言语和语言障碍呈现出特殊的沟通障碍。在正常交流中，人们以有序、系统的方式对词语进行感知和交流。人们用语言表达需求并控制外部事件。对儿童早期前语言技能的风险进行识别以提高其交流能力，使得早期干预得以实施。无法讲话，甚至是由于插管或呼吸机导致的暂时不能讲话的患者，会产生沮丧、焦虑、恐惧甚至恐慌。

当语言加工或表达能力被扰乱时，其他一些功能领域也会出现障碍。失语症是一种神经性语言障碍，在中风后会发生。失语症主要表现为表达或感觉性障碍。有表达性失语症的患者可以领会他人的信息，但无法用语言表达自己的想法或感受。感觉性失语症患者在对文字或口头语言的接收和加工中存在困难。完全性失语症患者则在接收和表达信息中均存在障碍。有交流障碍的患者可能会产生失落的感觉或者社会孤立感。虽然可能并没有认知障碍，但这些患者在交流中可能需要更多的"思考时间"来进行认知加工。

受损的认知过程

受损的认知加工能力可能影响交流过程并导致焦虑和困惑。理解包括接收新信息并与已有的知识进行有意义的整合。加工能力障碍的患者理解起来更为困难，需要更多的时间进行概念整合。社会服务人员以及健康护理工作者都有责任来对患者的理解能力进行评估、对患者进行肯定并协助其克服沟通障碍。护士需要不断评估患者的理解程度，甚至包括评估他们能否理解自理活动。护士也应评估患者对替代性沟通辅助方法的使用（Gibson-Mee, 2011）。

儿童　由于越来越多的儿童出现了发育性残

疾，在临床机构和社区内工作的护士会更多地遇到此类患者（Betz, 2012）。在认知损害的儿童中，非典型的沟通通常是首要的行为线索，这些儿童通常伴随精神发育迟滞、自闭症和情感障碍。随着年龄的增长，这些儿童在交流中会出现轻微的扭曲。举个例子，唐氏综合征儿童在判断面部非言语表情方面较其他儿童更加倾向于正向理解，而这种判断可能会导致儿童错误地理解护士给予的信息。

老年人 有认知障碍的老年患者的沟通路径可能会发生变化。虽然绝大多数老年人心智仍然敏锐，但护士仍需对风险进行评估。比如，记忆力的减退可能导致患者无法正确服用医生开具的药物。

与某些精神疾病有关的沟通障碍

重性精神疾病患者可能会出现一种特殊的沟通交流障碍。这种障碍是由于大脑中传递和解读信息的神经递质出现功能异常而导致的。有1300万美国人患有重性、衰退型精神疾病（美国健康和人类服务部）。在这些精神疾病患者中，有些人有沟通障碍。除了与疾病相关的沟通问题之外，患者接受和表达语言信号能力的受损也伴随着社会孤立和应对能力受损。

其他的沟通障碍与不同的精神疾病有关。比如，有些精神疾病患者的感觉通道或许是完整的，但是他们对自己所听到的、看到的、闻到的以及触摸到的并不能进行适当的加工和反应。在某些类型的精神分裂症中，大脑的生化神经递质可能发生变异，而这些递质通常在神经细胞中传导信息并决定人体对外界环境变化的反应，因此信息的意义被扭曲了。本章对精神疾病患者的管理不做赘述，而注重描述基本的交流策略。

某些精神疾病患者的语言减少、内容贫乏，语言障碍反映了其在感知、思维和行为方式方面的混乱模式。护士会发现患者的声音和面部表情几乎都不发生变化，"情感缺乏"导致护士无法真正理解患者。不合逻辑的思维过程可能以错觉、幻觉和妄想的形式表现出来。普通的词语被赋予了新的含义，这种含义只有当事人能够理解。

与疾病相关的环境剥夺

与有感觉障碍、躯体移动障碍、对外界刺激没有反应或有持续、激烈反应的患者进行交流对护理来说是非常重要的（图 17.1）。在患者不知所措时，护士应表现出关心，比如对于在急诊病房或重症监护病房的患者。患者可能会感到害怕、疼痛以及由于插管治疗或其他并发症导致无法与他人正常沟通。研究证实，人际关系的缺失与后续认知功能的下降是相互关联的。如果没有正常的人际接触，即使是智力正常的患者也会表现出反应迟钝、兴趣缺乏以及问题解决能力的缺失。

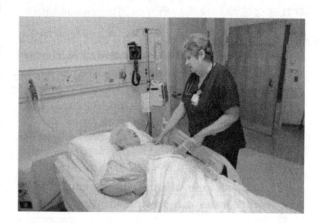

图 17.1 在医院重症监护病房影响患者与专业人员交流的环境因素：

- 焦虑或恐惧
- 疼痛
- 改变的刺激——刺激太多或太少，包括不寻常的噪声和隔离
- 睡眠剥夺
- 没有得到满足的生理需求，如口渴
- 忘记了时间
- 过多的生活变化
- 众多的照顾提供者
- 躯体无法移动
- 频繁实施的诊断程序
- 缺乏容易理解的信息

应　用

沟通能力的缺陷可能是先天的，也可能是后天形成的。以患者为中心的护理需要让有沟通障碍的患者积极参与护理工作。在医院中，所有工作人员都需要清楚哪些患者有沟通障碍，或许可以在病房门上进行标记或悬挂标志。共同的目标应该是护士与医疗团队所有成员一起，与患者进行有效沟通。然而，即使知道患者有沟通障碍，我们有时也无法做到与他们进行有效沟通。近来问世了许多可以辅助沟通的方法，在此并不对这些方法逐一回顾，下面仅介绍护士可以运用的基本沟通策略。通过这些方法，护士可以明白自己是否理解了患者的意思。护士的角色范围包括评估、形成使沟通顺利进行的策略、教育、提供心理支持和倡导。

查询相关数据库，汇总沟通交流的相关研究，特别是与沟通障碍的患者进行交流的研究，总结"最佳实践"指南。大多数网站都将研究证据从强到弱进行了分类。登录www.guideline.gov/content.aspx?id=34160&search=best+evidence+statement+multiple+means，获取"最佳证据"（BESt）。患者和健康照顾者可以使用多种方式交流健康护理信息（Cincinnati Children's Hospital Medical Center, 2011, May 15）。

这些临床专家对从精神科病房出院的儿童和青少年的有效沟通方式进行了全面回顾。患者被转介接受职业和演讲治疗以及语言病理学治疗。

结果：通过全面回顾发现，高质量的证据都推荐使用标准化的口头和书面出院信息，这些信息应与患者的文化程度相匹配，并应控制使用医学术语，推荐使用动词、短句子以及使用视觉辅助工具来突出要点。

应用于临床实践中：你或许会发现，与有沟通障碍患者进行交流时，使用动词和短句子是最有效的。另外，这些结果也提示你选择使用视觉辅助工具，比如图片、幻灯片或视频来补充你口头提供的信息。

沟通障碍的早期识别

识别患者的沟通障碍是护士的工作内容之一。

例如，一个4岁的患儿无法说话或仅能使用这个年龄应会的一部分词语，无法说出物品的名称也无法听懂你的话，你认为是否有必要进行进一步的评估？在这种情况下，你应该督促健康团队将其转诊，评价患儿的言语或语言能力。

评估目前的沟通能力

护士需要评估每位患者的沟通能力，从而使制订的护理计划服务于患者的沟通需求。法律要求使用替代性沟通方式。

沟通策略

百宝箱17.1中展示了具体的沟通策略。总体而言，循证的实践建议护士创造安静的环境，将时间更多地留给与患者的交流，花时间来倾听，用是否提问，观察非言语信号，重复地进行评论，有效地使用沟通设备，为保持连续性而将患者分派给同一名护士，鼓励患者的家属的在场以使得交流更加顺畅（O'Halloran et al., 2012；可参见AHRQ网站）。

百宝箱17.1　帮助感觉缺失患者的建议

- 评估患者是否做好了沟通的心理准备。
- 介绍自己并表达尊重，表明自己理解患者的沮丧，说明自己愿意沟通。
- 要简洁。
- 总是最大程度地使用感觉辅助工具，如沟通板、图片、手语以及电子辅助设备。
- 选择可以获取的、最适合患者的沟通方式。
- 总是协助患者使用辅助工具（调节助听器、眼镜、可发短信的智能手机等）。

对有听力障碍的患者

- 通过踏地面或敲桌子引发的震动来引起患者的注意。
- 与患者在照明良好的房间中进行沟通，并面对患者以引起他的注意。这样患者就可以看到你的面部表情和嘴唇的动作。
- 选择安静的个人场所，关门并将电视或收音机关闭以降低环境噪声。
- 利用面部表情、手语和手势来强化你说的内容；或找一个手语翻译，翻译可以是家庭成员。
- 说话要真切，不宜用夸大词语。听力部分缺失的患者对中调、平声、发音清楚的语言反应最佳。如果需要，尽可能大声说话，但不要喊叫。
- 将重要的想法写下来，给患者同样的选择以增加交流的机会。常备一块写字板。
- 对于听力部分缺失的患者，应准备电传打字机或扩音电话听筒。
- 如果患者耳聋，可以主要依赖视觉材料。
- 准备闭路字幕电视。
- 使用患者的手机短信或计算机的电子邮件功能。
- 鼓励听力缺失的患者说话，即使刚开始时只能说几个单词或别人难以理解的单词。
- 运用中介人，比如懂手语的家庭成员，辅助与耳聋患者的交流。

对有视力障碍的患者
- 当靠近患者时，要让他知道，可使用简单的触摸，在离开患者时也要说明。

- 通过调节交流来弥补非言语信息的缺乏。
- 对视力障碍患者的健康教育可采用大字体、录音或盲文的形式进行。
- 在走路时不要握住患者的手臂，而应该让患者拉住你的手臂。
- 与患者在一起时可以使用触摸或身体靠近，离开时给患者提供一些比较大的可以触摸的东西。
- 行走时，创造并使用一些信号来表明节奏或方向的改变。

与听力丧失患者的沟通

护士应该对所有患者的听力功能进行评估。对患者听力损伤状况的评估为患者提供了转诊的机会。护士评估的内容包括听力丧失开始的年龄和听

练习17.1　老年患者感觉功能的丧失

目的：协助学生体验老年人经常经历的感觉功能缺失。如果年轻人能够"将自己放在老年人的处境中"，将对老年的功能缺陷和需求更加敏感。

步骤
1. 将全班分为三个小组。
2. A组：将棉球放进耳朵里。B组：用塑料袋遮盖眼睛。C组：将棉球放进耳朵里同时用塑料袋遮盖眼睛。
3. A组的一名同学走近B组的一名同学。B组的同学用耳语的声音同A组的同学说话。A组的同学需要确认说话的同学说出的信息。然后，B组的同学从A组同学中识别出那个人。
4. C组同学需要至少识别出该组中的一名同学并描述其着装。如果无法完成描述，该名同学需要向他人做出说明并让他

人明白自己在说些什么。
5. 相互识别并进行交谈后，手拉手或仍保持站在一起并拿掉棉球和塑料袋（以协助确定描述了什么、听到了什么）。

讨论
1. 这种感觉缺失的经历让你有什么感觉？
2. 当你的感觉缺失时，你对完成这些要求感到轻松吗？
3. 做些什么才能让你感觉好一些？
4. 当回到"正常"功能状态时，你有什么感受？
5. 如果你知道这种缺失不是模拟的而是永久的，你会有什么感受？
6. 你认为这种经历对你以后在工作中与老年感觉缺失患者接触有什么影响？

Courtesy Glenn BJ, former member of the North Carolina State Health Coordinating Council Acute Care Committee, 1998.

练习17.2　感觉丧失：听力或视力

目的：协助增强对待感觉功能缺失的认识。

步骤
- 两名同学结成一组，一名同学蒙住眼睛。另一名同学引导这名"盲人"同学围绕校园走一圈。
- 在5~10分钟的行走过程中，引导同学与"盲人"同学就他们走的路线进行交谈。
或者
- 静音后，观看2分钟电视节目。所有的同学都要看同一节

目（比如，新闻报道或一部情景喜剧）。
- 在班上，同学们交流各自的观察并回答下列问题。

讨论
1. 有没有注意到感觉的差异？当护理失聪或失明患者时，这些差异会有什么样的影响？
2. 如果被剥夺了各种感官，你将会多么沮丧？你的感受如何？
3. 从这个练习中你学到了什么，怎样才能将这些应用到你的临床护理实践中？

力损伤的严重程度。如果患者的听力损伤在语言发育之后才开始出现，这就意味着患者能够理解文字符号并有语言技能；如果在儿童时期就出现，则会造成发育延迟，在制订最佳沟通策略时应该考虑到这一点。听力丧失的信号包括对声音和他人的回答反应迟钝，只有在直接面对其说话时才有反应。护士需要询问患者是否使用了助听器以及助听器是否能正常运作。

与听力丧失的患者进行交流的方式取决于其听力丧失的严重程度。如果用面具遮盖住你的脸或者用一定的口音讲话，读唇者就无法理解你说的话。可以使用沟通辅助设备来协助沟通。护士应该知道如何使用扩音设备，比如听力辅助设备、扩音器以及电话附件。通常，患者都有助听器，但需要在家人或护士的协助下使用。练习 17.1 和练习 17.2 会帮助你理解什么是感觉缺失。

参考百宝箱 17.1 来调整你的沟通技巧。美国手语已经成为标准交流工具许多年了，但只有很少的护士可以使用。基本方法包括使用纸和笔，使用手的信号或手势，使用技术层面的沟通辅助装置，比如语音放大器（如口袋扩音器）、交流板、绘画文字卡片以及手机的**无线文字通信**（短信）。患者可以使用电传打字机、其他设备或者手持电子设备来收发邮件和接收即时文字消息。思考下面蒂姆的例子。

案例：蒂姆

两名护理学生去照顾 9 岁的男孩蒂姆，他是一名聋哑儿。当护生们走进房间进行评估时，发现蒂姆独自一人，看起来有些焦虑。因为蒂姆不懂唇语，他们没有获得任何信息。护生们不知道蒂姆的阅读能力如何，而且他们也不懂手语。因此，他们没有选择用写字板或纸进行沟通，而是使用了一些有趣的面部表情并通过娃娃来表现。

与视力丧失患者的沟通

通常推荐护士对所有患者的视力损伤情况进行常规评估。护士应对所有有视力障碍的患者进行评估并确保住院患者佩戴了眼镜或其他设备。关于对视力损伤患者进行护理的策略，请参考百宝箱 17.1。适当使用语言信号（如在靠近患者时告诉他）能避免使患者受到惊吓。由于患者无法看到我们的脸，也不能观察到我们的非言语信号，护士需要将患者看不到的信息用语言描述出来。在靠近患者时，说出你的名字也是有帮助的。即使是那些视力部分丧失的患者，如果听到与他说话的人说出自己的名字，他们也会感到感激。协助视力损伤患者改善沟通交流的仪器包括电子放大机、听觉教材、带计算机屏幕阅读器的语音合成器、盲文键盘或卡片以及视频放大机。

当护理黄斑变性的患者时，记得要站在他们侧边，这是"直接面对他们"原则的一个例外，与听力丧失患者交流时也是如此。这是因为黄斑变性的患者通常还有部分周边视力，增强照明以及使用滤光器减少眩光可以协助护士与视力障碍患者的交流。

对于眼盲的患者，作为一种增强信号，触摸可以让患者对护士的位置进行定位。当然，用语言打招呼或许是提醒患者的一种更好的方式。声音的音调和停顿对强化声音的内容是有帮助的。护士离开房间时，应告知患者。思考苏女士的例子。

案例：苏女士

你可以使用语言来提供更多的信息，从而抵消缺失的视觉线索。苏女士是一位老年眼盲患者。她对护士鲁思说，她感到鲁思在和她说话时非常不自在，认为鲁思或许不喜欢她。由于看不到鲁思，苏女士将鲁思声音中的犹豫不安理解为不愿与她在一起。鲁思承认，她与苏女士交流时非常不自在，但没有再进行解释。如果苏女士能够看到鲁思的大量身体姿势，她就会意识到鲁思非常害羞，任何人际交往都会令她局促不安。为了避免交流中的严重误解，鲁思需要澄清她不自在的原因，这样他们的关系才能进一步发展。

对环境障碍的指导

当一位眼盲的患者进入新环境中时，护士需要协助其熟悉新环境。护士要向患者介绍房间的大小、家具和电器的位置。当协助患者用托盘进餐时，护士需要描述各种食物的位置，这时可以用时钟进行类比（如胡萝卜在 2 点钟的位置、土豆在 11 点钟的位置）。如果他人在场，你可以告诉患者在场的每个人的名字。一个好的沟通策略是让房间里的其他人向患者介绍自己。这样，患者就会评估每个人的声音特点。护士在与眼盲患者进行交流时应该避免使用比平时谈话更响亮的声音，或是使用夸张的形式来发音。这样说话会让患者感到你是居高临下的或者没有真正理解他们的障碍所在，音调也应该保持自然。

眼盲的患者在不熟悉的环境中移动时需要有人指引。例如，调查显示，眼盲患者在去浴室或是离开浴室时需要帮助。让患者保持自主的一个方式就是将手臂放在患者身边而不是拉着患者的手臂。引导患者走向新的地点或是在不同的地形中行走时，告诉患者何时需要改变步伐、何时需要转弯。有些患者会使用可穿戴的导航系统。

言语和语言障碍继发的口头沟通障碍

言语和语言的评估是初步评估的一部分。如果患者无法说话（**失语**），就会有困难。对于患者失语类型的评估有助于选择最合适的干预措施。表达性语言障碍是指无法使用词语或无法用准确的语言符号来表达想法。对于部分**表达性失语症**患者来说，如果给予其足够的时间和帮助，是可以找到合适的词语进行表达的。另一部分患者无法将词语连接成有意义的句子或者在描述一系列事件时遇到障碍。接收障碍的患者无法完成指令、阅读信息、书写或将信息与已有知识联系起来。即使患者看起来无法理解，护士也应该用简单的名词来解释发生的事情。如果护士尽力回应，患者就会心存感激。

百宝箱 17.2 展示了与言语障碍患者沟通的策略。如果患者丧失了沟通表达和沟通接收的能力，则称为完全性失语症。当有这些障碍的患者无法理解交流内容时，他们就会变得沮丧。试图说话会导致疲劳，这时应该使用简短、积极的会话与患者进行交流。如果不这样，患者可能会以不说话的方式来回应，从而恢复精力和使头脑冷静。由生理变化引起的自我形象的改变、不确定的康复过程和中风的后果、家庭角色的改变以及在家庭成员间流畅交流被打乱，这些都使得功能性沟通的丧失尤为令人烦恼。任何仍保留的语言技巧都应该被充分发掘。

沟通替代手段包括指向、打手势或使用图片以及言语生成电子设备。经证实，扩大和代替沟通（Augmentive and dternative communication, AAC）的方式可以协助护士与无法说话的患者进行更好的交流（Finke et al., 2008）。AAC 包括了沟通板、图片、卡片以及使用图片式疼痛评定量表。而 van der Meer 和同事（2011）发现，在 AAC 方法中更受青睐的是使用**语音生成设备**。目前已经有几款**智能手机应用程序**可以让患者通过触摸屏幕的图片产生声音来说话，由此传递想表达的信息。

百宝箱17.2   协助有认知加工缺陷或语言和言语障碍患者的策略

- 放慢语速、使用简单的句子、询问是否有问题。
- 每次只说一件事情或每次只问一个问题，不要仓促行事。
- 给予患者充分的时间来加工信息并形成反馈，不要打断。
- 避免过长的、连续的谈话，而是使用频繁的、简短的谈话。每次呈现较少的信息。
- 当患者书面交流或语言表达磕磕绊绊时，提供必要的补偿性支持。
- 赞美患者在沟通中做出的努力。
- 以简洁的方式定期提供精神刺激。
- 协助患者聚焦于他们仍保留的沟通能力。
- 使用视觉线索、印刷资料、项目列表。
- 向患者推荐获取并使用扩大和代替沟通设备。

与有心理加工缺陷的患者沟通

认知理解包括识别词语并根据已有的知识将其整合为图示。部分患者在忽略无关信息或将输入的信息进行有意义的组织时遇到了困难。

有学习延迟的患者　作为为学习延迟患者提供服务的护士，你需要将信息进行调整以适应患者的理解水平。这对于所有沟通交流而言均非常重要，尤其是当你试图取得患者对治疗的知情同意时。你需要让有认知障碍的患者在多大程度上参与决策？在对一般的健康护理进行沟通时，调整包括简单的解释、触摸以及使用熟悉的物品。

与某些精神疾病相关的沟通障碍　在对某些精神疾病患者提供护理并建立治疗性关系时，护士需要面对艰巨的挑战。现实检验能力改变的患者在言语和非言语沟通中均存在障碍。这些患者很少会与你直接接触。患者一般会回答问题，但答案可能会非常简短，如果不做进一步的盘问，患者不会详尽说明。虽然患者看起来拒绝任何社会交往，试图与患者建立联系仍是非常重要的。精神疾病患者，比如精神分裂症患者，非常容易被外界环境弄得不知所措。Tremeau 和同事（2005）证实，与抑郁障碍患者一样，精神分裂症患者也有表达障碍。护士需要记得患者对语言没有反应、缺乏眼神接触、无变化的面部表情以及单调的声音是精神障碍的一部分，而不是对你继续协助患者参与沟通所使用的交流技巧的评价。

如果患者有幻觉或者将妄想作为交流的主要形式，你既不要直接质疑其真实性，也不要由此而进入对不合逻辑思维的长时间讨论。通常，你需要识别患者在妄想的陈述中试图表达的主题。例如，当患者说"有声音让我去做……"时，你需要回答"听起来你在此刻感到无力和害怕"。认真倾听、保持警醒的姿态、用点头表达你在积极倾听、试图理解患者潜在的感受，这些是有效沟通的标准做法，可以协助你解码荒谬的信息。练习 17.3 可以让你理解精神分裂症患者所经历的沟通问题。

经历过与治疗相关沟通障碍的患者

沟通障碍可以由使用镇静药物、机械通气以及重症监护病房中的隔离状态引发，老年患者在长期照料机构中的社会孤立也会引发沟通障碍。最近关于重症监护病房患者交流的一些研究显示，患者对护士非常依赖，需要护士来开启对话。百宝箱 17.3 列出了具体推荐的沟通技巧。使用许多简单的物品（比如沟通板或沟通卡），对于由于使用机械通气而导致暂时无法说话的患者来说是非常有用的。电子技术领域的新发展也可以协助患者沟通，比如**凝视控制交流的计算机程序**。一项最近的研究证实，更好的沟通可改善心理健康状况，比如降低焦虑和抑郁水平（Maringelli et al., 2013）。

练习17.3　模拟与精神分裂症患者的沟通

目的：了解精神分裂症患者遇到的沟通障碍。

步骤
1. 让全班同学"1、2、3……"报数，根据报数将全班同学分为三组。
2. 第一组（扮演护士）向患者宣读一段规则，读完后就宣读的内容进行提问。
3. 第二组（扮演精神分裂症患者）倾听并试图在测试中100%

正确地回答护士的问题。
4. 第三组（代表精神疾病）大声地、连续不断地在患者的耳边讲话，如"你这么愚蠢"，"你做了坏事"，"它会来找你的"。且在讲话的同时，护士在进行一遍又一遍的交流。

讨论
有患者能 100% 正确地回忆护士的话吗？询问扮演患者的同学，当不断"听到声音"时，与护士的交流有什么困难。

百宝箱17.3　与治疗相关沟通障碍患者的交流策略，以重病监护病房为例

- 鼓励患者展示从家中带来的照片或者简单物品。
- 协助患者熟悉环境，确定时间和地点。
- 询问一些问题，特别是患者可以用"是""否"来回答的简单问题。
- 经常向患者提供关于病情和进展的相关信息。
- 让患者确信认知和心理上的困扰是常见的。
- 在操作前向患者解释，提供包括声音、情境和患者会经历的感受在内的信息。
- 准备好通信辅助工具，工具可以是纸笔、沟通卡或者计算机沟通设备。
- 经常评估你与患者之间的交流是否成功。

由意识水平降低导致的沟通缺乏

患者不完全清醒时，护士通常会像患者不在场一样来说话。护士认为患者不能完全理解他们说的内容，但是忘记了患者的听力仍很灵敏。判断患者存留的意识水平是非常困难的。良好的实践建议是，永远不要说不想让患者听到的话。在实践中总是要称呼患者的名字，告诉患者时间、地点和所在位置，解释所有的操作步骤、使用触摸，这些才是最佳的实践方式。思考下面洛佩兹先生的例子。

案例：洛佩兹先生

你的患者洛佩兹先生处于完全瘫痪状态，在经历脑血管破裂后，他看起来无法对周围事物立即做出反应。洛佩兹太太认为他仍旧可以眨眼睛。你告诉他："洛佩兹先生，你现在是在一家综合医院的重症病房，我是你的护士凯瑟琳。我需要为你采血。你能感受到吗？如果感受到了就眨一下眼睛，如果感受不到就眨两下眼睛。"

对于有沟通障碍的患者，护士需要传递出关爱，表现出同情的态度，使用多种交流策略，经常给予定向线索并将事件与常规流程联系起来（如"X射线技师会在午饭后带你去做X射线检查"）。当患者无法或不愿参与对话时，护士需要继续使用单向模式进行交流。

转诊

作为医疗团队中与患者日常接触得最为频繁的人员，护士最清楚患者是否应该转诊。例如，因喉癌切除术导致失声的患者可以早于预期时间被转诊到语言治疗师那里去学习代替的交流方式。

患者倡导

在护士的角色中包括了作为交流障碍患者的支持者的角色。制定医疗决策时可能并不包括寻求沟通障碍患者的投入。当患者住院时，适当的交流帮助或许会遇到阻碍。在较大的社区中，我们需要倡导旨在促进交流的社区服务，包括将患者转诊至语言或言语治疗师那里。

总　结

本章讨论了沟通障碍患者的特定交流需求。在与有沟通障碍的患者的交流中，调整我们的沟通技巧、表达关爱、采用积极的态度对于克服沟通障碍来说是非常重要的。本章列举了与视力、听力障碍患者沟通的基本问题和方法。需要对感觉缺失患者提供感官刺激和交流补偿渠道。所有与患者接触的工作人员都需要知晓患者有沟通障碍。我们需要学习如何使用和调节设备，比如助听器，这是因为住院患者通常需要这些设备的协助。精神障碍患者有完整的感觉，但其信息处理能力和语言能力受到了疾病的影响。对于学习障碍和精神障碍患者需要使用积极主动的沟通方式，这是非常重要的。对于失语症患者可以使用替代性的交流方式。其他患者可能会经历沟通隔离或暂时的现实扭曲，这些患者需要护士经常协助其对时间、地点进行定位并提供感官刺激。注意，不能将沟通障碍与智力功能障碍混为一谈。对于沟通障碍患者而言，护士的沟通协调技巧是非常重要的。

Paper]. Available from www.asha.org/policy. Accessed July 4, 2014.

Betz C: Opportunities to create nurse-directed, evidence-based services and programs for children and youth with special health care needs and developmental disabilities, *J Pediatr Nurs* 27(6):1–2, 2012.

Finke LH, Light J, Kitko L: A systematic review of the effectiveness of nurse communication with patients with complex communication needs with a focus on the use of augmentative and alternative communication, *J Clin Nurs* 17:2102–2115, 2008.

Gibson-Mee S: Communication skills to improve clients' experiences of hospital, *Learn Disabil Pract* 14(9):28–30, 2011.

George P, Farrell TW, Griswold MF: Hearing loss: Help for the young and old, *J Fam Pract* 61(5):268–270, 2012. 274–277.

U.S. Department of Health and Human Services (n.d.). Healthy People 2020: Topics and Objectives. Hearing and other sensory or communication disorders. www.healthypeople.gov/2020/topicsobjectives 2020/overview.aspx?topicid=20. Accessed July 4, 2014.

Liebel DV, Powers BA, Friedman B, Watson NM: Barriers and facilitators to optimize function and prevent disability worsening: A content analysis of a nurse home visit intervention, *J Adv Nurs* 68(1):80–93, 2012.

Maringelli F, Brienza N, Scorrano F, Grasso F, Gregoretti C: Gaze-controlled, computer-assisted communication in Intensive Care Unit: "speaking through the eyes." *Minerva Anestesiol* 79(2):165–175, 2013.

Markov M, Hazan A: Advances in communication technology: Implications for new nursing skills, *J Pediatr Nurs* 27(5):1–4, 2012.

National Eye Institute. www.nei.nih.gov/. Eye Data Statistics. Accessed July 2, 2014.

O'Halloran R, Hickson L, Worrall L: Stroke patients communicating their needs in a hospital: A study within the ICF framework, *Int J Lang Commun Disord* 47(2):130–143, 2012.

Tremeau F, Malaspina D, Duval F, et al.: Facial expressiveness in patients with schizophrenia compared to depressed patients and nonpatient comparison subjects, *Am J Psychiatry* 162(1):92–101, 2005.

QSEN www.qsen.org/Assessing preferences for AAC options in communication interventions for individuals with developmental disabilities: A review of the literature. Res Dev Disabil 32(5), 1422–1431.

World Health Organization (WHO): *International classification of functioning, disability, and health Author*, Geneva, 2001, Switzerland.

Agency for Healthcare Research and Quality (AHRQ): Guide to Clinical Preventive Services: Recommendations of the U.S. *Preventive Services Task Force*, 2012. Accessed July 20, 2013. http://www.ahrq.gov/professionals/clinicians-providers/guidelines-recommendations/guide/index.html.

伦理困境 你会怎么做？

在一家健康门诊，护士在一名西班牙语翻译的协助下对一名46岁的已婚妇女进行了访谈，询问其在最近一次因怀疑患乳腺癌而进行乳房活检时遗失的检查结果。由于翻译与患者有相同的文化，有一致的文化信念，认为自杀是令人羞耻的，翻译选择不将患者最近尝试自杀的事实告知护士。如果医生和护士不知晓这个信息，是否会对患者造成负面影响？这违反了哪项伦理准则？

问题讨论

作为QSEN以患者为中心的护理所期望的能力之一，在下列情境下，你需要运用何种技巧和态度？

1. 作为一名在综合医院重症监护病房工作的护士，今天你在3—11点值班，你将如何与你首次接触的有困惑的患者进行交流？（提示：参考百宝箱17.3）

2. 你是一名在香格里拉长期照护机构工作的护士，你注意到你的患者总是待在房间里，看起来非常孤僻。你将会采取哪种以患者为中心的干预措施来改善患者的刺激相关沟通障碍？

3. 反思为患者进行倡议的机会。找出一种方式让你可以宣传导致患者交流缺陷的因素。

参考文献

Agency for Healthcare Research and Quality (AHRQ). www.ahrq.gov/topicsobjectives2020/ Refer to Goal DH-8 and sections on hearing and other sensory or communication disorders.

American Speech-Language-Hearing Association (ASLHA). (1993). *Definitions of communication disorders and variations* [Relevant

第十八章

与患儿沟通

Katbleen Underman Boggs

目 标

阅读本章后，读者能够：

1. 识别患儿的发展水平如何影响其与医务人员间的人际交流。
2. 探讨临床实践中在与患儿的沟通交流过程中的循证实践应用。
3. 描述如何调整沟通策略以满足患儿的特殊需要。
4. 描述与患儿家长沟通的人际技巧。
5. 通过儿科网站获取循证儿科实践的数据。

这一章旨在帮助你认识和应用在儿科临床机构中与护士—患儿—家庭相关的沟通交流的概念。要具备 QSEN 中提出的"以患者为中心护理"的能力，有效的工具应该符合患儿的态度、认知状况及生长发展水平。另外，还必须考虑患儿及其家庭的社会经济状况及文化背景。

与不同年龄阶段的患儿交流需要适当调整前面章节所介绍的沟通交流的技巧。只有了解孩子的认知水平，才能找到最合适的交流策略。儿童处理信息以及与周围环境有效沟通的能力经历着与年龄相关的显著变化。为了与患儿建立一种有效的治疗性关系，你需要从孩子的视角了解其感受及其思考过程，并向其传递真诚、尊重及认可等情感。

与重病患儿的父母的交流尤其要慎重。父母希望医务人员能够用他们可以接受的语言来解释孩子的病情，渴望与护士建立一种信任关系，同时感觉自己在一定程度上能够控制孩子目前出现的情况。这一章将介绍这些策略，以加强医务人员与患儿及其家长的沟通与交流。

基本概念

场 所

成年患者以门诊治疗和居家护理为重点，患儿也是如此。70% 以上的儿科疾病诊治发生在门诊。自 2000 年以来，住院患儿持续减少。潜在的可预防的急性和慢性疾病的住院率从 2000—2007 年下降了 18%（Friedman et al., 2011）。

态 度

有关护理质量的研究表明，在所有医疗机构中，患儿得到的来自"最佳证据"的干预措施还不到一半。这有可能是因为医务人员过分依赖既往的实践经验，或是没有时间去查询最新的数据和研究结果吗？儿童医疗保健方面的变化反映出较大的社会变革。让患儿参与自身医疗保健决策的制定也是 QSEN 项目所倡导的"以患者为中心护理"的一部分。将孩子看作我们的合作伙伴，可能要比仅仅将孩子看作医疗服务的一个对象会取得更好的健康结局。你是否也认为这样更令人满意呢？

认　知

儿童期与成年期有很大的不同。一个孩子只有很少的生活经历来供其汲取经验，而且其推理及沟通交流所必需的技能还在不断发展的过程中。每一个孩子对于健康和疾病的概念都需要在一个发展的框架中考虑。埃里克森（Erikson，1963）的自我发展概念及皮亚杰的认知发展理论将作为本章以患儿为中心的护理的理论基础。这两个理论学家都提到孩子的思维过程、认识世界的方式、对于周围环境的判断及情感反应与成人不同。孩子的认知和社会心理的发展是按照既定的程序展开的，随着孩子的成熟，其认知及社会心理的深度及复杂性均会增加。

正常的发展过程

皮亚杰关于儿童认知发展阶段的描述，对于我

们理解孩子的感知及沟通交流能力是非常有帮助的。认知的发展与早期的语言发展是密切相关的。虽然目前研究人的发展的理论家们拓展了皮亚杰的认知发展理论，即发现了亲子关系及刺激丰富的环境对孩子的沟通交流能力发展的影响，但不可否认，皮亚杰的理论为我们了解儿童的认知发展过程奠定了基础。皮业杰认为，儿童认知的发展包括几个连续的阶段（表18.1）。这些年龄的划分只是大致的，因为皮亚杰本人也不是很明确。

同一年龄段的儿童的智力水平存在很大的个体差异，同时在不同的情境下也会有差异，如孩子在压力情境下或是在陌生的环境中处理信息的水平会低于其在正常情况下的水平。因为两个生理年龄相同的儿童处理信息的水平可能有很大差别，所以我们需要评估其认知水平。同样的语言，对于一个具有某些生活经历的孩子来说可能很熟悉，但在为另一个孩子提供卫生保健服务和健康教育时就可能没有作用。在与不同年龄阶段的患儿的交流过程中，将其认知及心理社会发展水平考虑在内，将增强我

表18.1	认知发展的阶段		
年龄	皮亚杰认知发展阶段	特点	语言发展
出生到2岁	感知运动阶段	婴儿通过接触物体来学习。 出生时反射性交流，然后通过六个阶段达到实际的思维。	主要靠非言语交流。 12个月时具有超过4个单词的词汇量，快到2岁时，词汇量超过200个单词，并且能够使用一些短句。
2—6岁	前运算阶段	开始运用象征性思维。 做一些想象游戏。 具备思维的可逆性。	可以使用结构化的语法和语言进行交流。 使用代词。 到6岁时词汇量超过10 000个。
7—11岁	具体运算阶段	逻辑思维。 能够使用数字和其他具体思维（如分类和守恒）。	到7岁时掌握被动语态，到10岁时掌握较复杂的语法技巧。
12岁以上	形式运算阶段	抽象思维。 思维具有前瞻性，更加广泛、理论性的观点。	接近成人水平。

Adapted from Piaget J: *The child's conception of the world*, Savage, MD, 1972, Littlefield, Adams.

们与其沟通的效果。

人际关系

交流中的性别差异

有研究指出，学龄期儿童更满意于接受来自同性别照护者的照顾。既往的研究还指出，来自女性照护者的语言传递出了更多的交流、鼓励的信息，与患儿的联系更直接，更容易被患儿接受。虽然在交流过程中，采用适于患儿年龄发展阶段的沟通交流策略比性别更重要，更易成功，但是照顾者的性别作为一个影响沟通交流的因素也不能被排除。

理解患病儿童的需求

成人与儿童沟通交流困难的原因部分在于孩子有限的生活经历使他们难以理解成人细微的面部表情或语调变化，也难以解读一些词的具体含义。躯体疾病或是发育障碍发生在孩子生长发育时期，一些情境性压力将会影响孩子对于自身及周围环境的感知。疾病会导致孩子与家人或同伴等角色关系的改变。你不仅要评估患儿躯体护理方面的需求，还要考虑疾病对患儿自尊的影响，以及疾病导致的患儿与家人及朋友关系的改变。不同年龄段的患儿对住院的反应是不同的。其中负性反应可能包括分离性焦虑、夜惊、进食规律改变或是退行性行为等。影响患儿住院反应的因素包括疾病的慢性状态、疾病对患儿生活方式的影响、患儿对疾病过程的认知以及家庭应对患儿照顾需求的能力。

具有特殊照顾需求的孩子

一些患儿患有慢性疾病，在生理、发育、行为、情感等方面需要健康照顾。在美国，每5个家庭中就有1个孩子患有慢性病（DHHS；Maternal and Child Health Bureau）。过去，很多这样的患儿可能早已死亡，但随着医疗水平的进步，患儿生命得以维持，但遗留了一些慢性问题，需要长期照顾。

以家庭为中心的护理

在儿童诊疗机构，以患者为中心的护理实际上是以家庭为中心的护理，应注意家庭的多样性及家庭应对过程。有证据显示，家庭应对与患儿的健康结局存在联系。如果一个孩子需要住院治疗，那对患儿及整个家庭来说都是一种情境性危机。住院总是被视为压力性事件，做好住院前的准备可以有效减轻患儿由于住院而产生的焦虑。现在，许多医院都为小孩子提供参观医院等入院前准备，在大多数公共图书馆都可以找到很多很好的专门用于帮助孩子做好住院准备的书籍。

住院患儿不仅要应对生理的改变，还要面对与家人或朋友的分离，居住在一个陌生的、令人恐惧的、很可能充满疼痛的环境里。在通常情况下，会有一个家庭成员在医院照顾患儿。照看一个患有严重疾病的孩子对父母来说压力非常大，特别是对于年轻的父母或是存在与孩子患病有关的经济困难的父母，压力会更大。孩子痛苦的遭遇会削弱父母的应对能力（Rosenberg et al., 2013）。护士的职责是给予患儿父母支持，找出承受压力最大的父母，给予特别关注。患儿住院期间，其父母应该承担的基本照护责任应由家长和医务人员协商决定。有些家长更愿意自己给孩子洗澡或喂饭。家长希望有固定的医务人员来负责照顾孩子，并且及时清楚地了解孩子的治疗情况。例如，瑞士的一项有关新生儿的研究表明，患儿家长抱怨，当有很多护士参与照护患儿或是在护士交接班时没有把患儿的情况完整地交接时，很容易出现信息的错误传达。沟通不畅的问题，尤其是在交班过程中，会造成患儿情况汇报不全面的情况。另外，家长还希望在医生查房时能够陪在患儿身边（Wigert et al., 2013）。

患有慢性疾病的孩子的家庭成员需要学习新的互动模式和应对策略，考虑孩子患病对家庭成员及其家庭生活的影响。一些研究表明，父母把存在生命危险的患儿带回家，往往会不利于患儿的生存

（Rempel et al., 2013）。照顾一个患慢性疾病的孩子需要相当多的资源。

有很多循证医学的网站可以使用，以辅助你的临床实践。除了检索杂志或是下载专业文章，护理学全文数据库（Cumulative Index to Nursing and Allied Health，简称 CINAHL）包含多个循证护理清单。例如，这个数据库总结了基于最好的证据的有关儿童疼痛的评估方法。研究结果表明，约 3/4 就诊于急诊的患儿处于疼痛状态，但是其中仅有一半孩子接受了镇痛治疗。这可能是因为急诊护士并没有应用适合孩子年龄的可视化疼痛评估量表来评估孩子的疼痛，即使已有数据显示对于年龄超过 4 岁的孩子，自我报告法是最可信的疼痛评估方法。

将护理学全文数据库应用于临床实践：

1. 哪种疼痛评估量表是可用的？
2. 用疼痛量表评估一个孩子的疼痛需要花多长时间？
3. 什么原因使得护士或医生通常决定不给予患儿镇痛治疗？

应　用

虽然在过去儿童很少被作为研究对象，但有关研究已让我们对于孩子的认知及其发展有了更深入的了解。儿童更容易受到伤害，因此作为研究对象需要给予额外的保护。研究结果的局限性在于我们过于依赖父母告诉我们的信息。一些机构把儿童看成一样的，而没有考虑由年龄、性别、种族、文化等因素造成的差异。举个例子，很多制造用于儿童的药物的制药公司仅在成人身上进行了试验，并没有在儿童身上进行检验。

危重症患儿父母的主要压力源包括对于孩子目前状况及预后的不确定性、难以掌控性、不知道如何最好地帮助住院的患儿、如何应对孩子的反应，等等。虽然关于如何与患儿及其父母进行有效沟通的护理研究越来越多，但是在实践中，我们应用得更多的还是来源于经验而非研究结果。

评　估

评估一个患儿对疾病的反应，需要了解这个患儿平常的沟通交流方式。观察患儿与父母的互动方式，同时评估患儿对周围环境、人际关系（包括护士及同伴）的行为反应。患儿表现出的与他人的互动是否与其年龄相符？患儿的行为是否有条理，能否完成日常活动？患儿的一系列行为是连贯的，还是片段的、零乱的？患儿与他人的互动是否能展示其想象力和全部的行为表现，或者反映其缺乏沟通的可能性？因为孩子还不能充分地、全面地与我们进行沟通交流，因此我们有责任通过评估发现问题。例如，近 600 万美国儿童曾遭受忽视与冷落、身体虐待、心理虐待甚至是性虐待（DHHS; Health Resources and Services Administration; Maternal and Child Bureau）。只有收集了基线数据，我们才能有计划地运用特殊的沟通策略来满足患病儿童的特殊需求（图 18.1）。护士应如何调整自己，以便与患儿进行有效的沟通交流，请见百宝箱 18.1。

百宝箱18.1　护士与患儿沟通交流的策略：调整沟通以满足患儿的需求

- 了解儿童正常的生长发展过程
- 让患儿知道你对他（她）感兴趣，并传递你的尊重和真诚
- 告诉患儿如何呼叫你（如按铃）
- 通过持续地、真诚地满足患儿的需求来与其建立信任关系
- 使用一些从患儿家中带来的物品，如患儿熟悉的图画或玩具
- 评估：
  - 患儿的理解能力
  - 患儿目前的需求
  - 患儿的应变能力
- 观察患儿非言语行为
- 运用非言语沟通：
  - 触觉（轻轻抚触）
  - 运动觉（摇晃）
  - 俯身与患儿保持同一个高度，不要让患儿感觉你居高临下

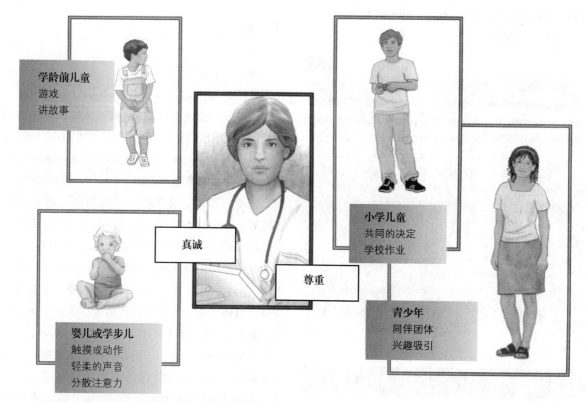

学龄前儿童
游戏
讲故事

真诚

小学儿童
共同的决定
学校作业

尊重

婴儿或学步儿
触摸或动作
轻柔的声音
分散注意力

青少年
同伴团体
兴趣吸引

图 18.1　　护理策略应符合儿童的生长发展水平

- 与患儿有目光的交流，同时使用让人感到安慰的面部表情
- 用语言向患儿解释所观察到的患儿的非言语行为
- 除了交谈，使用一些间接的符合患儿年龄特点的方式进行沟通（如讲故事、画画、听音乐等）
- 使用语言性沟通交流：
- 使用患儿熟悉的语言
- 使用适合患儿年龄的词汇
- 在倾听过程中不要打断患儿
- 积极地倾听以促进相互间的关系
- 使用开放性问题
- 用第一人称"我"进行陈述
- 帮助患儿澄清自己的想法或情感（如"告诉我更多的关于……""当……时候你感到害怕"）
- 尊重患儿的隐私
- 接受患儿的情绪
- 帮助患儿理解想法与行动的不同
- 通过游戏（如创造性的无结构玩耍、医学角色扮演、童话剧等）增强患儿的应对能力
- 对于有特殊需求的患儿使用代替的或附加的交流工具（如手语、计算机强化的交流程序等）

退化是儿童期沟通的一种形式

严重疾病可能导致患儿出现一些退行到更早发展阶段的行为，其中有些行为是正常的表现，例如哭闹、过分需要关注、退缩、频繁如厕等。这些行为可能源于患儿在尝试应对一个充满压力、恐惧的医院环境的过程中感受到的无力感。要让患儿家长了解，退化是患儿面对疾病压力的常见反应。

因为儿童的生活经历有限，他们应对威胁的方法也非常有限。安静的过度依从的孩子从不抱怨，但可能比哭闹的孩子更感到恐惧。这就提醒你需要关注孩子情感方面的痛苦。你应该了解患儿得病之前的行为反应，然后再对其现在的行为是否正常加以判断。有些行为看上去是退化的，但对一个孩子来说可能是典型的正常的行为反应（如一个 2 岁的孩子睡前想要奶瓶）。得病之前的行为表现可以作

为我们判断孩子目前行为是否正常的参考标准。

与年龄相适应的沟通

对于词汇和理解的评估是进行有效沟通的先决条件。无论何时，你与孩子交流时都要用孩子可以理解的语言进行沟通。家长是帮助我们理解孩子行为的很好的资源。当孩子找不到合适的词汇表达时，你可以换一种方式重述孩子所要表达的意思，来帮助孩子清楚地表达自己。

患病儿童的同伴往往很难接受由于健康问题而导致的个体间的差异。他们难以理解由于健康问题所导致的躯体改变，因此会开一些玩笑，比如称化疗患儿为"光头"。表面看上去健康却存在健康问题的孩子，如患糖尿病、某些类型的癫痫或是轻微的脑功能障碍，尤其容易出现人际关系的困扰。例如，当其他孩子都可以吃自己想吃的东西时，糖尿病患儿很难合理管理自己对于快餐食品的摄入。青春期是同伴压力的高峰期，刚刚确诊为痉挛性癫痫病的孩子很难告诉同伴自己再也不能骑自行车或是开车了。这时，需要家人和护士提供适当的支持，使得孩子更清楚地了解疾病、认识自己。适合各年龄段儿童的沟通交流策略见百宝箱18.2。

百宝箱18.2　与不同年龄阶段儿童交流需要掌握的关键点

婴儿

- 非言语交流是一种主要交流方式。
- 婴儿会自然而然地倾听你所说的话，出生后第一年，婴儿可以区分不同的谈话声音。
- 婴儿只依赖其主要照顾者。8个月以上的婴儿与父母分离或与陌生人接近时会表现出分离性焦虑。

使用运动觉交流

- 抚摩、轻触或拥抱婴儿。
- 用动作（如轻轻摇动）安慰婴儿。允许婴儿活动，不要束缚他（她）。
- 学习婴儿的主要照顾者是如何哄其睡觉、给其洗澡、给其喂奶喂饭等的，尽可能模仿她们的做法。

婴儿的视力有限，与其近距离接触

- 鼓励孩子的照顾者（父母）与孩子保持近距离接触（如20~45厘米），当你与儿童建立起信任关系时，也可保持这种距离。

和婴儿说话

- 用正常的语调与婴儿说话，用温柔的语调安慰孩子。

建立信任关系

- 让孩子的父母来照顾孩子，可以安排父母一直出现在孩子的视线之内。

降低你的高度

- 坐在椅子、凳子或地毯上，降低你的高度，显得不那么高大。

当主要照顾者不在时，处理分离焦虑

- 与婴儿的照顾者（父母）建立友好的关系，鼓励孩子的父母与孩子在一起并且安慰孩子。当其父母不在时，你会在他（她）身边。开始时，护士可与孩子保持60厘米的距离，与孩子说话、触摸孩子并保持微笑。当婴儿反抗哭闹时，及时给予安慰（如与孩子待在一起；把孩子抱起来，轻摇并来回走动；与孩子聊其父母是多么在乎他）。

1~3岁的幼儿

- 1岁左右时开始学会说话，18个月后每天可以学习9个新单词。
- 2岁时开始使用短语，可以回答"是什么""在哪里"等问题。
- 3岁时可以使用并理解句子的含义。

适应孩子有限的词汇量和语言表达能力

- 用简洁清楚的语言解释。使用儿童专有的词汇来解释基本的照护活动（如用孩子的话来表达排便和排尿的需求）。学习和使用孩子专有的词语。
- 用简单、完整的句子重新表述孩子的意思，避免使用婴儿的语言。孩子应该可以依从两个简单的指示。

继续使用运动觉交流

- 如果条件允许，允许孩子走动（如使用婴儿学步椅或代步车）。如果孩子无法保持平衡，可以用小推车推着孩子。

注重培养孩子的自主及自控能力

- 允许孩子有一定的自主性（如"你想要半杯牛奶还是满杯牛奶？"）
- 如果孩子出现一些退行性行为，应给予安慰〔例如，孩子尿湿了裤子，你可以跟他（她）说："我们来换一条干的裤子，然后你找一些有趣的事去做。"〕
- 允许儿童表达自己的愤怒和反抗（例如，"当你生气或受伤时，可以大声哭出来"。）
- 当孩子接受侵入性或有创操作后，尽可能快地鼓励孩子坐起来或走动（例如，"治疗结束了，我们来做些有趣的事吧"）。
- 采用的间接方式，比如，在交流中可以反映出孩子外表或性格的某一方面（"你是如此的爱笑"），或者玩一个玩具，慢慢地靠近孩子并让孩子参与进来。

认识到孩子对身体伤害的恐惧

- 亮出你的双手（没有任何伤害性的东西），并且说："我手里什么都没有，只是过来和你玩、和你说说话。"

接受儿童以自我为中心和可能的退行性行为

- 允许儿童以自我为中心。当另一个孩子想要玩同一个玩具时，不要期待孩子会分享，而要采用转移注意力的方法。一些孩子在面对住院所带来的压力时，会出现一些退行性行为，如想要吸吮奶瓶，等等。

从行为引导到语言层面

- 使用间接的交流方式。坐下来与孩子在一个高度和孩子玩游戏。对孩子所传递的非言语信息用语言或非言语行为回应（例如："是的，这个玩具非常有趣。"）

应对分离焦虑

- 接受患儿对于父母离去所表现出的抗议行为。拥抱患儿并且说："你想念爸爸妈妈，爸爸妈妈也想念你。"跟孩子玩躲猫猫的游戏，对他（她）说："我在这里。"
- 对孩子喜欢的某种玩具表现出兴趣，"我很好奇，这个怎么玩？"如果孩子有所反应，就和孩子有进一步互动。

3~5 岁的儿童

- 许多这个年龄段的儿童可以清楚地让陌生人了解自己的想法。
- 他（她）们可以说完整的句子，但是对一些抽象概念难以理解。
- 还不能意识到自身的焦虑，有时可能会躯体化（例如，抱怨胃疼等）。
- 他（她）们开始理解因果关联，可以理解，"如果你这样做……那么我们……"
- 除非担心会受到伤害，否则他（她）们可以遵循一系列要求。

使用适于年龄的简单词汇

- 使用简单词汇，避免冗长的解释。关注当下，而不是遥远的未来。使用具体的有意义的参照，例如说"等你吃完午饭，你妈妈就会回来"，而不是"你妈妈 1 点钟会回来"。

尊重对方的文化背景

- 在某些文化环境中，孩子不能忍受直接的对视。可以保持倾听的姿势，无论是坐着还是弯腰站着，需要用慢速、温柔的语气说话。

减轻儿童因为怕被伤害而产生的焦虑感

- 使用简单、具体的语言解释，在进行有创操作前缺少解释或是解释过多均会增加孩子的焦虑。
- 尽快完成操作；操作后向孩子解释操作的目的。例如说："吉姆，我要给你打针了。"然后很快地完成注射。之后再说："好了，打完了。如果疼的话你可以哭。注射了这个药

后，你的肚子会感觉好受些。"一些专家建议，对患儿进行有创操作时，尽量在病床之外的其他地方（如治疗室等）执行，这样就能将孩子的病床作为一个相对"安全的区域"。

应用游戏疗法

- 给患儿解释或讲解的时候可以充分发挥想象力（穿上戏服演木偶剧等），还有音乐或绘画等方式。
- 允许患儿玩一些相对安全的物品。用玩偶（如泰迪熊）示范的时候，告诉孩子可能的操作步骤，告诉孩子可能会发生什么，以及操作过程中可能有的感受等（例如，"这个泰迪熊将会听到嗡嗡的响声"）。

分散注意力，保持幽默感

- 讲一些老生常谈的玩笑，并和孩子一起笑。

允许孩子保持控制感

- 为孩子提供多种选择（例如，"你想现在穿衣服还是早饭之后再穿？"）。

5~10 岁的儿童

- 他们的理解能力在逐步增强，可以理解事件发生的顺序性（例如，如果发生了这个……那么接下来……）。
- 他们可以使用简单的文字性资料学习。

教育孩子对自我保健承担更多的责任

- 向患儿详细解释其目前状况、治疗以及未来的诊疗计划等。
- 使用画人测验来确认患儿掌握的自我保健的基本知识。
- 在解释的时候应用儿童常用的词汇。
- 用一些感官信息来解释（例如，"在治疗室，你将闻到一股酒精的味道"）。
- 在教学中注重强化基本的自我保健活动。

尊重患儿越来越多的对隐私的需求

- 进门前敲门；告诉患儿在什么时间、因为什么原因你会再来到他（她）的房间。

11 岁及以上的儿童

- 更加理解可能对生命或身体造成的威胁或伤害，但是坚持长期目标还有些困难。
- 继续更多地运用具体形象思维而不是抽象思维。
- 他们正在努力建立自我认同并保持独立性。

交流的时候使用适合该年龄段的方式

- 告诉患儿其治疗方案，需要他（她）放弃一些眼前利益，但可以获得治疗的长远效果。探讨多种选择［例如，告诉一个糖尿病患儿，他（她）不得不放弃一些油炸食品，可以用 2 块面包和 4 块肥肉换一杯奶昔］。如果在解释的时候使用了抽象语言，你可以从孩子困惑的表情中得知，他（她）可能没听懂；之后你就要更具体、更清楚地解释一遍。如果可以，你也可以用一些笑话帮助解释。

记住保密性问题
- 让患儿对你们谈论内容的保密性感到放心，但是这种保密也有一定限度。例如，如果一个孩子提到有自杀的念头，那你一定要告知其父母及其他医务人员。

培养并且允许患儿具有一定的独立性
- 让孩子参与决定，例如，穿自己的衣服。避免独断和专制的方式。
- 接受患儿的一些行为，如退行性行为，但要对一些伤害性行为进行限制。
- 鼓励患儿自我管理，保持规律作息、坚持用药（如胰岛素注射等）。

评估孩子的性意识及成熟度
- 表现出倾听的意愿。给孩子提供客观的、准确的信息。

Updated 2014, from material originally supplied by Joyce Ruth, MSN, University of North Carolina Charlotte, College of Health Sciences.

与存在心理行为问题的儿童交流

在我们社会中，每 10 个儿童、青少年中就有 1 个患有心理疾病。这些疾病将导致一定程度上人际间沟通交流的问题，护士可能会在学校、医院、诊所或是家庭访视过程中遇到这些问题。如何对这些存在心理疾病的孩子实施护理干预已超出本书所讲的范围。你可以从美国健康和人类服务署（DHHS）的母婴保健局（Maternal and Child Health Bureau）网站获取很好的资源。

与住院或门诊的患有躯体疾病的儿童交流

高估患儿对于疾病信息的理解能力将会进一步造成患儿的困惑、焦虑、愤怒或悲伤等不良情绪。除了生理方面的照顾，所有年龄段的患儿都需要得到来自医疗团队的每个人的支持，就像平时得到父母的支持一样。护士必须激发孩子说、听、玩。玩游戏是他们的一种表达方式，特别是当患儿很难用语言表达对治疗的真实感受时。作为护士，我们需要调整交流的方式来满足患儿的需求。许多机构设有专门的游戏治疗师，提供这方面的帮助。

与 12 个月以下的婴儿交流

观察婴儿的非言语行为，包括哭声、面部表情及肢体动作。因为婴儿是通过各种感觉来获取信息的，所以非言语交流（如触摸）对于儿科护士来说是一个很重要的交流工具。发出声调、摇动、抚摩等可与口头解释结合或单独使用。与孩子面对面、弯腰到在其眼睛的高度，并保持目光交流，使用令人感到安慰的面部表情，有助于与婴儿建立更好的互动。

可预见的儿童发展行为，如 9~18 个月大的婴儿会出现 "陌生人焦虑"。因此，第一次接触时护士最好不要马上把孩子抱起来，而是先微笑着，用一只手轻抚孩子的胳膊，然后再抱起孩子。小婴儿往往不能一下就接受陌生人。假如婴儿可以说话，护士可以询问他（她）的名字，并用明显的愉快的肢体动作、面部表情向他（她）传递出在你眼里他（她）是独一无二的。对于一个很小的婴儿，这些举动代表着关爱。

与 1 ~ 3 岁的儿童（幼儿）交流

几乎所有的患儿在接受侵入性操作时都会认为自己的安全受到了侵犯，即马斯洛的需求层次理论中的安全需求。安全需求对于 1 ~ 3 岁的孩子来说尤为突出，因为他们无法清楚地表达自己的需求，也不知道自己为何得病。为了帮助孩子理解，你可以应用简单的词汇而不要用句子，并且重复一些词语以示强调。由于 1 ~ 3 岁的孩子语言有限，你需要将孩子用非言语行为表达出的感受转化为你的语言表达出来。

评估就诊的环境

这里安全吗？是否允许患儿有一定的独立性和自主性？是否会为父母或照顾者陪护提供方便？就诊机构应该鼓励父母与患儿的接触（如不限制探视时间，母婴同室，或者利用录音、网络电话等向孩子传递父母的声音）。在环境中放一些熟悉的物品会使患儿感到更安全。用一些物品（如泰迪熊、毯子或患儿喜欢的玩具）来提醒感到孤单或害怕的患儿，即使父母不在场，同样可以获得父母所给予的那种安全感。在门诊，分散孩子的注意力是一个成功的策略。使用一些填充的动物玩具、上有发条的玩具、像生日蜡烛似的魔幻灯等可以使孩子由害怕转为高兴。可以在听诊器上带一个小熊，让孩子帮着听小熊的心音，这时孩子的注意力集中在玩具身上，就可以更容易听孩子的心音。

与 3 ~ 5 岁的儿童（学龄前儿童）交流

按照皮亚杰的认知发展理论，前运算思维期的幼儿对语言的理解是按字面意思去理解的。例如，如果一个孩子被告知，他在明天手术过程中将"睡着"，他会以为一只由于病重而不能存活的小狗也是"睡着"了。孩子往往不要求解释，因此信息很容易被误解。学龄前儿童的听觉记忆力有限，而且不能迅速处理所听到的信息。学龄前儿童注意力集中的时间短，因此与他们交流，你的语言一定要清楚、简洁且容易理解。

7 岁之前，很多孩子无法区分幻想与现实。在他（她）眼里，每件事情都是"真实的"，而陌生的事有可能是有害的。在医院里，需要频繁地提醒学龄前患儿，以强化其现实性。让固定的医务人员照看患儿可以增强其安全感。每天让家属在固定时间看望患儿或是寄一些家庭的相片等都是比较简单的方法，可以减少患儿对被抛弃的恐惧感。可以把要告知患儿的一些信息与其日常生活结合起来，例如说："你午睡之后妈妈就会来看你"而不要说"妈妈会在 2 点钟来看你"，因为前者对学龄前孩子来说更容易理解。

医务人员需要评估患儿的错误概念或是困扰他们的问题，最好选择游戏或是讲故事的方式来评估。以自我为中心是儿童正常生长发育的一个必经阶段，正是这种以自我为中心，可能让孩子们无法理解为什么做一些检查前需要禁食、不能喝水。在

很早之前给患儿的解释，孩子可能已经忘记了。如果做一些有创性的检查，你要直接跟患儿说清楚，并安慰患儿在检查过程中得到适当的支持。如果不解释，患儿不知道将要发生什么。有时，一些简单的解释可以降低患儿的焦虑。鼓励患儿表达出他（她）内心的感受，不要指责孩子所说的"我讨厌你"或"你要伤害我"之类的话。因为不能意识到或表达出内心的焦虑，患儿可能只会主诉身体某部位不舒服，如头痛或胃痛等（Emslie, 2008）。百宝箱 18.2 提供的是与住院的学龄前患儿沟通交流的特殊策略。

游戏作为一种交流的方式

学龄前儿童缺乏合适的词汇来表达自己复杂的想法或感受。小孩子无法想象他（她）们从来没有经历过的事情。游戏是一种有效的方法，通过游戏可以让孩子走进一个充满困惑、有时是痛苦的真实世界。游戏可以让孩子们对其不了解的或感到害怕的事情有具体的体验。在游戏中营造一种情境，孩子们可以将情境中每一个组成部分联系在一起，加深认识使其成为真实的情境。当孩子能够处理一些小事情或无生命的事物时，之前一些令人不知所措的事情也变得可以面对。卡通、漫画、图片或是木偶可以用来解释一些操作或专业术语，可拆卸的布娃娃可以帮患儿理解一些手术过程。

学龄前儿童会认为生病、与父母的分离或是遭受任何有创性操作是对自己的一种惩罚。游戏可以帮助患儿表达对患病的感受，在角色扮演中帮助患儿找到应对疾病的方法。允许患儿用注射器给布娃娃注射或是将绷带缠在泰迪熊的胳膊上，并让患儿表达自己的感受。在游戏中，患儿变成了一个"攻击者"。游戏是护士与患儿交流并建立关系的主要渠道。学龄前儿童在游戏过程中会产生一些交流的话题，并在游戏中学习解决一些问题，但是这个过程是需要时间的。

根据患儿的年龄及发展阶段的不同，游戏的内容也有所不同。简单的大玩具供小孩子玩耍，大一

些的孩子玩更复杂的游戏。黏土、蜡笔或纸都可以成为孩子表达自身感受或想法的工具。游戏可以作为评估患儿的住院感受、焦虑或恐惧情绪的主要工具，游戏可以增强孩子的应对能力。学龄前儿童喜欢笑话、俏皮话或是一些谜语，越是众所周知的越好。在给患儿做身体检查时可以开玩笑，如"让我来听听你中午吃了什么"或者"天哪，你耳朵中有一块马铃薯吗"，这会帮助你与学龄期儿童建立友好的关系。

讲故事作为一种交流的方式

讲故事也是一种和小孩子交流的方式。早在1986 年，Gardner 就描述了一种相互讲故事的技巧。你询问孩子是否愿意帮忙编一个故事，如果孩子只是有点勉强，那你就可以开始，具体见练习 18.1。在故事的最后，你要问孩子从这个故事中学到了什么。如果孩子有些不情愿说出故事中的寓意，那你可以建议说，每个故事都可以给我们一点启发，我们都可以从中学到点什么。分析孩子所呈现的主题，因为它们通常揭示了孩子重要的情感。这个故事令人恐惧吗？故事中的人物是令人畏惧的还是让人喜欢的？对于孩子讲故事应给予表扬。接下来，你就要问自己，故事中比孩子采取的解决方式更好的方法是什么。然后可以建议采取另一种结尾。在你的版本中，故事里的人物和情节与最初的一样，但是可以向孩子传递更积极的解决问题的方式。互讲故事法的目的是给孩子提供一个机会，与医务人员自然交流，探讨不同的解决问题的方法。练习18.1 提供了练习互讲故事法的机会。

与 6 ~ 11 岁的儿童（学龄期儿童）交流

按皮亚杰的认知发展理论，这个阶段的儿童进入了具体运算思维期，他们开始思考得病的原因：疾病是由病菌引起的；你有龋齿，是因为你吃太多糖果或是不刷牙。在这一时期，大多数孩子能够更好地理解你说的话。他们能够直接用语言表达自己的感受或发泄自己的不满，在这一时期小心地回答并预测问题仍然非常重要。练习 18.2 展示了用适于该年龄段的孩子的表达方式来介绍医学术语。

评估患儿的认知水平及理解能力仍然很有必要。可寻找一些与孩子有关的具体例子而不是抽象

练习18.1　使用互讲故事法

目的： 亲身体验互讲故事法。

步骤
1. 在你的邻居中找一个 5~8 岁的孩子练习互讲故事法。
2. 记下这个孩子所讲的故事，并且建议不同的故事结局。
3. 下次上课时分享你的这个故事。

讨论
1. 让这个孩子参与进来是否有困难？如果有，是否有可以改进的方法，让孩子更容易参与进来？
2. 孩子讲述的故事是否让你感到惊讶？如果是，在哪些方面让你惊讶？
3. 应用这种互讲故事法你了解到了孩子的什么情况？
4. 从其他同学所描述的应用互讲故事法的体会，你得出了什么结论？这一方法在什么状态下最有效？在什么状态下最没有效果？
5. 作为帮助者，在应用这种方法的过程中你学到了什么？

举例
护士：很久很久以前，在很远的地方住着一个……
孩子：恐龙。
护士：这个恐龙吃……
孩子：胡萝卜。
护士：这个恐龙吃胡萝卜，并且睡在……
孩子：一个洞穴里。
护士：有一天，它离开洞穴并找到了很多甜甜的胡萝卜吃，但是在路上撞到了一个……
孩子：自行车。
护士：它很害怕自行车，所以它……
孩子：踢自行车，并且跑了。
护士：跑了之后，发生了什么呢？
孩子（难过的）：（恐龙）被棍子打了。
护士：这个故事传递了什么信息，告诉我们什么？
孩子：逃跑是为了不受到惩罚。

练习18.2　适合患儿年龄的医学术语

目的： 帮助学生思考适合患儿的术语。

步骤

如果老师在教室很快地问学生以下这些问题，会很有趣。把以下词语换一种孩子可以理解的方式解释。

麻醉	炎症	禁食
心导管检查	注射	手术室
疾病	出入量	镇静

敷料	隔离	尿标本
灌肠	静脉留置针	生命体征
感染	恶心	

讨论

回想你小时候得病的经历或你观察到的情形。在这些经历中哪些词汇是你难以理解的？

的例子。如果孩子通过模型来学习，他们必须看到模型来演示所要学习的内容。学龄期儿童希望了解自己的身体是如何工作的，并且很想知道治疗的基本原理。你可以直接问孩子问题，并且从父母那里进一步得到确认。

采用视听辅助设备作为一种交流的方式

适合儿童理解水平的视频或阅读材料可以补充口头的或图表的解释。孩子听到、看到、闻到、感受到的任何细节都很重要。对于学龄期年龄较小的患儿，表达性艺术是一种很有用的表达自我感受以及交流的方法。在学龄期年龄较大的患儿或者青少年可以通过写一首诗、一个短的故事或是写一封信的方式来表达自我感受。下面所举的案例，其文字内容可以帮助你了解患儿内心隐藏的想法或情感。

共同的决策制定

这个年龄段的儿童希望参与对自己疾病的讨论和治疗计划的制订中。向患儿解释治疗与护理的基本原理非常有用。让患儿参与决策的制定能够有效减轻其对疾病、治疗及家庭生活遭受的影响的恐惧感。一些视频或书面材料对让患儿参与治疗过程很有帮助。

案例：卡里

艾希莉是一名一年级护士生，在与所负责的一个11岁的小患者卡里的交流过程中遇到了困难。卡里5天前被收入精神科病房。虽然艾希莉真诚地希望卡里能参与到治疗过程中，但是卡里不说话。艾希莉尝试通过语言的交流去了解这个小患者，但是这不但没有

作用，反而增加了卡里的焦虑。艾希莉意识到，卡里作为青少年，需要更具体的交流方式。知道卡里喜欢小汽车，艾希莉买了本汽车杂志，和卡里一起看杂志，这本杂志很快就成了他们交流的特殊工具。从对小汽车的讨论推及其他事物，卡里开始表达自己的想法。当艾希莉实习结束离开病房时，卡里表示希望她能把杂志留下。后来，卡里经常谈到艾希莉，并表达了对她的喜欢。意识到患儿在语言表达方面的困难，借助其他工具来帮助患儿表达，这种方式有助于患儿与医务人员建立友好的关系。

与11岁以上的儿童（青少年）交流

了解青少年生长发展的规律是与青少年良好沟通的基础。青少年时期是医务人员鼓励将健康保健的责任从父母转移到儿童自身的时期。即使青少年处于健康状态，也会被迫面对一些新的健康问题，如痤疮、月经或性行为等。青少年时期处在儿童期和成年期的过渡阶段，相较于成年人感情比较脆弱。青少年时期出现的矛盾心理主要通过退缩、反抗、失去动力或是快速的情绪变化来表现。青少年可能看上去和成年人差不多，但是有时，尤其是在生病时，在与医务人员的交流中会有较大困难。当由于疾病或残障，青少年失去身体的独立性、隐私或社会交往时，其角色认同问题往往会变得更难解决。所有的青少年对生理和性的发育都有些困惑，患病青少年有同样的问题，甚至更严重，因为他们

与同伴间的正常交流被身体的不适或是住院限制。与同年龄患儿在一起，利用青少年休息室（区别于小孩子的游戏室）、电话或是让孩子穿自己的衣服、梳自己喜欢的发型等，可以帮助患儿适应住院。当青少年自我同一性危机得不到解决，孩子变得很不舒服时，容易将这种愤怒或沮丧发泄到家人或医务人员身上。认识到愤怒是青少年在困难情境下的正常反应会让人感到安心。

对青少年进行的评估应在一个私密的空间进行，空间大小及环境舒适度对于交流的质量有很大影响。对于青少年来说，护士是权威人物。青少年时期对于同情、关心及尊重的需求高于其他阶段。青少年缺乏成人的语言表达能力，但是渴望有一种掌控感，擅长回答比较直接的问题。护士通常会先问一些一般性问题，使青少年患者检查自己对所提问题的回答的有效性。在门诊，对部分既往史的询问需要在父母不在的情况下进行。如果父母不愿意离开检查室，可以带患儿去实验室再询问。对于药物滥用、性行为等问题，护士需要保密。

评估青少年的认知水平，需要看其制订长期规划的能力。一种简单的评估方式是让其说出三件5年内他（她）希望发生的事，你可以从具体性、现实性及目标性三方面来分析其答案。

一些青少年由于缺少经验，无法认识到生活中虽然有很多跌宕起伏，但最终都会变好。自杀是导致青少年死亡的第二大原因，并且许多专家认为实际的死亡率可能更高，因为导致青少年死亡的第一大原因——交通事故——可能是自杀造成的。警惕患儿表现出的危险信号，如冷漠、持续的抑郁或是自我伤害行为。面临不幸的时候，青少年情绪波动较大。悲痛中的青少年需要一定的私人空间，同时也需要分散注意力，以音乐、游戏等方式来减轻痛苦。和青少年患者交流的时候一定要学会倾听，当他（她）提出问题的时候，要直接而且诚实地回答。

把兴趣爱好当成一种交流方式

青少年很在意成人或是朋友对自己的反馈，从而评价自身的能力。青少年与成年人进行语言交流时可能还不是很熟练和自如，如果护士采用一些方式或策略将有助于青少年做出更好的回应。运用共情、表达接受以及使用开放式问题是三种有效的方式，有时也需要一些创新性策略。正如前面的例子，如果让患儿开口有困难，需要采取其他方式进行交流。

处理护理问题

疼痛

文献显示，有关儿童疼痛的主要关注点在于，儿童的疼痛往往被低估，而且未被给予足够的消除疼痛的措施。过去，孩子感知疼痛的能力也被低估了，缺乏充分的止痛措施的原因部分是担心孩子被过度镇静，但在很大程度上是由于孩子难以准确表达自己的不适。我们需要根据孩子的年龄选择合适的评估疼痛的方法。婴儿疼痛时会出现生理方面的改变（如出汗、脸色苍白、心率增快、呼吸加快、氧饱和度下降等）。对于幼儿和学龄前期的儿童可以使用疼痛评估量表、面部表情（笑脸）评估量表等。我们还需要采取措施避免一些与治疗相关的疼痛，例如，应用局部麻醉来有效地减轻因静脉穿刺造成的疼痛。可减轻疼痛的有效的非药物干预措施还包括非营养性吸吮或安抚奶嘴、摇晃、用襁褓包裹等。练习18.3是有关儿童疼痛护理的讨论。

焦虑

患病通常是一个无法预知的事件。当治疗和结局都不明确时，患者往往会产生不确定感甚至焦虑情绪。小孩子通常对一些意外的刺激、有创操作或者仅仅是对陌生人感到恐惧；大一些的孩子害怕与父母分离、害怕受伤、害怕机体功能的丧失，甚至害怕因为疾病而变得与同伴不同。练习18.4展示的是减轻患儿焦虑的措施。

练习18.3　针对疼痛的儿科护理步骤

目的：练习对患儿进行有创操作前的准备。

步骤

　　患儿蒂姆4岁，将要做骨髓穿刺（将骨穿针刺入髋部，是一种有痛性操作）。请回答下面的问题：

1. 需要知道蒂姆的哪些重要信息？
2. 如果这是个经常重复进行的操作，如何在操作前和操作后让孩子有安全感？
3. 应提前多长时间给孩子做好准备？

练习18.4　帮助患儿做好治疗性操作的准备

目的：帮助学生把发展的概念应用到适于患儿年龄的护理措施中。

步骤

　　将学生分为4个小组，根据以下情境制订适合患儿年龄的干预措施。每个小组的发言人在黑板上写下针对不同年龄段患儿的干预措施。

情境

　　杰米被安排在今天晚些时候在手术室置入一根中心静脉导管，用于静脉高营养液的输入。这是杰米在第一次住院的第一天接受的第一项操作。

讨论

　　各小组根据患儿年龄阶段的不同，比较干预措施的不同。

1. 根据患儿年龄，对其的干预措施有何不同？（分别描述适合学龄前、学龄期和青春期儿童的干预措施）
2. 哪些基本的内容是不同年龄段共有的？（教育的内容；评估患儿的知识水平；评估患儿接受和理解信息的能力；提供的信息要适应患儿的认知发展水平）
3. 对不同年龄段的患儿来说，哪项措施最好？（使用一些道具，如洋娃娃、图片、连环画、教育小册子或同伴对话进行角色扮演等。）

行为宣泄

　　青少年的行为问题对护士来说是一种特殊的挑战。向患儿明确说明其治疗方案、介绍医院的规章制度很有必要。此外，在可能的情况下，应允许青少年自己做出选择或判断。同时，有必要在一定程度上限制孩子的宣泄行为。至于限定哪些行为，最开始是由患儿的父母或护士决定的，随着孩子逐渐成熟，限定的行为也会随之变化。这样做会带来一些积极的效果，使青少年能够以更接近成人的方式处理令人沮丧的情形。

　　一旦冲突得到解决，孩子接受了自己行为所造成的后果，应该给孩子一个机会表达其对这些限制的态度、感受及反应。一些严重的情况（如药物滥用）需要有专业人员来干预。据估计，大约有75%药物滥用者有严重的精神问题，特别是抑郁问题（Griswold et al., 2008）。

　　尽管护士与患儿之间有关行为限制的交流很有必要，但是也需要取得一种平衡，使得护患关系是愉快的、积极的。有时，限制孩子的某些行为是出于一些规定，这时关于行为限制的讨论仅限于护士和患者。意识到这一点，护士应该问自己：孩子的行为表达出了他们什么样的感受？用语言表达出孩子的感受会让孩子更相信护士的能力及护士对自己的关心，这是每一个工作人员都应该分担的责任。百宝箱18.3列出了一些用于形成一个切实可行的行为限制方案的指南。

百宝箱18.3　制订切实可行的行为限制计划

1. 让患儿描述其行为。
   关键点：实事求是地评估
2. 鼓励患儿评估自己的行为。这对他人或是他（她）自己是否有帮助？
   关键点：实事求是地评估
3. 鼓励患儿制订一份管理自身行为的替代计划。
   关键点：制订合理的目标
4. 让患儿在其计划书上签名。
   关键点：对实现目标的承诺

5. 不可接受的行为的后果是合理的，适合相应的情况。

关键点： 后果已知

6. 让患儿定期评估自己的表现。

关键点： 实事求是地评估

7. 行为后果的呈现是客观的，无须过多讨论。

关键点： 过失行为的后果立即呈现

8. 对于好的行为表现给予积极的鼓励。

关键点： 实事求是地评估

9. 鼓励孩子对自己的表现给予积极的评价。

关键点： 教会孩子自我表扬

★ 如果孩子的表现并未达到计划中设定的目标，回到步骤 3 帮助孩子重新调整计划，以使计划成功完成的可能性增大。相反，如果孩子的表现很好，帮助他（她）制订一份目标更高的计划（例如，坚持的时间更长或行为限制更广）。

有助于与患儿交流的更多策略

使用前面的章节所介绍的一般沟通交流策略以适应与孩子的交流需要一定的想象力和创造力。我们的患者是儿童，这是一项很有意义的工作。辛苦工作的回报有时需要以间接的方式来评价。例如，乔治是一名初级护士，在骨髓移植病房非常辛苦地照护一名 13 岁的女孩长达 6 个月。患儿出院时说："我再也不想看到你们中的任何一个人了"时，乔治感觉很不好。但是，就在这个患儿离开病房之前，乔治发现她在床上哭了。女孩不说话，只是搂着乔治的胳膊，紧紧抱住他寻求安慰。对这个护士来说，孩子表达的悲伤情绪其实就是对护患关系的肯定。儿童虽然完全可以用语言表达，但是在压力之下，往往通过是行为而不是语言来表达的。

积极倾听

积极的倾听最初表现为在儿童玩耍以及与周围环境互动的过程中对孩子的观察。随着儿童词汇量的增加以及与周围人交往能力的增强，倾听成为近似于成人之间的交流的一个过程。但是与成人很重要的一个区别在于：儿童所感知的世界是具体的，所以护士的反馈和提供的信息要与孩子的发展水平相适应。

真实性和可靠性

有时，成年人会忽略孩子的感受，或是在疾病、治疗过程、住院等方面欺骗孩子，认为他们无法接受真相。但事实恰恰相反。只要以孩子可以理解的方式告知，并且给予其足够的时间和来自周围环境的支持，儿童可以与成人一样应对绝大多数压力。青少年患者把诚实度、对疼痛的关注及尊重视为影响其照护质量的三个最重要的因素。完成练习 18.5 可能会引发一些讨论。

你不能允许任何人威胁孩子，即使是父母也不能。例如，我们会听到有些家长对孩子说："你要

练习18.5 与刚被确诊的艾滋病病毒呈阳性的患儿交流

目的： 在课堂上讨论如何应对一个难以交流的患儿。

步骤

读下边的案例并且回答问题。利用课上时间总结讨论的内容。

情境

比尔 17 岁，因淋病就诊。初步的实验室检查显示其艾滋病病毒呈阳性，比尔被安排进一步住院治疗。入院 2 天来，他一直哭泣、咒骂并且不配合治疗。医务人员都尽可能避免与之接触。在征得其未到场的母亲的同意后（他母亲谴责他

的行为，而且从来没有到医院探望过他），一组住院医生开始在治疗室给他做骨髓穿刺。医生们全神贯注地进行着操作，实验技术人员进出检查室，及时将获取的检查物送检。一名护生被叫进来帮忙约束比尔，他一会儿喊叫，一会儿哭闹，一会儿又比较安静。

1. 在这种情境下，护生可以使用什么沟通策略？（提示：言语和非言语交流，与患者之间及与医生之间交流）

2. 这名护生需要做哪些方面的评估？（提示：比尔对于诊断的感受是什么？）

3. 比尔目前的行为说明了什么？

4. 在进行有关艾滋病的教育前，还需要掌握哪些额外的数据？

乖乖听话，否则我会让护士来给你打针。"这时，一定要打断父母的话。孩子尊重成年人诚实的情感表达。诚实地对待患儿并且信任患儿是建立治疗性关系的一个重要因素。

表达尊重

成年人容易将自己的意愿强加于儿童身上。尊重每一个孩子都有感受和表达其情感的权利，这一点很重要。提供真实的答案也是尊重孩子的一个表现。与年龄大一些的青少年交流时，利用互惠的概念可以促进彼此间的尊重，并且有助于良好的持久的健康结果的实现。要注意保护患者的隐私，除非护士觉得有必要披露以防止孩子受到伤害。在这种情况下，需要征求孩子的意见。

为患儿提供提前的指导

同儿科医生一样，提倡护理专业人员为患儿提供健康教育。美国儿科学会（The American Academy of Pediatrics）建议在适当年龄给予患儿促进健康的教育。医疗保健越来越关注儿童对自身健康应承担的责任。健康教育越早开始越好。例如，护士在对健康儿童家庭的访视中发放一些预防暴力的书面宣传材料，让个体对自己的健康负责，这与《全民健康2020》计划所倡导的相一致。事实上，其中的目标之一就是让医务人员花更多的时间为患者提供他们所需要的健康保健信息。

与患儿的父母建立健康照护的合作关系

有一个患病的孩子对父母来说是一种压力。有证据显示，难以担当好家长、无法帮助孩子缓解疼痛并提供安慰、无法应对不确定的结局，这些要比疾病本身给父母带来的压力更大。有研究指出，缺乏来自专业人员的信息沟通和支持是父母的首要压力源。因此，医务人员与患儿父母建立合作关系很重要，尤其当我们发现一些风险因素可能伤及孩子时（Banner, 2012）。在患儿住院期间，大多数父母希望参与孩子的日常护理，但是他们需要医务人员的指导和帮助，以明确自己的角色，即知道什么事情可以做。家长们希望感到自身是有用的、有价值的，而不是被迫去做一些不想做的事情。

父母通常对于如何与他人谈论孩子的病情存在困惑。告诉朋友和患儿的兄弟姐妹真实的情况很有必要。这向患儿的兄弟姐妹示范了如何回答朋友提出的好奇的问题。但要注意，护士在与年龄大一些的患儿交流或是为其治疗时回避父母，有助于保护患儿的隐私并得到更好的回应，避免出现伦理方面的窘境。

一些父母由于自身无能为力而变得沮丧和气愤，他们会把这种愤怒转移到护士身上，对护士的操作过分挑剔（见百宝箱18.4）。在这种情况下，常会导致护士为自我辩护或是对家长的无理指责不予理睬。更有帮助的做法是站在父母的角度来考虑问题。询问患儿父母已经了解哪些情况、还需要知道哪些信息，不带任何戒备地耐心倾听，让他们发泄郁闷的情绪，表达自己内心的感受，应用倾听的方法并且在回应父母时认可其情绪反应的合理性都会很有帮助，如："对不起，我知道您很难过"或者"您看到孩子这么痛苦肯定受不了"。这些简单的话表达出了护士理解父母在极度伤心的情况下表现出的一些不好的言语和举止。可能的话，可以在一个患儿听不到的较私密的空间让其父母充分发泄一下。父母与护士的关系不好会让患儿很苦恼。与患儿的父母交流的指南见百宝箱18.5。

百宝箱18.4 **有代表性的护理问题：如何应对感到害怕的患儿父母**

在报告过程中，夜班护士讲述了发生在史密斯太太（一个可能患有急性淋巴细胞白血病的8岁男孩的母亲）和夜班督导员之间的一件事。史密斯太太告诉夜班督导员，她的儿子没有得到护士很好的照顾，而且护士经常不理她，也不回答她的问题。交班后正好你来接班，史密斯太太把你叫到病房外的一角，开始跟你说昨天晚上所有的事情都出现了问题。她接着说："如果你们认为我会坐视不管，听凭你们这样对我的儿子，那你们就大错特错了。"

问题

对儿子可能的诊断的恐惧和无能为力导致史密斯太太非常泪丧和气愤。

护理诊断

对儿子住院和白血病的诊断应对无效。

护理目标

增强这位母亲自我控制和解决问题的能力；帮助这位母亲采取适应性的应对行为。

辅助方法

引导；支持；提供发展性环境。

干预措施

1. 尽可能客观地主动倾听这位母亲的诉说，保持目光接触；使用一些简单词语，允许其将内心的恐惧和对孩子的担忧直率地表达出来。
2. 反思性地提问以确定她从医务人员那里获得的信息和理解水平。
3. 从她重复的词语或句子中寻找问题所在，或是洞察其内心的恐惧和担心。
4. 在恰当的时候安慰这位母亲，孩子住院确实是一件让人担心的事情，感到恐惧完全是没关系的。在倾听的同时做出一定回应（如："不知道化验的结果对您来说一定很难受。"），营造一种关心的氛围。
5. 避免交流中的障碍，如给予错误的安慰，直接告诉她该做什么而不管她内心的感受，这种行为会直接导致治疗性沟通的中断。
6. 将孩子的病情及治疗情况随时告知她。
7. 让她参与孩子的护理；不要强迫她，让她觉得自己不得不做这些；观察她是否准备好了做得更多。
8. 告诉她孩子患病可能给家庭带来的影响；让所有相关的医务人员都参与进来，找到减轻其恐惧的方法，并给予这位母亲及其家庭成员持续的信息支持。
9. 安排一名责任护士照顾患儿，并且给这位母亲提供必要的支持。确认在社区中她可以获得的能提供帮助的支持系统。

From M. Michaels,University of Maryland, School of Nursing, Baltimore.

百宝箱18.5　与患儿的父母沟通的指南

- 将复杂的信息分解以提供给患儿的父母。
- 重复所讲的内容，并且留有足够时间让患儿父母提问。
- 将患儿病情及治疗进展情况持续告知患儿父母。
- 让患儿父母参与目标的制订；预测可能的反应和困难。
- 直接并且坦诚地和患儿父母讨论问题。
- 与患儿父母探讨所有可选择的解决问题的方法。

- 提供社区支持信息；帮助患儿父母通过角色扮演适应其他人的反应。
- 承认孩子患病给家庭的经济、情感，特别是家庭成员（包括其兄弟姐妹）带来的影响。
- 医务人员在治疗护理重病患儿的过程中出现情感衰竭时，可以寻求其他工作人员的支持。

与需要特殊照护的患儿的父母交流

许多孩子因患有慢性疾病而需要额外的照护。照顾这些孩子需要父母花费时间，并且改变家庭的交流方式。有研究显示，这些家庭缺少交流的时间（Bransletter et al., 2008）。护士需要为这些家庭提供有关孩子状况及照顾需求的信息，同时与患儿的父母讨论如何平衡家庭的需要与照顾孩子的需要，给出一些帮助孩子将来逐渐自立的建议，鼓励患儿的父母寻求社区的资源。应该知道，孩子每到一个发展阶段，家庭的压力就会暂时增加，这时就需要我们提供额外的支持。

社区

与患儿父母合作是了解患儿复杂的照护需求的最好方式。父母是孩子照护计划中的重要人物，尤其对于慢性病患儿来说。我们需要给患儿父母提供信息，告诉他们哪些社区组织、网络或是专业人员可以随时为其提供帮助。例如，学校的护士常常通过与孩子父母、医务人员、教师及其他相关人员交流孩子的需求，承担着患儿个案管理者的角色。美国法律规定，在学校要为有特殊照护需求的儿童提供个性化教育项目。这也是针对上学期间需要继续接受治疗的孩子的健康照护计划的一部分。

社区中的提前指导　患儿出院后，其父母要承担照顾孩子的主要责任，因此从患儿治疗一开始就鼓励其父母主动参与患儿的护理很重要。患儿父母还可能需要了解儿童正常的发展过程以及一些预防疾病的知识。

社区支持团体　一些社区团体已经组织好以帮助这些家庭。这些社区团体组织的开会时间可以从医务人员、政府或地方组织处查询到。无法参加会议的家长可以通过第二十六章所描述的网络形式获得支持。

护士在社区倡导儿童权益

因为孩子无法将自己的需求告诉政策制定者，作为护士，我们需要扩大倡议的范围，在地区和国家层面上为孩子争取更好的健康照护。孩子可获得的健康照护受其社区、父母教育水平、保险状况以及转诊问题等因素的影响（Larson and Halfon, 2010；Tesher and Onel, 2012）。贫穷往往与孩子较差的健康状况、缺少合格的照顾者、缺少牙科护理以及其他各种各样的健康问题相关联。护士作为孩子代言人的一部分职责是加强患儿获得照护的权利，使他们更容易得到健康照护，并且提高公众对于儿童健康问题的关注。例如，《全民健康 2020》项目已经明确指出肥胖和体育锻炼是首先需要关注的问题，并表示在每 10 名美国青少年中，仅有 1 名达到了国家规定的锻炼标准（每天 1 小时）。儿童肥胖会导致一系列健康问题，比如糖尿病。护士作为代言人可以倡导组织一些活动，如在学校内减少出售垃圾食品、重新调整体育锻炼活动，与社区组织一起重建社区的环境，允许在人行横道上进行锻炼及修建安全的自行车道等。

总　结

与患儿交流需要有耐心、想象力并且能创造性地应用治疗性沟通交流策略。患儿与你的交流能力和他们的理解能力在很大程度上受其自身认知的发育水平及有限的生活经验的影响。我们需要站在孩子的角度理解他们的感受和想法，并且在与孩子的交流过程中体现我们的这种理解。与不同年龄阶段的患儿交流需要使用不同的沟通交流策略，与其父母交流也是如此。作为照护者，如果你尽力了解患儿的需求并花时间满足他们的需要，你会发现孩子

们对你的反应会出乎意料的好。

伦理困境　你会怎么做？

你正在护理 15 岁的青少年米卡。她向你吐露她来就诊是为了治疗衣原体感染。她的母亲私下向你询问，想知道米卡是否告诉过你她和男朋友有性生活。因为米卡还是未成年人，要由她的母亲来担负此次就诊费用。你是否有责任告诉她母亲实情呢？

问题讨论

1. 如果让你评估一个婴儿的疼痛和一个 5 岁住院患儿的疼痛，你会用什么方法？

2. 在练习 18.5 中，请描述在比尔出院后你对其家庭进行首次访视，以及在与比尔的单身母亲交流时，你将采取的措施。

参考文献

Banner J: Addressing safeguarding concerns through better communication, *Nurs Manage* 19(2):28–31, 2012.

Bransletter JE, Domain EW, Williams PD, et al.: Communication themes in families of children with chronic conditions, *Issues Compr Pediatr Nurs* 31(4):171–184, 2008.

Cumulative Index to Nursing and Allied Health (CINAHL) Database. www.ebscohost.com. [Subscription only, at Nursing Libraries].

Emslie GJ: Pediatric anxiety-under recognized and under treated, *N Engl J Med* 359(26):2835–2836, 2008.

Erikson EH: *Childhood and society*, Norton, 1963, New York.

Fisher MJ, Broome ME: Parent-provider communication during hospitalization, *J Pediatr Nurs* 26(1):1–12, 2011.

Friedman B, Berdahl T, Simpson LA, McCormick MC, Owens PL, Andrews R, Romano PS: Annual report on health care for children and youth in the United States: Focus on trends in hospital use and quality, *Acad Pediatr* 11(4):263–279, 2011.

Gardner R: *Therapeutic communication with children*, Ed 2, New York, 1986, Science Books.

Griswold KS, Aronoff H, Kernan JB, Kahn LS: Adolescent substance use and abuse: recognition and management, *Am Fam Physician* 77(3):331–336, 2008.

U.S: *Department of Health and Human Services (DHHS)*. 2011, Health Resources and Services Administration (HRSA), August 2, 2013. Accessed www.HRSA.gov.

Data Resource Center for Child and Adolescent Health. 2012: Child and Adolescent Health Measurement Initiative. Cooperative Agreement 1-U59-MC06980-01 U.S. Department of Health and Human Services, *Health Resources and Services Administration and Maternal and Child Health Bureau*, August 2, 2013. Accessed www.childhealthdata.org.

U.S: Department of Health and Human Services (DHHS). In *Healthy People 2020*, Adolescent Health, 2014. http://healthypeople.gov/2020/topicsobjectives2020/overview.aspx?topicid=2.

Larson K, Halfon N: Family income gradients in the health and health care access of US children, *Matern Child Health J* 14(3):332–342, 2010.

U.S. Department of Health and Human Services (DHHS). (n.d.). Health Resources and Services Administration (HRSA). Maternal and Child Health Bureau. www.HRSA.gov.

Piaget J: *The child's conception of the world, Littlefield*, Savage, MD, 1972, Adams.

Rempel GR, Ravindran V, Rogers LG, Magill-Evans J: Parenting under pressure: A grounded theory of parenting young children with life-threatening congenital heart disease, *J Adv Nurs* 69(3):619–630, 2013.

Rosenberg AR, Dussel V, Kang T, Geyer JR, Gerhardt CA, Feudtner C, Wolfe J: Psychological distress in parents of children with advanced cancer, *JAMA Pediatr* 167(6):537–543, 2013.

Tesher MS, Onel KB: The clinical spectrum of juvenile idiopathic arthritis in a large urban population, *Curr Rheumatol Rep* 14(2):116–120, 2012.

Wigert H, Dellenmark MB, Bry K: Strengths and weaknesses of parent-staff communication in the NICU: A survey instrument, *BMC Pediatr* 13(71), 2013. www.ncbi.nlm.nih.gov/pubmed/23651578/.

与老年人沟通交流

Elizabeth C. Arnold

目 标

阅读本章后，读者能够：

1. 讨论正常老化的概念。
2. 识别护理老年人的理论框架。
3. 描述以患者为中心的老年人评估策略。

4. 和老年人一起讨论授权和支持性的自我管理护理策略。
5. 描述为认知功能受损患者提供的护理以及沟通策略。

本章主要描述针对老年人的治疗性人际关系。老年人是美国人口比例中增长最快的年龄群体。在 2010 年的人口普查中，超过 65 岁的老年人口数比之前任何一次的人口普查都多。预测到 2030 年，老年人口数将占人口总数的 1/8（Werner，2010；Leuven，2012）。

本章重点讨论老化问题以及针对这一重要人群的支持手段——沟通。本章描述了老化过程的特点，选择了一些适用于老年人的理论框架，探讨护士如何有效地与老年人沟通以促进他们的身心健康。本章介绍了为老年人安全、独立地生活而提供的支持。本章还包括目前对于老年痴呆的认识以及与认知功能障碍患者沟通的策略。

基本概念

由于人们活的时间越来越长，老年人被分成三个年龄段：年轻的老年人（65～74 岁），年长的老年人（75～84 岁），以及最老的老年人（85 岁及以上）（Moody，2010）。在超过 65 岁的人中，有 85% 的人至少患有一种慢性疾病，有 50% 的人

患有一种以上慢性疾病。当老年人步入 85 岁后，会变得更加衰弱，但是衰弱并不是疾病（Mitty，2010）。许多老年人能一直维持较好的生理、社会和智力功能直到接近死亡。如果有补充的支持和生活保障，健康的老年人可以拥有高品质的生活。

老化的定义

老化是一个普遍的生命过程，"贯穿于生命周期的，始于出生，终于死亡"（Pankow and Solotoroff, 2007，P.19）。作为一个动态的生理过程，老化会影响个体的体力、耐力、韧性，最终会影响个体独立生活的能力。老化在一定程度上伴随着外表上和体力水平的改变、器官功能下降、免疫系统防御能力下降、感官功能的丧失、肢体的活动能力下降。

老化也有可能为个体的自我成长以及身心健康带来新的可能。本章的目的就是教护士帮助老年人将这些可能变成现实。适应性的自我管理措施可以给老年人的整体健康和生活质量带来明显的改变。

每个人老化的过程都会反映出其基因、个性、动机、生活经历、环境和文化因素以及参与促进健康活动的情况。一个人老化的速度取决于很多因

素，其中一些是可以预防和可逆的。适应并接受无法逆转的老化，进行有效的自我管理，这种心理弹性是度过有意义的晚年的关键（Ebrahim et al., 2013）。

积极老龄化

世界卫生组织（WHO，2002）定义"积极老龄化"为"最大限度地维持健康、提高参与性、确保安全以提高老化过程中的生活质量的过程"（p.12）。积极老龄化中的基础包括自主做决定，按照个人喜好应对每日生活，能够在社区中独立生活不依靠他人或很少依赖他人以及拥有自己满意的生活质量（Constanca et al., 2012）。

生活质量对于老年人来说非常重要。由于个体对于老化所致的外形以及身体机能改变具有不确定性，因此它是一个过渡时期。在这一时期，角色责任和期望会有所改变，一些是老年人渴望的，另一些是不被需要的。随着年龄的增长，人们的兴趣也随之改变。

Cotter 和 Gonzalez（2009）描述"成功老龄化是能够灵活地适应年龄所带来的改变而不放弃自我定义的主要部分"（p.335）。这个定义鼓励老年人为自己的老化过程负责。授权老年人重新规划每天的生活，让缺陷最小化，使他们在最佳的状态下拥有有意义的生活。不管发生什么，保持积极的生活态度是成功的老龄化的重要部分，因为社交展示了自我和他人以及更广阔的世界的联系（Ebra-himi et al., 2013）。护士在帮助老年人适应新的角色、使他们做出创造性生活选择中发挥着至关重要的作用。

老年人需要具备新的应对技能、对自我的新期待，以及不同的人际关系。Bortz（1990）认为我们对于老化的态度将影响我们如何应对变老。

如果我们惧怕变老，想到那时候我们会健忘、身体退化，很可能就会是这样的。相反，如果我们期待自己充满活力，有着新的冒险和事业，这些就有可能成为现实。我们可以决定我们是谁。我们将决定我们会成为什么样的人。（p.55）

随着年龄的增长，老年人将感受到功能上的一些限制，但是存在更多的可能性。一些文献详细叙述了老化，然而很少有人关注老年人怎么做能够促进身心健康和提高生活的品质。Biggs（2001）认为需要宣传那些积极老龄化的故事并且将其融入现在的社会政策。尽可能保持活力，尽可能地参与到生活中支持性的人际关系中，这是老年人身心健康的关键。练习 19.1 让你有机会体验老年人的感觉是什么样的？将让你有机会去探索自己的关于老化的想法。

老化和健康

慢性疾病与老化有着很大的关系，已经代替急

练习19.1　老年人的感觉是什么样的？

目的：激发关于老化进程的意识和感受。

步骤

思考并写下你自己对于下列老化进程的看法

1. 当你 65 岁的时候，你觉得什么对你来说比较重要？
2. 在那个年纪，你希望自己拥有的优点、品质和特质有哪些？
3. 你觉得在身体、情绪、精神、社会观点和活动中你会与现在有什么不同？
4. 当你成为老年人的时候，你希望别人怎么对待你？

讨论

三四个同学为一组，分享各自的想法。一个同学记录，写下常见的观点。学生可以对他们无法理解的观点提出疑问。

1. 这个练习如何让你思考老化可能带来的问题？
2. 你这个年龄的人和老年人对这些老化问题的感受有什么不同？
3. 你如何使用这个练习更好地理解老年人的需要？

性传染性疾病成为医疗保健的沉重负担（Avolio et, al., 2013）。老年人会在不同程度上遭受一些慢性疾病的损害。他们容易受到年龄相关疾病的损害，比如癌症、黄斑变性、青光眼、心脏循环问题、中风和骨质疏松。Franklin 和同事（2006）认为，老年人很可能渐渐失去对身体机能和行动能力的控制，这将有损他们的自尊和自我形象。老年人是健康服务部门最大的使用者（Scholder et, al., 2004; Institute of Medicine, 2008）。

治疗的障碍

早在 1969 年，Robert Butler 教授就指出年龄歧视在医疗保健中仍然是一个重要的问题。老年人在接受医疗保健、不同水平的检查、治疗选择上会遭受歧视。医疗人员通常会因为老年人的年龄而不是健康或者机体功能而很少使用深入的诊断性检查或有创性检查。Kagan（2012）说："基于年龄的歧视也许是社会中最普遍但是又不被承认的歧视。"（p.60）

其他障碍包括使用复杂的医疗系统、慢性疾病医疗保健服务中的差异。这个障碍尤其对痴呆患者和他们的家庭是一个挑战（Murray and Boyd, 2009）。另外，为医疗保险患者服务的医生以及其他医务人员的减少也是一个障碍。从积极的方面来说，医疗保险最近引进了初级预防生理检查（IP-PEs）和随后的每年健康随访（AWVs）。这些医疗服务，加上每年的乳房筛查以及盆腔检查，是不需要付费的（Resnick, 2013）。

当代的老年人

当代的老年人活得更长，在临终前可经历时间更短和程度更轻的无能力状态。与 10 年前相比，他们更健康并且意识清楚。因为医疗和科技的进步，很多老年人活到了 90 岁。他们吃得更好，更注重锻炼，有活力地参与生活，为他们自己的身心健康负责。许多老年人延迟退休。未来医疗保健专家需要考虑的重要问题包括医疗保健改革、长期照护、医疗保险的未来、老年人群健康的新形象等（参见练习 19.2）。

理论框架

埃里克森的自我发展模型

埃里克森（Erikson，1982）的模型特别说明了成年晚期（60 岁之后）阶段的发展。他认为，与生命最后阶段相关联的是自我完整对自我绝望。**自我完整**是指老年人带着满足感和少许遗憾回顾他们人生的能力。完整性指接受"人唯一的一次生命，是必然的、不允许有其他代替物的"（Erikson, 1980，p.104）。这种接受通过自我反省以及与他人探讨生命的意义而发展。护士要能够对老年人的疾病故事、对社会支持的认知情况、心理应激模式形成框架，从而帮助他们实现人生意义。护理措施鼓励通过回顾人生和怀旧来促进此进程。

自我绝望是指一个人无法将自己的人生视为适当的和富有意义的。如果得不到解决，绝望便会导致忧伤和痛苦的情感。

智慧这种品质与该阶段的自我发展有关，是一种熟悉生命的意义和行为，并愿意与他人分享自己智慧结晶的"知道"的形式。Le（2008）讨论了

练习19.2　针对婴儿潮人群的高品质健康照护

目的：能理解对婴儿潮人群提供的高品质医疗保健需要的变化。

步骤

4～6 个人为一个小组。允许超出现实去思考个人的答案。

讨论

1. 你认为婴儿潮人群的大量涌入会如何影响医疗保健？
2. 老年人口迅速增长会使医疗保健系统面临什么挑战？
3. 作为一名致力于解决老年人健康护理问题的健康专家，你的想法是什么？

目的：促进对老年人智慧来源的理解。

步骤

1. 采访一个你认为有丰富生活经历的老年人（65 岁以上），咨询其人生中最满意的生活经历或者实现自我价值的事情。在采访结束后立即写下你的感想，尽可能直接引用被采访者的原话。
2. 思考被采访者具有哪些优势使其获得幸福感并珍视自我的成就。

讨论

1. 针对他们对最满意、最有意义的经历这个问题，你是否对其回答感到惊讶？
2. 将被采访者自我认为的成就挂在黑板或者白板上，将其分成与工作相关的和与人相关的两类。
3. 在集体的课堂反馈上，那些老年人的人生经历中的共同点是什么？
4. 怎么在将来的护理操作中运用在练习中学到的知识？

两种形式的智慧：实践智慧和超越智慧。实践智慧强调良好的判断力和解决现实社会中复杂的人际问题的能力。超越智慧着重于让个体超越主观、偏见以及以自我为中心的观念，关注存在问题和自我认知。智慧使得老年人可以与后继者分享他们对人生的理解。利用练习 19.3 探索人生经历与智慧发展的关系。

功能结果理论

功能结果理论在概念上与和老年人建立并维持治疗关系有关，因为生活品质与功能和老年人满足需求的能力相关（Miller，2011）。这个框架帮助护士用从高机能到虚弱的老年人这样一个连续体来评估患者的机体功能。该框架强调对建立功能性自我管理的干预。对自我管理能力至关重要的行为包括自我照顾、流动性、与他人的关系及互动、认知推理能力和对人生使命的参与。

马斯洛的基本需要模型

马斯洛（Maslow，1954）的需要层次理论（见第一章和第二章）帮助护士从人类最基本的生存需要开始，将护理措施按优先顺序排列。最基本的生理需要应首先被满足，安全的需要紧接其后。例如，Touhy 和 Jett（2012）注意到痴呆患者因无法找到洗手间而感到焦虑不安，且在患者找到洗手间之前，护士的安抚和转移注意力的措施都未奏效。

对于老年人，爱与归属的需要因为生命中重要他人的离开而不断被挑战。特别是对于有着长远的目标且独立的人来说，自尊的需要在其未来生活中有着重要的位置。马斯洛认为，自我实现的需要在中老年时期更常出现（Moody，2010）。

Reichstadt M Sengupta G, Depp C, palinkas, Jeste D: Older adult's perspectives on successful aging: qualitative interviews, *Am J Geriatry Psychiatry* 18(7):567-575, 2010.

目的：这项定性研究的目的是获得老年人对成功老化的经历及其所需要的支持干预的看法。

方法：通过立意抽样，有 22 位老年人（平均年龄 80 岁，在 64—96 岁之间）被招募并接受采访。采访的文字记录用"编码一致、对应、比较"的扎根理论框架分析。

结果：自我接受和自我满足的主要主题包括：现实的自我评价、"做最好的自己"、注重活在当下、参与社会交往、尝试新的事物、与他人分享以及积极乐观的态度。

应用于临床实践：智慧是成功的老化经历中重要的组成部分。作者引用观点支持艾里克森定义智慧的有效性。护士可以采取护理措施培养老年人参与社会生活的积极性，在生活回顾中提高自我接纳，并通过现实的自我评价授权患者。

应　用

来自《全民健康 2020》的目标特别地说明了老年人的健康和幸福，见百宝箱 19.1。

百宝箱19.1	关于护理老年人的《全民健康2020》目标

- 增加使用"欢迎进入医疗保险福利"的老年人的比例
- 增加现在参加整套核心临床预防服务的老年人的比例
- 增加患有一种或以上慢性疾病，并有自信进行自我健康管理的老年人的比例
- 降低有中到重度功能限制的老年人的比例
- 增加对参与轻度、中度、剧烈的业余体育活动的有生理和认知功能减退的老年人的比例

U.S. Department of Halth and Human Services: 2010. *Healthy People 2020*. Available online: http://www.Healthypeople 2020. Accessed July 19, 2013.

对老年患者的评估措施

新形势除了会引起老年人认知上的损害，还会给他们带来短暂的困惑。一些患者意识到与老化相关的刻板印象，并不愿以任何方式揭露自己的不足。他们也许会在压力之下忽略这些问题。当这种情况发生时，在场的家庭成员可以帮忙，向医疗保健团队口头描述患者之前的症状。家庭成员还可以帮助患者维持平静，并习惯护理状态（Happ, 2010）。

在实施一个常规的评估前，护士需要建立一个支持性环境，老年人的反应会更积极。诸如孤独、暴力、忽视、护理者负担、对死亡和虚弱的害怕、记忆丧失、失禁、酗酒、性生活紊乱等敏感问题的讨论，要建立在相互信任的关系的基础上（Adelman et al., 2000）。主要照顾者的护理延续性会促进良好护患关系的发展。老年人喜欢护士通过解释原因和未来方向来询问病史（Cochran, 2005）。希望护士能够主动提供这些信息。

Moody（2010）认为，老年期"是被生命经历塑造出来的时间"（p.2）。除了就诊和入院的原因，请患者谈论自己并分享其生活史对建立密切的关系和增强患者的舒适度会有所帮助。在此过程中，护士会慢慢理解患者是一个人而不只是"老年人"。

百宝箱19.2提供了评估访谈的沟通指南。

百宝箱19.2	评估访谈的沟通指南

- 建立密切的关系
- 先问开放式问题，再问封闭式问题
- 每次只问一个问题
- 先启发患者的观点
- 引发关于诊断和治疗的想法和情感
- 承认患者的情感和情绪
- 表达乐意提供帮助
- 逐步提供信息
- 总结在访谈中讨论的问题和状况
- 和患者或者家属验证以确保信息的准确性
- 提供联系信息，便于继续提问

对老年患者的评估可从他们来到医院或医疗保健中心的原因开始。让患者用自己的方式叙述，当患者述说时，寻找有价值的心理社会问题（例如，独立、害怕成为负担、角色转变和脆弱）和患者的表现。这些对于许多老年人来说是重要的问题；在没有提示的情况下，他们也许无法表达地清楚。应发现患者的长处并给予肯定。帮助患者确定社会支持的来源，个人、经济来源以及应对策略。

案例

护士：你好像担心中风会对你的生活造成严重的影响。

患者：是的，确实是这样。我现在是一个老女人，我不想成为家庭的负担。

护士：你为什么觉得自己是负担？

患者：我显然不能四处活动，也不能去做原来能做的事情，但这不意味着我做好了去疗养院的准备。

护士：你原来是做什么的？

患者：我抚养了三个孩子，现在他们都成家了，工作也不错。在现在这个年纪，我是做不到了。我为教堂贡献了很多。我当了32年的秘书，也得到不少认可。

护士：听起来您是一个很有成就的人，能够处理很多事。这些处理问题的能力仍是你生命中的一部分，并且现在可以换一种方式来应用。

练习 19.4 提供了对老年人的个人生活一瞥的机会。

评估与年龄相关的感觉变化

感觉变化出现在正常老化过程中。听觉和视觉的改变对交流有着直接和重大的影响。补偿增强对确保患者安全、保持和他人的联系有着重要的意义（Bonder and Dal Bello-Haas, 2009；Gonsalves and Pichora-Fuller, 2008）。视觉和听觉能力下降通常被认为是正常老化的过程，因此其重要性易被忽视。Anderson（2005）表示，感觉损伤的常见原因和提供感觉线索有助于减轻困惑。

听觉

根据国家研究所关于耳聋和其他交流障碍的研究（NIDCD, 2013），1/3 的超过 60 岁的老人和 1/2 的超过 85 岁的老人将经历听觉丧失。由于内耳中的听毛细胞（不能再生）丧失，听觉衰退和正常的老化过程于 50 岁开始。这种改变最初会导致无法听到高频的声音（如 f、s、th、sh、ch），接着无法听到元音频率（Gallo, 2000）。老年人对身后传来的声音、听人说话的口音以及快节奏讲话的辨别存在困难。听觉障碍使得老年人与他人沟通、参加音乐会及其他社会活动和理解医嘱的能力降低。

Kochkin（2009）发现，只有不到 25% 的有着严重听觉损伤的老年人使用助听器，许多有助听器的老人不能坚持使用或者因为耳聋容易感到挫败，另外一些人无法承担助听器的费用而不使用助听器。

听觉损伤、交流不畅使谈话者和听者都感到沮丧。听觉困难可由环境因素引起，比如背景噪声、听一半、曲解谈话内容、错误使用耳机（Pryce and Gooberman, 2012），这些都是不必要的。有一些听觉帮助项目将为贫穷的人们提供经济上的援助。康复服务的部门和非盈利的听觉辅助项目会为听觉需要帮助的人提供免费或优惠的帮助（见 http://savvysenior.org）。

听觉损伤的适应性策略 与没有年龄相关听觉问题的患者相比，与听觉受损的老年人交流有着显著不同。我们应该摆正自己的位置，平等地对待；不需要大喊，用正常或者稍微只高一点的声音说话很重要。其他一些措施包括：

- 在开始说话前向患者介绍自己的名字，增强患者的注意力。
- 如果患者两侧听觉情况不一样，就坐在或者站在听觉功能更好的一侧。
- 说话应缓慢、清晰，用略响亮的声音。使用明显的嘴唇动作向患者告知消息。
- 确保患者能看到你的面部表情，或者能够读唇语增强理解力。让患者可以毫无障碍地观察你的嘴唇。
- 帮助患者适应助听器，一些人不能正确地插入助听器以提高听觉。确保助听设备是打开的状态。如果一直打不开，检查一下电池。携带助听器的患者应该在身上多备一块电池。

练习19.4 老龄化的故事

目的： 促进对老年人的理解。

步骤

1. 采访你家中的一位老年人（最小年龄为 65 岁）。如果在你家庭中没有老年人，采访一位与你家生活方式相似的老年人。
2. 询问这个人的成长经历，现在的社会与他们那个年代的不同之处、重要的价值观念在这些年有哪些改变。向他们询问关于获得生活满足感的建议。如果一个人可以改变社会的一方面，是哪一方面？

讨论

1. 你对老年人给你的回答感到惊奇吗？
2. 你和你的同学发现老年人给你的价值观和建议有什么共同之处？
3. 这次练习的发现对你将来的护理实践有什么帮助？

- 把背景声音（比如录音机、电视、对话、剧烈活动的场地、孩子们在周围奔跑、突然而来的噪声）调到最小。
- 定期与患者确认。征求反馈观察患者操作情况和患者能听到多少。有时你从一个模糊的面部表情或者不恰当的反应得到的信息是错误的。

与年龄相关的视觉损伤

随着年龄的增长，人们的视力会下降（Whiteside et al., 2006），颜色变得暗淡，画面变得不清晰，明亮的光线和大一点的字体将有所帮助。更严重的与年龄相关的视觉问题如果不及时治疗，可能引起老年失明，比如白内障、青光眼、与年龄相关的黄斑变性。视觉丧失是进行性的，随着年龄的发展，眼部视觉通路的支持结构会发生变化（Mauk, 2010）。第十七章会介绍视觉损伤的不同水平和类型。

视力低下会影响有效的沟通、人身安全和机体功能。进行性视觉丧失的老人也许看不到你在摇头还是点头，不能看到情绪引起的面部表情变化。视觉损伤会影响一个人日常活动的能力（比如穿衣、准备饭菜、吃药、开车、处理支票、看电话号码簿），也会影响老人参加业余活动和兴趣爱好的能力（比如阅读、做手工活儿和看电视）。

视觉敏感性的减低、对光的敏感度以及深度知觉的丧失使摔倒成为老人主要的安全问题。Lord（2006）认为，视觉在姿势稳定性中有着重要的作用，因为视觉为神经系统提供了个体在环境中的位置和活动情况。随着年龄增加而变得缓慢的活动能力以及视力的下降会增加摔倒的风险。

对于视觉损伤的适应性策略　老年人通常使用的是验光眼镜和可携带的放大镜。为向视觉损伤的患者提供个体化的支持，有以下建议：

- 若佩戴眼镜，应确保镜片干净，镜架位置适当。应用软布和清水清洗镜片。

- 检查老人的镜片是否随着视力的下降而定期更换，按照规定进行常规视力检查是十分必要的。"成熟"的眼睛经历年龄相关的结构变化，会对视力产生影响。
- 协助老人上下楼梯，尤其是在下楼或者非平坦的地面等情况下。
- 提前提醒老人会引起行动不便的周围环境。
- 直面患者，他们可能只看到你的身形但是看不清面部。
- 向患者解释所有文字信息，留出让患者提问的时间。
- 提供明亮而柔和的光线。
- 当应用书面材料时，应考虑字体和字号（14号）以方便阅读。使用纸张时，留下空白，书写清晰。
- 鼓励老年人使用有声读物或者可以放大字体的电子阅读器。

认知改变的评估

健康的老年患者不需要在认知的交流中有所变化（Moody, 2010）。如果神经没有损伤，老年人可能只需要更长的时间来完成口头任务或处理信息。老年人更谨慎，当面临时间压力时，老人会犹豫或者不能很好地回应，除此之外，他们在功能上并没有不同。

大约有 6%～8% 的超过 65 岁的老年人、30% 以上达到 85 岁的老年人将经历与痴呆相关的严重的、进行性认知改变（Yuhas et al., 2006）。痴呆表现为记忆丧失、个性改变、智力退化，影响着个体生活的方方面面。少部分的认知改变是由于其他器官问题引起的，经过治疗后是可逆的（比如药物毒性、代谢紊乱、抑郁）。

在老年人的评估中，对严重认知改变的评价至关重要，因为它对一个人的日常生活能力最具影响力（Moody, 2010）。访谈早期进行的心理状态评估有助于准确诊断。简易精神状态检查（Folstein et al., 1975）测量了认知的几个维度（例如，方向感、记忆、抽象概念、语言）。不正常得分（小于 26 分）表明了痴呆并需要进一步的认知评估。百宝箱 19.3 将呈现心理状态的测试指南。

百宝箱19.3　对老年人心理状态的测试指南

1. 选择一个标准化的测试，如简易精神状态检查。
2. 在安静、无打扰的环境下，在患者不处于焦虑、激动、疲劳的情况下进行测试。
3. 如有需要，应在测试前确保患者佩戴眼镜或助听器。
4. 首先询问简单的问题，经常确认患者做好测试。
5. 确定患者的教育水平。如果因未学过拼写而不能反向拼写"world"，可以让患者倒序说出一周中的七天。
6. 在患者的档案中清晰地记录患者的检查结果，包括患者在测试过程中的反应，以便日后对比。

功能状态的评估

功能状态指与身体健康维持、角色表现、认知或智力能力、社交活动以及情感功能水平有关的一系列广泛的、有目的的能力。功能状态从精力充沛、活跃、独立至虚弱，伴有严重的生理、认知、心理和感觉障碍（Bonder and Dal Bello Haas, 2009）。相比其他因素，功能状态损伤是老人无法独立生活的决定性因素。压力、急性或者慢性的疾病，年龄所带来的心理改变，将会影响个体的功能状态（Zysberg et al., 2009）。

相比年龄，功能状态应是与老人的残疾有关的更重要的因素，而功能受损不仅与年龄有关。Burke 和 Laramie（2004）发现：与健康、活跃、有支持系统的 75 岁老人相比，患有慢性疾病而没有支持系统的 50 岁的中年人存在更多的疾病问题。

功能的评估有助于老年人所需护理类型和护理级别的决策。日常生活活动包括六方面基本功能：如厕、饮食、穿衣、打扮、洗澡、步行（Miller, 2011）。日常生活工具性活动比日常生活活动更复杂，以老年人需要处理的日常基本活动为基础，这些活动包括做饭、洗衣、购物、管理药品、去一个步行无法到达的地方、使用电话、付款（Kleinpell,

2007）。尽管岁月把老年人的活力抢走了，但是认知健康完整的老年人能够独立或借助一点帮助完成日常基本活动。通常，日常生活工具性活动的能力下降先于日常生活活动。

疼痛评估

疼痛作为老年人常常关注的问题，通常与慢性疾病有关，如骨关节炎、糖尿病周围神经病变、便秘以及其他（Jansen, 2008）。患者以及医疗保健专家均认为，与年龄增长有关的慢性疾病伴随的疼痛更加频繁，且需要及时处理。

据报道，50% 以上的老年人存在持续性疼痛（Herr, 2013）。疼痛限制了老年人功能能力，危害健康。虽然疼痛是与衰老有关的慢性疾病的一部分，但不应该作为衰老的正常结果（Cavalieri, 2005）。据报道，疼痛因被认为是衰老过程中自然的一部分而易被人们忽视。没有任何理由让老年患者比年轻人遭受更多痛苦。一旦发生疼痛，减少疼痛并提高身体机能应成为治疗的目标（Herr, 2010）。

共存的慢性疾病，比如抑郁或者痴呆，使老人无法表达和正确地解释潜在疼痛的原因。比如，未确诊的抑郁可表现为脖子或者肩膀的疼痛，严重的会影响睡眠或活动。为老年人减轻痛苦而配置的镇静药物如果未进行全面评估，则可能导致无法预想的后果。Rowan 和 Faul（2007）认为，处方药的滥用是快速增加的美国老年人公共健康问题之一。

虽然患者可能主诉疼痛是否在影响他们的日常生活功能，但以线性刻度确定疼痛的级别更具挑战（Gloth, 2004）。对老年人综合疼痛的评估应询问患者：

- 明确疼痛的程度和性质，比如酸痛、烧灼痛、压痛、刺痛、剧痛（一些老人用不舒适这个词代替疼痛）。
- 确定疼痛出现的时间和情况。
- 确定疼痛的模式和疼痛的强度变化。
- 描述疼痛如何影响患者的生理、心理和社会功能。

● 确定疼痛出现的位置，是深层还是表层，是局部疼痛还是疼痛放射至其他部位（Feldt, 2008）。

对认知受损或者无法用语言表达疼痛的患者，可以通过观察其行为进行评价。表现痛苦的行为有：痛苦的面容、肌肉紧张、呻吟、哭泣、激动、嗜睡、不愿移动。

抑郁会让疼痛更强烈。与有着良好社会支持系统的老年人相比，社交孤立和抑郁的老年人经历的疼痛会更强烈。

询问患者近来的丧失和生活变化是很重要的。老年人会经历多次丧失，丧失对于他们来说很重要的人、事、物以及功能活动等。与年轻人不同，抑郁在老年人身上往往表现为躯体上的变化（Arnold, 2005）。老年人，尤其是白人男性，自杀的风险较高，我们应重视无助的表达，如"生活没有眷顾我"或者"有时我希望上帝可以带走我"这样的话语。

赋能：建立患者的优势

老年人会面临许多消极的压力源；他们曾拥有辉煌的经历，这段经历将成为赋能措施使得他们记起仍拥有的个人优势。询问关于老年人生命历程的简单而具体的问题，如他们成长的地方、他们认为最重要的是什么，这些可帮助我们开始与老人的对话交流。注意患者在谈话过程中令其激动的内容，通常具有特殊意义，可以帮助患者继续探究。

社区中心就慢性疾病自我管理以及促进健康的生活方式提供支持，为认知清晰的老年人提供一般护理。有时，可能仅仅是知识的缺乏使他们未意识到老年护理服务：交通、坐轮椅吃饭、教堂赞助的友好拜访者、老得其所，等等。另外，尽管有些人知道老年护理，但不知道如何获得相关资源。

一些研究提示，大多数老年人的心理状态比更年轻的人健康（Windsor and Anstey, 2008）。这听起来有些不合理，但现在的老年人更倾向于寻找和享受有意义的活动，追求精神上的享受。他们不关注成就，喜欢简短、频繁的谈话。与其他人一样，被重视的自尊需求是很重要的。

人们使用社会支持的水平取决于个人偏好、个体、经济和社会资源。这些支持能够随老人的意愿处置和使用。询问："上几周谁来看你了？"或者"如果需要紧急的帮助，你会打电话给谁？"是获取老年人常用的社会支持的方式。在询问的过程中，患者往往会想起以往从未考虑过的关系。

Heliker（2009）描述故事的分享就像"相互给予和接受的过程，述说与倾听，关注个人而使权力最小化"（p.44）。在故事中共享的经历使患者想起了有价值的社会身份，超越他们对健康的描述。老年人每次在讲述故事时，都会想起他们认为自己是重要的、具有创造性的社会成员。他们知道有人愿意倾听。护士可通过示范，将这种交流策略教给护理助手。

老年人的对话交流会受多种原因限制；比如移居、朋友的死亡、距离或交通。护士会对老人反复讲述的故事感到厌倦，不加思考便会说："噢，他又开始讲那老掉牙的 T 型发动机小汽车的故事了。"最好以故事作为切入，并尽可能地进入话题，每个话题都是一个对他人进行深入观察的机会，比如他们珍视什么、实现的或者没有实现的梦想、有价值的贡献以及尚未达成的目标。关注人们认为重要的事有利于增进老年人的健康。

人生回顾

人生回顾对老年人来说是一项有效的干预措施。回顾过程需要温和的提示和对相关问题的澄清。和一名富有激情的听众分享青少年或者成年早期的那段时光可帮助老年人回顾他们的人生，构建人生的意义，有时可为老年人提供缓和长久矛盾的机会（Bohlmejer et al., 2009）。

怀旧团体

团体中的人际交往对孤独、孤立的老年人有治疗意义（Henderson and Gladding, 2004）。怀旧团体是专门为老年人成立的长期团体。Minardi 和 Hayes（2003）将人生回顾和怀旧团体加以区分，人生回顾是探索人生事件的深度，而**怀旧团体**则专注于分享像简单故事一样的人生经历。怀旧团体在确定好主题后，遵循有结构的形式（包括在童年或者青春期特别的经历、养育子女或者工作经历、处理危机的经历），由领导者引领整个团体讲述故事、咨询问题，指出共同的主题并深入思考。通过揭露个人生活的意义和生活对于他们是什么，团体成员可创造一个共享的现实。在回忆关键情节的过程中，他们重新拥有了有意义而难忘的时刻，从而在当前的情境下提供延续感（Jonsodottir et al., 2001）。

社交和灵性支持

老年人像年轻人一样存在对有意义的活动和人际关系的需求（Potempa et al., 2010）。但是随着年龄的增长，视力、听觉、活动性的下降使他们不能像年轻的时候一样工作，工作对他们来说变得更加困难，一些人失去信心，并开始脱离社会。

参与到生活中并激发自己的思维，对老年人健康很重要（Reichstadt et al., 2010）。当有人拜访、邀请吃饭或者频繁地打电话的时候，老年人的重新振作是让人惊讶的。鼓励家庭成员主动这样做很有帮助。

社交量在一定程度上取决于爱好和个人因素，但是社交孤立会危害老年人的健康 (Strine et al., 2008)。在许多案例中，因为流动性原因，社会支持需要具有主动性。失去"人"的支持系统的人们，考虑年龄相关因素，与人格神或者教会的联结会成为社交和灵性支持的一个重要来源。Bishop（2008）发现，"在成年晚期，社交和精神纽带与积极的心理健康存在相互依存的关系"（p.2）。下面的例子展示了社交和灵性的相互作用。

案　例

> 洛伊丝每周探视一位痴呆患者，那位女士总是沉默，很少说话。一天，洛伊丝给她读《圣经》中的一篇。那位女士不由自主地重复了一遍，结束的时候她开心地笑了。她不能对现在的状况做出反应，但是能对过去熟悉的事情做出反应。

对有限生命的存在主义意识促使我们去思考死亡和生命的意义。灵性干预与老年人的护理密切相关，包括祈祷和希望、利用灵性赞歌和读物、谈论患者的灵性关注。帮助患者处理没有完成的事情是一项重要的护理干预（Delgado, 2007）。

环境支持

年轻人认为独立是理所当然的，但对于老年人和他们的照顾者来说，独立是一个意义重大的问题。Corey（2006）发现，"随着我们变老，当面临我们无法控制的损失时，我们得适应越来越外在的心理控制源"（p.403）。护士需要对害怕独立但无法表达自己内心恐惧的老年人保持敏感。例如，一个等待出院的老年人告诉护士，他的家里有床头柜，没有楼梯。当护士参访他的家时，发现他家里没有床头柜，而且楼梯较多。患者说如果这些事实被护士知道，护士会坚持送他去养老院。在社区正规的支持服务、家庭健康援助、非正式的家庭支持，是能让那些虚弱的老年人保持独立的至关重要的因素，而护士能帮助这些患者得到这些服务。

安全支持

在医疗保健中，患者的观点和现实的安全需要有着微妙的平衡，应当在协商后确定安全所需的限制和支持，而不是强加给患者。促进独立的干预措施有以下几点：

- 允许老年人合理地选择自己的睡眠时间。
- 尊重老年人对食物的选择。
- 如果老年人需要的话，为其提供椅子、助行器、拐杖。
- 在家里进行安全整修（比如在浴室安装扶手、去除小块的地毯、设置夜灯）。随着年龄增长，老年人会越来越虚弱，独立的淋浴比浴缸更安全。
- 给老年人提供做决定时所需要的信息，让他们自己做出医疗保健决定。
- 安装家庭安保设备、健康报警监视器，将家里的钥匙和紧急联系方式交给值得信任的邻居或者亲戚。

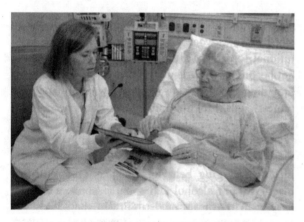

对老年人的健康教育是建立健康生活方式的关键。

医疗支持

　　对患有多种慢性疾病的老年人来说，复方用药是常见的情况。由于服用的药物种类较多和药物在体内的新陈代谢随年龄的变化，使老年人处于药物的副作用和药物之间相互反应的风险中（Cochran, 2005）。总体来说，老年人服药往往效果更强，从体内消除的速度也更慢。

　　未监控的复方用药是引起摔倒和骨盆骨折的重要因素。用药失误通常是住进医院或养老院的原因。为需要多重用药的患者提供一周的药丸盒可以减少用药错误。其他的障碍包括拥有不止一个处方提供者。由于患者无法提供详细的个人资料，包括服用非处方药的信息，可能会出现危险的药物反应。需要询问以下重要问题：

- 你为什么吃这些药？
- 你什么时候吃，怎么吃？
- 你有什么问题？（Gould and Mitty, 2010, p.294）

　　鼓励患者及其家人将所有的用药情况记录下来，方便将其提供给每个处方医生。患者对药物的不良自我管理包括复合用药的复杂性、打开药物包装的困难、使用不正确的技术、不适当的药物储存、健康素养水平低、用药的花费、视力不好。

　　询问所服的药物（包括非处方药和草药）是在进行最初评估和家庭健康随访中应当询问的安全问题。Ownby（2006）推荐使用开放式问题，比如"告诉我你的用药情况"而不是"你按照处方用药了吗？"（p.33）百宝箱 19.4 包含了用药评估的关键内容。应和患者一起检视药物，在家庭护理中告诉患者和（或）主要照顾者药物作用的机理是什么。

　　健康教育可以帮助患者建立和保持良好的药物自我管理（Curry et al., 2005）。简化药物治疗方案、定期检查药物的有效期，增强对药物的管理和减轻药物可能的不良反应。时常与处方医生交谈是必要的。对患者进行细致的药物指导，包括用药的目的、剂量、期望的效果、副作用可能会增加患者药物的依从性。与患者及其家属建立药物管理系统，比如，预先填好药物分配或使用药物日历记录。使用教学反馈措施确保患者和家属能够充分地理解和接受知识，有能力完成药物管理。

百宝箱19.4　药物的自我管理

需要评估的方面：

- 列出现在服用的药物，包括草药和非处方药。
- 因失眠、疼痛、胃肠不适、感冒或者发烧而短期服用的药物。
- 过敏史（包括过敏症状）。
- 确定患者是否知道每种药的用途、剂量、储存方法、药物相互作用和副作用。
- 能够读懂药物的商标和指导说明。
- 有效期，棕色包综合征（让老年人把所有的药放在棕色的袋子里带到诊所检查）。
- 是否需要药物管理支持？确定家庭的责任和可利用资源。

虐待老人

　　虐待老人是老年人安全和健康的主要威胁。这个术语是指虐待脆弱的老年人，通常发生在主要照顾者身上，包括专业人员。百宝箱19.5说明了老年人的基本权利。

百宝箱19.5　老年人的基本权利

老年人需要能够：

- 居住在一个安全和适宜的环境中。
- 建立和保持良好的人际关系和社交网络。
- 与他们的需求一致，有获得平等的医疗保健、合法的社会服务的权利。
- 他们的权利、自主权、资产受到保护。
- 拥有适当的信息支持以做出合理的决定。
- 他们的个人、文化和精神价值观、信念和喜好受到尊重。
- 参与其护理计划的各个方面，包括最大程度的护理决策。
- 期待他们相关的护理、所有的交流和医疗记录秉承保密的原则。
- 参与倡议和政策制定，这些将直接影响患者的健康。

　　虐待老人最常见的形式是忽视，包括主动忽视和被动忽视。主动忽视是故意的，被动忽视常常是对痴呆的患者在基本日常生活上缺乏适当的监督护理或者必要的支持。

　　虐待老人是个很难识别和处理的问题。降低的心理能力甚至会危害老年人对所发生事件的理解能力，更别说采取有建设性的措施可以阻止虐待的行为或者使用可获得的社会服务来帮助自己

（Nerenberg, 2008）。那些替代方案并不可用，老年人也不愿意将私人疗养院作为选择。自尊、窘迫、保护家庭成员的渴望会阻止脆弱的老年人起诉家庭成员对他们的虐待和忽视。如果护士确认虐待或者忽视属实，必须报告社会和法律性服务机构。

倡导与支持

　　老年人在医疗保健中的基础权利在百宝箱19.5中呈现。护士在向病人及其家属解释治疗方案、帮助他们将问题形成框架反映给医师和安排社区机构的延续护理中扮演着重要角色。角色示范是护士在机构设置中提供的一种间接的倡导形式。尊重老年患者，不要不耐烦，提供家属和一些非专业人士都能看到的优质护理。坚持护理的职责、提供优质的护理是对患者负责。

老年人的健康促进

　　危害健康的行为包括营养不良、缺乏运动、酗酒、吸烟，这些在很大程度上会导致老年人早期的失能。疾病预防控制中心建议实施一项综合的健康促进措施以消除老年期常见的风险因素和共病（Lang et al., 2005）。根据其生命的不同阶段，老年人可从量身定制的健康促进活动中受益。补充良好的营养；参加健康锻炼，比如力量训练、散步、瑜伽；有规律地进行社会交往；增强安全因素；做到这些永远都不会晚。大多数城镇社区机构特别为老年人成立了团体。

　　健康的老年人和年轻人不同。随着年龄的增长，对健康的需求也在不断变化，比如营养、锻炼、睡眠和其他的健康需求也是不同的。健康促进策略需要不断改进以满足老年人独特的需求（Naka-sato and Carnes, 2006）。百宝箱19.6呈现与老年人有关的健康促进活动。

　　护士可以引起老年人对健康促进的兴趣并在展示中体现他们的文化价值观念。相关的活动包括：

- 准备健康的少数民族食物。
- 提前为预防性筛查安排空余时间，特别是对老年人。
- 一次提供多项预防服务。
- 在方便的时间及传统和非传统的场所，提供免费的流感和肺炎的免疫接种。（Lang et al., 2005; Penprase, 2006）

百宝箱19.6 健康促进活动的相关领域

- 健康保护：推动流感疫苗接种，促进公共健康。
- 健康预防：评估家居环境或者周边环境以预防摔倒。
- 健康教育：提供关于健康饮食和锻炼的信息。
- 健康保护：通过增强对老年人生命和健康的控制，促进其最佳的功能状态。

Adapted from Bernard M: Promoting health in old age, Buckingham, England, 2000, Open University Press; Sanders K: Developing Practice for healthy aging, *Nurs Older People* 18(3): 18-21, 2006.

健康教育

Moody（2010）发现，为了帮助老人完成老年期的健康任务并维持健康状态，老年人的健康教育是至关重要的。健康的老年人的学习能力是完善的，他们需要一些时间思考如何处理现在的状况。细致的护士会在完成教育之前进行观察，并根据每个患者不同的学习需求采取不同的教育。健康老龄化的四方面是：事先预防、足够的营养、社会化和药物管理。

练习19.5提供了一个思考如何对老年人进行健康教育的机会。假定认知完整的老年人缺乏对指导说明的理解能力是一个常见的错误。即使老年人没有认知障碍，医疗保健的提供者通常会指导老年人身边年轻的陪同者；这种做法使老年人的自我价值感降低。Mauk（2006）提出了简单的改进措施以减轻老年人随着年龄增长而产生的学习障碍。建议如下：

- 向患者解释为什么信息很重要。
- 在提供信息的时候用熟悉的语言和例子。
- 根据患者的经历和兴趣设定你的教学计划。
- 制定教育内容，避免让患者感到疲劳，尽可能简短，尽量频繁，方便持续地学习。
- 缓慢、自然、清晰地说话。

与认知受损的老年人的关系

轻度认知障碍和痴呆症是伴有进行性的智力和行为功能减退的精神紊乱。当一个人患有痴呆的时候，其他人往往会关注其认知和行为上的退化而忽视了构成整体的人的心理、情绪、精神、个性部分（Mackinlay, 2012）。

在老年人中，认知障碍和沟通困难的症状与那些遭受抑郁、精神错乱、痴呆的患者是十分的相似

练习19.5 老年人的健康促进教育

目标： 为老年人提供的健康教育的内容。

步骤

1. 为认知健全的老年人制订细致的关于预防摔倒的学习计划。
   a. 根据从患者处获得的信息以及个体需要，考虑合适的教育内容。
   b. 确定需要在展示中包含的特定内容。
   c. 描述将运用的护理措施。
   d. 需要的居住环境是怎样的？
   e. 怎么评价患者对教育内容的理解情况？
2. 完成教育计划。

3. 以3～6个人为一组，与其他同学分享你的经历。

讨论

1. 主题有没有相似或者不同之处？患者对于教育课程有何反应？
2. 准备教育内容以及进行教育的时候，有什么令你惊讶的内容吗？
3. 如果你还得为另外一个老年人进行健康教育，会有什么需要改动的地方？
4. 如何将从这次的练习中所学的运用于将来护理老年患者的实践中？

的，所以精确的诊断非常重要。与痴呆患者交流是与抑郁患者完全不同的一套策略。表 19.1 区分老年人的这三种紊乱的重要的不同之处，中度抑郁和精神错乱的症状可能会与痴呆有所重叠，让困难的情况变得更具有挑战性。练习 19.6 通过案例区分了精神错乱、痴呆和抑郁。

紊乱	精神错乱	痴呆	抑郁
发作	急性的，几小时或者几天	不知不觉的，几个月，几年	相对迅速，几周到几个月
性质	急性症状，医疗急诊	慢性症状，进程慢	偶发，与丧失伴发
病程	短期的，确定病因后治疗解决	逐渐的、逐步的退化，丧失记忆	自我限制；反复的症状；采用治疗解决
持续时间	持续几小时到几周，用治疗解决	进程不可逆，直至死亡	至少 2 周；也许持续几个月到几年，对治疗有反应
灵敏或意识	具有波动性，时而清醒时而模糊，晚上最严重	白天清晰，稳定，日落综合征	清晰，思考可能出现迟缓；因为缺乏动机，灵敏性下降
注意力	难以集中精神，可以短暂地集中精神，具有波动性	通常不受影响	轻微影响，难以集中注意力
定向	对时间和地点没有感觉，但不针对人	因为疾病受损，不能认出熟悉的人或物，包括自己	选择性迷惑
记忆力	近期和即时记忆损伤	即时或近期记忆受损，不担心记忆恶化	选择性遗忘，担心记忆恶化
思维	语无伦次、毫无逻辑	思维枯竭，不能学习，使用词语困难	健全，消极的主题
感知	严重扭曲，幻觉，妄想	随着疾病的进展出现幻觉	健全，被消极的思想占据
说话	语无伦次、混乱、声音大、好争斗的	枯竭、离题的、重复、肤浅、闲谈	安静、声音弱，可以易激惹，语言能力健全
睡眠/觉醒循环	紊乱，快速改变	紊乱，昼夜颠倒	紊乱，早醒，白天过度睡眠
促进因素	潜在的药物原因；中毒、高烧、肿瘤、感染、毒品	伴随年龄增长、心血管功能不足的退化性紊乱，药物依赖	显著的或者累积的丧失，药物中毒，糖尿病，心肌梗塞

Adapted from Arnold E: Sorting out the three D's: delirium, depression, dementia, *Holist Nurs Pract* 19(3): 99-104, 2005.

练习19.6 区分老年人的精神错乱、痴呆和抑郁

目的：精神错乱、痴呆和抑郁的不同。

S 女士 78 岁，丧偶，独居在郊区的老年公寓。她的儿子及儿媳妇住在附近，且经常去看她。从上个月开始，家人发现 S 女士不像她自己了。之前，S 女士是一个热衷于打扮的人，但是她最近对穿衣打扮没有兴趣。她记不住和医生预约的时间，也不记得吃药。当家人因为观察到她行为上的变化找到她时，她说："不知道，如果我能睡个好觉，我会感觉好很多。"

讨论
1. 认知上有哪些显著改变可以区分出 S 女士是抑郁或者痴呆？
2. 你还想问什么问题来支持你的看法？
3. 什么筛查工具是恰当的？
4. 你将建议使用什么方式与 S 女士沟通交流？
5. 确定可促进 S 女士独立安全生活的方法。
6. 可以使用哪些支持资源帮助 S 女士和她的家人解决问题？

Developed by AM Spellbring, phD, RN, FAAN, February 9, 2010.

适应日常生活的支持

百宝箱 19.7 描述了早期认知改变——痴呆。记忆丧失是目前共同的发现。环境的结构和持续性是需要重点考虑的主题。在早期阶段，护士能帮助患者设计提示措施，比如自己做笔记，使用有颜色的标签、设置闹钟或者日历。应关注患者能做什么，而不是关注老化，应挖掘患者仍具有的功能，减少他们的无助感（Cotter, 2009）。

百宝箱19.7 痴呆的早期认知改变的信号
● 难以记住约会。
● 难以回想朋友、邻居、家人的名字。
● 在说话时用错词语。
● 混淆词语：在谈话的时候弄错或者遗漏词语。
● 难以回想几天前刚刚完成的任务。
● 难以跟上一个任务的所有步骤。
● 难以计划或者做一个活动，比如董事会、家庭聚会。
● 难以填写复杂的表格，比如收入扣税表格。
● 困难行为：不安、容易生气、时常饥饿（特别是对糖）；安静或者退缩，等等。
● 买东西时忘记家里有很多。
● 艰难应对那些以前认为是寻常和简单的工作或者任务。
● 对会见朋友或者参加活动失去兴趣。

失用症，定义为因肌肉、感知和词汇的退化而失去有目的行动的能力，是痴呆的一个重要特征。这些人看起来理解了命令，但是行动表现为他们不能理解口头上说的发生的事情。在下面的案例中，护士观察到了患者的困难。观察她的回应是如何支持患者的。

案　例

护理人员注意到 I.A. 的不安，因为他在纠结穿哪双鞋。I.A. 开始眨巴着眼睛，从这儿到那儿快速转移目光，四处寻找。护理工作人员说道："对不起，我把两双鞋放这里了，穿上它们吧。"I.A. 看起来放松了下来，穿上鞋子，走到桌边，护理人员在那放了一个箱子，里面有许多 I.A. 从公司带来的小物品。护理工作人员说："您能帮个忙吗，主席？"I.A. 笑着说："好的……我看到你需要帮助，"他开始将小物品堆在一起。那天他没有闲逛。（Ito et al., 2007, p.14）

支持性交流

目的性交流困难是痴呆患者的特征之一。患者的丧失是一个渐进的过程，在共情的支持下，大多患者最初能够维持表面沟通。Miller（2008）发现，痴呆影响基本的接受性（解码和理解）和表达性（传达信息）交流方式。这些障碍会影响患者进行抽象思考和解决问题的能力。尽管患者能说出片段的话语，但在提示下，尤其是你特别注意他们时，他们才有能力互动。

言语提示对近期记忆损伤的老年人会有所帮助。痴呆患者可言语频繁、语句不连贯、对一个单词寻求帮助，或者继续说没有意义的语句（Mace and Rabins, 2011）。护士可通过提示明显缺失的单词或意义简单的单词来支持患者，与患者核对正确的解释。有时我们能够根据上下文会意，比如，一个患者无法检索到万圣节这个单词，但她会说："人们穿着奇装异服。"护士询问："是万圣节的意思吗？"患者会说是的，然后继续该话题。如果不能理解患者所提及的内容，我们可以让患者指出物体或者描述类似的东西（Miller, 2008）。

当话题转变时，短期记忆可让人们跟进对话。认知损伤的患者缺乏短期记忆，所以对于他们来说，转变话题十分困难（McCarthy, 2011）。用简单的词语重申想法，然后患者回应其意义加以证实。避免使用抽象提示词（例如，具体的时间），应用接近日常生活的单词，比如"在午餐前"定位患者对时间的认识框架。如果患者思绪不稳，可以从众多想法中选择一个，重新让患者的注意力集中。使用能让患者回答"是"或者"不是"的问题，少用语言技巧。观察患者的行为与回答是否相互一致。意识到患者能够敏锐地感受你的肢体语言并且将它视为被你接受与否的衡量指标。你的目标是尝试用以个人为中心的对话进行交流。百宝箱 19.8 总结了与认知受损的患者的交流指南。

百宝箱19.8　与痴呆患者交流的注意事项（该做与不该做的事）

在交流中应该做的
1. 在开始交流前，减少周围环境的刺激。
2. 谈话时注视着患者。
3. 询问患者喜欢的称呼。
4. 尝试识别患者言语和行为背后的情绪。
5. 使环境中诱发焦虑的因素最小化。
6. 关注自身肢体语言，向患者表达对其所述内容的接受和兴趣。
7. 缓慢、平静、耐心地重复简单的信息。
8. 一步步地给予清晰、简单的指导。
9. 谈论具体、熟悉的事物。
10. 交谈中应使用抚摩和微笑，并平和、温和地转移话题。
11. 在允许的范围内，构造自由的环境或日程。
12. 当患者烦躁时，播放轻柔的音乐或旋律。

在交流中不应该做的
1. 不要和患者争吵或者理论，可使用转移注意力的办法。
2. 避免对抗。
3. 不要使用俚语、专业术语或者抽象的术语。
4. 如果患者注意力分散，不要坚持谈话。在患者重新集中注意之前，让患者休息几分钟。
5. 不要专注于困难的行为；寻找其潜在的焦虑。
6. 尽可能避免肢体约束。
7. 避免小物体阻塞引起窒息。

在为有认知障碍的患者做步骤较多的说明指导时存在困难，可通过将说明指导分成几个简单的小步骤来帮助患者掌握其内容，否则他们不能理解。保持对话简单，一次只关注一个步骤。

案　例

在为患者的家人成立的痴呆支持团体中，一位年轻女士谈到她和外婆的一次有意义的经历。当她为外婆做金枪鱼三明治时，她决定让外婆参与这个过程中。她一步一步给外婆讲述（比如"将金枪鱼从柜子中拿出来""从抽屉中拿出刀"），她的外婆能够按照指导做完所有步骤。在涂蛋黄酱时，外婆说道："现在不要忘记洋葱。"这是她和外婆共同度过的宝贵时光。

不要解释为什么或者如果患者不能跟随指导会发生什么。这会使患者更难跟上。如果患者不能正确地进行任务或者跟随指导，应保持语言简单，使用愉悦平静的语调，比如"请停下"，责骂会使患者更困惑。不像孩子，痴呆患者无法从错误中吸取教训。

向有轻中度认知受损的老年患者询问他们过去的生活经历，这些患者可能无法说出自己 2 小时前吃了什么早餐，用温和的语调与其谈话是语言交流的一种方式。远期记忆（回想过去的事情）比对近期事件的记忆更长久。当认知受损的成年人没有其他东西可分享时，他们会将其记忆中的一部分作为礼物分享给护士。

鼓励家庭成员和痴呆患者一起回忆，即使患者有时不能以言语回应，患者可通过面部表情或者混淆的语言表达感谢。

案　例

玛丽从俄亥俄到马兰里去拜访她患有痴呆的姐姐。她姐姐对她没有回应。因为姐姐没有认出自己，玛丽感到很伤心。几天后玛丽回到家，她姐姐告诉护士说："你知道吗，我的妹妹上周来了。"有关痴呆患者的记录并不都是可见的。这是我想和患者家人分享的重要信息。

触摸

痴呆患者无法要求别人的触摸，也无法为自己创造或告诉他人其意义。作为一种简单的沟通方式，触摸是与有认知障碍的成年人交流的主要形式，用于为简单的言语增加说明。它不仅仅是身体触感，对情绪和行为上也会产生影响（Kim and Buschmann, 2004, p.35）。随着痴呆的发展，温和的触摸可能会惹恼一个焦虑或有定向障碍的人。触摸被用于加强患者的注意力或者对患者活动指导，触摸能够确认患者的压力，使焦虑的患者的心情平复并提供安全感。总的来说，有些痴呆患者喜欢被触摸，但有些患者认为照顾者具有威胁性，可能会感到害怕。当患者认为你进入了其个人世界时，可以通过观察患者的面部表情分辨他们对此持有的态度。在进行肢体接触之前，确保患者对此持有开放的态度。

给干燥的皮肤使用乳液、减少摩擦、温暖冰冷的手和脚，对痴呆患者来说都是有意义的，即使只是简单地握住患者的手。

当一个人不能认出家庭照顾者时，培养肢体接触为照顾者提供了试金石。这也许是患者与人们保持互动唯一的机会。

现实定向团体

现实定向团体应用于患中重度认知障碍的老年人。团体关注个体环境，会让老年人接触时间、地点、人物，话题包括起居室的标志物、起居室或者浴室的路线、日期、时间和天气、人们想穿什么，等等。在每天或者每周，现实定向团体为 3 ～ 4 名患者提供支持（Minardi and Hayes, 2003）。

确认疗法

确认疗法是用于晚期痴呆患者的治疗性交流项目，由 Naomi Feil 发明。确认疗法识别患者对于现实不同的时间、地点、人物的回应（Minardi and Hayes, 2003）。不同于面对事实——患者认识的人以及居住的地方不再属于他们，而是关注患者的个人意义事件以及支持患者的人们。例如，你可能会说："和我谈谈基督"或者"生活在 M 街是什么感觉？"

解除灾难反应

有记忆损伤的老年人缺乏抉择能力。在面对真实或想象中的挫折时，他们会情绪反应过度，脾气暴躁。这些爆发的行为被称为**灾难反应**。通常，环境中存在促进灾难反应的关键因素，比如疲乏、多重需要、过度刺激、误解和不能满足期待（Mace

and Rabins, 2011）。即使其表达的方式不对，情绪本身可能是适当的。即将发生灾难反应的危险信号包括不安、身体僵硬、口头拒绝或者非言语的拒绝以及不合作。

不要关注行为，而应该尝试确定并消除诱因（Hilgers, 2003）。采用分散注意力的东西使患者远离环境刺激；使用延缓措施，例如，你可以说："我们等会儿，现在该去走廊了！"然后慢慢地带领患者出去。直接对抗常常会激化患者的情绪。

日落综合征为痴呆患者在傍晚出现的一系列的行为症状。常见的行为包括焦虑、不安、高需求、昼夜颠倒。使患者白天保持清醒是有帮助的。小剂量的药物可以减轻症状。需要注意：避免给患者服用过多镇静药物，避免药物堆积。有时，药物在身体中的代谢得十分缓慢。

给痴呆患者的倡议

虚弱的老年人，特别是痴呆患者，通常需要法律维护他们个人或者经济上的利益，通过签订委托书，在自己无法做决定时允许委托人做出治疗上的决定。护士可成为患者及家人讨论与健康相关的个人法律事宜的倡导者。

事前指示和持久授权委托书为患者对于医疗护理的期望提供了指导。至于经济和财产问题，患者需要一份持久授权委托书、生前信托或者遗嘱。委托书必须符合当地的法律，只有在患者不能处理自己的事务的情况下才生效。在联邦法律下，如果个体没有遗嘱或者生前信托，将由州法律决定医疗补助计划或者患者的财产分配问题。对于有需要长期护理的家庭成员的家庭来说，医疗补助计划是十分重要的。

需在患者的意识水平不允许他将决定权交给信任之人前签订患者合法权益的文书。患者患痴呆的早期通常有足够的心理能力参与对医疗护理以及经济问题做出合法决定。之后，他们可能无法执行文书。应在早期向律师咨询遗嘱和健康授权委托书及生前遗嘱（Arnold, 2005）。

一旦认知能力丧失，建立管理和监护的法律项目是必不可少的。对于大多数家庭来说，这个过程花费高昂，让人痛苦，因为它需要依法确定个人是无能力的。心理无能力是一项医学法律决定，确定一个人因为受伤、疾病或者残疾而无法管理其个人事务。健康无能力是指个体无法做出合适的医疗护理决定，由医生或有资质的医疗护理人员鉴定。

护士应该向患者的家庭成员介绍阿尔兹海默病以及当地的痴呆支持团体。支持团体为家庭成员提供场所来讨论对痴呆患者护理的挑战。《一天36小时》（The 36 Hour Day, Mace and Rabins, 2011），从痴呆患者的家庭成员的视角讲述了如何护理他们心爱的人。

对痴呆晚期患者的护理

痴呆是一个进行性疾病，患者逐渐失去了对自己身体功能的控制，甚至失去处理简单问题的能力。有意义的言语交流终止。尝试通过行为交流不易被理解。

患者的自我还存在吗？存在，但以一种妥协的方式存在。在某种意义上，痴呆患者与周围环境和人们的交流逐渐受到限制。抚摸、微笑、温和友好的接触是十分有意义的。思考如果不能交流会是怎么样的。家庭成员经常谈及痴呆患者所经历的两种死亡——"自我的死亡和真正的死亡"——折磨着其家人。因为远期记忆比近期记忆保留的时间更长久，提示家人谈论或者询问患者有关过去记忆的问题，也许能够激发交流，否则会无法接近患者。晚期痴呆患者的治疗目标强调尊严、生活品质、支持性安慰策略（Rabins et al., 2006）。表19.2列出了晚期痴呆患者常见的神经精神病学症状和建议的行为交流干预。

总　结

与老年人的沟通交流是所有医疗人员的关注重点。数据显示，在美国，老年人口的数量增长得最快。衰老是一个具有显著特征的普遍生命过程。尽管衰老常伴随人体感知和运动能力下降，但与前几代相比，若提供合适的支持，老年人有希望活得更久，享受更好的生活质量。

艾里克森的心理社会发展理论确立了老年期的主要危机为自我完善对自我失望。自我强度的完整性是指人们相信他们的生命充满目标和意义，对幸福美满的生活几乎没有遗憾。支持性交流和许可战略会最大程度地帮助患者实现健康、幸福。

第十九章列出了目前对痴呆病程的理解以及与痴呆患者及其家人的沟通策略。因抑郁、精神分裂、痴呆的症状表现得很相似，所以三者之间的差异性评估十分重要。在与痴呆患者的沟通中，应强调语言支持。协助患者讲述他们的故事，提高患者的自主性，在交谈中主动接近患者，表现出支持，尊敬地对待老年人。健康促进活动需要考虑老年人独特的需求和文化价值观，以使活动开展得更顺利。作为社区长期护理的主要提供者，护士充当着支持满足老年患者沟通需求的独特角色。

伦理困境　你会怎么做？

艾伦女士是一位82岁的老人，独自生活。她尊崇独立，当意识到自己更虚弱时，她不想离开自己的家而失去独立。她的女儿很担心她，想让她搬去老年生活照顾中心。在最近一次评估中，她主诉不能忍受去老年生活照顾中心，这样意味着失去独立和良好的生活质量；但她担心自己的记忆丧失，她向你求助并要求你保密。你能够理解艾伦女士的担心，但是保持沉默并不符合艾伦的最佳利益。你如何在最佳利益和患者的问题之间维持道德伦理平衡？你将怎么做？

表19.2　　建议采取行为交流干预的痴呆症状

痴呆的症状类型	建议的干预措施
激惹	识别并去除诱因 评估身体问题 减少刺激，建议散步 采取简单重复的活动：折叠毛巾、卷袜子 播放温和的音乐、《圣经》 寻找引起激惹的模式
攻击：抓、打	察觉患者的恐惧 减少刺激，将患者移至安静的地方 不要认为患者的行为是针对个人的 尊重并扩大患者的个人空间 识别诱因，使其最小化 用平和的语气交谈，并与患者有眼神接触 承认患者的失望，不要训斥患者 检查药物
回避：社会性降低、冷漠、社交孤立	应用简单的活动 寻找机会支持患者参与简单的社交活动
拒绝或者抵抗建议	放弃某项话题或者活动，之后再次引入
活动混乱：游荡、踱步、踢易拉罐、尾随照顾者	保持环境安全 清除垃圾 使用医疗警示手环 在抽屉、房间（照片可以提供帮助）贴标签 在家里锁好门
睡眠扰乱：昼夜颠倒，睡觉时大喊或者呻吟	白天保持活跃 夜间根据患者的需要如厕，不进行交谈 控制患者晚上游荡，领患者回到床上，避免使用约束工具
错觉、妄想、幻觉	对情感而不是内容做出回应 减少刺激 使用防眩晕的灯光 分散注意力，例如步行或简单活动 采取触摸、安慰、推迟措施
去抑制：不适当的谈话和肢体接触、不恰当的肢体暴露、进入其他人的空间	避免训斥 回应情感 将患者重定向到其他活动
失禁：尿失禁、便失禁、随地大小便	检查有无膀胱感染，粪便嵌塞 注意患者的排泄模式，建立如厕时间表 规律如厕，增加如厕次数 口头提示，带领患者去厕所 使用易清洗的衣物
吞咽困难：呛住、口腔填塞、吞咽困难	将食物切成小块，同时提供小份饮料 检查药物的大小，根据需要适当改进 陪患者吃饭 口头提示患者咀嚼后吞咽食物
失认症：很难辨认面孔，包括自己的脸	如果患者对自我形象感到害怕，移除或遮挡镜子 口头指出患者熟悉的人及其亲人

问题讨论

1. 你能举出对老年人年龄歧视的例子吗？

2. 为什么年龄歧视无法消除？

3. 作为一名护士，如何从倡议的角度帮助老年人创造积极的形象？

参考文献

Adelman M, Greene M, Ory M, et al.: Communication between older patients and their physicians, *Clin Geriatr Med* 16(1):1–24, 2000.

Anderson D: Preventing delirium in older people, 73-74 *Br Med Bull* 25–34, 2005.

Arnold E: Sorting out the 3 D's: delirium, dementia, depression, *Holist Nurs Pract* 19(3):99–104, 2005.

Avolio M, Montagnoli S, Marino D, et al.: Factors influencing quality of life for disabled and nondisabled elderly population: The results of a multiple correspondence analysis, *Curr Gerontol Geriatr Res* 2013:258–274, 2013. http://dx.doi.org/10.1155/2013/258274. Epub 2013 Jun 27.

Biggs S: Toward critical narrativity: stories of aging in contemporary social policy, *J Aging Stud* 15(4):301–316, 2001.

Bishop A: Stress and depression among older residents in religious monasteries: do friends and God matter? *Int J Aging Hum Dev* 67(1):1–23, 2008.

Bohlmeijer E, Kramer J, Smit F, et al.: The effects of integrative reminiscence on depressive symptomatology and mastery of older adults, *Community Ment Health J* 45:476–484, 2009.

Bonder BR, Dal Bello-Haas V: *Functional performance in older adults*, ed 3, Philadelphia, 2009, FA Davis.

Bortz W: Use it or lose it, *Runner's World* 25:55–58, 1990.

Burke M, Laramie J: *Primary care of the older adult: a multidisciplinary approach*, ed 2, St. Louis, 2004, Mosby.

Cavalieri T: Management of pain in older adults, suppl *J AM Osteopath Assoc* 105(3):12S–17S, 2005.

Constanca P, Ribeiro O, Teixeira L: Active ageing: An empirical approach to the WHO model, *Curr Gerontol Geriatr Res.* 2012: 382–972. http://dx.doi.org/10.1155/2012/382972. Epub 2012 Oct 31.

Cochran P: Acute care for elders prevents functional decline, *Nursing* 35(10):70–71, 2005.

Corey M, Corey G: Groups for the elderly. *Groups: process and practice*, ed 7, Belmont, CA, 2006, Thompson Brooks/Cole.

Cotter V: Hope in early-stage dementia: a concept analysis, *Holist Nurs Pract* 23(5):297–301, 2009.

Cotter V, Gonzalez E: Self-concept in older adults: an integrative review of empirical literature, *Holist Nurs Pract* 23(6):335–348, 2009.

Curry L, Walker C, Hogstel M, et al.: Teaching older adults to self-manage medications: preventing adverse drug reactions, *J Gerontol Nurs* 31(4):32–42, 2005.

Delgado C: Meeting clients' spiritual needs, *Nurs Clin North Am* 42(2):279–293, 2007.

Ebrahimi Z, Wilhelmson K, Moore C, Jakobsson A: Health despite frailty: Exploring influences on frail older adults experiences of health, *Geriatr Nurs* 34:289–294, 2013.

Erikson E: *Identity and the Life Cycle*, New York, 1980, Norton.

Erikson E: *The life cycle completed: A Review*, New York, 1982, Norton.

Feldt K: Pain assessment in older adults. In Jansen M, editor: *Managing pain in older adults*, New York, 2008, Springer, pp 35–54.

Folstein M, Folstein S, McHugh PR, et al.: Mini-mental state: a practical method for grading cognition state of clients for the clinician, *J Psychiatr Res* 12:189–198, 1975.

Franklin LL, Ternestedt BM, Nordenfelt L: Views on dignity of elderly nursing home residents, *Nurs Ethics* 13(2):130–146, 2006.

Gallo J: *Handbook of geriatric assessment*, ed 3, Gaithersburg, MD, 2000, Aspen.

Gloth F: *Handbook of pain relief in older adults*, Totowa, NJ, 2004, Humana Press.

Gonsalves C, Pichora-Fuller MK: The effect of hearing loss and hearing aids on the use of information and communication technologies by community-living older adults, *Can J Aging* 27(2):145–157, 2008.

Gould E, Mitty E: Medication adherence is a partnership, medication compliance is not, *Geriatr Nurs* 31:290–298, 2010.

Happ MB: Individualized care for frail older adults: Challenges for health care reform in acute and critical care, *Gerontol Nurs* 31(1):63–65, 2010.

Heliker D: Enhancing relationships in long-term care: through story sharing, *J Gerontol Nurs* 35(6):43–49, 2009.

Henderson DA, Gladding ST: Group counseling with older adults. In DeLucia-Waack JL, Gerrity DA, Kalodner CR, editors: *Handbook of group counseling and psychotherapy*, Thousand Oaks, CA, 2004, Sage.

Herr K: Pain in the older adult: An imperative across all health care settings, *Pain Manag Nurs* 11(2 suppl):S1–10, 2010.

Herr K: *Retooling pain assessment for older adults. Presentation at the American pain Society, 32nd Annual Scientific Meeting*, New Orleans, 2013, Louisiana. May 14, 2013.

Hilgers J: Comforting a confused client, *Nursing* 33(1):48–50, 2003.

Institute of Medicine: *Retooling for an Aging America: Building the Health Care Workforce*, Washington, DC, 2008, National Academies Press.

Ito M, Takahashi R, Liehr P, et al.: Heeding the behavioral message of elders with dementia in day care, *Holist Nurs Pract* 21(1):12–18, 2007.

Jansen M: Common pain syndromes in older adults. In Jansen M, editor: *Managing pain in older adults*, New York, 2008, Springer, pp 17–34.

Jonsdottir H, Jonsdottir G, Steingrimsdottir E, et al.: Group reminiscence among people with end-stage chronic lung diseases, *J Adv Nurs* 35(1):79–87, 2001.

Kagan S: Gotcha! Don't let ageism sneak into your practice, *Geriatr Nurs* 33(1):60–62, 2012.

Kim E, Buschmann M: Touch—stress model and Alzheimer's disease, *J Gerontol Nurs* 30(12):33–39, 2004.

Kleinpell R: Supporting independence in hospitalized elders in acute care, *Crit Care Nurs Clin North Am* 19(3):247–252, 2007.

Kochkin S: MarkeTrak VIII: 25-year trends in the hearing health market, *Hearing Rev* 16(11):12–31, 2009.

Lang J, Moore M, Harris A, et al.: Healthy aging: priorities and programs of the Centers for Disease Control and Prevention, *Generations* 29(2):24–29, 2005.

Le T: Cultural values, life experiences, and wisdom, *Int J Aging Hum Dev* 66(4):259–281, 2008.

Leuven K: Population aging: implications for nurse practitioners, *JNP* 8(7):554–559, 2012.

Lord S: Visual risk factors for falls in older people, *Age Ageing* 35(Suppl 2): ii42–ii45, 2006.

Mace N, Rabins P: *The 36-hour day: a family guide to caring for people with Alzheimer's disease, other dementias, and memory loss*, ed 5, Baltimore, MD, 2011, Johns Hopkins University.

MacKinlay E: Resistance, resilience, and change: The person and dementia, *J Religion Spirituality Aging* 24:80–92, 2012.

Maslow A: *Motivation and personality*, New York, 1954, Harper & Row.

Mauk KL: Healthier aging: reaching and teaching older adults, *Holist Nurs Pract* 20(3):158, 2006.

Mauk KL: *Gerontological Nursing: Competencies for Care*, Boston, 2010, Jones & Bartlett.

McCarthy B: *Hearing the person with dementia: person centered approaches*, Philadelphia PA, 2011, Jessica Kingsley.

Miller C: Communication difficulties in hospitalized older adults with dementia, *Am J Nurs* 108(3):58–66, 2008.

Miller C: *Nursing for wellness in older adults*, ed 6, Philadelphia, 2011, Lippincott Williams & Wilkins.

Minardi H, Hayes N: Nursing older adults with mental health problems: therapeutic interventions—part 2, *Nurs Older People* 15(7):20–24, 2003.

Mitty E: Iatrogenesis, frailty, and geriatric syndromes, *Geriatr Nurs* 31:368–374, 2010.

Moody H: *Aging: concepts and controversies*, Thousand Oaks, CA, 2010, Pine Forge Press.

Murray LM, Boyd S: Protecting personhood and achieving quality of life for older adults with dementia in the U.S. health care system, *J Aging Health* 21:350–373, 2009.

Nakasato Y, Carnes B: Health promotion in older adults: promoting successful aging in primary care settings, *Geriatrics* 61(4):27–31, 2006.

Nerenberg L: *Elder abuse prevention: emerging trends and promising strategies*, New York, 2008, Springer.

National Institute on Deafness and Other Communication Disorders (NIDCD): *Hearing loss and older adults*, . Available at www.nidcd.nih.gov/health/hearing/older.asp, 2013. Accessed August 23, 2014.

Ownby R: Medication adherence and cognition: medical, personal and economic factors influence level of adherence in older adults, *Geriatrics* 61(2):30–35, 2006.

Pankow L, Solotoroff J: *Biological aspects and theories of aging. Handbook of gerontology: evidence-based approaches to theory, practice, and policy*, Hoboken, NJ, 2007, Wiley. 19–56.

Penprase B: Developing comprehensive health care for an underserved population, *Geriatr Nurs* 27(1):45–50, 2006.

Potempa K, Butterworth S, Flaherty-Robb, Gaynor W: The healthy ageing model: health behaviors for older adults, *Collegian* 04(008):51–55, 2010.

Pryce H, Gooberman R: There's a heal of a noise: Living with a hearing loss in residential care, *Age Ageing* 41:40–46, 2012.

Rabins P, Lyketsos C, Steele C, et al.: *Practical dementia care*, ed 2, New York, 2006, Oxford University Press.

Rowan N, Faul A A: Substance abuse. In Blackburn J, Dulmus C, editors: *Handbook of gerontology: evidence-based approaches to theory, practice, and policy*, Hoboken, NJ, 2007, Wiley, pp 309–332.

Reichstadt M, Sengupta G, Depp C, Palinkas L, Jeste D: Older adults' perspectives on successful aging. Qualitative Interviews, *Am J Geriatr Psychiatry* 18(7):567–575, 2010.

Resnick B: New and exciting opportunities to promote health among older adults, *Geriatr Nurs* 34:9–11, 2013.

Schearer NB: Health empowerment theory as a guide for practice, *Geriatr Nurs* suppl 2:4–10, 2009.

Scholder J, Kagan S, Schumann MJ, et al.: Nursing competence in aging overview, *Nurs Clin North Am* 39:429–442, 2004.

Strine T, Chapman D DP, Balluz L, et al.: Health-related quality of life and health behaviors by social and emotional support: their relevance to psychiatry and medicine, *Soc Psychiatry Psychiatr Epidemiol* 43:151–159, 2008.

Touhy T, Jett K: *Ebersole and Hess' Toward healthy aging: Human needs and nursing response*, St. Louis, MO, 2012, Elsevier.

U.S. Department of Health and Human Services (DHHS). (2010) *Healthy People 2020*. Available at http//www.Healthypeople2020. Accessed July 19, 2013.

Werner C. (2010) *The older population: 2010. 2010 census briefs*. U.S. Department of Commerce Economics and Statistics Administration http://www.census.gov/prod/cen2010/briefs/c2010br-09.pdf

Whiteside M, Wallhagen M, Pettengill E, et al.: Sensory impairment in older adults: part 2: vision loss, *Am J Nurs* 106(11):52–61, 2006.

Windsor T, Anstey K: Volunteering and psychological well-being among young-old adults: how much is too much, *Gerontologist* 48(1):59–70, 2008.

World Health organization (WHO): *Active Ageing: A Policy Framework*, . http://whqlibdoc.who.int/hq/2002/WHO_NMH_NPH_02.8.pdf, 2002.

Yuhas N, McGowan B, Fontaine T, et al.: Interventions for disruptive symptoms of dementia, *J Psychosoc Nurs* 44(11):34–42, 2006.

Zysberg L, Young H, Schepp: Trait routinization, functional and cognitive status in older adults, *Int J Aging Hum Dev* 69(1):17–29, 2009.

第二十章

与危机中的患者沟通

Elizabeth C. Arnold

目 标

阅读本章后，读者能够：

1. 定义危机及相关概念。
2. 讨论危机及危机干预的理论框架。
3. 识别经历危机状态的患者并为其提供危机干预策略。
4. 应用危机干预策略处理心理健康紧急事件。
5. 讨论灾害或大规模创伤中的危机管理策略。

本章的内容是护士在与经历危机状态的患者和家庭沟通时可以使用的策略，描述危机的本质及其理论基础。应用部分介绍了护士在面对危机、精神健康紧急事件以及灾害管理中可以遵循的实践指南。

基本概念

定 义

危机

Flannery 与 Everly（2000）指出，"当一个应激生活事件超过了个人在面对挑战和威胁时的有效应对能力时，**危机**就发生了"（p.119）。危机状态中的人会经历一种实际的或感知到的对自我的巨大威胁、难以逾越的障碍或损失，而常规的应对方式难以奏效。毫无疑问，所产生的压力会持续增加，导致个人的混乱以及危机状态。

危机这个词来源于希腊语中的词根 krinen，意思是"做决定"；在拉丁语中，危机的意思是疾病

的转折点"（MacNeil Vroomen et al.，2013，p.10）。个人对危机的反应可能是适应良好的或适应不良的。护士可以帮助患者重建应对策略，减轻危机所造成的伤害。成功应对危机可以增强人的应对反应，并增强自我效能感。适应不良的反应会导致急性或慢性心理症状的发生。

危机状态

Everly（2000）将危机状态定义为人体应对非正常情况的一种急性的正常的反应。危机状态并不是一种精神疾病，尽管精神疾病患者也会经历与其疾病有关的危机状态。危机是一个复杂的概念，很难轻易找到一个原因或有效的解释（James, 2008）。因为危机状态代表一个人的反应，经历同一危机的两个人的反应可能截然不同。理解患者对于危机的个人反应而不是找到客观存在的应激源，对于成功的危机干预至关重要。

危机状态会使人暂时性地与他人脱离，失去意义，原来所掌握的技能也会中断（Flannery and Everly, 2000）。个体会感觉很无助。危机干预策略为经历危机的人提供支持，使其达到心理上的稳定状态。一个好的结果有赖于个体对危机的理解、

对应对能力的感知，以及资源和社会支持水平的整合。

危机的类型

发展性危机

危机可分为发展性和情境性两种。艾里克森（Erikson，1982）的心理发展阶段模型构成了探究发展性危机本质的基础。发展性危机发生在个体经历生命中与年龄相关的里程碑时，如成为父母或者工作多年后退休。正常的社会心理危机被用做评估发展性危机症状的基准。当某个情境性危机凌驾于一个正常发展性危机之上时，危机的体验会更强烈。例如，若一个女性失去配偶时恰逢其绝经期，那她的体验会更强烈。

情境性危机

情境性危机是指非常规的超过个体的资源和应对技巧的压力性生活事件。这样的例子包括意外的生病或受伤、强奸、交通事故、失去家庭或配偶和失业。当危机同时对一大群人产生影响时，如一场灾难，可称为意外危机（Michalopoulos and Michalopoulos, 2009）。情境性危机并不是由生活事件本身所界定的，而是根据个人对它的反应来定义的（Hoff, 2009）。成功应对危机有赖于：

- 以往的危机应对以及解决问题的经历
- 对危机事件的感知
- 从重要他人那里得到帮助或阻碍的程度
- 发展水平以及自我的成熟度
- 同时存在的应激源

行为紧急事件

James 和 Gilliland（2013）提出，行为紧急事件发生于"当危机升级到需要立即干预以避免伤害或死亡时"（p.8）。例如，任何类型的人际间暴力行为、心理危机、主动或被动自杀以及杀人，总之就是当任何想法或者行为把个体置于潜在的受伤或者致命的情境中时。行为紧急事件通常是一种情绪引发的非预期的情况（Kleespies, 2009）。

危机干预

危机干预是旨在帮助个体或家庭快速、成功地解决危机情境所采取的以理论为基础的问题解决策略。期望的临床结局是个体的功能状态恢复到危机之前的水平（Roberts and Yeager, 2009）。危机干预策略的选择要适应个体的偏好、信仰、价值观以及个体环境。作为护士，你往往不能改变危机情境的本质，但你可以用有同情心的专业支持和引导帮助疏导患者的情绪反应。

危机干预是一种限时治疗。4~6 周被认为是危机解决的标准时间框架。干预应该以现在为中心，以行为为导向。重点是即刻解决问题以及患者及家人的个人资源的增强。完全恢复需要更长时间，特别是在灾难性危机后（Callahan, 1998）。护士通常是作为更大的危机干预团队中的一员，发挥其作为倡导者、资源、合作伙伴和引导的作用的。

理论框架

Erich Lindermann（1944）和 Gerald Caplan（1964）所发展的危机及危机干预模型应用得最为广泛。Lindermann（1944）对丧亲之痛的研究为理解情绪危机和丧亲之痛的解决提供了参考的框架。他的研究表明，"对于悲伤反应的恰当心理管理可以防止患者社会适应的延长和严重变化，也可以预防潜在的医疗疾病"（p.147）。

Caplan 进一步扩展了 Lindermann 的模式，将发展性危机和个人危机也纳入其中（Roberts, 2005）。尽管因为危机状态已经开始，危机干预的焦点是在二级预防上，但 Caplan 的心理预防模式源于社区。他介绍了实用的危机干预策略，如危机电话热线、培训社区工作者以及早期反应策略。他认为，护士是危机干预中重要的服务提供者。

Caplan 讨论了危机反应模式。他将个人对危机状态的初始反应定义为休克，可能有愤怒、大笑、歇斯底里、大哭、急性焦虑或社会退缩等不同的情绪。接下来是适应期，是一个退缩的时期，持续 2~3 周，外在行为表现正常，但患者称会做噩梦、惊恐以及有危机事件的闪回。

复原或重建期是危机干预的最后阶段。这一阶段包括形成计划并采取建设性行动去解决危机情境。如果能成功协调，个人可恢复到危机前的功能水平，这是最佳的临床结局。应对不良的策略（如药物或酒精滥用、暴力行为或者逃避，）会妨碍恢复，而将患者置于遭遇更大问题的风险中。

Donna Aguilera（1998）所发展的护理模型是采取平衡危机情境和患者解决能力的危机干预方法。该模型认为，危机状态之所以产生，是因为对情境的歪曲认知或者是由于患者缺乏成功应对的资源。平衡的因素包括对事件的现实感知、患者的内部资源（信念或者态度）以及患者的外部（环境）支持。这些因素可以减少应激源的影响或者使其最小化，从而化解危机。

缺少足够的情境支持、应对技巧不足以及对危机事件的歪曲认知会造成危机状态，使个体及家庭感到无力应对。干预的目的是增强患者恢复危机前功能的平衡因素。练习 20.1 提供了对危机本质的理解。

Patel A, Roston A, Tilmon S, et al: Assessing the extent of provision of comprehensive medical care management for female sexual assault patients in US hospital emergency departments, *Int J Gynaecol Obstet* 123(1): 24-28, 2013.

目的： 本研究是在美国急诊室进行的调查性研究，目的是识别为性侵犯患者提供的急诊医疗服务的质量和水平。通过电话调查，研究者评估了 582 家医院急诊室的性侵犯幸存者所接受的急诊服务。

结果： 所有的急诊室都提供了紧急医疗照护，但仅有 17.4% 急诊室提供了全部 10 项医疗照护管理（CMCM），仅有 40% 急诊室提供了强奸危机咨询。

临床应用： 因为急诊室是多数性侵犯受害者的首要照护服务点，本研究强烈建议提供高质量的全面强奸危机照护。这对你所在的急诊科护理在实践中提升安全、有效的以患者为中心的护理有何启示？

应　用

危机干预的目标是让患者恢复以前的功能水平。这个目标可以通过以下几点得到证实：

- 悲伤情绪症状稳定
- 悲伤情绪症状减少
- 功能恢复
- 在有指征的情况下推荐随访支持（Everly, 2000, pp.1-2）

练习20.1　理解危机的本质

目的： 帮助学生理解危机情境中的评估和计划沟通策略。

步骤

1. 描述你在生活中经历的一次危机。对危机的定义无所谓对或错，这场危机在其他人眼里是否可以称为危机也无关紧要。
2. 这次危机如何改变了你的角色、日常生活、人际关系以及你对自己的看法？
3. 将危机模式应用到你所描述的情境中。
4. 确定你所采取的应对危机的策略。
5. 描述你面对的个人危机如何增强或削弱了你的自我概念、丰富了你的选择以及你对生活的理解。

讨论

你从这个练习中学到了哪些可以应用于临床实践的东西？

结构化危机干预策略

Roberts（2005）提出了七阶段的临床干预蓝本，可以用于指导护患关系中的危机干预过程。这个模式与护理程序中的评估、诊断、计划、实施和评价的步骤是一致的。

步骤1（评估）：评估严重性和精神状态

首先，确定患者现存或潜在危险的严重性——包括对自己和对他人的危险。百宝箱20.1呈现的是用于评估潜在行为紧急状况的现场应急工具。危机干预团队发展并使用这个工具去评估患者行为的潜在危险。精神病或受药物影响的患者由于药物因素可能非常易激惹或暂时失去控制，需要立即分诊以稳定其精神和心理状态。危机状态伴有谵妄或非致命自伤行为时要在处理危机干预问题前优先给予医疗关注。随着经济的低迷，精神健康紧急状态患者更多存在于社区中。

百宝箱20.1　评估危险性的现场工具

- 抑郁或自杀倾向
- 愤怒或激惹，挑衅的
- 不顺从指令、不合适的着装、不卫生
- 自伤
- 对幻觉和妄想做出回应
- 拥有或展示武器
- 混乱的思维、外表、行为
- 讲话的形式、内容、速度（太快，太慢，跳跃式的）
- 偏执
- 古怪或可怕的行为
- 近期失去了工作、爱人、房子
- 物质滥用
- 日期、时间、位置、情境、视角定位错误
- 曾与警察、精神健康或危机干预者接触的次数和类型

From Officer Scott A Davis, Crisis Intervention Team (CIT) Coordinator: *Field expedient tool to assess dangerousness to self or others*, Rockville, MD, February 2010a, Montgomery County police Department.

步骤2：建立友好的关系，让患者参与其中

一旦完成对患者的危机评估，护士就要进行更为全面的评估。这种评估是针对患者的现状和环境的特定评估。危机中的患者求助于医疗专业人士，开始建立关系。首先简要介绍你自己，迅速判断患者危机问题的目的以及如何使用信息。1996年的《美国健康保险携带与责任法案》（HIPAA）要求保密。如果患者要求当其不在时由其家属向医务人员提供信息或者接收医务人员的信息，则需要签署知情同意书。

经历危机状态的患者需要从护士那里得到热情、灵活而又清晰的指导性冷静方法。让患者处于安静、光线明亮没有阴影的房间，远离主流活动；避免使用触摸，因为患者可能对医务人员任何形式的非预期反应过于敏感。如果需要对患者进行暂时性的约束，可用尽可能少的语言简单直接地向他解释。

让尽可能少的人在患者身边，直到其平静下来为止。如果患者不合作，出于安全的考虑，可能需要一个以上的专业人员稳定其状况。根据危机的性质和患者个人的反应，可以把一个被患者信任的家属纳入其中。

对患者平静地说话，使用简短、清晰、直接的语言。James和Gilliland（2013）提倡在与安全相关的危机干预早期使用封闭式提问，收集特定信息，清晰地告知患者为了尽快稳定危机状况需要立即执行的行动。

认真、准确的倾听技巧是最基本的。找出患者对危机事件的感知非常重要——它是如何形成的，如何影响患者的生活，是不是第一次遇到这样严重的危机，或是患者所经历的众多危机中的一个？这些对评估其情绪应对优势很重要。James（2008）建议问一些这样的问题，如"在危机状况变得这么糟糕之前你有什么感受？""面对这个问题，你如何看待自己？"（p.51）。

使用反馈性的倾听去识别感受，如"听起来你

练习20.2　　在危机情境中使用反馈性反应

目的：帮助学生学会在危机情境中使用反馈。

级很大，也可以分小组进行）。

步骤

请一名学生扮演在急诊室中面临常见危机情境（如失火、心脏病发作、机动车事故）的患者。在这个人讲述危机情境的3~4分钟后，让每个学生写下他们将会用于反馈性倾听的内容。让每个同学将其反馈性反应读给全班同学听（如果班

讨论

1. 听到同学们的反馈性主题五花八门，你吃惊吗？
2. 反馈性反应的词汇或重点如何影响信息的表达？
3. 反馈性评价如何证实患者的感受？
4. 如何在临床实践中应用在练习中所学的知识？

现在非常伤心（生气，孤独）。"你可以通过重复一个词来确认或澄清，帮助患者将讨论集中在某些相关的点上。如果患者说不清，家庭或其他重要的人可以提供一些与患者现在的危机状态相关的重要信息（例如，记录行为的变化、药物史或者既往疾病史）。

练习20.2可帮助你理解危机情境中作为倾听反应的反馈。

步骤3（评估）：识别主要问题

将注意力集中在此时此地。提问应是简短的且与危机相关的。

必要时询问更多的细节（例如，问问都有哪些人涉及其中、发生了什么事、是什么时候发生的）。

询问关于危机的即时感受。

对患者的反应要简洁、富有同情心且明显与患者的经历相关。

注意患者在讲述其经历时的表情、身体姿势以及语气的变化，以及变化是在什么时候发生的。警惕激惹行为升级或言语的爆发。

识别患者陈述中的中心情绪主题词（如无力、羞耻、绝望）以确定干预焦点。

用平静的语气慢慢进行直接的沟通。

肯定患者的努力并给予鼓励。

经常对内容进行总结并询问其正确性，以便和患者在同一频道上，全面地理解主要问题。让患者对其想法进行总结。对局部或整个计划进行核对。

确认感受

患者由于高度焦虑，难以找到合适的词汇来描述

其危机情绪。护士可以通过观察患者的反应来帮助患者澄清一些重要的感受，如"我猜是不是因为你认为你的儿子在吸毒（突发事件），你感到无助和混乱（患者情绪反应），然后不知道接下来要做什么（患者的行为反应）。"这是你要表达的吗？"与患者核实有助于确认你的解释确实反映了患者的真实情况。

危机中的患者倾向于片面地看待问题（Dass Brailsford，2010）。通常，他们会觉得没有办法了，看不见个人可以用于解决危机的能力和潜力。有些患者是被自己情绪反应的强烈程度吓到了，他们愿意听到大多数人在危机事件中都会有这么强烈和冲突的情感。你想传达的信息是"你不是一个人，我们可以一起想办法应对难关"。泛泛的保证没有帮助，但认同患者努力的特定的支持性语言能帮助患者找出危机事件的解决方案。

确认个人优势

有同情心的见证是指"注意并与他人共情"（Powley，2009，p.1303），有助于扩大患者的视野。当与社会支持和社区资源结合在一起时，对情境的专业性同情心的见证和呼吁对个人优势的关注能显著增强应对技巧。例如，经济来源以及获得医疗服务的知识是危机中的人们经常忽视的重要方面。在观察到这些资源时，要对个人的优势进行强化。练习20.3有助于体会危机情境中的个人支持系统的价值。

提供明确的信息

诚恳地说出听完之后你知道什么、还不知道什么以及需要完善的信息，有助于建立你与危机中的

练习20.3　个人支持系统

目的： 帮助学生理解在压力环境中个人支持系统的广度和重要性。

步骤

1. 在压力下，我们所有人都有支持系统（如教堂、朋友、家庭、同事、俱乐部、娱乐团体）。
2. 列出你可能或确实在危机中用到的支持你的人或系统。
3. 反思一下你为什么选择这个人或者这个系统。这个人或支持系统为你做了什么（如不带批判性地倾听；提供诚实、客观的反馈；对你的想法提出质疑而促进你去思考；拓宽你的眼界；无条件地支持；分享你的感受）？
4. 在选择你的个人支持系统时，你考虑了哪些因素（如可及性、专业性、感受到的支持）？哪一个是最重要的因素？

讨论

1. 班里或团体成员最常用的支持系统是什么类型的？
2. 选择人或系统的最常见原因是什么？
3. 做完练习后，你对于扩大个人支持系统有何建议？
4. 如何将这个练习应用到护理实践中？

患者的信任。即使是不知道的东西，相对于只字未提，这种不确定性提前被承认时，人们的应对也会更好一些。一步一步解释接下来会发生什么。让患者尽可能知道进展，让患者在充分知情的情况下从不同的治疗方案中选择，这样可以减少与危机相关的焦虑感。

步骤4（计划）：寻找替代方案以及部分解决办法

步骤4旨在通过了解部分解决办法来拓宽患者的视野，将任务分解成小的、可以达到的部分为患者受权。所建议的策略应该既与要解决的问题相契合，又与患者的资源相契合。你可以帮助患者讨论选择某一措施和另外一项措施的结果、花费以及收益（例如，"如果你选择这个行动方案而不是那项会怎样？"或"如果你决定……那最坏的结果是什么？"）。做出自主选择能让患者重建控制感。即使一个小小的决定都可以鼓励患者投入寻找解决办法的过程中，并且对找到解决危机情境充满希望。

纳入即时支持系统与社区资源

评估即时支持以及可利用的社区资源以提供缓冲并作为信息资源，以供危机状态下的个体征求意见。支持网络可以提供实用的建议并让人产生一种安全感，能够鼓励患者，帮助其重新认识自己的价值以及缓解危机状态下的不确定感所引发的焦虑。除了问支持网络中有多少人、有什么样的人，还要询问"这个患者或家庭最信任谁"以及"患者最愿意和谁讲述自己的状况"。了解患者和家庭最后与这个人联系的时间也会有帮助。在危机状态中，有很多患者及家庭会暂时从自然支持系统中退缩，需要鼓励他们去重新联系。

步骤5（计划）：制订一个现实的行动方案

危机干预"是以行为为导向的、以情境为中心的"（Dass-Brailsford, 2010, p.56）。形成的行动计划需要首先把所识别的问题以及相关的重要步骤按照优先次序排序。一个有效的危机干预计划应该是实际的、此时此刻的、治疗性的，关注短期目标并能反映患者所做出的最佳选择。可通过引导和认真地倾听来让患者稳定下来，然后再制订一些小的可行计划帮助其减轻危机状态中的无助感。

关注现在

帮助你的患者只想短期内的事情以及接下来马上要做的事（例如，"今天你用剩下的时间做点什么能好受点？"）。这样的例子包括收集更多的信息和基本的数据，散散步，给家里打个电话，让自己静静。当人们开始采取哪怕是最微小的一步时，他们也会获得一种控制感，这会激发他们对在未来重新掌控危机产生希望。将危机作为一个整体去考虑会适得其反。

纳入以往的成功应对策略

回顾过去的应对策略，有时能发现解决现存危机的方法。问一下"有问题时，你一般会怎么做？"或"你遇到困难时一般找谁帮忙？"可探究患者以前缓解压力的策略（如有氧运动、研读《圣经》、给朋友打电话）。如果患者无法提供以往的应对策略，你可以提供一些引导，如"有些人会和朋友们说说、做运动、祷告、去教堂……"一般而言，有了言语的鼓励，患者就会开始寻找可以用于解决现存危机的成功的应对机制。

步骤6（实施）：制订行动计划

制订合理的目标

危机为患者提供了发现和完善新的自我意识的机会，这对他们非常重要。制订现实的目标是危机干预的重要组成部分。这个过程包括意识到不同的选择，放弃有害的或者自暴自弃的想法，在可行的方案中做出最佳选择。以目标为导向的活动要能反映患者的优势、价值观、能力、信念以及喜好。切实可行的、可以实现的目标可以给患者和家庭以希望，让他们觉得可以换个角度来解决危机。对患者有意义的目标更容易实现。

设计可达成的任务

帮助患者根据其能力、环境以及能量水平选择任务。可达成的任务可以简单到收集更多的信息或者给自己一点时间。你可以建议说："你觉得应该先做什么？"或"让我们看看你能很快地做什么？"鼓励患者解决简单的问题，帮助减少危机所引发的无助感和绝望感。解决问题的任务强化了患者对危机事件的现实感知，与患者的信念和价值观相融合，结合社会和环境的支持共同为成功提供最佳的机会。Green 及其同事（2005）建议帮助患者利用其个人资源来达到目标，促进危机的解决，也为个体的进一步发展提供工具。

提供结构和鼓励

患者在完成任务的时候需要结构和鼓励。设置时间限制以及监督任务的完成情况很重要。

危机事件的解决的并不是线性的。可能会有挫折。患者需要其努力被不断确认。支持性的再强化包括确认他们的努力，对期望发生的事情进行预先引导，讨论在此过程中所产生的矛盾感、不确定感和恐惧感。将功能进展情况与入院的基线表现相比较，有助于护士和患者共同评估进展，预期接下来需要关注的方面以及监测治疗目标的进展情况。

为家庭提供支持

危机干预策略需要包括为家属提供支持。危机会影响家庭的动力，如每个家属都在应对某种由于患者的危机所引发的情绪余波。另外，可能还有一些需要家庭去应对的、由患者去世或者无法扮演其以前的角色所导致的不稳定的家庭环境问题，可能还有家属需要解决的法律或者安全问题。

不同的家庭成员以不同的方式经历危机，因此需要不同的信息和支持水平。Bluhm（1987）建议，把家庭看成"一群手挽手站在一起的人。如果其中的一个家庭成员病得很重，站不起来了，会怎么样呢？其他的家庭成员会努力带着他们所爱的这个人，每个人都会调整自己的重量去适应这一额外的负担"（p.44）。为家庭提供一个机会来谈论危机对每个家庭成员的意义并引导他们使用资源去支持患者并照顾好自己，这是护士可以在家庭应对中使用的重要策略。护士在帮助家庭成员应对危机时可以使用的沟通策略见百宝箱 20.2。

百宝箱20.2　对家庭应对危机的干预

焦虑、震惊、恐惧

- 提供简洁、准确、清晰、坚定的信息。
- 重复信息并经常强化；鼓励家庭成员记下重要的事实。
- 通过让家庭成员复述你给予他们的关键信息来确认他们对信息的理解程度。
- 提供支持，鼓励或允许表达情感，即使这种情绪是极端的。
- 在面对高度焦虑的家庭时，维持持续的、非焦虑的在场。
- 告诉家庭成员允许的潜在行为范围以及危机中的情感"常态"。
- 在医院环境中尽可能让控制最大化。

否定

- 确定否定的目的（比如，是为今后的应对和资源的转移赢得"心理时间"吗？）
- 评估使用否定的时机的合理性；当否定妨碍了家庭采取必要行动或妨碍治疗过程时就不合时宜了。

- 不要积极地支持否定，但也不要打消对未来的希望（你可以说，"您一定很难接受您的儿子正躺在创伤病房而且毫无反应的事实。"）
- 如果否定持续存在而且没有作用，就需要更直接、更有针对性的实际建议。

愤怒、敌对、不信任

- 允许愤怒情绪的发泄，澄清愤怒背后的想法、恐惧和信念；让家属知道愤怒是可以的。
- 不要把家庭的这种强烈的情绪认为是针对个人的。在医院
- 环境中尽可能建立家庭的控制（如为其安排时间、安排专人提供患者的信息、回答他们的问题）。
- 当他们发泄这些情绪时，随时可以找到你。
- 问家属如何将愤怒中的能量积极地用到自己、患者和解决问题上面。

自责与愧疚

- 不要为对家庭的愧疚"辩护"。
- 倾听并支持他们的情感和表达（如"我能理解你为什么有这种感觉；但是……"）。
- "但是"后面跟着提出一些以现实为导向的评论或问题（如"我们没有任何一个人能真正地控制另外一个人的行为""不管父母怎么想，孩子会有自己的主张""当你以前试图控制＿＿＿的行为时成功了吗？""很多事情的发生都没有明确的原因"）。

悲伤与低落

- 承认家庭的悲伤与低落。
- 鼓励他们明确对什么感到悲伤或是失落；给悲伤或者失落一个情境。
- 给家属适当的时间悲伤。
- 认识到这是对今后适应的重要一步；不要试图中断悲伤的过程。
- 注意你自己没完成的工作，以便安慰或者不安慰家属的悲伤和失落。

希望

- 澄清家属的每个希望以及相互之间的关系。
- 澄清家属在这种情况下最害怕的事情。这些希望（或恐惧）一致吗？现实还是不现实？
- 支持现实的希望。
- 提供事实依据，纠正不现实的希望（如"通过你的信息或你的观察，你觉得这可能吗？"）。
- 帮助家属通过其他某种形式重新调整希望［如"你认为如果别人达不到＿＿＿时，他们能从中学到什么？""你觉得＿＿＿会想让你用什么方式记住他（她）吗？"］。

Adapted from Kleeman K:Families in crisis due to multiple trauma, *Crit Care Nurs Clin North Am*1(1): 25, 1989.

步骤7（评价）：制定终止和随访规定

Kavan 及其同事（2006）提到，"随访为患者提供了一条生命线，也提高了他们继续遵从行动计划的可能性"（p.1164）。患者应该接受口头指导，并辅以书面的出院或随访指导以及电话随访，以提供额外帮助或澄清。尽管急性症状会随着标准化干预策略的实施而消退，很多患者还需要继续随访其残余的临床问题。

利用社区资源提供基本支持。一些患者不愿意使用社会服务、药物或者精神健康服务，哪怕只是短期的，因为他们对使用这些资源有一种羞耻感。还有一些人对随访非常谨慎。护士要帮助患者和家属找出他们的顾虑，评估其现实性，并提供有效的接触。如果有必要，护士可以与社区机构共享信息，或者为患者提供足够的信息来促进这个过程。提供书面的使用条件、地理位置、费用以及可及性等信息能提高患者的兴趣和依从性。练习20.4提供了实践危机干预技巧的机会。

精神健康紧急状况

精神健康紧急状况是护士面临的严峻挑战。不论在社区，还是患者到急诊科就诊，这些患者经常会威胁自己或他人，表现为混乱的行为而且已经失控。

除了精神健康紧急状况外，护士还要意识到一些疾病的伴发障碍，患者可出现精神疾病和药物滥用的双重表现。通常，这类患者会停止服用医生所开的精神药物而代之以其他的非处方药物（有时是从其他家属或朋友那里得到的）或吸毒、酗酒。患者可能感觉自行用药时精神症状减轻了或者甚至在一段时间内完全消失。当患者用药过量以及发生药物性谵妄（在法律界也称为"兴奋性谵妄"）或其他身体症状（心脏问题）或药物产生副作用（驾驶困难、冲动行为等）时，护士要想到这些患者有时可能出现在急诊室寻求其症状的合法解决措施，或者

练习20.4　　危机情境应对

目的：让学生体验危机干预的三阶段模式。

步骤

1. 把全班分成 3 人一组。一个学生扮演患者，一个学生扮演护士，第三个学生作为观察者。

2. 使用下面的角色扮演或者你的实际临床工作场景，使用本章所提供的干预策略作为你的干预框架。

3. 观察者提供反馈。

（这个练习也可以采用讨论的形式，通过团体或班级反馈，让学生说出在这种情境下该如何处理。）

角色扮演

朱莉是一个 23 岁的毕业生，她已经与丹谈了 3 年恋爱。他们打算 6 个月内结婚。去年夏天丹不在的时候，她与另外一个毕业生有过一次性接触，但没告诉丹。她这次来诊所就诊是因为那次后她发现自己出现了疱疹。

沙莉是一个 59 岁的绝经后女性，因诊断性检查以及可能的手术而入院。刚刚检查发现她的结肠中有恶性肿瘤，而且可能已经转移到肝脏。你是她的责任护士。

比尔的妈妈昨晚中毒败血症被收进了重症监护病房。她正在接受静脉输注抗生素。比尔在小的时候和妈妈的关系非常好，但是他已经几年没见过妈妈了。你是下一班的护士，但还不太了解她。

讨论

1. 当与危机中的患者沟通后，通过练习你可能会做何改变？

2. 将三阶段模式用于组织危机情境处理的方法效果如何？

是来"医生商店"获得一些他们已经用完的或者经常滥用的药物（尼古丁、苯二氮䓬类药物），反过来可能增强或抑制他们的精神症状（Davis, 2014）。

对精神健康紧急状况需要立即做出反应，以减轻潜在的伤害，重新恢复基本功能。精神健康紧急状况的例子包括自杀、他杀或恐吓行为、自伤、严重药物或酒精损害，以及与严重精神疾病相关的非正常行为。不可预见性、急性情绪以及外显行为增加了精神健康紧急状况的强度。Myer 和 Conte（2006）描述了精神健康危机的分诊评估系统（TAS），通过三个维度帮助护士理解患者的反应：情感的、行为的以及认知的。三个反应维度之间相互联系，但 Myer 建议医生首先关注患者的情感反应，例如，患者的愤怒、恐惧或者悲伤。百宝箱 20.3 提供了在社区中减轻患者精神健康紧急状况强度的技巧。

百宝箱20.3　　缓和精神健康紧急状况的技巧

- 采用非威胁性的站姿——开放但不软弱，请他们坐下。
- 目光接触——不必经常，简短地表达关注。
- 命令——使用简单的词汇，尽可能简洁、缓慢地大声说出来，必要时重复。
- 移动——不要突然动，可能的话把手放在他们能看见的地方。

- 态度——冷静、有兴趣、坚定、有耐心、令人安心的、尊重、信任。
- 承认感觉的合理性，妄想、幻觉对患者来说都是真实存在的，"我理解你正看见或感觉到了什么，但是我没有"。
- 移除干扰物、心烦意乱的影响。
- 让患者讨论（关注）此时此刻。
- 忽视而不是争辩激怒的言论。
- 允许有理由的言语发泄。
- 对个人空间（舒适区）保持敏感。
- 将患者转移到安静的场所；避免其他人在场（避免"团体监督员"）。
- 在可能的情况下提供一些选择。
- 必要时设置界限。
- 限一名专业人员介入，让那个人去谈话。
- 避免仓促——让事情慢下来。
- 给自己一个出口；不要把患者置于你和门之间。

Adapted from Officer Scott A Davis, Crisis Intervention Team(CIT) Coordinator: *De-escalation tips*, Rockville MD, February 10, 2010b, Montgomery County Police Department.

在与经历崩溃或者急性焦虑的精神疾病患者沟通时要保持尊重，避免对已经经历混乱、压抑状态的患者造成心灵创伤。精神疾病患者对尊重、冷静的建议而不是命令会做出好的回应。他们通常需要额外的空间。保持平静、简短、富有同情心的良好沟通。不要表现出你感到威胁或者争辩某种情况的逻辑。避免模仿患者，而是设置合理的界限。有目的地缓慢前进，避免突然的移动。任何可能的情况下，通过结构性的指导提供简单的选择。处于心理紧急状况的患者通常需要用药来稳定症状以及严密的观察。

精神健康紧急状况的类型

Callahan（2009）将医疗中精神健康紧急状况分为三类：暴力、自杀行为以及人际迫害，每一种都需要紧急干预。

暴力

暴力是一种精神健康紧急状态，对患者和环境中的其他人的安全、完好状态以及健康构成严重威胁。护士需要先假定造成患者所表现出的混乱、冲动或暴力行为背后的有机成分（药物、酒精、精神病或谵妄），直到有证据证明是其他因素所引起的为止。

患者的身体语言提示了焦虑程度增强，特别是易激惹、威胁性手势等。表 20.1 提供了暴力发生前压力增大的指征。暴力史、童年时期被虐待、药物滥用、精神迟滞、冲动控制问题、精神病（特别是伴有幻觉命令的）是常见的作用因素。

表20.1　潜在暴力的行为指征

行为分类	潜在指征
精神状态	混乱
	偏执想法
	无序
	机能受损
	冲动控制不良
运动行为	易激惹，速度快
	动作夸张
	呼吸加快
身体语言	目光快速转移
	目光接触延长（凝视）或目光接触减少
	吐口水
	面色苍白，或者发红（面红耳赤）
	威胁的姿势，扔东西
说话方式	快速，咄咄逼人
	不连贯，嘟嘟囔囔，反复说一句话
	语言威胁

续表

行为分类	潜在指征
情感	好斗
	情绪不稳定
	愤怒

Data adapted from Keely B: Recognition and prevention of hospital violence, *Dimens Crit Care Nurs* 21(6):236-241, 2002; Luck L, Jackson D, Usher K: STAMP: components of observable behaviour that indicate potential for patient violence in emergency departments, *J Adv Nurs* 59(1):11-19, 2007.

对暴力患者的治疗包括为患者立刻提供一个安全、无刺激的环境。通常，如果患者被带到一个刺激输入很少的地方，他们会冷静下来。必要时要彻底检查患者有没有携带可能的武器并且解除武器。短期用药通常有助于减轻潜在的有害行为。护士要简要地指出为什么给药并且严密监测患者的身体和行为反应。

性侵犯

性侵犯和强奸是人际伤害的严重形式，对自我核心造成的伤害可能仅次于谋杀。患者的主观应激非常强烈而且持续了很长时间。在性侵犯刚发生后，应该做好一切措施让患者感觉到自己是安全的、受到支持的。患者应该被带到一个私人空间，不应该独处。如果要收集证据，患者在检查前不能淋浴或者冲洗。较大的急诊科有性侵犯护理检查项目，由一名经过专门培训的护士最先提供医疗照护以及危机干预（James and Gilliland, 2013）。

心理急救（psycho logical firct aid, PFA）是一种对强奸和性侵犯受害者非常有帮助的全面行为导向干预。PFA 由八个核心行为组成：

1. 接触与投入
2. 安全与舒适
3. 稳定
4. 信息收集
5. 实际帮助

6. 联系社会支持

7. 应对支持信息

8. 与合作服务联络（Ruzek et al., 2007）

在性侵犯的情境中，不应该指责或者猜想受害者在吸引罪犯的过程中的角色。性侵犯通常是一种暴力和控制的行为，它不是自愿性行为，即便罪犯和受害者可能认识。遵从心理健康专业人员的建议能帮助患者应对应激症状、羞耻感以及侵犯发生后通常在数天或数周里出现的侵入性思维。

精神失常

急性精神分裂代表严重的精神健康行为紧急状态。精神失常以及精神错乱的患者存在无序的想法、洞察力下降以及个人判断力受限。经历"命令性"幻听的患者的自杀危险更高。一般建议用药控制急性精神症状，一对一专人监护。给患者足够的感觉安全的空间，不要试图一个人制服患者。保持冷静和积极，少说话；采用开放性表达、目光接触、平静的声音和简洁坚定的语言容易获得信任。不要使用触摸，因为可能被患者误解。

自杀

自杀是美国的第十大死亡原因。每一个实施自杀的人平均有 30 次自杀企图（2012）。自杀是指任何导致个体死亡的自伤性行为，是一种行为上的紧急状况。自杀完成是终极个人危机，因为不会再有第二次机会了。联合委员会（TJC 2010）认为自杀是"警讯事件"，呼吁外科和急诊科仔细排查，防止自杀完成。在急性应激事件时，或者在药物的影响下，或者当认为没有其他的选择时，人们会选择自杀。冲动和绝望经常与自杀行为相伴。自杀意念加重的行为指征包括值得注意的行为改变，通常以能量的爆发为特点。成功的自杀完成者的行为变化的例子包括：

- 一个男子在他死前 2 周把亡妻的所有珠宝送人了。
- 一个 18 岁的年轻人在开枪自杀的 3 天前挨家挨

户地为他过去的古怪行为向邻居道歉。

- 一个慢性精神病门诊的患者在从桥上跳下去的那周，在团体治疗时第一次分享了自己的个人信息，侃侃而谈。

自杀完成对家人、朋友、同事以及更大的社区会造成长期持续的影响。Vannoy（2010）认为，自杀作为是一种"羞耻性行为"（p.34）。人们不知道该怎么回应，所以他们不愿意讨论自己的感受。愿意讨论自伤行为的人并不一定不危险，但有更多的机会可以预防自杀。每个关于自杀的说法，无论是多么间接地表达出来的，都应该被严肃对待。即便说自己是"开玩笑"的患者，他们说出的这个事实也会将他们置于更大的危险中。

被动自杀的愿望和行为包括不吃药、不进行安全性行为、喝酒太多、开车太快、不注意安全警示。对诸如"我觉得没有……我活不下去""有时候我真想消失"或"没有我大家会过得更好"等言论要予以注意。对这样的言论需要进一步求证（如"你说没有……你就活不下去，能再和我说说你是什么意思吗"）。护士应该直接问："你有自伤的想法吗？"如果答案是肯定的，就需要继续问下面的一系列问题：

- 你有计划吗？有详细计划并有意实施计划的人自杀的风险最大。评估计划的致命性，询问方法以及患者实施计划的知识和技能（Roberts et al., 2008）
- 通过自杀你想得到什么？（了解对方是否绝望，包括严重程度和持续时间）
- 你认为你什么时候会这么做？（立即还是需要长期思考）
- 你有问题时可以向谁求助？（社会支持）

风险因素

精神疾病，特别是双相障碍、有命令性幻听的精神分裂症以及有药物滥用并发症的患者有更高的风险完成自杀。尽管精神病的诊断是自杀的危险因素，但很多在综合医院病房成功自杀的病人之前并没有明显的精神病史，之前也没有证明自杀企图的证据（Rittenmeyer, 2012）。

老年人的自杀率比其他年龄组的人高，特别是在白人男性中（Struble, 2014）。男性更容易完成自杀，而女性更多地表现为自杀企图（American Psychiatric Association, 2003）。

其他高危因素包括：

- 既往有自杀企图或者自杀的家族史
- 重大的躯体疾病
- 社交隔离，缺少社会支持
- 新近重大的丧失
- 创伤史
- 绝望感

症状的稳定和患者的安全是患者经历自杀危机时的首要关注点。应该没收可能的武器（如镜子、带子、针、剪刀、剃须刀、药物、衣架），平静而富有同情心地向患者解释为什么这些东西不能由患者保管以及这些东西会放在哪里，向患者保证当自杀危险解除后会归还物品。与其他人的联系被认为是防止自杀发生的关键性保护因素（Rodgers, 2011）。

综合医院中发生的自杀比想象的多。Bostwick 和 Rackley（2007）强调，综合医院病房和精神科病房中的自杀行为有显著区别。在一般病房，自杀往往是一种冲动行为。经历强烈的疼痛、疾病晚期、药物滥用以及近期丧亲的患者危险性更大。普通病房的自杀完成者的特点是急躁易怒，通常伴有生理和心理两方面的紊乱。

记录自杀危险性评估、干预以及患者的反应非常重要。记录中应该包括引用患者的话、观察到的行为细节、识别的危险因素回顾以及患者对初始危机干预策略的反应。你所注意到的任何名称或时间以及与家人的接触都应该记录在内。联合委员会要求任何与患者的疾病进程不一致的死亡，或任何在医院范围内发生的由于自杀所导致的功能永久性丧失都应该作为警讯事件上报（Captain, 2006）。

多数精神科住院患者和急诊科都有书面的自杀预防文件，有自杀意念的患者需要遵循实施。表现出高风险行为的患者需要一对一的持续监护；有潜在自杀危险的患者绝不能独处。对自杀患者的监护从持续的一对一监护，到每 15~30 分钟巡视一次。更少限制的巡视包括监督浴室、病房限制或公共场所限制以及监督锐利物品（Jacobs, 2007）。观察的频率和类型取决于患者的自杀评估。

与高危自杀行为相一致的是绝望感、缺少与他人有意义的联系以及感觉成为他人的负担（Stell-recht et al., 2006）。接纳患者是建立友好关系的至关重要的部分。护士需要探索自己对自杀行为的感受并将其作为理解有自伤危险的患者的基础。

自杀意念会有波动，因此即使急性危机已经消退，仍然需要仔细的观察。Captain（2006）建议每一班都用 10 分量表为患者打分，请患者"标出自杀意向强度，0 代表没有自杀的想法，10 分代表一直有自杀的想法"（p.47）。行为发生变化时以及出院前都要重新评估。

危机干预团队

在社区，经过特殊训练的警力是**行为**健康紧急状况的重要第一反应人（Miller, 2010）。社区危机干预团队（crisis intervention treams, CIT）提供了一个成功的合作性预先干预模式，它介于特殊培训的执法人员和精神健康照顾提供者之间，旨在治疗而不是惩罚精神疾病患者的行为紧急状态的症状（Waston and Fulambarker, 2012）。急诊科护士是 CIT 培训的执法者的重要利益相关者和合作者（Ralph, 2010）。Scott Davis（2014）是 CIT 协调员，与 Montgomery 区警察局共同使用"DANGEROUS PERSON"（见百宝箱 20.1）作为评估工具，来评估患者及他人在精神健康紧急状况下的危险性。

处在精神健康紧急状况的患者可能认为必要的医疗程序是侵入性的、威胁性的。Perry 和 Jagger（2003）建议在开始前准确告知患者你将要做什么、为什么必须要这么做，并请患者配合。如果患者拒绝，不要坚持，而是以一种平和、安静的语气解释原因。如果你能帮助患者重新建立控制感，他们更有可能与你合作。动作要平和、坚定、尊重。

灾害管理

灾害与大规模创伤情境

灾害是指"缓慢或快速发生的，对财产、公共设施以及生命安全造成巨大物理性破坏的灾难性事件"（Deeny and McFetridge, 2005, p.432）。近年来发生了比过去几十年更多的前所未有的自然灾害、恐怖事件以及残酷的战争。2001 年袭击纽约世贸中心的"9·11"事件、俄克拉荷马州城市爆炸以及让一座繁华的城市在数天之内毁灭的卡特里娜台风，这些都激发了社区和全国建立针对大规模的随时随地可能发生在无辜民众身上的创伤事件的应急预案。

Myer 及 Moore（2006）提到，"危机并不是发生在真空中的，而是被所处的文化和社会背景所塑造"（p.139）。从受害者的角度而言，恐怖主义是随机事件，会强化不安全感，导致持续的焦虑，增加对潜在风险的回避行为。这种社会力量与灾害危机之间的相互关系已经被 Bulter 及其同事证实（2003）。

灾害管理计划

在美国，联邦紧急事件管理机构（Federal Emergency Management Agency, FEMA）负责提出有效的灾害管理计划（Hendriks and Bassi, 2009）。

FEAM 为当地灾害工作计划团队的创建提出了指导意见。社区政府和企业、第一反应人、医院、医务人员应积极参与社区灾害管理计划的制订中。在全球范围内，印度尼西亚的海啸，中国、冰岛、南美洲所发生的连续地震，核武器所造成的对民众的威胁，流行性感冒以及"非典"（SARS）都提醒我们，要对紧急状况做好全球性的应对计划。

联合委员会，（TJC 2003）出版了制订和实施社区紧急预案的策略，指出："制订灾害管理计划而当危机即将发生时才开始使用是远远不够的，应该系统地制订计划并使各社区每天都处于准备状态"（p.5）。灾害管理计划可以作为针对恐怖主义行为的威慑物，也是灾害情境中的即时资源。

灾害干预规范

灾害干预规范关注外伤和急症的治疗，而不是应对慢性健康状况（Spurlock et al., 2009）。危机干预必须植入社区系统并与社会规范和可获得的社区资源保持一致。并不是每个人都能被救治。分诊是描述医疗工作者如何针对患者需求的严重性进行分类，以及在大规模紧急事件或灾害状况下决定治疗优先级的术语。在近期的海地地震中，Merin 及其同事报告了如何用三个问题的算法来提供公正的分诊程序：

1. 患者的状况有多紧急？
2. 我们有足够的资源去应对患者的需求吗？
3. 假设我们把这个患者收入院并提供所需要的医疗，能挽救他的生命吗？（Jose, 2010, p.459）

灾害管理需要提供即刻的生理和情绪的急救。Everly 和 Flynn（2006）强调将提升适应性功能和稳定作为第一反应，代替最初提出的引出这次经历的细节。他们采用 BICEPS 的缩写，来描述在大规模灾难中需要的心理救治类型，这几个字母分别代表简洁、即时、接触、期望、接近和简单。

重大意外事件报告

灾难、蓄意暴力事件以及恐怖袭击是随机事件，会对人们的生活造成永久性影响，撼动其对生活的控制感。**重大意外事件报告**用以帮助一群亲眼看见或经历大规模创伤危机事件的人将其外在化。引导团体分享危机体验具有治愈作用。团体也能教育参与者应激反应的本质并提供有帮助的提示以减少其危害（Dietz, 2009）。

重大意外事件应激反应报告程序

一般由一名受过专门训练的专业人员领导报告。只有那些积极参与重大意外事件的人才能参加报告。领导者介绍团体的目的，并向参与者保证对在这个环节所说的一切保密。先请参与者介绍他们是谁、他们认为发生了什么，包括他们在意外事件中的角色。在说完基本的事实资料后，下一步就是探索感受。领导者请参与者回忆他们对意外事件首先想到或感觉到的，请他们讨论任何可能与意外事件有关的应激症状。最后将讨论集中在与重大意外事件相关的情绪反应上。之后就是减轻应激反应的心理教育策略。回答参与者提出的问题，领导者总结重大意外事件中需要强调的重点（Rubin, 1990）。

重大意外事件报告也用于目睹了家人的悲剧的家庭或经历了同伴死亡、滥杀或环境灾难的儿童和青少年。重大意外事件应激报告通过发泄情绪，讨论情境中的角色，建立对整体情况的了解以及接受同伴支持，为人们提供了将创伤体验外化的机会（Curtis, 1995）。

医务人员重大意外事件报告

研究显示，帮助应对或目睹重大意外事件的医务人员很有可能经历与意外幸存者直接经历的体验类似的"继发性创伤"。重大意外事件报告的原则也可以用于经常面临意外事件或非预期死亡的病房，以加强临床工作人员的情感应对技巧（Dietz, 2009）。

灾害幸存者会经历 Lahad（2000）所提出的"连续性中断"。这种连续性中断可以发生在四个维度上：

1. 我不理解正在发生什么。（认知连续性）
2. 我不认识我自己。（历史连续性）
3. 我不知道要做什么、该怎么做，也不知道失去亲人或受伤的人有什么感受。（角色连续性）
4. 大家都在哪里？我那么孤单，我爱的人都在哪里？（社会连续性）

灾难或恐怖事件所造成的创伤体验强度以及对幸存者的影响不同。每个幸存者的体验都是独特的，人际优势和缺陷会影响对灾难的解释，使幸存者在未来的创伤情境中变得更脆弱（Maguen et al., 2008）。资源有限、缺少社会支持或精神疾病史会增加创伤应激。灾难管理中的另一个变量是文化，会影响对事件的理解和行为。在解释灾难情境方面以及帮助人和社区的有效方法的选择上，文化都发挥着作用（Dykeman, 2005）。

社区应对模式

联合委员会（TJC, 2003）将灾难管理和应激预案描述为社区职责。当灾难降临时，社区的存在与功能会受到显著影响，甚至濒临绝境。首先人们处于混乱、震惊的状态。灾难影响程度不同，情绪也会不同。当事人与危机事件关系越紧密，影响就越大（Myer and Moore, 2006）。即刻的关注点是保护自己和最亲密的人。社区对灾难的反应由四个特征性的阶段组成：

1. 英勇行为
2. 蜜月
3. 幻灭
4. 重建

灾难的打击可把人们团结在一起，急诊医疗队、邻居和朋友都围绕在幸存者的周围，提供身心恢复所需的情感和物质支持。在初始搜救和恢复阶段后，当社区团结在一起而外部资源被引入时，蜜月期就开始了（Bowerkamp, 2000, p.159）。这个阶段在灾难发生后一般会持续 6 个月。干预的重点是保证受害者的安全。建设基本设施来提供水、卫生、食物供给以及虫鼠控制等基本服务（Campos-Outcalt, 2006）。与他人分享创伤体验、提供持续的物质支持是有效应答的重要组成部分。

幻灭阶段通常出现在紧急反应开始消退时。当人们开始意识到损失的程度以及外部支持的有限性时，"共享社区"的感觉开始消失。幸存者可能经历愤怒、憎恨以及对失去支持，特别是突然、彻底地失去支持的痛苦。Kaplan 及其同事（2000）提议，心理报告的机会应该持续整个时期，而且不限于极端应激受害者，也不限于最初的灾害体验。

最后的重建期发生在幸存者开始承担重新生活的重要责任时，这个时期可以在灾后持续几年。在幸存者学习应对新的角色和职责、开始创伤后新的充实生活时，需要持续给予支持。尽管灾难的体验会在记忆中逐渐消退，却从未消失，这个人可能再也难以完全相信生命的延续和对命运的控制。Kaminsky 及其同事（2007）将从恐怖主义和大规模灾难的临床应激、受损和失能中恢复作为心理和行为适应能力恢复的依据。

医疗领域中的灾害管理

所有的医院都要成立灾害委员会，由医院主要部门（包括护理部门）组成。希望参与紧急事件志愿活动的护士要意识到认证的要求，以保证其参与能成为全国医务人员紧急志愿系统的一部分。医院和社区的灾害计划一定要相互协调，以便灾害循环的各个阶段都能被覆盖。受委派的医务人员在急诊科实施分诊前必须接收培训。草案中应该包括必要时将患者及工作人员转移到其他机构，要详细列出重新配备设备的机制。要制定关于通告、保持准确记录以及建立设备控制中心的政策。

民众反应

义务应对者在突然发生的、大规模的灾难中有巨大作用。Auf der Heide（2006）建议紧急预案应预计义务应对者的存在并有协调其努力的基础架构。对民众在灾难管理中的角色进行公共教育很有必要。民众群体项目由 FEMA 发起，是一项草根危机干预策略，能为社区志愿者提供应急准备和提升急救技能的项目。其网站（www.ready.gov/citizen-corps）提供了培训和工具包以帮助灾难受害者在线提升照护能力。它也为家庭制定应急预案所应围绕的问题提供信息：

- 让孩子和家人记住工作电话和手机号码；亲朋好友和邻居的姓名和电话；有紧急状况时拨打 911、火灾、投毒和报警电话（这些都应该放在醒目的地方）。
- 选择一位外地联系人以及如何联系的指示。
- 选择在紧急状况下与其他家庭成员碰头的地点。
- 为宠物做打算，因为它们不能进入紧急避难场所。家庭紧急预案应每年更新。

帮助儿童应对创伤

儿童在应对创伤事件时和成人使用的资源是不同的。之前有的创伤经历以及缺少社会支持都会增强其脆弱性。儿童表现出敌对行为作为危机反应并不稀奇。Knapp（2010）建议仪式和纪念活动对在学校失去同伴的儿童减轻创伤的影响有帮助。能有一个地方让孩子们带着鲜花和其他纪念品来悼念他们的伙伴是很重要的。

儿童会从生活中重要成人的身上寻找线索，并倾向于模仿其成人照顾者，因此与他们平静、自信地交流就很重要，而更重要的是向他们保证他们以及对他们很重要的人是安全的。鼓励家庭保持常态。父母要为儿童提供谈论和提出问题的机会，要预想到会有重复的问题。通常这反映出儿童在这方面需要再确认。提供事实信息能帮助消除误解。

帮助老年人应对创伤

降低老年灾难受害者的焦虑水平尤为重要。即便是最能干的老人也可能在灾难的情境中表现出混乱和脆弱。护士可以采取以下措施：

- 初步接触，并将老人带到尽可能安全的场所。
- 以平静的语气提供确切消息，以简洁的语言告诉他们发生了什么，询问他们需要做什么。
- 评估行动性，提供必要的帮助。
- 老年人由于体温调节能力下降可能需要更厚的衣物。

由于活动能力下降、感觉衰弱以及既往病史所导致的功能受限，使得受到灾难影响的老年人面临一些特殊问题。老年人比其他年龄段的人更容易受伤，甚至发生灾难相关性死亡（Fernandez et al., 2002）。在老年人群中，特别需要关注那些需要医疗或护理服务以及从医疗、社会或志愿服务机构接受服务、照顾或食物的人，老年灾害管理应该是前瞻性的。下列的核心行为可以在帮助面临灾难事件的老年人时发挥作用。前瞻性的计划包括与患者一起：

- 确定在紧急状况下可以使用的支持网络。促进与社会支持系统及社区支持结构的联系。保证这些信息在紧急状况下处于备用状态。
- 失能老人应该佩戴标记或手环以确定他们的失能情况。准备额外的眼镜和助听器等辅助装置非常重要。
- 确定最近的特殊需要疏散中心。
- 准备用药及特殊提示清单，如应急药品以及饮食限制。
- 确定医生及社会支持联系人，包括在当地及外地能联系的人员。

其他措施，如确保安全、满足活动需要、给药管理等都要在实际灾难管理过程中特别注意。

总　结

危机是非预期性的突然事件转变或需要人员即刻反应的系列情境。危机体验是深刻的、创伤性的以及个人侵入性的，是一种意外的生活事件，是对人的自我感以及其在世界上所处的位置的挑战。危机最常见的类型是情境性危机和发展性危机。大多数与健康相关危机是情境性的。危机可以是隐私性的或公众性的，涉及某个人或一大群人。

指导危机干预的理论框架包括 Lindemann（1944）的悲痛模式，Caplan（1964）的基于预防性精神病学概念的模式，Aguilera 的护理模式（1998）探讨了缓冲危机状态的平衡因素的作用，Erikson（1982）的社会心理发展模式为探讨发展性危机提供了框架。

危机干预是限时治疗措施，关注即刻危机及其解决措施。Robert（2005）的七阶段模式由评估严重性、建立友好关系、处理感受、识别主要问题、寻找备选方案、形成计划以及随访措施组成，主要用于指导护理措施的制订。危机干预的目标是让患者回到危机前的功能水平。

精神健康紧急状况需要即刻的评估干预和近距离的监督。最常见的类型包括暴力、自杀和精神崩溃。与经历精神健康紧急状况（如暴力和自杀）的患者沟通的指南关注安全和对患者行为的快速稳定。CITs 提供了当地执法部门和精神健康服务机构通力合作的新模式，目的是治疗而不是惩罚社区中经历精神健康紧急状况的个体（Davis, 2014; Watson and Fulambarker, 2012）。

随着世界越来越来动荡不安，护士需要理解灾难管理的维度，学会在灾难情境中有效应对的技巧。灾难管理是大规模人群危机干预的特殊类型。联合委员会（TJC，2003）要求医院制订并经常演练灾难管理计划。重大意外事件报告用于帮助那些在医疗过程中卷入灾害过程重大意外事件中的人，以减少症状反复发生的可能性。

伦理困境　你会怎么做？

莎拉来到重症监护急救车时年仅 20 岁，这已经不是她第一次入院了。之前她曾因为抑郁接受过治疗。她说她决心自杀，因为活着没什么意义，而且她说她有权利这样做，因为她已经不是一个未成年人了。在她描述她现在的生活时，你忍不住想，她确实没有太多值得留恋的东西。从伦理的角度你会如何回应这个患者？

问题讨论

1. 你认为护士面对一个失控的患者时需要哪些必要的知识、技能和态度？

2. 如何在急诊科应用联合委员会的安全标准？

3. 你如何理解危机既是危险也是机遇？

参考文献

Aguilera D: *Crisis intervention: theory and methodology*, ed 7, St Louis, 1998, Mosby.

American Psychiatric Association: *Practice guidelines for the assessment and treatment of patients with suicidal behaviors*, Arlington, VA, 2003, Author.

Auf der Heide E: The importance of evidence-based disaster planning, *Ann Emerg Med* 47(1):34–49, 2006.

Bostwick J, Rackley S: Completed suicide in medical/surgical patients: who is at risk? *Curr Psychiatry Rep* 9:242–246, 2007.

Bowenkamp C: Coordination of mental health and community agencies in disaster, *Int J Emerg Ment Health* 2:159–165, 2000.

Bluhm J: Helping families in crisis hold on, *Nursing* 17(10):44–46, 1987.

Callahan J: *Crisis theory and crisis intervention in emergencies. Kleespies PM Emergencies in mental health practice: Evaluation and Management*, New York, NY, 1998, Guilford press. 22–40.

Campos-Outcalt D: Disaster medical response: maximizing your effectiveness, *Fam Pract* 55(2):113–115, 2006.

Caplan G: *Principles of preventive psychiatry*, New York, 1964, Basic Books.

Captain C: Is your patient a suicide risk? *Nursing* 36(8):43–47, 2006.

Curtis J: Elements of critical incident debriefing, *Psychol Rep* 77(1):91–96, 1995.

Dass-Brailsford P: *Crisis and disaster counseling: lessons learned from Hurricane Katrina and other disasters*, Thousand Oaks, CA, 2010, Sage Publications.

Davis S: *De-escalation tips in crisis situations. Montgomery County*, Rockville, MD, 2010b, MD Police Department.

Davis S: *Field expedient tool to assess dangerousness in self and others. Montgomery County*, Rockville, MD, 2010a, MD Police Department.

Davis S. (2014) CIT Teams: Unpublished manuscript.

Deeny P, McFetridge B: The impact of disaster on culture, self, and identity: increased awareness by health care professionals is needed, *Nurs Clin North Am* 40(3):431–444, 2005.

Dietz D: Debriefing to help perinatal nurses cope with a maternal loss, *MCN Am J Matern Child Nurs* 34(4):243–248, 2009.

Dykeman BF: Cultural implications of crisis intervention, *J Instr Psychol* 32(1):45–48, 2005.

Erikson E: *The life cycle completed*, Norton, 1982, New York.

Everly G: Five principles of crisis intervention: Reducing the risk of premature crisis intervention, *Int J Emerg Ment Health* 2(1):1–4, 2000.

Everly G, Flynn B: Principles and practical procedures for acute first aid training for personnel without mental health experience, *Int J Emerg Ment Health* 8(2):93–100, 2006.

Fernandez LS, Byard D, Lin C, Benson S, Barbera J: Frail elderly as disaster victims: Emergency management strategies, *Prehospital Disaster Med* 17(2):67–74, 2002.

Flannery Jr R, Everly Jr G: Crisis intervention: a review, *Int J Emerg Ment Health* 2(2):119–125, 2000.

Greene G, Lee M, R. Trask R, J. Rheinscheld J: How to work with strengths in crisis intervention: a solution focused approach. In Roberts AR, editor: *Crisis intervention handbook*, New York, 2005, Oxford University Press.

Hendriks K, Bassi S: Emergency preparedness from the ground floor up: a local agency perspective, *Home Health Care Manag Pract* 21(5):346–352, 2009.

Hoff L: People in crisis: cultural and diversity perspectives. *Routledge*, ed 6, New York, 2009, Taylor & Francis Group.

Butler AS, Panzer AM, Goldfrank LR: *Preparing for the psychological consequences of terrorism: a public health strategy*, Washington, DC, 2003, National Academies Press.

Jacobs D: *Screening for mental health: a resource guide for implementing the Joint Commission on Accreditation of Health Care Organizations (CAHO) 2007 patient safety goals on suicide Screening for Mental Health Inc*, Wellesley Hills, 2007.

James R, Gilliland B: *Crisis intervention strategies*, 7th ed, Belmont CA, 2013, Thomson Brooks/Cole.

James R: *Crisis Intervention Strategies*, 6th ed., Belmont CA, 2008, Thompson Brooks/Cole.

Jose MM: Cultural, ethical, and spiritual competencies of health care providers responding to a catastrophic event, *Crit Care Nurs Clin N Am* 22:455–464, 2010.

The Joint Commission, 2003. Health care at the crossroads: strategies for creating and sustaining community-wide emergency preparedness systems Joint Commission on Accreditation of Health Care Organizations: Oakbrook Terrace, IL

The Joint Commission: A follow-up report on preventing suicide: focus on medical surgical/nursing and the emergency department, *Sentinel event alert* Issue 46, 2010. Available at http://www.jointcommission.org/sentinel_event_alert_issue_46_a_follow-up_report_on_preventing_suicide_focus_on_medicalsurgical_units_and_the_emergency_department/.

Kaminsky M, McCabe O, Langlieb A, Everly G: An evidence-informed model of human resistance, resilience, and recovery: the Johns Hopkins' outcome-driven paradigm for disaster mental health services, *Brief Treat Crisis Interv* 7(1):1–11, 2007.

Kaplan Z, Iancu I, Bodner E: A review of psychological debriefing after extreme stress, *Psychiatr Serv* 52(6):824–827, 2000.

Kavan M, Guck T, Barone E: A practical guide to crisis management,

Am Fam Physician 74(7):1159–1164, 2006.

Keely B: Recognition and prevention of hospital violence, *Dimens Crit Care Nurs* 21(6):236–241, 2002.

Kleeman K: Families in crisis due to multiple trauma, *Crit Care Nurs Clin North Am* 1(1):25, 1989.

Kleespies PM: *An evidence based resource for evaluating and managing risk of suicide, violence, and victimization. Washington DC*, American Psychological Association, 2009.

Knapp K: Children and crises. In Dass-Brailsford P, editor: *Crisis and disaster counseling: lessons learned from Hurricane Katrina and other disasters*, Thousand Oaks, CA, 2010, Sage Publications, pp 83–97.

Lahad M: Darkness over the abyss: supervising crisis intervention teams following disaster, *Traumatology* 6(4):273–293, 2000.

Lindemann E: Symptomatology and management of acute grief, *Am J Psychiatry* 101:141–148, 1944.

Luck L, Jackson D, Usher K: STAMP: components of observable behaviour that indicate potential for patient violence in emergency departments, *J Adv Nurs* 59(1):11–19, 2007.

Maguen S, Papa A, Litz B: Coping with the threat of terrorism: a review, *Anxiety Stress Coping* 21(1):15–35, 2008.

Merin O, Ash N, Levy G, et al. The Israeli field hospital in Haiti—ethical dilemmas in early disaster response, *N Engl J Med* 362(11):e38, 2010.

Michalopoulos H, Michalopoulos A: Crisis counseling: be prepared to intervene, *Nursing* 39(9):47–50, 2009.

Miller L: On-scene crisis intervention: Psychological guidelines and communication strategies for first responders, *Int J Emerg Ment Health* 12(1):11–19, 2010.

Myer R, Conte C: Assessment for crisis intervention, *J Clin Psychol* 62(8):959–970, 2006.

Myer RA, Moore HB: Crisis in context theory: an ecological model, *J Couns Dev* 84(spring):139–147, 2006.

Office of the Surgeon General (US): *National Action Alliance for Suicide Prevention (US)*, US Department of Health & Human Services (US), 2012, Washington (DC). 2012 Sep.

Perry J, Jagger J: Reducing risks from combative patients, *Nursing* 33(10):28, 2003.

Powley E: Reclaiming resilience and safety: resilience in the critical period of crisis, *Hum Relat* 62(9):1289–1326, 2009.

Ralph M: The impact of crisis intervention team programs: Fostering collaborative relationships, *J Emerg Nurs* 36(1):60–62, 2010.

Rittenmeyer L: Assessment of risk for in-hospital suicide and aggression in high dependency care environments, *Crit Care Nurs Clin North Am.* 24:41–51, 2012.

Roberts A: *Crisis intervention handbook: assessment, treatment and research*, New York, 2005, Oxford University Press.

Roberts A, Yeager K: *Pocket guide to crisis intervention*, New York, 2009, Oxford University Press.

Roberts A, Monferrari I, Yeager K: Avoiding malpractice lawsuits by following risk assessment and suicide prevention guidelines, *Brief Treat Crisis Interv* 8:5–14, 2008.

Rodgers P. Suicide Prevention Resource Center. Understanding risk and protective factors for suicide: a primer for preventing suicide. Available at www.sprc.org/library_resources/ items/understanding-risk-and-protective-factors-suicide-primer-preventing- suicide. Accessed, Aug 22, 2014.

Rubin J: Critical incident stress debriefing: helping the helpers, *J Emerg Nurs* 16(4):255–258, 1990.

Ruzek JI, Brymer MJ, Jacobes AK, et al.: Psychological first aid, *J Ment Health Counsel* 29:17–49, 2007.

Spurlock W, Brown S, Rami J: Disaster care: delivering primary health care to hurricane evacuees, *Am J Nurs* 109(8):50–53, 2009.

Stellrecht N, Gordon K, Van Orden K, et al.: Clinical applications of the interpersonal-psychological theory of attempted and completed suicide, *J Clin Psychol* 62(2):211–222, 2006. II.

Struble LM: Psychiatric disorders impacting critical illness, *Crit Care Nurs Clin North Am* 26(1):115–138, 2014.

Vannoy S: Suicide inquiry in primary care: Creating context, inquiring and following up, *Ann Fam Med* 8(1):33–39, 2010.

Vroomen JM, Bosmans JE, van Hout HP, de Rooij SE: Reviewing the definition of crisis in dementia care, *BMC Geriatr* 13:10, 2013, http://dx.doi.org/10.1186/1471-2318-13-10.

Watson A, Fulambarker A: The crisis intervention team model of police response to mental health crises: A primer for mental health practitioners, *Best Pract Ment Health* 8(2):71–77, 2012.

Webb NB, editor: *Mass trauma and violence: helping families and children cope*, New York, 2004, Guilford Press.

第二十一章

与临终患者及家属沟通

Elizabeth C. Arnold

目　标

阅读本章后，读者能够：

1. 描述丧失的概念。
2. 识别悲痛及悲伤的理论概念。
3. 讨论悲痛及悲伤的本质。
4. 描述姑息护理中护士的角色。
5. 讨论临终关怀中的关键问题及方法。

6. 识别临终关怀护理中的文化和精神需求。
7. 描述针对儿童的支持策略。
8. 讨论帮助患者实现良好健康状况的策略。
9. 识别临终关怀护理中护士的压力问题。

本章的目标是介绍姑息护理方法的基本内容，护士可以用来和患者及其家庭进行有效的沟通。本章介绍了几个理论框架，包括丧失、死亡阶段以及悲痛和悲伤的过程。"应用"部分突出护士在提供姑息护理的过程中，与患者及其家庭的沟通和关怀问题；同时，也涉及帮助临床医生识别并应对在提供临终关怀服务中产生的高压力。

基本概念

丧　失

Corless（2010）将丧失定义为特指"缺失对象、位置、能力或属性"的通用术语（p.598）。该术语也适用于个体或动物的死亡。重要的丧失出现在每个个体的经历中。失去任何一个让我们花费了时间、精力的人或物或自我的一部分时，都会导致丧失感。当人们经历了十分重要的人或物的丧失后，会有"整体感"的缺失以及个体期待的生活故事的破碎（Attig, 2004）。时间的流逝并不会完全抹去这种丧失感。

每一种丧失的感受在个体所体验的强度下有所不同。马克·吐温（Mark Twain）提道："没有任何使我们悲伤的东西是微小的，根据比例的永恒法则，儿童失去玩具与成人失去皇冠是同等大小的事件。"（*Mark Twain Quotations*, n.d.）只有经历过丧失的人才能体会到由每一次丧失所造成的特定的空虚和感情的力量。练习 21.1 可用来帮助理解个体丧失的维度，一些丧失是逐渐产生的，其他则是同时或逐渐产生的。一个丧失可导致相关联的丧失产生。例如，阿尔兹海默症患者并不仅仅失去了记忆力，伴随着记忆力失去的是更严重的角色、交流、独立和自我概念，认知损伤需要通过渐进性的情感和生活方式的改变来适应。

练习21.1   丧失的意义

目的： 考虑丧失的个体意义。

步骤
回答以下问题：
- 在我的人生中，我经历了哪些丧失？
- 当我失去一些对我重要的人或物时，我的感受如何？
- 我的行为如何受到丧失的影响？
- 什么帮助了我消除丧失的感受？

- 丧失经历如何让我做好准备应对未来可能的丧失？
- 丧失经历如何让我做好准备帮助其他人应对丧失？

讨论
1. 在更大的团体中讨论什么使丧失具有意义。
2. 团体讨论中关于应对丧失的成功策略，有哪些共同主题出现？
3. 与意外的、不必要的丧失相比，必要的丧失有何不同影响？
4. 在临床工作中，你如何利用在此次练习中学到的内容？

多重丧失

承认单一丧失和多重丧失的差异可帮助患者合理地看待多重丧失（Mercer and Evans, 2006）。由于年龄原因，老年人可能会更频繁地经历亲友的死亡；其他人则会因为艾滋病、军事行动、人为或自然的灾害而失去亲友。一场车祸可夺走整个家庭或一群朋友，多重丧失增强了悲伤的体验并使得患者遭受打击，这些患者通常需要更多时间来平复悲伤的感受。鼓励患者每次关注于一段关系，而不是尝试一起解决这些丧失。对自己有耐心是成功解决与多重丧失相关的艰难情绪的关键，它需要时间，没有人可以迅速恢复。

死亡：终极丧失

死亡是逝去个体的实际存在永远无法被替代的有形丧失。死亡不仅仅是一个生物事件，还具有精神、社会和文化特征来帮助人们理解它的意义。不管最初的医疗诊断如何，患者体验到很多不同的情绪，从愤怒到悲哀，再到他们接近死亡时对少有遗憾的人生的安详。Silveira 和 Schneider（2004）建议"为临终计划就是为未知计划"（p.349），死亡只在每个人的生命中出现一次，没有人可以基于经验明确告诉你，你的死亡是怎样的。临终关怀专业护士 Pashby（2014）指出，大部分患者认为疼痛及在孤独中死去是两个最主要的恐惧。在提供实际支持和有意义的在场来帮助患者和家属应对死亡的

过程中，护士是一项重要的资源。

理论框架

Elisabeth Kübler-Ross（1969）所提出的五阶段模型，为死亡与临终研究提供了循证的框架（Keegan and Drick, 2011）。

否认

Kübler-Ross（1969）描述否认期的特征为"不，不是我"阶段。护士应该能够感受到患者对于否认的需求，有些人在整个疾病期都停留在否认期，他们这样做的权利应该被尊重。

愤怒

愤怒期的特征为"为什么是我"阶段。该时期会产生人生不公的感受或对上帝的愤怒，并且这种感受经常会投射到与患者最亲近的人身上。家庭成员也需要支持来认识到这些愤怒并不是一种人身攻击（尽管家庭成员感觉如此）。

协议

Kübler-Ross（1969）描述协议期的特征为"是的，我，但是……我需要更多的时间"。协议期并非毫无益处，个体有时通过关注存活更久来参加毕业典礼、出生或婚礼而获得额外能量，对于实现它的所有参与者而言，这都是极有意义的。护士可以通过支持希望以及避免患者的现实挑战来促进临终

的生存状态。

抑郁

"是的，是我"这一临终时期通过抑郁感受和情绪波动表达。你可以帮助家庭成员理解这是对于预期丧失的"正常"反应。对有意义的人生事件和关系的回顾可帮助患者考虑重做未完成的事务。对于患者和其家庭成员在该时期体验到的痛苦给予共情、倾听的见证，可以帮助他们顺利度过这一时期。

接受

接受期可描述为承认生命不可避免的结束并与世界逐渐分离，患者经历着一种空虚感（Kübler-Ross, 1969，p124）。在理想情况下，患者经历着平静和放手的个人感受。以局外人来看，患者横跨在两个世界的现实中：生物的和存在的。并不是所有人都能经历每个时期。

Lindemann 的哀伤过程

Eric Lindemann（1944/1994）对丧失亲人的个体进行访谈，这些个体承受着突然的悲剧性丧失。基于这些访谈，他开拓性地提出哀伤过程的概念。他描述了哀伤的模型，并识别了与重要丧失相关的生理和情绪改变。Lindemann 观察到哀伤可能在丧失后即刻产生或者稍有延迟。他总结了三种支持要素：（1）开放、共情的交流；（2）诚实；（3）容许哀伤中重要的情感释放。当哀伤的症状过强或缺失时，即应考虑为病理性或复杂性哀伤。经历复杂性哀伤的人可能需要心理治疗来处理哀伤并重返生活。

Engel 的贡献

George Engel（1964）的概念基于 Lindemann 的成果。他描述了哀伤过程的三个连续阶段：（1）震惊和怀疑；（2）逐渐承认；（3）恢复。

在震惊和怀疑阶段，最近丧失亲人的个体可能感到脱离正常——"对冲击的麻木，没有眼泪、没有感受，只是麻木"（Lendrum and Syme, 1992，p.24-25）。看到或听到逝去的个体或感受到他（她）的存在是一种与丧失相关的暂时改变了的感官体验，不应与精神病性幻觉相混淆。

逐渐承认阶段在丧失所造成的空虚完全进入意识时慢慢出现，患者体验到精力的耗损，不是需要睡眠的那种类型，而是承认自己缺乏完全投入日常的职责的功能性能量。

案　例

"在我母亲过世后的几年中，我意识到一种持续的沉重感——不是生理上的沉重感，而是情感和精神上的，就好像乌云笼罩在我的心里和灵魂中。我很容易疲惫，没有任何精力做任何事情，除了最必须的活动，甚至连这些也经常是敷衍了事。我往常的熟睡状态也被打破，代之以心神不安的休息，这让我感到自己好像从没有合过眼。"——匿名

倾听，识别感受，愿意共情地反复倾听患者的故事，并且不需要给建议或去阐释，只是在场。

恢复阶段是在逝者已去的情况下适应新的生活。希望重燃，精力恢复，跟随新生活的脚步。在成功度过哀伤过程的同时，丧失并没有被遗忘，但痛苦消失并代之以回忆，人生经历更为丰富。

当代的模型

当代的作者 Florczak（2008）、Neimeyer（2001）和 Attig（2001）强调意义建构在哀伤过程中的核心作用。过去并不会忘记，同样幸存者也不会只留着过去的记忆；相反，会有一种与逝去者相关的持续的精神连接，启发不同的自我特征，并为更充分地参与生活提供可能性。过去和心爱的人在一起的经历特征被转化，并以一种新的形式重新编织到个人生命中。

悲痛和悲伤的本质

悲痛的概念是个体经历重大丧失之后的一个整体性、适应性的过程。每个人的悲痛历程都是不一样的（Jeffreys, 2011）。悲痛是一个动态的过程，并会衰退、转向一种强烈的感受，即死亡和巨大丧失通常会刺激仍在世的人。对于丧失的敏锐认识不仅能引起悲伤，也能够创造波浪般循环的记忆和忧伤。人们描述它就像"难以预料的断肠感受"。当只剩下悲伤者一人时，比如开车的时候，强烈的感受就有可能浮现出来。假期、周年纪念日等特定情景都会使悲伤感受重现，尤其是在最初的几年里。

案 例

"我本以为我做得还可以，控制住了自己的悲伤。然后一个电视里的画面、一段无伤大雅的对话立即转入我的脑海中，有关母亲的记忆就如洪水般涌来。我的眼里满含泪水，我脆弱的镇静消失了，我的悲伤就隐匿在意识表层下面，不时地在我不能选择的地方伏击。"——匿名

随着时间逝去，多数人悲痛的程度会逐渐减退，但并没有神奇的时间范围。因失去孩子而产生的悲痛尤其普遍，有时可能持续终生。影响死亡后悲痛过程强度和时间范围的变量包括：

- 文化信仰和习俗
- 与逝者的关系
- 既往的丧失
- 精神和宗教背景
- 可获得的支持系统（Keegan and Drick, 20110, p.113）

当人们解决了悲痛，他们会更加愿意在与逝者的**关系**中让精神延续，表现为珍藏的记忆或支持性追忆，"逝者在这种情境下可能说或做什么"。这些共有的时刻提供了一种与逝者的精神共同体以及在关系中对于自我的个人感知。他们留下了独特的遗产，会继续影响下一代的行为。

John Thomas（2010, 2011）描述了他带着强烈的自我感受成功度过悲痛过程的感觉，他说：

"我想被认为是这样的人：

- 认同生活和爱，而不是丧失和悲痛
- 走在崭新的路上，而不是和悲痛同行
- 尽管知道丧失的痛苦很强烈，依然拥抱人生
- 一只脚根植在生活中，另一只脚在精神领域中同样牢固
- 不需要导航，对未来自信
- 独处时不会觉得孤独
- 充满活力，看起来比生理年龄年轻
- 直面悲痛，抵达自我、信念和精神更深层的核心
- 在很多领域给予很多，并且过这样一种生活：尊重自己的过去，分享源自生活的祝福"（Thomas, 2010；2011, pp.202-203）

悲伤的模式

急性悲痛

急性悲痛是一种"躯体不适，包括喉咙发紧、呼吸短促。腹部空虚、沉重感、肌肉无力及强烈的精神痛苦等波动感受"（Lindemann, 1994, pp.155）。急性悲痛是强烈的，情感上的痛苦往往难以想象，持续时间较短并随着经历悲痛的人重回有意义的活动中而逐渐平息（Zisook et al., 2010）。

暴力死亡可造成更强的心理影响，并且会导致幸存的家人更糟糕的心理预后（Lichetenthal et al., 2013）。自杀者的幸存家人的处境尤其不利，因为他们没有能力阻止自杀，还要面对由污名而产生羞耻和愧疚感，所以不愿意谈论死亡的细节，这可能使事情变得更为糟糕。幸存者通常需要更多支持，但往往因为人们对于自杀的不适或不知道如何与这些密切相关的个体进行交谈，而

获取较少的支持（*Harvard Women's Health Watch*, 2009）。自杀幸存者支持团体可以提供很多专业帮助（Feigelman and Feigelman, 2008）。

预期悲痛

预期悲痛是一种情感反应，出现在患有退行性疾病或绝症的家人实际死亡之前。考虑自己死亡的个体也同样会经历预期悲痛。这些悲痛的症状与那些死亡后的经历很相似，但通常带有矛盾的感情色彩。

案　例

玛吉的丈夫阿尔波特 5 年前被诊断为阿尔兹海默症。阿尔波特住在护理院，生活不能自理。玛吉因逐渐失去阿尔波特而悲痛，但同时她也想要自己的生活。她希望一切都结束的感受让她产生罪恶感。练习 21.2 可帮助你从个人的角度探讨悲痛。

慢性悲哀

慢性悲哀与预期悲痛不同，它被定义为："与正在发生的生活丧失相关的一种正常悲痛反应，这种生活丧失是永久和渐进的，并且在自然界中往复循环"（Gordon, 2009, p.115）。有生理、发展、情感或慢性障碍的儿童的父母会经历慢性悲哀。这样的家庭需要护士肯定他们的应对努力并承认他们悲伤的合理性。当症状加剧时，定期为家庭提供支持会使情况更易被控制。

复杂悲伤

复杂悲伤是悲痛的一种强烈表现形式，持续时间更长，并且造成了情感失能。具有抑郁、药物滥用、年幼时父母或兄弟姐妹离世、对于逝者的长时间冲突或依赖、短时间内出现一连串的死亡的既往史会使得个体倾向于复杂悲伤。像"我从未从我儿子去世中恢复过来"或"我感觉我的人生在丈夫去世后终止了"这样的表述应该引起护士对潜在复杂悲伤的警觉。

复杂悲伤有时也会在预期悲伤出现的情境中表现为没有悲伤。例如，水手对战友牺牲无动于衷，虽然死亡或严重丧失没有引起悲伤，但这种感受并不是消失了，而是会在多年后以一种意想不到的方式重现。练习 21.3 提供了仔细考虑重要关系中的记忆的机会。

发展循证实践

Adams J, Anderson R, Docherty S, Tulsky J, Steinhauser K, Bailey D: Nursing Strategies to support family members of ICU patients at high risk of dying, *Heart Lung* pii：S0147-9563（14）00047-8, 2014

这一质性描述性研究旨在探讨病危 ICU 患者的家属对护士所采取的有帮助的策略的认识。抽取病危 ICU 患者家属，访谈护士采取的支持他们决策的特定方法。

结果：研究提取出四种护士帮助家属的方法：显示关心、显示专业化、提供事实信息以及支持他们决策。这些方法使家属对决策技能更有信心，并做好接受他们亲人濒临死亡的准备。

临床实践应用：与家属相关的治疗方法方面的知识不仅可以提升他们的决策能力以及在临终关怀中的健康状况，也为今后实施特定的治疗性干预奠定了基础。

练习21.2　　个人悲痛问卷

目的： 提供个人悲痛史的测验。

步骤

阅读下列问题并填写你的回答：

我人生中第一次能够记起的强烈悲痛经历是：_____

当时的情况是：_____

当时我的年龄是：_____

当时我的感受是：_____

那段经历让我记忆最深的事情是：_____

当时我应对丧失的方式是：_____

当时主要的支持资源是：_____

帮助我最多的是：_____

对我而言，面对死亡最难的部分是：_____

Adapted from Carson VB, Arnold EN: *Mental health nursing: the nurse-client journey*, Philadelphia, 1996, WB Saunders, p.666.

练习21.3 | **重要关系中的记忆构建反思**

目的：让学生体验到记忆构建作为一种处理悲伤的方法的重要性。

两人一组，每一位学生不间断地分享自己的故事。当该学生结束分享后，倾听者可以询问问题以加深理解。

步骤

1. 给那些已经去世或不再出现在你生活中的人写一封信。写之前，思考这个人对你的意义以及你现在变成的样子。
2. 在信中，告诉这个人他对你的意义以及为什么你想念他。
3. 告诉这个人，你对于你们的关系最深的记忆。
4. 告诉这个人你曾想对他（她）说但并没有说的话。

讨论

1. 写信给对你的生命有影响但不再和你在一起的人的感受如何？
2. 其中有无共同的主题？
3. 每个故事各有怎样的独特之处？
4. 你如何应用该练习护理悲伤的患者？

应 用

姑息治疗

Fox（2014）将姑息治疗定义为"旨在缓解与治疗相关的症状，同时为严重疾病患者及其家属提供支持的综合护理理念"（p.93）。姑息治疗主要关注症状管理与痛苦缓解。姑息措施作为一种治疗性关怀，补充了生理、心理、实践性和精神性支持服务，以及人们面对让其时日不多的疾病或外伤时所需要的帮助。姑息治疗模式强调"患者在疾病或临终环境中体验的整体性"（Bruera and Yennurajalingam, 2011，p.245）。

姑息治疗视患者和家庭为一个整体的护理单元因而是独立的。在患者生命最后的时日中，姑息治疗提供了尽可能舒适的"临终生活"的支持。在生命最后的妥协期，对患者的症状管理以及对家庭成员的实际支持成为首要任务。与临终关怀不同，接受姑息治疗服务的患者依然可以对疾病进行积极的治疗，以控制症状并提升生活质量（McIlfatrick，2007）。姑息治疗在期望存活时间方面并没有限制。相比之下，医疗保险要求对存活可能少于6个月的患者实施临终关怀。临终关怀强调自然死亡、疼痛控制和舒适护理，以提高临终患者的生命质量。在姑息治疗和临终关怀中，一种相似的跨学科方法已

被证实。世界卫生组织确认了姑息治疗的维度，见百宝箱21.1。

百宝箱21.1 | **姑息治疗维度**

- 缓解疼痛及其他痛苦症状
- 肯定生命，将死亡视为一个正常的过程
- 不加速或延缓死亡
- 综合提供心理和精神方面的护理
- 提供支持系统，帮助患者在死亡之前尽可能积极地生活
- 在患者生病以及过世期间，提供支持系统以帮助家庭成员应对
- 使用团队的方法满足患者和家庭的需要，包括丧亲咨询（如果需要的话）
- 提高生活质量，并给疾病的过程积极影响
- 一些治疗在疾病早期适用，并与其他治疗相结合，用来延长生命，如化疗或放疗；以及更好地理解和管理痛苦的临床并发症

From World Health Organization: *WHO Definition of Palliative Care*. nd. Available online: http://www.who.int/cancer/palliative/definition/en/. Accessed August 24, 2014.

姑息治疗的首要目标是帮助患者和他们的家庭成员达到所在的疾病以及治疗阶段可能的最高生活质量，并预防或缓解痛苦。姑息治疗策略被设计用来帮助垂危患者和家庭成员理解死亡过程是生命的一部分，并在所剩的时间里将人生选择最大化。姑息治疗的基本原则是听从患者自己真正想要的（Silveira and Schneider, 2004）。患者过世后，姑息治疗为患者的家庭成员提供了悲伤支持。

护理措施

在 Dame Cicely Saunders、Florence Wald 及其他人早期工作开展后的很多年中，护士都走在制订高质量临终关怀指南的前列。最新一期由美国共识项目（National Consensus Project，2013）出版的指南为高质量姑息治疗提供了框架。全国认可的护理专家在美国护理学院协会（AACN）及希望城市的资助下，也建立起临终护理教育联盟（End-of-Life Nursing Education Consortium，ELNEC），这是一个提高美国临终关怀质量的全国性教育机构。到目前为止，超过 17 500 名护士接受了这些国家课程的培训（AACN, 2014）。特定的临终培训可使护士成为有技术、有同情心并且有专业的护理者，教育他人并走近更多临终的患者（Malloy et al., 2008）。

姑息治疗中护士的角色

姑息治疗可以和改善病情的照护一起应用。根据患者的需求，舒适护理的程度也会增加（Savory and Marco, 2009）。姑息治疗能够为医院、家庭、护理中心和社区机构中的患者及其家庭提供 24 小时的资源，提供综合、整体的服务，并且服务应该反映患者的文化、社会和经济环境。

姑息治疗服务最好由有经验的跨学科团队完成，Bruera 和 Yennurajalingam（2012）指出，"姑息治疗团队的角色是评估和管理患者及家属在生理、心理、社会、精神和信息等领域的关怀需求"（p.268）。跨学科姑息治疗团队成员通常包括护士、医生、社会工作者、心理学家和接受过姑息治疗特殊培训的牧师。除了提供对患者和家庭成员的实际支持性关怀之外，团队成员还为医院职员提供临终关怀的健康教育和咨询。

姑息治疗的治疗重点是疼痛控制、生理症状管理以及减轻临终期患者所经历的继发性心理和精神压力。护士作为专业协调人员，在其中扮演着重要的角色。他们可为患者提供直接的照护，并为患者

在临终关怀中的自主控制权利代言。他们处在一个关键的位置，帮助家庭成员维持家庭的完整性，并支持他们管理去世前的生活状态以及做好他们所爱的人即将去世的准备。临终关怀的质量指标见图 21.1。

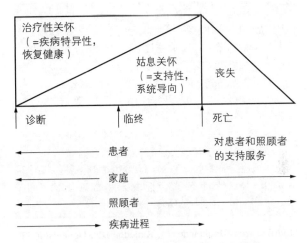

图 21.1　疾病进程中的治疗性关怀和姑息治疗模型

临终关怀中的关键问题和方法

自我意识

自我意识是有效的姑息护理实践的重要基础，护士并非对面对死亡的恐惧和帮助患者应对无情的伤痛时所产生的压力免疫。护士必须意识到他们对死亡和临终关怀的个人感受，包括态度、期望和对死亡以及濒死过程的感受，否则护士可能会难以在对患者死亡的个人敏感性和提供患者和家庭所需的共情和支持之间维持平衡。对于死亡和濒死问题的自我意识在姑息治疗中十分关键。Miller（2001）提道："当你更加清楚你是谁以及为什么你做着这些事情时，你会更加接受和你一起的人"（p.23）。

临终决策

Thelan（2005）将**临终决策**定义为："健康照顾提供者、患者和患者的家庭成员考虑应用和不应用什么样的治疗措施来治疗威胁生命的疾病的过程"（p.29）。患者和家庭成员在生命末期面临着困难

的、不可撤销的抉择。关于停止输液、抗生素、输血和呼吸机的优先决策需要对复杂的护理环境的清晰理解，对于家庭成员来说，这些是情感问题，而不仅仅是简单的临床期望。百宝箱21.2展示了临终关怀决策的指导原则。

百宝箱21.2 临终关怀决策的指导原则

- 医务人员在与患者以及其家庭成员的讨论中如果涵盖了具体的治疗信息、成功的可能性以及干预或不干预的可能后果，将会更加有效。
- 预先决策和代理决策可以促进有效的临终决策。
- 预先决策以及医疗护理的代理决策会受到伦理和文化的传统和准则的影响。
- 花时间探讨患者对临终期生活质量的感受是临床评估的关键组成部分，也是保障最佳结果所必需的。
- 考虑到生活质量以及对临终期合适的健康照护资源的利用，未能给患者和家庭成员提供全面的临终关怀选择、服务和设施是不可计算的损失。

Modified from Bookbinder M, Rutledge DN, Donaldson NE, et al.: End-of-life care series: part I: principles, *Online J Clin Innovat* 4(4): 1-30, 2001, by permission. ©2001, CINAHL Information Systems.

临终关怀决策应该是透明的，意味着所有参与决策的当事人应该完全理解他们决策可能的结果。例如，为了做出一个对临终患者生命支持的明智决策，患者和家庭成员需要知道进一步治疗是否会提高或降低生命质量、对预期寿命的可能影响以及治疗是有效的还是探索性的。

家庭成员需要知道在每一种可能选择下，患者有可能经历的不良反应。经济因素十分重要，就像用呼吸机使患者维持永久无意识状态不仅对患者有害，对其家庭成员同样如此。无益的"治疗"措施可造成不必要的疼痛和生理症状、明显的生活质量问题以及不必要的焦虑。

患者的偏好会随时间而变化，应该重新审视护理指示，尤其是在预后发生变化以及生活质量显著下降时（Guido, 2010）。

预先指示

在理想情况下，应该在威胁生命的疾病发生之前或在做出诊断后尽可能早地做出临终关怀选择（Kirchhoff, 2002）。1990年，患者自我决策行动立法生效，该法案要求给予成年患者预先指示的信息以及参与并指导个人健康关怀决策的权利，包括不使用复苏（Do Not Resuscitate，DNR），并且这一资料要记录在案。预先指示并不具有永久约束力，患者有权利撤回这一决定，Tulsky（2005）把预先计划称作"患者和家庭成员、医务人员一起考虑他们的价值目标，并明确表达他们对未来护理的倾向"的一种交流（p.360）。相关研究显示，使用预先指示的家庭的压力更低（Davis et al., 2005）。在医院中，预先指示应该保留在患者病历的前几页。

护士的角色是为患者提供关于延续生命的风险或获益的全面信息，并作为患者的权利维护者，支持做出指示和护理选择的个人权利（Erlen, 2005）。当患者能够决策时，他们应该成为关键的决策者；当患者不能胜任决策或不能够为自己发声时，一个负责任的家庭成员或重要人物应该承担起代理发言人的责任。和姑息治疗团队一起召开的正式家庭会议可提供最有效的环境，以确保完全公开并且有机会询问问题。鼓励家庭成员全部参加十分重要。

在临终关怀时，如果需要家属参与决策制定，最好所有的家庭成员都参与进来；如果不行，最终为患者制定决策的家属也要参与。如果重要家庭成员没法到场，通过电话联系也可以，这减少了后续的问题。

具有持久效力的预立医疗委托书

预立医疗委托书是指在自己有能力的时候，人们可以指定其他人来代替自己进行决策，当遇到某些意外无法为自己做决策时，被指定的其他人可以代表自己做医疗决定。预立医疗委托书给了代理人权利来代表患者接受或拒绝某些治疗。不过有些患者可能没有预立医疗委托书或有效的预先指示。百宝箱21.3为没有预立医疗委托书或有效的预先指示的临终患者的医疗选择提供了指南。

Adpted from: Lang F, Quill T: Making decisions with families at the end of life, *Am Fam Physician* 70(4): 720, 2004.

疼痛管理

疼痛管理是姑息治疗的重要组成部分。关于疼痛管理，联合委员会（TJC, 2010）给出建议，在住院期间，每个患者都应规律地接受疼痛评估、记录和监测疼痛并进行管理。美国疼痛协会（American Pain Society，简称 APS）、联合委员会、老兵管理协会（Veteran's Administration）均将疼痛视为人体的第五生命体征，与体温、脉搏、呼吸、血压这四大生命体征并列，疼痛会降低患者的生活质量，并影响患者的日常生活能力、睡眠、参与社会活动等。

疼痛评估

疼痛是一种复杂的现象，涉及感觉、情绪、认知和行为等各个层面（Wilkie and Ezenwa, 2012）。疼痛是一种不愉快的主观体验，可以根据患者的口头表达或对其行为的观察来评估。护士对疼痛进行评估时，主要关注：

● 疼痛的发作以及持续时间

● 疼痛部位

● 疼痛的性状（锐痛、钝痛、烧灼样痛、持续地痛、移行地痛、直接地痛或牵扯痛）

● 疼痛程度——使用 0~10 分的数字评分法，0 代表没有疼痛，10 代表难以忍受的疼痛［对儿童或读写能力较差的患者可以使用 Wong-Baker 疼痛表情量表（见图 21.2）进行疼痛评分］

● 有无药物依赖史（评估有无交叉耐受）

● 有无加重疼痛的因素，如呼吸困难、翻转身体等

● 有无减轻疼痛的方法，如分心、食物、饮料、安慰等

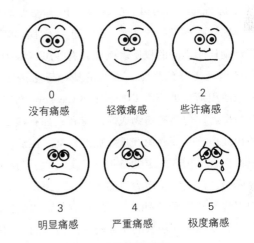

图 21.2　Wong-Baker 疼痛表情量表。

From *Hockenberry MJ*, Wilson D: Wong's essentials of pediatric nursing, *ed. 8. St. Louis, 2009*. Mosby. Used with permission. Copyright Mosby.

对于年龄较小的儿童通常不能使用评分法进行疼痛评估，可以寻找患儿的行为指征来进行疼痛评估，如患儿的一些突发性的行为改变，如哭闹、难以安抚、精神萎靡或缺少活动、摩擦身体的某一部分、畏缩、愁眉苦脸等（Atkinson et al., 2009）。

约 40% 以上老年人会出现明显的疼痛，如果我们能准确评估他们的疼痛，则可以采取前述的措施，而有些患者因为认知障碍无法准确评估疼痛，会对采取相关措施造成障碍。另外，当慢性疼痛与癌症、

糖尿病神经病变、骨质疏松及关节炎有关时，止痛药的效果可能并不好。行为的改变及激越行为往往预示着认知功能受损的患者存在疼痛，因而对有认知功能受损的老年患者的行为指征方面的观察十分重要。

需接受姑息治疗的患者往往经历了重度的疼痛，这类疼痛的合理止痛方法是使用阿片类药物。不过，对于阿片类药物所存在的误解往往会给充分的止痛造成极大的阻碍。Guido（2010）指出，当老年患者不能耐受强效止痛药或疼痛是由慢性持续性因素引起的时，止疼的措施可以适当减弱疼痛。另外，对药物成瘾性及药效强度的误解也会导致对儿童及精神病患者不适当的镇痛措施。

根据 Pashby（2014）的建议，护士需要教育患者及家属疼痛控制的相关知识，包括病程和阿片类药物副作用之间的权衡。例如，有些患者因为害怕自己出现奇怪的感觉、无法清楚地思考或上瘾而不愿使用阿片类药物（Clary and Lawson, 2009）。所有的患者，包括有药物成瘾的患者，都有接受合理的止痛措施从而避免严重疼痛的权利。疾病晚期的患者在合乎用药规定的条件下接受阿片类药物并不会成瘾，使用以止痛为目的的阿片类药物和成瘾性的用法是有本质区别的。不过，有药物成瘾性的患者可能需要更大剂量的止痛药，因为他们存在药物交叉耐受。另外，持保守观点的人士会认为死前的痛苦是不可避免的，必须要患者自己承受，这也是对使用止痛药的阻碍。还有，当患者难以准确描述疼痛的位置时，止痛也会成为一个难题。

患者的家属有时会把临终患者的昏睡、困惑、食欲下降等症状归为阿片类药物的副作用，这并不准确。随着死亡的临近，患者的精神会变得越来越差，虽然止痛药会造成患者昏睡，但是这只是暂时的，会很快消退。一旦患者及家属明白止痛药的机理和控制疼痛的重要性，他们就会支持对止痛药的使用。另外，临终患者会经历突然出现的严重疼痛，这时就需要用到速效的镇痛药物。抚摸和按摩也可作为疼痛缓解的辅助措施。总之，我们至少要保证临终患者不再忍受那些可以预防的疼痛。

临终关怀中的沟通交流

Curtis（2004）指出，沟通交流技巧在临终关怀中具有和临床技能一样重要的地位甚至可以代替临床技能。每一位临终患者经历的死亡历程都不一样，护士需要与患者或家属开展对话，深入洞察患者，了解其个人价值及在接受临终关怀时的需求，回答患者或家属的一些疑难问题，在接受临终关怀期间，患者也会改变自己对所接受的关怀的需求和期望，这些都需要通过交流来获知。Glass（2010）等指出，癌症患者在症状缓解时可能会认为希望来了，但转而又会因为疾病的恶化陷入危机状态，就像"坐过山车"那样。由于癌症患者经常经历这种过程，经常性的讨论很有必要。如果能够花时间去讨论患者的偏好并将其记录下来，这些患者的愿望将会更容易达成（Cox et al., 2011；Moghaddam, Almack et al., 2011）。

护士、患者及家属的关系是影响患者临终经历的关键因素（Mok and Chiu, 2004）。与患者讨论临终关怀并不容易，因为这需要直面死亡的勇气（Callahan et al., 2003）。当患者讨论自己的恐惧和忧虑时，他们会从中受益，因为把临终经历说出来之后，他们的恐惧会有所降低，并且也让护士能够对患者的临终关怀进行更好的规划和管理。

临终阶段的沟通交流帮助人们发现生命的意义，打破情感的封闭，为患者及家属做出人生的艰难决定提供了很好的帮助。但对护士来说，如何了解并对患者面对死亡时遇到的一系列问题做出回应是一个难题（Larson and Tobin, 2000）。如果护士不适合去解决患者的问题，却又要与患者及其家属维持良好的关系，这的确是个挑战。

Schim 和 Raspa（2007）认为死亡的过程就像是在讲故事："生命的改变将由故事来表达。"（p.202）患者对自己的反思是很重要的评估资料，在与患者建立了密切的关系之后，护士可以询问患者从自己的疾病诊断中了解到了什么。Pashby（2014）指出，患者得知自己临终诊断时的场景会被患者深深记住，就像是彩色照片一样生动地存在患者的脑海中，并且患者很愿意谈起。另外，问问患者"被诊断为疾病末期这件事情给您带来了什么改变？"或者"被诊断为疾病末期这件事情现在对您来说意味着什么？"这些问题可以让护士为患者提供其他一些信息。让患者谈论临终的经历可以帮助患者发现自己生命的意义，并且也让护士对每个患者作为一个独特的个体有一个全面的了解。

尽管大部分临终患者知道自己所剩的时间已经不多，但是他们所剩的时间究竟有多少没有人知道，因此，在与患者对话时，患者常会问："我是要死了吗？"或者"你觉得我还能活多长时间？"在回答这些问题之前，要尝试去发现患者问这些问题的根源，另外，对这些问题的有效回应可以是："你对此的感觉是什么呢？"百宝箱21.4为与临终患者交流提供了指南。

百宝箱21.4 与临终患者交流的指南

- 避免机械的回应和一成不变的安慰。
- 每个人的死亡经历都是不同的，对待每个临终患者的方式也应是个性化的。
- 不要泯灭希望，重塑患者对现时的希望。
- 让患者来主导对未来的讨论，在谈到当下的情况时，要营造舒适的氛围。（与患者的讨论并不是一次性的，在患者的病情恶化时，依然可以进行这种讨论。）
- 与患者的交流应体现人性，表达你的幽默，也可以是难过。
- 使用你的大脑、眼睛和耳朵来发掘患者表达了什么，什么是尚未表达的。
- 尊重患者的交流方式以及压力应对方式，如果患者有延长自己生命的愿望，应全力支持他。
- 保持平静的心情，使用目光接触、抚触和安慰来交流。
- 不要强迫患者开口，尊重患者的隐私。如果患者想说话，应对此保持敏感，并让他知道你正在听他说。
- 谦逊和诚实很重要，承认你的确不知道某些东西。
- 让患者看到你的害怕和弱点，因为人更愿意向有人性、有弱点的人而不是处处强大的人敞开心扉。

Morgan（2001）建议在对患者进行姑息治疗时，护患关系应遵循基本的社交过程，她指出对患者的

健康问题采取保护性应对是十分必要的，即保持、维护患者的自身完整性，让他们根据自己的意愿来决定该采取什么医疗措施。例如，有多种合并症的老年患者或者痴呆患者可能并不想要对心脏问题的激进的治疗措施，尽管这些措施可能延长生命。

与患者家属的沟通交流

在对患者的死亡进行讨论时，不同的家属有不同的参与程度，他们可能并没有准备好讨论患者死亡的问题。对于患者即将来临的死亡，每个家属有不同的反应，因为每个人与患者的关系不同。与患者家属的谈话不需要很长时间，但是需要定期进行。

在患者临终时通常要考虑的问题包括：是否结束生命支持，家庭成员对临终关怀的分歧，患者、家属和医务人员对治疗的不同意见，临终的地点（家庭、医院还是临终机构），临终机构是否需要介入等。另外，还应考虑患者是否曾经与他人存在矛盾，家庭成员所承担的角色和责任，以及临终所需的服务。

制造家庭回忆

患者和家属之间需要谈论除了疾病与治疗以外的事情，护士应帮助他们完成。可以谈论的事情可以是关于灵性的、文化的、有趣的、启发性的故事，简单的诉说或者家庭的故事。这些都可以增强患者与家属的亲密联系，显示家庭对患者的意义。这一欢笑和分享的经历将被在场的人牢牢记住。

案 例

伊芙琳是个83岁的老太太，她被诊断为肺癌晚期。护士帮助她进行冥想练习，让她回忆以前的放松和快乐的时光。于是，伊芙琳十分生动地描绘了自己与家人多年前在湖边野餐的情景。当晚，家人来看她，伊芙琳和家人又一次回忆了那段美好的往事。这也是伊芙琳和家人的最后一次对话，这次对话让他们之间更为亲密，也被伊芙琳的家人牢牢记住。之后，伊芙琳的女儿和护士强调了让临终患者与家属分享故事的重要性，并希望继续这样的关怀。

提供信息

护士是透露患者身体状况和病情等信息的关键人员。患者及其家属对这些信息有着不同的反应，向患者透露其病情的时候应该基于患者对此的反应来决定病情告知的内容和程度。对患者家属的病情告知应该经常进行，而且应尽量简练，即使是患者的健康状况恶化时也一样。

一般来说，护士是患者与其家属之间信息联络的首要中间人员。另外，护士通过向医疗团队中的其他人员传递患者的状况以及不确定的信息，从而使患者的临终关怀信息提供得更好。

临终关怀家庭会议

家庭会议使用各种跨学科的沟通技能，减轻临终家庭对死亡的焦虑，减少家庭成员间不必要的冲突，帮助家庭成员进行决策制定。对于在重症监护病房住院的患者，提前与其家庭成员开展家庭会议对患者十分有利。在家庭会议中，需要更多的协作以防止信息传递不完全。

召开家庭会议需要到场的人包括：所有的合法决策者、重要的医疗专业人员、关系密切的家庭成员，如果临终患者有决策能力，也应参与其中。在家庭会议开始之前，明确本次家庭会议所要达成的目标将对会议的开展有帮助（Ambuel and Weissman, 2005）。只有明确本次会议所要达到目标及讨论的关键议题，才能让在场的每一个人都能同步。如果讨论的议题非常难办，可以考虑之后再组织多次会议。Curtis（2004）建议，在家庭会议中，家庭成员与医护人员的沟通应该有足够的时间，并且这种沟通还应该不是一次性的。

尽管主导家庭会议的人一般是医生，但护士同样要在其中呈现资料和回答问题。从家庭成员已知的患者病情入手开始讨论，问问每个人的想法和感受，在谈到患者现时的状况和治疗时，医护人员需要以准确、易懂的语言向患者及家属说明，并且语气上应富有同情心；另外，应避免给予相矛盾的建议以及不全面的信息，否则会增加患者及家属的困惑和不必要的压力（Wright et al., 2009）。

Gavrin（2007）指出，"仅仅是形式上的知情同意实际上就是告知并拒绝"。这种观念的形成不管是对患者还是家庭成员都很重要，因为它涉及对临终患者是否要继续进行生命支持。让患者和家属明白预立医疗委托书的重要性，因为这可以防止在患者离世前家庭内出现严重分歧（Boyle et al., 2005）。在家庭会议之后，护士有义务随时向患者或家庭成员澄清会议所谈论的事情。

处理文化和灵性的需求

考虑文化差异

在不同的文化背景下成长的患者对临终期的交流和关怀有着不同的需求（Searight and Gafford, 2005）。百宝箱 21.5 展示了临终关怀时在不同的文化下需要注意的东西。文化差异关注：（1）为临终患者的舒适而提供的护理类型；（2）对疾病和死亡原因的理解；（3）合理的遗体处理和葬礼；（4）悲痛情感的表达（Doolen and York, 2007; LaVara et al., 2002）。

文化信仰相同的人同样对临终关怀有着不同的需求和偏好，所以只有考虑到文化的差异，并且避免刻板印象，才能认识到每个人的独特之处；只有了解到不同的人有不同的需求，才能明确某些事情对患者和家属的重要性，并将这些对患者或家属有特殊意义的事物整合进临终关怀之中，以促进更好的护理（见第七章）。

问患者或家属一个简单的问题，如："您能告诉我在您的家庭（文化、信仰）中是如何看待严重疾病及其治疗的吗？"这可以为针对病人治疗的讨论提供指导。护士在知道这些信息之后，更应将这些带有文化价值观和情感的信息透露给其他医务人员（Davies et al., 2010）。

根据 Sherman（2010）的观点，非裔美国人在接受临终关怀或签署预立医疗委托书时存在文化问题，因为他们在临终时主要依靠家庭和教会组织来获取帮助和支持。而中国文化则认为在患者临终时必须为其创造一个平静的环境，家庭成员在这其中要担起照顾患者的责任，而不是依靠其他的机构来提供临终关怀。同时，中国文化也认为在临终阶段不应谈论死亡，因为这会带来无助感，家庭成员对此已达成默契。在拉丁文化和西班牙裔文化中，人们普遍认为临终患者需要得到保护，而谈论临终情况会给其造成伤害，因此要避免。综上，考虑到每个家庭作为一个独有的文化单元，将对给患者提供高质量的临终关怀有所帮助。

百宝箱21.5　临终关怀中的跨文化差异
- 对预立医疗指示的态度
- 是否决定进行生命支持
- 对健康信息的披露更偏好直接还是间接的方式
- 是患者个人还是家庭整体来进行疾病治疗的决策
- 危及生命的诊断是否告知患者
- 在与患者和家属交流时如何用词
- 对医生的权威性是否依赖
- 临终时是否要举行一些仪式或活动
- 宗教和灵性的地位对于应对去世的作用
- 对临终所经历的痛苦的看法

Adapted from Searight H, Gafford J: Cultural diversity at the end of life: issues and guidelines for family physicians, *Am Fam Physician* 71(3): 515-522, 2005.

应对灵性的需求

Glass 等人（2010）指出："生命逝去就像新生命诞生一样，都是神圣的生命历程。"死亡的过程和悲痛是一场灵性的危机，人的信仰、希望、价值观都可能发生改变。Millspaugh（2005）认为，灵性的痛苦通常会在个人的目标感受到挑战或存在受到威胁时出现。在临终关怀中，灵性的需求对许多人来说都是优先的（Williams, 2006）。在患者临终阶段，使用患者之前经历过的满足灵性需求的方法很有必要，比如执行有关灵性的宗教仪式。即使患者之前从没参与过宗教活动，为患者举行宗教仪式也是有意义的，因为这些活动可让患者的内心归于平静，安然死去（Bryson, 2004）。

许多人都在探寻一种灵性的健康（Morrison and Meier, 2004）。特别是有强烈的宗教信仰的人。可以询问患者："您是否有宗教信仰？可否告诉我们有关您宗教信仰的事情？"了解患者的宗教、灵性方面的信息，可以明确什么对患者目前的状况来说是重要的。Steinhauser 等人（2006）建议询问患者"你现在是否觉得安宁？"以此来了解患者是否存在灵性方面的问题，而且这种方式不会冒犯患者。同时，护士也可以询问患者是否需要神职人员与他们见面，以解决他们宗教方面的需求，并提前告诉神职人员患者及其家人的需求是什么（Barclay and Lie, 2007）。

不过，并不是所有人都将他们的灵性需求寄托在宗教信仰或其他的信仰系统中，他们可能将灵性需求寄托在存在主义视角中，Attig（2001）这样描述：

我们要超越目前的生活状态，获得非凡的经历，追求卓越以及更好的生活，努力克服困难，并寻求理解生命和超越的意义。（p.37）

当患者将灵性需求寄托在存在主义视角时，我们可以为患者找寻有意义的关系，比如我们可以通过询问"您能告诉我关于您已故的爱人的事情吗？"来启动谈话，接下来可以询问患者现在对于已故的爱人有什么感受。通过这样的谈话可以给患者一些启示：一个人生命的意义是会被另一个人记住的，即使他已经死去（Pashby, 2014）。

另外，通过讲述过去的故事，患者能够再次回顾自己的一生，并给自己的生命赋予意义。因为在对自己的一生进行回顾的时候，能够深入地思考自己存在的目的以及价值，并经历快乐与悲伤。曾有患者表示："我这辈子活得很好，我没有什么遗憾。"这时，我们可通过"我想再多听你说说"来引导患者把一生无憾的意义表达出来。

不管灵性的问题在患者身上如何体现，护士都应尽量去处理这些问题。灵性的问题可以包括宽恕、内疚感、表达爱、与重要的人道别、生命的意义、来世以及对家庭的担忧等。

Clary 和 Lawson（2009）认为，临终关怀为临终患者的灵性成长提供了极好的机会。在这方面，护士最需要做的是以积极的、尊重的态度倾听患者灵性方面的诉说并尝试去理解它；同时，帮助患者进行灵性的思考，为患者寻找灵性方面的资源，从而让他们有勇气和力量去应对目前的境遇。另外，让灵性方面的顾问、祈祷者进入临终关怀或诵读《圣经》可以帮助那些有宗教信仰的患者和家属更好地应对死亡。

护士可以从自己的角度深入挖掘自己的灵性世界，因为这样的自我意识有利于护士更好地站在患者的立场上看待其世界观，而不是过多地夹杂自己的观点。

儿童的姑息治疗

儿童死亡并不符合自然规律，人们应该活到成年。正因如此，一旦儿童被诊断为患有致命疾病，其父母必将经受沉重打击，这同时也会影响父母的角色功能、人际关系以及对待其他孩子的态度（Hinds et al., 2005）。因而，在对患儿进行临终关怀的时候必须考虑到患儿父母的保护欲、内疚感、责任感、如何去平衡家庭需求及其无助感。护士在为临终患儿提供护理以促进舒适的同时，还应有以下支持性措施：

1. 鼓励家人和朋友探视。
2. 使用符合发展阶段的语言，告知患儿关于病情和治疗的一切。
3. 引导家属尽量保持患儿的正常生活。
4. 建议兄弟姐妹之间能有共同的时间并讨论对患儿的照顾。

5. 帮助患儿父母，使其在照顾上有喘息的时间，并鼓励患儿与其父母有更多的特别时光。
6. 鼓励家庭成员举行文化、宗教和家庭的特有活动。
7. 鼓励家庭成员寻求情感的支持，如获取支持团体、亲友的帮助。（Field and Behrman, 2002）

在照顾儿童患者时，儿童的父母是护士应咨询的"专家"。护士应多了解患儿父母对患儿的生活质量、患儿喜好的认识。不过，患儿自身与父母之间对病情的认识有时候可能会不同，护士应发现这种不同（Field and Behrman, 2002）。在了解以上信息之后，护士应让临终关怀团队中的其他人也知道这些信息。并且，在护理的过程中，护士可以通过不断地观察患儿，多询问患儿喜欢什么、不喜欢什么来了解患儿的喜好。同时，以患儿及其父母易懂的语言来与他们交流，并让患儿感觉到护士同其父母一样在给予其安全感、保证其舒适。另外，也让患儿的父母明白护士已经为患儿的舒适做了一切可以做的有用措施，这样可以让患儿父母感到满意。

帮助儿童理解死亡

护士可以协助家长与儿童进行关于死亡的对话。护士可以鼓励儿童的父母以具体、直接的方式来向儿童解释死亡。当然，使用的语言必须要适合该年龄段的儿童，在回答患儿问题时，要使用儿童能够理解的语言，避免使用医学专业术语。与儿童之间的关于死亡的对话不应是一次性的。并且在进行对话前，患儿的爆开父母应准备好。

有时，家庭成员并不希望年龄较小的儿童去接触临终的人，因此带儿童探视临终的亲属并不是死亡教育的好办法。可以选择让儿童与临终的亲属互相传递明信片来让儿童了解死亡。

不过，死亡对于儿童来说还是较难理解的，因为没有足够的生活经历和认知能力，一般 5 岁以下的儿童对死亡根本没有什么概念。

> **案　例**
>
> 　　艾登只有 5 岁。爷爷去世之后，艾登问奶奶，爷爷去哪里了？奶奶告诉艾登，爷爷去了天堂。对于奶奶的回答，艾登说："不，奶奶，爷爷在那个棕色的木箱里。"

　　一直要等到认知功能发展到形式运算期时，儿童才可能想象死亡的存在以及与自己的关系。有了儿童时期对死亡的初步理解，当儿童成长为青少年并再去探视临终的亲属时，可以在死亡方面获得很好的教育。

> **案　例**
>
> 　　布兰登和祖父的关系十分密切，以前，他们经常抓着对方的手指"握手"。现在布兰登 15 岁了，而他祖父则由于病重毫无意识，正走向死亡。布兰登坐在祖父的旁边，捏住祖父的手指，他感觉祖父像小时候那样也抓着他的手指。对布兰登来说，这是他们之间极有意义的联结。

儿童的悲伤

　　儿童不会像成人一样表达悲伤，难以预料的行为、退缩、愤怒、恐惧和哭泣都是儿童悲伤时的常见反应。对于儿童而言，可能前一分钟他们还在玩耍，紧接着他们就会变得愤怒或退缩。对于死去的亲人或亲密关系者，学龄前儿童会反复地问父母他们什么时候回来，即使父母说过他们已经死亡。这是因为学龄前儿童的认知功能没有得到充分发展，因而认为死亡不是一件永久的事情。已经上小学的儿童会认识到死亡的永久性，不过他们对病重的、临终的人会抱有各种幻想。另外，儿童并不会与父母分享他们关于亲密的人死亡的想法和疑虑，因而他们会对死亡有一些错误的理解。

　　美国国家癌症研究所（2010）的一项研究表明，当对自己来说十分重要的人死去时，儿童通常会去想以下三个问题：

1. 他（她）的死是我造成的吗？
2. 我也会死吗？
3. 他（她）死了，谁来照顾我呢？

> **案　例**
>
> 　　格雷斯 9 岁的时候，她挚爱的祖母因为心脏病去世了。对格雷斯来说，祖母爱她胜过她母亲，但在祖母去世前的几天，格雷斯曾与祖母顶嘴。其实格雷斯很少与祖母顶嘴，她甚至觉得是不是因为自己不听话，祖母才会死去。不过格雷斯从来没和人说起她的这种想法，可是直到成年以后，这样的想法仍然在她脑海里盘旋。

　　如果父母知道儿童考虑这些问题，可以制造一些机会来回答。在儿童身边的照顾者去世之后，最重要的是让儿童的生活能像之前那样；并且，让儿童知道他们现在是安全的、是有人照顾的。如果儿童的生活相比之前有些变化，则应该给出足够的时间让他们适应这种变化，而不是丝毫不与儿童商量突然改变。

　　相比儿童时期，青少年在面对亲友死亡的悲痛时依然显得十分脆弱。成人们往往希望青少年能够像成人那样面对死亡，但是毕竟青少年缺乏人生的经历，他们没法表现得像成人一样。

　　许多青少年并不愿意与父母谈论丧亲的问题，因为他们不想增加父母的悲痛。活着的双亲中的一方很难了解其儿女的悲痛，因为他们常常沉浸在自己的悲痛之中。他们会希望已成长为青少年的儿女更多地承担起家务，而不是与儿女讨论亲人死去后的悲伤，这使得青少年无处宣泄自己的情绪，但青少年需要通过身体接触、确认、与人分享自己的丧亲感受来宣泄。假如父母不能与给予青少年这些，护士就要去帮助他们。

帮助患者善终

美国医学研究所（Field and Cassel, 1997）将善终定义为："临终时免于自身、家人、照顾者的痛苦，与病人和家人的意愿达成一致，且符合临床、文化和伦理的标准"（p.82）。在临终的时候，患者的疼痛与症状控制、透明的决策制定、满足患者的期待是善终的重要组成部分。提升患者的舒适和生活质量是根本目标。在进行医疗照护的决策时，护士应注意到患者的生命旅程是患者毋庸置疑的财富，因此任何医疗照护的决定都应考虑到患者以前所经历的一切，这也是护士在临终关怀或姑息治疗中所要起到的最重要的作用（Perrin et al., 2012）。另外，如何让临终患者有一种完成使命的感觉也是善终所要做到的重要的一点（Steinhauser et al., 2000）。在下面的案例中，护士帮助临终患者完成了灵性上的完整。

案 例

乔治已经快走到人生的尽头了，但是他一直拒绝让宗教人士前来看望他，也不想接受圣礼（一种罗马天主教的宗教仪式）。有一天，护士告诉他牧师来了，问他是否愿意接受圣礼。乔治表示愿意，但是不要增加其他的东西。紧接着牧师便开始了圣礼，乔治表示希望牧师能够倾听他的忏悔和最后的请求。圣礼结束后，牧师离开了，乔治告诉护士："你永远知道要做什么，以及什么时间合适，谢谢你。"

患者的善终离不开医护人员的高超技能和团队合作，从最简单的病人体位和交流一直到高级的治疗措施，都需要每一位医疗团队成员的努力（Jevon, 2010）。另外，对于患者和家属而言，对死亡的过程中会出现的问题有所掌控，能够得到精神、情感和知识上的支持，不失去希望、尊严和隐私也是善终的一部分（Côté and Peplar, 2005；Kirchhoff, 2002；Smith, 2000）。在练习 21.4 中，你需要思考善终由什么构成。

濒临死亡的征兆

当死亡降临的时候，临终者总会呈现可观察到的预兆，疼痛症状可能会更加剧烈；疲乏、呼吸急促、昏睡等症状可能会加重；临终者也许会发生谵妄、焦虑、愤怒或嗜睡；还可能会发生便秘，没胃口并渐渐地停止进食；部分临终者会迅速地出现症状，部分临终者则循序渐进地发生变化。部分临终者所表现出的症状变化会形成一个恶性循环。常见的症状包括长期嗜睡或昏迷、尿量减少（尿色深）、生命体征的变化、失去判断力、烦躁不安、重度呼吸困难。掀开床褥后会发现皮肤的温度和颜色发生了改变。临终者极度虚弱，以致失去了基本的自我照护能力。在美国肿瘤协会的网站，详细地描述了临终者的典型变化，明确提出了照顾者应为临终患者提供的支持指南。

当家庭成员希望充分满足患者的需求时，无助感会不断增加。需要提前指导家属关于临终者所能预期发生状况和与临终者沟通的方式。开启一段对话的最佳方式是询问家属"我们今天将要谈论的

练习21.4 如何定义善终

目的：帮助学生关注如何定义善终的特性。

步骤

1. 两人或多人为一小组，结合在自己生活或临床中的所见所闻，每个人先独立地思考和记录善终和非善终的例子，并与团体成员简单分享。

2. 你认为什么是善终和非善终？

讨论

所分享的案例中的善终是否存在共同的主题？你将如何应用在本次练习中的发现去帮助患者达成善终？

最有帮助的话题是什么？"直接给予舒适照护是必须的。当患者濒临死亡时，对于临终者及其家属来说，提供实质性建议与保证是至关重要的。护士能够在简单的照护措施方面为家庭成员提供支持，如体位护理、口腔卫生护理，等等。护士可以及时评估和解释临终者的状况。护士可以鼓励远郊的亲人探视临终者，为照顾者推荐支持团队，提供喘息照护的资源。更重要的是，护士能够倾听和共情家属的感受。

即使临终者已无法意识到所发生的事情，创建一个临终者感到有价值、舒适和独特（Volker and Limerick, 2007）的照护环境仍是极其重要的。临终患者丧失食欲往往会使家属感到恐慌。向家属解释这是濒死前的自然反应，每个人都会在濒死时出现这个症状，可以帮助家属更好地理解。临终者也会逐渐对声音和刺激失去反应。听力往往最后丧失，因此，用温柔的声音与临终者交谈、播放安静的音乐和打轻柔的节拍能够有效地安抚临终者。

灵活地处理家属和重要的人员与临终者的接触，能够减轻家属的焦虑，会让家属、临终者、护理人员等相关人员都感到比较舒适。同时，在临终者逐渐衰弱的时候，与家属和朋友之间的互动需要努力。在关键的时刻，护士就像一名得到患者和家属拥护的门卫。

对临终者的照护

对于家属来说，亲眼见证临终者的死亡是令人恐惧的。临终者无法控制口咽部分泌物的分泌特别令人困扰，有时称为"死亡前的鸣响"（Freeman, 2013）。吗啡能够帮助临终者缓解缺氧症状，劳拉西泮可以减轻不安的恐惧。有时，家属担心应用这两种药会加速临终者的死亡。实际上，两种药的剂量非常小，有助于临终者呼吸和减少不安。

当死亡逐渐降临的时候，交流变得更加困难。在心理和生理上，家属都会感到耗竭，悲痛感可能

十分强烈。家属会向护士咨询有关死亡过程的信息，向护士寻求情感上的帮助（Wittenberg-Lyles et al., 2013）。安静地陪伴临终者及其家属也许是最重要的交流和情感支持。百宝箱 21.6 中的内容是当患者濒临死亡时，家属在沟通方面的需求。

家属往往不愿离开临终者，即使喘息是他们最佳的选择。护士必须向家属承诺，护士会给予临终者照护，及时地观察临终者的状况，而且当有什么变化发生时会即刻通知家属。

百宝箱21.6　濒临死亡：家属交流的需求

- 坦诚且详细地回答问题；必要时重复和进一步解释。
- 追踪并报告临终者的状况和变化。
- 以同情和尊重的方式给予清晰、易懂的解释。
- 在信任和从容的环境下，给予家属更多表达关心和感受的机会。
- 当死亡濒临时，关于生理、心理和精神方面的信息需求。
- 讨论负责人、法律问题、纪念仪式或葬礼计划相关事项。
- 讨论临终者死亡时和死亡后应注意的文化或宗教礼仪。
- 当疾病已发展到晚期时，要正视家属之间发生的冲突；例如，在生命的终点往往会面临一个尴尬的局面，即生命支持措施是在延长生命还是在延长死亡的阶段。
- 给予家属和临终者独处的时间。
- 让家属可以离开濒死患者一小段时间稍做休息，护士会确保患者的状况有变时能及时联系家属。

去世后的护理

即使临终者去世了，同样要维护死者的尊严。如果家属目睹了临终者的死亡，在进行死亡护理前，有必要给予家属与临终者独处的时间。如果家属未能见证临终者的死亡，所有照护设备和垃圾应当先移出房间。在陪同家属进入房间时，可以给予家属情感支持和提供有关临终者死亡方面的信息。部分家庭希望获得独处的时间，其他家庭希望护士或牧师陪同。家属的偏好应得到尊重。要意识到死亡带来的影响，用简短的话语安慰家属，如"我能感受到，这对你来说非常难以接受"。说话的方式与说话的内容同样重要，要经过认真思考再坦诚

地安慰家属。下面的案例体现了对家属有帮助的交流方式。

案　例

> 记得妈妈去世时，我曾站在妈妈的床旁。我们进入房间表达最后的敬意。一个年轻的护士站在我身旁，轻轻地伸出手放在了我的肩上，温柔地说："我将留在这里陪着你，以防你有什么需求。"当时，我看到她的双眼已被泪水浸湿，悲伤溢于言表。她的出现对于我来说意义非凡"她坦诚地表达出了内心的悲伤，使我感到不再孤单。
>
> ——匿名

如果家属不在现场，逝者的物品应当放置在袋子中并转交给家属。为家属提供柔和的照明、座椅和纸巾。死者的头部需要抬高30°，处于自然放松的体位。如果条件允许，应梳理死者的头发，清洁暴露的身体部位，去除假牙。房间的氛围和死者的体位都要"让家属感到平静"（Marthaler，2005，p.217）。而且，尽可能留给家属和死者独处的时间。在家属与死者独处时间结束后，护士要让家属签字，之后将死者送到殡仪馆。

护士在提供姑息治疗中的压力问题

在为临终者和家属提供照护和安慰时，护士总会全身心地投入。在临终者死亡时，护士也经历了沉重的痛苦。**剥夺性悲伤**便是用于描述提供临终关怀的护士在与自己关系密切的临终者死亡时所感受的痛楚的专业术语（Brosche，2007；Rushton et al.，2006）。在工作中，护士所感受到的这种无形的痛苦不断地累积。临终者的家属仅经历一次丧失，然而护士一周之内便会经历多次丧失（Brunelli，2005）。

护士会变得**同情心倦怠**，这是一种在长期照护临终者后所产生的严重的生理、精神和情感的耗竭，其将影响护士照护其他临终者的能力（Worley，2005）。这个术语与继发性创伤压力表达的意思类似，是一种与暴露于高强度下的悲痛息息相关、以情感耗竭和去人格化为特点的倦怠感。同情心倦怠常见于肿瘤科和提供姑息治疗的护士身上（Day and Anderson，2011）。无法缓解的同情心倦怠常常导致职业倦怠感的产生和护士的离职。

案　例

> 芭芭拉是刚刚入学的研究生，被分配到肿瘤科实习，为患有恶性肿瘤的儿童提供照护。她已经获得了其他专业的硕士学位且工作业绩出色，但是她非常希望学习护理专业。她最初的导师离开了医院，取而代之的是另一位有能力但是缺乏同情心的护士。这位新导师很少给予她情感支持。每周面对死亡的压力、看到患者严重的疾病症状以及缺少情感的支持，最终使芭芭拉不到一年便完全放弃了护理并重返原来的工作岗位。

提供姑息治疗的护士需要积极地寻求自我同情的方式。自我同情能够鼓励护士维持照护他人和关爱自己之间的平衡。反思与临终者的联结的意义是实现自我同情所必需，既要了解自己的优势，也要清楚自己的缺点。经常自我反省能更了解自己，在与临终者、家属和其他医疗成员建立关系时有更多的途径（Wittenberg-Lyles et al.，2013）。支持团队可以帮助护士成功地处理和解决持续地照护疾病晚期患者和处理照护涉及的伦理问题所导致的继发性压力。在第十六章中提出的倦怠感预防相关策略也适用于姑息治疗中护士所面临的压力。

总　结

本章主要描述了死亡的阶段、Eric Linderman和George Engel的悲痛和悲伤理论框架。姑息护理被认为是一种照护哲学，是致力于使临终关怀成为一种高质量的人生经历的新兴学科。善终被定义为有尊严地平和地死亡的经历，其高度重视临终者的价值观和愿望。护士能够提供安慰、陪伴及提供指导以减轻丧失带来的痛苦。

护理策略能帮助临终者处理因患有绝症而继发的心理和精神方面的问题，从而帮助患者在剩余的生命时光中最大限度地提高生活质量。与临终者谈论遗嘱是护士的责任，可以减少家庭成员之间在临终者人生的重要时期发生的冲突。在与孩子谈论绝症和死亡时，或在告知孩子绝症的诊断结果时，要考虑到孩子的年龄。在回答问题时，要诚实且富有同情心。

当死亡降临时，护士要帮助家属理解机体自然死亡的生理变化，为家属提供心理支持。向提供临终关怀的工作人员提供支持是保证临终关怀质量的必要条件。如果不能为工作人员提供支持，护士在提供临终关怀时所经历的各种痛苦会导致同情心倦怠、职业倦怠和道德压力。

伦理困境	你会怎么做？

弗朗西斯已经使用呼吸机 3 周了，他丧失了决策能力，不能进行交流。尽管他已经没有恢复的可能性了，但其家人仍拒绝停止使用呼吸机，因为他们坚信"他总会有一天能够清醒过来"。从伦理上讲，你如何看待这件事情？作为护士，你将如何解决这个问题？

问题讨论

1. "即使死亡即将降临，仍有治愈的机会"，如何理解这句话？
2. 在提供临终关怀时，你所经历的最有挑战性的经历是什么？你是如何处理的？
3. 想一个例子，患者已进入濒死状态，但患者家属对于患者的治疗方案意见不统一。采用什么方法能够将临终关怀谈话变成一次富有成效的讨论？
4. 在临终关怀中，"生命质量"这个概念是什么意思？

参考文献

Ambuel B, Weissman DE. (2005) Moderating an end-of-life family conference. 2d ed. Fast Facts and Concepts, No. 016. End of Life/Palliative Education Resource Center, Medical College of Wisconsin. http://www.eperc.mcw.edu/EPERC/FastFactsIndex/ff_016.htm. Accessed August 24, 2014.

American Association of Colleges of Nursing. 2014. *End-of-Life Nursing Education Consortium (ELNEC) fact sheet, updated March 2014.* Available online: http://www.aacn.nche.edu/ELNEC/about.htm. Accessed March 29, 2014.

Atkinson P, Chesters A, Heinz P: Pain management and sedation for children in the emergency department, *BMJ* 339:b4234, 2009.

Attig T: Relearning the world: making and finding meanings. In Neimeyer R, editor: *Meaning reconstruction and the experience of loss*, Washington, DC, 2001, American Psychological Association, pp 33–53.

Attig T: Meanings of death seen through the lens of grieving, *Death Stud* 28:341–360, 2004.

Barclay L, Lie D: New guidelines issued for family support in client-centered ICU, *Crit Care Med* 37:605–622, 2007.

Boyle D, Miller P, Forbes-Thompson S: Communication and end-of-life care in the intensive care unit, *Crit Care Nurs Q* 28(4):302–316, 2005.

Brosche T: A grief team within a healthcare system, *Dimens Crit Care Nurs* 26(1):21–28, 2007.

Bruera E, Yennurajalingam S: *Oxford American handbook of hospice and palliative medicine*, New York, 2011, Oxford University Press.

Bruera E, Yennurajalingam S: Palliative care in advanced cancer patients: How and when? *Oncologist* 17:267–273, 2012.

Brunelli T: A concept analysis: the grieving process for nurses, *Nurs Forum* 40(4):123–128, 2005.

Bryson KA: Spirituality, meaning, and transcendence, *Palliat Support Care* 2(3):321–328, 2004.

Callahan K, Maldonado N, Efinger J: Bridge over troubled waters: End-of-life (EOL) decisions, a qualitative case study, *TQR* 8(1):32–56, 2003.

Clary P, Lawson P: Pharmacologic pearls for end of life care, *Am Fam Physician* 79(12):1059–1065, 2009.

Corless I: Chapter 30: Bereavement. In Ferrell B, Coyle N, editors: *Oxford Textbook of palliative nursing*, New York, 2010, Oxford University Press, pp 597–612.

Côté J, C. Peplar C: A focus for nursing intervention: realistic acceptance or helping illusions, *Int J Nurs Pract* 11:39–43, 2005.

Cox K, Moghaddam N, Almack K, Pollock K, Seymour J: Is it recorded in the notes? Documentation of end-of-life care and preferred place to die discussions in the final weeks of life, *BMC Palliat Care* 10(81), 2011.

Curtis JR: Communicating about end-of-life care with clients and families in the intensive care unit, *Crit Care Clin* 20:363–380, 2004.

Davies B, Contro N, Larson J, Widger K: Culturally sensitive information sharing in pediatric palliative care, *PediatricsPediatrics* 4:e859–e865, 2010.

Davis B, Burns J, Rezac D, et al.: Family stress and advance directives: a comparative study, *Am J Hosp Palliat Care* 7(4):219–229, 2005.

Day J, Anderson R: Compassion fatigue: an application of the concept to informal caregivers of family members with dementia, *Nurs Res Prac* Vol. 2011:1–10, 2011.

Doolen J, York N: Cultural differences with end of life care in the critical care unit, *Dimens Crit Care Nurs* 26(5):194–198, 2007.

Engel G: Grief and grieving, *Am J Nurs* 64(7):93–96, 1964.

Erlen J: When clients and families disagree, *Orthop Nurs* 24(4):279–282, 2005.

Feigelman B, Feigelman W: Surviving after suicide loss: the healing potential of suicide survivor support groups, *Illness Crisis Loss* 16(4):285–304, 2008.

Field M, Behrman R: *When children die: improving palliative and end-of-life care for children and their families*, Washington, DC, 2002, The National Academies Press.

Florczak K: The persistent yet everchanging nature of grieving a loss, *Nurs Sci Q* 21(1):7–11, 2008.

Fox M: Improving communication with patients and families in the intensive care unit: Palliative care strategies for the intensive care unit nurse, *J Hospice Palliat Nurs* 16(2):93–98, 2014.

Freeman B: CARES: An acronym organized tool for the care of the dying, *J Hosp Palliative Nurs* 13(3):147–153, 2013.

Glass E, Cluxton D, Rancour P: Principles of patient and family assessment. In Ferrell B, Coyle N, editors: *Oxford Textbook of palliative nursing*, New York, 2010, Oxford University Press, pp 87–106.

Gavrin J: Ethical considerations at the end of life in the intensive care unit, *Crit Care Med* 35(2):S85–S94, 2007.

Gordon J: An evidence-based approach for supporting parents experiencing chronic sorrow, *Pediatr Nurs* 35(20):115–119, 2009.

Guido G: *Nursing Care at the End of Life*, Pearson, 2010, Upper Saddle River NJ.

Harvard Women's Health Watch. July 2009. Left behind after suicide. Available at: www.health.harvard.edu.

Hinds P, Schum L, Baker J, et al.: Key factors affecting dying children and their families, *J Palliat Med* 8(Suppl 1):S70–S78, 2005.

Field MJ, Cassel CK, editors: *Approaching death: improving care at the end of life*, Washington: DC, 1997, National Academy Press.

Jeffreys J: *Helping grieving people—when tears are not enough: a handbook for care providers*, ed 2, New York, 2011, NY: Brunner-Routledge.

Jevon P: *Caring of the Dying and Deceased Patient: A Practical Guide for Nurses*, Oxford UK, 2010, Wiley-Blackwell.

The Joint Commission: *The Approaches to pain management: an essential guide for clinical leaders*, ed 2, Oakbrook Terrace, IL, 2010, Joint Commission Resources.

Keegan L, Drick C: *End of Life: Nursing Solutions for Death with Dignity*, New York, 2011, Springer.

Kirchhoff KT: Promoting a peaceful death in the ICU, *Crit Care Clin North Am* 14:201–206, 2002.

Kübler-Ross E: *On death and dying: What the dying have to teach doctors, nurses, clergy, and their own families*, New York, 1969, Scribner.

Lang F, Quill T: Making decisions with families at the end of life, *Am Fam Physician* 70(4):719–723, 2004.

Larson DG, Tobin DR: End-of Life Conversations; Evolving practice and Theory, *JAMA* 284(12):1573–1583, 2000.

LaVera M, Crawley M, Marshall P, et al.: Strategies for culturally effective end of life care, *Ann Intern Med* 136(9):673–677, 2002.

Lendrum S, Syme G: *Gift of tears: a practice approach to loss and bereavement counseling*, London, 1992, Routledge.

Lichetenthal W, Neimeyer R, Currier J, Roberts K, Jordan N: Cause of death and the quest for meaning in the loss of a child, *Death Studies* 37(4):311–342, 2013.

Lindemann E: Symptomatology and management of acute grief, *Am J Psychiatry* 151(6 sesquicentennial Suppl):155–160, 1994 (Originally published in 1944).

Malloy P, Paice J, Virani R, et al.: End-of life-nursing education consortium: 5 years of educating graduate nursing faculty in excellent palliative care, *J Prof Nurs* 24(6):352–357, 2008.

Mark Twain Quotations, Newspaper Collections, & Related Resources. n.d. Available online: www.twainquotes.com.

Marthaler MT: End of life care: practical tips, *Dimens Crit Care Nurs* 24(5):215–218, 2005.

McIlfatrick S: Assessing palliative care needs: views of clients, informal carers and healthcare professionals, *J Adv Nurs* 57(1):77–86, 2007.

Mercer D, Evans J: The impact of multiple losses on the grieving process: an exploratory study, *J Loss Trauma* 11:219–227, 2006.

Miller J: *The art of being a healing presence*, Ft. Wayne, IN, 2001, Willowgreen.

Millspaugh D: Assessment and response to spiritual pain: part I, *J Palliat Med* 8(5):919–923, 2005.

Mok E, Chiu P: Nurse-client relationships in palliative care, *J Adv Nurs* 48(5):475–483, 2004.

Morgan A: A grounded theory of nurse-client interactions in palliative care nursing, *J Clin Nurs* 10(4):583–584, 2001.

Morrison S, Meier D: Palliative care, *N Engl J Med* 350:2582–2590, 2004.

National Cancer Institute. 2010. Children and grief. Available online: http://www.cancer.gov/cancertopics/pdq/supportivecare/bereavement/Client/page9.

Neimeyer RA, editor: *Meaning reconstruction and the experience of loss*, Washington, DC, 2001, American Psychological Association.

Pashby N, 2014: Personal Communication, Odenton, MD, March 2014.

Perrin K: Chapter 4, Ethical responsibilities and issues in palliative care. In Perrin K, Sheehan C, Potter M, Kazanowski M, editors: *Palliative Care Nursing: Caring for Suffering Patients*, Sudbury MA, 2012, Jones & Bartlett.

Reid J, McKenna H, Fitsimons D, et al.: Fighting over food: client and family understanding of cancer cachexia, *Oncol Nurs Forum* 36(4):439–445, 2009.

Rushton CH, Reder E, Hall B, et al.: Interdisciplinary interventions to improve pediatric palliative care and reduce health care professional suffering, *J Palliat Med* 9:922–933, 2006.

Savory E, Marco C: End of life issues in the acute and critically ill client, *Scand J Trauma Resuscitation Emerg Med* 17:21, 2009.

Schim S, Raspa R: Cross disciplinary boundaries in end-of-life education, *J Prof Nurs* 23(4):201–207, 2007.

Searight H, Gafford J: Cultural diversity at the end of life: issues and guidelines for family physicians, *Am Fam Physician* 71(3):515–522, 2005.

Sherman DW: Culture and spirituality as domains of quality palliative care. In Matzo M, Sherman DW, editors: *Palliative Care Nursing: Quality care at the end of life*, ed 3, New York, 2010, Springer, pp 3–52.

Silveira M, Schneider C: Common sense and compassion: planning for the end of life, *Clinics Family Practice* 6(2):349–368, 2004.

Smith R: A good death: An important aim for health services and for us all, *BMJ* 320:129–130, 2000.

Steinhauser KE, Clipp E, McNeilly M, et al.: In search of a good death: observations of patients, families, and providers, *Ann Intern Med* 132(10):825–832, 2000.

Steinhauser K, Voils C, Clipp E, et al.: Are you at peace?: one item to probe spiritual concerns at the end of life, *Arch Intern Med* 166(1):101–105, 2006.

Thelan M: End of life decision making in intensive care, *Crit Care Nurse* 25(6):28–37, 2005.

Thomas J: *My Saints Alive: A Journey of Life, Loss, and Love Unpublished*

Manuscript, Charlottesville, VA, 2010, September.

Thomas J: *My Saints Alive: Reflections on a Journey of Love, Loss and Life*, Charlottesville VA, 2011, CreateSpace Independent Publishing Platform.

Tulsky J: Beyond advance directives: The importance of communication skills at the end of life, *JAMA* 293(3):359–365, 2005.

Volker D, Limerick M: What constitutes a dignified death? The voice of oncology advanced practice nurses, *Clin Nurse Spec* 21(5):241–247, 2007.

Wilkie D, Ezenwa M: Pain and symptom management in palliative care and at end of life, *Nurs Outlook* 60(6):357–364, 2012.

Williams AL: Perspectives on spirituality at the end of life: a meta-summary, *Palliat Support Care* 4:407–417, 2006.

Wittenberg-Lyles E, Goldsmith J, Ferrell B, Ragan S: *Communication in Palliative Nursing*, New York, 2013, Oxford University Press.

World Health Organization, nd. *WHO definition of palliative care* Available online: http://www.who.int/cancer/palliative/definition/en/ Accessed August 24, 2014

Worley CA: The art of caring: compassion fatigue, *Dermatol Nurs* 17(6):416, 2005.

Wright B, Wurr K, Tomlinson H, et al.: Clinical dilemmas in children with life-limiting illnesses: decision making and the law, *Palliat Med* 23:238–247, 2009.

Zisook S, Simon N, Reynolds C, et al.: Bereavement, complicated grief and DSM, part 2: complicated grief, *J Clin Psychiatry* 71(8):1097–1098, 2010.

其他网站资源

American Academy of Hospice and Palliative Medicine: www.aahpm.org.

Center to Advance Palliative Care: www.capc.org.

Canadian Virtual Hospice: www.virtualhospice.ca.

Children's Hospice & Palliative Care Coalition: www.chpcc.org

Hospice and Palliative Nurses Association: www.hpna.org

National Hospice and Palliative Care Organization: www.nhpco.org

National Cancer Institute: *Grief, bereavement, and coping with loss*, Retrieved from Bethesda, MD, 2011, Author. http://cancer.gov/cancertopics/pdq/supportivecare/bereavement/HealthProfessional.

National Consensus Project for Quality Palliative Care. (2013) *Clinical Practice Guidelines for Quality Palliative Care.* ed 3. accessed March 25, 2014. http://www.nationalconsensusproject.org/NCP_Clinical_Practice_Guidelines_3rd_Edition.pdf

第六部分

协作沟通与专业沟通

第二十二章

角色关系和跨专业交流

Elizabeth C. Arnold

目　标

阅读本章后，读者能够：

1. 定义医疗照护中的专业角色关系。
2. 区别护士的各种职业角色。
3. 描述护士职业角色的社会化部分。
4. 描述跨专业医学教育是什么以及不是什么。
5. 引述注册护士职业角色发展的关键要素。
6. 识别改善护士工作环境的因素。
7. 与同事讨论职业角色关系行为。
8. 描述促进护患关系改善的职业角色行为。
9. 讨论护患关系中的倡导角色。

本章概述了职业护理角色关系的历史根源、当前观点和未来发展方向及其对专业沟通、教育和实践的影响。清楚地了解个人的职业角色，对建立与医生、药剂师、社会工作者、物理治疗师以及医疗团队的其他成员之间有意义的功能关系至关重要。应用说明了护理中职业社会化和角色发展的过程。讨论了领导能力以及与其他健康学科的协作团队角色发展。

基本概念

角　色

角色是多维度的社会心理概念，定义为行为和自我表达的一种传统模式，由社会中的个体扮演或期待。人类的整个生命都在发展社会、工作和职业角色。一些角色在出生时就被赋予（归属角色），有些角色在一生期间通过特定环境获得（获得角色）。个人归属角色的表现标准可反映社会、文化、性别和家庭的期望，例如，对比英国乔治王子（Prince George）的表现标准与同辈其他婴儿的表现标准。

个人关系、职业关系和工作关系对角色表现存在不同的预期，这会对沟通的内容和呈现的风格产生不同的影响。工作关系具有影响沟通的有形和无形结构元素。例如，护士会与其同事、直接主管和直接下属进行不同的沟通。制度规范对职业角色的制订也有影响，并会随着工作环境的特性而发生变化。在工作环境中准确解释和商定角色关系的能力有助于护士在其工作环境中对不同的人和情况做出更加有效的反应。

医疗服务中的角色期望往往反映了不同的实践角色，并通过工作职责、合作活动、教育和社会关系的不同进行辨认。人们对那些公众信任的角色（如当选的政治和宗教领袖、医疗保健专家和教师）往往持有更高的个人和职业角色期望。练习22.1列举了普遍的角色关系。

练习22.1   理解生活角色

目的： 加深学生对责任、压力源以及不同生活角色意义的认识。

步骤
1. 想想你在生活中承担的所有角色。
2. 具体描述每个角色的责任、压力源和回报。
3. 分享一些你的角色及其描述。（只需分享你愿意分享的内容）

讨论

分组讨论生活角色的不同方面如何影响一个人的整体机能。
1. 这些体验将如何帮助你更好地理解患者？
2. 讨论在你无法胜任这些角色时发生了什么？
3. 这种情况对你的应对能力会有什么影响？
4. 这种情况会如何影响他人？
5. 在该练习中，你与其他人有什么共同角色？
6. 对于可能的角色超负荷或冲突，该练习给出的建议是什么？

职业角色

护理专业人员是最大的医疗保健专业团队（Goodman, 2014）。与任何其他医疗专业相比，他们持续花费了更多的专业时间在患者及其家人身上。然而，与医药、法律和口腔科相比，护理是一个年轻的专业。从南丁格尔时期开始，专业护理人员的角色已从"医生的辅助者"向目前国家期望护士承担的领导角色稳步演变，以作为实施医疗改革举措的一线提供者。护士不再是另一个职业的工具。McBride（2011）指出："现在我们的任务就是利用我们在服务领域的竞争力提高医疗质量，使其既方便又实惠。"

扩展的职业角色

对护士而言，高级实践和领导角色是未来的职业趋势。当代护士有望担任领导角色，与医生、药剂师和其他医疗健康专家在平等的环境下合作，以迎接医疗改革的挑战。医疗服务方面的转型差异强调更加注重基础护理、有意义的技术使用、领导权力共享和跨学科协作能力。例如，对于很多人来说，技术以10年前不太可能的方式改善了诊断方法、现有的治疗措施及生活质量。伴随医疗保健环境前所未有的变化，护理时代来临了。但只有抓住时机，护理时代才能真正到来。护士必须努力提升其作为熟练的医疗服务提供者的价值，发挥统一的倡导作用。在当代护理实践中，演变的执业范围和专业标准成为实践问责制和决策自主权的基础（O'Rourke, 2003）。

2010年，医疗经济学和健康医疗保健提供者的数量递减，使得《患者保护与平价医疗法案》（PPACA）立法通过。在护士和医生越来越短缺的时候，需要以更低的成本向更多人提供优质的医疗服务。预计该短缺在未来10年将更加严重。供需矛盾迫切要求调整目前的医疗保健服务系统。相应的先决条件需要彻底检查基本的健康教育结构，以支持基础护理服务协作团队的发展和可持续性。

高级实践护士

高级实践护士（Advanced Practice Nurses, APRN）是至少持有某一临床专业硕士学位执照的技术实践者，他们拥有专业知识基础及扩展专业实践所要求的复杂决策能力和临床能力（NCSBN, 2008）。百宝箱22.1中列出了当代医疗保健中高级实践护理的四个核心类别。专门的培训让高级实践护士有能力进行诊断并独立管理看护，包括处方权和药物管理。除了临床角色外，高级实践护士在研究、教育和管理方面也发挥着重要作用。高级实践角色建立在基本的护理实践能力的基础之上。一个尚未得到彻底解决的重要问题是：高级实践护士的角色责任和执业范围的一致性。该问题虽然已有所减轻，但仍然存在（Lowe et al., 2012）。在跨学科团队角色关系的背景下，明确性对于护士从业者执业范围的标准化具有重大意义。

百宝箱22.1 高级护理实践角色

执业护士提供主要和紧急医疗机构的一线医疗保健服务。执业护士拥有处方权；他们可以在社区诊断和治疗常见疾病和外伤、进行体检、提供预防保健以及护理常见慢性疾病。急救和专业执业护士（如新生儿护士、儿科护士、精神科护士、老年科护士）为特殊人群提供特殊的医疗保健服务。

认证助产护士为孕妇提供多种一线及临床管理，并为普通的健康妇女提供妇科保健。他们在医院、孕妇家中以及分娩中心从事简单的接生工作，并跟进产后护理。在州护士协会指定的合作医生同意的情况下，认证助产护士也拥有处方权。

临床护理专家提供专门领域的专业护理和咨询，如心脏、肿瘤、新生儿、儿科、产科及妇科、内外科或精神科护理。临床护理专家承担间接的临床护理角色，如员工发展、护理教育、管理和信息学。

认证注册的护士麻醉师在美国 1/3 以上的医院管理麻醉和清醒性镇静。

提供服务。他们到现场为工人服务，上门为居家人士服务，在诊所为未投保人员服务。

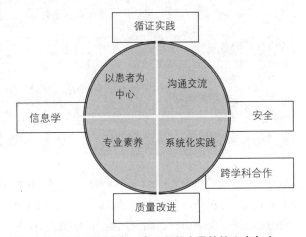

图 22.1　专业护理角色：专业保健人员的核心竞争力。Adapted from Institute of Medicine[IOM]: *Health professions education: a bridge to quality*. Washington, DC, 2003, National Academies Press, pp.45-46.

当代专业护理角色反映出医疗保健日益复杂化、全球化、患者人群特征的不断变化与多样性、医疗保健信息技术的指数级成长（Hegarty et al., 2009）。对健康促进、疾病预防以及慢性疾病自我管理的日益关注也反映了新的经济现实和提供者的有限性。

图 22.1 确定了当代护士必须具备的核心职业角色能力（IOM, 2003）。团队精神以及与指定提供者和患者之间的协作被认为是临床角色能力的当代标志。有关健康促进、风险降低、慢性疾病的自我管理的临床交流和交往能力是预期的角色能力（Rogers, 2014）。

专业护士的工作范围已经扩大到可报销的健康普查和宣传、降低风险和疾病预防策略，以改善患者及其家庭的健康状态和生活质量。护士角色经过调整，可在监狱、学校、家庭护理、商场和宗教组织中工作。越来越多的护士在医院和社区的跨专业医疗保健团队提供医护服务。护士在购物中心和老人中心内的工作时间也计入临床时间。在灾害期间，他们与军队协作，他们也在青少年司法系统中

当代护士被委以倡导医疗保健转型的重任，并在应对保健领域的环境、社会和经济因素中起领导作用（Wallis, 2012）。护士身负公共宣传职责，有义务告知决策者、教育工作者以及其他医疗保健提供者与健康相关的事宜。通过在社区咨询委员会任职，护士可以协助确认和保护用于增强优质保健服务可及性及可用性的必要服务。在接受相应教育之后，护士还可以在医疗保健改善中起领导和协调作用并参与研究。练习 22.2 旨在帮助你了解护士工作的不同角色责任。

护理领导和技术

（该节由 Bonnie DeSimoney 博士于 2014 年写作。）技术进步在很多方面改善了护士的工作和领导能力，如今护士可使用新的工具——PDA 或者计算机，甚至摄像机。数字技术已成为监测、沟通、与患者互动的主要手段（Porter-O'Grady and Malloch, 2013，p.540）。当代护士领导者放弃了他们曾一度看重的日常工作实地监管权，转而投身到利用科技

练习22.2   专业护理角色

步骤：询问你欣赏的注册护士是否可以进行一次20分钟的采访，谈谈他（她）作为注册护士在临床实践中的角色发展。

询问以下问题

1. 该护士的工作中涉及哪些职责？
2. 该护士职位需要哪些培训或资质？
3. 面对什么类型的患者群？
4. 这份工作最艰难和最有意义的地方分别是什么？
5. 该护士为什么要选择这个专业领域或角色？

6. 该护士对护理领域的未来怎么看？

当然，也鼓励你提出自己的问题。

讨论

1. 从采访中是否得到你出乎意料的答案？如果有，是什么？
2. 你的采访结果与其他同学相比有何相似之处以及不同之处？
3. 从该练习中获得的知识对你将来的职业生涯有什么帮助？

设备的全球性风潮中（Porter-O'Grady and Malloch, 2013, p.82）。此外，在科技带来20年前无法想象的快速处理、全球访问、高便携能力的同时，在关怀和与病患沟通方面却存在隐患。尽管新科技可以改善患者的护理效果，护士也必须记住这些设备只提供"辅助"而无法"推进"他们的工作（Bell, 2010）。他们必须认识到，做出决策的还是人类，虽然过程可能与科技产生的数据有些相似，但绝非来源于单纯的"计算机应用"（Bell, 2010）。因此，当代护士领导者更有责任去制订沟通策略，保留护理工作中的关怀因素，这也正是护患关系的支柱（Porter-O'Grady and Malloch, 2011, 2013）。护士必须明白，科技只是提供辅助，不能主导沟通，如此才能提升全新的领导力水准。如果护士能将沟通中的关怀因素与急速发展的科技结合在一起，那么他们既能保留护理的精华，也能使领导力蓬勃发展。Hesburghs（1971）对领导力及其与关怀之间关系的描述至今仍然适用：

领导力的神秘之处几乎难以形容，无论在教育方面、政治方面、宗教方面或商业方面，但只要它存在，士气便会高涨，人们会团结一致地奔向共同目标，精神高昂，秩序稳定，这不是它本身的终结，而是一同前进的方式。这类领导力总是有一个道德和智力维度；它不仅需要勇气，也需要智慧；它不是简单的知晓，还需要关怀（p.764）。

职业角色清晰

职业角色清晰是有效领导力的必备素质。如果护士不清楚自己的职业角色，将很难以医疗保健提供者的身份与其他专业人士交流意见。专业能力相关的角色清晰性对于支持患者的安全倡议并最终改善患者的结局必不可少（O'Rourke and White, 2011）。如果护士对他们的职业角色有一个清晰的认识，那么做出会造成影响的改变和艰难决定将会变得较为轻松，因为他们能激发他人的信心。

护理教育和专业角色发展

对医疗保健系统的改造需要对特定领域学科的专业教育进行彻底重组，以迎合全球性医疗保健改革的复杂需求（Yoder and Terhorst, 2012）。

系统的以实践为基础的教育方式主要强调医疗与教育之间的相互依存关系。完成这项任务需要医疗保健教育的三个结构性变化。Frenk等人（2010）指出，转型学习环境需要做到以下几点：

- 从事实记忆转变为对信息的搜索、分析和综合，以做出决定；
- 通过专业认证实现医疗系统中有效团队合作的核心竞争力；
- 对教育模式的非批判性应用将全球资源调整为合适的本地属性。（p.6）

当代护理课程以胜任力为基础。胜任力定义为"能力、技能、倾向和经验的集合体"（Rick, 2014, p.64），此外还明确预期对科技的熟练应用以及互相依存的教育形式，同时强调团队形式的沟通技巧。Bianco（2014）建议将与领导力相关的胜任力加入所有级别教育和医疗保健机构。教育方法将需要在主要初级护理机构中纳入临床和以人群为基础的决策制定相关的有效学习经验（Frenk et al., 2010）。

新的差异化实践角色

美国医疗研究所（IOM，2010）要求增加高级实践角色领域的专业护士人数，这清楚地表明在落实医疗保健改革方面对于专业护理领导力的认可。在过去 10 年中，已催生了两种全新的护理模式，以增强专业领导角色。临床护理领导者模式提供胜任力课程、培训单位层面的临床护理领导角色（ANCC，2013）。为强调单位层面的领导力，临床护理领导者"通过协调、委托和监督医疗保健团队——包括执照护士、技术人员和其他医疗专业人员的护理以设计、实施、评估患者的医疗"。（AACN, 2003）

临床护理领导者课程培训使具有其他领域学士学位的学员成为高级护士，在拥有护理硕士学位的同时也能接受注册护士认证。课程结合学士和硕士层次的内容，强调临床单位层次上医疗保健系统管理的临床领导技能和培训。通过全国护士执照考试、专业护士执业资格考试以及临床护理领导者认证考试的毕业生才有资格被美国护士资格认证中心（American Nurses Credentialing Center，ANCC）认证为临床护理领导者。为了成为一名临床专业领域的高级专业护士，临床护理领导者必须进一步完成高级实践专业的课程或加入护理实践博士（Doctorate of Nursing Practice, DNP）项目。

2004 年，AACN 启动护理实践博士项目，作为专业护士的终极实践学位。全国医疗保健环境的复杂性是促进实践博士学位转变的核心力量，也是将护理的专业性提升到与其他主要医疗专业比肩的动力，这些专业也都具备实践核心的博士学位。10 年后，将有 14 000 多名护士持有护理领域的博士学位（Kirschling, 2014）。该课程在临床科学、循证医学实践方法、系统领导力、信息技术、医疗政策和跨学科合作领域为高级护理实践技能的熟练度打下坚实基础（AACN, 2004）。

跨专业教育

O'Grady（2014）指出，《患者保护与平价医疗法案》强调为跨越医疗链的服务提供机会，这正表明支持了发展"医疗服务中不同角色和关系"的必要性（p.66）。护理学、医学、口腔科、药剂学、社会工作和其他医疗保健提供者代表着不同的医疗学科。历史上，每个学科的临床医师都要承担不同的实践角色，使用特定领域实践标准、相应的价值观和行为预期。高级医疗保健准备技能将推动跨专业教育成为专业医疗保健课程的重要组成部分。当代护理毕业生越来越有望"胜任自己的专业，且在工作场合可以成为团队合作成员"（Hood et al., 2014, p.109）。

一份里程碑式的报告《医疗专业教育：优质之路》（health Professions Education: A Bridge to Quality, IOM, 2003）指出："在跨学科团队中工作"是现今医疗保健服务的核心竞争力。Pew 医疗专业委员会（1993）提出对医疗专业课程的修订，包括在学术环境中分享跨专业学习；此外，AACN（2008）已确定将"改善病患医疗成效的跨学科沟通与合作"（p.3）作为护理学毕业生的一项重要结果预期。联合委员会还提出，安全、有效的临床治疗需要一个跨学科的团队协作方式（Walsh et al., 2005）。

跨专业教育的定义为"两个或两个以上不同专业的人士通过互相学习和了解来改善合作以及护理质量"（Oandasan and Reeves, 2005, p.24）。其基于能力的目标是为学生提供必要知识、技能和态度，从而有效地参与协作，通过解决跨学科问题来提高医疗保健质量。提升团队合作和明晰以患者为中心的护理角色技能，在特定领域学科和跨学科学习中都非常重要（Pecukonis et al., 2008）。

跨专业教育并非旨在取代特定领域学科，因为跨专业医疗保健角色和技能不可互换。相反，它是来自不同学科高技能医疗专业人士之间协同合作的有益结合，表明跨专业在医疗保健服务领域内的质量。Yoder 和 Terhorst（2012）将发展协同合作方法的必要性与原则、技术以及专业发展定义为跨专业学习的关键方法论。在成本限制的环境下培养优质医疗所需的专业人士之间自然的相互依存性已被确定为成功实现国家医疗目标的关键要素（IOM，2003；跨专业教育合作专家组，2011）。

理解医疗保健中不同元素如何互相融合并协同工作提高医疗条件的整体质量，是医疗保健教育中的一个新重点。在发展关怀患者并在充满危机和争议的将来维持可持续发展的框架时，跨专业团队沟通能力必将成为正规护理教育课程的一部分（Nagel and Andenoro, 2012, p.25）。由于团队决策流程比单一学科方式复杂，承认并尊重每个医疗学科独特的预期行为和能力集合对团队协作学习尤为重要。为了获得良好的成果，经常沟通必不可少。

对于跨学科医疗保健团队有效运作所需的不同学科角色预期间的互相理解以及尊重性的任务整合来说，分享学习机会至关重要。在分享知识和经验的过程中，学生可以学会通过协作解决问题的方法（Fronek et al., 2009）。学生可以直接了解其他学科的专业价值观。这方面的知识有助于学生集体确定目标并协同工作，以解决重要的医疗保健问题。

跨学科教育在很大程度上依赖体验式学习。通过与其他跨专业学生（例如，医学、医药、社会工作、物理治疗和营养学学生）的共同合作，护理学生有机会借由协作方式，通过临床表现中的不同元素进行工作。在进行情境式协作解说和反思时，学生可以学到不同专业学科对优质医疗的看法，以及协同理解对于协调有效的、以患者和家庭为中心的医疗服务的意义。

临床模拟是首选学习策略，因为它允许跨学科学生近距离接触临床环境中的各个方面，并从协作团队的角度积极解决问题。学生通过分享对自己行为的反思以及集体活动中的互动，建立并发展对跨学科的医疗团队的"生动"理解，明确以患者为中心的目标。

在课程准备中，Aveyard 等人（2005）提出，课程主题应当"通过跨学科的方法得到增强，不能因对特定领域的知识缺乏细致的关注而受阻"（p.64）。跨专业模拟和基于问题的学习方案为医学、护理和医药学生的协同分析以及复杂医疗问题的创造性解决方案提供了创新机会。共享跨专业选修课程的实例包括职业伦理、死亡与临终、文化、质量改进（QI）、基因学、应急准备、老年医学、医疗政策和法律问题。临床模拟课程向多个医疗学科学生开放，让他们可以共同协作，对复杂的疾病健康状态进行临床管理。

在基础护理课程早期引入跨专业课程，随着学生将聪明才智融入对患者和家庭的整体关怀中，可以帮助他们了解专业护理的角色和行为。学生可以更好地了解到团队合作能更有效地解决复杂问题并提高临床结果（Margalit et al., 2009）。Hood 等人（2014）提出，理想的学习经验是"真实的跨专业临床实习"（p.113），共享临床经验能丰富学习经验。

案 例

今年秋季，马里兰大学和蒙哥马利郡医疗与人类服务部门共同协作，提供了涉及护理、医药和社会工作的多学科学习机会。学生将在蒙郡义诊中心面见患者，参与协同讨论，并接受教师对于护理的指导。该门诊部专门接待没有医疗保险的病患，患者非常多元化。该项目的目的：（1）让学生在社区环境下与持不同价值观和需求的患者接触，实践跨专业合作；（2）通过跨学科协作加强为具有复杂的医疗、跨文化和社会问题的患者提供医疗服务的质量。

跨专业团队角色

协作专业队伍是医疗服务的协调形式。每个团队成员都加入了自己的专业知识，与他人的知识协调综合，最终达成共同的治疗方案。每个专业学科成员的确切角色和参与度取决于团队成员的专业知识以及患者的特定需求。环境、专业和系统资源可以促进或阻碍团队运作。例如，在重症监护病房，医疗将重点放在患者生命状态危急上，需要专家的集中援助；在康复中心和家庭护理环境下，团队成员组成将会有所不同，但是实现医疗成效和患者生活质量提高的总体目标依然相似，还是需要临床团队的努力。

Muller-Juge V, Cullati S, Blondon KS, et al: Interprofessional collaboration between residents and nurses in general internal medicine: a qualitative study on behaviors enhancing teamwork quality, *PLoS One* 9(4):e9610, 2014.

该定性研究采用 14 对内科住院医生和护士的志愿者样本。每对志愿者需要模拟一个紧急和一个不紧急的病例临床管理。参与者可以观看模拟的回顾录像带，并说明自己的行为和对团队合作、患者管理效率、团队精神和共同管理目标的看法。

结果： 在大多数组合中，住院医生都担当领导角色，而护士承担的角色还是护理，如执行医疗处方、提供临床监督和照顾患者。研究成果中呈现了意见交流、责任分担、团队建设的开放性。

临床实践应用： 研究结果表明，有必要解决跨专业本科和研究生教育中的沟通问题。如果跨学科的角色形成发展成为专业教育过程中的基础组成部分，则其学习将变得更为容易。

应 用

职业角色社会化和认同形成

职业角色社会化是一个教育过程，护士学生通过该过程习得护理专业相关的标准、价值观和态度。专业护理角色的主要内容包括涉及医疗保健的相关精神、社会、认知关键能力的习得、开发和集成。

专业护士的身份形成始于学生加入护理项目时。起初，护理专业学生专注于学习专业角色所需的基本知识。他们依赖教科书和导师以找到医疗保健问题的正确解决方案。

随着学生渐渐掌握基础护理知识和预期能力，基于课本资料和临床经验，他们开始考虑多个选项。他们能够在实际操作中实践科学知识，并"将新知识吸纳到原有知识库"（Cohen, 1981, p.18）。学生开始信任他们对临床判断做出的专业推理。每次经验都在一个以伦理和能力为基础的框架内，使学生增强了作为专业护士的自信。

下一阶段涉及职业文化内化，即指内化与专业护理相关的价值观、标准和角色行为。Pecukonis 等人提出（2008），"每个学科都具有自身的专业文化，从而塑造出自身的教育经验，确定课程内容、核心价值观、着装和符号"（p.417）。随着学生开始尝试新的职业行为，他们会从临床工作人员、教师和患者处收到对他们所做努力的支持和反馈。正反馈可以激励学生确认他们的临床判断并鼓励他们成功实践。除了发展职业角色身份外，护士还必须获得一个与基于团队合作的医疗倡议一致的跨职业身份（Khalili et al., 2013）。

社会化中介

护理教师、临床导师和护理导师作为重要社会化中介要帮助学生学习护理专业的价值观、传统、规范和能力。临床导师是经验丰富的护士，通过临床能力挑选，并被委以支持、指导和参与学生临床能力评价的职责（Paton et al., 2009）。临床导师是专业行为的楷模，提供建设性反馈意见，并激发新手护士或护理学生的临床思维。导师的态度、行为和引导支持可以鼓励学生掌握合适的临床专业行为（Boyer, 2008）。患者和家庭、指导者和同行都是非正式的社会化中介，他们可以促使学生从消费者的角度理解专业护理的角色。

职业技能获得及角色发展

Patricia Benner（2001）描述了专业护理领域中角色形成的五个发展阶段。基于 Dreyfus 的技能学习模型（1980），每个发展阶段都展示了承担专业护理角色的熟练度：新手阶段、高级初学者阶段、胜任阶段、熟练阶段和专家阶段。

第一阶段为新手阶段。最初，学生仅具备有限或者完全没有护理任务所需的护理经验。新手护士需要构建和接触护理实践的基础。他们往往喜欢将临床发现与教科书图片进行对比，因为缺乏实践经验，他们只能如此。对于更具经验的护士来说，理论知识和胜任的信心可以指导他们的实践。经验老道的护士在职业改变进入一个全新临床领域，或接触从未接触过的患者群体时，会重新体验新手阶段（Thomas, 2003）。

在高级初学者阶段，护士了解了实践的基本要素，并可以组织临床任务并为其排序。虽然对医疗护理情况的临床分析能力有所提高，高级初学者仅能够部分掌握每个患者情况的特殊复杂性。在该阶段，指导者和导师应帮助护士磨炼护理技能，帮助新护士解决新的临床表现的不确定性。应当采取"在旁指导"的方式帮助新护士获得护理熟练度（Dracuup et al., 2004）。新护士的患者也是一个重要资源。可以通过与患者互动，帮助学生更好地了解有关慢性疾病的社会、心理和生理方面的复杂性。通过密切关注患者和找出最有效的措施，高级初学者在学习护理的艺术。

在1～2年的护理实践之后，可进入胜任阶段。胜任阶段的护士能够轻松地"管理临床护理的许多偶然事件"（Benner, 2001, p.27）。护士开始实践护理"艺术"，他们观察临床表现的视野更宽广，并对自己在医疗保健中的角色更有自信。

实践3～5年后进入熟练阶段。在该阶段，护士对于自己的临床技能非常自信，并在执行时表现出了相应的能力、速度和灵活性。熟练阶段的护士对临床表现有着全局观，社会心理机能发展完善，并且能根据经验进行调整以对给定情形做出适当响应（Benner, 1984）。

专家阶段意味着高水平临床技能以及切实和创造性地响应患者需求和担忧的能力。专家护士

"对自己的能力有信心，在出现问题时很少恐慌"（Benner, 2001, p.115）。他们可以识别意外，创造性地处理复杂的临床情境。专家护士意味着可以熟练掌握技术、人际关系敏感度和专业护理技能。成为专家护士不是终点；护士有通过专业发展和临床技能培训不断提升、完善其临床技能的职业和伦理责任。表22.1列出了Benners模型中不同水平的相关行为（Norman, 2008）。

表22.1	Benner临床能力阶梯
护士能力水平	**行为描述**
高级初学者	● 对临床表现的判断不够自信 ● 将任务要求视为临床环境的中心，其他情况则视作背景 ● 需要应用知识来满足临床实际要求 ● 将每个临床情境都视为个人挑战 ● 通常依赖医疗标准和单元程序
胜任	● 更侧重于临床问题而非任务 ● 可以处理熟悉的临床情境 ● 根据经验，可以预测特定病患的特定临床状况轨迹 ● 为临床表现寻找更宽泛的解释 ● 组织能力和技术能力更强 ● 侧重于管理患者的状况
熟练	● 以更宽泛的方式回应特定的临床表现 ● 以从过往患者群体中得到的经验为基础 ● 了解病患随时间的变化 ● 学会评估与病患及家庭的参与程度，以促进适当照护
专家	● 在涉及重要临床因素及其应对方式的方面，直觉有所增强 ● 参与实践推理 ● 预测并准备应对可能发生的变化 ● 以"流畅，几乎无缝衔接"的方式进行医疗护理 ● 依据病患和家庭的需要与其建立情感关系 ● 纵观全局，包括意外事件 ● 既与他人合作，也委派他人执行工作

From Norman V: Uncovering and recognizing nurse caring from clinical narratives, *Holis Nurs Pract* 22(6):324, 2008, by permission.

专业素养

1915 年，Abraham Flexner 在一次全国会议上提交了一篇论文，其中包括制订用于检验一个职位是否具有专业性的认证标准。百宝箱 22.2 改编自 Flexner 的专业状态认证。

百宝箱22.2　Flexner 的标准

- 成员共享一种共同的身份、价值观、态度以及行为。
- 存在可观的特殊专业知识。
- 教育广泛，兼具理论和实践部分。
- 为社会做出独特的服务贡献。
- 为公众提供服务时承担个人责任。
- 对约束专业成员行为的政策进行管理和自治。
- 成员必须知晓并切实遵守的道德准则。

一个世纪以后，护理已经成为合法的专业，护士承担着推动医疗计划前行的主要领导职责。医疗专业人员欢迎医疗改革，专业素养已成为课程要素。Wear 和 Castellani（2000）提出，专业素养要求大量的综合性经验以及接触"只能通过生物科学领域以外的特定知识、方法和技能提供的用于专业开发的相关工具"（p.603）。

McBride（2011）提出："你的仪表和行为需要具有专业素养以获得严肃对待"……并且需要知道"在各种社交场合中的正确表现"（p.127）。在公众眼里，护士个人和职业本身是一整体。你是"一名"护士，但对于更宏观的社区系统，你代表护理专业。除了护士如何装扮好他们自身呈现给公众的形象之外，应从下面几方面评价护士：他们在其职业领域内如何与他人互动、如何与患者沟通、参与跨学科沟通的积极性和与患者的沟通。在医疗保健领域内，务必与从行政助理到经理的每个人开展专业互动（Larson, 2006）。患者着眼于"医疗体验的整体"，而不仅是其中的一个片段，除非该片段特别痛苦或鼓舞人心。他们会注意你与家政、膳食人员等的互动，以及你与医生和其他参与患者医疗的治疗师之间如何联系。在一定程度上，与患者、家庭

或其他医疗专业人士合作时，你的形象永远是专业护士。

护士的工作生活各个方面的原则性职业道德行为都是专业素养的关键维度（Crigger, 2011）。护士个体代表专业素养的关键组成部分，即正直、意图以及承诺。Laabs（2011）将专业护士描述为"诚实，值得信赖，坚持做正确的事，不计代价维护正义"（p.433）。专业素养代表的是真诚的态度和内在价值观。医疗保健专业知识背景下的专业素养是通过批判性反思以及在复杂困境中做出决定的能力来证明的（Consorti et al., 2012）。护士通过所提供医疗服务的责任感证明其专业素养：使用被认可的专业实践标准，并在伦理和监管性专业框架内工作。Malloch 和 Porter O'Grady（2013）观察到：

成为专业人员并非仅是工作方式的变更：这是另一种存在方式，一种对于角色及其与世界之间关系的表达，代表一份社会契约，并反映了依赖其实践的人们的极高的期望。（p.2）

继续教育

专业发展代表了终身追求卓越护理的承诺，并要求时刻提升技能。持续专业发展的标准方式包括相关的继续教育展示、员工发展、出席会议、学历教育、专业培训以及研究活动。专业发展也可通过非正式途径实现，如咨询、专业阅读、体验式学习、进行演示以及自我导向活动。具有高级实践层次的护士需要在指定时间范围内完成特定水平的继续教育活动，以保持高级实践注册护士认证。继续教育和专业会议为专业护士提供了独特的进行人际交往、专业知识共享以及从其他同行身上学习的机会。

继续教育和职业规划是相辅相成的职业发展行为。继续教育可提供与兴趣相投人士接触的机会，并使参与者获得新的知识和技能。Rodts 和 Lamb（2008）强调了职业规划对实现未来职业目标的重

要性，并提供了个人简历样本。他们认为，护士在开始战略性职业规划时，应问自己这样一个问题："我接下来要做什么，我最想从职业中获得什么？"（p.126）。严肃的职业规划应体现出对价值观、技能、兴趣和不同职业机会的仔细评估。导师可以在进行职业选择讨论并给出全局性指导意见时承担被征询者的角色。一个时常会被遗忘的考量因素是仍需检验护士的职业规划是否能与其他的人生责任和承诺相匹配。尽可能地了解工作要求对于选择最佳的职业路线以及面试准备都很有帮助。

跨专业角色关系

Petri（2010）将跨专业教育、角色意识、沟通和人际关系技能确定为有效跨专业角色关系发展的关键要素。医疗保健改革任务强调自我管理医疗模式的开发，提供优质的以患者为中心的治疗的综合团队方法，以及提供跨越整个医疗保健统一体的协调医疗。跨学科专业实践模式为复杂的临床实践中的决策制定和责任提供了最佳选择（O'Rourke, 2003）。实践模式处理责任事宜，确定职业身份，并明确以团队为基础的临床医疗服务各层次间的实践重叠范围（Mathews and Lankshcar, 2003）。

IOM 在关于护理的未来的 2011 年报告中主张，在重新设计医疗保健系统时，护士应成为医师和其他医疗保障提供者的平等伙伴，并认为："医疗保健的未来取决于护士在整体护理中发挥的作用、协作能力、从病床边到社区的革新以及适应不断变化环境的能力。"百宝箱 22.3 展示了报告中的提议。

百宝箱22.3	美国医学研究所报告的关键信息：护理的未来——引领改变，促进健康

- 护士应最大程度地应用他们所接受的教育和培训。
- 护士应通过改进的教育获得更高层次的教育和训练，以促进学术发展。
- 在重新设计美国医疗保健体系时，护士应成为医生和其他医疗专业人员的平等伙伴。
- 有效的劳动力计划和政策制定需要更好的数据收集，以及改进的信息基础设施。

对跨专业角色关系的新期望

与其他专业人士之间的高效跨学科角色关系不会自行发展。为实现之前美国医学研究所报告中提出的跨学科教育和实践的相关目标，护士必须承诺：

- 与社区、企业以及医疗保健机构建立全新的伙伴关系
- 利用教育的无缝隙发展，尽可能接受高层次教育
- 增加地方级以及国家级医疗保健咨询和政策委员会中护士的数量
- 发展跨学科医疗模式并促进协作
- 调整教育和课程以满足新世纪的需求，倡导教育和医疗政策支持这些革新

Masters（2005）提出，如果护士要从事跨专业工作，他们必须清楚地陈述专业护理的价值观。领导能力包括乐观的态度以及在需要时迅速表明立场的能力。清楚的沟通、利他性、关怀以及职业道德是跨专业职业素养的重要组成部分。职业角色行为以及与其他专业同事间的紧密关系包括公平分摊应承受的工作负担的责任。对流言和批评的零容忍有助于建立正直可信的专业形象。

在护理专业中，发展高效的跨专业角色关系对于优质的护理服务是必不可少的（Lubbe and Roets, 2014）。发展与同事间的支持性、依赖性关系——与那些你不喜欢的同事，以及可以轻松地与其共事的同事——也是一项重要的能力。尊重其他学科的意见，并使用有条理的方式进行沟通，会影响其他专业从业者判断护士是否胜任医疗保健专业人士的角色。用批判性思维将讨论重点集中在关键要素上，即使是非正式讨论。采取体贴的方式，尊重对方的观点，表现出灵活自信，这几点在处理与专业合作者和同事的关系以及与患者及其家庭的关系时同等重要。护士如何正式地口头或书面表达其意

见，对于有效沟通来说至关重要。如果你使用电子邮件进行沟通，请记住，你的电子邮件是你作为专业人士的反应，应使用完整、深思熟虑的句子，检查标点、语法和拼写，语音邮件的内容和发送也应坚持专业性。

团队合作和沟通

团队讨论应主要围绕整体治疗目标展开。保持对手头任务的敏感性，理解不同学科的工作与护士工作的相互影响非常重要。

跨学科团队运作既以角色为中心，也以任务为基础，其能力重点为建立相互信任、共同决策和综合功能。除了要依据患者需求搭配不同的能力组合外，各个医疗保健团队的成员还应具备独特的个性、自我以及习性。但是，各个医疗团队必须作为一个协调的整体发挥作用。

在团队成员间建立起集体荣誉感则是另一种协同方式。团队协作需要时间磨合。了解每个团队成员的长处有助于增加相互的理解。在与同事协作共同决策和进行医疗协调时，需要知道何时应坚持己见以及何时应认可他人的想法和意见。在大多数情况下，做出决定并不容易，但在热烈的讨论中，很可能会忽略其他选择。分歧和不舒服的感觉往往源于对"整体"的误解，而不是关于护理问题的冲突。尊重每个成员的自尊和整体性，可以促进互相理解，减少评判。为问题设置优先级是一个很有用的组织策略，适用于评估、定义以及阐明问题。锲而不舍的精神和良好的幽默感是与专业同行进行真诚沟通的重要品质。

同时与多个团队成员沟通颇具挑战性。使用电子邮件或备忘录可以快速查阅或追踪信息。由于容易被误解，因此对于复杂和情绪化的问题，建议采取面对面的沟通方式。成为其他提供者的资源有助于建立和谐的关系并鼓励他人与你协作，实现相关的治疗和组织目标。

自我意识

Malloch 和 Porter-O'Grady（2005）提出："挖掘深层的自我，了解真正必须做到的事情，并在真实世界中实现这些信念和价值观，就能开启领导者之路。"（p.101）。自我意识被定义为在情绪产生时准确认识情绪反应，以及理解对不同人和情况的回应的能力。自我意识有助于护士发挥自己的长处，在与他人互动时将个人弱点最小化，更有效地应对。发展自我意识可以让护士做出更高质量的决策，因为决策制定理应更倾向于事实而非个人情绪。

坦承自身的弱点、价值观以及信仰并非易事，但自我意识的这一层面对有效的专业领导力发展至关重要。自我意识直接影响自我管理以及我们如何专业地回应别人。专业的自我意识可以促进对继续教育需求的认知、对自身行为负责任、在专业同事面前坚持立场的能力以及在必要时作为患者支持者的能力，即使你本身并不愿意这么做。练习22.3需要你描述个人的角色发展，练习22.4帮助你在职业角色发展中利用个人优势。

护士与同事和患者间存在职业关系，护士在享有权利的同时也应承担重要责任。

回想一下自己的专业合作关系以及对自己和他人许下的职业承诺，如何在自我的责任和对患者和同事的责任之间做出平衡？

创建支持性工作环境

改善医疗保健的工作环境可塑造护理和患者的结局（Bianco et al., 2014）。重视护士并致力于提供以患者为中心的优质护理服务的响应式工作环境能够吸引护士并改善患者的临床结果。同样，在创建令人满意的高质量工作环境时，热情、能干、可靠、适应性强、责任心强的护士尤为关键。在一项关于何种类型的环境支持最令专业护理人员感到满意的调查中，大多数被调查者列出了以下因素：

练习22.3   以专业护士的眼光看待自我发展

目的： 帮助学生关注自身作为专业护士的发展。

步骤

　　将你选择成为一名护士的历程写成一两页的短文（可作为家庭作业完成）。不存在正确或错误答案，只需要写出你的真实故事。可以使用下列问题作为你构建故事的指南。

1. 你出于何种原因选择将护理作为职业？
2. 你的决定受到何种因素影响（例如，人、环境或情况）？
3. 成为一名护士对你而言意味着什么？
4. 对于成为一名专业护士，你对自己的能力有什么顾虑？

5. 请问你如何看待成为护士会影响到你的个人生活？
6. 你追求的是哪种护理职业类型？

讨论

1. 你与同学的故事有哪些相似和不同之处？
2. 在你写下故事之时，是否有任何数据或感受使你感到惊讶？
3. 学生可以讨论作为护理专业的学生在工作和生活中实际遇到的困难及处理方法。探讨以下内容：
　　a. 为实现愿景，护理专业的学生需要进行的实践
　　b. 促进护士职业发展所需的支持类型。

练习22.4   发挥个人优势   促进角色发展

目的： 帮助强调作为一种技能或财富的个人优势在角色发展中的应用。

步骤

1. 与另一名学生配对。
2. 分享你所观察到的指定合作伙伴在扮演职业护理角色时所具有的个人优势，并描述能支持你观点的合作伙伴的行为。（例如，坚韧、幽默、平衡、精力充沛、考虑周全、体贴、

好奇心、负责任等）。

讨论

1. 讨论如何将个人优势利用到专业角色之中。
2. 比较不同学生对个人优势的不同理解。
3. 该练习是否让你对个人优势的价值有所了解？
4. 在练习过程中，是否有事情让你感到惊讶？
5. 你在个人角色发展中应该如何利用该信息？

- 与其他能胜任临床工作的护士一同工作
- 护士与医生间的良好关系和沟通
- 护士的自主性和责任感
- 支持性的护士长督导
- 对护理实践和实践环境的控制
- 教育支持（在职教育、继续教育等）
- 足够的护士
- 将患者的担忧放在首位（Kramer and Schmalenberg, 2002)

磁性医院及其"磁力"

　　为发展和支持有利于护士的高质量工作环境，美国护士协会于1993年在其认证中心创建了磁性医院认证计划。磁性医院认证计划对提供优质护理服务的医疗保健公共和服务机构进行认证。多年以

来，磁性医院认证计划已成为"优质护理服务的全球标准"（Morgan, 2009，p.105）。医院必须满足一些严苛的要求才能在护理服务方面做到卓越。磁性医院文化的特点包括：

- 积极支持教育
- 胜任临床工作的护士
- 积极的跨学科专业关系
- 在护理实践中具有自主权
- 以患者为中心，为患者及其家庭开展护理工作
- 配备足够的员工以及护士长（ANCC, 2006）

　　磁性工作环境的设计旨在吸引选择在高标准下开展工作的护士（ANCC, 2014b;Hughes, 2008）。磁性医院评估流程中包含十四项与以下特性有关的基本磁性要素，即护理领导能力、政策计划、自

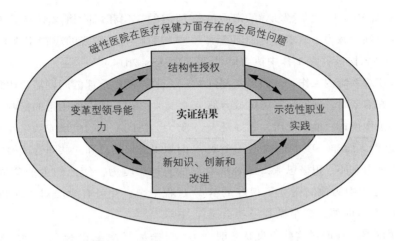

图 22.2　磁性医院模型构成。

Developed from Morgan S: *The magnet (TM) model as a framework for excellence, J.Nurs Care Qual, 24 (2): 106, 2009*

主权、跨学科关系、职业发展等（ANCC, 2014a）。最早在 Donabedians 模型中描述的五个方面的磁性是磁性医院模型的重要组成部分（Donabedian, 1980; Rogers, 2014）。图 22.2 中列出了这些方面。

- 变革型领导能力
- 结构性授权
- 示范性职业实践
- 新知识、创新和改进
- 实证高质量结局

变革型领导能力

在专业护理实践中，与设定执业范围期望、协作、最优跨学科合作和知识授权合作伙伴关系在很大程度上取决于领导力。变革型领导者需要在心灵和思想上激励员工的工作。领导者充满激情，关心其同事和上级。Alvarado（2013）指出："变革型领导者注重自我实现，致力于团队合作、影响力，他们能够激发信任，挑战现状并感染他人"（p.51）。练习 22.5 为研究护士领导行为提供了机会。

在磁性医院认证中，需要能展示出变革型领

练习22.5　示范性护理领导者的特点

目的：帮助学生识别在日常护理实践中所遇到的示范性领导者和管理者的领导特质。识别领导特质有助于学生了解与实现专业护理任务相关的职业行为。

步骤

在课前思考，然后每 4~6 名学生为一组对思考结果进行讨论，这种方式最为有效。

1. 在你的工作或教育环境中，选择一名你认同的领导者，对其专业护理行为和特质进行思考。
2. 写下你认为此人作为领导的过人之处。哪些特质让他成为领导者？此人与其他医疗健康专家及学生有着怎样的关系？
3. 在讨论组中分享并讨论你的观点。让一名学生记下学生们观点的异同之处。
4. 与更大的班级分组分享团体成员的发现。

讨论

1. 各学生团体对领导素质或特点的看法有多大差异？
2. 有哪些具体行为被认为与领导力有关？
3. 护理领导工作在哪些方面是一个动态和交互的过程？
4. 在当代医疗保健工作中，护士可用哪些方法展示其领导力？

导力（Schwartz et al., 2011）。变革型领导的素质包括：具有良好的预见性，致力于追求卓越，愿意承担合理的风险，与他人协商并在工作中执着奉献。变革型护士领导在组织系统内工作，他们负责制订构想并为之努力。在需要时，他们还需决定放弃那些不再有效的陈旧工作模式。他们懂得，领导是人与人之间的交流过程，而非一项事件或是一个职位。变革型领导者精力充沛，积极思考，在培养其他护士的领导力的过程中为他们树立了很好的榜样（Rolfe, 2011）。有些时候，变革型领导者会感到沮丧、疲惫甚至困惑。在面对这些不良状态时，成功的领导者往往有决心和能力重整旗鼓，寻求支持，并在障碍面前迎难而上，这就是他们成功的秘诀。创造性地坚持是与高效变革型领导力相关的一种品质。

结构性授权

结构性授权是一个描述组织承诺和配置的概念，它为医护人员提供信息，支持其工作，以使其能够有效地完成护理工作。范例包括获取信息和支持的渠道，完成规定任务所需的基本资源，实现组织目标所需的时间以及学习和成长的机会（Laschinger et al., 2014）。授权工作环境会直接影响护士的工作产出、满意度和护理质量。

在磁性医院模型中，共同管理是其结构性受权的基本构成条件之一（Clavelle et al., 2013）。循证最佳实践与系统性思维共同为变革型医疗保健系统所需的变化和风险概念奠定了基础。让各级护士参与到影响其实践的决策中来是组织的根本特征（Rogers, 2014）。

复杂的医疗保健问题需要用到不同类型和层面的专业知识。协同作用指的是两位或多位员工共同努力、协同工作的成果或效果要大于他们各自工作时取得成果的总和。共同管理模式让护士具有一定的集体影响力，使他们主动参与到塑造新现实的过程中来，并可有效应对当前和未来的医疗保健需求。

示范性职业实践

磁性医疗保健机构的特点是：护士对工作的满意度较高，护士离职率较低，职业实践值得效仿，并在各个护理层面都展示出对高效优质护理服务的注重（ANCC, 2014b）。在磁性工作环境下工作的护士受到重视，他们在护理服务决策方面有着很强的话语权。他们因参与重塑以研究为基础的护理实践而受到鼓励和嘉奖。磁性医院人员比例合适，治疗效果优异，患者满意度较高，医疗健康专家间可以进行交流，并且有适当比例的医疗人员来确保护理服务的质量。练习 22.6 可以帮助你思考在未来扮演职业护理角色时，你会如何看待自己。

新知识、创新和改进

美国护士资格认证中心指出，"磁性医疗组织有道德和职业责任，在新知识、创新和改进方面对患者护理、组织和职业做出贡献"（ANCC,

---

练习22.6   **发展、实现职业目标**

目的： 帮助学生思考自己所向往的护士角色。畅想未来有助于护士设定其关注的职业目标。

步骤

1. 展望你毕业后 3~5 年内的职业生涯。
2. 如果你将在 5 年后的同学会上向同学讲述你的职业生涯，详细写下在那时你会做些什么，你的职业生涯会如何发展。
3. 让一名学生扮演叙述者，让另一位同学扮演同学聚会上的听众。扮演听众角色的学生应该提出问题，对叙述者职业

生涯展望中不甚明确的方面进行澄清。

4. 将二者角色对调，重复上述步骤。

讨论

1. 设想自己未来想做的工作对你来说有多困难？
2. 你通过哪些步骤来实现你的目标？
3. 对于自己想要走上的职业道路，你将如何寻找更多与其相关的信息？

2014a）。这种领导责任与专业护理和医疗保健服务质量的提高密切相关。为实现创新型优质护理服务，有效的工作单元必须建立起一种关系模式（社会资本），其设计目的是加强同一患者的所有护理团队成员间达到共识所需的互动（Laschinger et al.，2014）。

培养领导技能组合

建立人际关系网的角色

建立人际关系网是职业角色发展的重要组成部分，并能够以此推进专业护理人员在医疗保健服务系统中的地位。建立职业关系网被定义为"从社会关系中得到信息、支持和其他帮助，从而实现职业目标"（Puetz，2007，p.577）。护士们在寻找新工作时，在需要转诊时，在需要接受或分享感兴趣领域的信息时，或是在职业选择中需要帮助时，人际关系网都可派上用场。例如，如果你想要写一篇文章，你可能会想要与已发表过文章的人士进行探讨并得到他们的指导。

建立人际关系是一种双向交互过程。作为一种沟通形式，关系网为发展新思路和接受反馈提供了宝贵的专业机会，而在其他沟通形式下，可能无法获得这些信息。关系网中的联系人可以是你的同行，也可以是你在专业会议中遇见的人士，还可以是在工作中进行日常交谈的对象。参加护理组织活动或是继续教育课程时，有大量机会建立人际关系网络。结交其他学科的医疗健康专家也同样重要，向联系人分发名片，并在随后发送一封感谢邮件或感谢信都会有所助益。

在从联系人处获取信息的同时，护士还可就自身的专业知识进行交流并分享观点。共享信息往往是与专业领域内的其他人发展或加强合作关系的桥梁。例如，肿瘤科护士间广泛的关系网络推动了肿瘤护理协会的成立。建立关系网络与协调合作活动密切相关，必定对高级实践护理的未来产生越来越重要的影响。

导师角色

导师肩负着一个长期的承诺——帮助所有护士成为他们所能成为的最好的专业人才。导师代表一种特定类型的专业关系，作为经验丰富的护士或临床医师（导师）承担一份角色责任，引导经验较少的人员（徒弟）的专业成长和发展。Hawkins 和 Fontenot（2010）称师徒制为"医疗领导力的核心和灵魂"（p. 31）。大多数出色的护士领导者曾经有过导师，并立志成为护士的导师，且将其视为一种专业责任。

即使辅导医生也能提供类似导师给出的建议和意见，但比起辅导医生式关系，导师式关系更广泛、更个人化。导师为新护士提供相关职业选择的有价值信息并提供联系方式。他们充当经验丰富的决策咨询者，帮助护士理清众多选项以及承担决策时追求卓越的合理风险（Dracup et al.，2004）。

理想导师的特征包含高水平的能力、自信和郑重承诺帮助未来的护士领导者发展（McCloughen et al.，2009）。热爱专业、积极主动、将师徒制视为重要的承诺并完全投入教学流程的学员会获益良多。导师式关系可维持长达数月或数年，而辅导医生与经验较少的护士之间的指派关系只是一个短期关系，且临床教学的结束日期是确定的；辅导医生参与学生评估。导师式关系旨在培养护士并提高留职率。

师徒制并未包含正式的评估（Yonge et al.，2007）。导师在正式和非正式护理情境下分享价值观和成功秘诀，他们支持和指导学员，提供与职业发展相关的重要人员的联系方式。师徒制也可以跨专业发展。Hoffman 等人（2008）认为，在跨专业医学教育中指导学生应含有以下元素：

- 学生自己的价值观参与
- 指导反思自主学习的准则

● 帮助学生意识到促进自我发现和成熟的机会（p. 103）

一些医院提供激励机制，鼓励经验丰富的护士充当新护士的导师（Tinkliam，2013）。通常，这些关系通过人际关系网络和机遇自发产生。每一份师徒制经历均独一无二，涉及的人员和情况均存在差别。对导师的好处包含，看到学员的成就和临床医学卓越所产生的满足感。

患者倡导角色

Merriam-Webster 在线词典将倡导者定义为"一个为他人的原因辩护的人；一个倡导或促进他人利益的人"。护士保护、捍卫和倡导患者权利，和代表因自身原因而无法自己处理问题的人，是患者的倡导者。美国护士协会（ANA，2001）宣布倡导者为护士职业道德准则的重要角色，"护士应促进、倡导和努力保护患者的健康、安全和权利"。

获得倡导者帮助的患者分为两类：由于自身病症导致不便的患者、使用医疗保健系统困难的人。构成患者倡导的护理工作包含方便患者访问所必需的医疗保健服务，确保优质护理，保护患者权利以及作为患者与医疗保健系统之间的桥梁，促成优质护理。

倡导是护士使用的一种策略，以便于关心和支持患者及其家人，改善患者健康并维持健康状况。护士站在护理倡导的前线，为患者提供教学和健康促进的机遇（Fardellone and Click，2013）。可从百宝箱 22.4 找到患者倡导的相关技能。

患者倡导支持的目的在于赋予患者权利，以帮助患者获取自我管理健康问题所需的服务。个人需要倡导的示例包括：家庭暴力的受害者、慢性精神病患者、怀孕少女、无家可归者、体弱长者——几乎所有无能力为自身利益行动的人。由于经济因素而导致公共部门医疗保健服务的缺乏，倡导变得更加重要。几位研究者（Mahlin，2010；Welchman

百宝箱22.4	患者倡导所需的知识基础

● 患者的价值观、信仰和喜好
● 同意护理目标
● 知情同意程序、患者的第三方保险
● 护士的个人、专业和文化偏见
● 与患者需要相关的印刷材料以及在线资源
● 与服务交付相关的组织系统变量
● 现行法律、服务交付政策和法规
● 社区资源，包括转诊程序、资格和访问要求
● 与咨询和协作相关的有效沟通策略
● 理解所需文件、管理和对患者记录的解读

and Griener，2005）认为，专业护理组织需要与倡导者共同应对医疗保健环境内患者的系统性护理问题。如需获得更多护士参与社区倡导的信息，请参见第二十四章。

倡导者应支持患者的自主性。患者需要掌握自己的命运，即使他们做出的决定并非护士从患者健康和舒适的角度建议的，你应该尊重患者的决定。有效的倡导工作应反映患者实际的需要、信仰、价值观和喜好。为确保特定患者的倡导工作，可询问的问题包括：（1）患者认为他们最紧迫的问题是什么？（2）已经落实了哪些支持措施（例如家庭、牧师、社会服务）？（3）患者熟悉或可以接受怎样的健康或社会服务？当这些问题的答案成为制订实际解决方案（针对困难问题）的起点时，患者的无力感便会降低。应基于患者表现出的需求、财力、可及性（时间以及地点）和访问的难易度，选择转诊到合适的社区资源。

患者倡导有时候存在道德和法律之间的联系。在涉及患者的不良医疗管理时，护士必须愿意并且能够明确立场。当该患者倡导的形式与失业风险或遭受责难的可能性关联时，这一点不易做到；相反，如果对同事过度谨慎或不适宜地忠诚，从而干扰对患者正当的保护和倡导，可能会引发法律和道德问题。有时，唯一愿意捍卫或促进患者利益的人是护士。

有时护士作为倡导者同时为患者及其家庭成

员服务。例如，在虐待儿童的案例中，护士作为儿童的倡导者，会采取必要措施，为该儿童提供一个起保护作用且安全的环境，并报告具体虐待情况。同一护士可成为父母的倡导者，介绍社区资源，帮助他们思考更有建设性的方法以应对家庭压力。

与患者的角色关系

护患关系内的专业性行为不仅仅包括简单的护理；还需要一个可靠的知识库，以及特定技术和人际关系能力。每天，护士必须收集和处理各种模糊不清的行为数据。他们与患者及其家人共同创造性地解决问题，找出可行的解决方案，并且方案应实事求是，符合患者的信仰、价值观和喜好。通过与其他医疗人员和机构的交流和配合，护士始终如一地为患者及其家庭成员服务；他们不仅是患者的倡导者，同时也是护理专业的倡导者。

当代的护士工作在一个高科技、有管理的医疗保健环境里，因而更容易忽略对个体的护理。在临床实践中，护患关系的独特挑战包括：与患者的接触不足、技术不足以及相关的信任水平低。然而，有时候，医疗保健环境注重成本效益和高效率的时间利用，忽略了患者的心理社会需求。在未来的医疗保健环境中，护患关系对于患者的护理体验将越来越重要。

在如今的医疗保健环境里，期待患者尽可能积极自主地进行自我管理。患者作为自身医疗的共同决策的制定者，对护患关系的期待是实现对等的合作关系、分享自主权。在医疗保健服务的以患者为中心模型中，欢迎并鼓励患者提出想法、担忧和问题。每一个涉及患者诊断和治疗的决定，均应由医疗团队一起完成，并且在落实建议时，团队应共同承担责任。利用患者自身的知识和内在资源，护士能够更有效地回应患者的需要。如需将患者的电子数据管理和整合的技术融入日常护理实践活动中，则需要高水平的技术能力。护理专业人员的

沟通能力达到新水平，才能熟练掌握通信整合和文件技术，满足各类患者要求。Malloch 和 Porter-O'Grady（2005）认为，我们生活在紧密相关的信息化社会之中。

成为全球医疗保健舞台的关键参与者

一个变革性医疗保健系统的目的是在全球无边界地水平运转。

除了重新定义专业护理人员的角色之外，护士需要在社区内表现出职业护理角色积极的活跃分子的形象，通过：

- 发展与患者、医疗保健专家、决策人和照看弱势群体的社区机构进行合作。
- 反思和记录护士的职责，及其为公众提供的服务范围。
- 作为跨学科队伍和多元学科团体的成员，以专业的护士身份参与，从护理的角度发表对重要医疗问题的看法。
- 保持能力并以专业的方式行动。
- 倡导护理系统，该系统可向所有人提供充分可获得的医疗服务。
- 发展和参与继续教育计划，以确保作为一个护理专业人员的可持续能力。
- 促进对职业护理角色的公众和专业的理解。
- 促成支持临床环境中有原则实践的伦理讨论。

总　结

护士如何感知他们的职业角色、他们在该角色中如何发挥作用，对护患之间人际沟通的成功与否具有很大的影响。职业护理角色应体现在护理照护的每一方面，尤其是护患关系上。一个护理专业人员首先要对患者负责。因为医院不再是护理实践的首要环境，护士实践角色存在于以非传统和传统社区为基础的医疗保健环境中。高级实践角色包含执

业护士、临床护理专家、认证助产护士和护士麻醉师。于 2003 年引入的两种新角色——临床护理领导者和护理实践博士——正蓬勃发展。护理教育的新概念是跨学科课程分享。

护士通过专业角色社会化的过程学习专业角色行为。Benners 关于提高熟练度的五个发展阶段描述了护士从新手到专家的发展过程。职业发展对护士而言是一个毕生的承诺。师徒制和继续教育可帮助护士维持他们的能力、促进其职业角色发展。跨学科协作和医疗队伍促进了分享选修课程（涉及两个或者更多学科）的发展，例如，护理和药学。

伦理困境　你会怎么做？

作为病房里的新护士，你看到由于缺乏跨学科团队交流和医疗人员连续性而导致的患者护理质量下降。因为其他人已经共事了很长的一段时间，所以如果在团队会议上提出该问题，你担心他人不会认真对待你的意见。同时，你觉得在提出可能有争议的问题之前，融入团队十分重要。你应该怎么做？

问题讨论

1. 对于一个临床护理协作团队来说，你认为最重要的技能是什么？

2. 你认为，在专业护理中，什么是专业素养的关键指标？

3. "每个护士均应是一名领导者"，这句话的意思是什么？如何在当代医疗保健中实现这一想法？

4. 在患者护理和医疗保健服务方面，你如何看待不同的职业角色独特的和协作的贡献？

参考文献

Alvarado LV: The golden hour for nursing, *Nurse Leader* 11(4):50–53, 2013.

American Association of Colleges of Nursing (AACN): *Competencies and Curricular Expectations for Clinical Nurse Leader Education and Practice*, Available online. Accessed August 9, 2014. http://www.aacn.nche.edu/publications/white-papers/cnl, 2013.

American Association of Colleges of Nursing (AACN): *AACN position statement on the practice doctorate in nursing*, American Association of Colleges of Nursing Washington, 2004, DC. Available online. Accessed March 28, 2014. http://www.aacn.nche.edu/DNP/DNP PositionStatement.htm.

American Association of Colleges of Nursing (AACN): *The essentials of baccalaureate education for professional nursing practice*, Washington, DC, 2008, Author.

American Nurses Association (ANA): Know your rights: ANA's Bill of Rights arms nurses with critical information, *Am Nurse* 34(6):16, 2002.

American Nurses Credentialing Center (ANCC): 2014a *Forces of Magnetism*. http://www.nursecredentialing.org/Magnet/ProgramOverview/HistoryoftheMagnetProgram/ForcesofMagnetism.aspx.

American Nurses Credentialing Center (ANCC): 2014b *Magnet Application manual*, Silver Spring, MD, Author.

American Nurses Credentialing Center (ANCC): 2014c *Magnet Recognition Program Model*. accessed June 21, 2014 http://www.nursecredentialing.org/magnet/programoverview/new-magnet-model, .

Edwards H, West S: Core topics of health care ethics: the identification of core topics for interprofessional education, *J Interprof Care* 19(1):63–69, 2005.

Bally JM: The role of nursing leadership in creating a mentoring culture in acute care environments, *Nurs Econ* 25(3):143–148, 2007. Quiz 149.

Bell K: Will the internet destroy us? *Harvard Business Review* 88(11):138–139, 2010.

Benner P: *From Novice to Expert: Excellence and Power in Clinical Nursing Practice*, New York, 2001, Commemorative ed Prentice Hall.

Benner P: Using the Dreyfus model of skill acquisition to describe and interpret skill acquisition and clinical judgment in nursing practice and education, *Bull Sci Tech Soc* 24(3):188–199, 2005.

Bianco C, Dudkiewicz P, Linette D: Building nurse leader relationships, *Nurs Manag* 42–48, 2014.

Boyer S: Competence and innovation in preceptor development: Updating our programs, *J Nurses Staff Dev* 24(2):E1–E6, 2008.

Dreher M, Clinton P, Sperhac A: Can the institute of medicine trump the dominant logic of nursing? Leading change in advanced practice education, *J Prof Nurs* 30:104–109, 2014.

Clavelle JT, Porter-O'Grady T, Drenkard K: Structural Empowerment and the Nursing Practice Environment in Magnet Organizations, *J Nurs Admin* 43(11):566–573, 2013.

Cohen H: *The nurse's quest for a professional identity*, Menlo Park, CA, 1981, Addison-Wesley.

Consorti F, Notarangelo M, Potasso L, Toscano E: Developing professionalism in medical students: an educational framework, *Adv Med Educ Pract* 3:55–60, 2012.

Crigger N, Geofrey N: *The Making of Nurse Professionals*, Sudbury, MA, 2011, Jones & Bartlett.

DeSimone B. (2014a) Unpublished manuscript.

Donabedian A: Methods for driving criteria for assessing the quality of medical care, *Med Care Rev* 37:653–698, 1980.

Dracup K, Bryan-Brown CW: From novice to expert to mentor: Shaping the future, *Am J Crit Care* 13:448–450, 2004.

Dreyfus SE, Dreyfus HL: A Five-Stage Model of the Mental Activities Involved in Directed Skill Acquisition. Berkeley, CA, 1980, University of California at Berkeley. Contract Unpublished report supported by the Air Force Office of Scientific Research, USAF (contract F49620-79-C0063).

Fardellone C, Click E: Self-perceived leadership behaviors of clinical ladder nurses, *Nurse Leader* 51–53, 2013.

Flexner A: Is social work a profession?, New York (paper presented at the National Conference on Charities and Correction, 1915) *Proceedings of the National Conference on Social Work* 581:584–588, 590 1915.

Frenk J, Chen L, Bhutta ZA, Cohen J, Crisp N, Evans T, Zurayk H: Health professionals for a new century: Transforming education to strengthen health systems in an interdependent world, *Lancet* 376:1923–1958, 2010.

Fronek P, Kendall M, Ungerer G, J. Malt J, Eugard E, Geraghty T: Towards healthy professional-client relationships: the value of an interprofessional training course, *J Interprof Care* 23(1):16–29, 2009.

Goodman T: The future of nursing: an opportunity for advocacy, *AORN* 99(6):668–671, 2014.

Hawkins J, Fontenot H: Mentorship: the heart and soul of health care leadership, *J Health Care Leadersh* 2:31–34, 2010.

Hegarty J, Condon C, Walsh E, Sweeney J: The undergraduate education of nurses: looking to the future, *Int J Nurs Educ Scholarsh* 6(1, Article 17):1–11, 2009.

Hesburgh T: Presidential leadership, *Journal of Higher Education* Vol. 42(9):763–765, 1971.

Hoffman S, Harris A, Rosenfield D: Why mentorship matters: students, staff and sustainability in interprofessional education, *J Interprof Care* 22(1):103–105, 2008.

Hood K, Cant R, Leech M, Baulch J, Gilbee A: Trying on the professional self: nursing students' perception of learning about roles, identity and teamwork in an interprofessional clinical placement, *Appl Nurs Res* 27:109–114, 2014.

Institute of Medicine (IOM): *Health professions education: a bridge to quality*, Washington, DC, 2003, National Academies Press.

Institute of Medicine (IOM): *The Future of Nursing: Leading Change, Advancing Health*, Washington DC, 2011, Author.

Khalili H, Orchard C, Health K, Laschinger S, Farah R: An interprofessional socialization framework for developing an interprofessional identity among health professions students, *Journal of Interprofessional Care* 27(6):448–453, 2013.

Kirschling JM: *Reflections on the future of doctoral programs in nursing*, Naples FL, 2014, AACN Doctoral Education Conference. January 30, 2014.

Kramer M, Schmalenberg C: Staff nurses identify essentials of magnetism. In McClure M, Hinshaw AS, editors: *Magnet hospitals revisited: attraction and retention of professional nurses*, Washington, DC, 2002, American Nurses Publication. (25-59.)

Laabs C: Perceptions of moral integrity: Contradictions in need of explanation, *Nurs Ethics* 18(3):431–440, 2011.

Larson S: Create a good impression: Professionalism in nursing, *NSNA Imprint* 50–52, 2006.

Laschinger H, Read E, Wilk P, Finegan J: The influence of nursing unit empowerment and social capital on unified effectiveness and nurse perceptions of patient care quality, *JONA* 44(6):347–352, 2014.

Lowe G, Plummer V, O'Brien A, Boyd L: Time to clarify-the value of advanced practice nursing roles in health care, *J Adv Nurs* 68(3):677–685, 2012.

Lubbe JC, Roets L: Nurses'scope of practice and the implication for quality nursing care, *J Nurs Scholarship* 46(1):58–64, 2014.

Lundmark V: Chapter 46 Magnet environments for professional nursing practice. In Hughes RG, editor: *Patient Safety and Quality: An Evidence-Based Handbook for Nursing*, Rockville, MD, 2008, Agency for Healthcare Research and Quality (US).

Mahlin M: Individual patient advocacy, collective responsibility and activism within professional organizations, *Nurs Ethics* 17(2):247–254, 2010.

Malloch K, Porter-O'Grady T: *The quantum leader: applications for the new world of work*, Sudbury, MA, 2005, Jones & Bartlett.

Malloch K, Porter-O'Grady P: *Leadership in Nursing Practice: Changing the Landscape of Health Care*, Burlington MA, 2013, Jones & Bartlett.

Margalit R, Thompson S, Visovsky C, et al.: From professional silos to interprofessional education: campuswide focus on quality of care, *Qual Manag Health Care* 18(3):165–173, 2009.

Masters K: *Role development in professional nursing practice*, Sudbury, MA, 2005, Jones & Bartlett.

Mathews S, Lankshear S: Describing the essential elements of a professional practice structure, *Nurs Leadersh* 16(2):63–71, 2003.

McBride A: *The Growth and development of Nurse Leaders*, New York, NY, 2011, Springer Publishing Company LLC.

McCloughen A, O'Brien L, Jackson D: Esteemed connection: Creating a mentoring relationship for nurse leadership, *Nurs Inq* 16(4): 326–336, 2009.

Merriam-Webster. Online. s.v. "advocate." Available online: Accessed December 30, 2009. http://www.merriam-webster.com/dictionary/advocate.

Morgan S: The magnet (TM) model as a framework for excellence, *J Nurs Care Qual* 24(2):105–108, 2009.

Muller-Juge V, Cullati S, Blondon KS, et al.: Interprofessional collaboration between residents and nurses in general internal medicine: A qualitative study on behaviors enhancing teamwork quality, *PLoS One* 9(4):e9610, 2014.

Nagel C, Andenoro A: Healing leadership: the serving leader's impact on patient outcomes in a clinical environment, *J Healthc Leadersh* 4:25–31, 2012.

Oandasan I, Reeves S: Key elements for interprofessional education. Part I: The learner, the educator and the learning context, *J Interprof Care* 19:21–38, 2005.

O'Rourke M, White A: Professional role clarity and competency in health care staffing—the missing pieces, *Nurs Econ* 29(4):183–188, 2011.

O'Rourke M: Rebuilding a professional practice model. The return of role-based practice accountability, *Nurs Adm Q* 27(2):95–105, 2003.

Paton B, Thompson-Isherwood R, Thirsk L: Preceptors matter: an evolving framework, *J Nurs Educ* 48(4):213–216, 2009.

Petri L: Concept analysis of interdisciplinary collaboration, *Nurs Forum* 45(2):73–82, 2010.

Pecukonis E, Doyle O, Bliss D: Reducing barriers to interprofessional training: Promoting interprofessional cultural competence, *J Interprof Care* 22(4I):417–428, 2008.

Pew Health Professions Commission: *Health professions education for the future: schools in service to the nation*, San Francisco, 1993, Pew Commission.

Porter-O'Grady T, & Malloch, K. (2011). Quantum leadership: Advancing innovation, transforming health care, p. 205. Jones & Bartlett Learning.

Porter-O'Grady T, & Malloch, K. (2013). Leadership in nursing practice, pp. 65 & 540. Jones & Bartlett Learning.

Porter O'Grady T: From tradition to transformation: Revolutionary movement for nursing in the age of reform, *Nurse Leader*.65–69, 2014.

Puetz B: Networking, *Public Health Nurs* 24(6):577–579, 2007.

Rick C: Competence in executive nursing leadership for the 21st century, *NL* 64–66, 2014.

Rolfe P: Transformational leadership theory: What every leader needs to know, *Nurse Leader* 54–57, 2011.

Rodts M, Lamb K: Transforming your professional self: encouraging lifelong personal and professional growth, *Orthop Nurs* 27(2): 125–131, 2008.

Rogers J: Reinventing shared leadership to support nursing's evolving role in health care, *Nurse Leader* 29–43, 2014.

Schwartz D, Spencer T, Wilson B, Wood K: Transformational leadership: Implications for nursing leaders in facilities seeking magnet status, *AORN J* 93(6):737–748, 2011.

Thomas J: Changing career paths: from expert to novice, *Orthop Nurs* 22(5):332–334, 2003.

Tinkham M: The road to magnet: Encouraging transformational leadership, *AORN J* 98(2):186–188, 2013.

Wallis L: Canadian commission calls on nurses to be a force for change, *Am J Nurs* 112(9):17, 2012.

Walsh C, Gordon MF, Marshall M, Wilson F, Hunt T: Interprofessional capability: a developing framework for interprofessional education, *Nurse Educ Pract* 5:230–237, 2005.

Wear D, Castellani B: The development of professionalism: Curriculum matters, *Academic Medicine* 75(6):602–611, 2000.

Welchman J, Griener G: Patient advocacy and professional asso-ciationsd individual and collective responsibilities, *Nurs Ethics* 12(3):296–304, 2005.

Willis D, P.J. Grace P, Roy C: A central unifying focus for the discipline: facilitating humanization, meaning, choice, quality of life, and healing in living and dying, *Adv Nurs Sci* 31(1), E28–E40. 2008.

World Health Organization(WHO, 2010): *Framework for Action on Interprofessional Education and Collaborative Practice*, Geneva Switzerland, 2010, WHO.

Yoder SL, Terhorst R: "Beam me up, Scotty": designing the future of nursing professional development, *J Contin Educ Nurs* 43:456–462, 2012.

Yonge O, Billay D, Myrick F, Luhanga F: Preceptorship and mentorship: not merely a matter of semantics, *Int J Nurs Educ Scholarsh* 4(1, Article 19):1–13, 2007.

第二十三章

与其他医疗专业人员进行沟通

Katbleen Underman Boggs

目 标

阅读本章后，读者能够：

1. 明确在健康护理领域有效团队合作和协作的标准。
2. 识别在专业关系中包括破坏性行为在内的沟通障碍。
3. 描述人际协商出现冲突时的处理方法。
4. 讨论在机构中与他人进行有效沟通的方式（QSEN

能力）。

5. 讨论如何将研究结果应用于循证的临床沟通中，包括团队策略和提高绩效及改善患者安全（团队 STEPPS）的工具。

作为优秀的护理专业人员，不能仅关注患者，护士还需要精通各种沟通技巧，在多专业团队中进行有效协调，为患者提供高质量服务。为创建并保持高效团队，每一名成员都需要保持开放的沟通交流、相互尊重并共同决策（QSEN，见 www.QSEN.org）。沟通交流中非常重要的一点就是需要具备调整自己的沟通方式以适应团队其他成员的需求，及根据环境而调整的能力。本章将聚焦如何与其他专业人员进行沟通、如何在多学科团队中发挥作用以及成为团队领导者。同时，本章也将描述如何与其他健康领域人员进行沟通来避免沟通障碍。健康护理团队的协作也将在第二十四章阐述。

基本概念

所有专家都认为，**有效沟通**是确保高质量护理的基石。有效的沟通是及时、准确、完整的，并能被接收者所理解。沟通交流的破坏会影响对患者的护理。例如，文献显示，重症监护病房中影响死亡率的最重要因素是医生和护士是否能顺利地

相互协作，对患者的治疗和护理措施进行了计划并实施。

医疗工作环境的标准

共同决策的工作氛围对提供高质量护理服务而言至关重要。跨专业团队依赖于每位医疗服务提供者集体能力的有效结合。**协作**起始于对彼此领域的知识和技能的了解性沟通，进而发展出共同的价值观。如果团队成员不能相互**信任和尊重**，无法以开放的、尊重的方式沟通，就容易犯错误（Herlehy，2011）。请反思下面的手术病房的冲突案例。

案例：手术病房里的冲突

两个护理团队在一个繁忙的手术病房上白班。作为护理管理者，利比注意到了两组护士都在争抢计算机的使用、都不愿协助另一组的患者、完成工作的时间太长等问题。为构建更和谐的工作环境，她选派了一位工作人员协助两组间进行交流。结果不仅发现计算机使用的问题，还发现不适宜的时间管理和工作量过大等多个问题。利比女士积极倾听并给予共情的回应，并

对团体提出的问题解决方法给予了积极的反馈。她让团体自己决定两种优先的解决方法。利比意识到护士们并不买账并且知道妥协也是一种能使行为改变的方式，她决定用行动提供更频繁的反馈。她自己承担起了使用病房紧急基金预算申请购买第二台计算机的责任。另一位组员是雇主关系委员会成员，她负责向人力资源部门提出申请，申请在下个月对护士进行时间管理和减压的在职培训。团体决定在6周后开会进行评价。

即使近年来一直在强调共同决策的重要性，联合委员会对护士的调查发现，超过90%的护士曾目睹过破坏性行为，超过半数的护士报告他们曾遭受过语言辱骂（TJC，2008）。在另一项调查中，超过30%的健康团队成员承认他们偶尔会粗鲁地对待其他成员。美国重症护士协会（AACCN，2004）认为，健康的工作环境应具备下列六项标准特征（www.aacn.org）。

1. 护士应该具备与临床技能同样高效的沟通交流技能。
2. 护士应坚持不懈地追求和培养真正的协作。
3. 护士在做决定、指导和评价临床护理以及引导组织运作时应该是被重视和负责任的伙伴。
4. 护士必须确保患者的需求和护士的能力是相符的。
5. 护士必须认识到并让他人认识到团队中每个人的工作对团队来说都是有价值的。
6. 护理领导者必须充分认识到健康的工作环境势在必行，真正地实践，并与他人共同完成。

其他专业护理组织认为，下列因素是健康工作环境的重要组成部分：

- 合作的文化以及相互尊重的交流和行为
- 强调信任和尊重的沟通文化
- 明确角色期望和责任
- 充足的人力
- 胜任的领导力

- 共同决策
- 员工发展
- 认识到员工的贡献

行为规范

协作的目标是让团队成员进行有效沟通以提供最优质的护理。作为创造尊重每位员工的团队工作文化的一部分，所有团队都应该认同对破坏性行为和欺凌行为零容忍的标准。为实现这一目标，每个团队都应具备明确的、适用于每位成员的行为规范。联合委员会要求每个健康护理机构都应该有行为规范，明确可以接受的和不可接受的行为，每个组织机构也应该有完善的报告和处理破坏性行为、歧视和不尊重行为的程序（TJC，2008，2010）。

破坏性行为的定义

第十三章将冲突定义为敌对的遭遇。护理文献中对工作场所中持续的不文明行为进行了多种定义：欺凌、语言侮辱、情境性暴力、横向暴力、欺负后辈、内斗、围攻、骚扰、替罪羊。在本书中为了讨论方便，我们将破坏性行为定义为在工作关系中发生的缺少文明和尊重，频繁、反复出现的情境。

破坏性行为是持续的，可能包括下列公开行为：粗鲁、语言辱骂、恐吓、奚落、愤怒暴发、喊叫、责备、在他人面前批评团队成员、性骚扰甚至威胁要肢体对抗。其他的破坏性行为则更为隐蔽：被动攻击、拒绝提供需要的信息、不给予帮助、给予过重的工作任务、不完成分配的工作、回答问题缺乏耐心或不愿回答、不归还电话记录或文件、以居高临下的口吻说话（O'Reilly，2008）。这些行为威胁了护士的幸福和患者的安全（Wachs，2009）。

发生率

破坏性行为在大型机构，特别是医院中经常发生。虽然据估计只有少数的员工会出现破坏性行为，但这足以影响患者的结果。在一项调查中，17%的专业人员表示破坏性行为会导致患者的不良结果，86%的护士曾目睹来自医生的不尊重或骚扰，另有72%的受访者报告曾遭受来自其他护士的不尊重行为（O'Daniel and Rosenstein, 2008）。另有学者发现，护士对护士的破坏性行为比医生对护士的破坏性行为更为频繁，这种行为更容易发生在高应激病房，比如手术病房或急诊病房（Woelfle and McCaffrey, 2007）。六名护士中至少有一名报告曾受到过来自同伴的粗鲁对待（Blair, 2013）。Weaver（2013）描述了富有经验的护士对没有经验的新护士的欺凌，这或许与老护士认为新护士不能胜任工作有关。

破坏性行为的后果

美国医疗保健研究与质量局（AHRQ）特别指出，破坏性行为会妨碍对患者的护理（PSNet, n.d.）。工作场所人际冲突的来源参见百宝箱23.1。

百宝箱23.1	工作场所中人际冲突的来源：合作和交流的阻碍

1. 不同的期望
- 被要求去做不负责或不安全的工作
- 自己的感受或观点遭到嘲讽或漠视
- 被迫付出过多的时间或精力
- 被要求提供更多的、不愿意分享的信息
- 语言的不同

2. 对自我的威胁
- 在面对威胁和性骚扰时保持自我意识
- 被要求为患者做一些与个人或职业道德相冲突的事情

3. 角色层次的不同
- 教育和经历的不同
- 责任和报酬的不同

4. 临床情境的限制
- 强调迅速决策
- 复杂的护理措施

正如之前所描述的那样，健康团队成员间合作和沟通的失败是影响护士不满、离职、缺乏生产力、旷工、避免任务、士气低落以及妨碍身心健康的最常见因素。给机构带来的后果则是护理差错的

增加、护理质量的下降、患者不良结局的增加、人员流动的加快甚至法律诉讼（Olender-Russo, 2009, Spence-Laschinger et al., 2009）。

创造尊重的合作文化以消除破坏性行为

合作氛围的改变会逐步建立起合作的、以患者为中心的护理模式，在此种模式中，等级制的权利模式被团队成员都受到重视的模式所取代。合作被广泛定义为健康护理团队成员共同为大家的患者达到最佳健康而努力。组织支持对这一护理模式能否取得成功是非常重要的。

1. 共同目标：发展**合作文化**，其中所有的团队成员都致力于为患者提供安全、高质量的护理。此种文化要求团队成员相互信任并尊重共同的决定。不同的专业人员接受的教育不同，使得他们的信念和沟通风格不一致。我们需要理解这些不同，不是为了改变它们，而是为了运用它们。

2. 开放的交流：创造一个充分交流的环境需要每位团队成员都重视开放的交流。我们要将自信（发声、发出和接受反馈）与合作联系起来。

3. 相互尊重和共同决策：医学研究所（IMO）认为，护士应该是医生和健康团队其他成员的好拍档。为防止任务的重叠并确保完成所有的任务，团队应该有领导。

4. 角色明确：能够顺利完成工作的团队成员之间通常都是角色互补的。我们知晓自己的实践范畴并且知道何时应该需要其他专业人员的加入。共同协作中非常重要的一点就是相互信任，你信任你的同事，将他们视为"后盾"。

合作是一个动态过程，得益于持续的实践和评价。过去，有些机构对工作场所的破坏性行为采取了容忍态度。压力使护理人员的生产力和成本效益率提高。经过认证的机构目前要求在机构内有书面的行为准则以及对破坏性行为的报告流程。鼓励机构对破坏性行为进行跨学科讨论并对这些行为采取

零容忍政策。从个人角度，我们需要知道如何消除这种行为，以共同创造健康、合作的工作氛围来保证高质量护理服务（TJC, 2009）。一个专业性的标志就是接受要为自己的行为负责这一准则。避免冲突需要避免公开批评、培养乐于提供帮助以及乐于完成自身职责的态度。

尊　重

是否感到被尊重是护士评价工作环境质量的重要部分。三个重要因素包括良好的专业实践气氛，支持性的管理者以及与其他人员的良好关系。

护士认为，当他们的观点被认真听取、从听者处接收到回馈，领导者对他们的工作能力给予重视时，他们就受到了尊重和认可。而当他们的观点被忽略或奚落时，他们则感到不被尊重、气愤和沮丧。无力感使得护士的自尊降低、愤怒增加。在一种工作人员受到上级威胁以及无法改变破坏性行为的不良工作氛围中，护士会将愤怒转嫁给同伴。正如美国护士协会（ANA, 2001）的道德准则指出的那样，尊重是护理实践的自然延伸。护士认为缺乏尊重的典型行为包括刻薄的言语评论、非言语行为（如翻白眼、忽视、打断、不接电话或不回复邮件以及肢体骚扰或性骚扰）。

影响护士对待其他团队成员行为的因素

性别

医生与护士之间的关系是一个不断演变的过程。传统文化规定了不同性别间的沟通。由于绝大多数医生为男性而多数护士为女性，这就在极大程度上影响了医护沟通方式；同时，由于健康护理有既定的层级结构，所以控制权在医生手中。由于护士的权利不断提升、越来越自信并且受到更好的教育，护患沟通过程也在不断变化。团队培训致力于教育所有团队成员，以合作的方式共同工作。

现代社会重新定义了传统的不同性别角色的行为，否定了部分传统的性别刻板印象行为。多数护士偶尔会在医护关系中遇到困难。权力、视角、教育、报酬、地位、阶层以及性别的不同则是影响医护沟通的因素。如果你在工作中遇到冲突，反思一下这是否与性别有关，又或者问题是不是由于不同的沟通方式造成的。

代际差异

年纪不同的成员喜欢的沟通方式不同。事实上，护士间年龄和文化的差异被认为是影响交流的重要障碍。根据美国卫生和社会服务部的报告，美国目前在年龄上有四代护士在工作。同样可以想象，不同年龄阶段的护士的工作价值观和态度不同，喜欢的交流方式也不一致。代际差异是目前冲突的重要来源。这种不同不仅表现在交流方式上，也表现在职业道德、态度、与上级的沟通风格以及学习方式上（QSEN）。针对学习的代际差异研究发现，年轻护士可能更青睐数字通信（通过短信等），而年长的护士则喜欢面对面的交流。在 Robinson 与同事（2012）的研究中发现，年轻护士更喜欢抽象学习、归纳推理，而年长护士则更具体，更依赖于直觉和基于经验的策略。他们建议护士根据接收者的年龄制订不同的交流策略。

成功的团队沟通培训的效果

在对多项团队培训效果的元分析中，Weaver 和 Rosen（2013）发现，大量证据说明培训提高了效率以及患者的安全。改变团队氛围需要行政支持和资源，但也同样需要单位引进并使用促进绩效和患者安全的团队策略和工具（TeamSTEPPS）的策略。护理团队中的每位成员都应实践并肩负促进团队交流的责任。

应　用

作为护士，我们需要协助建立和保持健康的工作环境。这就需要我们不断地对自己和他人的沟通情况进行评估，并实施"最佳实践"来预防和处理冲突。沟通和冲突解决策略是可以学习的，但需要持续的沟通训练来加以强化。

冲突解决

当人们在一起工作时，冲突总是无法避免的。作为护士，每个人都有在实践中进行合作的责任。除了第十三章中描述的护患冲突外，多数令人苦恼的工作场所冲突发生在护士之间，而不是护士与权威人物之间，比如护理管理者或医生。另外，冲突也可以由机构的员工政策引发。内部员工管理纠纷影响了机构的健康护理使命和财务底线。

TeamSTEPPS：一项改进团队协作的培训项目

沟通技巧对健康护理团队的有效功能来说至关重要。有效的交流技巧不仅传达了准确的信息，也使你意识到自己的角色责任。团队合作是Team-STEPPS和QSEN的主要焦点。每位团队成员对每位患者的健康结局都有清晰的预见。作为团队成员，你传递信息来确保其他成员都知晓。不良沟通经常被证实是导致不安全护理的重要因素。卫生保健研究与质量机构与国防部共同制订了Team-STEPPS，通过这个训练计划来发展新的医疗护理模式。TeamSTEPPS 是 Team Strategies and Tools to Enhance Performance and Patient Safety（促进绩效和患者安全的团队策略和工具）的首字母缩写。从2006年发布以来，TeamSTEPPS提供了公共领域资源和在各家机构实施以改善护理服务的团队培训项目。这包括统一的目标和技巧，借助团队结构工具来改善团队表现。这个项目为学习更好的沟通知识、技巧和态度提供了工具和策略。TeamSTEPPS的目标之一就是通过促进沟通的清晰度来提升团队功能。训练内容包括教会包括护士在内的团队成员提升其领导能力、情况监控能力以及相互支持和交流能力。领导力的例子包括明确团队目标和角色。情况监控能力包括在紧急状况下进行决策和正确反馈的能力。相互支持能力包括协助他人以及使用"二次挑战准则"（将你担心的问题至少说两遍）等工具来确保所有的团队成员都知晓危险情景。沟通工具包括SBAR（即情境、背景、评估、建议）、回示或复查（以确保你发出的信息被准确接收）和主动电话沟通以及冲突解决策略的使用。TeamSTEPPS鼓励使用标准化沟通工具，特别是在紧急状态下。

沟通策略在本书第四章已经进行了阐述，包括澄清、通告、开会、主动电话沟通、复查以及护理质量与安全教育网站提到的其他团队行为。此种沟通会使团队发展出共享的团队护理模式，增进团队成员间的信任以及促进患者的安全。表23.1描述了有效沟通的标准。

表23.1	TeamSTEPPS：一项促进团队交流的团队训练计划	
交流要点	**发出技巧**	**接收技巧**
清晰	使用共同的语言或术语	核实：通过反馈或重复他人的话来进行确认
简洁	仅沟通该情境下重要的信息	澄清所有的非言语信息
及时	确认接收到的信息，在被要求提供更多信息时及时反馈，提供更新	确认接收到了信息
完整	提供所有相关信息，使用标准化的交流工具	整理：确认、理解和记录重要信息

Adapted from Agency for Healthcare Research and Quality (AHRQ): *Curriculum/Instructors Guide*. http://www.ahrq.gov/professionals/education/curriculum-tools/teamstepps/instructor/fundamentals/module6/igltccommunication.pdf. Accessed August 8,2014.

冲突化解

在化解护士与其他健康专业人员的冲突时，许多护患冲突化解的策略也同样适用。参见第十三章图 13.1 中提到的冲突管理原则。正如之前提到的，冲突并不是生产力和工作满意度的决定因素。成功地化解冲突通常会收到积极的效果。冲突双方不是处于你赢或我赢的两极，设想一下冲突化解是一个三角形，冲突双方可以共同努力，一起化解矛盾以达到共同的利益高点。

识别冲突的来源

冲突经常是由不当沟通导致的。护士需要认真思考冲突可能的原因。冲突可能来源于一定情境下过于防御的回应。因而，护士应该识别自己对于事情的感受并适当地回应，即使这种回应是谨慎地选择不进行口头回应，但未处理的人际冲突会导致在今后交往中留有情绪。

设定目标

护士处理工作场所暴力的主要目标就是要找到一种高效的、双方都能接受的化解方式，即双赢策略。你需要记住，即使你们并不彼此喜欢，你们仍需要在一起工作，提供以患者为中心的高质量护理服务。在许多情况下，下列冲突控制沟通技巧可帮助护士建立更加和谐的合作关系（Johansen, 2012）。我们需要将临床情境进行重构，使之成为一个相互协作的过程。在这个过程中，健康目标而非健康照顾提供者的地位应成为关注焦点。

- 为保持"无责备"的工作环境而对自己的行为负起责任。
- 识别你的目标。你需要想清楚什么是你想要的结果，这应当成为第一步。请记住，问题在于冲突，而不是你的同事。
- 获得真实的数据。护士非常重要的一项工作就是收集关于某事件的所有相关资料以及每个人对于健康护理问题的行为反应。这种收集工作应该在协商之前完成。

- 早期干预。要自信。解决问题的最佳时间就是在情况恶化形成冲突之前就解决。护士要创建双向沟通的平台，最好是定期会议。在冲突化解方面已经发展出许多结构化的方式，特别是团队会议。Nielsen 和 Mann（2008）提到了 DESC 模式：

  D= 描述行为（问题）

  E= 说出你担心的问题

  S= 详述行动的过程

  C= 达成一致

- 避免会影响接收者自尊的负面评论。即使批评的陈述是符合事实的（比如"你做了……"或"你使我感觉……"），他们也应该使用第一人称"我"代替，以表达其是信息的发出者。否则，可能会制造不必要的敌对从而失去了沟通的意义。

- 考虑他人的观点。站在他人的角度思考问题是非常重要的，这对于建立最佳的人际关系提供了重要信息。护士除了要会处理自己的情绪，也应该有协助他人处理情绪问题的能力。护士要明确团队的独立目标以及共同目标，相互协作。

沟通促进有效协作：避免化解冲突的障碍

百宝箱 23.2 描述了将冲突变为合作的小技巧。

本书已经描述了个体行为，比如要避免使用负面的、煽动性的以及容易激起愤怒的词语，避免使用暗含强制意味的词语等。典型的例子包括"我们必须坚持……"或"你必须承认……"。许多人以"战斗或逃跑"的方式对这种激怒行为进行回应。任何人都可能有粗鲁的时候，但我们必须控制自己的沟通交流，避免任何形式的辱骂行为，包括在他人面前责备或批评工作人员。当护理管理者意识到行为是如何对护士产生影响的时候，他们就能够促进护士的表现，增强护士对工作的参与度并提高组织认同感。这时，他们会参与到对新护士的指导中，甚至会帮助新护士完成实习计划，更会协助避免冲突（Weaver, 2013）

百宝箱23.2　将冲突变为合作的策略

1. 识别并面质破坏性行为
   - 运用冲突化解策略
   - 主动讨论问题
   - 运用主动倾听技巧（在沟通中避免其他活动，以免打断沟通过程）
   - 提供问题的相关记录资料
   - 提出解决方法
   - 简要总结作为反馈
   - 将所有的决定都记录下来
2. 创造一个让所有参与人员都将协商看作合作努力的氛围
   - 制定机构行为规范，明确对破坏性行为或欺凌行为的零容忍政策
   - 树立相互尊重、礼貌沟通的榜样
   - 参与组织内的多学科团体
   - 常规地、定期地征求意见并做出反馈
   - 明确角色期望

医护冲突的化解

　　Seago（2008）描述历史上的医护交流就是一个"游戏"，在这个游戏中护士给出治疗建议却不这么做，医生征求建议但也不这么做，而双方都试图避免公开的冲突。她注意到文献中描述的医生与护士之间的交流通常是有争议的。航空和太空项目中安全性的显著提升得益于创造了良好的氛围。在此种氛围中，年轻的团队成员可以无所顾虑地向资深、有影响力的团队成员提问。健康护理领域也被推荐采用相似的方式。美国医学协会（AMA, 2008）将适宜行为的规范描述为包括有权利以适当的方式表达你对患者治疗和健康的担心。然而，这仅阐述了医生的医疗行为规范，它对于护士是否适用呢？

　　护士会对医生与患者的交流产生影响。护士会评估医生告诉患者的内容，鼓励患者弄清医生说的问题并支持患者向医生提出问题。这是护士将患者视为健康团队重要一员这一信念的重要表现。护士在建立良好的医患交流中负有责任了。当护士从谈话内容、语调以及肢体语言中意识到医患对抗正在形成的时候，这种责任就更加明显了。你是否思考过护士在患者面前批评医生的行为是否恰当呢？一个常见因素是至少在 25% 的医疗事故中，医疗人员对同事的行为进行了漫不经心的或是故意的批评。

　　更加和谐的合作和良好的沟通通常会带来更安全、更高质量的护理服务结果。在对已有研究的元分析中，Seago（2008）发现，这些因素会带来更少的用药差错、降低患者的死亡率、提高患者的满意度以及减少住院时间等效果。第四章中已经讨论了增进安全沟通的方式。

　　护士在合作中也会遇到困难。影响护士工作满意度和离职的重要因素就是与其他专业人员（特别是与医生之间）的"破坏性"沟通。判例法规定，医生的破坏性行为是指扰乱医院运行、影响其他人员完成本职工作并制造敌对的工作氛围的行为。

　　有些医生不喜欢被挑战，有些护士很快就能感受到轻视。有些医护关系中充满了冲突，相互不信任、不尊重，虽然这些感受是在不断改善的，但这种改善比较缓慢。而有些医生仍然将自己视为医疗领域的唯一合法权威，将护士视为辅助。如果持有将护士排除在医疗护理领域专业人员之外的态度，没有人会受益。这种态度将使专业人员和患者都付出代价。

　　保持灵活性是非常重要的，同时在某些问题的关键方面也不能做出让步。如果不能在制订要点或下一个步骤时考虑他人的观点，认真倾听他人的意见就比较困难。但重要的是保持开放的头脑，在做出选择之前从多个角度考虑问题。在交流过程中应注意避免过早地得出结论。化解医护间的冲突时，也可以参考第十三章中提到的冲突化解要点。

致力于创造开放的对话

在沟通过程中，倾听应该至少占到一半的时间。鼓励一种共同决策的感觉。使用第十三章提到的愤怒化解策略。在协商中，应该以双方的共同目标或观点展开讨论（例如，"我完全同意史密斯先生在家会做得更好。不过，我们需要在让他出院之前介绍一些社区服务和家庭照护。如果不这样，他很快就会再次住院"）。不同的意见需要在表达相同意见之后再阐述，而不是先阐述。共情以及换位思考的意愿可以促进沟通，增加成功解决问题的可能性。

考虑到各方面的需求和人的尊严的解决方式会更被看作切实可行的方式。用恐吓、强迫、责备等方式使健康专业人员陷入心理困境显然会适得其反。更多的时候，基于这些手段的问题解决方法都无法实施。通常，导致这种情况的原因很多，但基本的原因是没有对问题进行界定以及在问题解决方法的讨论中从没有真正地讨论如何解决问题。通过公平协商得出的问题解决方法通常比一个人想到的问题解决方法好得多。

护士之间冲突的化解

即使护士之间在沟通方面会不可避免地遇到问题，但请记住，如果能够正确地处理，这些冲突会有新的解决方法，并会促进和谐人际关系的形成。

与护理权威人物进行协商

不论你是护士还是护士生，与你的直接上级或督导进行协商是非常有挑战性的一件事，他们可以决定你的职业未来。督导承担着专业整体目标的责任，这种目标就是为患者提供高质量的护理服务。明智的督导能够促进和谐的工作环境，在此种环境中，所有专业人员都可以参与进来并提出意见。在督导－护士的管理模式中，当护士应有的角色行为不明确或者护士达不到角色的行为要求时，冲突就会产生。冲突发生之后，与角色期望相关的沟通就会在员工绩效评估中出现。督导会向护士咨询为保持持续的、建设性的人际关系需要改善的地方。当督导提出建设性的批评时，是对事不对人的。在学习权威的方式时，你需要分析一下你对权威的整体反应方式，参见练习23.1。

处理护理人员之间的问题

提高护士解决冲突的能力对同事、组织机构以及改善患者健康结果而言都是有意义的，是值得投入的。护理管理者已经认识到对护士之间的冲突视而不见并不能真正解决问题。持续地回避现状会导致问题的恶化。当正确处理护士之间的问题时，护士浪费在发牢骚或辩护上的时间就会减少。下面的例子就说明了这个问题。

练习23.1　对权威的感受

目的：让学生重新认识对权威的感受。

步骤

1. 身体靠着椅背，闭上眼睛，思考一下权威这个词。
2. 当想到权威这个词的时候，你大脑中第一个想到的人是谁？
3. 描述一下这个人如何向你展示了权威？之后，回想他向你展示权威的一件事以及你是如何回应的？
4. 回忆之后，请回答下面的问题：

a. 在那件事结束之后你有什么感受？
b. 从事件开始到结束，你的感受有哪些变化？
c. 这个权威对你提出了什么提醒吗？
d. 这个权威曾让你想起了某个亲近的人吗？
e. 你如何更有信心地处理这件事？
f. 在处理与权威的沟通中，你还有更好的模式或方法吗？
g. 在这些模式中，还有哪些不够自信的地方？
h. 能否对这些模式进行改进使其更加自信？

Adapted from Levy R: *Self-revelation through relationships*, Englewood Cliffs, NJ, 1972, Prentice Hall.

案例：困惑的桑托斯先生

"简，对于如何对桑托斯先生的……问题进行健康教育，我们遇到了分歧。他似乎对我们的两种方法感到困惑。让我们来讨论一下如何更好地合作。你认为在对他的健康教育中，最重要的部分是什么？"

运用主动倾听技巧真正地倾听简说的内容，进行自我检查，确保你的非言语行为没有引发或激化简的回应。问自己，"我是想要赢还是想要解决这个问题？"之后，用平静的语调来陈述你的期望。

与同伴进行合作

护患关系存在于护士与其他医疗领域人员的专业关系这一更大的背景之下。护士与其他健康团队成员之间的交流会影响护士与患者的交流。健康团队成员之间阶段性的冲突隐藏于个人的意识之外并会投射到患者的行为上。

当不同班次的护士在为患者制订整体护理计划方面没有投入时，问题就会产生。不同班次的护士可能对具体护理干预的看法不一致，但是他们并不是通过与护理人员的定期会议来表达自己的观点的，他们可能并没有表现出来，却无意识地不完成其他班次的工作。

有时，你可能会需要和与你有"性格冲突"的同伴一起工作。停下来思考一下什么导致了目前的情况。通常，这种情况可能是由于许多令人烦恼的小事情逐渐积累而导致的。处理这种情况的最好方法就是将发生过的事情说出来，而不是在事情变成一个大麻烦之前选择忽略它。避免"推卸责任"，冲突双方坐下来，冷静地思考一下可以做些什么来解决问题。积极的沟通模式有助于冲突的化解。开展"干预"或"重要谈话"讨论是必要的。Blair（2013）推荐使用 CRIB 模式来引导此类对话：

C= 致力于寻求共同的目的（冲突的化解）

R= 识别目标（可由导师进行协助）

I= 创造共同的目标（双赢的目标）

B= 新策略的头脑风暴（同意从不同的方面共同努力来解决问题）

不论冲突是存在于护士之间的还是存在于医疗团队的不同成员之间的，这些冲突最终会影响患者。如果人员冲突不能得到化解，患者对建立起的专业关系的信任程度将会一直受到影响。

对无执照的工作人员的授权或监督

授权是指将完成某项工作的责任授予其他人员，但仍对工作的结果负责。不管是授权给同伴或是没有执照的辅助人员（unlicensed asststive personnel, UAP），护士仅是将完成这项工作的任务进行了授权，而不是推卸整体的护理专业责任（ANA, 1994）。授权可以使护士有更充足的精力去完成更复杂的护理工作（ANA, 2005）。在早期，授权和信任密不可分，因为护士将完成某项工作的责任授予同伴，护士对同伴的知识和技能有一定的信任。现在的医疗护理环境对那些掌握较少知识和技能、经验有限的无执照人员而言完全不同。

我们不仅要面对保持专业完整性、提供高质量护理的挑战，同时也面临日益加重的工作负担。有效、合理地进行授权可以使你有能力面对这些挑战。但更多的时候，将部分护理任务授权给无执照人员，同时自己要对患者的护理结果负责，这对于新护士来说是比较困难的。思考下面关于注册护士莫妮卡·路易斯的例子。

案例：注册护士莫妮卡·路易斯

莫妮卡·路易斯是一名注册护士，在知晓了对患者的护理任务分配之后，她将一位因二型糖尿病恶化而入院的患者琼斯女士的常规护理工作（比如晨间护理、协助用餐、主要体征测量、指血血糖监测以及情况变化时的上报）授权给一名新来的无执照辅助人员。午餐时间进行常规巡视时，莫妮卡发现琼斯女士反应迟钝、皮肤湿冷、心率达到每分钟 110 次，指血血糖读数达每分升 60 毫克，UAP 也收集到了这些数据。考虑到琼斯女士曾经有过低血糖，莫妮卡让 UAP 再次为琼斯测量血糖。当为琼斯输注高糖液体来提升血糖时，莫妮卡注意到 UAP 在测量血糖时违反了一些基本的操作原则。通过进一步询问，UAP 承认自己没有经过正规操作程序培训，认为阅读使用说明就可以完成这项工作。莫妮卡错误地认为所有的 UAP 都接受过测量指血血糖的正规培训。

有效授权中，非常重要的一点是对 UAP 的知识和技能有充分的了解，同时也要明确当地护理实践法案。每个州的护理实践法案都明确规定了护士可以对哪些工作进行授权、哪些不能授权以及这些工作可以授权给哪些人。除了明确护理实践指南、了解 UAP 的知识技能水平外，护士应对 UAP 进行指导，强化其知识，评估 UAP 是否做好了接受授权的准备，适当授权，监督任务的完成，评价并记录结果。在此方面，美国护理委员会提供了非常有用的信息。有效地实施这些要点（比如教育、评估、监督和评价）是一个耗时费力的过程。练习 23.2 可以让你了解授权的原则。

护士在沟通以及协助创建更好的工作环境方面可以采用的策略

机构管理者为创造更健康的工作环境使用了多种方法，比如为使护士不必走过长的距离而重新分配房间。某些机构提供了通信工具，比如第二十六章提到过的免提装置，可以使护士彼此能够确定位置。那么，护士个人可以做些什么呢？

练习 23.3 可以帮助你培养沟通技巧。

练习23.2　进行授权的原则

目的： 协助学生区分对护理任务的授权以及评价患者结局。

步骤

将班里的学生分为 A 和 B 两组。下面的例子中展示了扩展护理机构中责任护士典型的一天。在阅读学习案例之后，A 组需要描述可以对哪些护理任务进行授权，以及需要向护士助理和经认证的医学助理（certified medical aides,CMA）说明哪些情况。B 组需要描述与任务授权相关的专业护理责任。然后两组分享他们的报告。

情境

安妮是在基督教护理康复中心某病房工作的白班护士。在今天，她有 24 名护理患者，同时有 4 名护士助理以及 2 名经认证的医学助理在一同工作。医学助理可以开口服和局部用药。护士助理可以完成晨间护理工作，包括协助患者用餐、收集并记录主要体征、协助饮水和排尿、检测指血血糖、翻身、协助患者步行以及协助改变体位。这些患者中，12 名卧床，需要完整的床上擦浴以及部分协助进食；其他的 12 名患者在早上淋浴时需要不同程度的协助并在进餐时也需要帮助。9 名患者患有糖尿病需要测量餐前指血血糖，7 人因心血管问题导致左侧或右侧肢体障碍，3 人的骶尾部压疮需要护理。因存在不同程度的混乱、方向障碍以及身体虚弱，所有的患者都有跌倒的危险。夜班护理报告说所有患者都比较平稳，昨夜睡眠较好。安妮已经做好了分配人员的准备。

讨论

所有同学都可以来找出患者的目标。

练习23.3　沟通以促进健康工作环境

促进健康工作环境的建议包括与护理管理者协商，避免被分配到多个班次，或在几小时的工作后留短暂休息时间以帮助恢复体力，发送或张贴积极的信息供护士阅读，给团队成员发短信或当面说"做得好"或"谢谢"，运用幽默，脸上带着微笑。

目的： 进行头脑风暴，思考如何与团队成员进行沟通并形成更好的工作环境。

说明

以团体为单位列出促进愉悦、健康的工作环境可以运用的沟通方式，并对这些方式进行比较。

消除与其他专业人员的沟通障碍的策略

通常而言，冲突会导致焦虑的增加。当与某一同伴或某一组同伴进行交流而引发焦虑或气愤的感觉时，就需要思考一下是否存在冲突。如果认为冲突是存在的，应寻找冲突的根源并确定冲突是与个人有关还是与专业有关。如果是人际冲突，寻求与同伴的协商可能并不合适。回过头来用前面章节提到过的自我意识练习可能会更好，通过自我反省来确定冲突的根源。

与他人分享关于冲突的感觉可以降低冲突的强度。比如，当护生第一次进入护理程序或临床情境时通常会感到困惑，这种困惑通常没有被讨论过，因而护生认为他们不应该感到困惑或不确定。作为一名护理学生，你会面临复杂的人际情境。这种情况会使你感到孤单或者对你的护理技能产生自我怀疑。这些情况对于所有初学者来说都是正常的、普遍的。通过练习 23.4，考虑一下你愿意与同伴分享的对你的护士生涯有影响的一次冲突或问题。

个人对待工作冲突可采取的步骤

直接处理工作场所的冲突时，可考虑运用表23.2 中列出的行为，讨论这些行为可以协助你思考怎样实施。

示范尊重的行为

尊重的行为可以避免冲突的发生。正如你尊重患者一样，你也有尊重同事的伦理责任。Costello 与同事（2011）在调查中发现，接受调查的30% 的外科团队成员承认他们曾对同事不尊重。作为专业人员，护士应该得到欣赏、承认和尊重。非支持性的、粗鲁的同事以及工作场所冲突会导致护士的离职率增加。不专业的交流可能是不礼貌、流言蜚语以及公开的敌意评论。当你担心会冒犯上级时，交流可能会被扭曲而不是开放的。处理不尊重的或是破坏性行为的策略包括建立正常沟通预期和技巧、教授冲突解决技巧、在医疗系统中建立相互尊重的文化。在理想情况下，系统会提供持续的教育、领导力和团队协作支持以及行为评价准则。

指导新护士

50% 的新护士在工作的三年内离职，这是真的吗？有一部分护士到了其他地方工作，但有人的确完全放弃了护理工作。机构对新护士的入职培训耗费巨大，QSEN 和 IOM 都建议各机构要对每位新护士制订最初两年的实习或指导计划。

练习23.4　应用对峙的原则

目的： 让学生明白对峙的具体原则对解决冲突的重要性。

步骤

1. 将一个班分为两个组，A 组为白班（7:00—19:00），B 组为夜班（19:00—7:00）。
2. 下面的学习案例是白班和夜班人员之间的冲突，冲突导致了两组之间的互不信任和紧张关系。在阅读学习案例之后，每组使用文中提到的三项原则（例如，找到关注点、澄清假设以及识别真正的问题）。之后两组分享他们的关注点、假设和他们认为的真正问题所在。最后，两组共同运用第四个原则，合作找出双方都满意的问题解决办法。

情境

夜班（B 组）的工作任务包括尽可能多地完成患者的床上擦浴以及尽可能在交班时间（早上7点）前后完成护理报告。白班（A 组）发现很少有患者完成了床上擦浴，护理文件通常在早上5点就已经完成，没有反映出患者在 5:00—7:00 的变化。白班因此感到气愤，认为他们承担了更多的工作负担，这是不公平的。而夜班认为白班不理解他们的工作职责，认为自己完成了太多的工作。

讨论

教师可以承担护理管理者的角色来协助冲突的化解。

表23.2	举例：重新组织影响合作发展的不清晰沟通过程，建立以患者为中心的护理目标	
情境	**认知过程**	**重新组织以促进沟通**
低自我表露	没有人知道我真实的想法、感受和需求。 结果：我认为没有人关心或认识到我的需求。	态度： ●尊重。 ●重视同他人一起工作。 ●愿意合作。
	别人认为我可以自给自足，没有人意识到我也有麻烦。 结果：他人无法对我的需求做出回应。	运用技巧： ●开放地交流——我清楚地说出我的需求，这样他人就可以有回应的机会。 ●冲突解决策略。
不愿对任务进行授权	他人认为，我不相信他们可以做得与我一样好。 结果：他人的工作非常少。	态度： ●合作——我是团队的一员。 ●信任——我需要将团队成员可以独立完成的任务交给他们。
	我不希望或要求他人的参与。 结果：别人不愿意主动帮助我。 结果：我感到不满；他人感到被低估，可有可无。	运用技巧： ●跨学科沟通。
提出不必要的要求	我希望从他人那里得到更多，他们认为这是不合理的。 结果：我感觉他们懒惰、没有贡献，我必须要求更多。	态度： ●共享团队精神模式——接受团队模式，共同决策。 ●愿意倾听。 ●知晓共同责任——放弃部分自主权。
	他人认为我耍手段、不人性化。 结果：他人承担较少的工作而且不提出他们的想法。 结果：工作效果平庸，士气低落。每个人包括我在内，感到无能为力。	运用技巧： ●跨学科沟通策略。 ●角色明确——我需要明确自己的期望和能力，我需要制订明确的工作目标和截止日期。 ●培养情境意识——交叉核查并提供帮助。 ●确认——我需要给出反馈。
使用其他专业不熟悉的沟通风格	结果：他人无法明确沟通的内容。	态度： ●愿意反思个人的沟通风格。 ●愿意参与冲突解决。
		运用技巧： ●改变自己的风格以适应健康护理团队其他成员的需求。 ●运用标准化的沟通工具，特别是在紧急情境中。

明确的沟通

你可以使用第四章中提到的方法以及贯穿于本书的各种技巧，以使你所传递的内容和互动的情绪基调更加明确。沟通中的问题导致了大部分的破坏性行为，特别是电话沟通。当使用标准化的方式，比如第四章提到的 SBAR 格式进行沟通时，信息的清晰度得以提升。在 SBAR 格式中，护士报出姓名和职位、患者的名字、诊断和问题（包括现存的问题、主要体征、新症状等）并清楚地陈述自己的需求。

运用冲突解决策略

自我反思。自我意识对于评估专业冲突的意义而言是非常有益的。正如第十三章提到的那样，处理愤怒的患者的策略可以被用来处理同事对你的不尊重或气愤。首先，花一点时间来反思自己的行为：你是否不经意地做出了对他人的不适当行为？为自己在言语上和非言语上的行为负责。要明确自己的角色。你是否认为团队其他成员的角色也是有价值的？你是否都能礼貌地对待他们？参考练习23.5来练习新技巧。

运用减压方式。我们知道当人处于高压状态下时，发生冲突的危险性也会增加，因此要使用各种办法来减轻个人压力。

致力于共同解决冲突的过程。正如机构有文明行为准则一样，为直接解决冲突，也需要制订流程。冲突的解决应得到机构的支持，有"教练员"来协助建设性地解决冲突（百宝箱23.3）。

百宝箱23.3 健康护理团队成员间化解冲突的步骤

1. 搭建协作沟通的平台
- 自我反思：对自己的行为负责。
- 隐私：在合适的地点，将所有涉及的成员聚集到一起。
- 用简洁的交流来说明冲突问题。
- 留有充分的时间进行讨论和解决。

2. 态度：保持相互尊重、非惩罚的氛围
- 征求每个人的观点。
- 清楚地界定问题和目标。
- 在尊重所有人的价值和尊严的同时保证关注焦点。
- 团体成员可以自信，但不要试图操纵。
- 记住可以批评观点，但不要批评人。

3. 积极主动：开始早期讨论
- 运用沟通技巧。
- 识别冲突的焦点所在。
- 在头脑中有明确的目的或目标。
- 寻求共同的解决办法。
- 让团体成员提出解决办法：明确每种办法的优劣。
- 为满足所有人的重要需求，对备选的解决方法保持开放的态度。
- 客观地对待冲突情境。

4. 决定实施最佳解决方案
- 明确问题解决中每个人的责任（角色明确）。
- 制订时间表。
- 制订评价方式。
- 强调共同目标是大家共同关注的高质量护理。
- 强调团队成功是大家共同的责任。

应对贬低的方法。你需要制订出应对没有根据的贬低和批评的策略。通常，贬低你的人的意图是

练习23.5 跨专业沟通障碍

目的： 在模拟护理中，协助学生理解患者倡议、沟通障碍以及同伴协商的基本概念。

步骤

1. 下面是关于跨专业沟通障碍的例子。重新复习专业、患者倡议、沟通障碍和同伴协商的基本概念。
2. 制订回应。
3. 将你的回应与其他同学的回应进行比较，讨论回应之间的不同。某些不同的回答展示了问题情境的另一个重要方面。

情境

当注册护士谢芙为68岁的古尔德女士准备止痛药物时，唐路医生阻止了她。药物已经给晚了15分钟。唐路说需要谢芙立即到20C房间来协助患者排泄并处理相关问题。古尔德女士是一位糖尿病患者，如果不按时服药就会造成呕吐和疼痛的时间延长，因此谢芙女士告诉唐路医生她将10分钟后过来（在这10分钟里，她需要帮助古尔德服药）。唐路医生已经在去20C房间的路上了，他转过身来，大声说："当我说需要帮助的时候，就是指立刻。我非常忙，你没有注意到吗？"

如果你是谢芙女士，什么样的回应才是恰当的？

讨论

可以在课堂中讨论这个情境，也可以作为作业或者测验。

抬高自己。说这种话的人感到了自身的不足或是被威胁。通常，这种事情和真正的行为没什么关系。有时，这种批评是符合事实的，但批评的时间和地点非常不合适（比如在护士站或是在患者在场时）。不论如何，让批评者将无端的情绪释放到护士身上，许多护士的自然反应就是辩解或感到尴尬，有时会真的感到信心不足。

有效处理贬低和无端指责的第一步就要进行识别。如果同事或上级说的话导致了防御或是尴尬，那么这种言论可能不是真实客观的；如果说话者说的是协助提高个人技能的合理信息，以私人的、建设性的方式提出，那么这是一种学习性回应而不应该被视为贬低。分清两种不同的交流方式可以帮助护士"把小麦从谷壳中分离出来"。思考下面这个护理学生的例子。

案例：护理学生

你检查一个哭闹患儿的内耳，发现鼓膜发红。你向你的主管报告说患儿可能有内耳感染。

A．回应：当儿童哭闹时，骨膜通常会肿胀、发红。当患儿平静下来后再检查一次如何？（学习性回应）或者

B．回应：当然，当儿童哭闹时鼓膜会发红。你在学校时没学过吗？我没有时间来解答这么基础的问题！（贬低式回应）

你更喜欢哪种回应？为什么？

第一种回应使得护士学习到了有用的信息，可以运用到实践中，第二种回应引起了对抗，也没有多少学习过程。这种回应将会让护士犹豫是否再从主管那里获取临床信息。同样的，患者将是最后的受害者。

当这种贬低被识别出来时，你应该尽快以自信的方式进行口头回应。如果等待合适的时机，通常会导致怨恨和丧失自尊，过后再想让当事人回忆起当时的细节就会更加困难；同时，如果你的愤怒而非问题行为会主导你的反应，你最好用几分钟冷静一下，之后以理性的方式来呈现信息。你可以用下列方式回应这种贬低：

- 首先处理这种令人不快或不尊重的行为。简要地说明这种行为以及对你的影响，重点对贬低行为进行描述。一旦处理了贬低，你可以讨论一下对你行为的批评本身。
- 准备一些标准的回应。由于贬低通常会让人感到惊讶，因此准备一些标准的公开回应是有用的。回应的例子如下：
  - 我认为你的评论非常令人不安并感到被侮辱。
  - 我认为你说的话是一种攻击。它不是由于我的行为导致的。

建设性地批评

对他人提出建设性的批评或者接受他人的建设性批评对多数人来说都是比较困难的。参考百宝箱23.4。为了处理建设性批评，护士可以做下列事情：

- 当你冷静时确定时间。
- 申请召开尊重隐私的督导会议。
- 分散个人的焦虑。
- 认真听取批评然后进行释义。
- 说明你认真地采纳了改进建议。
- 讨论实际情况但避免辩护。
- 制订处理相似情况的计划，积极主动而不是被动回应。
- 保持开放的对话。

作为一名护理学生，你会遇到因一名同事的行为导致了一系列意见不同或争议的情况。这是因为你同事对于某一情境意义或行为含义的理解与你有很大差异。由于年龄、价值观、人生哲学、问题处理方式、生活方式的不同，以及对问题的定义和处理方法的不同，导致了冲突行为的发生。这些不同导致了摩擦，让人际交往由合作变为竞争。冲突可以用相互尊重、开放、坦诚且积极的沟通来解决。

百宝箱23.4　建设性批评

进行建设性批评的步骤

1. 表达共情。例如，"我明白，家里的事情会比较困难"。
2. 描述行为。例如，"但我发现，你有三天都上班迟到了"。
3. 陈述期望。例如，"从现在开始，你都应该按时上班"。
4. 列出后果。例如，"如果你准时上班，我们就能更好地交接班，如果你再迟到，我就要向人事部门上报"。

接受建设性批评的步骤

1. 倾听并转述。如果不明确，询问详细的例子。例如，"你是说不能迟到？"
2. 表示你在认真地听取建议。例如，"我听到你说的话了。"
3. 通过陈述支持性事实来说明你的观点，不要试图辩解。例如，"我的车子启动不了。"
4. 制订未来的计划。例如，"我将用这次的薪水来修车。在修好之前，我让玛丽载我上班。"

对破坏性行为的记录和上报

保证医疗护理团队高质量护理的一个重要方面就是和那些违反行为准则的团队成员进行对质。研究显示，向上级举报同事却不与同事讨论有问题的行为，不利于团队恢复和谐。然而，调查显示绝大多数的医生和护士既不愿意对质，也不愿意上报。Amer（2013）和其他专家认为，护士应监督其他护士和团队成员，使他们的行为符合机构的行为标准和准则。如果你试图直接与没有达成行为改变的团队成员讨论其行为，那么你需要遵守机构的流程并上报。在处理破坏性行为时，非常重要的一点就是对这种行为的记录。最好是这个机构有非惩罚的流程，当被施加压力时，许多人会进行报复。要注意这一点。

当冒犯行为被记录后，有些机构会举办"沟通培训会"。

建立支持的系统

对进入护理实践领域的专业人士来说，同事关系是事业成功的重要因素。虽然没有什么可以代替展示专业能力的护理工作结果，但人际交往策略可以使这个过程更为顺利。正直、尊重他人、可靠、

幽默、开放、愿意与他人分享等特质是建立支持系统所需要的。

在工作中形成一个可靠的支持系统。同事间相互分享信息、想法和策略的支持网络为个人努力增添了集体的力量，而且最大程度地降低了误解的可能性。当遇到问题或冲突情境时，事先从可以信赖的同事那里获得建议有助于更有效地解决问题。支持可以降低与工作相关的压力并提高工作满意度。通常，专业机构并没有把提供情感支持作为主要目标，而专业机构中的小团体可以提供个人支持。由有相似工作经历的人组成的专业支持团体可以使人得到安慰，因为有为通常家庭和朋友对你经历的情感体验的理解是有限的。

正强化

每个人都希望自己的努力得到他人的承认。对同事简单地说一句"谢谢"或发一条信息说"做得好"会让对方感到自己是被欣赏的。如果机构有整合团队训练和安全举措，参加团队活动可整合到工作评价中。积极的评价与奖金挂钩。为促进交流，确保患者安全而做的努力会得到机构的正式或非正式认可。识别出问题并制订出解决方案的个人或病房会在年度"安全会议"上得到认可和提名。

防止和化解冲突的组织策略：为营造相互尊重的组织氛围而努力

在第四章中已经讨论了影响护理安全的组织策略，组织中的其他策略应该包括对组织系统的理解，在合作氛围中应传递出对所有员工的尊重。

寻求跨学科沟通的机会

创造多学科聚集的机会对于加强沟通和交流来说是十分有效的策略。可以通过多种形式讨论问题，如合作查房、会议、团队简介和汇报以及委员会讨论。有研究证明，日常团队查房和共同决策可

以减少患者的住院天数，降低住院费用。

理解组织系统

当你在组织中工作时，你自然地成为了组织系统的一部分，接受组织的行为准则。每个组织系统都对其专业沟通流程的一系列要求和准则进行了界定。即使你的想法非常出色，如果没有理解要求或者不愿结成完成目标所需的积极联盟，你的出色想法也会大打折扣。比如，如果你的指导者将你视为首要联系人员，那么在没有请示指导者的情况下就寻求其他人员或学生的帮助不是最佳做法。

虽然绕开已有的管理系统，转而寻求更高的或层级结构中更次要的资源在开始时看起来不太具有威胁，这种行为却可能无法解决困难。另外，这种做法影响了真诚交流所需的相互信任。避免积极互动的原因可能源于错误思维的内部循环过程。由于沟通被视为过程的一部分，发出者和接收者对接收的信息进行了释义，这种释义可能反映了真实情境也可能没有。

寻求建立明确的政策

正如前面提到过的，联合委员会要求所有医疗机构制定书面行为准则并建立处理破坏性行为的内部流程。

持续教育的预防策略应该包括参与果决性训练或 TeamSTEPPS。提高员工意识的教育干预是非常有效的，就如本书中给出的各种练习一样。仅进行一次教育干预是不够的，团队训练是必要的。文献建议定期对需求进行再评估，并对沟通技巧和冲突管理策略进行回顾。

任务报告

在冲突情境得以解决之后，管理人员或护理管理者需要进行报告。报告的目的是培养洞察力、增进理解并预防类似事件的发生，进而做出改变。

总　结

本章对护患关系中使用的交流原则进行了扩展，用于医疗团队各专业人士间的沟通。绝大多数护士在职业生涯中都会有与同事发生冲突的经历。应在良好的护患关系中使用缜密思考的目标、真诚共情、积极倾听、尊重，这些要素在护士与其他医疗人员的相处中也同样适用。护士与同事间专业沟通桥梁的构架需要合作、协调和建立人际网络。专业沟通中障碍的改进方法包括协商和冲突化解。学习是一个终身的过程，护理技能和沟通技巧都需要终身学习，这将会随着你在跨学科医疗团队中的工作不断积累经验。

伦理困境　你会怎么做？

你在产科病房上 12 小时的班。今天，凯林女士是你的患者之一。她的子宫收缩扩张已经很完全了，但在 10 个小时的产程后，宫缩仍持续 2 分钟。凯林和她的助产士玛丽医生都让她完全自然生产，不使用药物。然而，今天玛丽医生下班了，她的搭档今天上班。这位新的助产士让你为凯林使用几种药物来加强宫缩，加速产程。这是因为她在镇上还有一位患者要生产。你的病房贯彻相信患者、将实践权利授权给患者的模式。你将如何处理与医生可能发生的冲突？这是一个道德上的两难处境吗？

问题讨论

1. 反思一下有人试图恐吓或欺凌你的时候。你当时有什么感受？你对这种情境有什么样的回应策略？

2. 在与非护理专业的团队成员进行沟通来创造协作气氛时，使用什么样的策略效果最佳？

Laschinger HK, Wong C, Regan S:Workplace incivility and new graduate nurses' mental health: the protective role of resiliency. *J Nurs Admin* 43(7-8):415-421, 2013

目的： 对安大略的 272 名新毕业护士进行调查，探讨工作场所的不文明行为与护士心理健康间的关系以及心理弹性的保护作用。

结果： 新毕业护士经历了多种工作场所不文明行为。这些行为加剧了新护士的压力和沮丧。回归分析显示，所有类型的不文明行为均与护士的心理健康症状有关，这些症状包括生气、害怕以及悲伤。研究者发现，心理弹性可以保护护士少受不文明行为的负面影响。结论认为，来自于同事的不文明行为具有非常大的破坏性。

临床实践应用： 不文明行为违反工作场所相互尊重的准则。作为新护士，你需要认识破坏性行为，运用沟通策略并参与文明干预活动。如果这种行为还在持续发生，应保持警惕并按机构规定的流程上报。作为护士，我们应该为让同事感到尊重的积极行为付出努力。

参考文献

Agency for Healthcare Research and Quality (AHRQ). (n.d.) PSNet: patient safety network.

Patient Safety Primers. Disruptive and unprofessional behavior. Accessed December 11, 2013. http://psnet.ahrq.gov/primerHome.aspx.

Agency for Healthcare Research and Quality (AHRQ). (n.d.). /

Agency for Healthcare Research and Quality: *TeamSTEPPS 2.0: Instructor Manual:Table of Contents. March, 2014*, Rockville, Md, 2014, Agency for Healthcare Research and Quality. [Module 6: Mutual Support].

Amer KS: *Quality and Safety for Transformational Nursing: Core Competencies*, Upper Saddle River, NJ, 2013, Prentice Hall.

American Association of Critical Care Nurses (AACCN): *Zero tolerance for abuse position statement* 2004. Accessed December 11, 2013. www.aacn.org/WD/Practice/Docs/Zero_Tolerance_for_Abuse.pdf.

American Medical Association (AMA): *Opinion 9.045 Physicians with Disruptive Behavior*, 2008. Available online. Accessed August 11, 2014. www.ama-assn.org/ama/pub/physician-resources/medical-ethics/code-medical-ethics/opinion9045.pageabout-ama/our-people, 2008. or www.ama-assn.org/go/omss.

American Nurses Association (ANA): *Code of Ethics for nurses with interpretive statements*, Washington, DC, 2001, Author.

American Nurses Association (ANA): *Position Statements; Delegation*, 2005. www.nursingworld.org/MainMenuCategories/Policy-Advocacy/Positions-and-Resolutions/ANAPositionStatements/Position-Statements-Alphabetically/Joint-Statement-on-Delegation-American-Nurses-Association-and-NationalCouncil-of-State-Boards.html.

American Nurses Association (ANA): *Registered professional nurses and unlicensed assistive personnel*, Washington, DC, 1994, Author.

Bing.com. Bing videos. [type in "communication in hospitals"]

Blair PL: Lateral violence in nursing, *J Emerg Nurs* 38(5):1–4, 2013.

Costello J, Clarke C, Gravely G, D'Agostino-Rose D, et al.: Working together to build a respectful workplace: Transforming OR culture, *AORN J* 93(1):1–11, 2011.

Farahani MA, Sahragard R, Carroll JK, Mohammadi E: Communication barriers to patient education in cardiac inpatient care: A qualitative study of multiple perspectives, *Int J Nurs Pract* 17:322–328, 2011.

Herlehy AM: Influencing safe perioperative practice through collaboration, *AORN J* 94(3):1–2, 2011.

Institute of Medicine (IOM): *Health Professions Education: A Bridge to Quality*, Washington DC, 2003, National Academies Press.

Johansen ML: Keeping the peace: Conflict management strategies for nurse managers, *Nurs Manag* 43(2):50–54, 2012.

Johnson SL, Rea RE: Workplace bullying: concerns for nurse leaders, *J Nurs Admin* 39(2):84–90, 2009.

The Joint Commission (TJC): Behaviors that undermine a culture of safety, *Sentinel Event Alert No. 40*, July 9, 2008. Accessed December 12, 2013. http://www.jointcommission.org/assets/1/18/SEA_40.pdf.

The Joint Commission (TJC): Preventing Violence in the health care setting, *Sentinel Event Alert No. 45*, 2010. June 3. http://www.jointcommission.org/assets/1/18/sea_45.pdf.

The Joint Commission (TJC): Appendix A: Checklists to Advance effective communication, cultural competence, and patient- and family-centered care for the lesbian, gay, bisexual, and transgender (LGBT) community. In *Advancing Effective Communication, Cultural Competence, and Patient- and Family-Centered Care for the Lesbian, lesbian, gay, bisexual, and transgender (LGBT) community*, A Field Guide, 2011, p 35. http://www.jointcommission.org/assets/1/18/LGBTFieldGuide.pdf.

The Joint Commission (TJC): *Advancing Effective Communication, cultural competence, and patient- and family-centered care*, 2010. http://www.jointcommission.org/Advancing_Effective_Communication/.

Levy R: *Self-revelation through relationships*, Englewood Cliffs, NJ, 1972, Prentice Hall.

Nielsen P, Mann S: Team function in obstetrics to reduce errors and improve outcomes, *Obstet Gynecol Clin* 35(1):61–65, 2008.

O'Daniel M, Rosenstein AH: Professional communication and team collaboration. In Hughes RG, editor: *Patient safety and quality: an evidence-based handbook for nurses* Agency for Research and Quality, Rockville, MD, 2008, pp . [AHRQ Pub no 08–0043].

Olender-Russo L: Creating a culture of regard: an antidote for workplace bullying, *Creat Nurs* 15(2):75–81, 2009.

O'Reilly KB: *AMA meeting: disruptive behavior standard draws fire*. amednews.com, 2008. Available online www.ama-assn.org/amednews/2008/12/01/prse1201.htm.

QSEN Institute. (n.d.). Pre-licensure KSAS. http://qsen.org/competencies/pre-licensure-ksas/.

QSEN Institute. (n.d.). Teamwork and Collaboration QSEN Learning Module. www.qsen.org/. Accessed June 1, 13.

Robinson J, Scollan-Koliopoulos M, Kamienski M, Burke K: Generational differences and learning style preferences in nurses from a large metropolitan medical center, *J Nurses Staff Dev* 28(4):166–172, 2012.

Seago JA: Professional communication. In Hughes RG, editor: *Patient safety and quality: an evidence-based handbook for nurses*, Rockville, MD, 2008, Agency for Healthcare Research and Quality. [AHRQ Publication no. 08-0043].

Spence-Laschinger HK, Leiter M, Day A, et al.: Workplace empowerment, incivility and burnout: impact on staff nurse recruitment and retention outcomes, *J Nurs Manag* 17:302–311, 2009.

Wachs J: Workplace incivility, bullying, and mobbing, *AAOHN J* 57(2): 88, 2009.

Weaver KB: The effects of horizontal violence and bullying on new nurse retention, *J Nurses Prof Dev* 29(3):138–142, 2013.

Weaver SJ, Rosen MA: Chapter 40: Team-Training in Health Care, *Brief update review* 472–479, 2013. AHRQ: Making health care safer II: an updated critical analysis of the evidence for patient safety, Evidence Reports/technology assessments, No.211, report no.13-E001-EF, Rockville, MD, 2013, Author. ahrq.gov/research/findings/evidence-basedreports/patientsftyupdate/ptsafetyIIchap40.pdf.

Woelfle CY, McCaffrey R: Nurse on nurse, *Nurs Forum* 42(3):123–131, 2007.

沟通以促进照护延续性

Elizabeth C. Arnold

目　标

阅读本章后，读者能够：

1. 解释照护延续性的概念及其在医疗保健中的操作性角色。
2. 描述与照护延续性相关的目前医疗保健系统中的挑战。
3. 讨论关系延续性在以患者为中心的护理和多学科团队合作中的应用。
4. 将信息延续性的概念应用到患者的转院、出院计划过程中。
5. 讨论管理延续性在个案管理、照护协调以及医疗保健系统中的应用。

在目前的医疗保健体系中，沟通交流在照护延续性中承担着重要角色，起到保障照护的质量、安全性以及患者满意度的作用。第二十四章描述了照护延续性（continuity of care, COC）的概念及其在医疗合作团队的组织、日常运行中的关键作用。照护延续性的三个主要特点是关系延续性、信息延续性、管理延续性，为研究和应用照护延续性提供了一个概念框架（Haggerty et al., 2003）。

基本概念

目前医疗保健服务面临的挑战

医疗保健体系中原有的急性的、短期的医疗护理已不再是主要的医疗服务模式。当前，医疗保健的复杂性需要一个不同的医疗护理模式来适应人们新的健康保健的需求（Mitchell et al., 2012）。主要原因包括：人口学特征中民族和种族的多样性更突出、人均寿命的延长、严峻的经济挑战、与社会因素相关的健康差异、全球化以及专业技术人员的严重短缺（尤其是医生和护士）。患者住院周期缩短，出院时并未完全康复，出院后仍需在社区的初级医疗保健机构继续接受大量而复杂的治疗。

随着诊疗技术的发展，新型药物和有效的治疗方法使得在以前医疗条件下过早死亡的发生率大大降低。如今，人们将无法治愈的癌症和其他疾病视为慢性疾病状态，患者通过自我管理能够在更长的时间内保持较好的生活质量，这已经成为一种常态而不是个别现象。因此，人们将注意力转移到慢性病的管理上：早期诊断，早期干预，改善生活方式，采取健康行为。

据估计，全球范围内 60% 的死亡由慢性疾病导致（Paquette-Warren et al., 2014）。有效治疗慢性疾病越来越被认为是医疗保健服务的当务之急。医疗技术的发展已经彻底改变了急性病的预防、诊断和治疗，带来了革命性的进步。但在人们寿命延长的同时，慢性病的发病率也逐渐增加，因此需要相应的医疗保健服务予以支持。基于上述原因，医疗服务的重心已经从医院转移到社区，并更关注公共卫生问题（Cooke et al., 2008; Institute of Medicine, IOM, 2003）。以社区为基础的综合卫生服务体系可以为慢性生理和心理疾病患者提供最全面的医疗护理服务（Stan et al., 2013；Porter O'Grady, 2014）。

照护延续性的概念

照护延续性最早由 Haggerty（2003）用于描述医疗保健中的多维度纵向照护概念，强调在临床机构中不间断地提供以患者为中心的优质照护。照护延续性包括三个维度：关系的延续、信息的延续和管理的延续。这三个维度是患者照护中相互依赖的重要组成部分（Haggerty, 2003；Schultz, 2009）。

Haggerty 和他的同事们（2008）将关系延续性定义为"患者在其不同治疗护理阶段与一名或多名医务人员建立的治疗性关系，这些医务人员承担临床的责任并了解患者的个人情况和病情"（p.118）。在医疗团队中经常交流患者的治疗护理情况，有助于保证治疗团队中的关系延续性。信息延续性是指根据患者的相关数据，调整患者当前的治疗和护理方案，以满足其实际需要。这一概念包括共享记录（如医疗档案）和必要的技术来保证医务人员和患者之间进行远程实时沟通——这是出院后的主要沟通方式，用来帮助患者及其家庭做出高质量的照护决策。管理延续性是指给予患者持续的、一致的健康管理，可以根据患者需求的变化灵活地进行调整。协调照护和个案管理已成为与管理延续性相关的重要方法。

照护延续性通过协调的以社区为基础的医疗服务，将急症治疗与护理和初级医疗保健联系起来。Sparbel 和 Anderson（2000）将照护延续性的概念解释为"在一个或多个医疗机构中发生的一系列相连接的照护患者的活动"（p.17）。照护延续性实际上证实了这种转变，即从医院的急症治疗护理逐步转变为在社区内的慢性病长期自我管理。照护延续性关注的是照护的安全性和质量以及服务的协调性

和连续性。照护延续性的首要目标是确保患者获得可靠的、协调的转院，即从一个医疗机构转移到另一个医疗机构，并且每个医疗机构都能持续为患者和家属提供安全的健康网络，使其从中获得信息和支持。

Haggerty（2003）认为，照护延续性促进了以下方面的发展：

- 不同的医疗机构间的协调性增强，使患者在医疗机构间的转移更加顺畅
- 个性化的照护以满足患者不断变化的需要
- 各种信息数据共享，可以获取跨时间、跨地域的电子版数据，有助于为患者提供恰当的照护
- 通过共享管理计划，使得健康服务的提供更具有组织性、逻辑性和及时性

照护延续性可减少重复的服务、相互冲突的测试、服务的空缺，同时可减少可预防的急症的发生以及相应的治疗与护理。提高延续性可减少用药及治疗差错、提供及时的随访，使患者在不同的医疗机构中的转院更容易。对于慢性病患者和老年患者，照护延续性意味着其照护者会更熟悉他们既往的身体状况，也更能注意到他们健康状况的细微变化（von Bultzingslowen et al., 2006）。

照护延续性：慢性病的治疗途径

照护延续性是初级护理首选的慢性病治疗模式。世界卫生组织（WHO, 2002）将慢性健康问题定义为"需要几年或几十年持续管理的健康问题"（p.11）。例如，哮喘、纤维肌痛病、癌症、多发性硬化症、糖尿病、严重的长期精神障碍、慢性阻塞性肺疾病以及充血性心力衰竭。在美国及全球，慢性病都是造成死亡和残障的主要原因。据美国医疗保健研究与质量局（AHRQ, 2013）估计，多达1/3 的成年人以及 80% 的老年人罹患至少两种慢性

病，这对个体的健康状况、躯体功能和生活质量都造成了负面影响，他们需要接受治疗。慢性疾病一般都会有病情加重期和缓解期。在不同时期，患者都需要持续的医疗支持和自我护理管理（Wagner, 2001）。慢性病用很多令人意想不到的方式打乱了个体正常的生活。

Kleinman（1988）解释道：

慢性疾病的暗流汹涌如火山：它不会消失，而是持续威胁。它会爆发，会失去控制……当前所面临的危机只是一部分，随后还要面对疾病带来的众多烦恼……慢性病意味着个体对其健康和正常生理功能失去了自信。（p.44、p.45）

照护延续性模式的构建基于 Wagner 及其团队（2001）发展的慢性病照护模式。这一模式是为了在患者及其家庭知情的情况下，和做好准备的医疗服务团队之间建立有效交流，以改善患者的健康结局。医务人员授权并鼓励患者及家庭承担慢性病自我管理的主要责任，与患者建立合作关系、给予持续的专业指导，是以社区为基础的医疗保健的主要方式。照护延续性有助于缩小在今后若干年持续存在的慢性病患者多方面的照护需求与日益减少的财政投入之间的差距。相关的初级医疗保健策略的核心是"开展以患者为中心的护理，合作制订目标，解决问题，协调跟进"（Glasgow and Goldstein, 2008, p.129）。

在初级医疗保健中延续性的相关性

初级医疗保健被认为是以社区为基础的医疗保健的核心，在一个社区内为人们提供广泛综合的医疗保健服务。在初级医疗保健中，社区医院是慢性病照护的最初形式，也是主要资源。从事初级医疗保健的人员可以进行一些常见病、非疑难病的诊断和治疗工作。同时服务还包括健康教育、预防性筛查以及健康维护。希望通过社区资源的支持、综

合的决策制订和信息技术，共同加强以患者为中心的关系，并改善患者的健康结局（Coleman et al., 2009）。

患者被认为是不断变化的医疗护理服务中的活跃因素。我们希望绝大多数患者在社区初级医疗保健机构提供的协调的、易获得的健康照护的支持下，能够对自身慢性疾病进行自我管理。初级医疗保健的主要特点包括：

- 以人为中心，医务人员和患者之间保持持续的相互关系
- 常见的健康问题，可作为首次就诊点方便居民获得相应的服务
- 提供全面的医疗护理能满足多数患者的需求，而不需要转诊
- 针对个体不断变化的健康需求和反应，提供高度个性化的照护（IOM, 2012；Starfield and Horder, 2007）

Cramm J, Nieboer A: Professional views on interprofessional stroke team functioning, *Int J Integr Care* 11(25):1-8, 2011.

背景：本研究的目的在于从不同专业医务人员的角度探讨一个出色的中风医疗团队成功的因素。

方法：采用目的抽样的方法，从个人和团队两个层面分析团队成功的因素。来自 34 个不同的综合性中风治疗团队的 558 名不同专业背景的医务人员填写了调查问卷。采用分层随机—效应模型进行数据分析。

研究结果：数据分析结果表明，在个人层面上，个人发展、社交幸福感、跨专业教育、沟通能力以及对角色的理解是主要的影响因素。在团队层面，沟通和对角色的理解是主要的影响因素。个人层面因素和团队层面因素之间尚未发现明显相关。研究结果提示，通过跨专业的教育来提高人际沟通技巧、明确角色定位以及提高团队成员的社交幸福感和沟通能力可以使团队表现更出色。

对实践的意义：明确的角色定位和良好的沟通能力无论对个人还是对团队都非常重要。提问：如果说护士在跨专业

合作团队里扮演着重要角色，那么作为合作团队中的一名专业护士，你如何理解你的专业角色？

应用

Ferrer 和 Gill（2013）认为，"初级医疗保健中的一个常见困境是孤立地考虑问题，而没有顾及其多维性和纵向性两个特点"（p.301）。照护延续性意识到多方合作努力在帮助患者有效解决临床问题中的重要作用。应对慢性病的方式通常被认为是改变生活方式和获得可利用的医疗资源。照护延续性的本意就是保证健康照护的稳定性，为患者及其家庭提供一个便于获取支持和信息的安全的健康照护网络。照护延续性的每个方面——关系的、信息的和管理的延续性需要共同作用，设定目标并实施协调的干预措施。Guilliford 与其同事（2006）提倡从患者和照护提供者两个角度来看待照护延续性。这就更容易理解需要良好的合作关系来保证照护的延续性。

关系延续性

关系延续性是指照护延续性模式中跨越时间和医疗机构的人际关系的延续。关系延续性适用于护士与患者及其家庭的关系、团队之间的关系、医院和社区医务人员之间的关系。关系越稳固，患者获得协调的高质量照护的可能性就越大。尊重患者及其家庭的价值观、信仰、文化背景以及偏好是建立以患者为中心的关系延续性的基础。患者与初级医疗保健人员或医疗团队建立相互信任的关系，会使他们相信自己的健康需求将持续获得满足。

照护的关系延续性目的是发展稳定的医患关系，一方面让患者知情，另一方面专业的医疗保健团队要积极主动、有所准备，两者相互作用共同努力，以实现慢性病管理的健康目标。联合委员会最

新出台的以患者为中心的沟通交流标准包括与医生或护士的沟通、工作人员的反应、关于用药的沟通、疼痛管理的沟通、作为可测量结果的出院计划等（The Joint Commission, 2013）。加强医务人员间的合作是提高关系延续性的一个主要策略，可以改善患者的结局（San Martin-Rodriguez et al., 2008；van Servellen et al., 2006）。

照护延续性中的新角色

医疗卫生改革导致了新的专业角色和服务形式的发展，从而更好地解决了国民的健康需求。创新的角色包括住院医师、社区医院以及多专业协作的团队。

住院医师

住院医师是为了加强急症诊疗机构中的照护延续性而设立的一个新的专业角色 (Amin and Owen, 2006)。住院医师可以是医生或者执业护士，受雇于医院在临床管理中对患者的治疗。住院医师专门负责住院患者的治疗，并承担其医疗保健的全部责任，包括开医嘱、综合分析检查结果、制订治疗方案、为患者和家庭提供建议并与可能或即将参与患者出院后照护的其他专业医务人员进行沟通。住院医师的专业方向并非由临床专业决定，而是由其所在的医疗单位决定（Schneller and Epstein, 2006）。专科医师可以起到顾问的作用。

护士在和住院医师的沟通中扮演着重要角色。护士是重要的信息提供者、技术熟练的专业人员、患者的支持者以及医院内协调性照护的执行者。患者在住院前与住院医师并未建立关系。患者的责任护士有责任执行住院医师的医嘱。护士应该积极主动地与住院医师交流患者的情况，并在协作团队的会议中正式汇报患者相关信息。

当患者的病情出现变化时，住院医师要与家属见面，讨论病情变化、可选择的治疗方案以及家属的担忧。哪怕在最好的情况下，患者及家属与住院医师或医疗团队可讨论一些敏感的问题，比如停止

生命支持或转院，都会让患者及家属产生恐惧感。当住院医师和医疗团队离开后，护士可以与患者和家属继续谈话，回答一些问题并提供支持，通过这种方式帮助患者和家属。

社区医院

社区医院既是一个概念，也是初级医疗保健中的一个"地方"。作为一个概念，它的特殊意义在于可以提高初级医疗保健的可及性（Crabtree et al., 2010）。社区医院承担的职责是为其所属地区的患者及其家庭在一个熟悉的环境中提供正规的、可及的、全面的初级医疗保健服务。社区医院满足了大多数患者的健康需求，由此成为患者就医的首个就诊点（Grumbach and Bodenheimer, 2002；Keeling and Lewenson, 2013）。

患者把社区医院视为一线的医疗资源。由于那里的医生、执业护士、医生助理、护士、社会工作者、牙医和其他医务工作人员持续了解患者的病情和生活方式等问题，因此可以提供更优质的医疗保健服务。患者病情或健康状况微小的变化都会在随后的家庭访视中被及时发现。

与一些专家和社区机构的协调合作可以扩展社区医院的功能，高效地完成转诊，使医务人员之间准确、迅速地传递信息。患者的治疗由社区医院进行协调，减少了重复或不必要的预约。当然，医务人员仔细研读患者的检查报告也是一个关键因素。保证医疗的质量和安全性是社区医院非常重要的特征。

团队医疗

第三个角色转变是从之前由单个医务人员为患者提供医疗服务，转变为一个合作的医疗团队为患者提供服务。Katzenbach 和 Smith（1999）将协作团队定义为"在技术上互补的几个人，致力于一个共同的目的，对行动的目标、方法互相负责"（p.45）。

在协作团队中，关系的延续性被描述为一个活跃的、持续存在的联盟，这个联盟是由互相协作的来自不同专业的医务人员组成，共同为患者提供医疗保健服务。团队中每名成员用各自的知识和技能解决患者的不同问题；有些功能有一定重叠，但其余部分是互补的，总体上是一个协调的治疗团队。在团队会议上，有经验的专业人员对常见问题达成共识，以此为基础提出一个更好的解决方案。团队合作对整体医疗护理质量的管理起重要作用，这也是护士应具备的一项 QSEN 能力。

协作团队的组成、目标和活动有助于确保采取多种形式的照护延续性，同时满足照护延续性以患者为中心的服务的需要，例如灾难反应团队、医院的急症救护团队、以医疗之家和家庭医疗为主的团队、精神疾病救助团队和姑息治疗团队等（Mitchell et al., 2012）。合作医疗团队大致分为多学科、学科内和跨学科团队，期望通过两名或更多的具有专门技能的临床医务人员的合作，为患者提供医疗服务。

团队的沟通可以是非正式的，也可以在正式的团队会议上进行。跨学科团队人际关系应该考虑到每个学科不同的标准和行为，同时强调共同使命，即一起努力解决患者复杂的临床问题（Clark et al., 2007；D'Amour and Oandasan, 2005）。明确各自及共同承担的责任，对于保持和谐的工作关系非常重要。团队成员应该尊重每一个成员的个性、文化、经历背景以及承担的组织职责的差异性——这些会影响团队的沟通。

在正式会议中，团队成员有责任参与团体讨论以促进患者健康目标的实现。设定方向、应优先给予患者的医疗照护以及切实可行的照护范围，与确定具体的照护内容同等重要。团队成员应注意关系中潜在的安全问题，比如身份地位的差异，以及当其他成员不同意时，接纳可能带来的风险。当跨学科医疗团队能够成功处理关系时，团队成员们会收获更多，并对团队合作的成果感到满意。

关系延续性的基本要素

与熟悉的医务人员建立治疗性关系可以为患者提供一个持续的、基本的沟通渠道，使患者能够获得更好的医疗照护，以满足其特殊的健康需求。在照护延续性中处理人际关系包括三个要：以患者为中心、合作和协调（Stans et al., 2013）。

以患者为中心的护理

图 24.1 展示了以患者为中心护理的要素。患者应该是主要的信息提供者、主动的协商者、最终决策的制订者以及治疗结果的评价者（Engebretson et al., 2008）。患者应该积极参与制订可实现的治疗目标。以患者为中心有助于医务人员和患者在制订和管理医疗保健决策中对各自合法利益的相互尊重和保护。

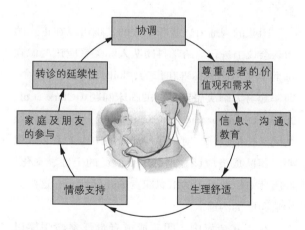

图 24.1　照护延续性中以患者为中心护理的要素

共同决策是一个关键要素。决策的过程开始于为每一位患者提供符合其自身情况的充足信息，使其在知情的情况下做出决策。同样重要的是，提供的信息必须是患者容易理解的。信息必须与每位患者的诊断和治疗相关。首先要考虑的问题是："患者需要了解哪些必要的信息，以便在知情的情况下做出决策？"有些患者希望尽可能多地获取信息；有些只想知道基本情况。另外一种情况是逐步获取

主要信息，在获取信息的过程中，更好地分析和提出相关的问题。文化规范决定接受信息的程度以及信息应该提供给谁（见第七章）。

第二个要考虑的问题是患者在此时此刻需要什么信息？例如，一位刚刚确诊为晚期卵巢癌的患者正关注即将进行的一次长途旅行，并数次表示她将完成这次旅行而不会死于癌症。就当下而言，感同身受地理解患者处于正在接受诊断的状态，比指出她不愿接受"事实"更有帮助。

为了确保在尊重患者的价值观、需求及偏好的情况下做出医疗决策，你需要仔细倾听和观察患者对既往健康体验的描述。这些资料是为患者及家属提供符合其需求的健康教育和帮助他们做出理性决策的基础。相关信息包括：

- 关于诊断的详细信息
- 可选择的治疗方案以及期望的结果
- 每种治疗方式的风险和益处
- 预期的临床结果
- 达到期望的临床结果所必需的治疗和护理过程

在一段时间内保持医务人员的一致性可以使患者和专业团队更加全力以赴地为患者获得更好的健康结局而共同努力。医务人员和患者应该学着相互了解、尊重对方。百宝箱 24.1 列出了在团队会议上进行有效交流所必需的能力。

百宝箱24.1　在团队会议上进行有效交流所必需的能力

- 能够认识到自己专业的优势和局限性、价值观、假设、偏见以及对自己和他人的期望。
- 接受并适应团队成员的个体差异和不同的专业背景，包括沟通方式的性别差异、不同的专业文化以及不同专业视角。
- 培养专业的技巧和富有建设性的冲突解决技巧来应对合作过程中出现的存在争议的专业问题。
- 通过协商和共同努力达成让跨学科团队中每一位成员都能接受的共识。

- 有意地形成共享的力量以创造双赢的局面。可以邀请较少说话的人表达他们的意见。强调相互交流思想是发展共享力量的最佳途径。
- 培养临床实践能力，树立自信心，专业的自信来自专业的贡献。抓住一切机会展示自己的专业知识和技能，获取信任。
- 具备系统思维的知识和思想，把每一个临床情境和合作的过程放到一个更大的组织和医疗保健系统中去考虑。
- 在整个团队会议过程中表现出了良好的生理和心理状态，意识到存在冲突的议题以及团队成员不同的价值观，这样你才能够有效地维护患者的利益。
- 了解团队的发展和过程（见第七章）。
- 将成员间自发的对话转为更正式的讨论。
- 在讨论中，重视自主性和统一性之间的平衡。
- 记住，没有所谓的"完美的"解决方案，患者才是最终的决策者。
- 能够区分问题是只需要简单的决策就能解决，还是复杂的富有挑战性的临床情境，需要一个协作的、综合性解决方案。并不是每一个决策都需要经过协商。

Adapted from Gardner D: Ten lessons in collaboration, *Online J Issues Nurs* 10(1): 2, 2005.

合作

第二个要素是合作。跨专业合作的目标是"信息的整合，而不只是简单相加"（Muir，2008，p.5）。患者需要医务人员和社区机构对他们的医疗护理情况进行持续的协调和沟通。

跨专业合作能够使合作者学到新的技能和方法，并鼓励不同专业的医务人员开展协作性的创新（Sievers，2006）。当不同学科背景的人员在一起密切合作时，他们对彼此的专业有了新的认识，相互产生信任并达成共识，相信能够找到解决患者问题的最好方法。来自不同专业的每位成员都应承担各自的以及与其他成员共同承担的职责。有组织的团队合作可以减少琐碎和重复的劳动，提高照护的质量和安全性（见第四章）。图24.2展示了理想的跨专业合作的特征。

患者与医务人员、医务人员之间的沟通交流水平影响着治疗效果和患者的满意度。在一段时间内，患者一直接受同一个医疗团队提供的健康照护，不管是初级医疗保健还是到二级医疗机构就诊，患者都与之持续保持治疗关系，可以增强患者的信心。Mitchell和同事（2012）提出了有效团队合作的五条原则："拥有共同的目标、明确承担的角色、互相信任、进行有效的沟通以及设定评价过程和结局的指标"（p.6）。事先设定可测量的评价过程和结局的指标可以使所有参与成员从制订计划开始就朝着目标努力，并且在评价过程中不断纠正错误。

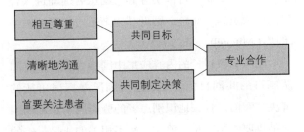

图24.2　合作的特征

协调

关系的延续性中的第三个要素是协调。有效的协调依赖所有参与提供医疗保健的专业人员建立动态的相互关系。有共同的目标，并对每位医务人员的工作有基本了解，这样每个成员就知道工作时该如何相互配合而融为一个整体，这些都有助于更好地理解协调及其在促进良好临床结局中发挥的作用。Havens等人（2010）认为，对相互关系的理解尤其重要，因为"来自不同专业的人员由于接受的训练、社会化和专业背景不同而常常导致他们在各自不同的'思维世界'里"（p.928）。积极的协调所需的其他因素多与患者相关——如患者的偏好、经济来源、可获得的健康照护和支持系统等。拥有共同的目标可以使医务人员在慢性病治疗中进行有效的协调。

共同目标

共同的目标是有效的团队合作和协调的必然

产物。患者及家属在设定、修改、更新目标的过程中起到了关键的作用。作为合作团队的成员，患者的意见可以使医务人员对他们的需求、偏好、资源以及个人目标有一个更真实的评估。患者可以提供很重要的信息，告诉我们应该如何去做，并使医务人员更敏感地意识到他们实际的需求和优先要解决的问题。

患者及家属是合作团队中的特殊成员。他们通常缺乏有关医疗保健的正规培训，也不太理解团队会议中的一些医学术语。同一团队的成员就患者的治疗护理可以定期相互沟通，但这对患者来说往往是不可能的。护士可以引导和帮助患者逐渐进入合作团队成员这一角色，帮助其逐渐适应和理解医学术语（Mitchell et al., 2012）。

团队会议讨论的内容应集中围绕患者和医疗团队制订的共同目标。在通过头脑风暴探讨可能的解决方案前，仔细地识别患者的健康问题及影响因素是重要的第一步。关注一些不相关的或是过去的数据而不是关注当前的信息，会影响团队成员集中精力满足患者及其家庭目前的主要需求和寻求解决问题的办法。为解决问题展开的沟通应该是互相尊重、信息准确、及时和经常性的。沟通的目的是为分享获得的启示，而不是简单的信息交换。面对分歧而彼此相互信任和尊重，可以有力地促进坦诚的对话。一旦达成一致，整个团队（包括患者）都要负起责任去完成。

清晰的角色

清晰的角色是跨学科医疗团队和社区家庭医疗团队成功合作必不可少的先决条件。有效的合作与参与需要每一个成员对自身专业的价值观、应该具备的专业水平、实践范围有一个清楚的了解，而且还应了解并尊重其他团队成员的专业角色、专业责任和专业水平（Lidskog et al., 2007）。

每位团队成员不仅是独立的专业人员，还代表着一个不同的学科或专业，同时也是医疗保健合作团队的成员。Mosser 和 Begun（2014）指出，"团队中不同专业人员的角色、教育背景和价值观赋予每个专业独特的特征"（p.55）。每个专业都有其固有的行为规范和职业道德。有些内容可能类似，但服务范围不同，实施方式也不同（Cramm and Nieboer, 2011）。有关医务人员对有效团队职能的看法的研究指出，对角色的理解和人际沟通交流是影响跨专业团队角色职能的最主要因素（Cramm and Nieboer, 2011）。

即使个人与专业的价值观、态度及实践不一致，专业的培训和对道德规范行为准则的解释也可以帮助我们优先考虑专业的价值观（D'Amour and Oandasan, 2005；Hall, 2005）。团队角色混淆、专业间竞争加剧、职责分工不明确被认为是有效团队沟通的潜在障碍（Sparbel and Anderson, 2000）。练习 24.1 让我们了解其他与健康相关的专业，有助于理解不同健康专业的角色。

互相信任

不同专业的医务人员相互信任、彼此依赖才能更好地相互支持（Guilliford et al., 2006）。如果没有定期的跨学科团队会议，上述情形很难发生。除非有一个开展合作性对话的正式时间和地点，否则跨专业合作所必需的专业人员之间的联系就不会真正实现。团队会议使不同专业的人员相互了解，同时也提供了一个平台来讨论分歧和冲突。当团队内部起冲突时，患者会有所察觉。冲突会让人觉得团队的言论不可信，甚至导致混乱和不良结果。团队成员应该一起协商制订团队工作流程、讨论可能的分歧，并致力于为患者提供高质量的健康照护。

有效沟通

团队沟通技巧与你在任何专业组织的互动相似。首先向团队其他成员进行自我介绍，明确自己在团队中以及有关患者健康照护计划中承担的专业角色，并寻求团队其他成员具体的反馈（Zwarsenstein et al., 2007）。

虽然有相似的组织发展过程，但跨专业团队的会议交流与其他工作团队的沟通方式不同（见第八

目的： 使学生了解跨专业的医疗保健团队成员在教育和技能上的相同和不同之处。

步骤

1. 将学生分成几组，每组 4~6 人。每组分配一个专业，通过描述专业的教育准备和技能培训目标的设置，来探讨不同专业的特点。这几个专业包括：医生、药剂师、社会工作者和执业护士。

2.（可以当作课外作业完成）写下对你所分配的专业的简要描述，使团队成员都容易理解。

3. 识别并确定 10~12 个关键的描述词来概括这个专业的显著特征。

4. 每个团体将讨论结果展示给全班同学。

讨论

1. 比较每组不同专业在教育和技能培训上的相同和不同。

2. 怎样使每个专业对技能的要求与以患者为中心的医疗服务和决策制定联系起来？

3. 你将如何运用在这次练习中学到的知识，与其他专业的医务人员进行更好地沟通？

章）。团队会议的焦点通常是患者目前需要解决的问题。每位团队成员包括患者本人，都有责任分享相关的患者信息、听取他人意见、积极参与决策讨论和解决问题。在团队会议上，很重要的一点是尊重多样性、专业价值观和每个成员的想法，即使你不同意其观点。尊重并参考其他团队成员对同样情形的不同意见也非常重要。

这里有一些技巧可以用于团队会议，以加强团队内的沟通。

- 先听再说。认真倾听是最有效的沟通交流技巧之一。采取认真倾听的姿态表示对发言者的尊重。当你聆听其他人发言时，会注意到发言者和团队其他成员的态度及一些非言语行为。这些都是影响信息传递的重要因素，会影响对信息的理解，便于你做出适当的回应。

- 知道自己在说什么。当你在团队会议上分享你的临床观察和专业看法时，注意尽可能地详尽、真实、具体并描述清楚。坦诚地反馈和分享，哪怕观点不同，也可以建立信任并加强成员间的联系。循证数据为跨专业讨论提供了基础。护士通过交流可以对患者当前的问题、健康需求、偏好、价值观和个人反应进行正面评价。这是护士的强项。因为护士与患者相处时间长，可以有更多的时间持续与患者接触，进

行谈话和观察。

- 明智地发出你的声音。护士积极参与正式的团队会议非常必要。你不必对每件事都发表意见，但你提出的观点是独特的，而且对讨论很重要。护士被认为是收集和分享患者对疾病和治疗反应相关信息的最佳人选。

- 对不同的观点持开放态度。团队沟通的一个优点是允许对同一个问题持有多个不同观点。探讨不同的想法和观点，可以使解决问题的措施更丰富，有助于形成一个协调的、大家认同的解决患者棘手问题的方案。了解角色职责的差别和其他专业基本的价值观有助于你更好地理解其他人的观点。在照护患者过程中，意识到自己的长处和短处，并思考如何吸收其他学科的专长。

- 寻求反馈。鼓励与你有互动的其他团队成员做出相应的反馈。例如，"我想听听你是怎么考虑的"。分析你获得的信息并且提出相关的开放式问题。头脑风暴和解决问题的过程对提出最有效的解决方法是不可缺少的。跨专业团队决策的制定应该是经过协商的、所有成员共同努力提出的。达成共识的解决方案最有效，而且也更容易实现。

- 在系统内工作。患者是照护的核心，医疗保健机构是更大的医疗保健管理系统的一部分，

这个大的管理系统会影响团队功能和患者的结局（Ginter et al., 2013）。在一个指定的照护情境下，超出患者控制能力的一些系统因素和直接为患者提供照护的医疗团队会影响什么事情可能发生、什么不可能发生。当团队成员了解系统内的限制和可利用的机会时，可以节约宝贵的时间。

团队会议上沟通的内容与过程

在有效的团队会议上，内容和议程紧密结合。内容是核心，每名团队成员都应该尽可能地做好充分准备。这意味着你需要弄清楚，患者的哪些情况是你了解的，哪些情况是你所不了解的。已安排好的团队会议应该有清楚的议程，并且每一项内容的时间分配应明确。提前计划好可以使会议运作流畅。会议议程可以是简短的。如果需要额外添加一些重要内容，应该在会议一开始就加上。每次会议记录的内容应重点突出制定的决策、需要完成的具体内容以及每位团队成员承担的职责。轮流担任领导和分配角色有助于团队成员分担工作量并建立合作团队的责任感。明确角色和职责范围有助于成员将注意力放在重要且有意义的事情上面，同时也节约了时间。

和专业人员分享想法是一门艺术。技巧是可以学习的。如果某人提出了一个特别合适的观点，应该承认它的价值。如果成员对某个看法持保留态度，应该鼓励他们把自己的意见表达出来。表达合理的担忧不同于评判另一个团队成员想法的对与错，也更容易被接受。针对一个问题站在中立的角度解释你的看法和理由，而不是针对某一个人。学习处理冲突，无论对团队建设还是专业人员之间的合作对话都非常重要（见第二十三章）。

顺利举办合作会议的前提是每名团队成员都理解并认可和支持团队的使命是为患者提供高质量的协调的照护。时间对繁忙的医务人员来说非常宝贵，团队会议应该准时开始，准时结束。会议议程可以时刻提醒参会成员关注本次会议的内容。练习24.2为学生提供了一次练习机会，即在制定团体决策中合作的技巧。

信息延续性

信息延续性是指为了给患者提供持续协调的高质量照护而进行的医务人员之间、医疗系统之间以及医务人员与患者之间的信息交换。即时的电子数据传递可以"把一个个医务人员联系起来，把一个个医疗活动联系起来"（Pontin and Lewis, 2008, p.1199）。在理想情况下，不管任何时间和地点，医务人员、医疗机构和患者及家属之间应该持续保持数据和临床信息的交流。一些特殊的资料应随着

练习24.2　合作制定决策

目标： 帮助学生探索如何就一个不确定的状况达成共识。

步骤

将全班学生分成几组，每组 3~4 人。每组指定 1 名同学做好记录。

1. 每组成员都要展现一个与某个重症患者有关的真实的临床情境，可以分 1~2 个片段。
2. 每名学生都要参与情境的展现，在其中扮演角色。其他组成员可以进行提问。
3. 团体必须选择一个情境，并解释选取该情境的理由。

讨论

- 每组是如何做出决定的？
- 当你得知针对某一情况并没有完美答案，而你们又不得不做出团队决定时，你的感受如何？
- 哪些因素使得进行合作性讨论和制定决策更容易？哪些因素增加了难度？
- 一个团队如何在短时间内做一个比较艰难的决定，你从这个练习中学到了什么？

患者从初级保健机构到二级保健机构，反之亦然。整个医疗保健系统内的医务人员都可以获得同一患者的资料（Agarwal and Crooks, 2008）。可能的药物反应、开始和结束服药的时间、个人对特殊药物的反应等相关数据也容易获得。

信息延续性对提供安全的高质量照护非常重要。错误的临床记录、不完善的出院计划和相关数据、缺乏或延迟治疗授权以及患者对病情、治疗、自我管理缺乏了解，都可能导致临床问题的发生。如果在转院时不及时交流信息，可能导致治疗延迟，会增加患者及家属不必要的焦虑。信息延续性为那些经常接受各种治疗、预约、就诊的不堪重负患者提供了一个安全的网络。患者能够和各种医务人员、治疗中心进行直接沟通——令他们感到宽慰的是，每个参与其治疗护理的人员获得的患者的信息是相同的。

医院内及时的信息延续的形式包括跨专业的团队会议、私下碰头会和进程记录等。当患者从一个医疗机构转移到另一医疗机构时，需要的材料有工作的交接记录、出院计划、推荐的联系方式和联系人、患者住院小结。

在社区，信息延续性能够使患者得到以下便利：预约提醒、对诊断和照护方案的耐心解释，以及有准确的电子医疗记录供患者和医务人员共享等。信息延续的目的是确保每个参与照护的人员步调一致。与患者及家属分享健康和治疗的信息应该是持续的、完整的、准确的，同时以容易理解的方式提供给患者。知道会发生什么而且应急预案已准备好，可以增强患者的安全感（Haggerty et al., 2013）。通知家属患者病情或治疗方案的变化，是确保信息延续的重要组成部分，尤其是当家属与患者联系并不密切时。照护延续性中信息的延续使患者的转院更有效且高效。从不同的医务人员那里获得一致信息可以增强患者的信心，并且更信任医务人员。

照护延续性中的转院和出院计划

Rhudy 等人（2010）提出，提高患者在医疗机构中的转院质量应该是一个国家首先解决的问题。特别是病情较复杂的慢性病患者，在诊治过程中往往会经历多次转院。不幸的是，不同医疗机构间针对患者治疗护理的改变与许多"可避免的不良事件"和"巧亏一篑"有关（Mitchell et al., 2012）。准确记录信息、患者转出与转入的机构共享信息是信息延续的一部分，同时也存在关系的延续。

除了医疗保险规定的住院时间限制外，患者转院往往因为病情、功能状况或医疗需求发生变化，而不是患者自愿的选择。转院，不管是从医院转向家中、康复中心、辅助照护中心，还是从社区医疗机构转向医院，对患者和家属来说都是一次影响其身心状态的事件。这也是患者比较脆弱的时候。患者和家属往往很焦虑，因为他们不知道接下来会发生什么。Carr（2008）指出，"转院不应该是之前照护的突然停止，而是通过协调的工作交接，患者获得了一个新的医疗团队的照护"（p.26）。

在过渡期照护中护士的角色

美国案例管理协会（The Case Management Society of America, CMSA, 2008）对过渡期照护和照护的转变做了清楚的区分。过渡期照护是指当患者的照护需求发生变化时，患者就诊地点、提供照护的医务人员、照护的级别随之发生变化。美国老年医学学会（American Geriatrics Society, 2007）将过渡期照护定义为"当患者在不同医疗机构或者在同一医疗机构的不同科室转换时，所采取的一系列用来确保照护的协调性和延续性的活动（p.30）。"过渡期照护开始于医院，并代表了在医院护理中护士传统角色的拓展。顺利转院需要考虑患者和家属的需求，这些需求往往与医疗机构或医务人员所能提供的医疗资源相对应，从而真正确认和满足患者照护的需求（Naylor,

2012）。表24.1列出了有效的过渡期照护的基本要素。

表24.1 制订转院计划的基本要素	
照护要素	
活动	**组成**
评估需求	医疗状况和功能状态，认知、情绪及行为上的支持需求，支持系统情况
挑选最合适的下一个医疗机构	护理院 院内康复 辅助生活照护 家里，有家庭保健助手 家里，和家人同住或独居
安排服务	确认合适的医疗机构，并核实患者的经济状况或保险覆盖范围
临床小结	病程（诊断和治疗过程） 重要的检查结果（实验室、影像、其他） 照护计划的要点（如何照顾患者）
调整用药	目前的用药清单 哪些药要停止服用，为什么？ 哪些药要开始服用，为什么？
随访	预约（姓名、时间、日期、电话号码）

Adapted from Boling P:Care transitions and home health care, *Clin Geriatri Med* 25: 135-148, 2009.

急症救护医院多为短期住院。当患者住院超过规定时间但仍需要较高技术要求的医疗护理时，他们可能被转到一家长期照护医院。一旦确定要转院，患者和家属需要尽快知道哪些资料是转院时所需要的。一般而言，医院都有一位照护协调员，护士经常安排这个协调员去看望患者并参与之后的随访。患者家属往往认为患者是被随意转移到一个长期照护医院或养老院的，而不是由于外部的监管因素造成的。对所有的转院建议都要与患者和家属进行充分的讨论并要包含在患者的治疗计划中。

护士在计划患者的转院过程中担任着重要角色。提早计划转院可以让患者及其主要照顾者根据患者的照护需求、优势、偏好和经济状况做好切实可行的准备。哪怕是最基本的转院计划也应该包括对患者自主性和选择权的尊重（Birminghan, 2009）。如果患者和家属有充足的时间来考虑各个方面的问题直到觉得满意，就可以更好地与医务人员协商制订随后可行的照护计划。选择越多，意外越少；每个人都要参与进来并对可能发生的事情有一个清晰的认识。护士与患者交流转院计划时，护士可以揭示一些患者隐藏的问题，如害怕被遗弃或在新医院接受较差的照护、家庭责任、安全感、经济方面的担忧、社会支持、对结果的担心以及需要的额外支持，如临时看护和对环境安全的需求等。如果患者不能参与出院计划的讨论和制订，需要患者指定的家属或合法监护人参加。

所有涉及过渡期照护的沟通都必须是安全的而且符合《健康保险携带与责任法案》的要求。患者转出的医院需要留一个联系人及电话，以解答患者的问题或顾虑（Snow et al., 2009）。在不同医疗机构之间转院可能会造成意想不到的信息缺失（Coleman and Berenson, 2004; Greenwald et al., 2007）。百宝箱24.2展示了在转院过程中送出和接收两个团队的职责：送出方应该格外注意转院相关信息的完整性和准确性；接收方应该仔细阅读转院报告并尽可能多地提问，以确保理解无误。

百宝箱24.2 转院过程中送出和接收照护团队的核心职能
期望送出和接收照护团队都能够： • 改变观念，即把患者出院这一概念转变为需要持续管理的患者转院的概念。 • 在患者入院时或入院前就开始为转到另一个医疗机构做准备。 • 了解患者及其照顾者的偏好，并将这些偏好恰当地纳入照护计划中。 • 识别患者的社会支持系统及患者基本功能状况（例如，出院后患者如何照顾自己）。 • 与不同医疗机构的医务人员进行交流与合作，制订并执行共同的照护计划。

- 采用其他医疗机构的合作者偏爱的交流方式并与之沟通（例如通过电话、传真、电子邮件）。

期望送出照护团队能够保证：

- 患者病情足够平稳，可以转移到另一个照护场所。
- 患者及其照顾者理解转院的目的。
- 接收机构有能力且已经做好准备满足患者的需求。
- 所有相关的转院信息表格已经填好。
- 照护计划、医嘱以及临床总结提前送到接收的医疗机构。出院总结应包括患者的基本功能状况（生理功能和认知功能）以及社会工作者、职业治疗师、物理治疗师等其他参与患者照护的专业人员的建议。
- 患者及时与一个合适的专业人员预约随访。
- 照护团队中有一名成员可以让患者、家属以及接收照护团队在患者转院后的 72 小时内都可以联系到，对照护计划中的任何疑虑进行解答和讨论。
- 患者和家属了解其医疗保险的福利以及覆盖范围。

期望接收照护团队能够保证：

- 在患者到达前或到达时已经阅读了患者的转院记录单、临床总结、出院小结和医嘱。
- 患者的照护计划中包括了患者的期望和偏好。
- 对患者照护计划、患者状态、患者的用药情况的异议或困惑已经和送出团队核实清楚。

From HMO Work Group on Care Management: *One client, many places: managing health care transitions,* Washington, DC, 2004, AAHP-HIAA Foundation, p.7.

出院计划

　　成功的出院计划包含信息的延续，出院是患者治疗过程中的一个重要的转换点（Lees, 2013）。制订出院计划的目的是给患者和家属提供他们需要的各种信息，以保障患者的康复和刚出院时期的健康状况。对于出院后能够进行自我照顾的常规出院患者，出院计划更容易制订和实施。即使是常规出院，有关用药方面的患者教育、出院后特定的健康指导以及联系人等也要与患者及家属进行充分讨论。提供可选择的合适的出院后紧急救护人员是为患者及其家属提供支持的一种特殊形式（Birmingham, 2009）。

　　非常规出院的患者往往需要出院后康复治疗、额外的医疗支持服务和在家中备有医疗设备，因此出院计划的制订相对更复杂。制订出院计划首先应仔细回顾患者的入院资料，然后检查其入院后的相关数据。在患者住院时尽早开始制订出院计划，可以让患者及家属有时间做好转院的身心准备，并在出院后获得所需的支持。可以在平常的治疗护理中进行非正式的讨论。其他时间的健康教育可以采用更专注的回示的方式，让患者来回示。经常检查患者及家属是否理解所讲的内容，并鼓励他们提问题和表达内心的担忧。百宝箱 24.3 展示了出院过程中的护理工作内容。练习24.3 提供了一次练习制订出院计划的机会。

百宝箱24.3　患者出院过程中的护理工作内容

- 让患者用自己的语言来解释出院计划，以此评估患者对出院计划的理解情况。
- 告知患者和家属那些已做完但在出院时还未出结果的检查，以及可以处理此事的合适人员。
- 如果需要，安排好出院后的随访预约和检查。提供相关的联系电话。
- 如果需要，提供关于家庭医疗服务的信息。
- 核实用药计划并确保患者和家属明确所有的改变（例如，医院里使用的药物在社区里可能买不到）。
- 和患者及家属一起阅读书面的日常护理指导，并且认真讨论如果出现问题应该如何处理。
- 确认患者在家中的照顾者和转院安排。
- 督促尽快将患者的出院小结交给社区的医疗保健人员，社区的个案管理者承担起管理患者的职责。

　　制订出院计划的目的是给患者和家属提供他需要的各种信息，以保障患者的康复和刚出院时的健康状况。研究显示，制订针对患者的需要的出院计划可以减少患者住院时间、降低再住院率、提高患者的满意度（Shepperd et al., 2013）。

　　核对用药情况是入院和出院计划中的重要内容。联合委员会特别将这一点列为国家的患者安全目标的第 8 点。患者入院时可能同时服用许多种药物，入院后有些用药会改变或停用，也可能会添加一些其他药物。当患者要出院时，应该给患者一份电子版或书面的用药清单，包括药物的名称、通用

练习24.3　　制订出院计划

目的: 为学生提供一次机会,即通过制订出院计划来理解这个制订的过程。

步骤

使用指南中的数据,为你病区内一位新入院的患者制订一份简单的出院计划或者使用下面这个案例。

杰夫是一位66岁的男性,最初因为严重胸痛、气短、头晕和心悸被收入急诊。他被诊断为心肌梗塞,并被收入冠心病监护病房。由于血清标记物持续上升,他持续几天都需要吸氧,他使用吗啡止痛以及镇静剂维持舒适。在使用地高辛的情况下,他目前病情稳定,心电图为正常窦性心律,今天下午将被转移到普通病房。他的妻子和女儿每天来探望他数次。他妻子表示,虽然她已经筋疲力尽,但很高兴他能够转入普通病房。杰夫长期患有冠状动脉疾病,并有心脏病家族史。这是他第一次突发心梗。

讨论

如果这是你得到的关于杰夫的全部信息,你还需要哪些资料,使用第四章描述的SBAR格式(情境、背景、评估和建议)来制订一份完整的出院计划。

名和学名、用药剂量、频率和上次服药时间,这些应该都记在患者的电子医疗记录中。和患者及其照顾者一起核对这份清单。在初级医疗保健机构,也应该和患者一起定期核对用药情况,尤其是当患者同时在看不止一位医生的时候。

一个关键问题是,在患者的支持系统里,谁可以在患者刚出院时提供帮助,以及如果患者需要额外的照护支持,什么样的安排是合适的。提出开放式问题,以了解患者的居家环境以及可能得到的支持。这些信息应该是非常明确的。因为即使患者有家属住在同一个地区,也不意味着那些家属可以给予患者直接的支持。你需要知道一个患者的主要支持者的姓名和电子医疗记录上患者出院后的特殊安排。询问患者出院后的担忧和期望很重要。患者出院回家,其照顾者需要得到具体的指导以帮助患者在家中做好自我管理、应对慢性健康问题,这样的指导需要不止一次,而是几次。口头解释书面的宣教材料并且将其发给每位患者。在出院前合适的时候,为患者及其照顾者安排或推荐一些必要的支持或培训。

出院总结

联合委员会(TJC,2013)指出,出院总结要在患者出院后30天内完成。一份出院总结应该包括患者的诊断、院内治疗或管理和出院后的随访计划(Kripalani et al., 2007)。每位患者的书面出院总结的内容应包括:

- 入院原因
- 重要的检查结果
- 诊断和治疗经过
- 患者出院时的情况
- 对患者和家属的指导
- 医生的签名

护士负责向患者或其照顾者口头解释出院总结,提供书面的指导,完成出院相关文件表格的填写。患者或他们的主要照顾者会拿到一份出院总结的复件,并被告知要妥善保存。患者出院后第一次随访预约要带着出院总结。尽管出院总结和出院医嘱是由医生书写并签署的,护士在患者出院过程中也承担着重要角色。

出院指导与出院医嘱或出院总结不同。一份具体的书面出院指导应该对患者出院后饮食、活动水平、体重监测、如何处理病情加重或恶化、相关医院的联系电话以及可以联系的初级医疗保健人员等有明确的说明。书面指导应该简单且具体——例如"如果你在1周内体重增加超过1千克,请与你的医生联系"。在出院时给患者一份书面的用药清单,包括处方药、非处方药物、维生素和中草药。使用讲解——回示的方法(见第十五章)来确保患者完全理解了你讲的出院后居家自我管理的内容。

副标题可以帮助组织和突出患者出院后照护的相关信息（Kripalani et al. 2007）。患者出院的相关文件应该包括患者出院时的一般情况或功能状况、住院期间接受的治疗和护理的总结、为患者（家属）提供的出院指导以及患者的反应。明确患者可能的中间落脚点（护理院、康复中心或家里）。你需要做好记录，即患者或家属已经拿到了出院指导。

管理延续性

需要以变革的思维和方法来重新审视美国的医疗保健系统，使之更加完善，改善患者的医疗体验（包括质量和满意度），关注大众健康，减少人均医疗保健成本（Berwick et al 2008；Brandt et al.，2014）。

以较强的系统为基础的管理延续性可以促进自我管理。管理延续性被定义为"针对患者不断变化的需求而采取的一种持续一致的健康管理方法"（Al-Azri, 2008, p.147）。作为社区内慢性病的纵向管理方法，管理的延续包含了通过协调照护和个案管理使患者的需求与社区支持相结合。

协调照护和患者系统导航

协调照护和患者系统导航的基本目标是克服复杂的医疗保健系统中的障碍、协调服务、改善患者健康结局。照护协调者的责任是在确保照护计划是医务人员在与患者建立合作关系的情况下制订的。这个过程开始于与患者建立一种非评判性的合作关系，以明确健康目标和可能影响目标达成的障碍。照护协调者有责任确认每个个体的健康目标，并协调服务和人员达到这些目标。他们必须学会驾驭复杂的系统，还要擅长与患者、家属以及参与患者照护的专业人员交流。协调的内容包括以下几点：

- 建立以信任为基础的关系
- 与患者、家属、医疗服务提供者和社区人员进行沟通交流，建立交流和照护的共同期望
- 提供健康教育
- 评估优势、挑战、需求和目标
- 执行前瞻性的照护计划
- 监督进展情况，协助随访
- 支持自我管理的目标
- 促进知情选择、知情同意和决策制定
- 使照护的过渡更为顺利
- 将患者与社区资源联系起来
- 调整资源以满足患者的需求
- 建立联系的通道，鼓励所有参与照护的人员及患者保持及时有效的信息交流

与患者和家属一起协调照护时，有效地建立和保持专业的界限很有必要。界限起到一定的限制作用，可以使照护的协调者保持专业性，并确保与患者相互尊重的环境。下面列出的是一些保持界限的重要技巧：

- 总是在患者的医疗服务提供者的治疗建议下工作。照护协调者绝不能提供任何与上述治疗建议相违背的意见。
- 照护协调者处于影响者的位置，而患者处于易受影响的弱势。过多的参与使照护协调者承担过多的工作，反而妨碍重要任务的完成。
- 评估你的文化理念与偏见，了解你所在的社区。

协调照护的成功在很大程度上取决于每一个医务人员与社区支持组织间的关系密切程度。如果没有相互的了解和共同的目标，信息的传递将无法进行和保持。定期对协调照护的有效性和质量进行评估并做出报告对了解患者的需求是否被满足十分重要。

个案管理

美国个案管理协会（Case Management Society of America）将**个案管理**定义为"一个包括评估、计划、促进、倡导选择与服务的合作过程，以通过沟通交流和可获得的资源促进具有成本效益的健康结局，满足个体的健康需求"。无论在医院还是在初级医疗保健机构工作，护士都应该了解个案管理如何实施以及如何将其融入照护延续性中。

个案管理是一项专业性的支持性干预，它帮助患者对其自身健康进行自我管理（Nazareth et al., 2008; Saultz and Albedaiwi, 2004）。美国医疗保健研究与质量局（The Agency for Healthcare Research and Quality, AHRQ, 2013）倡导协调照护、团队合作、将行为和精神健康融入初级医疗保健中、与社区紧密联系，这些是提高社区医疗服务质量的最好方法。个案管理策略旨在帮助患者在最小限制的环境中获得自身的最好功能状态。个案管理策略是依据以下目的设计的：

- 提高患者的生活质量
- 减少医疗服务过程中的断裂和重复
- 控制不必要的医疗保健花费（Gallagher et al., 2009）

个案管理能够让患有多种或严重慢性身心疾病的患者在家中生活，并在社区中发挥作用（Ploeg et al., 2008）。当慢性病患者无法独立地建立或维持自我管理时，他们就需要一个个案管理者。个案管理的服务人群包括年老体弱者、精神疾病患者或痴呆患者以及因为慢性精神疾病或慢性躯体功能缺陷而影响日常生活的患者。

Carter（2009）指出，"个案管理是提高医疗保健整体质量，同时减少开支的核心元素"（p.166）。了解社区资源以促进初级医疗保健机构内的医疗保健服务，能够使个案管理者在合适的时间把合适的照护提供给合适的患者及其家属。与照护质量、合作、资源利用相关联的个案管理的实践标准与联合委员会制订的国家患者安全目标是一致的（Amin and Owen, 2006）。

案　例

波尔顿是一位患有严重的慢性克罗恩病的48岁男性。他有永久性的肠造瘘口，同时服用许多药物，遭受病情周期性加重的痛苦，因此住院接受治疗。波尔顿唯一的收入来自残疾人社会保障保险。同时他有神经系统的问题，影响到平衡和步态并引起严重疼痛。他无法入睡，社交孤立。他与他的猫一起生活。他80岁的母亲生活在另一个州。除了他的医生，波尔顿没有支持系统。随着最近一次住院，他被认为适于做个案管理。练习24.4提供了一个练习，即利用个案管理方法来评估患者并制订照护计划。

个案管理的原则与策略

个案管理是通过广泛持续的医疗保健服务和社区支持，来协调和管理患者的医疗与护理。个案管理模式以护理程序为结构框架。其策略包括照护延续性的有关概念，如交流、团队建设以及多学科医疗团队成员（包括患者和家庭照顾者）的数据共享。

发现案例是一种主动的个案管理策略，以识别出有潜在健康问题高危风险的患者（Thomas, 2009）。你接近患者的方式将决定你接收的信息的完整性。

首次评估的内容包括患者姓名、住址、患者医疗服务提供者的电话号码、社会服务代表、学校或工作单位联系人，还包括医疗保险信息。可用的社会支持和宗教组织、既往住院情况、治疗经历、目前的用药和过敏史，预先指示是否拒绝抢救、认知和精神状态、运动状态以及对日常

练习24.4　　为波尔顿制订照护计划：个案管理方法

目的： 练习使用个案管理方法对波尔顿进行评估，并为他制订照护计划。

步骤

（事先思考波尔顿的问题，可以作为课外作业来完成。）全班分成几组，每组4-5名学生，思考本章中波尔顿的案例。

每组都应该确定：

- 相关的评估数据
- 了解波尔顿复杂的健康需求的最佳方法是什么？为什么？

- 波尔顿将需要哪些资源来有效地对其多和慢性健康问题进行自我管理？

15 ~ 20分钟后，各组学生分别汇报他们的计划、完成任务所需的资源以及为什么需要这些资源。

讨论

1. 做这个练习，你有什么体验？
2. 不同团体的结果有什么相同及不同之处？
3. 在做这个练习时，有没有什么让你感到惊讶？
4. 这对你今后的实践有何启示？

生活能力的评估，是个案管理评估所需的其他资料。识别影响治疗依从性的潜在障碍很重要，如患者的诊断对家庭成员和同事的影响。个案管理者定期直接与医疗保健合作团队的所有成员、患者及家属交流。个案管理者和患者共同确认患者的需求和健康目标。让患者对自身慢性病进行自我管理，特别需要注意加强患者的角色和情绪的自我管理以及关注患者的治疗及行为管理的需要（McAlister et al., 2012）。个案管理的治疗策略是依据每位患者的个人需求、价值观、偏好定制的，是以康复为目标制订的。由于个案管理是一个纵向的治疗管理过程，照护计划将需要不时调整以适应患者病情的变化。有自主决策能力的患者拥有最终的决策权。

个案管理者帮助患者协调服务、克服障碍以及提供患者需要的支持，使患者尽可能多地承担其疾病的自我管理责任。个案管理者定期与患者见面，监测他们的状态并根据需要进行适当调整。当单个机构的资源不能满足患者复杂的健康需求时，个案管理者会帮助患者及其家属向其他机构寻求服务。个案管理者与参与患者医疗护理的其他专业人员沟通合作，可以帮助避免或减少患者全面的健康问题的发生。方法包括指导或推荐患者寻求社会支持，如法律援助、社会保障福利、

残疾人福利、安全的保障性住房、社会服务和精神健康服务、戒断服务等。为了有效地指导患者，个案管理者需要深入了解社区资源的优势与不足，包括可及性、可用性、可负担性以及系统运作方式。

个案管理者还充当着倡导者的角色。个案管理者会教导社区中与残疾人、社会功能丧失的慢性病患者一起工作的人，帮助他们理解和接受患者的问题。Goodman（2014）指出，护士为患者争取权益的机会是无限的，这取决于护士的个人兴趣及能力。例如，在资金来源方面，护士经常为患者代言，以争取必要的服务。护士的言辞是可信的，因为护士在照顾弱势群体的过程中与他们建立了密切关系。当患者没有能力做到时，作为辅助支持者，个案管理者还会经常代表患者利益与保险公司或是设备供应商进行谈判。

个案管理的效果是用患者满意度、临床结局及花费来描述的。与质量改善差异性相关的实际获得的临床结局会根据治疗计划的建议以及观察到的患者状态、健康状况或医疗保健资源等方面的变化进行分析。来自外部医务人员或机构的文件也应该包括在患者的个案管理记录中。如果临床结局的差异性确实是由于治疗计划的差异造成的，那么分析其原因并对照护计划做适当的调整。

为家庭照护者提供管理延续性资源

个案管理者应为家庭照护者提供持续的支持和鼓励。Cott 和同事（2008）将医疗之家描述为"一个独特的临床环境，与急症救护或机构的环境不同"（p.19）。日益增多的慢性病患者成为居家照护的责任，家庭成员作为非正式照护者提供了大部分的照护。家庭照护既不是一个职业选择，也不是一个可以准备的角色。Weight 和同事（2009，p.209）认为，照护者并没有"地图来指引方向"。练习24.5 可以让我们从照护者的角度深入了解家庭照护者的角色。

在家中照护严重残障的患者有积极的一面，也有消极的一面。在家接受照护可以提供更好的管理延续性，因为家往往与个人的自我认同、安全感以及与那些真正关心患者的家人相联系。当一个家庭照护者的照护能力下降或出现问题时，尤其是照护者本身健康状态不佳、照护患者体力消耗大且耗时或者和患者发生冲突的时候，需要得到支持（Weinberg et al., 2007）。个案管理者可以通过认真地提问、观察、验证感受和观察结果、询问新出现的健康问题，为家庭照护者填补一些重要的信息空缺。个案管理者应向家庭照护者进行用药方面的指导，包括如何服药、用药后会出现的症状和体征、潜在的药物副作用以及什么时候需要与医务人员联系。初级医疗保健人员和随访人员的姓名、地址、电话号码，应该以书面形式交给家庭照护者。

对慢性精神疾病患者的个案管理

照护延续性对社区慢性精神疾病患者的管理起到非常重要的作用（Wierdsma et al., 2009）。这些患者发现满足衣、食、住、行这些基本需要都是生活质量的问题。慢性精神疾病和物质依赖患者因为自身症状，其功能状态常常处在边缘水平。很多患者无家可归而且身体健康状况差，这些患者往往不主动寻求帮助。但是正像 Benson(n.d.) 所说："如果用恰当的方式提供帮助，人们很少会拒绝。"

慢性精神疾病的个案管理是为患者提供高质量健康照护的关键，尤其对于社区的年轻人和年长者（Trachtenberg, 2010）。个案管理者为每位精神疾病患者提供指导、训练和介绍职业培训。他们帮助患者避免因疾病复发而再次入院。个案管理者帮助患者联系咨询服务、替代性治疗服务、社会服务和社区人际网络。

对精神疾病患者的照护延续性包括对精神疾病患儿及其家庭的全方位支持服务以及成人和儿童患

练习24.5　理解家庭照护者的角色

目的：帮助学生从家庭照护者的角度来理解其角色。

步骤

1. 与一位慢性病或精神障碍患者的一个家庭照护者交谈，并写下访谈总结。
2. 使用下列问题来收集信息：
   a. 你能否告诉我，你是因为什么以及如何承担照顾职责的？
   b. 自从成为你父母（或配偶、残疾的家人或患有精神疾病的家人）的照顾者后，你的生活出现了什么样的变化？
   c. 照顾者的角色对你来说最大的挑战是什么？
   d. 照顾者角色给你带来的回报是什么？
   e. 你是如何平衡在照顾自己的同时照顾患病或残疾的家人的？
   f. 如果有人即将承担起照顾慢性病或残障的家人的职责，你会给他什么建议？

讨论

- 对照顾者角色的总体印象是什么样的？
- 照顾者的回应有没有让你感到惊讶？
- 照顾者回应的相同之处和不同之处有哪些？
- 是什么原因导致学生之间的总结有所不同？
- 如何将你在这次练习中学到的东西应用于临床实践？

者的个案管理。环绕式服务使用以优势为基础的服务形式，包括儿童生活环境中的家庭、社区、学校和服务提供者的参与。医务人员与家属和其他社会服务者一起努力，以使患者处于适应的功能状态。环绕式服务包括在患者家庭的社会环境中加强家属和支持者的联系，以加强社会支持（Warlker and Schutte, 2004）。

总　结

照护延续性是一个动态的、多维度的概念，包括关系、信息和管理的延续性，致力于帮助个人和家庭在不同临床机构获得其管理慢性疾病所需的资源。照护延续性的目标是协调的以社区为基础的医疗服务，确保为患者提供持续的高质量照护。具有照护延续性的系统关注对患者及其家庭来说真正重要的东西，并有能力提供服务以满足患者的需求。

关系延续性包含医务人员和患者之间的合作关系以及共同决策。好的结局依靠照护患者过程中的跨学科合作和跨专业团队间的沟通交流。这里的患者可以被定义为需要照护的个体、家庭或社区。

照护延续性中的信息延续性使得在一段持续的连贯的照护经历中，患者的相关信息（资料）能够在医疗服务提供者、医疗机构和患者（家属）之间无间断地流动。照护延续性中的信息延续性是有效的转院、出院计划的重要组成部分。

个案管理是确保由于躯体或精神残障不能在社区中独立生活的个体的管理延续性的主要工具。在初级医疗保健服务中，协调照护和以服务患者为导向可以帮助患者及其家属在多个服务提供者参与的情况下获得他们需要的支持。

伦理困境　　你会怎么做？

保罗即将出院，但很明显，他再也不能独立生活了。他过去曾数次心脏病发作，伴有严重的心脏受损，目前正遭受慢性阻塞性肺疾病。他最近一次住院是因为糖尿病控制不佳。保罗难以遵守饮食限制而且需要每天注射胰岛素。他并不是一个好相处的人，但保罗确信女儿会欢迎他去她家住，因为他是"家人"。

尽管他女儿同意承担起照顾父亲的职责，但她很不情愿。她有自己的生活，而且与父亲的关系并不好。她对父亲认为自己将会照顾他的想法感到很生气。没有她的照顾，Paul 无法在社区独立生活。在这种情况下，作为一名护士，你会如何帮助他们解决这个困境？这个情况作为一个伦理困境，给了我们哪些启示？

问题讨论

1. 在你目前所在的医疗环境中，你认为促进和阻碍照护延续性的因素有哪些？

2. 在复杂的临床环境中，不同学科专业人员是如何相互影响、相互补充的？

3. 照护延续性是如何支持医疗保健的三重目标的？阅读完这一章节后你对照护延续性有了哪些更深入的理解？

参考文献

Agarwal G, Crooks V: The nature of informational continuity in general practice, *Br J Gen Pract* November e1–e8, 2008.

Al-Azri M: Continuity of care and quality of care-inseparable twin, *Oman Med J* 23(3):147–149, 2008.

Amin A, Owen M: Productive interdisciplinary team relationships: the hospitalist and the case manager, *Lippincotts Case Manag* 11(3): 160–164, 2006.

Agency for Healthcare Research and Quality (AHRQ): AHRQ updates on primary care research: Multiple chronic conditions research network, *Ann Fam Med* 485–486, 2013.

Agency for Healthcare Research and Quality (AHRQ): Chapter 2: What is care coordination? In *Care Coordination Measures Atlas*, Rockville, MD, 2011, Agency for Healthcare Research and Quality, pp.6–12.

American Geriatrics Society: Improving the quality of transitional care for persons with complex care needs (American Geriatrics Society (AGS) position statement), *Assisted Living Consult* 30–32, 2007. March/April.

Benson AC. (n.d.). BrainyQuote.com. Retrieved October 27, 2013, from BrainyQuote.com: http://www.brainyquote.com/quotes/quotes/a/acbenson101010.html

Berwick DM, Nolan TW, Whittington J: The triple aim: Care, health, and cost, *Health Affairs* 27:759–769, 2008.

Birmingham J: Patient choice in the discharge planning process, *Prof Case Manag* 14(6):296–309, 2009. quiz, 310-311.

Bodenheimer T, Wagner E, Grumbach K: Improving primary care for clients with chronic illness, *JAMA* 288(14):1775–1779, 2002.

Boling P: Care transitions and home health care, *Clin Geriatr Med* 25:135–148, 2009.

Brandt B, Luftiyya M, King J, Chioresco C: A scoping review of interprofessional collaborative practice and education using the lens of the triple aim, *J Interprof Care* 28(5):393–399, 2014.

Carr D: On the case: effective care transitions, *Nurs Manag* 32(1):25–31, 2008.

Carter J: Finding our place at the discussion table: case management and heath care reform, *Prof Case Manag* 14(4):165–166, 2009.

Case Management Society of America: *What is a case manager?* Available online, nd. http://www.cmsa.org/Home/CMSA/Whatisa CaseManager/tabid/224/Default.aspx Accessed December 3, 2014.

Clark P, Cott CC, Drinka T, et al.: Theory and practice in interprofessional ethics: a framework for understanding ethical issues in health care teams, *J Interprof Care* 21(6):591–603, 2007.

Coleman E, Berenson R: Lost in transition: challenges and opportunities for improving the quality of transitional care, *Ann Intern Med* 140:533–536, 2004.

Coleman K, Austin BT, Brach C, Wagner EH: Evidence on the Chronic Care Model in the new millennium. Health Aff (Millwood), vol, 28, no 1:75–85, 2009.

Cooke L, Gemmill R, Grant M, et al.: Advance practice nurses core competencies: a framework for developing and testing an advanced practice nurse discharge intervention, *Clin Nurse Spec* 22(5):218–225, 2008.

Cott C, Falter L, Gignac M, et al.: Helping networks in community home care for the elderly: types of team, *Can J Nurs Res* 40(1):18–37, 2008.

Crabtree B, Nutting P, Miller W, Stange K, Stewart E, Jaen CR: Summary of the national demonstration project and recommendations for the patient-centered medical home, *Ann Fam Med* 1:580–590, 2010. 8 no. Suppl.

Cramm J, Nieboer A: Professional views on interprofessional stroke team functioning, *Int J Integr Care* 11(25):1–8, 2011.

D'Amour D, Oandasan I: Interprofessionality as the field of interprofessional practice and interprofessional education: an emerging concept, *J Interprof Care* 19(Suppl 1):8–20, 2005.

Engebretson J, Mahoney J, Carlson E, et al.: Cultural competence in the era of evidence based practice, *J Prof Nurs* 24:172–178, 2008.

Ferrer R, Gill J: Shared decision making, contextualized, *Ann Fam Med* 303–305, 2013. Editorial.

Gallagher L, Truglio-Londrigan R, Levin R, et al.: Partnership for healthy living: an action research project, *Nurse Res* 16(2):7–29, 2009.

Gardner D: Ten Lessons in Collaboration, *Online J Issues in Nurs* 10(1):2, 2005.

Ginter P, Duncan WJ, Swayne L: *Strategic Management of Health Care Organizations*, 7th ed, San Francisco, 2013, Jossey-Bass.

Glasgow R, Goldstein M, Kaplan-Liss E: Chapter 5, Introduction to the principles of health behavior change. Health Promotion and Disease Prevention. In Woolf S, Jonas S, editors: 2 ed, Philadelphia, PA, 2008, Lippincott Wilkins, pp 129–147.

Goodman T: Guest Editorial: The future of nursing: An opportunity for Advocacy, *AORN* 99(6):668–670, 2014.

Greenwald JL, Denham CR, Jack BW, et al.: The hospital discharge: a review of high risk care transition with highlights of a reengineered discharge process, *J Patient Saf* 3(2):97–106, 2007.

Grumbach K, Bodenheimer T: A primary care home for Americans: putting the house in order, *JAMA* 288(7):889–893, 2002.

Guilliford M, Naithani S, Morgan M: What is "continuity of care"? *J Health Serv Res Policy* 11(4):248–250, 2006.

Haggerty JL, Reid PJ, Freeman GK, et al.: Continuity of care: a multidisciplinary review, *BMJ* 327:1219–1221, 2003.

Haggerty JL R, Pineault R, Beaulieu M, et al.: Practice features associated with client reported accessibility, continuity, and coordination of primary health care, *Ann Fam Med* 6(2):116–123, 2008.

Haggerty JL, Roberge D, Freeman GK, Beaulieu C: Experienced continuity of care when clients see multiple clinicians: a qualitative metasummary, *Ann Fam Med* 11(3):262–271, 2013.

Hall P: Interprofessional teamwork: professional cultures as barriers, *J Interprof Care* 19(Suppl 1):188–196, 2005.

Havens D, Vasey J, Gittell J, Lin W: Relational coordination among nurses and other providers: impact on the equality of patient care, *Nurs Manag* 18(8):926–937, 2010.

Institute of Medicine (IOM): *The future of the public's health in the 21st century*, Washington, DC, 2003, National Academies Press.

Institute of Medicine (IOM): *Primary care and public health: Exploring integration to improve population health*, Washington DC, 2012, National Academy Press.

Jeffcott SA, Lee: *Conceptual model of handover elements*, 2009 (From Jeffcott SA, et al. Improving measurement in clinical handover. Qual Saf Health Care. 2009;18[4]:272–277.)

Jeffcott SA, Evans SM, Cameron PA, et al.: Improving measurement in clinical handover, *Qual Saf Health Care* 18(4):272–277, 2009.

Joseph MJ: Project Manager: Center for Health Improvement, Primary Care Coalition of Montgomery County, Maryland, *Unpublished manuscript*, 2014. Received, March 2014.

Katzenbach JR, Smith DK: *The Wisdom of Teams: Creating the High-Performance Organization*, New York, 1999, HarperBusiness.

Keeling A, Lewenson S: A nursing historical perspective on the medical home: Impact on health care policy, *Nurs Outlook* 61:360–366, 2013.

Kleinman A:, The illness narratives: suffering, healing, and the human condition Basic Books: 1988 New York.

Kripalani S, LeFevre F, Phillips C, et al.: Deficits in communication and information transfer between hospital-based and primary care physicians: implications for client safety and continuity of care, *JAMA* 297(8):831–841, 2007.

Lidskog M, Lofmark A, Ahlstrom G, et al.: Interprofessional education on a training ward for older people: students conceptions of nurses, occupational therapists and social workers, *J Interprof Care* 21(4):387–399, 2007.

McAllister, et al.: Client empowerment: The need to consider it as a measurable client-reported outcome for chronic conditions, *BMC Health Serv Res* 12:157, 2012.

Mitchell P, Wynia M, Golden R, McNellis B, Okun S, Webb CE, Rohrbach V, Von Kohorn I: *Core principles & values of effective team-based health care. Discussion Paper*, Washington, DC, 2012, Institute of Medicine. www.iom.edu/tbc.

Mosser G, Begun J: *Teamwork in Health Care*, New York, NY, 2014, McGraw Hill.

Muir JC: Team, diversity and building communities, *J Palliat Med* 11(1):5–7, 2008.

Naylor MD: Advancing high value transitional care: Thecentral role of nursing and its leadership, *Nursing AdministrationQuarterly* 36:115126, 2012.

Nazareth I, Jones L, Irving A, et al.: Perceived concepts of care in people with colorectal and breast cancer—a qualitative case study analysis, *Eur J Cancer Care (Engl)* 17:569–577, 2008.

Lees L: The key principles of effective discharge planning. *Nurs Times* 109(3). Accessed October 6, 2013 www.nursingtimes.net/nursing.discharge-planning/5053740.article, 2013.

Porter-O'Grady T: From tradition to transformation: A revolutionary moment for nursing in age of reform, *Nurse Lead* 12(1):65–69, 2014.

Paquette-Warren Roberts E, Fournie M, Tyler M, Brown J, Harris S: Immprovint chronic care through continuing education of interprofessional primary care teams: a process evaluation, *J Interprof Care* 28(3):232–238, 2014.

Ploeg J, Hayward L, Woodward C, et al.: A case study of a Canadian homelessness intervention programme for elderly people, *Health Soc Care Community* 16(6):593–605, 2008.

Pontin D, Lewis M: Maintaining the continuity of care in community children's nursing caseloads in a service for children with life-limiting, life-threatening or chronic health conditions: a qualitative analysis, *J Clin Nurs* 18:1199–1206, 2008.

Rhudy L, Holland D, Bowles K: Illuminating hospital discharge planning: Staff nurse decision making, *Appl Nurs Res* 23(4):198–206, 2010.

San Martin-Rodriguez L, D'Amour D, Leduc N, et al.: Outcomes of interprofessional collaboration of hospitalized cancer client, *Cancer Nurs* 31(2):E18–E27, 2008.

Saultz J, Albedaiwi W: Interpersonal continuity of care and client satisfaction: a critical review, *Ann Fam Med* 2(5):445–451, 2004.

Schneller E, Epstein K: The hospitalist movement in the United States; agency and common agency issues, *Health Care Manag Rev* 31(4):308–316, 2006.

Schultz K: Strategies to enhance teaching about continuity of care, *Can Fam Physician* 56:666–668, 2009.

Shepperd S, Lannin N, Clemson L, McCluskey A, Cameron ID, Barras SL: Discharge planning from hospital to home, *Cochrane Database Syst Rev* 1:CD000313, 2013.

Sievers B, Wolf S: Teams: communication in multidisciplinary care, *Clin Nurse Spec* 20(2):75–80, 2006.

Snow V, Beck D, Budnitz T, Miller D, Potter J, Williams: Transitions of care consensus policy statement: society of general internal medicine, society of hospital medicine, American geriatrics society, American College of Emergency Physicians and Society for Academic Medicine, *Journal of Hospital Medicine* 4:364–370, 2009.

Sparbel K, Anderson MA: Integrated literature review of continuity of care: part 1, conceptual issues, *J Nurs Sch* 32(1):17–24, 2000.

Stans SE, Stevens JA, Beurskens AJ: Interprofessional practice in primary care: development of a tailored process model, *J Multidiscip Health* 6:139–147, 2013.

Starfield B, Horder J: Interpersonal continuity: Old and new perspectives, *Br J Gen Pract* 57(540):527–529, 2007.

The Joint Commission: Comprehensive Accreditation Manual for Hospitals: The Official Handbook (CAMH). Oakbrook Terrace, IL, *Joint Commission on Accreditation of Health Care Organizations*, 2013.

Thomas D: Case management for chronic conditions, *Nurs Manag* 15(10):22–27, 2009.

Trachtenberg D: *County Council Member, Montgomery county Member*, Rockville MD, January 7, 2010, Montgomery county Mental Health Advisory Committee.

Van Servellen G, Fongwa M, Mockus D'Errico E, et al.: Continuity of care and quality care outcomes for people experiencing chronic conditions: a literature review, *Nurs Health Sci* 8:185–195, 2006.

Von Bultzingslowen I, Eliasson G, Sarvimaki A, et al.: Clients' views on interpersonal continuity based on four core foundations, *Fam Pract* 23(2):210–219, 2006.

Wagner E, Austin B, Davis C, Hindmarsh M, Schaerer J, Bonomi A: Improving chronic illness care: Translating evidence into action, *Health Aff* 20(6):64–78, 2001.

Walker JS, Shutte KM: Practice and process in wraparound teamwork, *Journal of Emotional and Behavioral Disorders* 12(3):182–192, 2004.

Weinberg D, Lusenhop RW, Gittell G, et al.: Coordination between formal providers and informal caregivers, *Health Care Manag Rev* 32(2):140–149, 2007.

Wierdsma A, Mulder C, de Vries S, et al.: Reconstructing continuity of care in mental health services: a multilevel conceptual framework, *J Health Serv Res Policy* 14:52–57, 2009.

World Health Organization (WHO): *Innovative care for chronic conditions: building blocks for action Author*, Geneva, 2002, Switzerland.

Wright J, Doherty M, Dumas L, et al.: Caregiver burden: three voices-three realities, *Nurs Clin North Am* 44:209–221, 2009.

Yang YT, Meiners M: Care coordination and the expansion of nursing scopes of practice, *Journal of Law, Medicine & Ethics* 42(1):93–103, 2014.

Zwarenstein M, Reeves S, Russell A, et al.: Structuring communication relationships for interpersonal teamwork (SCRIPT): a cluster randomized controlled trial, *Trials* 8:23–36, 2007.

第二十五章

电子档案管理

Katbleen Underman Boggs

目 标

阅读本章后，读者能够：

1. 明确记录档案的五大目的。
2. 探讨电子医疗记录和计算机化指令输入系统作为大型的电子医疗信息技术的组成部分，评估"有意义的使用"是否提高了护理质量。
3. 探讨在应用电子医疗记录时进行编码和护理分类的

需求。

4. 明确如何应用电子护理计划、决策支持、计算机化指令输入和其他医疗信息技术系统来改善患者的健康状况。
5. 明确记录患者文档中涉及的法律问题。

文档记录是指获取、组织和传达患者医疗信息的纸质文件和电子档案。正如图 25.1 中所展示的，文档记录具有五大用途：（1）向其他人员传达护理措施的实施情况；（2）传达患者的现状和对治疗措施的反应；（3）通过提供符合护理标准的证据来评估护理质量；（4）提供报销的依据；（5）作为数据源，把数据汇编和收集起来，分析和创建"最佳实践"干预措施。包括为改善护理质量而收集的电子数据，这也是一项 QSEN 能力。

电子医疗记录中涉及多学科交流的过程逐渐增加。本章关注的**医疗信息技术**（health information technology，HIT）包括护士用于记录患者护理信息的**电子医疗记录**（Electronic Health Records，EHRs）和**计算机化指令输入**（computerized provider order entry，CPOE）系统。应用电子医疗记录管理和交流患者的信息是 QSEN 必备的信息能力。作为一名专业人员，需要学会应用甚至管理电子数据库。本章将介绍电子医疗记录

的应用、管理和文档记录涉及的伦理方面的内容。在本章的最后会讨论编码和护理分类的相关内容。医疗护理信息交流、临床决策支持系统（clinical decision support systems，CDSSs）、远程监控、信息安全、远程医疗相关的新技术和设备将在第二十六章中介绍。

基本概念

计算机化医疗信息技术系统

计算机使获取信息变得更加容易，包括你的患者。美国联邦政府、美国护士协会和其他医疗学会都认为计算机系统不仅能够提高医疗质量，最终能降低医疗成本。像《全民健康 2020》所提及的，应用医疗信息技术的目标是改善医疗服务结果和医疗保健质量。自从 2009 年通过了《经济和健康相关医疗信息技术法案》（*Health Information Technology for Economic and Clinical Health*, HITECH），美

国政府已经投入 3 亿美元来补贴机构和私人照护机构购买医疗信息技术。期望医疗信息技术能实现美国整个国家所关注的问题：医疗保健的安全、在医疗保健中可以随时了解患者的状况、方便医疗信息的交流、积极开展预防措施和实施最佳循证实践（Dolin et al., 2014）。越来越多的数据显示，患者的健康状况正逐渐改善（McCullough et al., 2013）。在全世界，医疗信息化是改善医疗保健服务和促使医疗保健服务更高效的策略（Ben-Assuli and Leshno, 2013）。

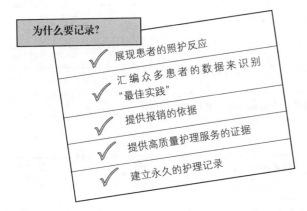

图 25.1　为什么要记录？

（图中内容）

为什么要记录？

✓ 展现患者的照护反应

✓ 汇编众多患者的数据来识别"最佳实践"

✓ 提供报销的依据

✓ 提供高质量护理服务的证据

✓ 建立永久的护理记录

有意义地运用

医疗信息技术的应用创建了一个能够实现信息电子化和互动交流的系统。医疗信息系统不仅仅是将纸质的文档信息录入计算机中，还包括为当今患者提供复杂的照护所需的各种信息，为医疗团队中的工作人员提供临床决策支持，实现对患者的安全照护。然而，不同于其他发达国家，美国推广计算机化医疗信息系统的进程异常缓慢。

在 2009 年的《美国复苏与再投资法案》的约束下，医疗保险和医疗补助服务中心（the Centers for Medicare and Medicaid Services，CMS）指出了医疗人员和医疗服务机构所应用的电子医疗记录的要素。这些规定被称为"有意义地运用"，其清楚地说明电子医疗记录从 2015 年开始将分阶段地逐步投入应用。表 25.1 罗列了有意义地应用电子医疗信息的关键点。除了应用医疗信息记录外，医疗人员必须将患者的电子信息提交给政府机构，与所有的机构共享信息，以评估医疗服务质量和便于机构之间协作。"有意义地运用"的第二阶段要求实现患者能够在网上看到和下载自己的医疗记录（Heeter, 2013）。这些规定极大地推动了医疗记录系统的巨变，直接影响了记录医疗信息的方式。

电子医疗记录：改进的信息流

综合的计算机信息系统通过医疗保健传输系统改变了信息流动的方式。信息交流更加迅速。医疗信息技术能够使医疗信息在医生、护士、患者、家属乃至整个科室之间的交流更加快捷。参考以下案例。

案　例

玛丽，69 岁，上午 11 点从普通医院的急诊科转入内科，被诊断为充血性心力衰竭。她的急诊医生看了患者先前的电子医疗记录，更新了医疗信息，记录了本次就诊信息和患者的心电图结果。医疗信息技术系统提示患者的外科医生，该医生进入系统，阅读了患者相关信息之后，利用计算机化指令输入系统做出诊断并提供治疗措施。由于系统已经存在心电图检查的结果，因此不需要再重新做心电图检查，这些指令将同时、迅速地传输给药房、实验室、放射科和病房的责任护士。

电子医疗记录是整个医疗信息技术系统的一部分。尽管电子记录也被称为电子临床记录、电子患者记录、以患者为中心的医疗记录或电子医疗记录（图 25.2），作者在本书中选用了电子医疗记录。这些术语中的大多数最初仅适用于医疗服务提供者办公室或机构的电子化档案。目前，各种版本的电子系统已投入应用。不同于电子医疗记录，电子医疗

■ 表25.1 在实现消费者主导的医疗保健中，电子医疗信息技术系统的组成部分	
强制的 （CMS中"有意义地运用"标准的要求）	**期望的** （一些必须开展的项目）
完整的、易获取的电子临床数据使各医疗保健人员能及时地交流信息。记录的变化包括： 更新问题列表 Hx、Dx、VS、PE 数据 用药清单 过敏清单（反复核对药物过敏问题并警示医疗人员） 在需要时，能够及时地获取影像资料	电子医疗记录应易于获取，也许可以用医疗人员检查或改编的模板等，如当心电图检查完成后，标记上"正常"还是"不正常"的结果。在每项任务前后，都可以随时获取相关信息。护士不仅要记录实施的护理措施，也要记录患者达到目标的进程。 医疗人员能随时随地远程获取医疗信息记录。 医疗信息技术系统具备财政工具和临床医疗工具，如系统能够产生最新的 ICD 密码、处理支付信息、安排就诊等，包括改进工作流以提高工作效率。 易获性使医疗人员只要登录便可获取大量文件。
具备临床决策支持能力。融入"最佳循证实践"标准以监控提供的照护程序，并在未实施某项护理措施时及时反馈	向医疗人员发送警示信息。
利用计算机化指令输入系统	
将质量监测结果报告给政府、公共卫生机构、国家或地方政府机构，同时要注意保护隐私并满足《健康保险携带与责任法案》的要求	每年所需提交的可报告信息的患者比例增加。
要求利用电子医疗记录系统开具书面处方，以避免手写处方而产生的错误	通过电子化技术将处方传送到患者喜欢的药房。
要求给患者提供临床总结：病历复印件、实验室检查、出院指导、教育资源、进一步指导的方式等	患者不能获取所有的信息。 为患者设置获取自己信息的入口。 向患者发送电子提示或警示信息。
提供每个过渡阶段的护理小结，以便转诊参考	
汇总数据	

简写：Dx，诊断；Hx，病史；ICD，国际疾病和相关健康问题数据统计分类；PE，体格检查；VS，生命体征。

Adapted from multiple sources including HealthIT.gov; Higgins L, Personal interview, January 10, 2014; Keenan GM, Yakel E, Tschannen D, Mandeville M: Chapter 49: documentation and the nurse care planning process. In Hughes RG, editor: *Patient Safety and Quality: An Evidence-Based Handbook for Nurses*, Rockville, MD, 2008, Agency for Healthcare Quality and Reserch (AHRQ). http://www.ahrq.gov/professionals/clincians-providers/resources/nursing/resources/nurseshdbk/KeenanG_DNCPP.pdf. Accessed January 4, 2014; Kennedy A: Looking back and moving forward, *J AHIMA* 85(1):10,2014.

记录具有便携的特性，能够使患者与医疗人员、专家、医院、护理院等随时保持联系。医疗信息通过先进的计算机技术被安全地储存在被称为"云"的超级计算机中，可以使任何医疗人员在获得患者允许的情况下，在任何时间、任何地点都远程获取患者的信息。

电子记录的三大特性

电子记录的三大特性：共同操作性、便携性和易用性。

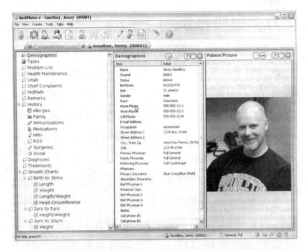

图 25.2　电子医疗记录实例（*Courtesy MediNotes Corporation*）

共同操作性（跨机构可得性）

在各个机构之间实现医疗信息的交流，有助于顺利开展以患者为中心的整体护理。医疗信息系统能够通过减少重复的检查降低医疗成本。例如，当医疗人员都能获取患者的实验室检查结果或影像学资料时，就不必重复进行各项检查或程序，从而减少了医疗支出。然而，软件的不兼容或隐私保护会阻碍信息交流。因此，我们需要致力于实现共同操作，使不同机构的医疗信息系统之间实现"相互对话"。

早期开发电子医疗记录的公司竞争相当激烈，公司会根据医疗人员的需求、引用内容和预算出售各式各样的产品。各个零售商开发的软件系统往往和竞争对手的软件系统不兼容。现在，政府、医疗保健产业和保险公司正致力于使不同的信息系统能够实现信息交流，即"相互对话"。美国医疗信息技术协调部门设立了一个认证程序来使医疗信息技术产品尽量一致，以保证具有更完善的共同操作性。电子医疗记录不仅必须在药房、放射科、理疗室、护理等科室实现统一，在所有机构中都需要实现兼容。共同操作性使信息可以流向不同的医疗人员，在对患者的照护中实现无缝隙转诊。除此之外，实现共同操作性，在任何时间和地点，只要有远程设备，就能获取医疗信息记录。

便携性

电子记录比纸质记录保存的时间更长、更便携和易转移。例如，在 2005 年的卡特里娜飓风中，新奥尔良退伍军人事务部能够将他们的 50000 名患者的医疗记录转移到得克萨斯州的安全地点，然而储存在新奥尔良医院的数以千计的纸质病历却被洪水摧毁。退伍军人事务部的医疗记录系统与国防部的系统是兼容的。因此，如果一名士兵在国外受伤、接受诊断、治疗、返回祖国、最终出院，该士兵的记录（包括计算机断层扫描影像）都将完全被退伍军人事务部的医生获取。还有一个例子，为了庆祝毕业，你正周游全国，如果发生车祸被送到另一个州的急诊，急诊科的医生可通过网络获取你储存在云端的病历。至少，你可以随身携带闪存盘或 CD 来储存你的医疗信息。

易用性

易用性是指远程利用任何设备在任何需要的时候均可获取所需的信息。在保证医疗信息安全性的前提下，患者有权给予多个医疗保健人员获取医疗信息的权限。通过远程设备获取医疗信息的方式显著地改变了提供医疗保健的方式。通过网络接口，患者亦可获取自己的医疗信息。目前，实现理想条件下的易用性存储的障碍包括不兼容的硬件和软件、政府对隐私的保护，更重要的是如何保证数据的安全。

记录患者的信息

患者是文档记录的合作伙伴

多项研究显示，当患者积极地参与自己的健康决策时，他们能更好地管理自己的疾病，提高治疗依从性。为了促进患者积极地参与医疗决策，"有意义地运用"的规定要求患者有权获取部分医疗信息记录，要允许患者看到相关的医疗信息，甚至根据需要添加某些医疗信息。例如，Kaiser Permanente 将近 9000 万的患者均能随时随地获取免疫接种信息。利用信息技术，我们能够获取患者的居家自我监控的健康数据，如血压、血糖、体重等，同时，将患者的这些电子化信息传送给初级医疗机构。实际上，许多系统可以自动输入这些数据。因此，医疗卫生人员能够即刻意识到患者的重大变化。患者通过网络运用电子医疗记录的相关内容将在第二十六章进一步讲解。

护理文档记录

我们需要交流患者所得到的护理。及时和准确地记录护理措施可以为团队成员做决策提供有效信息（Byrne，2012）。文档记录的主要目的是为了所有的护理提供者保持信息交换。电子医疗记录中的文档记录为患者护理的连续性、质量和安全提供了支持。好的文档记录不仅可改善入院诊断的交流，还可以促进识别随后可能被诊断的合并症（Towers，2013）。文件的标准必须满足政府、医疗机构的标准、实践的专业标准、认证标准以及第三方付款人和法律的要求。每个医疗机构对于完整的护理文件构成有自己的版本。美国联邦医疗保险公布了主要照护提供者的文档记录指导方案，文件应该包括疾病史（这是一个数据库，包含一系列健康问题和健康需求的汇总清单）；体检结果；对当前健康问题的描述；以患者为中心的决策、咨询以及护理计划。护理文件包含了患者进展和评估结果的日志记

录。日志记录可包括流程图、护理记录、出入院记录表和用药记录。一些数据可以自动录入电子医疗记录，例如生命体征。

清晰度

信息应该以高效的方式进行交流，团队中所有成员都能够得到实时的数据，能够不间断地对治疗效果进行评估。以这样的方式改进交流能够改善患者的结局。试想，对于每一个你需要执行的任务，你在操作前与操作后能够访问连续性的数据。当你不断地更新图表，将信息输入系统中，医疗团队间的交流也随之加强。

使用医疗信息技术应该促进沟通。举一个例子，在 Nemeth 和他的同事（2007）的一项研究中，在进行护理操作时访问当前的实验室检查结果，可以让护士在家访过程中讨论是否需要改变护理计划。一个具体的例子是及时查询患者的凝血时间，可使你还在患者家中的时候就能联系医生更改患者的抗凝药物用量。

清晰的文件意味着使用标准化格式，可以被医疗团队中的每一个人理解。例如，你需要记录患者入院时的导管以及静脉管路以及判断患者是否有任何程度的压疮。

效率

使用医疗信息技术系统能够缩短访问记录信息的时间。例如，在使用纸质文件时，需花费漫长的时间让机构评估质量以及让保险公司核实报销。

有文献表明，护士感觉自己忙于满足所有患者的需求和完成机构所要求的完整文档记录。而大多数证据显示，电子医疗记录能够节省时间，让护士有更多的时间在患者病床边（Keenen et al.，2008；Yee et al.，2012）。有证据显示，当医疗机构拥有移动终端或是在患者病床边有设备时，这一方法更为有效。护理电子病历带来的潜在影响是护士对患者直接护理的时间增加了，而花在其他工作上的时间减少了。电子化通过提示需要的信息，提高了工作

效率和制图质量，同时也减少了重复。例如，避免了重复询问患者的健康史，因为这些信息已经在患者的电子医疗记录中了。因此所有的医疗机构可以即刻访问患者的信息，提高了工作效率。Thompson 和他的同事（2009）列举了医疗信息技术的好处，在文档记录之外，在其他方面也提高了护士的工作效率，例如，服药记录、自动计算药物、自动下载床边监测数据、自动生成护理出院小结，等等。记录你在病床边或是在患者家中所做护理措施，被认为是"护理的要点"，这部分将在第二十六章中介绍。

完整性

文献表明，护士对医疗信息技术系统的文档记录存在矛盾的感情。它是否有可能记录下护士对患者所有的护理呢？缺乏可视性似乎是一个反复出现的主题。护士抱怨他们给予患者的个性化护理措施在计算机要求的格式中不能体现，尤其是使用清单列表来记录护理措施时。因而有些护士在交班时以及在记录电子医疗记录时，采用"非正式"的语言进行沟通。记录的不准确或不完整会影响临床决策和护理质量（Chtourou, 2013），影响传递患者当前的需求以及对治疗的反应等信息。

提高护理质量

安全

就如在第四章中已经讨论的，健康信息技术系统能够让护理更安全。健康信息技术系统强制护理术语标准化，杜绝使用不恰当的缩写，避免模糊的问题。因为有药量计算的帮助以及决策支持辅助（如检查药物配伍禁忌、过敏等）错误能够被及时阻止。有研究显示，给药过程中的错误或潜在错误减少了一半（Radley et al., 2013）。

通过记录体现质量

在医疗保健系统中的一个重要转变是强调实现优质的结果指标。奖金激励更看重护理质量而非数量（Dilin, 2014）。美国医疗保健研究与质量局已经

通过了**国家质量控制战略**纲要的三个目标：

1. 更好的照护
2. 更健康的人
3. 能够支付得起的照护

已有文献确定循证护理标准的满足程度，进一步回顾正在由机构内部审查委员会以及外部审计机构，例如，保险公司或政府监管机构、医疗保险和医疗补助服务中心进行。评估护理的质量基于所记录的内容和编码。通过分析数据来评价列出的护理措施是否符合质量与安全指南以及既定的护理标准。清晰的护理文件还能在审核评价中为护理措施是否有效以及患者结局提供证据。越来越多的证据显示，医疗信息技术系统可以让医疗保健更加以患者为中心，通过让患者成为参与者，促进护患间更好的合作以及让护患沟通更加有效。

数据汇总

计算机系统能够轻松获取**汇总**信息，包含大量的患者报告以及疾病监测数据，用于研究"最佳实践"的照护。

健康结局　从大量记录得出的**汇总**信息可以用于分析患者的健康结局。例如，可以得到发生术后感染数量的信息。或者你可能想看看有多少初级医疗机构中的糖尿病患者不再继续参加健康教育，然后可以生成电话回访列表来联系他们，并让其接受更多的健康教育。Keepnews 和他的同事（2004）证实，医疗信息技术系统可以被用于获得居家患者护理的健康预测因素报告。例如，你可以轻松地获取信息以确定更有效的具体护理措施，实施"最佳实践"并确定需要改变的其他干预措施。

最佳实践证据

护士使用医疗信息技术系统来识别护士为患者能获得更好的健康结局而做出的贡献。例如，一项研究的结果显示，护士坚持临床指南与改善患者糖尿病的护理显著相关（Rolley, 2012）。结合数据，

护士能够识别更佳的治疗以及评估干预对患者健康结局的影响。数据可以用来编辑成报告，不只是提供给政府机构，在机构内部也能提升护理质量。许多医疗信息技术系统还没有采用护理术语和编码，难以对护理措施进行汇总以确定最佳做法。

及时地从数据编制机构得到反馈能够帮助你改善护理实践。举个例子，集中的疾病登记可以及时地为实践者提供反馈，如果没有在确定的时间框架内启动最佳护理实践，国家癌症中心数据接收系统会收到电子"警报"。

流行病学数据

将不同患者的数据相结合可以迅速识别不良结局。例如，对公立医疗机构的信息进行分析，以确定疾病趋势构成流行病学信息，比如一个政府机构（如疾病控制中心）分析流感在世界各地的传播。再比如，Kaiser Permanente 能够分析 130 万患者使用 Vioxx（万络）的数据，确定药物潜在的不良反应，使其退出市场。

计算机指令输入系统的使用

计算机指令输入系统是指医疗信息技术系统中的一部分，医生、助理医生、执业护士或其他护理员工直接输入其诊断或治疗指令，然后直接发送给负责处理指令的人，例如，药房、实验室或放射科来执行指令。最低的要求，这个系统必须确保指令的完成、使用标准术语并且采用清晰的格式。但这个系统不仅是程序和指令，它还要综合比较患者间的数据，例如，患者在使用新药时有无过敏、药物与药物之间有无不良的相互作用、计量或给药方式是否符合安全指导方针。计算机指令输入系统也可以检查遗漏错误，例如，它会给出一个提示：还需要预约一个实验室检验来证实新药可接受的血药浓度。计算机指令输入系统通常与临床决策支持系统配合使用，这会在第二十六章中讨论。

使用计算机指令输入系统的成果

已经有证据显示，这些系统的使用增加了指令的准确性，对沟通产生了积极影响，改善了患者结局，特别是通过减少药物不良事件甚至提高了患者的依从性（AHRQ PSNet；Finkelstein et al., 2012；McKibbon et al., 2011）。计算机指令输入系统是被医疗保健研究与质量局和国家质量论坛"安全实践以提供更好的健康照护"推荐的 30 个方式之一（Nanji et al., 2011）。然而仍然存在潜在的错误。护士还需要用批判性思维能力来评估安全的做法，特别是在药物管理方面。

其他护理记录的格式

使用结构化文档已被证实与更完整的护理记录、更好的护理连续性、更有意义的护理资料、更好的患者结局有关。在电子图表中，护士可以调用模板来记录今天的数据，可使用电子医疗记录提醒或"提示"更完整的文档记录。

流程图或清单

电子图表可以使用基于已有标准标示患者状态。它们包含了每日评估的正常结果。例如，在评估肺听诊音时，如果信息是正常的，护士只需标示"清楚"。与正常标准有偏差的信息必须完整记录。通过建立流程图或清单，体现所有的护理都遵守机构的规定。

护理计划

护理计划作为学生学习的工具由护理教师来评价。然而在电子技术发展的时代，传统的医院、诊所和长期照护中心对每个患者提出的护理计划即将被电子纵向护理记录（Longitudinal plans of care, LPCs）所代替。

护理的基本计划使用了跨学科团队，为每位患者的进度设定目标。护士和其他团队成员日常记录的患者文档朝着这些目标发展。护理计划利用相关的患者诊断作为最好的证据，并满足患者的特定需求。在医院或长期照护机构中，护生的主要责任是参与制订跨学科计划，再将每个患者实现计划中目标的进展写入日常文档。建立临床路径，患者的日常目标被纳入电子病历或者电子提示。

电子纵向护理计划

医疗保险和医疗补助服务中心致力于缩短医院服务流程，提出采用跨学科护理计划（取代传统护理计划）的护患合作式护理。美国卫生部与国家医疗信息技术办公室以及医疗保险和医疗补助服务中心提出了统一的护理模式，用以协助沟通、协调以及持续护理。

护理计划应该允许所有医务人员访问（Cipriano et al., 2013）。综合各学科医疗团体的数据，用于开发个性化的跨学科护理计划，以最好地满足患者需求。制订精确的电子护理计划，用医疗信息技术取代以往只是在单一的学科（如护理学科）中使用的护理计划。因为这些相互孤立的计划不能实现真正的以患者为中心的医疗服务。Cipriano 认为，以患者为中心的电子纵向护理计划应包含家庭护理、长期护理、急性和急性期后期护理计划。

标准：伦理的、规范的和专业的

使用电子医疗记录和存储在计算机数据库中的个人健康信息，将人们的注意力重新聚焦到之前在本书中提到过的伦理、安全、隐私和保密问题上。例如，在一家医院某个科室的护士能够访问另一家医院的患者的电子病历，而这是违反保密原则的。职业道德和专业实践要求你不能让别人访问你的账号。其他电子护理计划和标准指令中心的伦理问题包括：该如何决定由谁来为计算机生成的护理决策负责。

保密与隐私

医学协会定义的**保密**为恰当地限制公开私人信息，维持个体对机构拥有隐私信息的信任。在美国，大多数州的法律保护患者对健康档案信息的所有权。电子储存和电子病历传输已经对隐私保护有了严格的审查。超过 2/3 的消费者担心他

们储存在电子医疗记录的个人健康记录，连接互联网之后就不再保密了。伦理和法律限制了谁能够分享患者信息。在未来，规章制度将扩大到包括相关企业，实行更严格的处罚。

当计算机位于病床边，任何在病床边停留的人都能获取屏幕上显示的信息。你必须警惕这种潜在的患者隐私侵犯。隐私侵犯，未经授权访问患者的敏感健康信息可能给患者造成严重的后果，可能会导致工作场所歧视、就业机会丧失或者取消医疗保险资格。隐私问题将成为未来几年护士和其他医疗服务提供者处理临床文件的工作重点。目前，患者的信息采用**个人医疗识别编号**来保护。除了用户身份识别和口令，还有硬件保护，如工作站的安全、锁定硬盘驱动器、自动注销登录，以防止未经授权的访问。有人主张当访问患者的信息时，患者能够选择可共享信息的数量。在美国，联邦法律要求当发生电子医疗记录泄露事件时通知患者。遇到涉及公众健康、犯罪或法律问题的情况时，不需要授权。请参阅第二章联邦医疗记录隐私法规（《健康保险携带与责任法案》）。

表格的法律问题

管理文献强调更快速地记录文档但仍然反映护理程序，同时文档必须具有法律效力。法律假定，除非被记录在患者的合法护理文件上，否则就表明没有提供护理。已有近百万美元的医疗事故赔偿发生，由于患者表格未能记录安全、有效的护理措施。

"如果没有记录在表格中，就是没有做。"这句话出自加拿大最高法院的一个法律案件（Kolesar v. Jeffries）。一名护士在患者去世之前没有将给予他的护理措施记录在 Stryker 框架上。因为医疗记录的目的是列出给予患者的护理以及患者的结局，必须包括患者临床上的所有信息。在法律意义上，所有护理必须小心记录。除了法律责任问题，第三方赔偿也依赖于准确的护理记录。各大保险公司会审计患者记录，对没有记录的费用提出质疑。每个护

士应预见其在护理工作中可能被要求提供护理记录（百宝箱 25.1）。

百宝箱25.1　文档记录技巧

需要包含的内容

- 及时完成表格，但时间不得提前。不要等到下班。
- 文件完整地体现了护理过程。
- 记录所有的不合作或怪异的行为。
- 记录所有的拒绝治疗行为。
- 记录健康教育（你给患者和其家庭的信息）。
- 当护理措施或药物遗漏的时候，记录下操作和理由（通知了谁，说了些什么）。
- 记录患者健康状态的显著改变，通知了谁以及你的护理措施。

需要避免的错误

- 未按规定完整地记录相关健康信息。
- 记录不及时（如在事件发生后一天才记录）。
- 未按规定记录药品的监督管理、给药途径和结果。
- 没有记录所有的护理操作。
- 记录在错误的表格上。
- 未记录用药中断。
- 未按规定记录干预结果，如用药效果。
- 在患者记录中书写错误或事故报告，事件报道应分开储存。

任何文件书写均需提供全面、真实的信息，在法律上可被接受，包括图表和清单。通过签署协议和检查表并确定路径等，你需要记录下操作的每一步。如果医疗机构有规定，你在法律上负责执行它。

责任

我们在医疗保健中将会越来越多地聚焦于重要措施。医疗信息技术使我们能够开发多层次的数据，包括护士、单位或机构。有一种趋势是促使医疗保健结局对消费者逐渐变得透明。例如，一些医院的网站开始公布他们的感染率，有些网站张贴患者对照护以及照护者的评价。

Hyde E, Murphy B: Computerized clinical pathways (care plans): piloting a strategy to enhance quality patient care, *Clin Nurse Spec* 26（5）:277-282, 2012.

本研究的目的是为把临床路径文件转化为电子版提供依据，这是患者电子医疗记录中的一部分。预研究在特定医疗手术单元中采用计算机路径，系统会提示员工对患者进行健康教育。

结果：对患者的健康教育增加了 60%，患者用药指导的记录增加了 10%，辅助人员使用计算机途径的记录增加了 31%，对患者使用问题清单描述遇到困难的记录增加了 69%。该实验成功地实施了计算机路径的文件管理系统。

应用于临床实践：作者认为，电子记录需要提供给所有人，并且完成日复一日的工作流程。虽然作为上学期间的练习，你可能会写护理计划，但医疗机构正在制订护理学科电子纵向护理计划。你会如何应对电子提示，在知道你的单位有证据表明患者将有好转的情况下。

应　用

计算机素养

新毕业的学生需具备的 QSEN 能力之一是使用**信息学**的能力。在未来几年的护理实践中，你需要不断提升你的技术技能。作为学生，你需要学习的技能包括数据录入、数据传输、文字处理、互联网接入、电子表格录入、使用标准语言和代码来描述行为。语音识别软件最终可能彻底改变临床文件的形式，使护理文件记录更为便捷。

医嘱沟通

书面医嘱

护士需要质疑那些不理解或看似不安全的医嘱。不这样做会使护士面临法律风险。"只是执行医嘱"是一个不能被接受的借口。相反，如果护士随意决定不遵循合理的医嘱，如选择不执行医嘱给予止疼药，护士可以被追究法律责任。必须明确记录护理决定的原因。随着计算机化，有可能将医嘱标准化，如注射疫苗。通过计算机程序识别是否有遗漏疫苗，自动地书写医嘱让护士来执行。这背后可能有什么法律问题呢？

有执照的或者通过适当的政府机构认证的人员的医疗行为(包括医生、高级执业护士和医师助理，这些医护人员都有自己的处方编号)必须接受政府的规定和约束。开出受限制的药品，必须有一个强制药物代理编号(DEA)。执业护士可以选择不申请DEA编号。咨询当地有关机构政策，了解谁可以替护士为患者开处方。

传真医嘱

医生或执业护士可以选择发送传真医嘱。因为这是书面医嘱的一种形式，它已经被证实能减少在抄录口头或电话医嘱时发生的错误。然而，当发送健康相关信息的传真时，有泄露患者隐私的风险，见美国健康信息管理协会的传真医嘱一般指导(Hughes, 2001)。

口头医嘱

通常情况下，在患者状态改变时，需要护士打电话给主管医生或住院医生，以获得新的医嘱。大多数主要医务人员在工作团体中工作，所以要确定谁"随叫随到"；或者当主要医务人员不能解决问题时，谁负责的范围是包括你的患者的。如果你的患者的生命体征、实验室报告等显示其身体或精神状态有明显的变化，治疗或药物有副反应或者无反应，应在寻求口头医嘱前，测量目前的生命体征、药物、输液情况和其他相关数据。阅读第四章，使用SBAR(情境、背景、评估和建议)格式与医生沟通。

随着无执照人员的增多，更多的口头医嘱可能将会由这些人来传递。其合法性是模糊的。但基本上如果错误地传达了口头医嘱，你作为执业护士将

被追究责任。思考一下，当你接到尤甘达医生的口头医嘱时，你应该怎么做？

> **案例**
>
> 你所在病房的秘书特蕾西接到电话，尤甘达医生给了一位患者用药医嘱。特蕾西请他等一位执业护士接电话后再重复　下医嘱。如果你不能立即接听电话，让她告诉医生你会在5分钟之后再打过来验证医嘱。

为他人填写表格

为他人填写表格是不能被接受的。思考在下述情境下，如果你接到注册护士宋安妮塔的电话，你会怎么做。

> **案例**
>
> 宋安妮塔上完白班。下午6点，她打电话给你，说她忘了填写英弗特先生的术前灌肠记录了。她让你在她的护理记录上补填这项措施。你能直接把这一项加在你的护理记录上吗？在法庭上，这将会被认为是不准确的。正确的解决方法是写："18:00护士宋安妮塔·迪亚兹打电话报告……"

工作量和"变通"

通过文献回顾，Ranji和他的同事(2013)提出，在熟练掌握的计算机记录方式之前，有一些护士认为这对工作量以及他们照顾患者的能力造成了不利影响。护士背负着沉重的工作量，不喜欢这项技术会破坏和增加他们的工作流程。例如，第四章中描述的"警报倦怠"。为了避免增加负担，一些护士绕过计算机系统寻求捷径，这种"变通"会引起安全问题，在第四章已经讨论。Bercher(2014)敦促我们报告系统错误，包括计算机故障和人为错误，共同创建一个更安全的系统。

记录患者的健康档案

你需要在你所在的机构学习特定的系统以实现电子记录。学习是一个曲线；最初，你可能需要更长的时间去学习，但是当你熟悉了这个系统，电子医疗记录会提高你的护理效率。护理的电子表格通常包含下拉框与必选选项以及自由记录信息的文本框。护士需要牢记使用标准化的术语，并尽可能使用清单上的词语。上述这些都是为了方便将信息合并成大数据以便于监控患者的结果，最终实现"最佳实践"。

我们鼓励你完整记录，而不是仅仅依赖清单上的内容，因为清单有时不能完整地描述患者的状态改变或你关心的结果。请完成练习25.1，讨论如何合理地记录。请注意，自由文本框可能有字数限制。而且，虽然文本框记录可以提供必要的细节，但它们也可能会同时导致一些护理内容在电子记录中不可见，除非这些内容可以被分类获取（Byrne，2012）。高效的记录技巧包括：使用清单和流程图；不重复叙述信息；校对叙事性评论和进行拼写检查；检查所有的数字来检测有没有错位；避免缩写。

在使用计算机记录的同时保持人际沟通

护士提到，当她们与患者沟通时经常会有出乎意料的效果。虽然有些患者会抱怨，但大多数患者已经适应了医护人员因为忙于打字或将数据转换成电子医疗记录而没有时间进行眼神接触或暂停对话。根据 HealthIT 的报告，74% 的患者认为电子医疗记录提高了他们所得到的护理水平。当健康信息技术系统不断提示你去获取数据的时候，你如何保持与患者沟通的融洽？

从人际关系来说，在病床边做文档记录更加温暖。如果你的患者因缺乏人际沟通而恼怒，而你正忙着在病床边的计算机上打字，你可以采取什么措施？一个建议是当你打字的时候面向患者，这样你就不会背对着他。一些护士大声评价关于他们输入的患者的一般信息，大约每分钟停一下与患者进行眼神接触。你也可以询问患者信息，然后输入这些信息，使患者意识到他们正在为他们的电子医疗记录信息做出积极贡献；同时应告知患者这些信息录入可以帮助医护团队了解患者信息的变化，这样会让他们也同样重视录入信息的过程。

保　密

我们需要对那些因使用计算机系统而产生的道

练习25.1　记录护理诊断

目的：帮助学生明确诊断。

步骤

对下面的例子进行小组讨论，哪一种叙述方式更能为独立的护士干预措施提供依据？

例1

错误的：由于耳聋无法正常交流。

建议的：社交互动障碍（00052），与解剖结构（听觉）有关，从拒绝与他人互动可以看出。

讨论

建议的方式中提供了哪些额外的信息？为什么第一个语句是不正确的？是不是所有的聋人都无法交流？

例2

错误的诊断：急性淋巴细胞性白血病。

建议的诊断：急性疼痛（00132）与白血病发病进程有关，从跛行、表情痛苦和脉搏加速可以看出。

讨论

护士可以基于"急性淋巴细胞性白血病"的诊断所提供的信息来做独立的干预吗？

德和法律两难问题保持警惕，特别是要加强对患者隐私的保护。在法庭上，一些案例会为我们提供一些指导，如第二章中讲到的，《健康保险携带与责任法案》中关于隐私权的指令是现行的指南。你需要意识到一些可能会对隐私产生威胁的情况和你需要保护患者隐私的义务。对护理伦理困境进行讨论。

编　码

如图 25.3，编码有益于护理信息的交流，同时也使得电子医疗记录中的信息可以被提取，以便于信息间交叉比较：包括评估、审计、研究或开发护理规范。而实现上述目标的一个先决条件就是把护理术语按一个特定标准进行分类。将护理术语嵌入电子医疗记录中对于护理来说至关重要，因为这既提高了护士在诸如交接班等时候的沟通效率，又使得数据可以被提取出来评价护理效果。

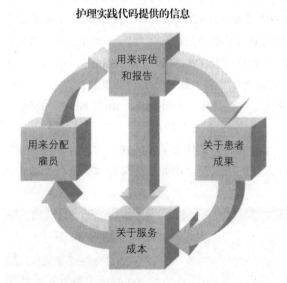

护理实践代码提供的信息

图25.3　护理实践中的编码

我们允许保险公司的员工访问护理、治疗、程序、药物等的编码，从而使保险公司在报销费用之前可以验证账单上的项目是否已经被执行。如果开了心脏病的药，也必须记录患者的心脏问题。

护理措施分类：使用标准化的术语和分类

为了将护理措施进行分类，护理专业在开发**编码系统**方面非常积极。护士必须对提供的护理措施以及护理的结果进行分类，以便进行有效的沟通、记录，并根据其在个人、家庭和社区的健康护理中起到的重要作用得到相应的报酬。

护理分类的目标

将关于护理问题的陈述、干预过程和护理结果都用标准语言记录下来，使得信息可以在不同的健康护理背景下以便于理解的语言进行交流。这些条目应与护理操作的范围相结合。当标准化术语真正被应用到记录护理操作时，我们可以更好地比较和评估护理效果，而不仅仅是看到哪个地方的哪个护士在执行哪项操作。过去，我们无法描述护理操作单位以及它对患者结果的影响，也没有办法根据它对患者的贡献来确定它的成本。没有哪家医院的患者的费用中出现过护理的费用，传统上它一直是"床位费"的一部分。制定标准化的术语和分类代码的目的是为了加强沟通，使护理实践在（计算机化的）医疗信息系统内可以被看见，并协助循证护理的发展。

制定分类代码

使用一件标准化的护理分类语言可以清晰地描述患者的需求、干预的使用和护理的结果。工作人员之间的沟通水平可以在基础护理、紧急护理、长期护理和家庭护理实践中提高。护士花费了大量时间在教学、支持和协助患者及其家人等事务上，但它们很少在医疗记录中显示。在家庭健康档案中，护士最常记录的是护理问题或与之相关的医疗诊断。但有些报告宣称，实际上，护士提供的大多数护理都是在进行患者教育。

分类：标准化护理术语

　　美国护理协会提出，根据特定的标准，护理可以通过不同的分类方法来描述。没有一个系统可以满足护士在所有情境下护理实践的需求，跨分类系统的交流还需要进一步的技术性应用。

　　分类学的定义为，将术语的词汇按照一定的规则以分层的方式进行分类。各种分类方法已经被开发并应用于医疗服务机构和医疗服务提供者、保险公司和投保人以及与确定重点事项和资源分配的政策制定者的沟通和比较中。到目前为止，国际护理组织还没有认可统一的通用术语。证据表明，北美护理诊断协会国际标准（North American Nursing Diagnosis Association Interntatinol, NANDA-I）的分类方法是国际上得到最好地研究和最广泛应用的护理分类标准。

　　N3〔NANDA-I、护理干预分类（Nursing Interventions Classification, NIC）和护理结果分类（Nursing Outcomes Classification, NOC）〕的术语被用于计划和记录护理措施，有时被称为NNN。它们为实施护理程序提供了一个系统架构。

北美护理诊断协会国际标准

　　NANDA-I根据Gordon功能健康模式确定的维度，包括实际问题的诊断、风险性诊断、潜在的问题或疾病症状以及健康诊断。护理诊断是关于实际或潜在的健康问题和生理过程的反应做出的临床判断，并据此选择提供相应的护理干预。护理诊断不是医疗诊断的另一个名称；相反，它为独立的护理活动提供了领域。

护理干预分类

　　护理干预的分类是一种标准语言，用来命名和定义你给予的直接或间接的护理干预措施。干预措施是护士在预防疾病、治疗疾病和促进健康等相关目的下执行的操作。护理干预在下述领域中进行分类，如生理、行为、安全，等等。每个领域下是不同的类别，在不同类别下是具体的干预措施，每个干预措施都可以修改以满足患者的具体需求。每个护理干预具有唯一的代码编号，因此可以被计算机化并且潜在地用于支付护士费用。试试练习25.2。

护理结果分类

　　NOC提供了标准的语言来命名和定义护理结果，以便于在护士之间和在不同机构中的沟通。NOC是对NANDA-I和NIC的补充，提供了语言和代码编号来评估护理过程。一个五点量表用来评估患者具体行为的实际状态（指标），范围从1分（功能严重受损）到5分（功能没有受损）。表25.2提供了联合使用N3（Nanda，NIC，NOC）的例子。

奥马哈体系

　　奥马哈体系是为了解决社区护士、管理者和行政人员的需求而使用的。**奥马哈体系**是一个综合性

练习25.2　护理干预分类的应用

目的： 有意义地使用护理干预分类（NIC）。

步骤

　　依据Dochterman（2005）的研究发现回答问题。

　　在住院的第三天，护士平均每天为髋部骨折的患者进行四次静脉治疗和服用两次口服补液。

1. 你怎么能利用这些信息来证明对熟练护理的需要？

2. 假设数据显示，到第六日熟练的护理活动已经减少了一半。

护士长可能会怎样调整护士的工作？

　　在住院的第三天，髋部骨折的患者被鼓励和充血性心力衰竭患者一样的每天进行四次有效咳嗽。

1. 考虑一下为什么这其中会存在差异。

2. 假设医院中有更多的护理干预是鼓励咳嗽，同时患者的肺炎并发症比例明显降低，那么这个信息是否可以用来证明我们需要更好的护患比例？

From Dochterman J, Titler M, Wang J, et al.: Describing use of nursing interventions for three groups of patients, *J Nurs Scholarsh* 37(1):57-66. 2005.

表25.2	N3：北美护理诊断协会国际分类标准、护理干预分类和护理结果分类的联系举例	
护理诊断	护理结果（1-5分打分）	护理干预
慢性疼痛（维度：健康自评Ⅴ） 定义特征： 　突然或缓慢发病 　持续或重复发生 　持续时间大于6个月	疼痛控制——1605 指标： 　识别疼痛发作——160502 　使用推荐的止痛药——160505 　用日记来监控症状随时间的变化—— 　　160510 　向医护人员报告症状的变化——160513 　报告已被控制的疼痛——160511	疼痛管理 护理措施： 　判断疼痛对生活质量的影响。 　评估过去的疼痛控制措施的有效性。 　管理止痛药的合理使用。 　管理或教患者控制疼痛的非药物措施 　　（例如，按摩、生物反馈、冷热敷、 　　引导想象、音乐疗法、抚触治疗）。 　在疼痛加剧之前使用疼痛控制措施。 　促进充分的休息。 　教患者监控自身的疼痛程度。

Modified from Bulechek GM, Butcher HK, Dochterman J (McCloskey): *Nuring classification (NIC)*, ed 5, St. Louis, 2008, Mosby/Elsevier; Johnson M, Bulechek G, Dochterman JM et al.: *Nursing diagnosis, outcomes, and interventions: NANDA, NOC, and NIC linkages*, St. Louis, 2001, Mosby; Moorhead M, Johnson M, Maas M, Swanson E: *Nursing outcomes classification (NOC)*, ed 4, St. Louis, 2008, Mosby/Elsevier.

的实践、文档和信息管理工具。

护理分类系统的优势与劣势

护理分类系统提供了一种标准语言来描述护理，它可以使护理对于患者的贡献变得可见，并且也专业地定义了护理实践。标准化的术语允许通过护理研究来探索护理干预和成果的关系以便确定"最佳实践"（Tseng，2013）。美国护士协会指出术语的标准化是基于计算机进行患者信息记录的必要条件（ANA，2012）。

标准化护理术语需要说服企业和医疗机构愿意将必要的护理分类代码作为其信息技术系统的一部分。目前最大的问题在于许多机构的电子临床记录尚未全面纳入护理分类体系。

医疗保健的其他编码系统

由于医疗保健的复杂性和各种提供者参与进来，已经出现多个医疗分类系统。通常提供者会使用几个系统的组合。基于医学代码编号文件的计算机系统经常迫使护士用医学分类系统来形容护理实践，而不是描述患者的评估和护理，这是一个主要的弊端。这样做会导致丰富的护理服务无证可循。常见的医疗分类编码系统包括疾病国际统计分类第十次修订版、ICD-10-PCS医疗程序代码以及《精神障碍诊断和统计手册》第五版（Kupfer et al., 2013）。

联合委员会计算机化记录指南

联合委员会制定了统一的数据标准使机构可以进行鉴定。在过去，联合委员会要求护士重复记录医生记录过的信息。现在，护理文件可以仅仅记录更新的内容。

结果和评估信息集

从1998年开始，家庭护理机构逐步开始了一项新的工作，在护理之前要为所有的患者提供功能性健康评估。

评估的结果将会反馈到一个标准化的数据库。卫生保健财政管理局（Health Care Financing Administration, HCFA）开发的结果和评估信息集

（Outcomes and Assessment Inforneation Set, OASIS）以评估接受家庭护理的患者、建立护理结果的参照和为家庭保健机构提供医疗质量反馈为目的。家庭保健机构需要基于 OASIS 的评估来报销护理费用。

了解更多请访问 HCFA 的医疗保险网站（www.medicare.gov/）。

总　结

本章的重点是护理的护患关系的电子文档记录。文档记录是指将信息通过患者记录的形式获得、组织和传送给他人的过程。对医疗信息技术的讨论，包括在使用电子医疗记录时护士的角色，强调其在减少重复劳动、提高效率、降低成本、减少错误、提高遵守执业标准等方面起到的作用。第二十六章讨论的技术可以促进医护人员之间的沟通、提高患者的教育并帮助医疗保健的提供者做出决策。

伦理困境　你会怎么做？

你在一个具有临床计算机化文档系统的组织中工作。一位同事提到，注册护士爱丽丝·贾维斯因为一些奇怪的症状已被送往医疗楼，她的化验结果刚刚公布，显示她是丙型肝炎阳性。

1. 请你提出至少两个可供选择的方法来处理这个伦理困境。（你会对从计算机系统里检索信息的同事有什么样的反应？你还可能做什么？）

2. 每个答案遵循了什么伦理原则？

From Sonya R，Hardin，RN，PhD，CCRN.

问题讨论

1. 作为新护士，你认为应该关注文档记录的五个理由中的哪一个最重要？

2. 讨论为什么"利用技术以协助各种医疗保健机构进行有效沟通"被 QSEN 和其他护理机构列为预期护士能力。

参考文献

Keenan GM, Yakel E, Tschannen D, Mandeville M: Chapter 49: Documentation and the Nurse Care Planning Process. In Hughes RG, Rockville MD, editors: *Patient Safety and Quality: An Evidence-Based Handbook for Nurses*, Agency for Healthcare Quality and Research (AHRQ), 2008. Accessed January 4, 2014 http://www.ahrq.gov/professionals/clinicians-providers/resources/nursing/resources/nurseshdbk/KeenanG_DNCPP.pdf.

Agency for Healthcare Quality and Research (AHRQ) (n.d.). About the national quality strategy (NQS). Working for Quality. www.ahrq.gov/workingforquality/about.htm. Accessed January 12, 2014.

American Nurses Association (ANA): *Electronic Personal Health Record: ANA Position Statement*, 2012. Accessed September 20, 2013 http://nursingworld.org/MainMenuCategories/Policy-Advocacy/Positions-and-Resolutions/ANAPositionStatements/.

Ben-Assuli O, Leshno M: Using electronic medical records in admission decisions: A cost effectiveness analysis, *Decision Sci* 44(3):463–481, 2013.

Brecher D: A new year, *J Emerg Nurs* 40(1):1–2, 2014.

Bulechek GM, Butcher HK, Dochterman J: (McCloskey). *Nursing classification (NIC)*, ed 5, St. Louis, 2008, Mosby/Elsevier.

Byrne MD: Write the wrong: Narrative documentation, *J Perianesth Nurs* 27(3):1–4, 2012.

Chtourou H: CDI programs used to improve quality reporting accuracy, *J AHIMA* 84(7):50–51, 2013.

Cipriano PF, Bowles K, Dailey M, Dykes P, et al.: The importance of health information technology in care coordination and transitional care, *Nurs Outlook* 61:475–489, 2013.

CMS. Center for Medicare and Medicaid Services. www.cms.gov/ Accessed August 13, 2014.

Dochterman J, Titler M, Wang J, et al.: Describing use of nursing interventions for three groups of patients, *J Nurs Scholarsh* 37(1):57–66, 2005.

Dolin RH, Goodrich K, Kallem C: Getting the standard: EHR quality reporting rises in prominence due to meaningful use, *J AHIMA* 85(1):42–48, 2014.

Finkelstein J, Knight A, Marinopoulos S, et al.: Enabling patient-centered care through health information technology, *Evid Rep Technol Assess (Full Rep)* 206:1–1531, 2012. Accessed January 4, 2014.

HealthIT. (n.d.). www.HealthIT.gov/providers-professionals/benefits-electronic-health-records-ehrs Accessed August 13, 2014.

U.S. Department of Health and Human Services. (n.d.). Healthy People 2020. Health Communication and Health Information Technology. www.Healthypeople.gov/2020/topicsobjectives2020/overview.aspx?topicid=18/ Accessed August 12, 2014.

Heeter C: EHR progress and future development, *AORN J* 97(3):c7–c8, 2013.

Hughes G: Practice brief: facsimile transmission of health information (updated), *J AHIMA* 72(6):64E–64F, 2001.

Hyde E, Murphy B: Computerized clinical pathways (care plans): piloting a strategy to enhance quality patient care, *Clin Nurse Spec* 26(5):277–282, 2012.

The Joint Commission: Accessed September 17, 2013 www.jointcomm

ission.org/Advancing_Effective_Communiation_Cultural_Compete nce_and_Patient, 2010.

Johnson M, Bulechek G, Dochterman JM, et al.: *Nursing diagnosis, outcomes, and interventions: NANDA, NOC, and NIC linkages*, St. Louis, 2001, Mosby.

Keepnews D, Capitman JA, Rosati RJ: Measuring patient-level clinical outcomes of home health care, *J Nurs Scholarsh* 35(1):79–85, 2004.

Kennedy A: Looking back and moving forward, *J AHIMA* 85(1):10, 2014. January 14.

Kupfer DJ, Kuhl EA, Regier DA: DSM-5-The future arrived, *JAMA* 309(16):1691–1692, 2013.

McCullough JS, Christianson J, Leerapan B: Do electronic medical records improve diabetes quality in physician practices? *Am J Manag Care* 19(2):144–149, 2013.

McKibbon KA, Lekker C, Handler SM, et al.: *Enabling Medication Management through Health Information Technology. Evidence Report/ Technology Assessment No. 201. Agency for Healthcare Research and Quality*, Rockville, 2011, MD.

Moorhead M, Johnson M, Maas M, Swanson E: *Nursing outcomes classification (NOC)*, ed 4, St. Louis, 2008, Mosby/Elsevier.

NANDA International: *Nursing diagnoses: definitions and classifications 2012–2014*. Philadelphia, 2011, Wiley-Blackwell. www.NANDA.org.

Nanji KC, Rothschild JM, Salzberg C, et al.: Errors associated with outpatient prescribing systems, *J Am Med Inform Assoc* 18:767–773, 2011.

Nemeth LS, Wessell AM, Jenkins RG, et al.: Strategies to accelerate translation of research into primary care with practices using electronic medical records, *J Nurs Care Qual* 22(4):343–349, 2007.

Agency for Healthcare Quality and Research (AHRQ). PSNet: Patient Safety Network. Patient Safety Primer: Computerized Provider Order Entry. http://psnet.ahrq.gov/printviewPrimer.aspx?primer ID=6. Accessed September 2, 2013.

QSEN Institute. (n.d.) Quality and Safety Education for Nurses. www.QSEN.org/ Accessed May 21, 2013.

Radley DC, Wasserman MR, Olso L, Shoemaker SJ, et al.: Reduction in medication errors in hospitals due to adoption of computerized provider order entry systems, *J Am Med Inform Assoc* 20:470–476, 2013.

Ranji SR, Rennke S, Watcher RM: Chapter 41: Computerized provider order entry with clinical decision support systems: A brief update review. In Health Care Safer Making, editor: *An Updated Critical Analysis of the Evidence for Patient Safety Practices*, (2013). Evidence Report/Technology Assessment No. 211. Agency for Healthcare Quality and Research (AHRQ): Rockville, MD. Accessed June 29, 2013 II http://www.ahrq.gov/research/findings/evidence-based-reports/services/quality/ptsafetyII-full.pdf.

Rolley JX: Three-year follow-up after introduction of Canadian best practice guidelines for asthma and footcare in diabetes suggests that monitoring of nursing care indicators using electronic documentation system improves sustained implementation, *Evid Based Nurs* 15(1):5–6, 2012.

Thompson D, Johnston P, Spurr C, et al.: The impact of electronic medical records on nursing efficiency, *J Nurs Admin* 39(10):444–451, 2009.

Towers A: Clinical documentation improvement—A physician perspective, *J AHIMA* 84(7):34–43, 2013.

Tseng H: *Exploring nursing diagnoses, interventions, outcomes in oncology specialty units in an acute setting: The impact of the use of electronic standardized terminology*, Prague, 2013, Czech Republic. Paper presented at 24th Sigma Theta Tau, International Nursing Research Congress July 22–26.

Yee T, Needleman J, Pearson M, Parkerton P, et al.: The influences of integrated EMRs and computerized nurses' notes on nurses' time spent in documentation, *Comp Inform Nurs* 30(6):287–292, 2012.

第二十六章

定点照护中的沟通：应用医疗信息技术

Katbleen Underman Boggs

目 标

阅读本章后，读者能够：

1. 讨论如何运用无线技术分散的定点照护中的沟通。

2. 讨论用于定点照护的持续沟通以及随时随地访问的各种辅助技术的优点和缺点。

3. 为了提供安全和优质的医疗服务而提高信息效率，描述护士应用临床指南和临床决策支持系统的优势。

4. 分析各种医疗信息技术在改善沟通效果上的优势和劣势。

5. 区分对新信息技术的适当使用和不适当使用，如社交媒体网站上的短信和帖子。

护理依赖医疗信息技术。电子通信是目前的医疗保健标准的一个方面 (Schickedanz et al., 2013)。医疗信息技术提供及时、易操作、时尚的远程访问患者信息的渠道（Cipriano et al., 2013）。主要的沟通变革的领域包括：

- 电子医疗记录和相应的排序和分类：通过汇总数据，开发"最佳实践"的信息（在第二十五章已讨论过）。

- 手持无线通讯设备和语音激活系统：这能实现不间断地**实时交互沟通**、制定临床决策和在定点照护中**分散访问**、**远程访问**患者的信息。

- 增强工作的连贯性：通过使用"智能"信息技术设备的扩展功能实现自动数据输入、"警报"和使用远程通信技术，如远程医疗。

- 参与网络互动项目：患者可以参与有关健康促进和疾病自我管理的沟通。

护理组织，如国家护理联盟，倡导护士生熟悉信息学，要求护士生能访问实时信息和使用电子医疗记录以改善对患者的照护 (Barnsteiner et al., 2013)。有关机构要求新护士熟练运用数字技术进行沟通和信息管理（AACN, 2008；Barnsteiner et al., 2013；IOM；QSEN 执业能力）。除了电子医疗记录管理，用于患者护理管理的信息技术还包括监测系统和给药系统。所有护士被要求熟练运用信息技术，并始终了解最新技术，因为创新有助于我们达到专业标准，以便更好地为患者提供健康管理。以开放的心态面对改变是目前护理的方向。医疗信息技术的广泛使用可以促进沟通、护理的质量和安全、效率。患者的电子数据信息应该指引我们做出更好的决策。从长远来看，促进沟通的预期结果是降低医疗成本。所以在很多方面，医疗信息技术不是单纯的数据储存，而是致力于使医疗系统变得更好 (Crawford, 2014)。

本章重点介绍护士和患者使用医疗信息技术加强**医疗沟通**。《全民健康 2020》声明将会应用健康沟通策略和医疗信息技术改善人们的健康结局和医疗质量，并实现健康平等。《全民健康 2020》在治疗性沟通方面的目标是提高对医疗保健提供者的沟通技巧（如认真倾听、用通俗易懂的语言解释问题）感到满意的比例。在实现这一目标时，新信息技术不是将发挥越来越大的作用吗？本章还包括医疗信息技术的其他工具，例如，计算机化的临床决策支持系统（CDSSs）、安全消息、远程医疗、远程监控、使用社交媒体、患者互联网健康教育、社会支持、健康促进和疾病自我管理。本章还讨论了利用互联网进行护士的专业教育和访问临床实践指南。但是这些关于新兴信息技术的讨论仅限于与信息沟通有关的部分。

基本概念

有证据表明，新兴信息技术可以促进我们的沟通和团队合作。正如第二十五章所指出的，协同工作的能力至关重要。医疗信息技术致力于建立**完全集成的计算机系统**，该系统能够通过整个医疗系统分享信息。这将极大地提高护理质量、改善患者安全、提供相关信息和提示所有人。便携式电子设备（如可联网的平板电脑和智能手机）体积小，便于携带。在本书中，我们将其定义为**"手持设备"**，将这些设备可联网定义为**"无线"**，将在患者位置分散访问信息和编辑护理信息的能力定义为**"定点照护"**的能力。你可以用手持设备访问护理信息数据库，获得循证的临床护理干预措施。在患者病床旁或家里，你也可以编辑护理信息。

案　例

　　山姆是应届毕业生，他在现代医疗的一间病房工作。这家医院是一个大型医疗系统的一部分，包括初级医疗机构、诊所、实验室、疗养院和三家医院，它们使用的都是名为"西蒙"的完全集成计算机系统。山姆被告知，编号为 0800 的舒丽芙小姐在办理入院手续，刚拿到带有她照片的条形码姓名手链。舒丽芙

进入"西蒙"系统中舒丽芙小姐的个人历史信息界面，该界面显示她的智能卡已经被扫描过了。饮食项被标记，因为她对坚果过敏。她的电子健康记录中有她住院前在家乡医疗机构得出的实验结果，该结果显示舒丽芙的红细胞压积偏低，并给山姆和她的医生发送了"警报"。山姆还被告知她需要方便残疾人士生活的设备。山姆刚通过短信发送命令，一个机器人已经将设备送到了她房间——0845 病房，并帮助舒丽芙在她的房间里穿上亚麻布衣服躺下，山姆回顾了她的入院原因后，用手持设备访问了她的电子医疗记录并添加信息。重症监护室的医生对她进行了查体并将医嘱输入了计算机化指令输入系统，该系统同时通知了实验室和药房。山姆打印出标有舒丽芙识别号码的条形码带子，发送尿液进行分析，然后检查 STAT 药的充气管，并再次核实了她的名字。

1. 以上所描述的护理安全有效吗？
2. 还有什么其他措施可以使护理更有效？
3. 当舒丽芙转院到疗养院的时候，医护人员还应该针对哪些内容进行沟通？

信息技术使护理发生了很大的转变。医疗保健越来越重视"以患者为中心"，让患者参与自己的症状管理。将来，患者也会应用越来越多的**应用程序**和医护人员进行沟通并且参与自我症状管理。随着患者越来越参与改善健康结局，护理应该和干预措施共同提高了患者的自我管理能力（Drunkard, 2014）。

虽然执行速度比预期慢，但是信息技术发展的速度远远超过了历史上的任何时候。本章介绍了一些目前的选择。护士认为信息技术应该对工作流程进行设计以减少护士的负担，如护理记录、药物管理、沟通、执行医嘱及获得设备和用品等（Bolton et al., 2008）。护士也表示有必要设计智能便携式的定点照护设备来编辑和传输信息。这项技术必须是用户友好、功能好的，不给护士增加工作量或引起护士的不满的。为了保证信息技术有效且与护理期望相一致，护士需要参与软件设计过程中（Zadvinskis et al., 2014）。如果信息技术的应用过程很繁琐，

护士会想出"变通"的方法保证及时完成被分配的工作。研究表明，一个机构使用电子和纸张组合的方式工作时，将阻碍工作流程。一些"变通"方法可能不安全，如第四章所述。

很多国家的政府机构一直在使用电子医疗技术，并且给医疗机构提供激励政策。政府也有相关项目受权使用医疗信息技术。例如，在美国，立法要求一些患者的医疗工作者必须使用电子处方，2015 年规定必须"有意义地使用"电子医疗记录，否则将面临罚款（CMS, 2014；HealthIT.gov, 2009）。

相关法规更加关注定点照护的信息传递有助于工作人员针对药物做出合适的、更具成本效益的明智决策。患者主动参与电子沟通是缓解员工需求的一种方式。其中，美国家庭医生学会支持社会医院这一概念，它包括通过电子邮件与患者积极沟通、患者使用互联网门户网站、远程监控信息传输。

分散访问：信息技术在定点照护点的应用

电子信息技术正在改变我们的护理沟通方式（图 26.1）。此外，在第二十五章已介绍过电子病历、有网络接口的新型手持设备使护士能够分散访问患者记录、将定点照护点间的护理信息和文档结合起来。使用移动无线设备不断更新客户信息和参考资料没有任何地点限制。及时是有效沟通的标准之一。在信息技术时代，"实时"沟通是床旁护理的标志。随着财政预算削减、人均护士数减少、患者数量增加，使用信息技术可以提高我们的**批判性思维、临床决策**并提供**安全高效的护理服务**［Carter and Rukholm, 2008; HealthIT.gov(n.d.)］。

在定点照护点使用手持无线设备

手持无线设备随着互联网的普及被广泛使用，这使人们得以实现随时随地的沟通。百宝箱 26.1

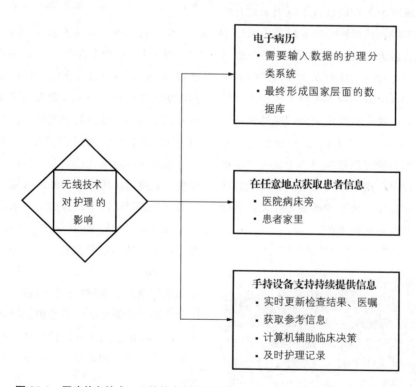

图 26.1　医疗信息技术：无线技术对护理的影响

展示了护士使用无线技术的优点和缺点。门诊护士在社区可以随时访问客户记录和护理标准数据库。无线设备可用于医院病房、门诊诊所、社区甚至患者家里。你可以储存信息，发送到代理计算机或打印机。你可以更新患者记录，包括入院病史、评估结果、问题列表或更新数据及护理说明。无线手持设备也可用于跟踪信息，如患者用药的种类、剂量或化验结果。例如，使用手持设备的执业护士可以获取以前的处方并更新它们，在代理主机计算机上记录这个新的信息，正确计算出新药物的用量，写下医嘱，并将此处方马上发送到患者药房——所有这些都不用在纸上写任何东西。

百宝箱26.1　手持无线设备的使用

优点
- 改善沟通流畅度及工作流程
- 便携；可在定点照护点应用（患者病床旁、患者家里等）
- 护士输入信息后点击菜单选择快速制表
- 可包含有关治疗的参考资源（如果上传），比如药物剂量
- 协助临床决策，提醒护理标准，发送警报
- 即时提醒（例如，以嘟嘟声提醒护士有新信息）
- 快速访问患者记录
- 为患者提供自我管理工具
- 建立支持网络
- 提供一种与患者联系的方法

缺点
- 可能威胁患者的合法隐私权
- 护士没有打印的资料副本（直到下载到代理打印机）
- 小屏幕不允许查看整个页面的信息
- 技术问题可能会导致功能障碍或停机

个人数字助理

个人数字助理（personal digital assistant, PDA）是描述掌上计算机式电子设备的通用术语，它有几种不同的品牌，适合护士拿在手中操作。PDA可以检查药物的相互作用、计算剂量、分析化验结果、安排日程、帮助执行医嘱、作为字典或提供语言翻译等其他功能，还可以下载参考资源，如最新的药物信息或疾病治疗方法。无论患者在哪里，PDA都可以带到患者身边。大多数护士似乎更喜欢使用**智能手机**，它具备以上所说的全部功能，而且还能打电话。

移动电话

普通手机可以用来查找医生或验证、澄清信息。一些医院正在给护士发放工作用移动电话，这样他们就可以在病床旁直接联系医生或医院其他部门的工作人员、提供情况更新或获得口头医嘱。然而，其他机构依然禁用手机。社区护士会用移动电话联系患者，去患者家里进行护理。手机为护士的工作提供了极大的便利，无论身在何处，他们可以直接和医院或患者的主治医师取得联系，还可以获得很多其他资源。在英国，护士做家庭访视时可以用手机改善医院和社区间的沟通，也可以传输患者数据（Blake, 2008a, 2008b）。具有摄像和图片传输功能的手机甚至可以辅助医务人员做出远程诊断、进行远程医疗视频互动和传输声音。

智能手机

智能手机是移动电话和移动电脑的融合体。除了打电话以外，智能手机还有其他对护士很有帮助的功能。护士可以使用智能手机很方便地下载和访问PDA型信息资源、使用医疗保健应用程序、使用质量响应选项解码、提供互联网接入的客户信息（新的化验结果或医嘱）和即时通讯。有新的医嘱或实验结果时，一些应用程序可以发出提示音。除了可以下载与PDA上类似的应用程序，有足够大内存的智能手机甚至可以提供计算机辅助决策支持系统。可下载的应用程序如Epocrates（www.epocrates.com）——免费的药物信息程序，不仅提供药物信息，当你输入患者信息（如年龄、体重和诊断）时，它还可以为你提供正确的剂量、使用禁忌和副作用。新的信息通知能够及时地发送到你的设备上。你还可以下载最佳实践指南。

现在，智能手机的销量大大超过 PDA。Busis（2010）提出将条码阅读器作为智能手机的附加应用，但更新的 ATTScanner 应用程序可能更有用。

笔记本电脑和平板电脑

笔记本电脑比平板电脑更强大，同时两者个头都还很小，可携带到患者家里。护士可以用它们制表和传输患者的护理情况；接入互联网，还可以发送信息或完成护理文件，见练习 26.1。

智能卡

实现云数据中的电子病历网络互通后，所有患者的医疗信息都可以储存在**智能卡**或闪存驱动器中。一家支持完全集成计算机信息系统的医院收治一名患者后，可将患者的数据扫描到电子病历中，这有助于提供安全护理。例如，一名患者的电子病历中显示其对阿司匹林过敏，当患者去其他医疗机构就医时，他的信息也可以在新系统中显示。

改善工作流程：远程现场监控、诊断、治疗和沟通

技术创新可以使护士的护理工作更有效。在这之前，医院中的护士只有不到 40% 的时间在真正护理患者，至少 25% 的时间用于接听电话、获得图表、收集供应信息和找到其他工作人员，等等。护士们说，新技术系统帮助他们改善了工作流程，并让他们有更多的时间在病床边。技术创新来得如此之快，下面描述了一些医疗保健技术创新的例子。

医院里的生物医学监测

技术人员已经提到，当照护点是医院患者的病床时，如可无创自动记录生命体征和其他无线遥测，可以方便你和其他团队成员沟通，减少不必要的走动。使用具有传感功能的"智能"病床可以传输生命体征无线信号数据。无线技术已经延伸到了患者的家中，用于提供远程临床护理。《全民健康2020》的目标是增加用网络和医疗保健提供者进行沟通的比例（Healthy People 2020, HC/HIT-5.2）。

网络访视和远程家庭医疗护理

网络访视通过互联网终端提供诊断、治疗和监控患者的健康状况，使护理更加经济实惠、便捷。Cook（2012）报告远程家庭医疗减少了 50% 的住院和 80% 的家庭访问；而 Mehrotra 和他的同事（2013）具体报告了应用技术交流成功治愈泌尿系统感染。患者可以登录一个网站，访问他们的安全医疗记录并回答一系列关于其健康状况的问题。在几小时内，护士做出诊断、处理医嘱，在电子病历中写入进展说明，并给患者回复。此外，患者可使用智能监测产品更新信息，如血压、血糖水平或心电图，然后把这个信息发送给护士，因此不用家访护士也可以评估患者的病情 (Hsu et al., 2011)。目前，大量的医疗系统都提供网络访视并且可以报销其费用。

案　例

该案例说明技术如何使我们的护理更好、更安全和更有效。

吉尔是一名注册护士，在产科病房中负责 8 位患

练习26.1　在移动通信中使用SBAR

SBAR（情境、背境、评估和建议）沟通格式已成为国家标准。练习使用这种格式的电子邮件或短信可以让赫勒博士知道在你家庭访视期间，你负责的癌症患者 78 岁的杰克逊先生已停止口服补液、在过去的 1 小时里没有尿量，他的妻子要求插胃管。

者，早产的珊莎夫人是其中之一。吉尔的临床决策支持系统（CDSS）自动列出患者所需的护理，在此基础上对她的工作进行分配，列出了"最佳实践"的干预措施，然后给出了患者的实时反应。她的手持设备接收电子提示协助临床决策，例如，临床决策支持系统计算出珊莎夫人的预期出院日期，并且根据其体重提供处方药的正确剂量，提醒吉尔打算给患者的药物剂量是否超过了最高安全标准，并交叉检查这种新药与已开药品间的潜在药物相互作用。吉尔用弹出的筛选工具来评估珊莎夫人的当前状态，然后系统提醒吉尔今天忘记的事项。

远程护理程序

远程护理是指遥测患者的生命体征、监测护士是否洗手、通过嵌入在医院或患者房间的传感器提醒护士患者跌倒没有爬起来。美国和英国的家庭正在使用这样的传感器监测潜在的问题，如炉子在燃烧和门开着、房间太冷、患者急病发作，如癫痫。在文献中，这种自动化的医疗技术被称为"智能房间"。

无线射频识别技术

信息也可以通过无线射频识别（radio frequeney identity, RFID）芯片发送数据给医护人员，这些芯片可以嵌在识别卡中，穿在身上甚至植入体内。如果需要找到其他工作人员，这样的芯片能帮助定位医生或其他人。很多人都在宠物体内植入了芯片，这样当宠物丢失时能很容易找到它们。在老年痴呆患者或其他没有自我照顾能力的人体内植入类似的设备合乎伦理吗？

为了找到并收集护理所需设备，护士一年要累计走上数百公里。射频识别技术能即时定位设备，如可以马上知道输液泵储存在供应室，也许机器人会提供所需的用品给你。Ajami 和 Rajabzadeh（2013）认为，应该将无线射频识别技术整合到医院的医疗

信息技术系统中以减少临床和用药错误。

远程医疗

远程医疗也被称为远程医学、远程护理或电子健康（在英国）。这是一类使用通信技术的服务，定义为实时交互式使用互联网提供远程医疗保健。它具有高清晰度的视频和音频，供护士观察、监控患者的病情，并用自己的设备与患者沟通。

不管地理方位上的距离有多远，人们都可以交换信息，并且经常咨询专家。医疗顾问可以操作检视镜或听诊器评估患者的视网膜或呼吸音。目前，此通信技术的使用量成倍增加（Marcin et al., 2012）。一些研究表明，远程医疗决策和诊断中风更有效、更符合成本效益（Rubin and Demaerschalk, 2014; Silva et al., 2012），该项技术的使用越来越普遍。在 Silva 的研究中，100% 的参与调查的急诊部门采用这项技术对脑卒中患者进行评估。

专家可以用远程医疗进行远程访问诊断和治疗疾病，提供预防保健服务或医疗咨询。它最初只用于向农村患者提供服务，现在也在城市中使用。起初它用于远程医疗卫生设施，现在则用于患者家。iSelectMD 公司（http://iselectmd.com/）就是一个例子：健康保险的雇主每月支付很小的一笔医疗保险费，然后每名员工可随时通过远程医疗登录一个网站，接入医生，输入症状，并支付"访问"费。医生回顾客户的病史和目前的症状，做出诊断，如果需要的话，在电子邮件中写一个处方，两天后会有一个随访电话确定健康问题是否得到解决。显然，只有症状轻微的疾病（如尿路感染或呼吸系统疾病）可以应用这个远程技术。

结果

许多研究表明，使用该技术可以减少住院率、提高护理质量和患者满意度、降低急诊科就诊率、减少医疗费用，但实施的障碍包括法律法规和财务、隐私问题、州际执照或保险范围以及保险偿还问题。

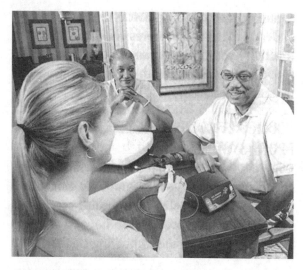

家庭用远程医疗监测装置。(Used with permission from Honeywell Home Med)

无线设备中的摄像头

患者可以使用智能手机和平板电脑发送图片进行咨询或记录病变，如拍摄皮肤损伤部位、活检部位等。一份美国家庭医生杂志建议患者使用自己的手机拍一张照片，可以在未来的访问中做对比（"Practice Pearls", 2013）。

语音激活通信

语音通信系统利用支持无线网络的可穿戴、免提设备支持即时语音通信，向机构内所有工作人员通知事情。护士戴着一个小而轻的徽章，按下上面的按钮可以语音访问系统的其他用户。它也将连接到电话系统。它可以减少关键通信花费的时间，如寻找重要药物、寻找他人（减少 45%）、寻呼医生或步行到护士站接打电话（减少 25%）。护士报告说，语音激活通信有利于沟通，能够减少中断，促进更好的照护连续性，并改善了护士的工作流程。

计算机临床决策支持系统

决策支持信息系统帮助批判性思维和决策

运用医疗信息技术的一个重要的优点就是计算机临床决策支持系统（clinical decision support systems, CDSS）。这些系统通过特殊的客户端为你提供可及的数据信息，这些信息能帮助你提高决策能力。这样做，在提高了你对患者的照护质量的同时也提高了安全性。CDSS 常与医院常规的登入系统结合起来，但是这个版本对于在社区中工作的护士也是可获取的（Ranji et al., 2013）。CDSS 的关键点在于速度和可及的便捷程度。CDSS 是有用的，但是，它当然不能代替你自己的临床评判。

> **案　例**
>
> 吉姆 69 岁，在南达科他州南部的乡村运营着一家餐厅，最近接入了远程照护的服务，这解决了他因忙于生意无法随诊和需要长距离出差的烦恼，他可以用远程的护理监测系统自我管理他的伤口愈合，甚至可以远程检测并发症。

更复杂的 CDSS 系统可比较输入的患者的数据并提供交互式建议。这些信息提供给你的是患者的近况（可筛选）并且在工作日的合适时间点提供。

IOM 和加拿大的健康研究机构开始推进 CDSS 项目或者支持对于 CDSS 在患者照顾效果方面的研究，CDSS 系统建议的数据类型包括：

- 诊断和照护的信息，展示了照护管理的优先名单
- 输入患者的数据时的沟通方法（系统提供了提示语，以便你完整输入数据；提供智能模板）
- 自动地核对药物、药物过敏和药物相互作用
- 也可根据患者的偏好发送提醒
- 患者转院时提供药物调配和患者的照护总结

硬件可以是在你的医院病房里或者是无线可控设备的一个计算机终端。软件的数据库可以备份在机构的服务器上，比如疾病登记处或者政府数据库。

对于护士，一些CDSS软件可以生成患者照护的特定信息，包括评估指南和表格，对检验结果的分析，以及运用最佳实践规范提出建议，以促进护理的安全性。这些被整合到机构正在使用的电子医疗记录系统中。运用的简便性也是非常重要的。研究已经表明，在大部分的时间里，护士们还是更依赖同伴来确认她们的决策（Marshall et al., 2011）。

基于你输入的患者相关信息，CDSS给你提供合适的提醒或提示。例如，在你完成对第一个患者的照护后，如果你还没有记录下需要的干预，一些具体的信息将呈现给你。这可帮助你预防治疗差错和疏忽，帮助你提高文档记录能力。Balser和同事们（2007）表明他们的CDSS可以缩短干预时间。更多的及时干预可减少患者的并发症。例如，Levy和Heyes（2012）描述了在英格兰应用的系统可以提供循证的信息来支持护士进行干预方法的选择，改善对具有脑中风危险的患者的照护。我们关注以患者为中心的照护，所以我们在临床决策中要考虑到患者的喜好。

CDSS技术逐渐被采用。先前的系统是孤立的，但是技术是不断更新和进步的，这使得系统使用起来更加方便，可提供及时的、相关的内容。因为系统储存了关于你的活动的信息，你可以报告护理中应用的标准或者提供数据以供研究。

计算机临床决策支持系统的结果

在第四章中我们注意到IOM报告了超过70%的医疗差错归因于沟通不良。持续地提高电子医疗照护技术被认为是能提高沟通交流的质量、患者的安全以及照护的质量。Fogel（2013）报道了运用CDSS时危重症患者的血糖得到了更好地控制。实际上，分析了超过15000篇文章的综述发现了有力的证据，证实使用CDSS在一系列的患者评估上有效地改善了健康结果（AHRQ, 2012）。在另外一项全面的回顾性研究中发现，AHRQ（2009）发现证实CDSS在护士工作流程中的作用的证据有限。

警报

当提醒或者警报发出，文献表明了复杂的结果。护士可能更多地在接收电子提醒时填写表格。患者已经对提醒给予了更多正向的回应，CDSS能辅助他们自我照护，患者也愿意为健康提醒短信买单（Cocosila et al., 2008; Finkelsten et al., 2012）。

临床实践指南：获取在线信息

通过基于结果的标准化干预手段，实践指南可提高护理质量和安全。当他们需要信息时，护士们有机会运用计算机或者智能手机去搜索数据。临床实践指南需要非常便捷的可及性、在日常实践中的可用性、可信赖的内容以及可靠的资源。应该允许从患者处获取临床指南数据，然后提供个性化的临床决策指导。临床数据库基于可及的研究证据已经系统地发展出适当的照护提供给特定的患者。有许多免费、可下载的为照护提供的软件或者指导，比如《临床预防服务指导》（*The Guide to Clinical Preventive Service*），你可以搜索年龄、性别和风险因素（U.S. Preventive Services Task Force: www.epss.ahrq.gov）。很多其他的规范可以从AHRQ（www.ahrq.gov）、美国护士协会（ANA, www.nursing-world.com/ce）等专业的组织以及免费的或者订阅的数据库（比如Mosby's Nursing Consult）获取，你可以点击感兴趣的诊断。很多国家和地区的护士协会同样也已经或者很快会给你提供这样的信息。很多医院和较大的机构已经拥有常驻专家，比如医疗图书管理员或者临床专科护士，来帮助护士获取循证的照护指南。

患者参与

医患电子医疗保健沟通

移动技术不仅改变了我们记录的方式，还提供了无限的资源用于患者教育（Manning et al., 2013）。患者将有能力去查看、下载并且传递他们的健康信息（Kennedy, 2014）。很多医疗保健系统运用安全的互联网入口允许患者方便地交流，无论是与护士还是与医生，并获取信息。保险公司和制药公司已经拥有了自己的门户网站，可以为患者和健康照护者提供药物相关信息的获取途径。其他已经被应用的技术包括：

电子邮件

电子邮件是一种便捷、快速、廉价的方式，可用于医患沟通。然而，当大多数患者期望与医务人员进行邮件沟通的时候，只有72%的在大医院工作的医生表示会使用这个沟通方式（Bradley et al., 2011）。障碍包括担心保密问题、误操作和时间因素。

办公室的护士通过电子邮件来安排预约时间、发送检查结果、补充处方以及推送其他的医疗提示。护士也会运用电子邮件来对患者进行健康教育和随访，而不用等到下一个办公室预约。美国医疗协会（AMA, 2004）建议将邮件的电子或者纸质拷贝发给顾客。

安全的即时通信和短信

文本的即时通讯时常被运用在日常生活中。平均每个美国人每月会发送或者接收700多条信息。因此大多数的团队成员和患者都对短信很熟悉；安全的即时短信可以用于增强医疗团队成员间或者医护人员和患者间的沟通交流。即时短信可以用于护士想从一个值班住院医师那里获得对一个患者的额外疼痛治疗时。即时短信可以帮助患者将自我监控的信息提供给他们的照护者。照护者同样也可以将提醒短信发给患者。护士的即时短信作为一种干预手段可应用于对可预防的和慢性疾病的照护，比如疼痛的管理、戒烟或者是药物依赖。即时信息还可以用作干预手段来管理患者的癌症、哮喘、糖尿病或者其他慢性疾病。然而，联合委员会已经声明："对于医生或者是有执照的独立实践护士来说，用即时消息发送指令是不被接受的……"（TJC, 2011）。原因是你不能证实谁是真正的命令发送者。那么这与传真医嘱或口头医嘱之间又有什么差别呢？

转诊和咨询

运用计算机和互联网做电子转诊是很容易的，只要患者签署隐私声明。技术给护士、护理实践者以及医生助手，特别是那些农村的医疗保健工作者提供了很多的机会。农村人口占到美国总人口的20%，并且呈现出贫穷化和服务水平低下的问题。本章中讨论的运用医疗信息技术可以为农村医护工作者提供可用资源。

患者健康自我管理技术

电子设备对于任何时间任何地点的学习都是完美的。患者可以获取健康相关的文章、专业的网站，参与社交媒体或者播客、在线研讨会或者视频会议。

网上疾病管理的健康信息

这里有一个最主要的对于运用科技来沟通的推动健康行动者。AHRQ鼓励患者通过网络询问问题，比如"说出你想说的"或者"问题就是答案"，督促患者果断地与包括护士在内的医疗服务提供者沟通。人们愿意从互联网上获取自我健康教育或者支持来满足他们的照护需求。例如，一项关于老年人的调查表明，他们愿意从网上更新处方（American Health Information Management Association, AHIMA, 2014）。网上学习已经被证实与传统学习同样有效（Pichaer and Bradley, 2013）。大多数人已经搜索到了互联网上的与健康相关的信息，运用了很多健康信息相关网站。目前存在着通过交互式计算机提供健康相关的教育项目的潜力。

　　患者也可以更直接地获取健康照护。例如，像 Teladoc 这样的公司，通过电话提供医生的建议或者治疗，其用户每年支付费用。创业者可大力扩展那些可以提供疾病信息和疾病支持的网站，有时候会收费，例如，为那些克罗恩病患者服务的 Crohnology.com；为心理疾病患者服务的 TalkSession.com；或者是为有皮肤病症的患者服务的 DermLink.com。

生活方式管理

　　教育管理项目不仅仅增强了患者关于疾病和自己在健康促进以及疾病管理中的角色的知识，而且使得关于健康状况的信息计算机化，在患者结局上具有积极的作用。很多网站提供简介的管理支持和提醒关于健康的自我管理。护士们常常给患者推荐互联网。

患者提醒

　　运用互联网，你可以给你的患者——那些需要医疗更新、筛查检测或者健康服务的患者发送电子提醒。2009 年，凯撒医疗机构的一项研究表明，在运用电子系统之后，医生和患者经常在线沟通，家访需求减少。根据凯撒的研究，85% 的运用者报告通过电子信息和医生交流提高了他们管理自身健康的能力。个性化的网站可提供工作时间或者行程指示。所有的健康管理组织都有自己的网站，可以包括健康评估工具和允许患者计划约定的时间。另一个基础功能是提供健康信息。网站嵌入了超链接，患者可以了解他们目前的身体状况以及用药和治疗情况。他们同样可以发送一封邮件链接，这样患者就可以联系负责健康教育的护士。

团体的网络支持：通过聊天室沟通

　　计算机被用于支持团体的患者和家庭处理多种问题。这些正式的互联网团体提供信息，同样可以提供社会支持给患者。Rains 和 Young（2009）的研究表明，网络团体参与者报告了更少的抑郁、提高了生活质量，同样他们管理疾病的能力也提高了。技术提供的支持包括电子邮件、即时短信、聊天室和论坛。聊天室通常被同步使用，提供了即时的反馈。论坛通常是不同步的，更长的时间间隔允许他们在发帖之前有更多反思。通过网络和团体成员之间的交流已经显示和更低的压力有联系，特别是在那些老年患者当中。需要更多的研究帮助我们选择最佳的频率、持续时间和高质量内容。

应用技术的结果

护理沟通

　　技术改进了工作流程，提供更安全的护理，自动监测和记录一些患者的数据，让护士可以更加独立，并且加强了成员之间的沟通。医疗提供者可通过床旁的无线设备进行交流（Manning et al., 2013）。现有证据证明，技术的影响是复杂的，但预计它能降低长期成本。总的来说，它似乎改进了信息的交流，但也有一些消极的影响，比如说电子通讯会破坏团队间的人际关系（Wu et al., 2011）。新技术是协助还是妨碍了工作流程？这还有待于研究。例如，护士为依赖呼吸机的患者提供无线设备来使用通信工具（Improving Communication, 2014），护士将为分析传输过来的数据并为此制订干预措施承担更大的责任。

医患沟通

　　通过远程手机客户端可以减少医疗保健的劳动密集度并且使患者更方便接受照护。科学技术可以促进自我监测、自我管理，改善认知功能，减少看病的时间，提供需要的信息和支持，降低再住院率，提高生活质量，并能及时地与医疗保健提供者沟通交流（Marcin et al., 2012）。智能手机应用程序是指导患者预防保健的有效方式。应用程序 "Call the Shots" 或短信提醒已被证明能提高患者对注射疫苗的依从性（Peck, 2014）。这可能会成为一种偏好的方式，特别是在年轻一代中。

　　健康研究和质量机构分析了 146 个关于计算机健康模块对患者影响的研究，结果表明这些程序成功地吸引了患者的注意力，并且更为重要的是改进了患者的健康状况（AHRQ, 2009）。正如研究已经证明的，护士通过电话为患者提供具有促进健康作用的支持，在专为患者健康教育而设计的交互计算机程序中，护士和患者可利用网络摄像头技术进行实时（同步）交流。医疗服务提供者可以为患者提供健康维护信息，对患者关于疾病的疑问进行解答，这有利于患者重获健康。

发展循证实践

Marek KD, Stetzer F, Ryan PA, et al.: Nurse care coordination and technology effects on health status of frail older adults via enhanced self-management of medication: randomized clinical trial to test efficacy, Nurs Res 62(4): 269-278, 2013.

目的： 本研究旨在评估健康状态，调查对象为456位年龄大于等于60岁、有慢病且健康状态差的老年人。通过调查他们一年内慢病的自我管理（包括用药的管理）来反映结果。把他们随机分为四组。护士筛查了所有药品，建立了基线。对照组不接受干预。其他组护士会进行定期家访并且给每组制订药物治疗计划，第四组还配备了药物分配机（护士定期会补充药物）。

结果： 所有护士协助组均有明显成效：提高了认知功能，改善了功能状态，提升了生活质量，减少了抑郁症状。关于技术方面的影响力，采用药物计划但不使用药物配药机的组有显著的成效。

结论： 也许可以通过护士的家访帮助长期患病的老年人完成在家的自我管理照护，尤其是患者使用药物治疗计划来进行自我用药管理时。你难道会为了节约成本而拒绝护士的家访吗？这样只会得不偿失。

QSEN将循证实践定义为"将最佳证据结合临床专业知识，为患者（家属）提供最佳的医疗保健照护"（www.qsen.org）。请尝试使用一个或多个应用程序以找到循证实践指南，然后做好标记，为下次护理计划中干预的提出提供依据。以下是推荐的网站：

苹果商店里的健康类应用程序
Pepid 基础医疗如程序：www.pepid.com
Epocrates 公司：www.epocrates.com
美国临床指南中心（NCG）：www.guideline.gov
天空医学图书馆：www.skyscape.com
电子预防服务选择器（ePSS）：http://epss.ahrq.gov/PDA/index.jsp

应　用

应用技术

技术不能替你积累知识和做出专业决策，它可以是辅助你做出决定的工具。全国的护理协会、认证机构、政府机构和政策组织都认为使用医疗信息技术是基础的护理实践。QSEN认为应用信息科学是新毕业的护士应有的素质，对知识目标的要求包括在共有的数据库中，找出有用的信息来支持护理实践，对技能目标的要求包括对临床决策支持和警报做出适当反应的能力。学生需要思考应用技术做出决策的价值有哪些、怎样防止错误的出现以及怎样合作护理。

作为专业护士，要承担对雇主、监管机构、专业机构和学术机构的责任（ANA, 2008）。

护理标准也适用于电子护理。一般标准在第二章中讨论过。更具体的标准可从美国护士协会或者美国日间护理学会等机构查询。

电子护理应用于医疗保健的各个方面，我们需要意识到患者的偏好，例如，可能只有1/3的患者喜欢用电子提醒。

定点护理点

无线进入定点护理点的数据可以赋予你访问的权限，并且可以获取循证资源以应用于实践中。如果将手机应用于个人业务，在工作情况下需要单独的安全的电子邮件或短信账户。使用手持式设备可在护理点及时访问患者信息，非常方便并且从长远看符合成本效益。它们的提示信息可帮助你提供更安全、更全面的照护。许多组织会提供当前患者的健康相关问题的信息数据库。

感染控制

防止设备污染是一个问题。当我们提供护理或在患者区域使用设备时，需要在使用前后消毒以避免污染。一些人建议用一次性的塑料袋包住设备。当然保持手的卫生是至关重要的。一些报告描述了手卫生传感器的使用情况。研究中的发现令人惊讶，尽管知道传感器的存在并且它能保障卫生，但仍有40%~170%的人员未消毒到位（Miskelly, 2013）。

无线掌上电脑的使用

新的移动上网设备为护理患者提供了惊人的健康管理方式。我们向患者推荐健康监测应用程序软件，使他们尽可能地管理自己的状况。这对慢性疾病尤为重要（AHIMA, 2014）。

电子邮件

医生可以使用指南与患者通过电子邮件沟通，当然护士也可以。护士使用无线技术设备护理患者已经很普遍了，但患者的照护指南仍需要不断改进。

智能手机和个人数字助理

虽然每个护理学生已经认识或在使用无线或移动电话，但不是每个人都把它视为帮助护理患者的设备。仍有医院禁止护士使用手机，即使研究表明这些设备可以节省时间、减少错误并简化护理点的信息检索。在伦理上，你不能在工作场所因为个人原因和跟专业无关的事情使用手机。所有信息都受《健康保险可携带与责任法案》的保护。

电子通讯和短信

电子护患通信可以即时进行简单的数据通信。短信用于提醒患者预约、服务、服药或自我监控护理，以提升护理质量和患者的利用率。多个文献回顾中描述了使用个性化的即时通信对帮助患者自我管理的效果。例如，一个高血压患者在服用新药后可以发短信告诉护士他的血压，或一个糖尿病患者给护士发短信告知他今天的血糖值，以达到自我监测的目的。然而，大多数的即时通信网站不受《健康保险携带与责任法案》保护，所以联合委员会禁止医护人员在上面发出指令。

社交网络

社交网站是基于互联网用于交流、加强人际关系甚至传播信息的教育通讯平台。Desai（2013）报告，社交媒体和便携设备与下载的应用软件将在不知不觉中彻底改变医疗信息系统和我们（与患者）的沟通，其中包括视频网站、社交网站、社会标签和博客网站。正如社会媒体正在改变人们的互动方式一样，它也在潜移默化地改变传统护士与患者的关系。使用社交媒体能增加护士对信息的访问和支持，以改善护理实践。它不仅能使我们同时与数百人通信，而且能即时反馈，并立即访问有关治疗的信息。一些医院使用推特网或脸书网建立公共关系。同时，专业组织正用相同的媒体网站发送警报或新的护理信息（Siwek and Lin, 2013）。

然而，护士共同使用的社交媒体可能会模糊社交和专业行为之间的界限。我们习惯于在日常生活中使用社交媒体，这会导致我们有时不能区分什么是合适的专业关系。下面就以卡西的例子来探讨一下。

案　例

卡西找了份兼职——照看一名4岁的患有重度脑瘫的名叫克莱德的孩子，这份工作持续了一个学期，她从中感受到了快乐。她觉得这是个很好的经历并且很荣幸能参与和见证克莱德的进步。今天她捕捉到一个可爱的画面，那就是克莱德正享受着他人生的第一个冰激凌，卡西把这张照片配上文字传到了自己的脸书网上，把克莱德的快乐传递给他人。

这种行为从专业护理的角度看是合适的吗？根据国家护理委员会理事会（NCSBN）和《健康保险携带与责任法案》规定，护士发布照片或视频或评论患者足够详细的细节，使他人可根据照片确定患者的身份都是侵犯了患者的隐私权（NCSBN, 2011）。详见表26.1。

护士遵循社会大众所期待的专业守则或实践标准，并受《健康保险携带与责任法案》监督保护患者的隐私。Duffy（2011）告诫我们，除了代表机构发言这种情况，不要暴露我们所属的机构。

需要区分开放的社交网站，例如，推特；以及访问受限的安全网站，例如，专门针对医院内部专业人员开放的社交网站。

临床决策支持系统

CDSSs 包括知识管理、分级系统、评估表格、处方系统或测试排序和分析系统。我们使用 CDSS 作为另一种工具来管理护理服务。CDSS 集成到现有的电子病历系统，并且自动生成护理建议，这就要求我们必须要有批判性思维的能力。CDSSs 辅助护士做出临床决策，并为特定的患者提供最佳的护理方案和循证实践。

应　用

应用 CDSS 能帮助护士提高护理质量，同时也佐证护士的决定（Desai，2013）。"主动"或自动提供的建议提示并支持护士做出临床决策，这比"被动"的系统等待用户请求数据更有成效。

当你访问某位患者的电子记录或访问病例中的医嘱单时，CDSS 可能会提醒或警告一些注意事项，比如你会得到关于这种药是否与患者已经服用的药物相互影响的信息。CDSS 的提醒已经融入你的工作流程，并给出基于研究的最佳实践干预措施的建议，也许 CDSS 给出的建议最终成为了你的干预计划。在另一个示例中，在儿童癌症科，护士使用计算机来计算以孩子体重为标准的药物的精确剂量，现在可以改用这个自动化的支持系统来预先算出正确的剂量。

警报疲劳

一个常见的问题是 CDSS 会发送太多警报，以至于你会产生**警报疲劳**而忽略它们，尤其是药物间相互作用警报。研究表明，90% 及以上的警报是重复的（Phansalkar，2013）。在患者管理中自定义警报或者把警报分级，分为低优先级的（提醒但不警报）和高优先级的（警报），有可能解决报警疲劳的问题。大量的研究显示了积极结果，特别是在药物剂量通知以及预防保健提醒上。需要更多

表26.1 护士使用社交媒体的在线指南	
原则	**行为**
帖子的内容是受法律限制的，例如《健康保险携带与责任法案》（HIPPA）	不要发表可识别患者身份的信息（尤其是照片和视频）或暴露患者所服的药物
应遵循专业伦理标准	个人生活和专业内容要分开（使用两个账号）； 注意护士和患者的界限：避免社交友谊
社交媒体是公共论坛	任何出格的言论会被视为横向暴力或"网络欺凌"； 使用隐私设置并注意其变化； 要明确同事、领导和患者都可以阅读你的帖子
法律和护理伦理准则也适用于在线信息；国家护理议会可以接受投诉	了解社交网络的强大以及持久性，要注意其可能的影响力； 可能导致民事、刑事及专业的处罚

Adapted from the American Medical Association (AMA), American Nurses Association (ANA), National Council of State Boards of Nursing (NCSBN), National Student Nurses' Association (NSNA), 2014.

的研究来调查 CDSS 对沟通的影响，但已有的数据显示的是积极的影响。在加拿大，护士使用个人数字助理访问安大略省注册护士协会获取实践指南。

成本

成本和可用性是要不要采用技术的主要问题。你所属的机构是否提供设备和软件？还需要将信息访问融合到你的工作流程中，并快速提供真正适合你工作需要的信息。反思技术是否在学生的工作中发挥作用。

移动医疗：患者参与的技术

技术帮助患者实现自我管理

新技术在改变患者交换医疗信息和互相交流的方式。移动健康（mHealth）意味着能运用任一无线通信设备或者软件，可以不受地点的约束达到健康目标（Morrissey, 2014）。可下载软件的便捷设备可以实现患者与医护人员的相互交流，寻求建议以及知识，以及获取网上信息数据库和资源来管理自己的健康需求。高质量的照护有赖于医护人员运用他们的技术来提供信息，提供自我照护的指导和提示，或者网上资源的链接（HealthIT.gov, n.d.）。Johnson 展望了护士授权患者去运用社交网站来促进健康和管理疾病（Johnson, 2013）。

门户网站的应用

各种各样的健康提供者和机构已经提高了患者们运用门户网站的可及性。患者可以注册并点击不同的菜单栏来获取他们的电子健康记录或者其他信息。这不仅减少了占用员工时间来接电话等，也记录了患者们获取和接收的确切信息（HealthIT.gov, n.d.）。例如：你的患者可以获取实验室检查结果，请求药物补充等。很多网站允许患者评价医院或者医护人员，如 Hospital Compare（www. medicare. gov/hospitalcompare）。

健康和生活方式监测软件的应用

当然，应用程序的运用并不像听上去那么简单，需要我们培养一些技能。目前，患者可能会下载很多应用程序来帮助他们记录自我评估，这样的例子包括《葡萄糖伙伴》（Glucose Buddy）——一款 iphone 应用软件，它可以允许患者输入血糖测试的结果并且记录碳水化合物的摄入以及其他参数。另一个应用程序是《优检查》（uCheck）——关于尿检结果的数据记录，运用智能手机相机记录尿液测量试纸的结果。智能手表、健身腕带等新设备，使得运用这些健康和诊断管理的应用程序变得容易。

移动医疗的结果

《全民健康 2020》的一个目标就是增加使用电子个人健康管理工具的比例。护士们可以建议网站，患者可以通过网络积极应对自己的健康问题。笔记本电脑和智能手机都可以在任何地方任何地点运用和学习。网上学习已经展现出作为一种有效的方式优于传统的学习形式（Pilcher and Bradley, 2013）。你用过播客和在线讨论会吗？

旨在健康促进的网络健康教育

大量证据证明了提供网上健康照护教育和信息的有效性。患者的电子健康记录中的有限信息可被获取。患者可以随时登录和获取实验室检查结果，而不是仅仅在工作日。参见第十四章讨论健康促进的相关概念。

患者疾病管理的网络教育

运用计算机的疾病自我管理将会在很大程度上改变护士们健康教育的方式。关于预防或者慢性疾病的信息可以有效、快速并且廉价地通过互联网提供给患者。护士提供的信息通常通过患者的移动设备传递，允许患者去做更好的自我管理决策。主动地参与和给予决策支持是另一种以患者为中心的照护方式，改变他们对于自我照护的关注。网络信息可能的问题在于是否准确和简便；基于互联网的教育项目已经带来了更好的理解和更好的疾病控制，见第十五章关于健康教育的概念。

在美国，对于每一次患者健康教育的文档必须包括以下部分：

- 讨论的主题；
- 花费的时间；
- 预设的行为目标；
- 对患者学习准备度的评估；
- 对患者病情自我了解程度的观察。

对于患者的网络支持

护理者或者有慢性疾病的患者可以运用互联网支持团体、聊天室、邮件或者直接的沟通交流来获得支持。同时，护士可以通过这些交流的机会更好地和更直接地理解对于生活的体验。患者可通过使用脸书网、推特网等获取支持。因为通过电话支持糖尿病的患者已经被证实是一种节省花费的提高生活质量和功能的方式，需要记录网络支持的类似效果。例如，运用网络支持已经被证实能支持哮喘患者的照顾者（Sullivian, 2008）。患者通过运用CDSS项目来获得关于治疗选择和优势及风险的信息，可以帮助他们理清选择并促进护士和患者之间的沟通。

争　议

交流技术的获取

全球范围内没有办法获取互联网的人数越来越少，没有计算机技能的人也在减少。对于运用新技术的谨慎和障碍包括运用者的抗拒和能力。运用电子健康技术的转变在护理当中是一种学习。一些健康提供者的问题包括学习如何使用的时间、花费、设备设计的局限性、获取的问题、对工作的影响以及对于丢失手持设备的担忧。在所有情况下，我们的交流需要适应患者的需求和理解能力。

对于专业人际关系的指南也适用于电子媒体。在专业人际关系之外与患者交流时需谨慎。与患者的网络联系模糊了关系的边界。

责任的问题

互联网的运用出现了很多问题，其中就有如何应对越来越多元化的人群，提供最大化的交流。相较以前，责任和规范具有更多的模糊地带。

隐私问题

为同样的患者提供照护的不同组织需要安全地分享信息。你在治疗过程当中了解的任何信息必须有安全保障。作为计算机使用者，我们担心其安全性。很多调查显示，担忧网站违反隐私协议是最大的担忧。随着医疗信息技术系统变得越来越复杂并且连接可用性越来越重要，保障隐私机制与规则也变得更复杂了。

安全专家建议数据加密和使用登录密码。联邦政府有相关的法律来保护患者的隐私。参照第二章讨论的《健康保险携带与责任法案》隐私规则。这就是为什么你在移动的计算机终端或者屏保和黑屏时，为防止访问者读取患者记录及信息要设定密码。

从专业性上说，同样有很多保护隐私的原则。除了和其他健康管理团队的成员之间分享信息，护士仅仅是在很有限的特殊情况下可以透露患者信息：当不透露会带来更大伤害或法律上要求这样做时，一个例子是发现虐待儿童的迹象。

参照表26.1对于运用的指南。国家护理委员会理事会认为在大多数时候，投诉会带来规范纪律的行动。

符合伦理地披露的规则是不具体的，但是有一个例子——一个患者告诉你他将要自杀或者谋杀。在人际关系上，患者常常被建议这样的评论不受保密规则的约束。详见本章末尾的伦理困境。

专业的在线护士教育

很多组织提供有用的资源供护士继续教育，比如美国护士协会（www.nursingworld.org）或者医

练习26.2　　对互联网护理资源数据库的评论

目标：鼓励学生增强对互联网资源的熟悉度。

步骤

作为一个课外作业，用掌上的无线设备获取护理相关数据资源。很多网站在网上资源中列出来了。

书写一段评论；用从"0=没用"到"10=非常有用"评分

1. 你获取一项信息有多快？

2. 如何运用到临床实践中？

3. 信息是循证的吗？

讨论

运用结果作为课堂讨论的基础。

疗保险研究与质量向（www.ahrq.gov）在网上完整地提供一些护理项目，还有很多项目提供部分在线课程以适应学生的需求。学生表示他们更愿意在方便的时候听课，而不是在真的课堂上听课。

作为专业人士我们对继续教育负有责任。信息可以扩展，我们将会寻求终身学习的资源。技术提供了继续教育的可及途径，通过网络、播客，等等。通过掌上设备，可以在任何时候、任何地方学习。毕业之后，你会更倾向以这种方式来获得更多的继续教育机会吗？可以尝试练习 26.2。

总　结

HIT 是一个转换护士与其他专业人员、患者、对数据之间的沟通方式的助力。医疗信息技术提供给护士新的工具来实施护理点的护理。在本章中讨论到的包括：CDSS 项目、短信、高科技医疗和远程监测等。医疗信息技术给患者提供了新的方式来教育自己，管理他们的健康和与医务工作者交流的机会。

伦理困境　你会怎么做？

你脸书网上的一名护士"好友"允许你阅读一位同科室的实习护士发给她的留言。这名学生把一个未满 17 岁的患者曾经威胁要自杀的信息发到网上。你既不认识这名学生，也不认识这名患者。

1. 这个信息在网上可以获取，你有什么样的伦理责任需要去干预？

2. 这名学生是否侵犯了这位患者的隐私？

3. 如果你是学生，一旦收到这样的信息，你的反应和处理办法是什么？

问题讨论

1. 你如何确定一个网站是否提供了可靠的信息？

2. 你有多大可能性访问本章中提到的医疗保险研究与质量向网站？提醒会增加你的使用吗？

3. 为了未来的专业应用你会扩展运用社交网站吗？

参考文献

Kass-Bartelmes BL, Ortiz E, Rutherford MK: *Using informatics for better and safer health care. Rockville (MD): Agency for Healthcare Research and Quality*, 2002. 2002. Research in Action Issue 6. AHRQ Pub. No. 02–0031.

Agency for Healthcare Research and Quality (AHRQ): Healthcare decisionmaking. . Pub. No. 12-E0001-EF [Pub.no.12-E0001-EF]. Accessed August 14, 2014 www.ahrq.gov/research/findings/evidence-based-reports/er203-abstract.html, 2012.

Agency for Healthcare Research and Quality (AHRQ): *Impact of consumer health informatics applications*, Evidence Report, Publication No.10–E019 . Accessed July 8, 2014 www.ahrq.gov/clinic/tp/chiapptp.htm, 2009.

Agency for Healthcare Research and Quality (AHRQ) (n.d.). Questions to ask your doctor: Questions are the answer: your health depends on good communication. www.ahrq.gov/questionsaretheanswer.

American Health Information Management Association (AHIMA): Seniors want their health IT [addendum], *J AHIMA* 85(2):78, 2014.

Ajami S, Rajabzadeh A: Radio frequency identification [RFID] technology and patient safety, *J Res Med Sci* 18(9):809–813, 2013.

American Academy of Colleges of Nursing (AACN): *The Essentials of Baccalaureate Education for Professional Nursing Practice*, Washington, DC, 2008, Author.

Practice pearls: [advertisement] *Am Fam Physician* 87(12):890, 2013.

American Medical Association (AMA): *Guidelines for physician patient electronic communication*, Report in response to AMA Resolution 810(A-99) bot2a00.rtf Accessed August 14, 2014 www.ama-assn.org, 2004.

American Nurses Association (ANA): *Position Statement 'Professional Role Competence'*, Accessed August 18, 2014 www.nursin gworld.org/MainMenuCategories/Policy-Advocacy/Positions-and-Resolutions/ANAPositionStatements/Position-Statements-alphabetically/Professional-Role-Competence.html, May 28, 2008.

American Telemedicine Organization (n.d.). www.Americantelemed.org/about-telemedicine/what-is-telemedicine Accessed August 13, 2014.

Barnsteiner J, Disch J, Johnson J, McGuinn, et al.: Diffusing QSEN competencies across schools of nursing: The AACN/RWJF Faculty Development Institutes, *J Prof Nurs* 29(2):68–74, 2013.

Blake H: mobile phone technology in patient care, *Br J Community Nurs*, 2008a. Innovation in practice 13(4):160–162–165.

Blake H: Mobile phone technology in chronic disease management, *Nurs Stand* 23(12):43–46, 2008b.

Blaser R, Schnabel M, Biber C, et al.: Improving pathway compliance and clinician performance by using information technology, *Int J Med Inform* 76:151–156, 2007.

Bolton LB, Gassert CA, Cipriano PF: Technology solutions can make nursing care safer and more efficient, *J Healthc Inf Manag* 22(4):24–30, 2008.

Bradley LJ, Hendricks B, Lock R, Whiting PP, et al.: E-mail communication: Issues for mental health counselors, *J Ment Health Counsel* 33(1):1–3, 2011.

Busis N: Mobile phones to improve the practice of neurology, *Neurol Clin* 28:395–410, 2010.

Carter LM, Rukholm E: A study of critical thinking, teacher-student interaction, and discipline-specific writing in an online educational setting for registered nurses, *J Contin Educ Nurs* 39(3):133–138, 2008.

Cipriano PF, Bowles K, Dailey M, Dykes P, et al.: The importance of health information technology in care coordination and transitional care, *Nurs Outlook* 61:475–489, 2013.

Department of Health & Human Services: Center for Medicare and Medicaid Services (CMS), *MLN Matters, no. SE1409*, August 13, 2004. accessed August 14, 2014 www.cms.gov/.

Cocosila M, Archer N, Yuan Y: *Would people pay for text messaging health reminders?* Telemed J E Health 14(10):1091–1095, 2008.

Cook R: Exploring the benefits and challenges of telehealth, *Nurs Times* 108(24):16–17, 2012.

Crawford M: Making data sweet, *J AHIMA* 85(2):24–27, 2014.

Desai A: Focus of the Future: Environmental scan illuminates the path ahead for HIM, *J AHIMA* 84(8):48–52, 2013.

Duffy M: iNurse: Facebook, Twitter, and LinkedIn, Oh my!, *Am J Nurs* 111(4):56–59, 2011.

Drenkard K: MAGNET Perspectives: Patient engagement: Essential partnerships to improve outcomes, *J Nurs Admin* 44(1):3–4, 2014.

Finkelstein J, Knight A, Marinopoulos S, et al.: Enabling patient-centered care through health information technology, *Evid Rep Technol Assess (Full Rep)* 206:1–1531, 2012. Accessed January 4, 2014.

Fogel SL: Effects of computerized decision support systems on blood glucose regulation in critically ill surgical patients, *J Am Coll Surg* 216(4):1–2, 2013.

Forester DA, Fowler S, Gaidemak H, Alves F: Voice communications technology: healthcare provider perceptions and satisfaction, *Am Nurse Today* 6(2):1–5, 2011.

HealthIT.gov. (n.d.) Benefits of EHRs: Patient participation. www.healthit.gov/providers-professionals/patient-participation/.

Accessed January 13, 2014.

U.S. Department of Health and Human Services. (n.d.) *Healthy People 2020*. Health Communication and Health Technology. HealthyPeople.gov/2020/topicsobjectives2020/overview.aspx?topicid=18. Accessed August 16, 2014.

HealthIT.gov: Health IT Legislation and Regulations: Health IT Legislation: HITECH Act. Acccessed August 12, 2014 www.healthit.gov/, 2009.

Hsu C, Tseng KC, Chuang Y: Predictors of future use of tele-homecare health services by middle-aged people in Taiwan, *Soc Behav Pers* 39(9):1251–1261, 2011, http://dx.doi.org/10.224/sbp.2011.39.9.1251.

Improving communication to improve patient care in intensive care units: *Robert Wood Johnson Foundation*. Accessed January 3, 2014 www.rejf.org/en/about-rwjf/newsroom/newsroom-content/2014/101/improving-communication-to-improve-patient-care-in-intensive-car.html, January 23, 2014.

Johnson J: *Module Four—Informatics*. www.QSEN.org/, 2013.

The Joint Commission (TJC): *Standards FAQ Details: texting orders.* Accessed September 29, 2013 http://www.jointcommission.org/standards_information/jcfaqdetails.aspx?StandardsFaqId=401&ProgramId=47, 2011.

Mobile health is here today: not tomorrow [addendum] *J AHIMA* 85(1):80, 2014.

Healthy People, 2020. U.S. Department of Health and Human Services. www.Healthypeople.gov/2020/

Kennedy A: Looking back and moving forward: The journey to consumer-driven healthcare continues, *J AHIMA* 85(1):10, 2014.

Levy S, Heyes B: Information systems that support effective clinical decision making, *Nurs Manag* 19(7):20–22, 2012.

Manning ML, Davis J, Sparnon E, Ballard RM: iPads, droids, and bugs: Infection prevention for mobile handheld devices at the point of care, *Am J Infect Control* 41(11):1–6, 2013.

Marcin JP, Sadorra C, Dharmar M: The role of telemedicine in treating the critically ill, *ICU Director* 4(3):70–74, 2012.

Marek KD, Stetzer F, Ryan PA, Bub LD, et al.: Nurse care coordination and technology effects on health status of frail older adults via enhanced self-management of medication, *Nursing Research* 62(4):269–278, 2013.

Marshall AP, West SH, Aitkin LM: Preferred information sources for clinical decision making: critical care nurses' perceptions of information accessibility and usefulness, *Worldviews Evid Based Nurs* 8(4):224–235, 2011, http://dx.doi.org/10.1111/j.1741.6787.2011.x. Epub June 7, 2011.

Mehrotra A, Paone S, Marrtich GD, Albert SM, et al.: A comparison of care at E-Visits and physician office visit for sinusitis and urinary tract infection, *JAMA Intern Med* 173(1):72–74, 2013.

Miskelly F: Application of a novel smart-sensor technology to achieve accurate hand hygiene monitoring and sustained compliance, without disruption to work flow, *Am J Infect Contr* 41(6):1–2, 2013.

Morrissey J: Connecting the continuum: connecting clinicians and patients who are just "a wall away.", *Hosp Health Netw* 88(1):18–19, 2014.

National Council of State Boards of Nursing (NCSBN): *White Paper: A Nurse's Guide to the Use of Social Media*. Accessed October 1, 2013 https://www.ncsbn.org/Social_Media.pdf, 2011.

Peck JL: Smartphone preventive healthcare: Parental use of an immunization reminder system, *J Pediatr Health Care* 28(1):35–42, 2014.

Phansalkar S, van der Sijs H, Tucker AD, Bell AA, et al.: Drug-drug interactions that should be non-interruptive in order to reduce alert fatigue in electronic health records, *J Am Med Inform Assoc* 20:489–493, 2013.

Pilcher J, Bradley DA: Best practices for learning with technology, *J Nurs Prof Dev* 29(3):133–137, 2013.

QSEN. www.QSEN.org/Pre-licensure competency.

Rains SA, Young V: A meta-analysis of research on formal computer-mediated support groups: examining group characteristics and health outcomes, *Hum Commun Res* 35:309–336, 2009.

Ranji SR, Rennke S, Wachter RM: Computerized Provider Order Entry with Clinical Decision Support Systems: A brief update. Evidence Reports/Technology Assessments No. 211 In Health Care Safer Making, editor: *An Updated Critical Analysis of the Evidence for Patient Safety Practices*, Rockville, MD, 2013, Agency for Healthcare Research and Quality (AHRQ). II Chapter 41 www.ncbi.nlm.nih.gov/pubmedhealth/PMH0055944/.

Rubin MN, Demaerschalk BM: The use of telemedicine in the management of acute stroke, *Neurosurg Focus* 36(1):e4, 2014.

Schickedanz A, Huang D, Lopez A, Cheung E, et al.: Access, inter-est, and attitudes toward electronic communication for health care among patients in the medical safety net, *J Gen Intern Med* 28(7):914–920, 2013.

Silva GS, Farrell S, Shandra E, Viswanathan A, et al.: The status of telestroke in the United States: A survey of currently active stroke telemedicine programs, *Stroke* 43:2078–2085, 2012.

Siwek J, Lin KW: Choosing wisely: More good clinical recommendations to improve health care quality and reduce harm, *Am Fam Physician* 88(3):164–168, 2013.

Sullivan CF: Cybersupport: empowering asthma caregivers, *Pediatr Nurs* 34(3):217–224, 2008.

Wu R, Rossos P, Quan S, Reeves S, et al.: An evaluation of the use of smartphones to communicate between clinicians: a mixed-methods study, *J Med Internet Res* 13(3):e59, 2011.

Zadvinskis IM, Chipps E, Yen P: Exploring nurses' confirmed expectations regarding health IT: A phenomenological study, *Inter J Med Inform* 83(2):89–98, 2014.